Thieme

manuelletherapie Expertenwissen

Die besten Schwerpunkt-Artikel von 2012 – 2016

Herausgegeben von

Johannes Bessler
Claus Beyerlein
Trisha Davies-Knorr
Sebastian Klien
Jan Herman van Minnen
Fiona Morrison
Jochen Schomacher
Arne Vielitz

534 Abbildungen

Georg Thieme Verlag KG
Stuttgart • New York

Impressum

Bibliografische Information
der Deutschen Nationalbibliothek

Die Deutsche Nationalbibliothek verzeichnet diese Publikation in der Deutschen Nationalbibliografie; detaillierte bibliografische Daten sind im Internet über http://dnb.d-nb.de abrufbar.

Ihre Meinung ist uns wichtig! Bitte schreiben Sie uns unter

www.thieme.de/service/feedback.html

Wichtiger Hinweis: Wie jede Wissenschaft ist die Medizin ständigen Entwicklungen unterworfen. Forschung und klinische Erfahrung erweitern unsere Erkenntnisse, insbesondere was Behandlung und medikamentöse Therapie anbelangt. Soweit in diesem Werk eine Dosierung oder eine Applikation erwähnt wird, darf der Leser zwar darauf vertrauen, dass Autoren, Herausgeber und Verlag große Sorgfalt darauf verwandt haben, dass diese Angabe **dem Wissensstand bei Fertigstellung des Werkes** entspricht.
Für Angaben über Dosierungsanweisungen und Applikationsformen kann vom Verlag jedoch keine Gewähr übernommen werden. **Jeder Benutzer ist angehalten**, durch sorgfältige Prüfung der Beipackzettel der verwendeten Präparate und gegebenenfalls nach Konsultation eines Spezialisten festzustellen, ob die dort gegebene Empfehlung für Dosierungen oder die Beachtung von Kontraindikationen gegenüber der Angabe in diesem Buch abweicht. Eine solche Prüfung ist besonders wichtig bei selten verwendeten Präparaten oder solchen, die neu auf den Markt gebracht worden sind. **Jede Dosierung oder Applikation erfolgt auf eigene Gefahr des Benutzers. Autoren und Verlag appellieren an jeden Benutzer**, ihm etwa auffallende Ungenauigkeiten dem Verlag mitzuteilen.

Rüdigerstraße 14
70469 Stuttgart
Deutschland
Telefon: +49/(0)711/8931-0
Unsere Homepage: www.thieme.de

Mit Übernahmen aus: Schünke M, Schulte E, Schumacher U. Prometheus. LernAtlas der Anatomie. Illustrationen von M. Voll und K. Wesker. Stuttgart: Thieme.
Umschlaggestaltung: Thieme Gruppe
Umschlaggrafik: aus Prometheus, LernAtlas der Anatomie, Karl Wesker; verwendete Abbildungen im Hintergrund © luxpainter – Fotolia.com, © thailoei92 – Fotolia.com, © Alfonsodetomas – Fotolia.com
Satz: L42 AG, Berlin
Druck: Aumüller Druck GmbH & Co. KG Regensburg

DOI 10.1055/b-005-145251
ISBN 978-3-13-241909-4

1 2 3 4 5 6

Auch erhältlich als E-Book:
eISBN (PDF) 978-3-13-241910-0

Vorwort

Die Schwerpunktartikel unserer Zeitschrift ***manuelletherapie*** werden von Autoren geschrieben, die Experten auf dem jeweiligen Gebiet sind, eine umfassende klinische Expertise besitzen und zudem häufig international bekannt sind: Mark Laslett (Thema SIG), Håkan Alfredson (Thema Achillessehne), Peter O'Sullivan (Thema Klassifikation von Rückenschmerzen), William Boissonnault (Thema Screening), Kim Bennell und Carol Courtney (Thema Gonarthrose), Diane Lee und Annelies Pool-Goudzwaard (Thema Beckeninstabilität), um nur einige zu nennen.

Wir freuen uns daher sehr, Ihnen – pünktlich zum zwanzigjährigen Jubiläum der ***manuelletherapie*** – mit diesem Buch ein umfassendes Nachschlagewerk mit den besten Schwerpunktartikel unserer Zeitschrift aus den Jahren 2012–2016 zur Verfügung stellen zu können. Wir wünschen Ihnen viel Spaß beim Lesen und viele erkenntnisreiche Stunden!

Ihr Herausgeberteam

Autorenverzeichnis

Prof. Håkan Alfredson, Umeå, Schweden; Myma Ayachi, Zürich, Schweiz; Rolf Bäni, Basel, Schweiz; Kim Bennell, Carlton, Australien; Johannes Bessler, Dossenheim, Deutschland; Dr. Claus Beyerlein, Ulm, Deutschland; William Boissonnault, Middleton, USA; Helen Clare, Sydney, Australien; Carol A. Courtney, Chicago, U.S.A.; Trisha Davies-Knorr, München, Deutschland; Barbara Dopfer, München, Deutschland; Marcel Enzler, Zürich, Schweiz; Johannes Ermel, Karlsbad, Deutschland; Prof. Edzard Ernst, Woodbridge, GB; Prof. Deborah Falla, Edgbaston, GB; Timothy W. Flynn, Fort Collins, U.S.A.; M.A. Roland Gautschi, Baden, Schweiz; Wouter Geerse, Roosendaal, Niederlande; Reto Genucchi, Zürich, Schweiz; Sean Gibbons, St. John's, Kanada; Peter Glatthaar, Hamburg, Deutschland; Dr. Toby Hall, Booragoon, Australien; Christine Hamilton, Erlangen, Deutschland; Jürg Hauswirth, Reinach BL, Schweiz; PD Dr. med. dent. Daniel Hellmann, Würzburg, Deutschland; Thomas Horre, Hamburg, Deutschland; Sebastian Klien, Denzlingen, Deutschland; Steffen Klittmann, Schriesheim, Deutschland; Dr. med. Hansjörg Knorr, München, Deutschland; Monika Knust-Waßmuth, Marsberg, Deutschland; Prof. Dr. Thilo Oliver Kromer, Einhausen, Deutschland; Mark Laslett, Christchurch, Neuseeland; Daniela Laube, Lilienthal, Deutschland; Diane Lee, Surrey, Kanada; PD Dr. med. Michael Leunig, Zürich, Schweiz; Dr. Kerstin Lüdtke, Hamburg, Deutschland; Prof. Hannu Luomajoki, Winterthur, Schweiz; Omer Matthijs, Weinitzen, Österreich; Stephen May, Sheffield, GB; Prof. Dr. med. Dominik Meyer, Zürich, Schweiz; Aubrey Monie, Perth, Australien; Martina Moog-Egan, Glen Iris, Australien; Fiona Morrison, Rodgau, Deutschland; Peter O'Sullivan, Shenton Park, Australien; Cornelia Paries, Berlin, Deutschland; Annelies L. Pool-Goudzwaard, Gouda, Niederlande; Sue Reid, North Sydney, Australien; Jim Rivard, Seattle, USA; Slavko Rogan, Bern, Schweiz; Prof. Dr. med. dent. Hans J. Schindler, Karlsruhe, Deutschland; Annina Schmid, Neftenbach, Schweiz; Dr. Christian Schmidt, Dresden, Deutschland; Dr. Jochen Schomacher, Erlenbach ZH, Schweiz; Frank Seipel, Aschaffenburg, Deutschland; Kevin P. Singer, Nedlands, Australien; Heinz Strassl, Oberalm, Österreich; Georg Supp, Freiburg im Breisgau, Deutschland; Marloes Thoomes-de Graaf, Hazerwoude Rijndijk, Niederlande; Prof. Dr. Jörg Trojan, Landau, Deutschland; Jan Herman van Minnen, Bettlach, Schweiz; Arne Vielitz, Lübeck, Deutschland; Prof. M.D. Harry von Piekartz, Ootmarsum, Niederlande; Dean H. Watson, Adelaide, Australien; Pieter Westerhuis, Langendorf, Schweiz; Irene Wicki, Kriens, Schweiz; Sylvia Wunderlich, Bad Endorf, Deutschland; Rainer Zumhasch, Bad Pyrmont, Deutschland;

manuelletherapie Expertenwissen

Wirbelsäule

Schwerpunkt
KLASSIFIKATIONEN

Klassifikationen in der Physiotherapie am Beispiel Rückenschmerz

ICD, ICF, OPS: Physiotherapeuten kennen viele Klassifikationen. Im Gesundheitswesen sorgen unterschiedlichste Systematiken für „Ordnung" und Erkenntnis. Slavko Rogan stellt die wesentlichen vor und zeigt, wie nützlich sie sind.

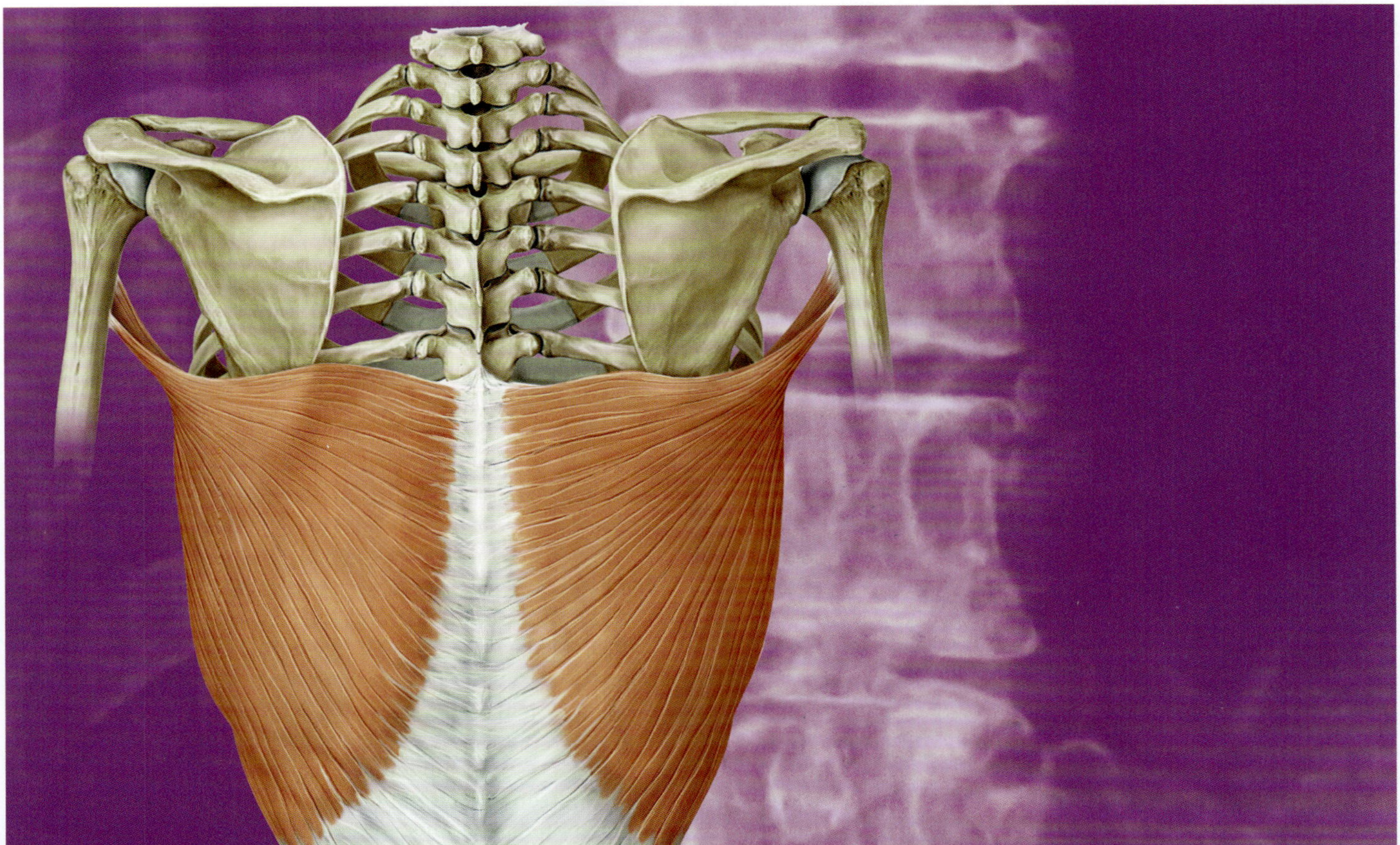

Rogan S. Klassifikationen in der Physiotherapie am Beispiel Rückenschmerz. Manuelle Therapie 2013; 17: 201–205

Klassifikationen und physiotherapeutischer Prozess

Medizinisches Wissen wendet man weltweit in systematisch geordneten Klassifikationen an. Dazu teilt man die medizinische Klassifikation in vier Bereiche: Krankheiten und deren Folgen, Operationen und therapeutische Verfahren, Organe sowie Medikamente. Wie hilfreich sind Klassifikationen für Physiotherapeuten, wenn sie Patienten mit Rückenschmerz behandeln?

Doch zuerst eine andere Frage: Was ist Rückenschmerz? Auf den ersten Blick erscheint diese Frage lapidar. Bei genauerer Betrachtung stellt man fest, dass dem nicht so ist. Raspe [24] versteht unter Rückenschmerzen zwischen dem 7. Halswirbel und der Glutealregion lokalisierte Beschwerden. Dauern sie weniger als zwölf Wochen an, spricht man von akutem, bei Beschwerden über 12 Wochen von chronischem Rückenschmerz [27].

Aufgrund der Vielschichtigkeit des Phänomens Rückenschmerz nutzt die Medizin das Hilfsmittel der Klassifikation. So bringt sie etwas Ordnung in das Thema und verschafft uns einen Überblick. Laut Definition ordnet eine Klassifikation [32] Phänomene mit bestimmten gemeinsamen Merkmalen in ein nach Klassen gegliedertes System. Physiotherapeuten ordnen in diagnostischen Prozessen bestimmte Merkmale oder Personen in diagnostische Klassen oder Kategorien eines Klassifikationssystems ein.

Klassifikation in der Medizin

Die medizinische Klassifikation begann mit Dokumentationen. In der Antike beschreibt Hippokrates, dass durch „wissenschaftliche Beobachtung, Aufstellen von erkennbaren Ordnungen und Gesetzmäßigkeiten durch Aufzeichnen von Fallstudien, die dadurch kontrollierbar geworden, erlauben, eine bestimmte Krankheit einer kausalen Behandlung zu zuführen" [28, S. 30]. Zum Erstellen einer medizinischen Klassifikation und Erfassen von Krankheitszuständen benötigt man medizinische Nomenklaturen. Bevor man jedoch eine Krankheit korrekt klassiert, muss diese als eigenständiges und abgegrenztes Krankheitsbild beschrieben sein. Zwar definieren Klassifikationen keine Krankheiten, ohne sie findet jedoch kein Erkenntnisgewinn statt. Dies gelingt nur durch das Einbringen einer Ordnung (► **Abb. 1**).

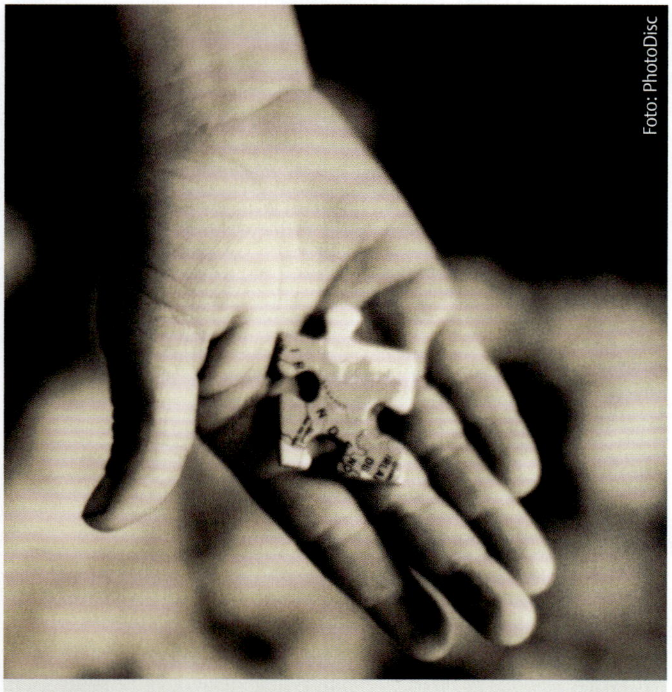

Abb. 1 Das fehlende Puzzleteil: Erkenntnisgewinn durch Ordnung.

Rückenschmerz-Klassifikationen

In unserer Gesellschaft und in der medizinischen Versorgung werden Klassifikationen von Rückenschmerzen immer bedeutsamer. Mittlerweile gehört der Rückenschmerz zu den häufigsten Schmerzursachen in den Industrieländern. In Zahlen ausgedrückt: Rund 84 Prozent der Bevölkerung klagen einmal im Leben über Rückenschmerzen [30]. In 90 Prozent der Fälle heilen akute Rückenschmerzen innerhalb von sechs Wochen ab [29]. Der chronische Rückenschmerz ist die teuerste Krankheit in den Industrieländern. In Deutschland belaufen sich die Gesamtkosten der medizinischen Versorgung im Alter von 18 bis 75 Jahren auf geschätzte 50 Milliarden Euro pro Jahr [31]. Im Vergleich dazu kosten der Neubau und die Reparatur von bestehenden Autobahnen in Deutschland 2,2 Milliarden Euro pro Jahr [1]. 8 bis 10 Prozent der Patienten erleben eine Chronifizierung ihrer Rückenschmerzen [25]. Es ist daher notwendig, Rückenschmerzen relativ rasch einzuteilen. Dies schützt außerdem Patienten mit unkomplizierten Verläufen vor unnötigen diagnostischen Verfahren. Eine rasche Zuordnung ermöglicht gleichzeitig, die gefährlichen Fälle zu erkennen und gezielt zu therapieren.

Klassifikationen der WHO

Die ICD (International Statistical Classification of Diseases and Related Health Problems) und die ICF (International Classification of Functioning, Disability and Health) sind die beiden bekanntesten Klassifikationen der Weltgesundheitsorganisation (WHO).

ICD

1853 präsentiert die Statistikkonferenz in Brüssel erstmals ein Klassifikationsschema. 1893 erarbeitet Jacques Bertillon ein internationales Todesursachenverzeichnis: die Bertillon-Klassifikation. Darauf aufbauend entsteht nach und nach die Internationale statistische Klassifikation der Krankheiten und verwandter Gesundheitsprobleme (ICD). Seit 1938 unterstützt die WHO diese Klassifikation. Heute gilt sie als das wichtigste anerkannte Diagnoseklassifikationssystem weltweit. Das Ziel der ICD ist es, Krankheiten oder klinische Zustände in eine standardisierte Sprache zu übersetzen.

Die ICD ist ein monohierarchisches Klassifikationssystem. Meist nutzen es Ärzte zur Diagnosestellung. Die Klassifikation fasst ähnliche Krankheiten aufgrund eines gruppenbildenden Merkmals zusammen. Zugeteilte Codes ermöglichen die elektronische Verarbeitung. So verweist die ICD (ICD-10-GM Version 2013) im Kapitel XIII Krankheiten des Muskel-Skelett-Systems und des Bindegewebes (ICD-10-GM: M00–M99) auf verschiedene Erkrankungen der Wirbelsäule und des Rückens (ICD-10-GM: M40–M54).

Kritik: Jedoch hat die ICD auch eine Schwäche. Ihr fehlt eine klare Zielsetzung. Wie Giere [15] in seinem Artikel zur Klassifikation in der Medizin erwähnt, dient die ICD zur Todesursachenstatistik, Fallpauschalenbildung, Qualitätssicherung, Ergebnisforschung (Outcome Analysis), Prozesssteuerung und ebenso für kontrollierte klinische Studien, Epidemiologie und viele weitere Forschungszwecke. Eigentlich bedingt jede dieser Einsatzarten aufgrund der unterschiedlichen Zielsetzungen eine eigene Klassifikation.

ICF

Nichtsdestotrotz erhält man gerade durch die Klassifikation in der Medizin einen Zugewinn an Erkenntnissen und Wissen, was schlussendlich dem Wohle des Patienten dient und die Medizin verbessert. Die Weiterentwicklung beruht unter anderem auf wissenschaftlicher Methodik sowie klinischen kontrollierten Studien und deren Erkenntnisse über Krankheiten. Folglich unterliegen vor allem Klassifikationen einem ständigen Weiterentwicklungsprozess. Globale Kommunikation und Kooperation in der internationalen Zusammenarbeit ermöglichen es, einheitliche medizinische Klassifikationen zu erstellen.

So entwickelt die WHO ab den 1980er-Jahren aufbauend auf der ICD ein weiteres Klassifikationssystem: die Internationale Klassifikation der Funktionsfähigkeit, Behinderung und Gesundheit (ICF). 2001 wird sie erstmals verabschiedet, zunächst in englischer Sprache. In unterschiedlichen medizinischen Disziplinen tätige Physiotherapeuten wenden die ICF an.

Die ICF basiert auf dem bio-psycho-sozialen Modell und zielt darauf ab, dass Gesundheitsdienstleister nicht primär defizitorientiert denken. Sie ist also weniger eine Klassifikation der „Folgen von Rückenschmerz als Krankheit", sondern klassifiziert „Komponenten von Gesundheit" hinsichtlich Körperfunktionen, Körperstrukturen, Aktivitäten und Partizipation (Teilhabe) sowie Umweltfaktoren (▸ **Abb. 2**). Die ICF ist weiter hilfreich bei der Klassifizierung möglicher Barrieren und Förderfaktoren von Rückenschmerzen. Darauf aufbauend lässt sich eine funktionelle Diagnostik durchführen. Das Behandlungsziel, die -strategie und das -ergebnis lassen sich beschreiben.

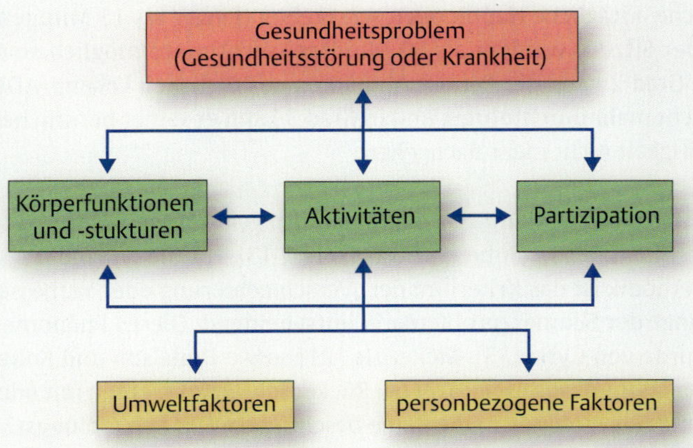

Abb. 2 ICF der WHO.

Kritik: Mit über 1400 Kategorien ist die ICF für die Anwendung in der täglichen physiotherapeutischen Praxis zu umfangreich, für die Benutzer zu kompliziert und nicht praktikabel genug.

Klassifikationen nach dem Erscheinungsbild

In der Literatur finden sich weitere Klassifikationen zum Rückenschmerz. Dabei erfolgt die Klassifikation von Rückenschmerz nach diesen Kriterien [18]: Zeitdauer, klinische Ursache, Lokalisation und klinisches Symptom (▸ **Tab. 1**).

Vorteilhaft an diesen Klassifikationen für Rückenschmerzen ist vor allem die Ausrichtung auf praktisch tätige Physiotherapeuten. Die Einteilung ermöglicht ihnen, gezielte Maßnahmen hinsichtlich Diagnostik wie bildgebende Verfahren oder Therapie einzuleiten. Anhand der Erscheinungsbildklassifikation kann eine bestehende Klassifikation weiter optimiert werden. So ist eine Tendenz zu erkennen, weitere Subklassifikationen in Bezug auf den Rückenschmerz zu definieren [2, 12, 19, 22]. O'Sullivan [22] postuliert bezüglich der klinischen Ursache des Rückenschmerzes eine mögliche Subklassifikation (siehe S. 216 ff.). Er untergliedert den unspezifischen Rückenschmerz weiter in „nicht mechanisch" und „mechanisch": bewegungs- und haltungsabhängig. Beide Merkmale „nicht mechanisch" und „mechanisch" sind wissenschaftlich belegte Syndrome mit diagnostischen Kriterien [20]. Dabei kann nur die Wissenschaft die Orientierungshilfe liefern. Nur die umfassende Sichtung und Auswertung qualitativ hochwertiger wissenschaftlicher Studien erlauben gesicherte Aussagen über die Effektivität von Maßnahmen. Wissenschaftliche Erkenntnisse sind unabdingbar und im Sinne der Klassifikation den Erkenntnissen klinischer Muster vorzuziehen.

Treatment based Classifications

Für Rückenschmerz gibt es in der Physiotherapie keine allgemein gültige Klassifikation. Jedoch gewinnen in der Forschung und in der physiotherapeutischen Praxis die sogenannten Treatment based Classifications (TBC) immer mehr an Bedeutung [4, 11]. Die mit dieser Klassifikation verbundenen Überlegungen und Behandlungsentscheidungen beruhen auf dem aktuellen klinischen Bild [4]. Drei Stufen bilden die Treatment based Classifications (▸ **Tab. 2**).

Erste Stufe: Der Physiotherapeut evaluiert, ob er physiotherapeutisch behandeln kann oder ob der Fall interdisziplinär betrachtet

Tab. 1 Rückenschmerz-Klassifikationen [18].

Einteilungskriterien	Beispiele
Zeitdauer	akut, subakut oder chronisch
klinische Ursache	spezifisch und unspezifisch
Lokalisation	Hals-, Brust- und/oder Lendenwirbelsäule
klinisches Symptom	einfach und unkomplizierter Rückenschmerz radikulär und komplizierter Rückenschmerz

Tab. 2 Treatment based Classifications (TBC): Fallbeispiel.

Fallbeispiel		
Patient	27-jähriger Sportstudent, Handballspieler einer Bundesligamannschaft	
Anamnese 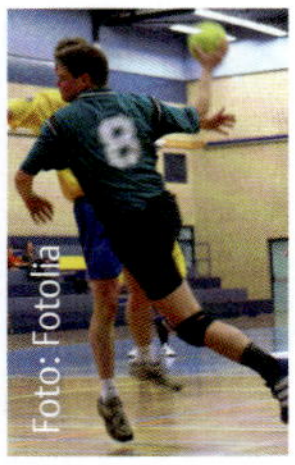 	- Bei der Landung nach einem Sprungwurf mit einer großen Ausholbewegung des Wurfarmes hat der Patient seinen Oberkörper sehr stark verdreht und einen dumpfen Stich in der unteren LWS gespürt. - Er konnte zwar weiterspielen, die Beschwerden traten aber bei jedem Sprungwurf auf. - Die Therapie des letzten halben Jahres umfasste Massage und Kinesiotape.	
aktuelles Problem	Schmerzen im Bereich der unteren Lendenwirbelsäule L3-5; sie strahlen nicht in die Beine aus.	
Evaluationsstufe	**Inhalt**	**Fallbeispiel**
Stufe 1	Start der physiotherapeutischen Behandlung oder interdisziplinäre Diagnostik notwendig? 1. Liegen Organ- oder Systemerkrankungen vor? 2. Gibt es neurologische Zeichen oder Ausfälle, die einen chirurgischen Notfall auslösen könnten? Zum Beispiel: abgeschwächter M. tibialis anterior (L4) oder M. extensor hallucis longus (L5) oder ein Reflexverlust 3. Gibt es die Physiotherapie beeinflussende Erkenntnisse oder Anzeichen wie Red oder Yellow Flags?	negativ, der Student ist ansonsten vollkommen gesund
Stufe 2	Welchen Schweregrad hat die Behinderung? - Grad 1: Einfache alltägliche Handlung wie Stehen (über 15 Minuten) oder Sitzen (unter 30 Minuten) sind nicht möglich. - Grad 2: Aktivtäten des täglichen Lebens (ADL) sind nicht möglich. - Grad 3: Der Arbeit kann nicht mehr nachgegangen werden.	Grad 1, der Student kann nur 5 Minuten stehen und 20 Minuten sitzen
Stufe 3	Welche Behandlungsmethoden sind indiziert? - Mobilisation - Stabilisation - Ruhe - Traktion	- Mobilisation der bevorzugten endgradigen Extensionsbewegungsrichtung nach McKenzie [22] - Stabilisation der Rumpfmuskulatur
Behandlungsziel	Tertiärprävention	- Schmerzlinderung - das Fortschreiten der Beschwerden und Komplikationen verhindern

werden muss. Nach Deyo [5] unterstützen während der Anamnese und physiotherapeutischen Untersuchung drei Fragen und Antworten diesen Entscheidungsprozess. Erstens: Liegen Organ- oder Systemerkrankungen vor? Zweitens: Gibt es einen chirurgischen Notfall auslösende neurologische Zeichen oder Ausfälle? Drittens: Gibt es die Physiotherapie beeinflussende Erkenntnisse oder Anzeichen wie Red oder Yellow Flags?

Zweite Stufe: Beantwortet der Physiotherapeut alle Fragen mit Nein, ermittelt er in der zweiten Stufe den Schweregrad der Behinderung. Dem Bericht der Quebec Task Force (QTF) [26] zufolge können Fachleute bei 90 Prozent der „Rückenpatienten" keine Ursachen und/oder Diagnose feststellen, weil pathoanatomische Entsprechungen fehlen. Eine Empfehlung lautet daher, den durch den Schmerz hervorgerufenen Grad der Behinderung in drei Schweregrade einzuteilen. Dabei beinhaltet Grad 1, dass einfache alltägliche Handlungen wie Stehen (länger als 15 Minuten) oder Sitzen (weniger als 30 Minuten) nicht mehr möglich sind. In Grad 2 kann der Patient Aktivtäten des täglichen Lebens (ADL) nicht mehr durchführen, und in Grad 3 kann er seiner beruflichen Tätigkeit nicht mehr nachgehen.

Dritte Stufe: Sie umfasst die Behandlungsmethoden Mobilisation, Stabilisation, Ruhe und Traktion [4, 13]. Für die Behandlungsmethodik ist das Kriterium der „Verschlechterung oder Verbesserung" der Schmerzproblematik entscheidend. Dieses Phänomen wurde von Cyriax [3], McKenzie [21] sowie Donelson und Kollegen als Zentralisation [6, 7] bei Rückenschmerzpatienten mit oder ohne Ausstrahlung in die Beine beschrieben. Das Behandlungsziel liegt darin, eine Schmerzlinderung zu erreichen und Tertiärprävention zu betreiben. Dies verhindert das Fortschreiten der Beschwerden und das Auftreten von Komplikationen.

Testzuverlässigkeit: Das wissenschaftliche Gütekriterium der Reliabilität zeigt mit Ergebnissen von 0,45–0,56 [13, 16] moderate Kappawerte auf. Die Forscher sind jedoch der Meinung [9, 10, 14, 23], dass die auf der Subklassifizierung aufbauenden Treatment based Classifications ein guter Weg für die physiotherapeutische Praxis sind. Anscheinend kann die Forschung in naher Zukunft fehlende evidenzbasierte Referenzstandards gewährleisten.

FAZIT

Die vorgestellten Klassifikationsmodelle zeigen auf, in welchem Umfeld sie sich physiotherapeutisch anwenden lassen. Für die physiotherapeutische Praxis eignen sich insbesondere die Treatment based Classifications (TBC) – mit Subklassifizierung bei Rückenpatienten.

AUTOR

Slavko Rogan

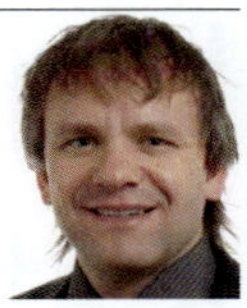

BIBLIOGRAFIE

DOI 10.1055/s-0033-1363149
manuelletherapie 2013; 17: 201–205

Stuttgart · New York · ISSN 1433-2671

Literatur

1. *Bartholomäus U. So retten Sie Ihren Rücken: Rückenschmerz in den Griff kriegen. Focus Magazin 2012; 3*
2. *Brennan GP, Fritz JM, Hunter SJ et al. Identifying subgroups of patients with acute/subacute "nonspecific" low back pain: results of a randomized clinical trial. Spine 2006; 31: 623–631*
3. *Cyriax J. Textbook of Orthopaedic Medicine. London: Baillière, Tindall & Cassell Ltd; 1969*
4. *Delitto A, Erhard RE, Bowling RW. A treatment-based classification approach to low back syndrome: identifying and staging patients for conservative treatment. Physical Therapy 1995; 75: 470–485; discussion 485–479*
5. *Deyo RA. Early diagnostic evaluation of low back pain. Journal of General Internal Medicine 1986; 1: 328–338*
6. *Donelson R, Grant W, Kamps C et al. Pain response to sagittal end-range spinal motion. A prospective, randomized, multicentered trial. Spine 1991; 16: S206–212*
7. *Donelson R, Silva G, Murphy K. Centralization phenomenon. Its usefulness in evaluating and treating referred pain. Spine 1990; 15: 211–213*
8. *Donelson R. Die McKenzie Methode für die Behandlung von Rückenschmerzen. Manuelle Medizin 2001; 39: 337–343*
9. *Fairbank J, Gwilym SE, France JC et al. The role of classification of chronic low back pain. Spine 2011; 36: S19–42*
10. *Foster NE, Hill JC, Hay EM. Subgrouping patients with low back pain in primary care: are we getting any better at it? Manual Therapy 2011; 16: 3–8*
11. *Fritz JM, Cleland JA, Childs JD. Subgrouping patients with low back pain: evolution of a classification approach to physical therapy. The Journal of Orthopaedic and Sports Physical Therapy 2007; 37: 290–302*
12. *Fritz JM, Delitto A, Erhard RE. Comparison of classification-based physical therapy with therapy based on clinical practice guidelines for patients with acute low back pain: a randomized clinical trial. Spine 2003; 28: 1363–1371; discussion 1372*
13. *Fritz JM, George S. The use of a classification approach to identify subgroups of patients with acute low back pain. Interrater reliability and short-term treatment outcomes. Spine 2000; 25: 106–114*
14. *George SZ, Delitto A. Clinical examination variables discriminate among treatment-based classification groups: a study of construct validity in patients with acute low back pain. Physical Therapy 2005; 85: 306–314*
15. *Giere W. Klassifikation in der Medizin. Bundesgesundheitsbl Gesundheitsforsch Gesundheitsschutz 2007; 50: 91–923*
16. *Heiss DG, Fitch DS, Fritz JM et al. The interrater reliability among physical therapists newly trained in a classification system for acute low back pain. The Journal of Orthopaedic and Sports Physical Therapy 2004; 34: 430–439*
17. *Kriese M, Clijsen R, Taeymans J et al. [Segmental stabilization in low back pain: a systematic review]. Sportverletzung Sportschaden: Organ der Gesellschaft fur Orthopädisch-Traumatologische Sportmedizin 2010; 24: 17–25*
18. *Ludwig J, Kramer J. [Low back pain]. Der Orthopäde 2002; 31: 337–341; quiz 342–333*
19. *Luomajoki H, Kool J, de Bruin ED et al. Movement control tests of the low back; evaluation of the difference between patients with low back pain and healthy controls. BMC musculoskeletal disorders 2008; 9: 170*
20. *Luomajoki H. Muskelklassifikationen: Lokal – global – piepegal. In: Physiokongress. Stuttgart: Thieme; 2013*
21. *McKenzie R. The Lumbar Spine: Mechanical Diagnosis and Therapy. Waikanae, New Zealand: Spinal Publication Ltd.; 1989*
22. *O'Sullivan P. Diagnosis and classification of chronic low back pain disorders: maladaptive movement and motor control impairments as underlying mechanism. Manual Therapy 2005; 10: 242–255*
23. *Pransky G, Borkan JM, Young AE et al. Are we making progress? The tenth international forum for primary care research on low back pain. Spine 2011; 36: 1608–1614*
24. *Raspe H, Kohlmann T. Die aktuelle Rückenschmerzepidemie. In: Pfingsten MHJ, Hrsg. Chronischer Rückenschmerz - Wege aus dem Dilemma. Bern: Huber Verlag; 1998*
25. *Schneider S, Mohnen SM, Schiltenwolf M et al. Comorbidity of low back pain: representative outcomes of a national health study in the Federal Republic of Germany. European Journal of Pain 2007; 11: 387–397*
26. *Spitzer WO, LeBlanc F, Dupuis M. Scientific approach to the assessment and management of activity-related spinal disorders. A monograph for clinicians. Report of the Quebec Task Force on Spinal Disorders. Spine 1987; 12: S1–59*
27. *Spitzer WO, Skovron ML, Salmi LR et al. Scientific monograph of the Quebec Task Force on Whiplash-Associated Disorders: redefining "whiplash" and its management. Spine 1995; 20: 1S–73S*
28. *Thome R. Dokumentation und Statistik als Vorausbedingung wissenschaftlicher Erkenntnis umweltbedingter Abläufe. In: Böhm KKC, Thome R, Hrsg. Historie der Krankengeschichte. Stuttgart, New York: F.K. Schattauer; 1978*
29. *Waddell G. Biopsychosocial analysis of low back pain. Baillière's Clinical Rheumatology 1992; 6: 523–557*
30. *Walker BF. The prevalence of low back pain: a systematic review of the literature from 1966 to 1998. Journal of spinal disorders 2000; 13: 205–217*
31. *Wenig CM, Schmidt CO, Kohlmann T et al. Costs of back pain in Germany. European Journal of Pain 2009; 13: 280–286*
32. *Wittchen HU, Lachner G. Klassifikationen. In: Ehlers A, Hahlweg K, Hrsg. Enzyklopädie der Psychologie. Göttingen: Hogrefe; 1996*

Klassifikationssysteme zur Kategorisierung von Patienten mit lumbalem Rückenschmerz

EINE KLASSE FÜR SICH: Steffen Klittmann und Fiona Morrison haben vier Klassifikationssysteme gründlich abgeklopft – wie reliabel/valide sind sie, was bieten sie und vor allen Dingen wie effektiv und praktikabel sind die vier Systeme für Manualtherapeuten? Rückenschmerz, ade!

Steffen Klittmann
PhysioMed Weinheim, Weinheim, Deutscher Verband für Manuelle Therapie (DVMT) e. V., Fürstenfeldbruck

Fiona Morrison
Physio- und Sporttherapie Zentrum (PSZ), Großkrotzenburg, Deutscher Verband für Manuelle Therapie (DVMT) e. V., Fürstenfeldbruck

eingereicht: 5.6.2013 | akzeptiert: 27.8.2013

Zusammenfassung

Schmerzhafte und im täglichen Leben beeinträchtigende lumbale Rückenbeschwerden sind in Deutschland ein zunehmendes Problem und mit enormen Kosten verbunden [41]. In den letzten Jahren wurde das Erforschen klinischer Subgruppen immer bedeutsamer [4]. Unterschiedliche Forscher entwickelten Klassifikationssysteme zur „Filterung" der Patientensubgruppen und Ableitung spezifischer Behandlungen. Unser nicht systematischer Review stellt vier Klassifikationssysteme vor: CB-CFT (Classification-based cognitive functional Therapy), TBC (Treatment-based Classification), MSI (Movement System Impairment Syndromes) und MDT (Mechanical Diagnosis and Therapy). Die vier Klassifikationssysteme werden anhand von Clinical-Reasoning-Kategorien diskutiert.

Konsens herrscht bezüglich Vorsichtsmaßnahmen, Kontraindikationen, Relevanz psychosozialer Faktoren, Evaluation der Symptomquellen, der klinischen Gruppe, der meist symptomatischen Bewegungsrichtung, beitragender Faktoren, valider und reliabler Messmethoden, Bewegungsstörungen, Aufklärung des Patienten und Heimprogrammen. Kurz: Ein Klassifikationssystem muss valide, reliabel, effektiv – und alltagstauglich sein.

Uneinigkeit der Klassifikationssysteme gibt es bei den Beschwerdestadien. Nicht jedes System integriert aktuelle Schmerzwissenschaften und individuelles Krankheitserleben. Unklar ist, welche Kenntnisse und Hilfsmittel ein Kliniker zur effektiven Behandlung von Rückenschmerzpatienten benötigt. Lumbale Bewegungskontrolle und Zentralisationsphänomene sind lediglich teilweise berücksichtigt. Die CB-CFT ist die derzeit ausgereifteste Klassifikation für Patienten mit lumbalen Rückenschmerzen.

Schlüsselwörter
Review | Subgruppen | lumbale Rückenschmerzen | Klassifikationssystem | Klassifikation

Einleitung

Es gibt verschiedene therapeutische Ansätze bei lumbalen Rückenschmerzen (LBP), wie Manuelle Therapie, Übungen, Akupunktur, Spritzen und kognitive Verhaltenstherapie. Es gibt allerdings keine Evidenz für die Überlegenheit eines dieser Ansätze [3, 18, 22, 38, 46]. Ein möglicher Grund ist das Fehlen von multidimensionalen, ein patientenzentriertes Management ermöglichenden Klassifikationssystemen. Bereits 2003 schlug die Cochrane Back Review Group vor, bei Patienten mit LBP die Ermittlung unterschiedlicher Subgruppen mit denselben Merkmalen zu priorisieren [4].

Vier Klassifikationssysteme im Vergleich

Derzeit gibt es unterschiedliche Klassifikationssysteme für LBP – mit eigener Philosophie, Unterteilungsart und unterschiedlichen Subgruppen. Die wichtigsten vier stellen wir hier vor.

Classification-based cognitive functional Therapy (CB-CFT)

Im Jahr 2000 beschrieb O'Sullivan Subgruppen für klinische Instabilität. 2004 überarbeitete er sie, um 2005 ein umfangreicheres System mit biopsychosozialen Komponenten zu erstellen (siehe S. 216 ff.). Dabei bezog er sich auf das Klassifikationssystem der Quebec Task Force [32]–[34]. O'Sullivan schlägt drei große Subgruppen bei chronischen lumbalen Rückenschmerzen (CLBP) vor. Sie weisen eine veränderte motorische Kontrolle auf [33] (► **Abb. 1**).

Veränderte motorische Kontrolle aufgrund einer Störung

Diese kleine, aber sehr stark beeinträchtigte Patientengruppe hat Störungen mit starken Schmerzen und Einschränkungen. Die adaptiven Bewegungs- und/ oder Kontrollstörungen folgen der zugrunde liegenden Erkrankung. Beispiele: pathologische Störungen, entzündliche Schmerzprobleme, neuropathische und zentral oder sympathisch unterhaltene Störungen.

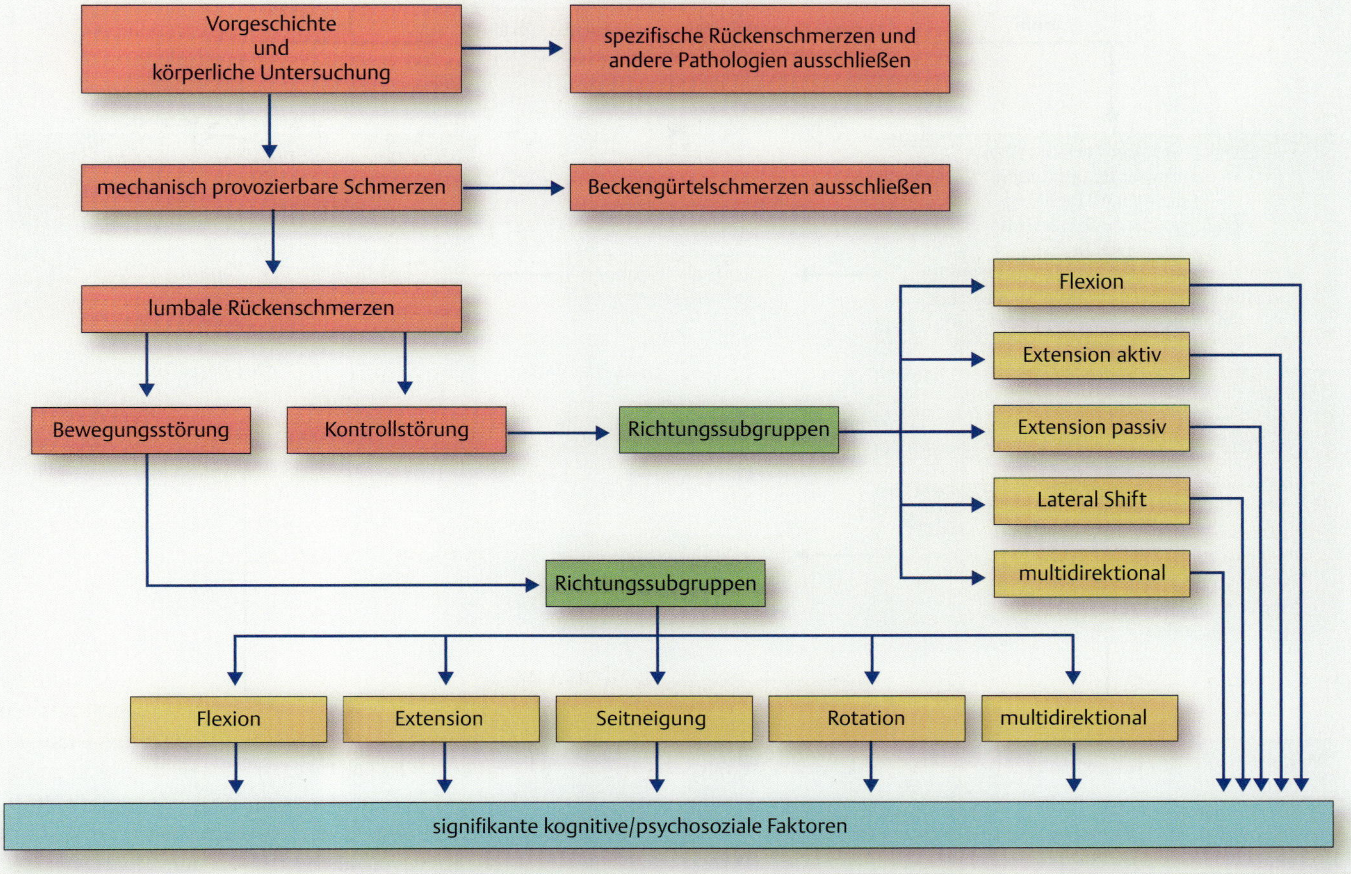

Abb. 1 Classification-based cognitive functional Therapy: Algorithmus.

Die Schmerzstörung selbst verursacht direkt die veränderte motorische Kontrolle. Der Versuch, die veränderte Kontrolle zu normalisieren, wird scheitern. Limitiert sich der pathologische Prozess mit der Zeit selbst, verliert sich die Kontroll- oder Bewegungsstörung von allein. Das gilt auch für sekundäre Lösungen des Problems wie Operationen. Unterhält die Motorik des Patienten das Problem jedoch weiterhin, wird die Störung als nicht adaptiv gewertet und mit Verhaltenstherapie und Schulungen der motorischen Kontrolle therapiert [33].

Veränderte motorische Kontrolle und zentrale Schmerzmechanismen aufgrund dominant psychosozialer Faktoren

Bei einer zweiten kleinen Gruppe sitzt der Treiber der Schmerzstörung im vorderen Teil des Gehirns. Vorherrschende psychische und/oder soziale Faktoren verursachen die Störung und führen zu starker Behinderung, veränderter Schmerzverarbeitung, verstärktem nicht nachlassendem Schmerz und veränderter motorischer Kontrolle [33].

Das Schlüsselmerkmal der Störung ist das Fehlen klarer, konstanter mechanischer Auslöser, die Beschwerden verbessern oder verschlechtern. Verschlimmern mechanische Faktoren die Symptome, sind diese inkonsistent und tendieren zu abnormaler und disproportionaler Schmerzantwort, Behinderung und emotionalen Antworten. Die Patienten präsentieren sich in der Regel mit einer starken Medikamentenabhängigkeit und nutzen viele passive Therapien unterschiedlicher therapeutischer Berufsgruppen.

Die Zuordnung eines Patienten zu dieser Gruppe begleitet ein hinzugezogener Psychologe oder Psychotherapeut. Diese Störungen benötigen eine multidimensionale Therapie mit kognitiver Verhaltenstherapie und psychiatrischem Management. Physiotherapie kann helfen, schrittweise die Funktion wiederherzustellen, ohne dabei den Schmerz zu fokussieren [33].

Veränderte motorische Kontrolle, die den Schmerz aufrecht erhält

Nicht adaptive Bewegungs- oder Kontrollstörungen kombiniert mit schlechten Copingstrategien führen zu chronischen Gewebeüberbelastungen. Dies geht mit exzessiver oder reduzierter Wirbelsäulenstabilität einher. Schmerzen, Behinderung und Stress sind die Folgen.

Diese Gruppe wird in Bewegungsstörungen (charakteristisch: Schmerzvermeidungsverhalten) und in Kontrollstörungen (charakteristisch: Schmerzprovokationsverhalten) unterteilt. Man geht davon aus, dass diese Störungen den CLBP als grundlegender Mechanismus antreiben. Die Bewegungsstörungen können

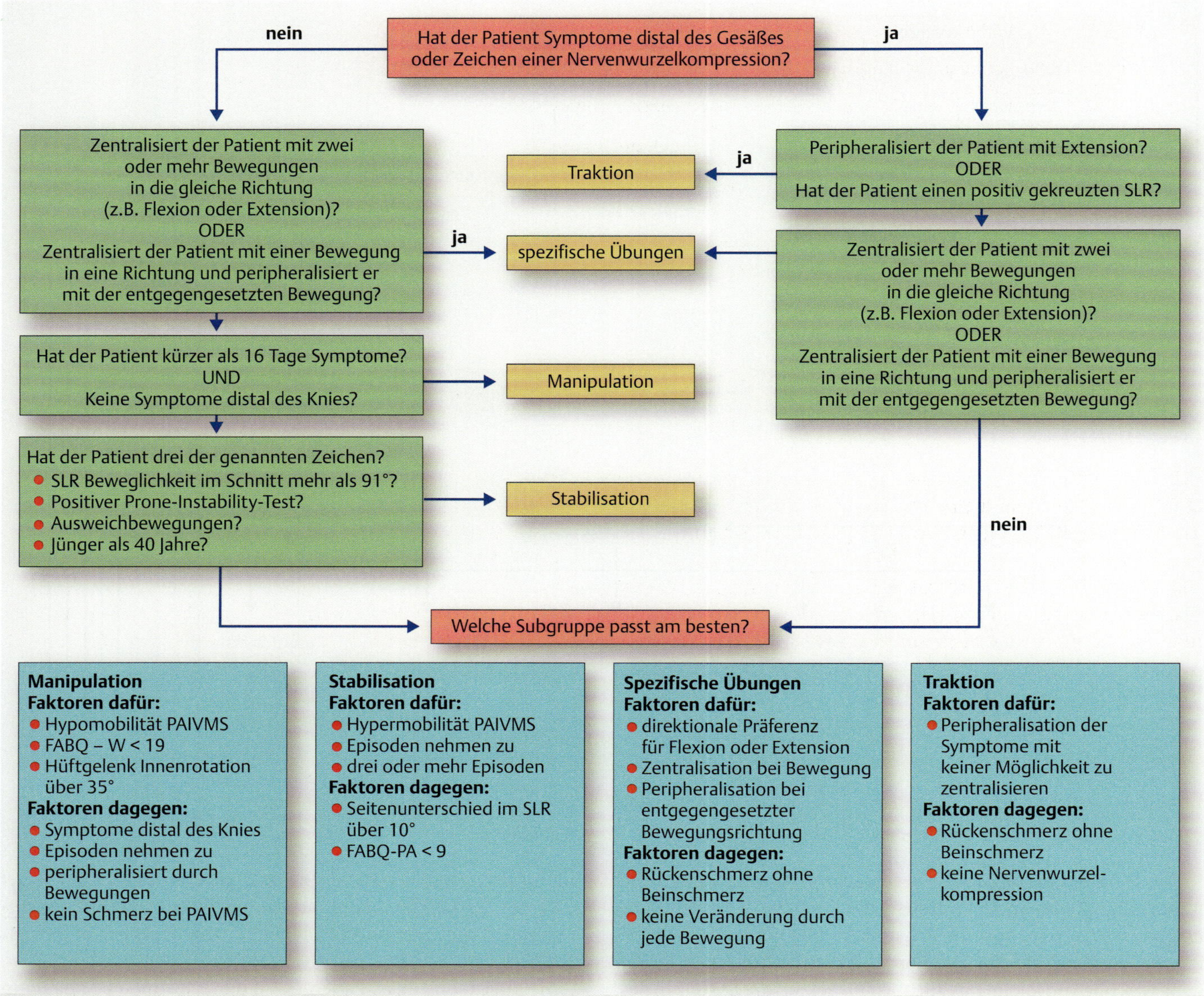

Abb. 2 Treatment-based Classification: Algorithmus.

sich in einer spezifischen Richtung (Flexions-, Extensions-, Lateralflexions- und Rotationseinschränkung) äußern oder multidirektional sein. Auch die Kontrollstörungen präsentieren sich in einer Bewegungsrichtung (Flexion, Extension aktiv, Extension passiv und Lateral Shift) oder kombiniert (multidirektional). Basierend auf einem kognitiven und verhaltenstherapeutischen Ansatz führt die Therapie zu einer Lösung und/oder Kontrolle der Störungen. Die Störungen mit jeweils unterschiedlichen Schmerzmechanismen können mit spezifischen oder nichtspezifischen CLBP-Störungen einhergehen und haben häufig psychosoziale und neurophysiologische Komponenten. Sie halten die Störung aufrecht, leiten sie aber nicht dominant [33]. Beckengürtelschmerzen werden von Rückenschmerzen differenziert [35]. Im Rahmen dieses Artikels wird hierauf nicht weiter eingegangen.

Treatment-based Classification (TBC)

Delitto et al. beschrieben das Klassifikationssystem erstmalig 1995. Es war für Patienten mit akuten Rückenschmerzen gedacht. Man teilte die Patienten in eine First-, Second- oder Third-Order-Kategorie ein [14] (▸ **Abb. 2**).

First Order: Ein Patient weist ernsthafte Pathologien und/oder psychosoziale Faktoren auf. Er soll zu einer anderen Berufsgruppe überwiesen werden.

Second Order: Die Kategorie bezieht sich auf die Symptomstärke und den Behinderungsgrad. Phase 1 umfasst die Akutphase mit dem Ziel Schmerzlinderung. Phase 2 ist die subakute Phase mit dem Ziel schnell zur normalen Funktion zurück zu kehren. Phase 3 zielt auf Patienten mit hohen körperlichen Anforderungen, aber

Tab. 1 Klassifikation Mechanical Diagnosis and Therapy: Algorithmus [30].

Sitzung	Untersuchung und Behandlung			
1	Vorgeschichte und körperliche Untersuchung: Ausschluss von Red Flags			
	Haltungsstrategien verstärken, lindern die Symptome oder zentralisieren die Symptome	keine Haltungsstrategien verstärken, lindern die Symptome oder zentralisieren die Symptome	Schmerzen nur am Ende der reduzierten Beweglichkeit	Schmerzen nur bei statischer Belastung, keine Befunde in der körperlichen Untersuchung
	hypothetische Klassifikation			
	Derangement: reduzierbar	Derangement: nicht reduzierbar	Dysfunktion oder adhärente Nervenwurzel	Haltung
3–5	*weitere Untersuchungen und Behandlungen*			
	Klassifikation bestätigt sich (Reduktion oder Umbauprozesse können länger dauern)		Klassifikation bestätigt sich nicht: neue Hypothese (Stenose, Hüftgelenk, SIG, Spondylolisthesis, chronischer Schmerzstatus)	

schlechter körperlicher Leistungsfähigkeit ab. Sie bekommen die gleiche Therapie wie diejenigen der Third-Order-Gruppe und trainieren zusätzlich die motorischen Grundeigenschaften [27].

Third Order: Erst diese Kategorie teilt sich in Subgruppen [17, 47]. Dazu nutzt das Klassifikationssystem vier Subgruppen: Manipulation, Stabilisation, spezifische Übungen (Flexion, Extension, Lateraler Shift) und Traktion. Passt ein Patient aufgrund der Ergebnisse seiner Anamnese und körperlichen Untersuchung in eine der Gruppen, ist die Klassifikation beendet. Ist die Zuordnung nicht eindeutig, wägt man für und gegen die Subgruppen sprechenden Faktoren ab. Die Subgruppennamen entsprechen der Behandlung [47].

Movement System Impairment Syndromes (MSI)

Sahrmann entwickelte mit ihrem Team Subgruppen für Rückenschmerzen. Van Dillen et al. beschrieben die Subgruppen und deren Untersuchung [51, 53]. Diverse Bewegungstests der Wirbelsäule in unterschiedlichen Ausgangsstellungen ermöglichen die Zuordnung zu den Subgruppen.

Die Klassifikation beinhaltet fünf Subgruppen: Flexion, Extension, Rotation, Flexion-Rotation und Extension-Rotation. Jede Subgruppe hat charakteristische Merkmale [42, 43, 53]. Der Fokus der körperlichen Untersuchung liegt vor allem auf der Bewegungsqualität, aber auch Quantität, Symptome und Symptomveränderungen bei der Korrektur der Testbewegungen werden beurteilt. Kompensatorische Bewegungen sind relevant, sofern sie in den ersten 50 bis 60 Prozent der Testbewegung auftreten. Unterschiede von mehr als 1,28 Zentimeter im Seitenvergleich bei den unilateralen Tests sind von Belang. Zunächst beurteilt man das spontane Bewegungsverhalten. Ist es entsprechend der Kriterien auffällig, wird nach Symptomen gefragt, eine Korrektur der Bewegung durchgeführt und erneut nach Symptomen gefragt [49]. Die am häufigsten auftretende Ausweichbewegung ist die Subgruppe, in die der Patient klassiert wird [52].

Mechanical Diagnosis and Therapy (MDT)

Das von McKenzie entwickelte System nutzt wiederholte richtungsspezifische Bewegungen oder Haltungen zur Veränderung von Symptomen. Es gibt vier große Subgruppen: Derangement-, Dysfunktions-, Haltungssyndrom und anderes. Therapiert wird mit wiederholten richtungsspezifischen Bewegungen und Haltungen, Dehnung und Haltungskorrektur [30] (► **Tab. 1**).

Derangementsyndrom: Es kommt sehr häufig vor und präsentiert sich sehr unterschiedlich. Ein Schmerz entwickelt sich langsam oder tritt spontan auf. Er kann konstant oder intermittierend sein und die Seite wechseln, kann zwischen proximal und distal wechseln. Bestimmte Haltungen oder Bewegungen verbessern oder verschlechtern ihn schnell. Er ist entweder somatisch, radikulär oder kombiniert bedingt. Eine Bewegungseinschränkung charakterisiert das Derangementsyndrom. Abhängig von den Alltagsaktivitäten präsentiert es sich im Tagesverlauf sehr unterschiedlich. Inkonsistenz und Wechsel der Symptome sind seine Merkmale. Verändert eine wiederholt durchgeführte Bewegung in eine bestimmte Richtung die Symptome, spricht man von einem reduzierbaren Derangement. Diese Richtung kann Flexion, Extension, lateral oder eine Kombination mehrerer Bewegungsrichtungen sein (► **Abb. 3**). Ändern die Bewegungen die Symptome nicht, spricht man von einem nicht reduzierbaren Derangement [30] (► **Tab. 2**).

Dysfunktionssyndrom: Die Schmerzen sind nie konstant. Sie treten bei mechanischer Belastung der jeweiligen Struktur auf und hören schnell auf, wenn die Belastung reduziert wird. Sind artikuläre Strukturen betroffen, geht das Syndrom mit intermittierenden Schmerzen und verminderter endgradiger Beweglichkeit einher. Kontraktile Strukturen reagieren mit Schmerzen auf eine Anspannung des Muskels oder Belastung der Sehne. Schmerzt Nervengewebe, reagiert es auf Dehnung und wird als adhärente Nervenwurzel bezeichnet [30].

Haltungssyndrom: Intermittierende Schmerzen charakterisieren das Syndrom. Anhaltende statische Belastungen auf normales, unverändertes Gewebe verursachen sie. Die Zeitdauer einer spezifischen Position spielt eine zentrale Rolle. Je länger das Problem besteht, desto schneller kann der Schmerz auftreten. Die Patienten haben keine Bewegungsschmerzen und -einschränkungen [30].

Tab. 2 Messmethoden der Klassifikationssysteme [5, 17, 30–32, 35, 43, 50].

Methode	CB-CFT (O'Sullivan)	TBC (Delitto)	MSI (Sahrmann)	MDT (McKenzie)
Fragebögen und Skalen	▪ Örebro musculoskeletal Pain Questionnaire (OMPQ) ▪ Oswestry Disability Index (ODI) ▪ Tampa Scale of Kinesiophobia (TSK) ▪ visuelle Analogskala (VAS)	▪ Oswestry Disability Index (ODI) ▪ Fear Avoidance Beliefs Questionnaire (FABQ) ▪ numerische Schmerzskala (NRS)	keine	keine
Anamnese	▪ Lokalisation der Beschwerden ▪ verbessernde/verschlechternde Faktoren ▪ Vorgeschichte ▪ Dauer ▪ Auslöser ▪ spezielle Fragen zu Pathologien ▪ Familienanamnese	▪ Lokalisation der Beschwerden ▪ verbessernde/verschlechternde Faktoren ▪ Vorgeschichte ▪ Dauer ▪ Auslöser ▪ spezielle Fragen zu Pathologien	▪ genauer Ablauf nicht näher dokumentiert ▪ vermutlich ähnlich der anderen Klassifikationen	▪ Lokalisation der Beschwerden ▪ verbessernde/verschlechternde Faktoren ▪ Vorgeschichte ▪ Dauer ▪ Auslöser ▪ spezielle Fragen zu Pathologien
körperliche Untersuchung	▪ Haltung ▪ aktive Bewegungen ▪ PPIVMS ▪ PAIVMS, inklusive Palpation ▪ neurologische Untersuchung ▪ Neurodynamik ▪ Tests für lumbale Bewegungskontrolle	▪ aktive Bewegungen ▪ PAIVMS ▪ neurologische Untersuchung ▪ Neurodynamik ▪ wiederholte/ gehaltene Bewegungen ▪ Prone Instability Test ▪ Hüftgelenk Innenrotation	▪ Haltung ▪ aktive Bewegungen ▪ neurologische Untersuchung ▪ Muskellänge ▪ Krafttests ▪ Tests für lumbale Bewegungskontrolle	▪ Haltung ▪ aktive Bewegungen ▪ neurologische Untersuchung ▪ Neurodynamik ▪ wiederholte/gehaltene Bewegungen

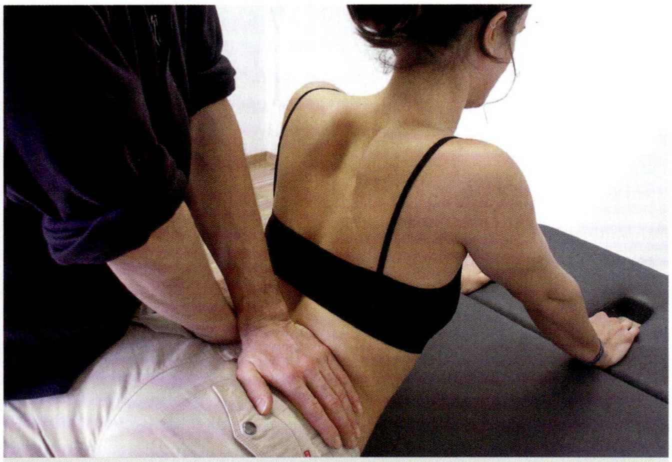

Abb. 3 MDT: Test der Extension mit Überdruck.

Anderes: Hierunter fallen spezifische Zustände, die man nach sicherem Ausschluss der anderen drei Syndrome verwendet: Stenosen, Probleme mit dem Hüft-, Sakroiliakal- oder Zygapophysealgelenk, Rückenschmerzen in der Schwangerschaft, Spondylolyse, Spondylolisthese, Instabilitäten, mechanisch nicht schlüssige oder postoperative Zustände (zeitnah oder in der Vorgeschichte), chronische Schmerzen und Waddells nicht organische Zeichen und Symptome [30].

Gütekriterien der Klassifikationssysteme

Ermittelt wurden die Validität, Intertesterreliabilität und Effektivität der vier Systeme.

Validität

CB-CFT: Die Validitätsstudien zeigten, Patienten mit lumbaler Instabilität und Flexionspattern können die LWS im Sitzen schlechter repositionieren als Gesunde [36]. Spinale Haltungen und Bewegungen der Subgruppen „aktives Extensionsmuster“ und „Flexionsmuster“ sind anders als bei Gesunden. Manuelle und maschinelle Untersuchungen ergaben die gleichen Ergebnisse [12].

TBC: Bezüglich der Validität der TBC ist vieles unbekannt [40]. Die klinische Vorhersageregel für Manipulation ist generalisierbar [11].

MDT: In diesem System prüfte man die Validität mittels der Extensionsverbesserung in einer „Derangement“- und einer „Nicht-Derangement“-Gruppe. Die „Derangement“-Gruppe verbesserte sich insgesamt schneller und stärker [10]. Anhand 187 untersuchter Patienten validierten die Forscher die Zuordnung zu den einzelnen Kategorien. Sie klassifizierten 140 Patienten als „reduzierbares Derangement“ und elf als „nicht reduzierbares Derangement“. Elf Teilnehmer kamen in die Gruppe „Dysfunktion“, einer in die „Haltungs-“ und 24 Patienten in die „Anderes“-Gruppe [23]. Ein systematischer Review untersuchte das Zentralisationsphänomen. Es zeigte sich bei 52 bis 70 Prozent aller untersuchten Rückenschmerzpatienten. Ihre Prognose ist günstig [1].

MSI: Gombatto et al. [19] testeten die Validität im MSI-System in der Extensions- und Rotations-Extensionsgruppe. Sie untersuchten die lumbalen Bewegungsmuster während der Seitneigung und stellten hierbei Unterschiede fest. Bei denselben Subgruppen ist die Bewegungsqualität vor allem zu Beginn der Außenrotation im Hüftgelenk unterschiedlich [48]. Die Rotationsgruppe zeigte mehr lumbale Flexion im gebeugten Sitzen als die Rotations-Extensionsgruppe. Sie tendierte zu mehr endgradiger Flexion und hatte bei jedem Test mehr Symptome als die Rotations-Extensionsgruppe. Die lumbale Flexionsfähigkeit der Männer ist größer als bei Frauen [24].

Intertesterreliabilität

CB-CFT: Die Intertesterreliabilität erreicht Kappawerte von 0,61–0,96. Die reliabelste Subgruppe ist die „passive Extensionsgruppe". Die Tester stimmten zu 100 Prozent überein [27].

TBC: Sie erreicht bei der Intertesterreliabilität Kappawerte zwischen 0,49 – 0,60. Die Subgruppe „spezifische Übungen" ist die reliabelste mit einer 95-prozentigen Übereinstimmung. Der reliabelste Test ist die wiederholte Flexion mit einem Kappawert von 0,46 [27].

MSI: Die Intertesterreliabilität in der MSI-Klassifikation erreicht Kappawerte zwischen 0,57–0,81. Die reliabelsten Subgruppen sind „Flexion" und „Flexion-Rotation" – ebenfalls 100 Prozent Übereinstimmung [27].

MDT: Die Klassifikation erreicht bezüglich der Intertesterreliabilität Kappawerte von 0,56–0,9. Die reliabelste Subgruppe ist „Derrangement" mit einem Kappawert von 0,96, der reliabelste Test ist das Zentralisationsphänomen mit einem Kappawert zwischen 0,51 und 0,96 [27].

Effektivität

CB-CFT: Sie wirkt besser auf Behinderung durch Rückenschmerzen und Schmerzen als Manuelle Therapie und Übungen [15]. Aktuell prüft eine Studie, ob Patienten mit subakutem LBP und einer Störung der motorischen Kontrolle eher von generellen Übungen oder von den MCI-Übungen profitieren. Die Ergebnisse werden noch 2013 erwartet [44].

TBC: Werden Patienten anhand der Klassifikation passend zu ihrer Subgruppe behandelt, weisen sie nach vier Wochen und einem Jahr bessere Ergebnisse bezüglich Kosten, Behinderung und Wiederkehr zur Arbeit auf als nicht entsprechend der Klassifikation Therapierte [5]. Ist ein Patient der Subgruppe „Manipulation" oder „spezifische Übungen" zugeordnet, profitiert er von dieser Behandlungsart mehr als von Krafttraining [6].

MDT: Eine Metaanalyse verglich das Klassifikationssystem mit NSAIDs, einem Buch über Rückenschmerzen, Rückenmassage, Empfehlungen zum Umgang mit Rückenschmerzen, Krafttraining, Mobilisationstechniken und allgemeinen Übungen. Hierbei zeigte sich kurzzeitig ein besserer Effekt bezüglich Schmerzreduktion und Behinderung durch Rückenschmerzen zugunsten des MDT-Systems. Das mittellange Follow-up ergab einen besseren Effekt des MDT-Systems auf die Krankheitstage, jedoch nicht auf die Behinderung durch Rückenschmerzen [9]. Ein systematischer Review wies nach, dass das MDT-System akute Schmerzen und Behinderung durch Rückenbeschwerden effektiver reduzierte als passive Therapie. Allerdings war der Ratschlag, aktiv zu bleiben, nach einem 12-wöchigen Follow-up effektiver als das MDT-System [28].

MSI: Laut einer Fallstudie behandelte ein Therapeut einen Patienten mit einem „Extension-Rotation"-Syndrom entsprechend der MSI-Klassifikation. Dies verbesserte die Werte des Oswestry Disability Index (ODI) [29]. Eine andere Fallstudie zeigt bei einer Patientin mit einem „Extensionssyndrom" eine reduzierte Schmerzintensität und eine verminderte Schmerzhäufigkeit bei funktionellen Aktivitäten durch die Behandlung nach dem MSI-System [21]. In einer weiteren Fallstudie waren die ODI-Werte eines Patienten nach einem Jahr immer noch verbessert. Er hatte ein „Flexion-Rotation"-Syndrom und wurde entsprechend der Klassifikation behandelt [54].

Diskussion

Anhand unterschiedlicher Kategorien des Clinical Reasoning und Unterscheidungsmerkmalen werden die Klassifikationssysteme beurteilt und diskutiert (► **Tab. 3**).

Vorsichtsmaßnahmen, Kontraindikationen: Alle vier Systeme berücksichtigen sie. Das Filtern von ernsthaften Erkrankungen wie Tumore, Frakturen, Kauda-equina-Syndrom, Zeichen einer Rückenmarkkompression hat einen hohen Stellenwert. Es folgt eine Überweisung zum Facharzt.

Psychosoziale Faktoren: Das CB-CFT-System berücksichtigt Aspekte wie eigene problembezogene Überzeugungen, Stressempfänglichkeit, schmerzprovozierendes Coping, Angst, Katastrophisieren ausführlich. Gegebenenfalls ist eine Verhaltenstherapie indiziert. Die TBC erfasst Patienten mit Angstvermeidungsverhalten. Sie werden nicht der Manipulationsgruppe zugewiesen. Allerdings hat die TBC außer Übungen keinen spezifischen Therapieansatz für diese Gruppe. Weitere psychosoziale Faktoren berücksichtigt sie nicht. Das MSI-System berücksichtigt psychosoziale Faktoren anhand „Waddells nicht organischen Zeichen und Symptomen". Allerdings gibt es auch hier keinen Therapieansatz. Das MDT-System filtert nach der gleichen Methode und schlägt eine Verhaltenstherapie vor.

Symptomquellen: Alle Klassifikationen berücksichtigen sie. Dabei wird nicht allzu viel Wert auf eine genaue pathoanatomische Diagnose gelegt. Weitere in Frage kommende Schmerzquellen wie das Hüftgelenk, das SIG oder Neuralstrukturen berücksichtigen alle vier Systeme – im Gesamtmanagement.

Beschwerdestadium: Während sich das CB-CFT-System ausschließlich auf chronische Patienten und die TBC lediglich auf Akutpa-

Tab. 3 Vergleich der Klassifikationssysteme.

berücksichtigte Kategorien	CB-CFT (O'Sullivan)	TBC (Delitto)	MSI (Sahrmann)	MDT (McKenzie)
Vorsichtsmaßnahmen und ernsthafte Erkrankungen	ja	ja	ja	ja
psychosoziale Faktoren	ja	teilweise, Angstvermeidungsverhalten ist ein Ausschlusskriterium für Manipulation	ja	ja
Symptomquellen	ja	ja	ja	ja
Beschwerdestadium	chronisch	akut	eher chronisch	akut und chronisch
Schmerzmechanismen	ja	teilweise	nein	ja
klinische Gruppe (EOR, ROM, SI)	ja	ja	ja, auf Muskeln beschränkt	ja
meist symptomatische Bewegungsrichtung	ja	teilweise, jedoch nicht bei Stabilisation	ja	ja
beitragende Faktoren	ja	ja	ja	ja
Krankheitserleben des Patienten	ja	nein	nein	nein
benötigte Hilfsmittel und spezielle Fertigkeiten des Therapeuten	Fragebögen VAS Kommunikationsfähigkeiten und Strategien, um Ängste und Überzeugungen zu verändern	Fragebögen NRS Inklinometer	keine	keine
valide und reliable Messmethoden	ja	ja	ja, auf körperliche Untersuchung beschränkt	ja, auf körperliche Untersuchung beschränkt
Bewegungsstörungen	ja	ja	ja, auf Muskellänge beschränkt	ja
Kontrollstörungen	ja	nein	ja	nein
Zentralisationsphänomen	nein	ja	nein	ja
Testen der Bewegungen in der Frontalebene	Seitneigung	Seitgleiten (laterale Verschiebung des Beckens)	Seitneigung	Seitgleiten (laterale Verschiebung des Beckens)
Aufklärung	ja	ja	ja	ja
Heimprogramm	ja	je nach Klassifikation	ja	ja
Vollständigkeit	ja, bis auf Zentralisationsphänomene	eingeschränkt	eingeschränkt	eingeschränkt
Praktikabilität im klinischen Alltag	ja, mit Einschränkung	ja	ja	ja
gesamtes Klassifikationssystem				
Validität	vieles unbekannt	vieles unbekannt	manches unbekannt	vieles unbekannt
Reliabilität	gut bis exzellent	mäßig bis gut	gut bis exzellent	gut bis exzellent
Effektivität	wenige Studien, aber gute Aussichten	teilweise schlechte Qualität der Studien	beschränkt auf Fallberichte	durch viele Studien bestätigte Wirksamkeit

ROM = Range of Motion; EOR = End of Range; SI = Stärke, Irritierbarkeit der Symptome; VAS = visuelle Analogskala; NRS = numerische Schmerzskala tienten spezialisiert, berücksichtigen das MSI- und MDT-System akute und chronische Patienten.

Schmerzmechanismen: Die CB-CFT und das MDT-System schlüsseln sie detailliert auf, eine spezifische Therapie folgt. Beide Systeme unterteilen in peripher nozizeptive, peripher neurogene und zentral unterhaltene Schmerzen. Die TBC berücksichtigt peripher nozizeptive Schmerzsyndrome. Sie werden vorwiegend als Manipulations- oder Stabilisationsgruppe kategorisiert. Peripher neurogene Schmerzsyndrome klassiert man, abhängig davon, ob sie zentralisierbar sind, in die spezifische Übungsgruppe oder in die Traktionsgruppe. Das MSI-System berücksichtigt keine Schmerzmechanismen.

Klinische Gruppen: Das Klassifizieren der Patienten anhand der klinischen Gruppe ist für spezifische Untersuchungen und Behandlungen hilfreich. Therapeuten beurteilen, ob Symptome am Ende einer Bewegung auftreten (End of Range, EOR), oder ob sie während einer Bewegung auftreten (Range of Motion, ROM). Starke oder irritierbare Symptome bezeichnet man mit SI. Alle vier Klassifikationssysteme nutzen diese Kategorie und haben ähnliche Behandlungsstrategien. Das MSI-System beschränkt diese Kategorie auf die Muskulatur.

Symptomatische Bewegungsrichtung: In jedem System wird die am meisten Symptome auslösende Bewegungsrichtung spezifisch untersucht und behandelt. Lediglich die TBC berücksichtigt bei der Klassifikation „Stabilisation" keine Bewegungsrichtung.

Beitragende Faktoren: Alle Systeme berücksichtigen Aspekte wie Arbeit, Hobbys, Haltung, Nebenerkrankungen. Die MDT hat als einziges System eine eigene Kategorie für haltungsbedingte Beschwerden.

Krankheitserleben: In der CB-CFT wird das subjektive Krankheitserleben wie Gedanken, Gefühle, vorherige Erfahrungen, Wertvorstellungen, Wissensstand und Verhaltensweisen eines Patienten erfasst. Die anderen Systeme erfassen diesen Punkt nicht.

Hilfsmittel, Fertigkeiten: Für manche Klassifikationssysteme benötigen Therapeuten Hilfsmittel und spezielle Fertigkeiten. Die CB-CFT nutzt unterschiedliche Fragebögen und eine VAS. Der Therapeut benötigt Kenntnisse in kognitiver Verhaltenstherapie. So kann er Strategien entwickeln, um Ängste und Überzeugungen zu verändern. Dazu wiederum werden tiefergehende Kommunikationskenntnisse benötigt. Die TBC erfordert diverse Fragebögen, eine NRS, ein Inklinometer. Die Systeme MSI und MDT benötigen keine Hilfsmittel.

Valide, reliable Messmethoden: Sie helfen dem Therapeuten, anamnestische Angaben und körperliche Untersuchungsergebnisse zu interpretieren. Alle vier Klassifikationen nutzen sie. Die Systeme MSI und MDT verwenden keine Fragebögen, VAS oder NRS. Beide Skalen und der ODI wurden als valide, reliabel und responsiv beurteilt. FABQ und Inklinometer gelten als valide und reliabel. Letzteres wird bezüglich der Responsivität teilweise empfohlen [37]. Der OMPQ ist in deutscher Sprache nicht validiert, erreicht aber befriedigende Validität und Test-Retest-Reliabilität. Spezifität und Sensitivität sind gut [25]. Die TSK ist in deutscher Sprache nicht validiert, aber als valide, reliabel und responsiv für Patienten mit LBP beschrieben [7]. Die Reliabilität der Palpationsbefunde in der CB-CFT, MSI und TBC ist diskutierbar. Das McKenzie-System verzichtet aus diesem Grund auf Tastbefunde. Allerdings gibt es keine besseren Alternativen (► **Abb. 4**). Und: In einem guten Clinical-Reasoning-Prozess dienen sie lediglich als Teil der Gesamtuntersuchung.

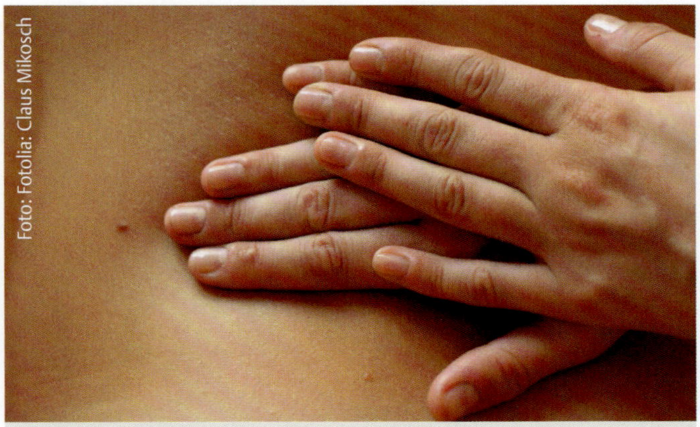

Abb. 4 Palpationsbefunde: Wie zuverlässig sind sie?

Bewegungsstörungen: Sie sind definiert als ein Verlust aktiver und passiver Beweglichkeit in eine oder mehrere Richtungen [33]. Jedes System berücksichtigt sie und behandelt sie mit Mobilisation oder Manipulation. Das MSI-System beschränkt sich therapeutisch auf ein Verbessern der muskulären Dehnfähigkeit, die anderen Systeme berücksichtigen bei Bewegungseinschränkungen unterschiedliche Strukturen.

Kontrollstörungen: In der Praxis scheinen sie am häufigsten vorzukommen. Es gibt keine Bewegungseinschränkung in die Schmerzrichtung. Bei dieser Störung ist der Schmerz mit verminderter funktioneller Kontrolle des symptomatischen Bewegungssegments in der neutralen Zone verbunden. Spezifische motorische Kontrolldefizite sind die Ursache [33]. CB-CFT und das MSI-System klassifizieren Kontrollstörungen. TBC und das MDT-System nutzen die Kategorie nicht. Kontrollstörungen werden durch richtungsspezifische Motorkontrollübungen in unterschiedlichen Ausgangsstellungen therapiert.

Zentralisationsphänomene: McKenzie hat sie 1981 erstmals beschrieben. Bei einer Zentralisation verlagern sich distale Schmerzen durch bestimmte Bewegungs- und Belastungsstrategien zunehmend weiter nach proximal [30]. Die TBC und das MDT-System nutzen die Kategorie, um Patienten zu klassifizieren und sie mit wiederholten oder gehaltenen richtungsspezifischen Bewegungen zu therapieren. Die CB-CFT und die MSI-Klassifikation untersuchen und behandeln keine Zentralisationsphänomene.

Testbewegungen (Frontalebene): Bei der körperlichen Untersuchung der Bewegungen in der Frontalebene unterscheiden sich die Klassifikationen. Die CB-CFT und das MSI-System nutzen die Lateralflexion, die beiden anderen Systeme setzen stattdessen das Seitgleiten (laterale Verschiebung des Beckens) ein.

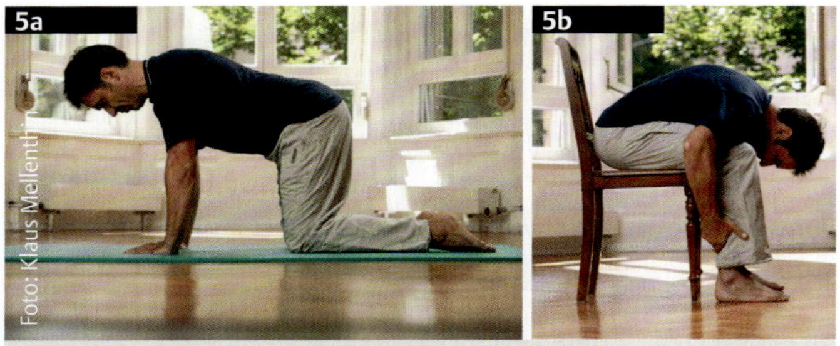

Abb. 5 Alle vier Klassifikationen legen Wert auf das selbstständige Üben der Patienten.

Patientenaufklärung: Sie ist in jedes Klassifikationssystem integriert und besteht aus der Aufklärung über die physiotherapeutische Klassifikation des Problems und die Prognose der Beschwerden. Therapeutische Maßnahmen und der Sinn eines Heimprogramms sind weitere Inhalte.

Heimprogramme: Sie sind ebenfalls in allen vier Systemen vertreten. In der TBC erhalten nur Patienten der Gruppe „spezifische Übungen“ und „Stabilisation“ ein Übungsprogramm. Eigenübungen bestehen je nach Klassifikationssystem aus Mobilisationsübungen, Motorkontrollübungen, wiederholten/gehaltenen Bewegungen, Haltungskorrektur… (▶ **Abb. 5**).

Vollständigkeit: Die CB-CFT ist das vollständigste System der vorgestellten Klassifikationen. Nur Zentralisationsphänomene bleiben unberücksichtigt. Die Vollständigkeit der anderen drei Systeme in den Clinical-Reasoning-Kategorien ist unterschiedlich.

Praktikabilität: Jedes der Klassifikationssysteme ist alltagstauglich. Um alle Clinical-Reasoning-Kategorien zu erarbeiten, sind mehrere therapeutische Sitzungen notwendig. Wahrscheinlich gelingt die Zuordnung nach der TBC schneller als in den anderen drei Systemen. In der CB-CFT erfordert das Abdecken aller Kategorien vermutlich etwas mehr Zeit als in den anderen Klassifikationen.

Gütekriterien: Die CB-CFT ist in dieser Hinsicht noch nicht vollständig untersucht. Anhand eines Flowcharts will man das Klassifikationssystem weiter erforschen [13]. Vieles befindet sich in der Validationsphase. Die Reliabilität erreicht gute bis exzellente Werte. Teilweise gibt es schon Effektivitätsstudien. Zur TBC wurden bisher einige Reliabilitätsstudien veröffentlicht mit mäßigen bis guten Ergebnissen. Bezüglich der Validität ist vieles unbekannt. Die Effektivitätsstudien hatten teilweise geringe Teilnehmerzahlen und viele Studienabbrecher. In einigen Studien untersuchten die Forscher zusätzlich viele Einflussgrößen parallel. Hier sollte man bei der Interpretation zurückhaltend sein [20]. Anfänger und Experten der TBC kommen übrigens zu gleich guten Ergebnissen. Ein Training ist also unnötig [17]. Im MSI-System gibt es einige Untersuchungen zur Validität. Die Reliabilität erreicht gute bis exzellente Werte. Bisher existieren lediglich Fallberichte, die die Wirksamkeit des Systems überprüften. Die MDT-Klassifikation wurde bislang am meisten untersucht. Es gibt einige Studien zur Validität, die Reliabilität ist gut bis exzellent. Es ist das einzige System, in dem Metaanalysen und Literaturreviews zur Wirksamkeit existieren.

Kritik

Kritiker der Klassifikationssysteme erwidern, dass es wenig Literatur zum chronischen unspezifischen LBP (CNLBP) gibt, die für ein Subgruppenmodell spricht. Sie fragen, ob CNLBP nicht eher ein Problem kortikaler Dysfunktion sei. Es gibt zunehmend Evidenz für diese Aussage [56]. Gwen Jull sprach sich auf dem IFOMPT-Kongress 2012 in Kanada gegen ein Subgruppenmodell für die Halswirbelsäule aus. Aufgrund unterschiedlicher Kombinationsmöglichkeiten in der Zusammensetzung der Clinical-Reasoning-Kategorien gebe es über tausend unterschiedliche Subgruppen. Sie schlussfolgerte, dass jeder Patient ein individuelles Management brauche. Möglicherweise ist diese Aussage auf lumbale Rückenschmerzen übertragbar.

Schlussfolgerung

Es gibt unterschiedliche Möglichkeiten der Klassifikation bei lumbalen Rückenschmerzen. Jedes System nutzt eigene Vorgehensweisen für die Zuordnung zu den jeweiligen Subgruppen. Dennoch gibt es viele Gemeinsamkeiten im Clinical-Reasoning-Prozess. Ein weitestgehender Konsens besteht in diesen Punkten:

- Das Berücksichtigen von Vorsichtsmaßnahmen und Kontraindikationen sowie psychosozialen Faktoren bei Patienten mit lumbalen Rückenschmerzen ist notwendig.
- Die Symptomquellen müssen eruiert werden.
- Das Bestimmen einer klinischen Gruppe (EOR, ROM, SI) und der meist symptomatischen Bewegungsrichtung ist hilfreich. Zusätzlich spielen beitragende Faktoren eine wesentliche Rolle bei Rückenschmerzen.
- Die Methoden zur Ergebnismessung sollten so valide und reliabel wie möglich sein.
- Bewegungsstörungen zu klassifizieren ist ebenso wichtig wie die Aufklärung des Patienten und die Integration eines Heimprogramms.
- Ein gutes Klassifikationssystem für lumbale Rückenschmerzen ist valide, reliabel und effektiv – und dennoch praktikabel im klinischen Alltag.

Uneinigkeit besteht in diesen Punkten:

- In welchem Stadium der Beschwerden sollen Patienten zukünftig klassifiziert werden? Macht es Sinn, Patienten mit einer ersten Rückenschmerzepisode zu klassifizieren, oder sollte man dies erst bei chronischen Beschwerden tun?
- Manche Klassifikationen berücksichtigen nicht die aktuellen Schmerzwissenschaften. Dominante Schmerzmechanismen werden nicht bestimmt.
- Nur das Klassifikationssystem von O'Sullivan (CB-CFT) berücksichtigt das individuelle Krankheitserleben ausreichend.
- Welche Fragebögen, Skalen und sonstigen Hilfsmittel sind notwendig und für Kliniker praktikabel? Benötigt ein Therapeut Kenntnisse in kognitiver Verhaltenstherapie und spezifische Kommunikationsstrategien, um Rückenschmerzpatienten zu behandeln?

- Nicht alle Klassifikationen berücksichtigen die lumbale Bewegungskontrolle und das Zentralisationsphänomen.

Weitere Forschungsarbeiten sind notwendig, um zeitnah einen möglichst großen Konsens bei der Behandlung von Patienten mit lumbalen Rückenschmerzen zu erreichen. Solange dies nicht der Fall ist, hilft ein guter Clinical-Reasoning-Prozess, um die Patienten zu untersuchen und zu behandeln. Derzeit ist die CB-CFT von O'Sullivan trotz fehlender Berücksichtigung von Zentralisationsphänomenen das ausgereifteste Klassifikationssystem für Patienten mit lumbalen Rückenschmerzen.

AUTOREN

Steffen Klittmann

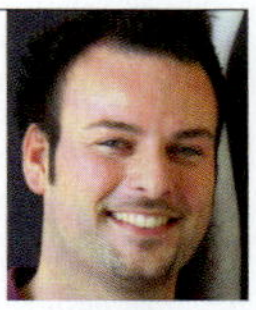

Fiona Morrison

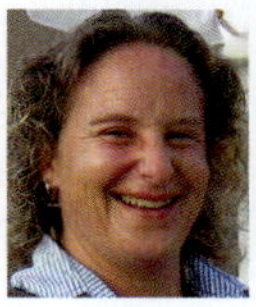

WEITERE INFOS

Abkürzungen und Bedeutungen:

- CB-CFT: Classification-based cognitive functional Therapy; klassifikationsbasierte kognitive funktionale Therapie
- CNLBP: Chronic non-specific Low Back Pain; chronischer unspezifischer lumbaler Rückenschmerz
- FABQ: Fear-Avoidance Beliefs Questionnaire; Fragebogen zu Angstvermeidungsverhalten
- TBC: Treatment-based Classification; Behandlungsbasierte Klassifikation
- LBP: Low Back Pain; lumbaler Rückenschmerz
- MDT: Mechanical Diagnosis and Therapy; mechanische Diagnose und Therapie
- MSI: Movement System Impairment Syndromes
- ODI: Oswestry Disability Index/Questionnare; Fragebogen zur Ermittlung der Einschränkung durch Rückenschmerzen
- OMPQ: Örebro musculoskeletal Pain Questionnaire; Fragebogen der Universität Örebro, Schweden zur Erfassung psychologischer und sozialer Risikofaktoren (Yellow Flags)
- TSK: Tampa Scale of Kinesiophobia; Fragebogen der Universität Tampa, USA zur Bestimmung von Bewegungsangst

BIBLIOGRAFIE

DOI 10.1055/s-0033-1363150
manuelletherapie 2013; 17: 206–215

Stuttgart · New York · ISSN 1433-2671

Literatur

1. Aina A, May S, Clare H. The centralization phenomenon of spinal symptoms – a systematic review. Man Ther 2004; 9(3): 134–43
2. Andersson GB. The epidemiology of spinal disorders. In: Frymoyer JW, editor. The adult spine: principles and practice. Philadelphia: Lippincott-Raven; 1997: 93–141
3. Assendelft W, Morton S, Yu EI, Suttorp MJ, Shekelle PG. (2004). Spinal manipulative therapy for low back pain. Cochrane Database Syst Rev (1) CD000447
4. Bouter L, Penick V, Bombardier C. Cochrane back review group. Spine 2003; 28: 1215–1218
5. Brennan GP, Fritz JM, Hunter SJ, Thackeray A, Delitto A, Erhard RE. Identifying subgroups of patients with acute/subacute „nonspecific" low back pain: results of a randomized clinical trial. [Miscellaneous Article] edn. Spine March 15, 2006; 31(6): 623–631
6. Browder DA, Childs JD, Cleland JA, Fritz JM. Effectiveness of an extension-oriented treatment approach in a subgroup of subjects with low back pain: a randomized clinical trial. Physical Therapy 2007; 87: 1608–1618
7. Chapman JR, Norvell DC, Hermsmeyer JT et al. Evaluating common outcomes for measuring treatment success for chronic low back pain. [Miscellaneous Article] edn. Spine 2011; 36 (Suppl. 21): S54–S68
8. Childs JD, Fritz JM, Flynn TW, Irrgang JJ, Johnson KK, Majkowski GR, Delitto A. A clinical prediction rule to identify patients with low back pain most likely to benefit from spinal manipulation: a validation study. Annals of Internal Medicine 2004; 141: 920
9. Clare HA, Adams R, Maher CG, Maher CG. A systematic review of efficacy of McKenzie therapy for spinal pain. Aust J Physiother 2004; 50(4): 209–16
10. Clare HA, Adams R, Maher CG. Construct validity of lumbar extension measures in McKenzie's derangement syndrome. Man Ther 2007. 12(4): 328–34
11. Cleland JA, Fritz JM, Kulig K et al. Comparison of the effectiveness of three manual physical therapy techniques in a subgroup of patients with low back pain who satisfy a clinical prediction rule: a randomized clinical trial. [Miscellaneous Article] edn. Spine 2009; 34(25): 2720–2729
12. Dankaerts W, O'Sullivan P, Burnett A, Straker L, Davey P, Gupta R. Discriminating Healthy Controls and Two Clinical Subgroups of Nonspecific Chronic Low Back Pain Patients Using Trunk Muscle Activation and Lumbosacral Kinematics of Postures and Movements: A Statistical Classification Model. [Miscellaneous Article] edn). Spine 2009; 34(15): 1610–1618
13. Dankaerts W, O'Sullivan PB, Straker LM, Burnett AF, Skouen JS. The interexaminer reliability of a classification method for non-specific chronic low back pain patients with motor control impairment. Manual Therapy 2006; 11: 28–39
14. Delitto A, Erhard RE, Bowling RW. A treatment-based classification approach to low back syndrome: identifying and staging patients for conservative treatment. Phys Ther 1995; 75(6): 470–85; discussion 485–9
15. Fersum K, O'Sullivan P, Skouen JS, Smith A, Kvåle A. Efficacy of classification-based cognitive functional therapy in patients with non-specific chronic low back pain: a randomized controlled trial. European Journal of Pain 2013; 17: 916–928
16. Fersum KV, Dankaerts W, O'Sullivan P, Maes J, Skouen JS, Bjordal JM, Kvåle A. Integration of subclassification strategies in randomised controlled clinical trials evaluating manual therapy treatment and exercise therapy for non-specific chronic low back pain: a systematic review. British Journal of Sports Medicine 2010; 44: 1054–1062
17. Fritz JM, Brennan G, Clifford S et al. An examination of the reliability of a classification algorithm for subgrouping patients with low back pain. [Miscellaneous Article] edn. Spine 2006; 31(1): 77–82
18. Furlan AD, van Tulder MW, Cherkin DC et al. Acupuncture and dry needling for low back pain. Cochrane Database Syst Rev 2005 (1)CD001351
19. Gombatto SP, Collins DR, Sahrmann SA, Engsberg JR, Van Dillen LR. Patterns of lumbar region movement during trunk lateral bending in 2 subgroups of people with low back pain. Physical Therapy 2007; 87: 441–454

20. Hancock M, Herbert RD, Malier CG. A guide to interpretation of studies investigating subgroups of responders to physical therapy interventions. Phys Ther 2009; 89: 698–704
21. Harris-Hayes M, Van Dillen LR, Sahrmann SA. Classification, treatment and outcomes of a patient with lumbar extension syndrome. Physiother Theory Pract 2005; 21(3): 181–96
22. Hayden JA, van Tulder MW, Tomlinson G. Systematic review: strategies for using exercise therapy to improve outcomes in chronic low back pain. Ann Intern Med 2005; 142: 776–785
23. Hefford C. McKenzie classification of mechanical spinal pain: profile of syndromes and directions of preference. Man Ther 2008; 13(1): 75–81
24. Hoffman SL, Johnson MB, Zou DR. Differences in end-range lumbar flexion during slumped sitting and forward bending between low back pain subgroups and genders. Manual Therapy 2012; 17: 157–163
25. Johnston V. Örebro Musculoskeletal Pain Screening Questionnaire. Australian Journal of Physiotherapy 2009; 55: 141
26. Jones MA. Clinical Reasoning: Fundament der klinischen Praxis und Brücke zwischen den Ansätzen der Manuellen Therapie 1997; 1: 3–9
27. Karayannis N, Jull G, Hodges P. Physiotherapy movement based classification approaches to low back pain: comparison of subgroups through review and developer/expert survey. BMC Musculoskeletal Disorders 2012; 13: 24
28. Machado L, de Souza M, Ferreira P. The McKenzie method for low back pain: a systematic review of the literature with a meta-analysis approach. Spine (Phila Pa 1976) 2006; 20;31(9): E254–62
29. Maluf K, Sahrmann SA, van Dillen LR. Use of a classification system to guide nonsurgical management of a patient with chronic low back pain. Phys Ther 2000; 80(11): 1097–111
30. McKenzie R, May S. The lumbar spine: Mechanical Diagnosis and Therapy. Vol. 1. New Zealand: Spinal Publications; 2003
31. O'Sullivan P. Changing pain and movement behaviours. Paper presented at the Jahreshauptversammlung des DVMT 2011, Bremen 15.–17.4.2011
32. O'Sullivan P. „Clinical instability" of the lumbar spine: pathological basis, diagnosis and conservative management. In: Boyling JD, Jull GA, Eds. Grieve's Modern Manual Therapy: The Vertebral Column. Third edition. Amsterdam: Elsevier; 2004
33. O'Sullivan P. Diagnosis and classification of chronic low back pain disorders: Maladaptive movement and motor control impairments as underlying mechanism. Manual Therapy 2005; 10: 242–255
34. O'Sullivan P. Lumbar segmental 'instability': clinical presentation and specific stabilizing exercise management. Man Ther 2000; 5(1): 2–12
35. O'Sullivan P, Beales DJ. Diagnosis and classification of pelvic girdle pain disorders. Part 1: A mechanism based approach within a biopsychosocial framework. Manual Therapy 2007; 12: 86–97
36. O'Sullivan P, Burnett A, Floyd A et al. Lumbar repositioning deficit in a specific low back pain population. [Miscellaneous Article] edn. Spine 2003; 28(10): 1074–1079
37. Oesch P, Hilfiker R, Keller S et al. Assessments in der Rehabilitation. Band 2: Bewegungsapparat. Bern: Hans Huber; 2011
38. Ostelo RW, Van Tulder MW, Vlaeyen JW et al. Behavioural treatment for chronic low back pain. Cochrane Database Syst Rev 2005; (1)CD002014
39. Raspe H. Back pain. In: Silman AJ, Hochberg MC, eds. Epidemiology of the rheumatic diseases. 2nd ed. Oxford: Oxford Univ. Pr.; 2001: 309–38
40. Riddle DL. Classification and low back pain: a review of the literature and critical analysis of selected systems. Physical Therapy 1998; 78: 708–737
41. Robert Koch Institut (RKI). Gesundheit in Deutschland. Berlin: RKI; 2006. http://www.gbe-bund.de/gbe10/trecherche.prc_them_rech?tk=200&tk2=240&p_uid=gast&p_aid=58690113&p_sprache=D&cnt_ut=1&ut=240
42. Sahrmann S. Movement System Impairments Syndromes. Paper presented at the DVMT Fortbildung; 2007
43. Sahrmann, S. Lower and upper quarter movement impairment examinations. In: White K, ed. Diagnosis and Treatment of Movement Impairment Syndromes. St. Louis: Mosby; 2002
44. Saner J, Kool J, de Bie R, Sieben J, Luomajoki H. Movement control exercise versus general exercise to reduce disability in patients with low back pain and movement control impairment. A randomised controlled trial. BMC Musculoskeletal Disorders 2011; 12: 207
45. Schmidt CO, Raspe H, Pfingsten M, Hasenbring M, Basler HD, Eich W, Kohlmann T. Back pain in the German adult population: prevalence, severity, and sociodemographic correlates in a multiregional survey. Spine 2007; 32(18): 2005–11
46. Staal JB, de Bie R, de Vet HCW, Hildebrandt J, Nelemans P. Injection therapy for subacute and chronic low-back pain. Cochrane Database Syst Rev 2008; (3)CD001824
47. Stanton TR, Fritz JM, Hancock MJ, Latimer J, Maher CG, Wand BM, Parent EC. Evaluation of a treatment-based classification algorithm for low back pain: a cross-sectional study. Phys Ther 2011; 91(4): 496–509. doi: 10.2522/ptj.20100272. Epub 2011 Feb 17
48. Van Dillen LR, Gombatto SP, Collins DR, Engsberg JR, Sahrmann SA. Symmetry of timing of hip and lumbopelvic rotation motion in 2 different subgroups of people with low back pain. Archives of Physical Medicine & Rehabilitation 2007; 88: 351–360
49. Van Dillen LR, Sahrmann S, Caldwell CAet al. Trunk rotation-related impairments in people with low back pain who participated in 2 different types of leisure activities: a secondary analysis. Journal of Orthopaedic & Sports Physical Therapy 2006; 31(8): 402–418
50. Van Dillen LR, Sahrmann SA, Norton BJ et al. Effect of active limb movements on symptoms in patients with low back pain. Journal od Orthopaedic & Sporty Physical Therapy 2001; 31(8): 402–418
51. Van Dillen LR, Sahrmann SA, Norton BJ et al. Reliability of physical examination items used for classification of patients with low back pain. Physical Therapy 1998; 78: 979–988
52. Van Dillen LR, Sahrmann SA, Norton BJ, Caldwell CA, McDonnell MK, Bloom N. The effect of modifying patient-preferred spinal movement and alignment during symptom testing in patients with low back pain: a preliminary report. Archives of Physical Medicine & Rehabilitation 2003a; 84: 313–322
53. Van Dillen LR, Sahrmann SA, Norton BJ, Caldwell CA, McDonnell MK, Bloom NJ. Movement system impairment-based categories for low back pain: stage 1 validation. Journal of Orthopaedic & Sports Physical Therapy 2003b; 33: 126–142
54. Van Dillen LR, Sahrmann SA, Wagner JM. Classification, intervention, and outcomes for a person with lumbar rotation with flexion syndrome. Phys Ther 2005; 85(4): 336–51
55. Van Dillen LR, Sahrmann SA. Outcomes of classification-directed intervention in people with chronic or recurrent low back pain. Journal of Orthopaedic & Sports Physical Therapy 2006; 36 (1): A61–A62
56. Wand B, O'Connell N. Chronic non-specific low back pain – sub-groups or a single mechanism? BMC Musculoskeletal Disorders 2008; 9: 11

Klassifikationsbasiert: Cognitive Functional Therapy

SOS: Per Mail erreichte Peter O'Sullivan der Appell eines Patienten. Anhand dieses Falls stellt er sein multidimensionales Klassifikationssystem für die Untersuchung und Rehabilitation von Patienten mit Rückenschmerzen vor und kritisiert die üblichen therapeutischen Verfahrensweisen. Der personenzentrierte Ansatz überholt die primär auf Rumpfstabilität abzielende Behandlungspraxis.

Wenn die therapeutische Praxis versagt …

… fühlen Patienten sich allein gelassen

„Hallo, ich bin fast 25 Jahre alt und war bis zum Juni 2007 sehr aktiv und habe sehr viel Sport getrieben. Meine Rückenprobleme begannen Ende 2004 – der Physiotherapeut verschrieb mir Core-Strength-Übungen [Kräftigungsübungen für den Rumpf]. Ich war fest entschlossen, eine erneute Rückenverletzung zu vermeiden, und arbeitete deshalb intensiv an der Verbesserung meiner Stabilität und Körperkraft, bis ich im Juni 2007 eine weitere Verletzung erlitt. Seit dem Juni 2007 treten Bewegungseinschränkungen und Schmerzen im unteren rechten Rückenabschnitt auf. Daran hat sich bis heute nichts geändert, und ich bin immer noch weit von meinem aktiven Lebensstil von vor ein paar Jahren entfernt.

Ich habe eine ganze Reihe von Spezialisten aufgesucht (Physiotherapeuten, Chiropraktiker, Osteopathen, orthopädische Chirurgen, Neurochirurgen, Sportärzte, auf Golf spezialisierte Physiotherapeuten, Schmerzärzte) und habe mithilfe von Schuheinlagen versucht, den Längenunterschied meiner Beinen auszugleichen.

Mein MRT-Bild zeigt, dass die Bandscheiben L5/S1 und L4/5 beschädigt sind. Bis ich vor einigen Monaten ein Diskogramm machen ließ, wusste ich nicht einmal, woher die Schmerzen kamen. Als man mir mit einer Nadel in die Lendenbandscheibe L5/S1 stach, konnte ich sie lediglich beschreiben als die schlimmsten Schmerzen, die ich je erlebt hatte. Immerhin wurde auf diese Weise nachgewiesen, dass meine Schmerzen und Probleme zum größten Teil in diesem Bereich ihren Ursprung haben. Ein Neurochirurg sagte mir, dass möglicherweise eine Versteifung im Kreuzbereich Abhilfe schaffen könnte, aber dieses Verfahren scheint mir doch sehr riskant zu sein.

Ich bin enttäuscht und traurig darüber, dass ich nie wieder Basketball und Golf spielen und nie wieder laufen können werde (▶ **Abb. 1***). Hören sich meine Rückenschmerzen für Sie nach etwas an, bei dem Sie mir vielleicht helfen könnten? Ist ein chirurgischer Eingriff das Richtige für einen 25-Jährigen? Meine Schmerzen stellen eine tiefgreifende Einschränkung dar, weshalb ich eine Operation in Betracht ziehe. Ich spiele sogar mit dem Gedanken, eine Ozoninjektion in die Bandscheiben machen zu lassen, wie es mir ein Prolotherapeut vor einigen Wochen empfohlen hat.*

Handelt es sich hierbei um ein Problem, das Sie behandeln können? Ich würde mich freuen, wenn Sie mir Ihre professionelle Meinung zu meinen Rückenproblemen mitteilen könnten…" [per E-Mail, Juli 2010].

… steigen die Kosten

Dieser wahre Fall verdeutlicht das ganze Ausmaß der persönlichen, sozialen und ökonomischen Belastungen für Patienten mit

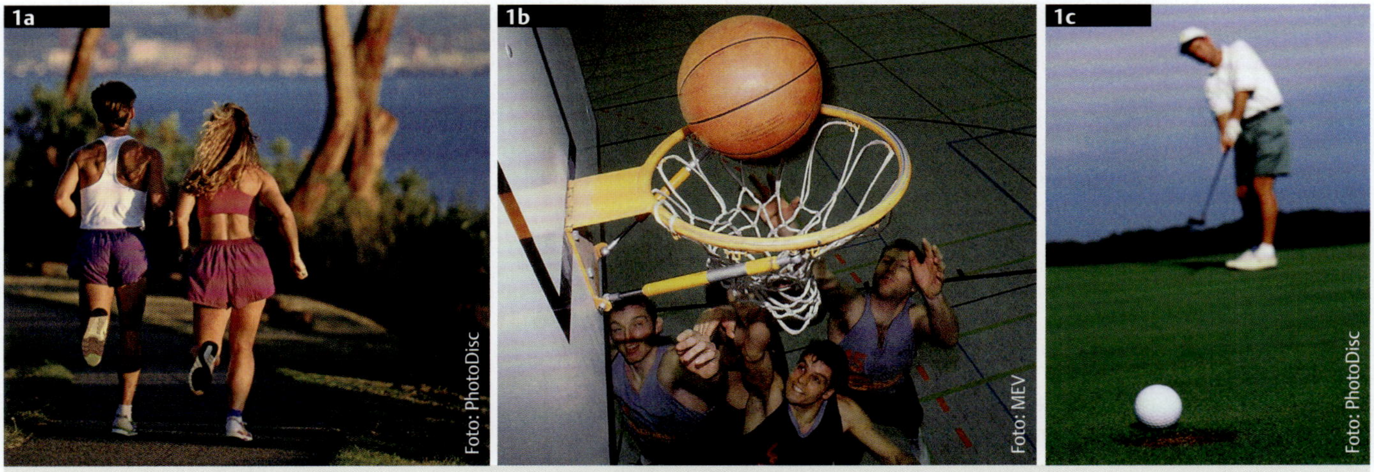

Abb. 1 Joggen, golfen, Basketball spielen: Der Schreiber der E-Mail möchte wieder sportlich aktiv sein.

O'Sullivan P. Klassifikationsbasiert: Cognitive Functional Therapy. Manuelle Therapie 2013; 17: 216–220

chronischen Rückenschmerzen und auch das Versagen der gängigen Therapien, diese Erkrankung effektiv zu behandeln. Die in den letzten 15 Jahren entwickelten biomedizinischen Therapien zur Behandlung von Patienten mit chronischen Rückenschmerzen erreichten lediglich eine exponentielle Zunahme von: Rehabilitationstherapien, die sich in erster Linie auf die Verbesserung der Rumpf- beziehungsweise Kernstabilität der Wirbelsäule konzentrieren, MRT-Untersuchungen, Spinalinjektionen, chirurgischen Interventionen und pharmakologischen Behandlungen, verbunden mit enorm ansteigenden Kosten im Gesundheitswesen. Paradoxerweise nehmen gleichzeitig Behinderungen aufgrund chronischer Rückenschmerzen zu [6].

Chronische Rückenschmerzen sind multidimensional

Immer mehr Evidenz spricht dafür, dass chronische Rückenschmerzen mit einer komplexen Kombination verschiedener Faktoren assoziiert sind: Physische, kognitive, psychologische, soziale, neurophysiologische und genetische Faktoren sowie der Lebensstil der betroffenen Patienten können interagieren und einen Teufelskreis aus Schmerzen und Behinderung bilden und aufrechterhalten [10, 25] (▶ **Tab. 1**) (▶ **Abb. 2**).

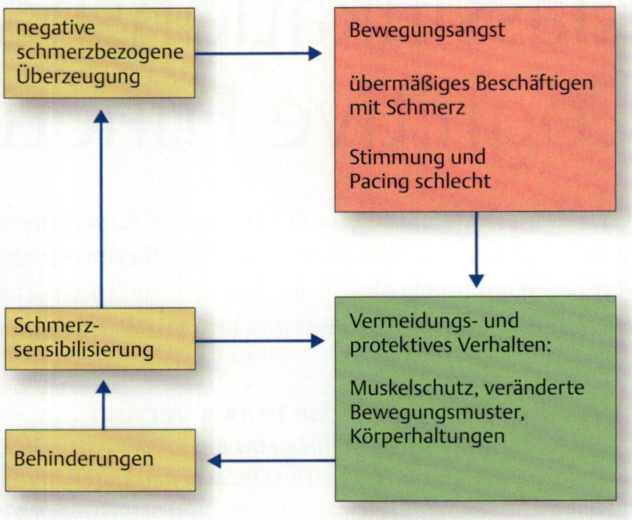

Abb. 2 Teufelskreis: Schmerzen und Behinderungen.

kognitiv-funktionale Therapie: therapeutische Komponenten			
Übungsprogramm Phase 1		Übungsprogramm Phase 2	
kognitive Komponente	**funktionelle Bewegungsübungen**	**funktionelle Integration**	**physische Aktivität**
kognitive Aspekte (reflexive KOmmunikation), Selbstbehandlung, funktionelle Verbesserung und Zielorientierung			

Abb. 3 Multidimensionales Modell.

COGNITIVE FUNCTIONAL THERAPY: SCHLÜSSELKOMPONENTEN

Zielführende Elemente dieses therapeutischen Ansatzes sind:

- Negative Vorstellungen und Ängste bezüglich Schmerzen und MRT-Befunde bewältigen.
- Effektiv über multidimensionale, den "Teufelskreis" aus Schmerzen und Behinderung aufrechterhaltende Mechanismen aufklären (Patientenedukation).
- Aktive Schmerzbewältigungsstrategien fördern; den Patienten informieren, dass Veränderungen möglich sind.
- Den Patienten unterstützen, sein Verhalten zielgerichtet zu ändern (Stressmanagement, Schlafhygiene, körperliche Aktivität, Pacing und Ernährung).
- Körper und Bewegung bewusster wahrnehmen (Wiedererlernen des Körperschemas).
- Feedback ist eine ausschlaggebende Methode für diesen Prozess und beinhaltet:
  - Physische und psychische Reaktionen auf Schmerzen und subjektiv als Bedrohung empfundene Bewegungen bewusst wahrnehmen.
  - Mit Spiegeln, Videoaufzeichnungen und schriftlichen Instruktionen visuelles Feedback geben.
- Maladaptives Bewegungs- und Schmerzverhalten identifizieren, provokative Bewegungsmuster in einzelne Komponenten zerlegen und auf eine bewusste und entspannte Weise neu erlernen.
- Das „neue" Bewegungsverhalten Schritt für Schritt auf die schmerzauslösenden und/oder vermiedenen Aktivitäten und Bewegungen übertragen. Ziel ist es, ihr Bedrohungspotenzial zu reduzieren und das neue Bewegungsverhalten zu normalisieren.
- Anschließend die „neuen" Verhaltensweisen in die Aktivitäten des täglichen Lebens integrieren, um den Transfer zu gewährleisten.
- Entsprechend den funktionalen Zielen des Patienten Kräftigungs- und Konditionierungsübungen zielgerichtet in die Therapie integrieren.

Tab. 1 Chronische Rückenschmerzen: Interagierende Faktoren.

Faktoren	Hinweise
patho-anatomische	- In den meisten Fällen von Kreuzschmerzen ist es nicht möglich, eine eindeutige pathoanatomische Diagnose zu erstellen [28]. - Es besteht eine hohe Prävalenz von „abnormalen" MRT-Befunden in schmerzfreien Populationen (Bandscheibendegeneration 91 Prozent, Bandscheibenvorwölbung 56 Prozent, Bandscheibenprotrusion 32 Prozent, anulare Risse 38 Prozent) [19]. - Prospektive Untersuchungen zeigen, beginnende Depressionen sind ein aussagekräftigerer Prädiktor für mögliche zukünftige Kreuzschmerzen als MRT-Befunde [15]. - Die frühe MRT-Befundung einer relativ geringfügigen Lumbago führt zu einer schlechteren Prognose, einem höheren Arbeitsausfall und zunehmenden, mit Risiken behafteten Operationen [30]. - Gesundheitsdienstleister spielen eine zentrale Rolle bei der Vermittlung radiologischer Untersuchungen.
physische	- Kennzeichnend für Menschen mit chronischen Rückenschmerzen sind einerseits die erhöhte Koaktivierung der Rumpfmuskulatur und die Unfähigkeit, die Rückenmuskeln zu entspannen [28, 24], sowie andererseits die tendenziell verfrühte Aktivierung der transversalen Bauchmuskulatur [12]; dies fordert die Grundlagen der weltweit vorherrschenden, auf Rumpfstabilität abzielenden Behandlungspraxis. - Immer mehr Evidenz spricht dafür, dass Menschen mit chronischen Rückenschmerzen sich ein maladaptives Bewegungsverhalten aneignen, das ihre Beschwerden aufrechterhalten oder verstärken kann [4, 24] – vergleichbar mit einem anhaltenden „Humpeln", obwohl die verursachenden Gewebe bereits ausgeheilt sind. Diese Verhaltensweisen sind nicht stereotyp [4, 24], qualifizierte Therapeuten können sie charakterisieren und identifizieren [5, 8]. - Hohe EMG-Werte der Rückenmuskulatur korrelieren mit der Schmerzintensität, dem Behinderungsausmaß und einem Spektrum psychologischer Faktoren. Dies deutet darauf hin, dass bei Patienten mit chronischen Rückenschmerzen eine enge Beziehung zwischen Geist und Körper besteht [16]. - Es gibt Evidenz für die Annahme, dass ein verändertes Bewegungsverhalten mit Veränderungen des zentralen Nervensystems assoziiert ist. Diese Änderungen reflektieren ein verändertes Körperschema [18, 29].
Lebensstil	- Lebensstilfaktoren wie Rauchen, Bewegungsmangel, allgemein niedriges Aktivitätsniveau, Übergewicht, Schlafmangel und chronischer Stress gelten als Risikofaktoren für Kreuzschmerzen [7, 20].
kognitive und psychosoziale	- Kognitive Faktoren wie pessimistische Ansichten zum Thema Kreuzschmerzen und die Angst vor Bewegung und Aktivität sind im Hinblick auf eine mögliche Behinderung aussagekräftigere Prädiktoren als die Schmerzintensität [2]. Gesundheitsdienstleister sind verantwortlich dafür, dass sich Patienten ihren Gesundheitszustand angemessen vorstellen. Äußerungen wie „Ihr Rücken ist instabil" können fälschlicherweise interpretiert werden als „Mein Rücken ist beschädigt, Bewegung ist gefährlich." „Fehlende Rumpfstabilität" kann für den Patienten heißen: „Mein Rücken ist schwach und verletzlich, ich muss ihn bei jeder Bewegung vor einer Verletzung schützen." - Emotionale Faktoren wie Stress, Sorgen und Befürchtungen, Angstzustände und Depressionen, Katastrophisierungen und Vigilanz verstärken maladaptive Verhaltensweisen. Schmerzwahrnehmung und Behinderungsgrad erhöhen sich [10]. Indem die Faktoren die Regulationsachse zwischen Hypothalamus, Hypophyse und Nebennierenrinde stören sowie die Immun- und die neuroindokrine Funktion verändern, beeinflussen sie die Schmerzverarbeitung zusätzlich [3].
soziale	- Faktoren wie Belastung durch Beruf und Familie, problematisches Familienleben, Unzufriedenheit mit der beruflichen Situation, sozioökonomische und kulturelle Schwierigkeiten beeinflussen Schmerzüberzeugungen und -verständnis, Bewältigungsstrategien und Vulnerabilität [10, 25].
neuro-physiologische	- Chronische Rückenschmerzen werden assoziiert mit dem Verlust der grauen Hirnsubstanz, erhöhter Ruheaktivität des Gehirns, Veränderungen im sensomotorischen Kortex und im Körperschema und einer verminderten endogenen Schmerzinhibition [29]. Diese Faktoren tragen zu umfassenden sensorischen Veränderungen sowie zu motorischen Veränderungen und Bewegungsstörungen bei [21, 29]. - Chronische Rückenschmerzen manifestieren sich als einzelner Schmerzzustand oder als mehrere gleichzeitig auftretende Schmerzzustände (nozizeptiv, entzündlich, funktional und neuropathisch). Die assoziierten sensorischen Profile sind mitunter sehr unterschiedlich und erfordern daher eine spezifische und zielgerichtete Behandlung [31].
individuelle	- Schmerzbedingte Komorbiditäten, die subjektive Wahrnehmung des allgemeinen Gesundheitszustandes sowie Ziele, Werte, Gesundheitskompetenz, Akzeptanzgrad, Erwartungen und Änderungsbereitschaft des Patienten sind wesentliche Aspekte für Assessments, Behandlungen und Prognosen von Patienten mit chronischen Rückenschmerzen [10, 19, 25, 27].
genetische	- Es gibt immer mehr Evidenz für die Annahme, dass Gen-Umwelt-Interaktionen in spezifischen Populationen die Schmerzvulnerabilität beeinflussen [10, 26].

O'Sullivan P. Klassifikationsbasiert: Cognitive Functional Therapy. Manuelle Therapie 2013; 17: 216–220

Fazit: Die Diagnose und Klassifikation chronischer Rückenschmerzen erfordern einen Konsens. Das vorgeschlagene multidimensionale Modell (▶ **Abb. 3**) richtet sich an einem Clinical-Reasoning-Prozess aus, der auf der Geschichte des Patienten, Screening-Fragebögen [13, 17] und der klinischen Untersuchung basiert. Im Verlauf des Prozesses bestimmt der Therapeut die relative Gewichtung, Dominanz und Relevanz der bei der Störung des Patienten eine Rolle spielenden Faktoren.

Classification-based cognitive functional Therapy für Patienten mit chronischem Rückenschmerz

Stünden statt einer bloßen Behandlung der Schmerzsymptome die Überzeugungen und Verhaltensweisen der Patienten bezüglich Schmerz und Behinderung im Mittelpunkt der Therapie, könnten viele effektiver behandelt werden [1, 9, 14].

Die Classification-based cognitive functional Therapy (CB-CFT), der vorgeschlagene Ansatz zur Behandlung von Patienten mit chronischen Rückenschmerzen, ist ganzheitlich, personenzentriert und zielorientiert. Den Schwerpunkt dieses Ansatzes bilden die Befunde einer multidimensionalen Untersuchung (▶ **Abb. 3**). Sie beziehen sich auf die primär beitragenden Faktoren – aus allen Bereichen, die an der Störung des Patienten beteiligt sind.

Dominieren zentrale Schmerzmechanismen und/oder psychologische Komorbiditäten, kann es erforderlich sein, die Cognitive functional Therapy in eine medizinische und/oder psychologische Therapie einzubinden. Manuelle Therapie zielt nur darauf ab, ein „Zeitfenster" zu öffnen. In dieser Phase sind auf Bewegungseinschränkungen beruhende Verhaltensweisen veränderbar.

Eine aktuelle randomisierte kontrollierte Untersuchung zeigt, Cognitive functional Therapy führt zu besseren Ergebnissen als Manuelle Therapie und Stabilisationsübungen. Die Forscher untersuchten diese Parameter: reduzierte Schmerzintensität und -episoden, Behinderung, Ängste, Arbeitsunfähigkeit, weitere Versorgung und Stimmungsverbesserung [9]. Meiner Meinung nach ist dieses Modell des Assessments und der Behandlung generell bei Patienten mit muskuloskeletalen Schmerzstörungen anwendbar.

Was wurde aus dem Patienten?

Aus dem E-Mail-Kontakt ergab sich ein Treffen mit anschließender Therapie und Rehabilitation.

Befunde

Der Verfasser der E-Mail war überzeugt: „Mein Rücken ist beschädigt." Er verfügte über keine aktive Bewältigungsstrategie, um diese Überzeugung zu bewältigen und widmete seinen Schmerzen übermäßig viel Aufmerksamkeit, war verängstigt und vermied Bewegungen und Aktivitäten. Während seinen mit Bewegung und Belastung assoziierten Schmerzen zeigte er ein prädominantes mechanisches Verhalten. Sein maladaptives Bewegungsverhalten verstärkte dies. Er vermied Belastungen des rechten Beins, und aus Angst vor Schmerzen waren die Stabilisierungsstrategien für die Rücken- und Bauchmuskeln abnormal. Er war sehr dekonditioniert, deprimiert, und seine Selbstwirksamkeitsüberzeugung war äußerst gering. Er hatte sich einen ungesunden Lebensstil mit Bewegungsmangel, schlechten Schlafgewohnheiten und falscher Ernährung angewöhnt. Seine Hoffnung auf Veränderung war gering. „Gut gemeinte" Ratschläge von Gesundheitsdienstleistern bekräftigten viele seiner Vorstellungen und Verhaltensweisen. Trotz seiner Verzweiflung suchte er aktiv nach einer Lösung und war motiviert für eine erneute Intervention.

Informationen

Der Patient erhielt eine auf den Befunden basierende, kognitiv-funktionale Intervention. Ich informierte ihn, dass seine MRT-Befunde bei aktiven Menschen ohne Schmerzen weit verbreitet sind und dass Schmerzen nicht zwangsläufig eine körperliche Schädigung bedeuten. Dass sein Schmerzzustand eine Sensibilisierung seines Nervensystems repräsentiert, die ein Teufelskreis aus Ängsten, Befürchtungen, pessimistischen Vorstellungen, Vigilanz, protektionistischem Muskelschutz und Vermeidung von Bewegungen und Aktivitäten unterhalten, erklärte ich ihm ebenfalls. Er verstand, dass seine Wirbelsäule stark und robust ist und dass es wichtig für ihn ist, normale und entspannte Bewegungsmuster neu zu erlernen.

Rehabilitationsprogramm

In Verbindung mit dieser Patientenedukation absolvierte er ein abgestuftes funktionales Rehabilitationsprogramm mit diesen Trainingsschwerpunkten: bewusstes Entspannen der Rücken- und Bauchmuskeln durch Zwerchfellatmung und Erlernen entspannter Körperhaltungen und -bewegungen. Um sein Körperschema zu normalisieren, absolvierte er ein abgestuftes Belastungstraining für sein rechtes Bein mit visuellem Feedback durch Spiegel. Sobald er verstanden hatte, dass er sein rechtes Bein entspannt belasten und bewegen konnte, ohne Rückenschmerzen auszulösen, nahm seine Bewegungsangst ab. Die Therapie fand in einem einer Turnhalle nachempfundenen Setting statt. Es ermöglichte ihm, seine funktionalen Kapazitäten entsprechend seinen Zielen zu erreichen, „wieder joggen, Golf und Basketball spielen." Durch funktionale Ganzkörperbewegungen baute er sein Vertrauen in die entspannten, für diese Sportarten charakteristischen Bewegungsabläufe wieder auf.

Ergebnisse und Rückmeldung

Nach Abschluss des Rehabilitationsprogramms erhielt ich diese Mail:

„Ein kurzes Update zu meinen Rückenproblemen: Vor etwas mehr als sechs Monaten habe ich mit meinem Rehabilitationsprogramm begonnen, und seitdem habe ich mich in vielen Bereichen verbessert. Ich bin viel fitter und kann Dinge tun, von denen ich geglaubt hatte, dass ich sie nie wieder würde tun können.

Ein früherer Physiotherapeut hatte mir gesagt, ich würde nie wieder laufen können... Vor ein paar Tagen bin ich fünf Kilometer gelaufen, spielte anschließend Basketball und am Abend noch Volleyball. Ich habe immer noch leichte Schmerzen bei diesen Aktivitäten, aber sie werden weniger, wenn ich aktiv bin und nicht über sie nachdenke. An einem guten Tag fühle ich mich fast völlig normal und will einfach nur rausgehen und aktiv sein.

Ich danke Ihnen vielmals dafür, dass Sie mich wieder auf den richtigen Weg gebracht haben" [per E-Mail, Dezember 2010].

Inzwischen (zwei Jahre später) reist er um die ganze Welt, braucht keine Behandlung mehr, hat Vertrauen in seinen Rücken, verfügt vollständig über seine funktionalen Fähigkeiten und blickt hoffnungsvoll in die Zukunft. Nicht alle Patienten mit chronischen Rückenschmerzen genesen vollständig – und leider erhalten nicht alle die Möglichkeit, diese „Reise" zu unternehmen. Unsere Patienten auf dieser Reise zu unterstützen ist unsere Aufgabe und Herausforderung als Gesundheitsdienstleister.

Der Autor hatte die ausdrückliche Erlaubnis, die persönlichen E-Mails im genauen Wortlaut wiederzugeben.

CB-CFT: Multidimensionales Klassifikationssystem

Multidimensionales Klassifikationssystem für Patienten mit lumbalem Kreuzschmerz
(überwiegend zwischen Th12 und Gesäß auftretende Schmerzen)

Stadium der Störung: akut (1–4 Wochen), subakut (4–12 Wochen), chronisch (länger als 12 Wochen, rezidivierend episodisch)

spezifische Kreuzschmerzen - laterale Kanalstenose - Zentralstenose - Bandscheibenvorfall - Modic TypI–III - Spondylolisthese *radiologischer Befund und klinische Präsentation korrelieren*	**unspezifische Kreuzschmerzen** - keine eindeutige pathoanatomische Diagnose (lokalisiert oder generalisiert) *basiert auf der klinischen Untersuchung und radiologischem Befund*	**Red Flags** - Krebs - Entzündungen - Infektionen - Frakturen
Schmerzen mit nichtmechanischem Verhalten - spontane, konstante generalisierte Schmerzen ohne eindeutigen anatomischen Schwerpunkt - entweder ohne direkten Bezug zu mechanischen Faktoren oder in Form einer überproportional übersteigerten und anhaltenden Schmerzreaktion auf minderschwere mechanische Trigger	**gemischte Präsentation** ⟺	**Schmerzen mit mechanischem Verhalten** - Schmerzen mit einem eindeutigen und konsistenten anatomischen Schwerpunkt - Schmerzen mit proportionalem mechanischen Verhalten - (spezifische Aktivitäten und Körperhaltungen provozieren oder reduzieren die Schmerzen)

kognitive und psychosoziale Faktoren

Befragung der Patienten:

- **Überzeugungen:** bezüglich ihrer Schmerzen, hilfreiche Strategien, erhaltene Ratschläge, Konsequenzen für die Zukunft
- **Befürchtungen:** in Bezug auf Bewegung, Aktivitäten, Vermeidungsverhalten, berufliche Tätigkeit, zukünftige Folgen der Schmerzstörung
- **Stress und Ängste:** aktuelles Ausmaß, Untersuchung der Grundlagen (soziale Faktoren, zugrunde liegende Eigenschaftsangst[1], schmerzbedingte Ängste), Stressresponsivität[2] und wie sie sich auf Schmerzen und Muskelspannung auswirkt, wie dies mit Gedanken, Befürchtungen, Verhaltensweisen, Vigilanzniveaus[3] und mit der Konzentration auf die Schmerzen zusammenhängt
- **Stimmung:** Ausmaß der Stimmungsschwankungen und wie sich diese auf ihre Schmerzen und Lebensstilfaktoren auswirken
- **Copingstrategien:** aktuelle Bewältigungsstrategien (vermeidend versus Durchhaltevermögen), ob sie aktive Bewältigungsstrategien für ihre Schmerzen haben, die subjektive Wahrnehmung ihrer eigenen Fähigkeit, mit ihren Schmerzen umzugehen, Ausmaß des Pacing[4], Bereitschaft, Selbstbehandlungsstrategien zu nutzen
- **berufliche und häusliche Situation:** Coping, Ausmaß erhaltener Unterstützung, Lebensstress, Absentismus[5], Präsentismus[6], Suche nach Kompensation
- **Komorbiditäten:** psychologische und allgemeingesundheitliche Vorgeschichte und subjektive Wahrnehmung

Dieser Aspekt der Untersuchung wurde mit dem Orebo Screening Questionnaire kombiniert (bei einem Wert > 5 für verwandte spezifische Punkte des Fragebogens folgt eine spezifische Untersuchung dieser Punkte gemeinsam mit dem Patienten).

O'Sullivan P. Klassifikationsbasiert: Cognitive Functional Therapy. Manuelle Therapie 2013; 17: 216–220

Fortsetzung

Lebensstil- und individuelle Faktoren

Befragung der Patienten:

- **physische Aktivitäten:** Ausmaß und Präferenzen bezüglich Häufigkeit, Dauer, Intensitätsniveaus pro Woche, Sitzverhalten
- **berufliche Faktoren:** häufige schwere Belastung, Monotonie, Sitzverhalten, ergonomische Überlegungen
- **Vitalität:** Schlafprobleme und -hygiene, Energie und Vitalität, Rauchen
- **Lebensstil:** Lebensstressereignisse, aktuelles Stressniveau, Stressursachen und die subjektive Wahrnehmung ihrer Kontrollfähigkeit
- **Ziele bezüglich Lebensstilfaktoren:** angenehme und befriedigende Aktivitäten, subjektiv wahrgenommene Barrieren, die Aktivität behindern, realistische, erreichbare Aktivitätsniveaus

Schmerzbedingtes Bewegungsverhalten

Identifizieren und untersuchen:

- primäre schmerzprovozierende funktionelle Beeinträchtigungen (Körperhaltungen, Bewegungen und Aktivitäten laut Bericht des Patienten)
- Haltungs- und/oder Bewegungskontrollstrategie für spezifische Aktivitäten (Analyse von Körperhaltung und Bewegung)
- Schmerzverhalten, wie Vermeidung (Belastung, Aktivität oder Bewegung von Gliedmaßen), Abstützen mit den Händen, Luft anhalten
- Grad der Körperentspannung, Atem-, Körperkontrolle, Achtsamkeit und Bewegungsplastizität bei provokativen Bewegungen und Körperhaltungen
- Ist die gewählte Strategie im Hinblick auf die Störung provokativ (maladaptiv) oder protektiv (adaptiv)? Das heißt: Löst ein Forcieren der „Strategie" des Patienten Schmerzen aus?
- Wie hängen diese Verhaltensweisen mit der Selbstwahrnehmung des Patienten (Körperschema), seinen Überzeugungen, Befürchtungen, Ängsten und Bewältigungsstrategien zusammen?
- Ermöglichen Entspannungstechniken und Korrekturen der Körperhaltung eine alternative Haltungs- und/oder Bewegungskontrollstrategie, die die Schmerzen reduziert und/oder die funktionelle Kapazität erhöht?
- Gibt es für die funktionellen Beeinträchtigungen spezifische Konditions-, Muskelkraft- und Ausdauerniveaus?

Verhalten aufgrund der Bewegungsbeeinträchtigung	**Verhalten aufgrund der Kontrollbeeinträchtigung**
mit Bewegung und/oder Belastung in einer spezifischen Bewegungsrichtung oder bei einer spezifischen posturalen Aufgabe assoziierte Schmerzen	mit Bewegung und/oder Belastung in einer spezifischen Bewegungsrichtung oder bei einer spezifischen posturalen Aufgabe assoziierte Schmerzen
Bewegungsbeeinträchtigung (Abwehranspannung) in Richtung der Schmerzprovokation bei provokativer Aktivität	**keine Bewegungsbeeinträchtigung** in Richtung der Schmerzprovokation bei provokativen Aktivitäten und/oder posturalen Aufgaben
abgestufte Bewegung in Richtung der Schmerzen	Anpassung der Bewegungs-/Kontrollstrategie, um die fokale spinale Belastung (Haltungskorrektur und/oder Entspannung) bei provokativen Aufgaben zu verringern, reduziert Schmerzen und erhöht die funktionelle Kapazität
Provokation mit kontrollierter motorischer Entspannung reduziert Schmerzen und erhöht die funktionelle Kapazität bei provokativen Aufgaben	Richtungen: Extension, Flexion, multidirektionale Sensitivität
Richtungen: Extension, Flexion, multidirektionale Sensitivität	(Anmerkung: Wenn es sich eher um ein Belastungsproblem handelt, gibt es möglicherweise keine Provokationsrichtung.)

[1] *Ängstlichkeit als Persönlichkeitsmerkmal (im Gegensatz zur Zustandsangst)*
[2] *Stressempfindlichkeit, Ansprechbarkeit auf Stress*
[3] *Grad der Wachheit oder Aufmerksamkeit*
[4] *Aktivitäten/Übungen stufenweise steigern und trotz Schmerzen am vereinbarten Trainingsziel festhalten*
[5] *Fehlzeiten*
[6] *Anwesenheit am Arbeitsplatz trotz Krankheit aus Angst vor Arbeitsplatzverlust*

CB-CFT: Behandlungskomponenten

Die kognitive Komponente, funktionelle Bewegungsübungen, funktionelle Integration und physische Aktivität sind die vier Komponenten der Cognitive functional Therapy. Alle Patienten werden gebeten, einen Compliance-Fragebogen zu den vier Aspekten der Intervention auszufüllen und diesen zu jeder Sitzung mitzubringen.

Kognitive Komponente

Auf Grundlage der Untersuchungsbefunde und des Orebro Musculoskeletal Pain Questionnaire zeichnen die Therapeuten einen individuellen Schmerz-Teufelskreis für ihren Patienten. Bei Patienten, bei denen psychosoziale Faktoren nachweislich eine größere Rolle spielen, betonten sie diesen Aspekt der Intervention stärker.

O'Sullivan P. Klassifikationsbasiert: Cognitive Functional Therapy. Manuelle Therapie 2013; 17: 216–220

Teufelskreis und Zielorientierung

Die Therapeuten informieren ihre Patienten, wie negative Überzeugungen zum Thema Schmerzen, Bewegungsangst, übermäßige Beschäftigung mit den Schmerzen, getrübte Stimmung und schlechtes Pacing Vermeidungs- und protektives Verhalten verstärken, wie Muskelschutz, veränderte Bewegungsmuster und Körperhaltungen. Dies treibt wiederum den Teufelskreis aus Schmerzsensibilisierung und Behinderung weiter an. Über diesen Prozess sprechen sie in aller Offenheit und ermutigen die Patienten, darüber nachzudenken, wie sie ihren Teufelskreis unterbrechen und persönliche Behandlungsziele aufstellen können. Diese funktionellen Ziele bilden die Grundlage für die Entwicklung eines individuellen Übungsplans im Kontext der für die Patienten relevanten Lebensstilfaktoren.

Informationen

Die Therapeuten informieren über neurophysiologische Konzepte der Schmerzsensibilisierung, und die Patienten lernen, dass Schmerzen nicht zwangsläufig eine körperliche Schädigung oder eine strukturelle Verletzung bedeuten. Manche Patienten machen sich aufgrund der Ergebnisse der radiologischen Untersuchung Sorgen. Sie erfahren, dass derartige radiologische Befunde auch unter schmerzfreien Personen weit verbreitet sind und nur gering mit der Schmerzintensität und Behinderung korrelieren.

Mit Ängsten umgehen

Während der gesamten Behandlungsdauer greifen die Therapeuten den kognitiven Aspekt der Intervention immer wieder auf. Konfrontieren sie die Patienten mit ehemals provokativen Aufgaben, integrieren sie ihn in die funktionellen Aspekte der Behandlung. Bei Bewegungsangst untersuchen sie beispielsweise, welche Überzeugungen die Patienten zum Thema Schmerzen haben, welche Konsequenzen sie erwarten oder befürchten und wie sie sowohl auf den bloßen Gedanken an als auch auf das tatsächliche Ausführen von Bewegungen reagieren. Dies ermöglicht den Patienten, sich ihrer von Angst geprägten Gedanken bewusst zu werden, die bei spezifischen Körperhaltungen, Bewegungen und Aufgaben die Stressreaktionen und das protektive Verhalten antreiben. Die Reflexion ermöglicht ihnen, die Reaktionen zu modifizieren. Bei allen anderen unten aufgeführten Komponenten der Intervention liegt der Schwerpunkt auf kognitiven Aspekten, vor allem reflexive Kommunikation, Praktiken der Selbstbehandlung, funktionelle Verbesserung und Zielorientierung.

Selbstständiges Schmerzmanagement

Um einen aktiven und konfrontativen Ansatz für den Umgang mit Schmerzen zu fördern, besprechen die Therapeuten vor der Entlassung mit jedem Patienten einen Behandlungsplan für den Fall einer akuten Verschlimmerung.

Funktionelle Bewegungsübungen

Das Ziel dieses interventionellen Aspekts besteht darin, den Patienten alternative Strategien zur Normalisierung ihres Haltungs- und Bewegungsverhaltens zu vermitteln. Können Patienten ihre Rumpfmuskulatur nicht entspannen, erlernen sie vor dem eigentlichen Bewegungstraining zunächst die Zwerchfellatmung in entspannten Körperhaltungen wie Sitzen, Liegen und Stehen.

Anschließend absolvieren alle Patienten ein zielgerichtetes funktionelles Haltungs- und Bewegungstraining. Es basiert auf ihrer Bewegungsklassifikation und orientiert sich an den Aktivitäten und Körperhaltungen, die vorher entweder aufgrund von Schmerzen vermieden worden waren oder Schmerzen provozierten.

Schrittweise Belastungen aussetzen

Dieser Ansatz folgt einem Modell der schrittweisen Exposition, bei dem die Patienten ehemals schmerzprovozierenden Aufgaben „ausgesetzt" werden. Dies geschieht auf eine entspannte und kontrollierte Art und Weise, der Bewegungsklassifikation entsprechend und mit Feedback: visuelles Feedback durch Spiegel, geistiges Vorstellungsvermögen und bewusste Wahrnehmung von körperlichen Reaktionen wie Luft anhalten, Muskelschutz und Veränderung der Atemfrequenz.

Patienten mit Bewegungsbeeinträchtigung

Um die normale, ungeschützte Bewegung wiederherzustellen, leiten die Therapeuten die Patienten schrittweise an, Bewegungen in Richtung der Schmerzprovokation auszuführen. Zunächst führen die Patienten weniger bedrohlich erscheinende Bewegungen aus und gehen dann allmählich zu bedrohlicheren Bewegungen und Aktivitäten über. Ist die Flexionsfähigkeit beeinträchtigt, beginnt das Training mit sanften lumbalen Flexionsübungen ohne Gewichtbelastung. Anschließend folgen Flexionsübungen im Sitzen und Stehen sowie Hebeübungen. Bei allen Übungen achtet der Patient auf eine entspannte Ausführung ohne Luftanhalten und protektives Verhalten.

Patienten mit Kontrollbeeinträchtigung

Sie lernen, ihre schmerzprovozierenden Körperhaltungen und Bewegungsmuster zu modifizieren, und reduzieren so die während einer Aufgabe auftretenden Schmerzen. Beispielsweise lernen Patienten mit beeinträchtigter Kontrolle der Flexion beim Sitzen, Beugen und Heben ihr Bewegungsmuster so zu verändern, dass die lumbosakrale Flexion bei diesen Aufgaben reduziert ist. Zunächst lernen sie, im Sitzen die Bewegung der Lenden-Becken-Region von der des Brustkorbs zu unterscheiden, um die Flexion der Lenden-Becken-Region zu verringern. Es folgen Beuge- und Hebeübungen, bei denen es vor allem darum geht, auf entspannte Weise die Flexion in den Hüftgelenken und in der BWS zu fazilitieren [24]. Die Behandlung der wenigen Patienten mit Schmerzen im Beckengürtel folgt einem ähnlichen Ansatz und wurde bereits dokumentiert [22, 23].

Bewegung als Herausforderung

Pro Sitzung praktizieren die Patienten nur drei oder vier Übungen. Bei zunehmendem Selbstvertrauen der Patienten und besserer Kontrolle über die Aufgabenausführung steigern die Therapeuten die einfachen, ungefährlichen Übungen mit geringer Belastung allmählich in Richtung höhere Belastung und komplexere funktionelle Übungen.

Die Herausforderung für die Patienten lautet: funktionelle, als schmerz- und/oder angstprovozierend empfundene Aktivitäten ausführen und Körperhaltungen einnehmen, ohne dabei in schmerzbedingte Verhaltensweisen zu verfallen wie Grimassenschneiden, Luftanhalten, Muskelschutz und Abstützen mit den Händen oder Vermeidungsstrategien wie asymmetrische Belastung anzuwenden.

Bewegungsverhalten automatisieren

Auf diese Weise lernen die Patienten, ihr altes schmerzprovozierendes Bewegungsverhalten zu ändern und ihr neu erworbenes, funktionell verbessertes Bewegungsverhalten zu konsolidieren. Mehrere Maßnahmen ergänzen dieses Training: dynamisch-praktische Demonstrationen der jeweiligen Körperhaltungen und Bewegungen durch den Therapeuten, Selbstbeobachtungen im Spiegel (sodass sie ihre eigene Wirbelsäule beobachten und ihre bewusste Wahrnehmung des Körperschemas schärfen), schriftliche Instruktionen und Körpergrafiken. Die Abbildungen stellen die „alte" Vorgehensweise beim Sitzen, Stehen, Beugen, Heben und Bewegung der „neuen" gegenüber.

Auf diese Weise verlernen die Patienten schmerzbedingte Verhaltensweisen wie Abstützen mit den Händen, Luftanhalten und Versteifen der Bauchmuskulatur. Entsprechend der funktionellen Ziele der Patienten erweitert ein Kraft- und Ausdauertraining die Therapie.

Funktionelle Integration

Das wesentliche Merkmal des Übungsprogramms in Phase 2 ist seine funktionelle Integration. Es ist spezifisch auf die von den Patienten als schmerzprovozierend beschriebenen Aktivitäten ausgerichtet und orientiert sich an den funktionellen Zielen der Patienten. Übungsziele sind die wiederhergestellte funktionelle Bewegungskapazität, ein verbessertes Körperbewusstseins sowie ein verringertes schmerzbedingtes Vermeidungsverhalten und Angstreduktion – durch Schmerzkontrolle und Konfrontation im täglichen Leben.

Jeder Patient gibt vorab zu Protokoll, welche Aktivitäten des täglichen Lebens Schmerzen auslösen. Gemeinsam mit ihren Therapeuten üben die Patienten diese Aktivitäten, sodass sie Selbstvertrauen gewinnen und die Normalisierung ihres Bewegungsverhaltens während der Aktivitäten des täglichen Lebens bewusst beobachten können. Die Patienten üben auch zuvor vermiedene Aktivitäten und wurden ermutigt, sich (ohne protektives Verhalten) den Herausforderungen dieser Aktivitäten zu stellen und sie in ihren Alltag zu integrieren.

Physische Aktivität

Manche Patienten praktizieren keinen Ausgleichssport wie Gehen oder Radfahren. Sie werden aufgefordert, drei bis fünf Mal pro Woche aktiv zu sein. Der Übungsumfang basiert anfänglich auf der Übungstoleranz der Patienten und wird im weiteren Verlauf der Therapie schrittweise auf eine Dauer von 20 bis 40 Minuten pro Übungseinheit erhöht. Beobachten die Patienten genau, wie sie die Übungen ausführen, fördert dies normale, entspannte Bewegung.

Die Bewegungsklassifikation und die Präferenzen der Patienten bestimmen die Art der physischen Aktivitäten. Beispielsweise trainieren Patienten mit beeinträchtigter Kontrolle der Extension zunächst auf einem Hometrainer (Fahrrad), bis sie ausreichend Kontrolle, Ausdauer und Selbstvertrauen für ein abgestuftes Gehprogramm gewonnen haben.

AUTOR

Peter O'Sullivan

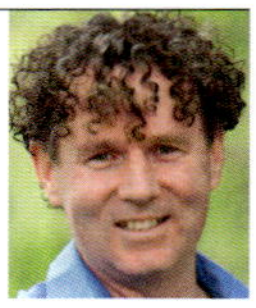

BIBLIOGRAFIE

DOI 10.1055/s-0033-1363151
manuelletherapie 2013; 17: 216–220

Stuttgart · New York · ISSN 1433-2671

Literatur

1. *Asenlöf P, Denison E, Lindberg P. Long-term follow-up of tailored behavioural treatment and exercise based physical therapy in persistent musculoskeletal pain: a randomized controlled trial in primary care. Eur J Pain 2009; 13: 1080–8*
2. *Briggs A, Jordan J, Buchbinder R, Burnett A, O'Sullivan P, Chua J et al. Health literacy and beliefs among a community cohort with and without chronic low back pain Pain 2010; 150: 275–83*
3. *Campbell C, Edwards R. Mind-body interactions in pain: the neurophysiology of anxious and catastrophic pain-related thoughts. Transl Res 2009; 153: 97–101*
4. *Dankaerts W, O'Sullivan P, Burnett A, Straker L. Discriminating healthy controls and two clinical subgroups of nonspecific chronic low back pain patients using trunk muscle activation and lumbosacral kinematics of postures and movements: a statistical classification model. Spine 2009; 34: 1610–8*
5. *Dankaerts W, O'Sullivan P, Burnett A, Straker L. The inter-examiner reliability of a classification method for non specific chronic low back pain patients with motor control impairment. Man Ther 2006; 1: 28–39*
6. *Deyo R, Mirza S, Turner J. Over treating chronic back pain: time to back off? J Am Board Fam Med 2009; 22: 62–8*
7. *Dijken C, Fjellman-Wiklund A, Hildingsson C. Low back pain, lifestyle factors and physical activity: a population based-study. J Rehabil Med 2008; 40: 864–9*
8. *Fersum K, Kvale A, O'Sullivan P, Skouen J. Interexaminer reliability of a classification system for patients with non-specific low back pain. Manual Therapy 2009; 14: 555–61*
9. *Fersum K, O'Sullivan P, Kvale A, Smith A, Skouen J. Classification based cognitive functional therapy for the management of non-specific low back pain (NSLBP) – a randomized control trial. Melbourne International Forum XI, Primary Care Research on Low Back Pain; 15–18 March; Melbourne, Victoria, Australia; 2011*
10. *Gatchel R, Peng Y, Peters M, Fuchs P, Turk D. The biopsychosocial approach to chronic pain: scientific advances and future directions. Psychol Bull 2007; 133: 581–624*
11. *Geisser M, Haig A, Wallbom A, Wiggert E. Pain related fear, lumbar flexion, and dynamic EMG among persons with chronic musculoskeletal low back pain. Clin J Pain 2004; 20: 61–9*
12. *Gubler D, Mannion A, Schenk P, Gorelick M, Helbling D, Gerber Het al. Ultrasound tissue Doppler imaging reveals no delay in abdominal muscle feed-*

forward activity during rapid arm movements in patients with chronic low back pain. Spine 2010; 35: 1506–13

13. *Hill J, Vohora K, Dunn K, Main C, Hay E. Comparing the STarT back screening tool's subgroup allocation of individual patients with that of independent clinical experts. Clin J Pain 2010; 26: 783–7*
14. *Hill J, Whitehurst D, Lewis M, Bryan S, Dunn K, Foster N et al. Comparison of stratified primary care management for low back pain with current best practice (STarT Back): a randomised controlled trial. Lancet 2011; 378: 1560–71*
15. *Jarvik J, Hollingworth W, Heagerty P, Haynor D, Boyko E, Deyo R. Three-year incidence of low back pain in an initially asymptomatic cohort: clinical and imaging risk factors. Spine 2005; 30: 1541–8*
16. *Lewis S, Holmes P, Woby S, Hindle J, Fowler N. The relationships between measures of stature recovery, muscle activity and psychological factors in patients with chronic low back pain. Manual Therapy 2012; 17: 27–33*
17. *Linton S, Boersma K. Early identification of patients at risk of developing a persistent back problem: the predictive validity of the Orebro Musculoskeletal Pain Questionnaire. Clin J Pain 2003; 19: 80–6*
18. *Luomajoki L, Moseley G. Tactile acuity and lumbopelvic motor control in patients with back pain and healthy controls. Br J Sports Med 2011; 45: 437–44*
19. *McCullough B, Johnson G, Martin B, Jarvik J. Lumbar MR imaging and reporting epidemiology: Do epidemiologic data in reports affect clinical management? Radiology 2012; 262: 941–6*
20. *Mitchell T, O'Sullivan P, Burnett A, Smith A, Straker L. Identification of modifiable personal factors that predict new-onset low back pain: a prospective study of female nursing students. Clin J Pain 2009; 26: 275–83*
21. *Moseley G. Pain, brain imaging and physiotherapy – opportunity is knocking. Man Ther 2008; 13: 475–7*
22. *O'Sullivan P, Beales D. Classification of pelvic girdle pain disorders – within a mechanism based bio-psycho-social framework. Manual Therapy 2007; 12: 86–97*
23. *O'Sullivan P, Beales D. Classification of pelvic girdle pain disorders – case series. Manual Therapy 2007; 12(2):e1–12*
24. *O'Sullivan P. Diagnosis and classification of chronic low back pain disorders: maladaptive movement and motor control impairments as underlying mechanism Man Ther 2005; 10: 242–55*
25. *O'Sullivan P. It's time for change with the management of non-specific chronic low back pain. Br J Sports Med 2012; 46: 224–7*
26. *Skouen S, Smith A, Warrington N, Sullivan PO, McKenzie L, Pennell C Genetic variation in the beta2-adrenergic receptor is associated with chronic musculoskeletal complaints in adolescents . European Journal of Pain 2012. Epub doi: 10.1002/j.1532-2149.2012.00131.x*
27. *Tschudi-Madsen H, Kjeldsberg M, Natvig B, Ihlebaek C, Dalen I, Kamaleri Y et al. A strong association between non-musculoskeletal symptoms and musculoskeletal pain symptoms: results from a population study. BMC Musculoskeletal Disorders 2011; 12: 285–93*
28. *Waddell G. The back pain revolution. 2 ed. Edinburgh: Churchill Livingstone; 2004*
29. *Wand B, Parkitny L, O'Connell N, Luomajoki H, McAuley J, Thacker M et al. Cortical changes in chronic low back pain: current state of the art and implications for clinical practice Man Ther 2011; 16: 15–20*
30. *Webster BS CM. Relationship of Early Magnetic Resonance Imaging for Work-Related Acute Low Back Pain With Disability and Medical Utilization Outcomes. J Occ Environ Med 2010; 52: 900–7*
31. *Woolf C. What is this thing called pain? J Clin Invest 2009; 120: 3742–4*

Schwerpunkt
Welche SIG-Tests sind wirklich wichtig?

Differenzierungs-/Provokationstests und Behandlung für das SIG

DAS KREUZ MIT DEM KREUZ: Es gibt viele SIG-Tests. Wenige sind aussagekräftig. Der Autor dieses Artikels entmystifiziert das Thema und stellt ein Clinical-Reasoning-Modell vor, das Sie zur Prognose von intraartikulären SIG-Schmerzen verwenden können. Außerdem sorgt er in seinem Update zum Thema SIG-Tests, das er speziell für die Zeitschrift **manuelletherapie** zusammenstellte, für Klarheit bei den Definitionen von SIG-Dysfunktion und SIG-Schmerzen.
Für die Untersuchung von Patienten mit SIG-Dysfunktionen sind Palpationen und Mobilitätstests gängige Methoden. Sind diese Untersuchungsmethoden nicht reliabel und valide, eignen sie sich auch nicht für die Behandlung der Patienten. Benötigen wir nicht nur andere Untersuchungsmethoden, sondern auch andere Behandlungsmethoden?

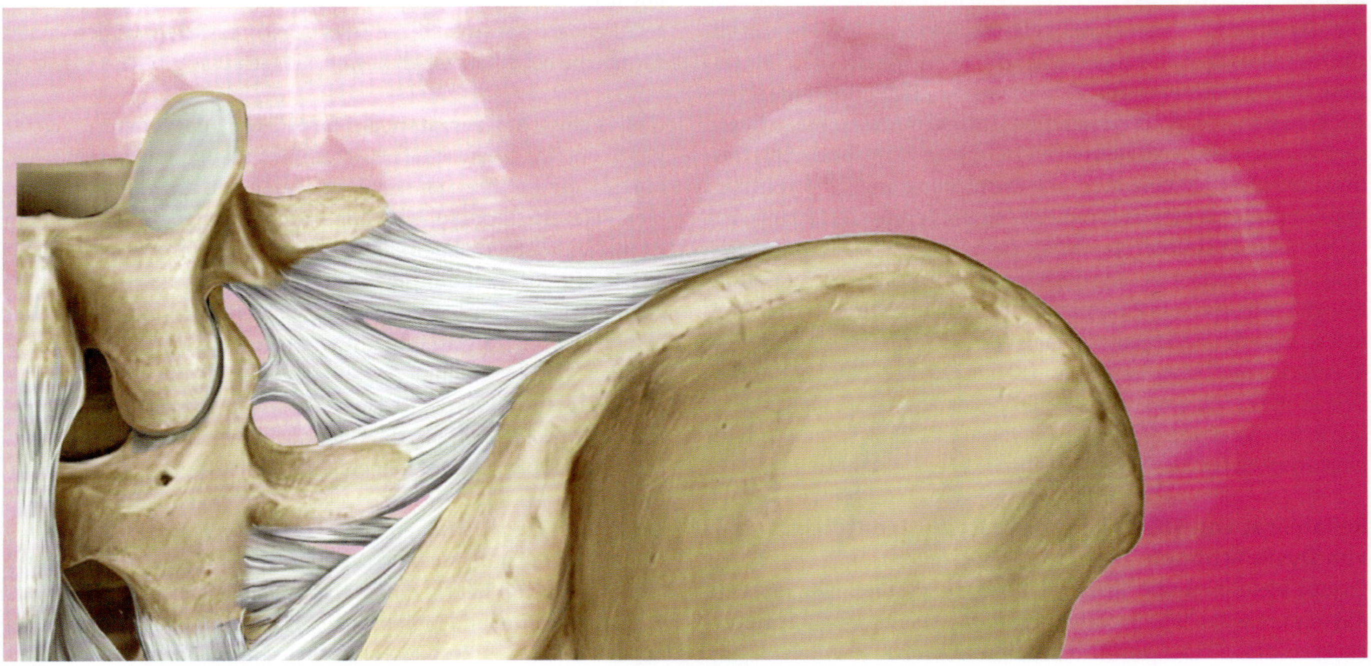

Laslett J. Differenzierungs-/Provokationstests und Behandlung für das SIG. Manuelle Therapie 2012; 16: 9-17

Über den Zusammenhang zwischen dem Sakroiliakalgelenk (SIG) und Schmerzen der LWS wird nach wie vor diskutiert. Manche Therapeuten betrachten SIG-Schmerzen als wesentlichen Aspekt, der zu Problemen im LWS-Bereich beiträgt [31], andere hingegen halten sie für unbedeutend oder irrelevant [137]. Zu berücksichtigen sind 2 unterschiedliche Sichtweisen:

- Einerseits ist das SIG eine belastungsübertragende mechanische Verbindungsstelle zwischen Becken und Wirbelsäule, die entweder das SIG selbst oder andere Strukturen veranlasst, schmerzhafte Stimuli zu erzeugen.
- Andererseits kann das SIG selbst eine Schmerzquelle sein.

Die erste Sichtweise unterstellt, dass im SIG eine wie auch immer geartete Fehlfunktion vorliegt; für gewöhnlich wird der Begriff „Dysfunktion" verwendet, um die Komplexität der möglicherweise daraus resultierenden mechanischen Probleme zu erfassen. Unglücklicherweise werden die Begriffe „SIG-Dysfunktion" und „SIG-Schmerzen" häufig synonym verwendet, so als ob sie dieselbe Bedeutung hätten [65]. Dieser Artikel differenziert streng zwischen diesen beiden Begriffen.

Hinweis

Sakroiliakalgelenk (SIG) oder Iliosakralgelenk (ISG)?
In der Ausbildung und im Studium lernen die meisten Physiotherapeuten das ISG kennen. Auch im deutschsprachigen Gesundheitswesen ist eher vom ISG als vom SIG die Rede. Die Kollegen im angloamerikanischen Ausland tauschen sich dagegen über das *Sacroiliac joint* (SIJ) aus. Will man sich an diesen fachlichen Diskursen beteiligen, kommt man mit dem Begriff ISG nicht weit, z. B. bei der Literaturrecherche. Deshalb hat sich die manuelletherapie entschieden, ab dieser Ausgabe den Begriff „SIG" zu verwenden.

SIG-„Dysfunktion"

Die „Dysfunktion", als ein weitgefasstes Konzept, umfasst sämtliche mechanischen Störungen und Schmerzzustände. Diese Auffassung trägt jedoch eher zur Verwirrung bei, denn die Unterscheidung zwischen schmerzlosen mechanischen Abweichungen und symptomatischen Veränderungen ist unklar. Bezeichnet „SIG-Dysfunktion" dagegen eine mechanische Störung der SIG-Strukturen impliziert dies keinen Zusammenhang mit Schmerzerfahrungen.

Für diese Definition spricht die keineswegs überzeugende Evidenz, dass zwischen SIG-Dysfunktionen und Rücken- bzw. ausstrahlenden Schmerzen ein Zusammenhang besteht [39]. Sturesson stellte fest, dass der Bewegungsumfang des SIG gering ist – weniger als 4° Rotation und bis zu 1,6 mm Translation [75, 122, 121, 124]. Außerdem stellte er fest, dass bei Patienten, bei denen das SIG als Schmerzquelle vermutet wurde, der Bewegungsumfang zwischen der symptomatischen und der asymptomatischen Seite gleich waren [122].

Reliabilität von SIG-Palpationstests zur Identifizierung von Dysfunktionen

Es gibt viele klinische Tests zur Bewertung von Bewegung und Asymmetrie des SIG. Studien unterschiedlicher Qualität untersuchten diese Tests auf ihre Intra- und Intertester-Reliabilität. Abgesehen von einigen Tests mit angemessener Reliabilität [72] ist die Intertester-Reliabilität der einzelnen Tests im Großen und Ganzen unzureichend [63, 107, 132, 133]. Außerdem gibt es Evidenz für die Annahme, dass die Reliabilität umso geringer ist, je mehr Erfahrung der Kliniker mit diesen Tests hat [70, 97].

Kann das Clustern von Tests die Reliabilität verbessern?

In einigen Studien versuchten die Forscher, das Problem der geringen Reliabilität der SIG-Palpationstests anzugehen, indem sie ganze Gruppen oder Cluster von Tests bewerteten. Sie hatten dabei sogar einen gewissen Erfolg [3, 17, 48, 107, 129]. Therapeuten, die diese Tests häufig anwenden, werden sich durch diese Untersuchungen ermutigt fühlen. Davon abgesehen ist jedoch nicht zuerkennen, welchen wirklichen Wert die Tests haben sollen. Das Clustern von individuell unzuverlässigen Tests mag die Reliabilität erhöhen, aber es mangelt dieser Vorgehensweise an Inhaltsvalidität (Augenscheinvalidität).

Diagnostische Genauigkeit von SIG-Palpationstests zur Identifizierung von Dysfunktionen

Sensitivität und Spezifität

Die diagnostische Genauigkeit lässt sich ermitteln, indem man die Resultate eines Tests mit denen eines Referenzstandards vergleicht, der sich für das Erstellen einer Diagnose bereits bewährt hat. Sensitivität und Spezifität sind die statistischen Schlüsselwerte. Mit ihnen kann man die Validität bewerten und die Wahrscheinlichkeitsverhältnisse eines positiven oder negativen Testausgangs berechnen.

Ein Test mit hoher Sensitivität und geringer Spezifität eignet sich nicht zur Diagnostik. Er fällt zwar in vielen Fällen positiv aus, ist aber in Bezug auf den Referenzstandard negativ, d. h. es gibt eine hohe Rate falscher positiver Ergebnisse. Umgekehrt kann man einen Test mit geringer Sensitivität und hoher Spezifität durchaus zur Diagnostik heranziehen. Obwohl in vielen Fällen, die gemessen am Referenzstandard positiv sind, die Tests negativ ausfallen werden und es damit eine hohe Rate falsch negativer Ergebnisse gibt [1, 111].

Gibt es einen Referenzstandard für SIG-Dysfunktionen?

Wenn ein Therapeut eine SIG-Dysfunktion untersuchen möchte, müssen die entsprechenden Tests, gemessen an einem akzeptablen Referenzstandard, eine hohe Spezifität haben. Das Problem ist, dass es keinen allgemein akzeptierten Referenzstandard für SIG-Dysfunktionen gibt. Jeder Referenzstandard muss dasselbe Phänomen wie die Tests messen bzw. identifizieren können. Der bisher glaubwürdigste und am weitesten entwickelte Referenzstandard für die Mobilität des SIG, der sowohl angewandt wird als auch untersucht wurde, ist die ***radiostereometrische Röntgen-Analyse bei Flexion/Extension***. Die Untersucher versehen dabei das Sakrum und Ilium mit metallenen Markern [122].

Studien zur diagnostischen Genauigkeit von Palpationstests

In einer Studie untersuchten Dreyfuss et al. [39] die diagnostische Genauigkeit von häufig eingesetzten Palpationstests zur Bewertung der Position und Mobilität des SIG. Die Ergebnisse setzten sie in Relation zu den Resultaten einer diagnostischen Anästhesiein-

jektion in das SIG. Als schlecht beurteilten sie die Sensitivität und Spezifität folgender Tests:
- Gillet-Tests;
- Flexionstests im Stehen;
- Federungstests.

Da sich der verwendete Referenzstandard auf SIG-Schmerzen bezog (nicht auf SIG-Dysfunktionen), war dieses Ergebnis zu erwarten. In einer früheren Studie hatten dieselben Autoren bei asymptomatischen Patienten die Prävalenz folgender Tests ermittelt [37]:
- Gillet-Test: 16 %;
- Flexionstest im Stehen: 13 %;
- Flexionstest im Sitzen: 8 %.

Cibulka et al. [17] berichteten von einer Sensitivität von 82 % und einer Spezifität von 88 % bei drei aus vier auf Palpation basierenden Tests:
- Flexiontest im Stehen;
- Position der Spina iliaca posterior superior im Sitzen (SIPS-Position);
- Aktiver Wechsel aus der Rückenlage in den Langsitz (Derbolowsky-Zeichen bzw. Test);
- Knieflexion in Bauchlage.

  Diese Resultate überzeugen jedoch aus drei Gründen nicht:
- Sie setzten einen ungeeigneten Referenzstandard ein (das Auftreten oder Fehlen von LWS-Schmerzen).
- Es fand keine Verblindung der Untersucher statt.
- Da die Untersucher ein Cluster von individuell unzuverlässigen Tests verwendeten, mangelte es an Inhaltsvalidität.

Insgesamt ist die Aussagekraft von Palpationstests für Bewegung, Position und Symmetrie des SIG aus vielen Gründen eingeschränkt. Normale Abweichungen der Gelenkform und die häufig vorkommende natürliche Fusion sind wesentliche Gründe [27, 28, 138].

SIG-Schmerzen

Intraartikuläre Schmerzquelle

Da die SIG-Strukturen innerviert werden [5, 9, 22, 52, 53, 55, 59, 73], löst die Stimulation des SIG bei asymptomatischen Freiwilligen Schmerzen aus [51]. Schmerzen im Gesäß und in den Beinen lassen sich mit einem lokalen Anästhetikum in den Gelenkraum eliminieren (unter Einsatz eines Bildwandlers; [113]). Für symptomatische Patienten gibt es außerdem festgelegte Schmerzausstrahlungsgebiete [51, 50].

Das sind gewichtige Gründe anzunehmen, dass bei bestimmten Patienten mit Gesäß- und Beinschmerzen die intraartikulären Strukturen des SIG eine potenzielle und möglicherweise die einzige Schmerzquelle sind [6, 48, 49].

Auch extraartikuläre Schmerzquellen sind möglich

Der in den genannten Studien verwendete Referenzstandard ist nicht perfekt. Man kann zwar davon ausgehen, dass der synoviale Teil des Gelenks durch intraartikuläre Blockaden anästhetisiert wurde, aber auch die extraartikulären ligamentären Strukturen können Schmerzen verursachen [126, 128]. Um diejenigen Fälle zu identifizieren, in denen die ligamentären Strukturen die Schmerzen auslösen, wäre eine andere Art der Anästhetisierung erforderlich (Blockade des lateralen Ramus) [8, 38]. Meines Wissens gibt es keine veröffentlichten Daten über den Vergleich von Resultaten klinischer Tests mit lateralen Ramus-Blockaden, daher beschränkt sich der Schwerpunkt dieses Artikels auf die klinische Prognose von intraartikulären Blockaden.

Korrekte Anästhesierungen zur SIG-Diagnostik sind schwierig

Bei diagnostischen Injektionen muss immer ein Bildwandler verwendet werden, da es nur selten gelingt, die Injektion „blind" genau in die Gelenkhöhle des SIG einzubringen [65, 109]. Die optimale Injektionstechnik wurde 1992 etabliert [2] und wird in der aktuellen Ausgabe der von der International Spine Intervention Society herausgegebenen Praxisrichtlinien beschrieben [7]. Weil falsch-positive Reaktionen auf einzelne diagnostische Blockaden in Synovialgelenken häufig auftreten [114], hält man mittlerweile vergleichende oder Placebo-kontrollierte Blockaden für erforderlich, bevor eine Diagnose von SIG-generierten Schmerzen bestätigt werden kann.

Schmerzprovokationstests

Nicht-invasive klinische Tests für SIG-Schmerzen basieren auf Schmerzprovokationstests, bei denen der Therapeut die SIG-Strukturen belastet und die dem Patienten vertrauten Schmerzen auslöst. Die ***Schlüsseltests*** wurden detailliert in früheren Veröffentlichungen beschrieben [86, 87, 82]:
- Thigh Thrust;
- Distraktion;

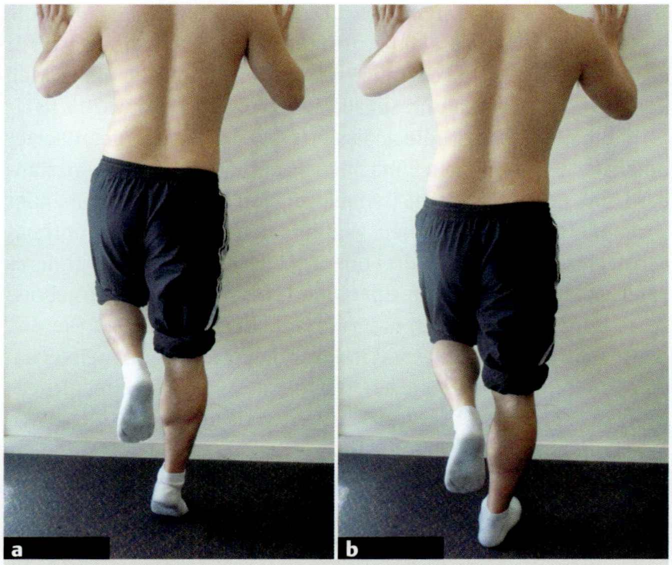

Abb. 1a u. b Drop-Test für das rechte SIG. **a** Der Patient hebt beide Fersen vom Boden ab und übernimmt das Körpergewicht fast komplett auf das rechte Bein. **b** Dann lässt er die Ferse ruckartig auf den Boden zurückfallen. Dabei bleibt das rechte Kniegelenk extendiert. Der Test bewirkt eine kranial gerichtete Scherkraft im rechten SIG.

- Kompression;
- Sacral Thrust;
- Gaenslen-Test.

Der von Robinson et al. [108] beschriebene ***Drop-Test*** (▶ **Abb. 1a u. b**) ist zuverlässig und in der täglichen Praxis sehr nützlich. Er kann meiner Meinung nach jeden der Schlüsseltests ersetzen.

Reliabilität von SIG-Schmerzprovokationstests

Während frühe Studien zur Intertester-Reliabilität von Schmerzprovokationstests [13, 94, 103, 134] zu uneinheitlichen Ergebnissen kamen, wiesen spätere Untersuchungen nach, dass diese Tests zumindest dann über eine akzeptable Reliabilität verfügen, wenn man sie in hohem Maße standardisiert [79, 86, 108, 132].

Validität von SIG-Schmerzprovokationstests

Mehrere Tests müssen positiv sein, um falsch positive Ergebnisse zu vermeiden

Im Vergleich zur akzeptierten Prävalenz von SIG-Schmerzen fallen Provokationstests für das SIG bei Patienten mit Rückenschmerzen häufiger positiv aus [80]. Dies deutet darauf hin, dass individuelle Tests häufig falsch-positiv ausfallen. Das spricht dafür, dass vom SIG erzeugte Schmerzen nur dann als Diagnose in Frage kommen, wenn mehrere Tests positiv ausfallen und der Therapeut andere Schmerzursachen ausschließen kann.

Vor diesem Hintergrund und trotz der Unmenge an Evidenz für die Behauptung, dass kein klinisches Bild in der Lage sei, Schmerzen zu charakterisieren, die im SIG entstehen [36, 92, 113, 117], starteten wir eine Studie zur Untersuchung der diagnostischen Genauigkeit von ausgewählten Schmerzprovokationstests für das SIG (siehe ***Schmerzprovokationstests***). Diese Studie bestätigte, dass die Vorhersagekraft von drei oder mehr Schmerzprovokationstests für das SIG in Relation zu kontrollierten vergleichbaren SIG-Blockaden mäßig ist. Sensitivität und Spezifität betrugen 91 % bzw. 78 % [87].

In einer zweiten Studie analysierten wir die Daten detaillierter und in Relation zu einem Einfachblockade(Injektion)-Referenzstandard, um die diagnostische Genauigkeit von mehreren miteinander kombinierten Tests zu prüfen. Wir fanden heraus, dass die optimale Anzahl positiver Tests drei oder mehr beträgt [82]. Ein anderes Forscherteam mit mehr Testpersonen bestätigte unsere Ergebnisse. In dieser Studie waren mehrere Untersucher beteiligt. Die diagnostische Injektion, diesmal in Relation zu einem Doppelblockaden-Standard, verabreichte ein Arzt, der nicht zu den Untersuchern gehörte [131]. Obwohl beide Forscherteams unterschiedliche SIG-Tests kombinierten, stimmen die Resultate der beiden Studien erstaunlicherweise sehr stark überein [81]. Bei Patienten, bei denen man eine ankylosierende Spondylitis im Anfangsstadium vermutet, scheinen außerdem Cluster von Provokationstests über eine akzeptable diagnostische Validität zu verfügen. Auch wenn die Tests einzeln keine diagnostische Aussagekraft haben. Als Bezug für die Validität nutzte man in diesem Fall MRT-Befunde [101].

Zentralisation nach McKenzie eignet sich zur Differenzierung

Wie doppelte nervale SIG-Blockaden und Provokationsdiskographie zeigen, treten SIG-Schmerzen und diskogene Schmerzen nur selten gemeinsam auf [85, 115]. Einzelfälle zeigen, dass Provokationstests für das SIG positiv ausfallen, wenn Nervenwurzelschmerzen bestehen, die ein lumbaler Bandscheibenvorfall verursacht. Die SIG-Provokationstests fallen außerdem positiv aus, wenn der Therapeut bei einer körperlichen Untersuchung nach McKenzie Symptome zentralisieren kann [80]. Das Phänomen der Zentralisation ist in der klinischen Praxis häufig zu beobachten, wenn man Patienten mit LWS-Schmerzen mit standardisierten Testbewegungen und gehaltenen Körperpositionen untersucht. Als Erster beschrieb McKenzie dieses Phänomen [95]. Zahlreiche Autoren haben es seitdem in Bezug auf seine Reliabilität und Validität beschrieben und evaluiert [21, 40, 76, 77, 88-91, 106, 140–148]. Das Phänomen der Zentralisation erwies sich als äußerst spezifisch für diskogene Schmerzen. Bei Patienten mit bestätigten SIG-Schmerzen oder Facettengelenkschmerzen ist es jedoch nicht zu beobachten [62, 78, 84, 85].

Hinweis

Auf dieser Grundlage erscheint die Annahme gerechtfertigt, dass positive SIG-Tests falsch-positiv sind, wenn gleichzeitig das Phänomen der Zentralisation auftritt. Sie sollten deshalb ignoriert werden.

Clinical-Reasoning-Modell: das SIG als Schmerzquelle identifizieren

Die Beschränkung der Interpretation von SIG-Tests auf Fälle ohne Zentralisation verbessert die Spezifität von drei oder mehr positiven Schmerzprovokationstests für das SIG von 78 auf 87 % bei einer gleich bleibenden Sensitivität von 91 % [87]. Bei Patienten mit diesen beiden Kriterien ist die Wahrscheinlichkeit hoch, dass die SIG-Schmerzen durch die diagnostische Injektion eines lokalen Anästhetikums bestätigt werden. Dieser Prozess des Clinical Reasoning kann als ein geeignetes Clinical-Reasoning-Modell betrachtet werden, um eine bestimmte Patientengruppe zu identifizieren. Nämlich die Patienten, deren Schmerzen höchstwahrscheinlich im SIG entstehen. Der Einfachheit halber bezeichnen wir dies als ***„Sakroiliakalgelenk Clinical-Reasoning-Modell" (SIGCRM)***.

Positives und negatives Wahrscheinlichkeitsverhältnis

Wahrscheinlichkeitsverhältnisse sind Zusammenfassungsstatistiken, die man von den Sensitivitäts- und Spezifitätswerten ableitet. Das Wahrscheinlichkeitsverhältnis für einen positiven Test ist eine Schätzung der Wahrscheinlichkeit, dass eine bestimmte Krankheit vorliegt. Zufälliges Raten entspricht einem positiven Wahrscheinlichkeitsverhältnis von 1,0, Werte über 1,0 repräsentieren eine Wahrscheinlichkeit, die über diesem Zufallsergebnis liegt. Je höher der Wert, desto besser ist der Test. Wenn beispielsweise ein Test ein positives Wahrscheinlichkeitsverhältnis von 10 hat, bedeutet dies, dass ein positives Testergebnis bei Patienten, die an der entsprechenden Krankheit leiden, zehn Mal so wahrscheinlich ist, wie bei Patienten, von denen man weiß, dass sie nicht an dieser Krankheit leiden.

Das Wahrscheinlichkeitsverhältnis eines negativen Tests beschreibt dessen Fähigkeit, die Krankheit oder Störung auszuschließen, für die der Test angewandt wird. Je stärker der Wert eines negativen Wahrscheinlichkeitsverhältnisses gegen Null geht, desto „perfekter“ ist die Fähigkeit dieses Tests, die fragliche Krankheit auszuschließen. Umgekehrt gilt: Je näher der Wert eines negativen Wahrscheinlichkeitsverhältnisse bei 1,0 liegt, desto mehr entspricht die Fähigkeit des Tests, die Krankheit auszuschließen, dem Zufallsergebnis [112].

Fagan-Nomogramm

Wenn sowohl die Prävalenz der Störung als auch die Resultate eines Tests bekannt sind, erlauben die Wahrscheinlichkeitsverhältnisse die Berechnung der Wahrscheinlichkeitsveränderungen und der Wahrscheinlichkeit, ob eine Störung vorliegt oder nicht [111, 112]. Vor einer Untersuchung entspricht die Wahrscheinlichkeit, dass eine bestimmte Störung vorliegt, der Prävalenz dieser Störung. Wenn beispielsweise die Prävalenz von SIG-Schmerzen 13 % beträgt, beträgt ihre Wahrscheinlichkeit vor der Untersuchung 0,13. Der diagnostische Wert eines Tests zeigt sich darin, wie stark die Wahrscheinlichkeit der Störung zunimmt, wenn der Test positiv ausfällt, und wie stark sie abnimmt, wenn der Test negativ ausfällt. Der diagnostische Wert eines bestimmten Tests lässt sich mit Hilfe des ***Fagan-Nomogramms*** abbilden (http://araw.mede.uic.edu/cgi-bin.testcalc.pl). Die Grafik eines Fagan-Nomogramm zeigt die:

- Wahrscheinlichkeit vor dem Test;
- Prävalenz;
- Positiven und negativen Wahrscheinlichkeitsverhältnisse;
- Wahrscheinlichkeit nach dem Test.

► **Abb. 2** zeigt ein auf Daten von Laslett et al. [87] basierendes Fagan-Nomogramm. Dargestellt sind drei oder mehr positive SIG-Tests als positiv für SIG-Schmerzen (ohne Berücksichtigung des Vorhandenseins des Zentralisationsphänomens). Das Wahrscheinlichkeitsverhältnis für einen positiven Test (drei oder mehr SIG-Tests rufen die dem Patienten vertrauten Schmerzen hervor) beträgt 4,16. Die Wahrscheinlichkeit von SIG-Schmerzen nimmt daher um mehr als das Doppelte zu und steigt von 26 auf 59 %. Das Wahrscheinlichkeitsverhältnis für einen negativen Test beträgt 0,12, was nach dem Test zu einer Wahrscheinlichkeit von 4 % führt.

SIGCRM und Fagan-Nomogramm

Wendet man das SIGCRM an (Zentralisierer sind in diesem Fall ausgeschlossen), lässt sich die diagnostische Leistungsfähigkeit mit Hilfe des Fagan-Nomogramms graphisch darstellen (► **Abb. 3**). Da 9 Zentralisierer bei der Berechnung nicht berücksichtigt wurden, beträgt die Stichprobengröße 34 und die Prävalenz steigt auf 32 %. Das positive Wahrscheinlichkeitsverhältnis beträgt 7,0, was einer Wahrscheinlichkeit nach dem Test von 77 % entspricht. Das negative Wahrscheinlichkeitsverhältnis beträgt 0,10, was einer Wahrscheinlichkeit nach dem Test von ungefähr 5 % entspricht.

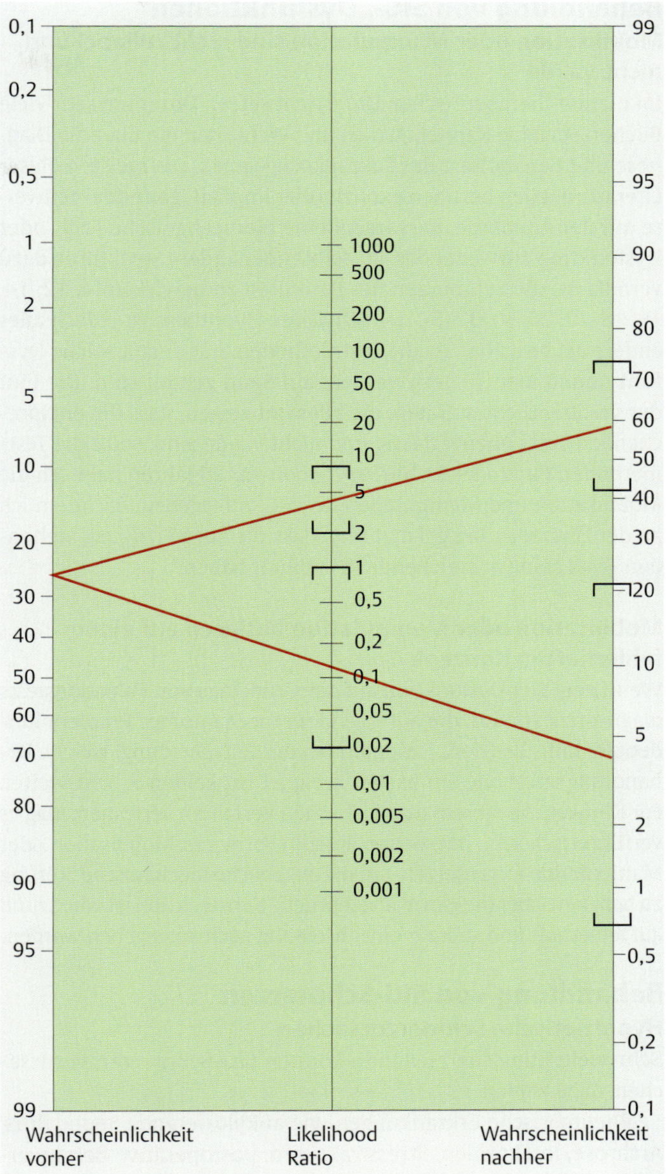

Abb. 2 Fagan-Nomogramm, gewonnen aus Daten von Laslett et al. [87] (N = 43; Wahrscheinlichkeit vorher [Odds]: 26 % bzw. 0,3). Positiver Test: Positive Likelihood Ratio (LR): 4,16, 95 %-Konfidenzintervall [2,10, 8,21]; Wahrscheinlichkeit nachher (Odds): 59 % (1,4), 95 %-Konfidenzintervall: [42 %, 74 %]. Negativer Test: Positive LR: 0,12, 95 %-Konfidenzintervall: [0,02, 0,76]; Wahrscheinlichkeit nachher (Odds): 4 % (1,4), 95 %-Konfidenzintervall: [1 %, 21 %]. Odds =Wahrscheinlichkeit/(1-Wahrscheinlichkeit) +LR = Sensitivität/(1-Spezifizität) –LR = (1-Sensitivität)/Spezifizität Odds nachher = Odds vorher x LR).

Hinweis

Der praktische Wert dieser Daten liegt auf der Hand: Wenn bei ungefähr 30 % der Patienten mit LWS-Schmerzen ihren Ursprung im SIG haben, und bei einem individuellen Patienten drei oder mehr SIG-Provokationstests positiv ausfallen, beträgt die Wahrscheinlichkeit 59 %, dass dieser Patient an SIG-Schmerzen leidet. Stellt der Therapeut außerdem bei einer McKenzie-Untersuchung mit wiederholten Bewegungen kein Zentralisationsphänomen fest, steigt die Wahrscheinlichkeit auf 77 %.

Für diese Sichtweise sprechen auch Untersuchungen aus jüngerer Zeit [67, 110, 118, 127, 135].

Behandlung von SIG-„Dysfunktionen"

Mobilisation oder Manipulation sind nicht reliabel und nicht valide

Im manualtherapeutischen Unterricht setzen Dozenten sehr viele Bücher, einzelne Kapitel, Artikel und Webseiten ein über die Diagnose und Behandlung des Sakroiliakalgelenks. Die meisten dieser Literaturquellen beruhen explizit oder implizit, ganz oder teilweise auf der Annahme, dass irgendeine biomechanische Fehl- oder Dysfunktion entweder das SIG selbst oder andere Strukturen dazu veranlasst, die Schmerzen des Patienten zu bewirken [4, 12, 14, 16, 18-20, 26, 30, 32–34, 54, 58]. Diese Hypothese ist jedoch alles andere als belastbar, da die Testmethoden, mit denen solche Dysfunktionen identifiziert werden, auf Sand gebaut sind. Die Flut der veröffentlichten Daten, die allesamt zeigen, dass die entsprechenden Tests unzuverlässig und nicht valide sind, spült die Testmethoden nur zu leicht hinweg. Schon vor 25 Jahren habe ich die Mobilisation und Manipulation des SIG aufgegeben, nachdem ich zu der Überzeugung gelangt war, dass die zur Verfügung stehenden Tests keine ausreichende Reliabilität haben.

Mobilisation oder Manipulation basieren auf einem fehlerhaften Konzept

Wenn eine SIG-Dysfunktion auf der Grundlage von Palpationstests diagnostiziert wird, die auf irgendein mechanisches Problem hindeuten, hilft dies dem Patienten bei der Entscheidung, welche Behandlungsmethode am besten geeignet ist, keinen Schritt weiter. Für Kliniker, die diesem diagnostischen Verfahren vertrauen, mag es verführerisch sein, ihre Behandlung in Form von Mobilisation oder Manipulation fortzusetzen, um die angebliche mechanische Störung zu beheben, aber die ganze konzeptuelle Konstruktion ist von Grund auf fehlerhaft und sollte meiner Meinung nach aufgegeben werden.

Behandlung von SIG-Schmerzen

Hypothetische Schmerzursachen

Sehr viele klinische Zustände können SIG-Schmerzen verursachen, dazu zählen:

Rheumatische Erkrankungen wie ankylosierende Spondylitis, Arthrose, Infektionen, Stressfrakturen, postoperative Beschwerden durch Wirbelfusionen [29, 41, 43, 45, 46, 56, 64, 74, 98, 99, 102, 104, 105].

Darüber hinaus können auch durch Verletzung oder Geburt verursachte Instabilitäten für wiederholte kleinere Traumata verantwortlich sein, die Entzündungsprozesse im Gelenk auslösen, aufrechterhalten oder verstärken [96, 121, 125, 136].

Manipulation des SIG beeinflusst die LWS

Diese Hypothesen über die Ursachen von SIG-Schmerzen sind nach wie vor spekulativ und können nur durch sorgfältig durchgeführte Forschungsarbeiten verifiziert oder falsifiziert werden. Es gibt jedoch bereits zahlreiche höchst aufschlussreiche Untersuchungen zu Rückenschmerzen, SIG-Tests und Manipulation des SIG. In einer Studie jüngeren Datums versuchten Forscher, retrospektiv eine klinische Vorhersageregel zu finden, mit der sich das positive Ergebnis einer weit verbreiteten SIG-Manipulationsmethode vorher-

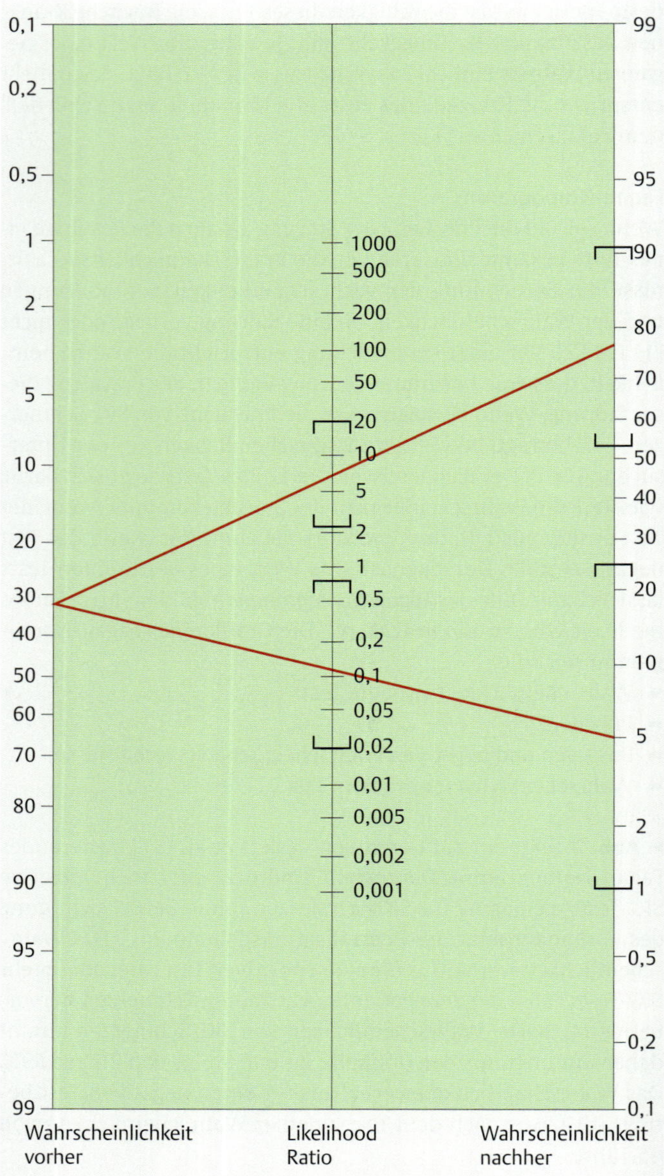

Abb. 3 Fagan-Nomogramm, gewonnen aus Daten von Laslett et al. [87] (N=34; Wahrscheinlichkeit vorher [Odds]: 26 % bzw. 0, 5). Positiver Test: Positive Likelihood Ratio (LR): 6,97, 95 %-Konfidenzintervall [2,39, 20]; Wahrscheinlichkeit nachher (Odds): 77 % (3,3), 95 %-Konfidenzintervall: [53 %, 91 %]. Negativer Test: Negative LR: 0,10, 95 %-Konfidenzintervall: [0,02, 0,68]; Wahrscheinlichkeit nachher (Odds): 5 % (0,0), 95 %-Konfidenzintervall: [1 %, 25 %]. Odds = Wahrscheinlichkeit/(1-Wahrscheinlichkeit) +LR = Sensitivität/(1-Spezifizität) –LR = (1-Sensitivität)/Spezifizität Odds nachher = Odds vorher x LR).

sagen ließe [15, 47]. In der ursprünglichen Studie suchten die Autoren ganz eindeutig nach einem klinischen SIG-Syndrom, das auf eine spezifische, häufig angewandte SIG-Manipulationsmethode anspricht. Zusätzlich zu vielen anderen Variablen, die in ihrer Regressionsanalyse berücksichtigt wurden, evaluierten sie 21 SIG-Tests, u. a. für Symmetrie, Schmerzprovokation und Bewegungstestung. Keiner dieser Tests erwies sich als zuverlässiger Prädiktor für das Ergebnis der Manipulation. Die Autoren schrieben: „Manipulation gilt als indiziert bei Hypomobilität. Interessanterweise war es die lumbale Hypomobilität, die Eingang in das Vorhersagemodell fand, obwohl die in dieser Studie angewandte Technik die SIG-Region betraf. Dieses Ergebnis untermauert die Annahme, dass die Manipulationstechnik nicht spezifisch für die SIG-Region ist, sondern sich auch auf die LWS auswirkt" [47].

Interpretation der Forschungsergebnisse

Die Resultate lassen fünf unterschiedliche Interpretationen zu:

1. Keiner der evaluierten SIG-Tests trägt zur Identifizierung der SIG-Läsion bei, von der man annimmt, dass sie durch Manipulation behandelt werden kann.
2. Nur wenige Patienten der Stichprobe litten tatsächlich an SIG-Schmerzen oder einer SIG-Dysfunktion.
3. Die angewandte Manipulationstechnik hat keinen nennenswerten Einfluss auf das SIG.
4. Ein nicht mechanischer Mechanismus ist verantwortlich für die SIG-Schmerzen der Patienten.
5. Eine Kombination der Interpretationen 1 bis 4 ist zutreffend.

Wenn man davon ausgeht, dass Provokationstests für das SIG nachweislich sowohl reliable als auch valide Prädiktoren für SIG-Schmerzen sind, ist Interpretation 1 zumindest teilweise falsch. Es ist höchst wahrscheinlich, dass eine oder mehrere der Interpretationen 2 bis 4 zutreffen.

Wie behandelt man Patienten mit SIG-Schmerzen?

Wie also sollen wir Patienten behandeln, die mit hoher Wahrscheinlichkeit an SIG-Schmerzen leiden? Die Fachliteratur über mit Schwangerschaft assoziierte Beckengürtelschmerzen (BGS) liefert dazu einige äußerst hilfreiche Hinweise. Ungefähr 54% der Frauen mit schwangerschaftsbedingten Beckengürtelschmerzen genügen den Anforderungen des CR-Modells für das SIG (SIGCRM) [61]. Die Studie von Gutke et al. beinhaltete zwar keine randomisierte Interventionskontrolle, aber andere Forscher führten Studien mit vergleichbaren Populationen durch.

Spezifische Stabilisationsübungen

Stuge et al. verglichen die Wirkung spezifischer Stabilisationsübungen mit der einer individuellen Physiotherapie ohne Stabilisationsübungen bei Frauen, die nach der Entbindung an BGS litten [119]. Nach einem Jahr stellten sie die folgenden Wirkungen des spezifischen Stabilitätstrainings fest:

- Die Beeinträchtigungen bzw. Behinderungen hatten um 50% abgenommen.
- Auf einer visuellen Analogskala von 100 mm hatten sich die Schmerzen um 30 mm reduziert.
- Die Lebensqualität hatte sich verbessert.

Bei einer Kontrollgruppe beobachteten die Forscher dagegen nur nicht-signifikante Veränderungen. Eine weitere Untersuchung nach zwei Jahren bestätigte sowohl diese Behandlungswirkung als auch die Unterschiede zwischen der Behandlungs- und der Kontrollgruppe [120]. Eine ähnliche Studie zeigte, dass die Behandlung mit Stabilisationsübungen einer „Standardbehandlung" überlegen war und dass durch Akupunktur weitere Verbesserungen erreicht werden konnten [42]. Es gibt eine Evidenz dafür, dass Übungen, die nicht spezifisch auf die Verbesserung der Stabilität im Lenden-Becken-Bereich abzielen, nicht effektiver sind, als andere übliche Behandlungsmethoden [100]. Es gibt also zumindest indirekte Evidenzen für die Annahme, dass ein Stabilisationstraining Patienten mit SIG-Schmerzen helfen kann. Soweit ich weiß, wurde jedoch bisher keine randomisierte kontrollierte Studie durchgeführt, um diese Hypothese ganz konkret zu überprüfen.

Minimal-invasive Verfahren

Bei der Behandlung von Patienten mit chronischen SIG-Schmerzen gibt es weitere nützliche Interventionen. Physiotherapeuten dürfen diese Interventionen jedoch nicht anwenden:

Kortikosteroid-Injektionen [60, 93, 116], Phenol-Injektionen [139], Radiofrequenz-Neurotomie [11, 23, 30, 44, 149].

Diese minimal-invasiven Verfahren scheinen in bestimmten Fällen von SIG-Schmerzen effektiv zu sein, vor allem wenn eine bildgebende Evidenz für eine Sakroiliitis vorliegt.

Manche Autoren empfehlen eine ***Prolotherapie*** (Injektionstherapie zur Bänderstraffung), aber die diesbezügliche Evidenz ist unzureichend. Außerdem sind die Methoden und die in Frage kommenden Patienten sehr unterschiedlich [25].

Chirurgisches Debridement (Wundtoilette) [68] und ***Fusion*** [10] sind invasiver. Sie scheinen aber bei Patienten mit bestätigten SIG-Schmerzen, die auf konservativere Interventionen nicht ansprechen, Schmerzen zu reduzieren und die Funktion zu verbessern.

Wo stehen wir und wie kann es weitergehen?

Dieser Artikel ist kein systematischer Review der bestehenden Fachliteratur, sondern repräsentiert die Sichtweise des Autors. Viele Jahre der klinischen Praxis sowie kritische und reflektierende Lektüre der Fachliteratur bildeten meine Meinung. Diese Sichtweise ist möglicherweise unvollständig, und viele Leser werden nicht mit allen Schlussfolgerungen einverstanden sein. Ich versuche, eine Synthese aus der umfangreichen medizinischen Fachliteratur zu entwickeln, in der es mindestens vier wesentliche Denkrichtungen gibt:

- ***Chirurgie:*** Diejenigen, die das SIG in der klinischen Praxis für irrelevant bzw. nur in Ausnahmefällen für relevant halten. Kliniker mit chirurgischem Hintergrund dominieren diese Gruppe. Sie bieten hauptsächlich chirurgische Lösungen für klinische Frage an.
- ***Schmerzmedizin:*** Diejenigen, die die klinische Untersuchung für völlig oder weitgehend nutzlos halten und nur den Referenzstandard der Diagnose gelten lassen, also kontrollierte intraartikuläre anästhetische Injektionen. Kliniker mit schmerzmedizinischem Hintergrund bilden diese Gruppe. Im Allgemeinen akzeptieren sie zwar das SIG als signifikante Quelle von Rücken- und ausstrahlenden Schmerzen, betrachten aber nur Injektionen und Neurotomie (operative Durchtrennung eines Nervs) als geeignete Behandlungsmethoden.

- ***Manuelle Therapie u. a.:*** Diejenigen, die die strukturellen und biomechanischen Aspekte des SIG und der Wirbelsäule als Schlüsselfaktoren von Rückenschmerzen im Allgemeinen und SIG-Schmerzen im Besonderen betrachten. Sie kommen zum größten Teil aus der Physiotherapie, Chiropraktik, Osteopathie oder der manuellen Medizin.
- ***Evidenzgeführte Manuelle Therapie:*** Diejenigen, die akzeptieren, dass das SIG bei Patienten mit Rückenschmerzen selten die Schmerzquelle ist, aber bei schwangerschaftsbedingten Rückenschmerzen sehr oft. Zu dieser Gruppe gehöre auch ich. Obwohl Stabilisationsübungen ein therapeutisches Potenzial haben, das Physiotherapeuten nutzen können, erfordern die meisten Fälle invasivere Verfahren, wie intraartikuläre Kortikosteroid-Injektionen oder Radiofrequenz-Neurotomie. Sehr schwere hartnäckige Fälle erfordern sogar chirurgische Eingriffe.

Weitere Forschungsarbeiten sind notwendig

Ein Ziel dieses Artikels ist, die zukünftige Forschung in die Bereiche mit den größten Fortschrittspotenzialen zu lenken. Strukturelle und biomechanische Anomalien kennzeichnen Patienten mit Rückenschmerzen. Das Fokussieren auf diese Aspekte erfordert Testverfahren, deren Reliabilität und Validität problematisch sind. Fokussieren Therapeuten sich dagegen auf die Schmerzen und Beeinträchtigungen/Behinderungen, können sie die Testverfahren direkt bei ihren Patienten anwenden. Denn die mit dieser Perspektive assoziierten Tests sind ausreichend reliabel und valide.

Konkreter Forschungsbedarf

Studien mit Patienten mit gesicherten SIG-Schmerzen, in denen die Forscher die Effektivität, Effizienz und den therapeutischen Wert der Behandlungsmethoden untersuchten, liegen gegenwärtig nicht vor. Im Idealfall bestätigen bei einer solchen Studienkohorte vergleichbare oder plazebo-kontrollierte SIG-Blockaden unter fluoroskopischer Kontrolle die SIG-Schmerzen der Patienten. In einer derartigen Studie geht es nicht um Schmerzen, die von den extraartikulären und für injizierte lokale Anästhetika unerreichbaren SIG-Bändern ausgehen. Diese Studie wäre der erste Schritt, um Behandlungsmethoden für intraartikuläre SIG-Schmerzen zu identifizieren. Untersucher sollten sich darüber im Klaren sein, dass intraartikuläre SIG-Schmerzen keine homogene Untergruppe der Kreuzschmerzen sind. Für viele Patienten mit SIG-Schmerzen sind Stabilisationsübungen adäquat, für manche richtungsabhängige schmerzspezifische Übungen [71] oder intraartikuläre Kortikosteroid- oder Phenol-Injektionen und für wieder andere eignen sich Behandlungsmethoden wie Manipulation oder Prolotherapie [24, 25, 69]. Nur wenige Patienten benötigen eine chirurgische Fusion [68].

Stabilisationsübungen und Steroidinjektionen in einer Studie kombinieren

Die Behandlungsmethoden mit dem größten Potenzial, um Schmerzen und Behinderungen zu reduzieren, sind meiner Meinung nach: die Stabilität im Lenden-Becken-Bereich verbessernde Übungen und intraartikuläre Steroidinjektionen. Forscher könnten diese Behandlungsmethoden zwar einzeln untersuchen, beide in einer umfassenden Studie zu integrieren, wäre jedoch besser. In der Studie sollte die Behandlung mit Stabilisationsübungen beginnen. Anschließend bekommen Patienten ohne zufrieden stellende Ergebnisse Steroidinjektionen. Die Kontrollgruppe der Studie sollte nacheinander zwei andere Behandlungsmethoden erhalten.

Mit dem CR-Modell SIG geeignete Probanden identifizieren

Ein brauchbares und realisierbares Studienprotokoll nutzt die Tatsache, dass inzwischen ein CR-Modell für das SIG existiert, mit dessen Hilfe die Forscher eine bestimmte Patientenuntergruppe identifizieren können. Nämlich diejenigen, die mit hoher Wahrscheinlichkeit an SIG-Schmerzen leiden. Ausgehend von den aktuellen Daten genügen 70–80% einer normalen heterogenen Population mit Kreuzschmerzen, die den Anforderungen des CR-Modells für das SIG entsprechen, auch einem Referenzstandard für die Diagnose von SIG-Schmerzen. Wendet man dasselbe CR-Modell auf eine Kohorte von Frauen mit schwangerschaftsbedingten BGS an, wäre der Prozentsatz wahrscheinlich noch höher. Berechnet man die Wahrscheinlichkeit nach dem Test anhand der Daten von Gutke et al. [61, 88], ergibt sich eine 89%ige Wahrscheinlichkeit (95% KI 83–93%), dass diejenigen, die dem Modell entsprechen, an SIG-Schmerzen leiden.

Auch wenn es in einer solchen Kohorte immer noch Fälle gäbe, bei denen die Schmerzen von anderen Strukturen als den intraartikulären Strukturen des SIG ausgehen, scheint es doch äußerst wahrscheinlich, dass die Forscher unterschiedliche Ergebnisse zwischen den Behandlungsmethoden identifizieren würden – immer vorausgesetzt, dass es effektive Behandlungsmethoden für SIG-Schmerzen gibt. Meiner Meinung nach sind die Stabilität verbessernde Übungen im Lenden-Becken-Bereich und intraartikuläre Steroidinjektionen die Behandlungsmethoden mit dem größten Potenzial, um Schmerzen und Beeinträchtigungen/Behinderungen zu reduzieren.

Manipulative Techniken beruhen auf rationalistischen Konzepten

Kliniker, die immer noch meinen, dass sie hypothetische Bewegungs- und Positionsanomalien durch Palpation diagnostizieren können und dass nur manipulative Therapien die Symptome verbessern, haben den Anschluss an die zeitgenössischen Konzepte verloren.

Das mag sehr barsch klingen, aber an dieser Schlussfolgerung kommt man einfach nicht vorbei. Viele manipulative Therapeuten unterschiedlicher Fachrichtungen entwickelten umfangreiche und komplizierte konzeptuelle Konstrukte, die auf detaillierten biomechanischen Analysen basieren [16, 35, 57]. Diese rationalistischen Konstruktionen sind jedoch reine „Luftschlösser“. Fakten und Evidenz widerlegen sie. Wenn der wissenschaftliche Ansatz zur Behandlung von Patienten mit Rückenschmerzen sich fortschrittlich weiterentwickeln soll, müssen wir diese Konzepte aufgegeben.

Wie können überzeugte Manualtherapeuten dieses Dilemma lösen?

Ich verstehe dieses Dilemma sehr gut. Als meine Ko-Autoren und ich mit der Arbeit an unserer ursprünglichen Validitätsstudie begannen, stand die damals aktuelle Evidenz ganz klar im Widerspruch zu der Hypothese, dass Therapeuten SIG-Schmerzen mit klinischen Mitteln diagnostizieren können. Wir zogen daher sogar in Betracht, unseren Versuch aufzugeben. Aber die vielen methodischen Fehler in den veröffentlichten Daten ermutigten uns weiterzumachen. Wer immer noch überzeugt ist von Palpationstests und Manipulation für die Behandlung von mit dem SIG assoziierten Schmerzen, dem rate ich:

- Identifizieren Sie zuerst die Tests, deren Intertester-Reliabilität ausreichend ist.
- Weisen Sie anschließend nach, dass die Fehlstellungen oder Bewegungsanomalien, die Sie wahrzunehmen glauben, in Bezug auf einen realistischen Referenzstandard diagnostisch valide sind.
- Falls Sie eine solche Validität nachweisen, prüfen Sie die Tests in einer Studie mit Rückenschmerzpatienten, um festzustellen, ob die Positions- und Bewegungsanomalien tatsächlich existieren.
- Anschließend müssen Sie nachweisen, dass Ihre Behandlungen wirklich die Anomalien wie vorhergesagt verändern. Erst dann wäre die Annahme gerechtfertigt, dass es eine Untergruppe von Patienten mit Kreuzschmerzen gibt, bei denen Manipulationen, die den biomechanischen Status des SIG verändern, tatsächlich Schmerzen und Beeinträchtigungen/Behinderungen verringern.

Das ist eine große Herausforderung, deren Bewältigung ich bezweifle. Hier gilt ein althergebrachtes Prinzip: Die Beweislast liegt bei denen, die behaupten, die aktuelle Evidenz sei falsch, fehlerhaft oder in entscheidenden Punkten unvollständig.

Zusammenfassung und klinische Implikationen

Schmerzprovokationstests für das SIG sind nur zuverlässig, wenn Therapeuten sie sehr standardisiert durchführen, und wenn sie genug Kraft ausüben, um das SIG zu belasten. In Relation zu einem ausreichenden Referenzstandard (fluoroskopisch kontrollierte intraartikuläre Injektion eines lokalen Anästhetikums) haben diese Tests eine gewisse Validität. Die Validität ist noch größer, wenn der Untersucher nur die Testergebnisse der Patienten interpretiert, bei denen er eindeutig eine andere Schmerzquelle ausschließen kann (z. B. diskogene Schmerzen). Da das McKenzie-Evaluationssystem einen signifikanten Prozentsatz der Rückenschmerzpatienten mit diskogenen Schmerzen indentifiziert, können Therapeuten das Clinical-Reasoning-Modell für das SIG problemlos auf sehr viele Patienten mit Rückenschmerzen anwenden. Die Regel lautet:

- Drei oder mehr Provokationstests lösen die dem Patienten vertrauten Schmerzen aus.
- Bei einer McKenzie-Evaluation mit wiederholten Bewegungen/gehaltenen Körperpositionen findet keine Schmerzzentralisation statt.

Hinweis

Patienten mit Kreuzschmerzen, die dieser Vorhersageregel entsprechen, leiden mit einer Wahrscheinlichkeit von mehr als 70 % an SIG-Schmerzen. Bei Frauen mit schwangerschaftsbedingten BGS beträgt die Wahrscheinlichkeit fast 90 %. Das Clinical-Reasoning-Modell für das SIG ist ein praktisches und leicht anzuwendendes Auswahlkriterium für zukünftige randomisierte kontrollierte Studien zur Untersuchung potenziell wertvoller Behandlungsmethoden für Patienten mit SIG-Schmerzen. Die Behandlungsmethoden mit dem größten Potenzial für eine erfolgreiche Behandlung intraartikulärer SIG-Schmerzen sind Übungsprogramme zur Stabilisierung des Lenden-Becken-Mechanismus und fluoroskopisch kontrollierte intraartikuläre Kortikosteroidinjektionen.

WEITERE INFOS

Glossar

Reliabilität: Maß für die Zuverlässigkeit einer (wissenschaftlichen) standardisierten Untersuchung bzw. eines Tests. Ein Verfahren ist zuverlässig, wenn es das zu ermittelnde Merkmal exakt erfasst, d. h. wenn der Untersucher das Verfahren erneut einsetzt, kommt er zum gleichen Ergebnis.

Intratester-Reliabilität: Ein Untersucher kommt zum gleichen Ergebnis, wenn er das Untersuchungsverfahren mehrmals hintereinander einsetzt.

Intertester-Reliabilität: Mehrere Untersucher kommen unabhängig zum gleichen Ergebnis, wenn sie das gleiche Untersuchungsverfahren einsetzen.

Sensitivität: Empfindlichkeit eines Tests; Anteil der durch den Test korrekt positiv identifizierten Personen im Verhältnis zur Gesamtzahl der untersuchten Probanden.

Spezifität: Anteil der durch den Test korrekt negativ identifizierten Personen im Verhältnis zur Gesamtzahl der Probanden.

Validität: Gültigkeit; Grad der Genauigkeit, mit der ein standardisiertes Untersuchungsverfahren das misst, was es zu messen vorgibt. Um die Validität zu beurteilen, nutzt man > Spezifität und > Sensitivität.

AUTOR

Mark Laslett

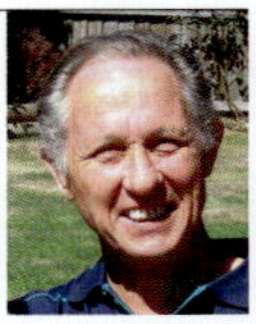

BIBLIOGRAFIE

DOI 10.1055/s-0032-1304754
manuelletherapie 2012; 16: 9-17

Stuttgart · New York · ISSN 1433-2671

Literatur

1. Altman DG, Machin D, Bryant TN, Gardner MJ. Statistics with confidence. Bristol: British Medical Journal; 2000
2. Aprill CN. The role of anatomically specfic injections into the sacroiliac joint. In: Vleeming A, Mooney V, Snijders C, Dorman T (eds). First Interdisciplinary World Congress on Low Back Pain and its Relation to the Sacroiliac Joint. Rotterdam: ECO; 1992
3. Arab AM, Abdollahi I, Joghataei MT, Golafshani Z, Kazemnejad A. Inter- and intra-examiner reliability of single and composites of selected motion palpation and pain provocation tests for sacroiliac joint. Man Ther 2009; 14: 213-221

4. Bernard TN, Cassidy JD. The sacroiliac joint syndrome: Pathophysiology, diagnosis and management. In: Frymoyer JW (ed). The adult spine: Principles and practice. New York: Raven Press Ltd; 1991
5. Bogduk N. Clinical anatomy of the lumbar spine and sacrum. New York: Churchill Livingstone; 1997
6. Bogduk N. Management of chronic low back pain. Med J Aust 2004a; 180: 79-83
7. Bogduk N. Practice guidelines: Spinal diagnostic and treatment procedures. San Francisco: International Spine Intervention Society; 2004b
8. Borowsky CD, Fagen G. Sources of sacroiliac region pain: insights gained from a study comparing standard intra-articular injection with a technique combining intra- and peri-articular injection. Arch Phys Med Rehabil 2008; 89: 2048–2056
9. Bowen V, Cassidy JD. Macroscopic and microscopic anatomy of the sacroiliac joint from embryonic life until the eighth decade. Spine 1981; 6: 620–628
10. Buchowski JM, Kebaish KM, Sinkov V et al. Functional and radiographic outcome of sacroiliac arthrodesis for the disorders of the sacroiliac joint. Spine J 2005; 5: 520–528
11. Burnham RS, Yasui Y. An alternate method of radiofrequency neurotomy of the sacroiliac joint: a pilot study of the effect on pain, function, and satisfaction. Reg Anesth Pain Med 2007; 32: 12–19
12. Bussey MD, Yanai T, Milburn P. A non-invasive technique for assessing innominate bone motion. Clin Biomech (Bristol., Avon.) 2004; 19: 85–90
13. Carmichael JP. Inter- and intra-examiner reliability of palpation for sacroiliac joint dysfunction. J Manip & Physiol Ther 1987; 10: 164–171
14. Cassidy JD. The pathoanatomy and clinical significance of the sacroiliac joints. J Manipulative Physiol Ther 1992; 15: 41–42
15. Childs JD, JM Fritz, TW Flynn et al. A clinical prediction rule to identify patients with low back pain most likely to benefit from spinal manipulation: a validation study. Ann Intern Med 2004; 141: 920–928
16. Cibulka MT. The treatment of the sacroiliac joint component to low back pain: a case report. Phys Ther 1992; 72: 917–922
17. Cibulka MT. Classifying sacroiliac dysfunction. J Orthop Sports Phys Ther 1999; 29: 556–557
18. Cibulka MT, Delitto A, Koldehoff RM. Changes in innominate tilt after manipulation of the sacroiliac joint in patients with low back pain. An experimental study. Phys Ther 1988; 68: 1359–1363
19. Cibulka MT, Koldehoff R. Clinical usefulness of a cluster of sacroiliac joint tests in patients with and without low back pain. J Orthop Sports Phys Ther 1999; 29: 83–99
20. Cibulka MT, Sinacore DR, Cromer GS, Delitto A. Unilateral hip rotation range of motion asymmetry in patients with sacroiliac joint regional pain. Spine 1998; 23: 1009–1015
21. Clare HA, Adams R, Maher CG. Reliability of detection of lumbar lateral shift. J Manipulative Physiol Ther 2005; 26: 476–480
22. Cohen SP. Sacroiliac joint pain: a comprehensive review of anatomy, diagnosis and treatment. Anesth Analg 2005; 101: 1440–1453
23. Cohen SP, Hurley RW, Buckenmaier CC et al. Randomized placebo-controlled study evaluating lateral branch radiofrequency denervation for sacroiliac joint pain. Anesthesiology 2008; 109: 279–288
24. Cusi M, Saunders J, Hungerford B et al. The use of prolotherapy in the sacroiliac joint. Br J Sports Med 2008; 44: 100–104
25. Dagenais S, Haldeman S, Wooley JR. Intraligamentous injection of sclerosing solutions (prolotherapy) for spinal pain: a critical review of the literature. Spine J 2005; 5: 310–328
26. Daly JM, Frame PS, Rapoza PA. Sacroiliac subluxation: a common, treatable cause of low-back pain in pregnancy. Fam Pract Res J 1991; 11: 149–159
27. Dar G, Khamis S, Peleg S et al. Sacroiliac joint fusion and the implications for manual therapy diagnosis and treatment. Man Ther 2007a
28. Dar G, Peleg S, Masharawi Y et al. The association of sacroiliac joint bridging with other enthesopathies in the human body. Spine 2007b; 32:E303–E308
29. De Smet AA, Mahmood T, Robinson RG, Lindsley HB. Elevated sacroiliac joint uptake ratios in systemic lupus erythematosus. AJR Am J Roentgenol 1984; 143: 351–354
30. DeMann LEJ. Sacroiliac joint dysfunction in dancers with low back pain. Manual Therapy 1997; 2: 2–10
31. DonTigny RL. Anterior dysfunction of the sacroiliac joint as a major factor in the etiology of idiopathic low back pain syndrome. Phys Ther 1990; 70: 250–65; discussion 262–5
32. DonTigny RL. The DonTigny low back pain management program. J Man & Manip Ther 1994; 2: 163–168
33. DonTigny RL. Critical analysis of the sequence and extent of the result of the pathological failure of self-bracing of the sacroiliac joint. J Othopaedic Medicine 2000; 22: 16–23
34. DonTigny RL. Pelvic dynamics and the S3 subluxation of the sacroiliac joint. 2003
35. DonTigny RL. A detailed and critical biomechanical analysis of the sacroiliac joints and relevant kinesiology: the implications for lumbopelvic function and dysfunction. In: Vleeming A, Mooney V, Stoeckart R (eds). Movement, stability and lumbopelvic pain: integration of research and therapy. Edinburgh: Churchill Livingstone Elsevier; 2007
36. Dreyfuss P, Dreyer SJ, Cole A, Mayo K. Sacroiliac joint pain. Journal of the American Academy of Orthopaedic Surgeons 2004; 12: 255–265
37. Dreyfuss P, Dryer S, Griffin J, Hoffman J, Walsh N. Positive sacroiliac screening tests in asymptomatic adults. Spine 1994; 19: 1138–1143
38. Dreyfuss P, Henning T, Malladi N, Goldstein B, Bogduk N. The ability of multi-site, multi-depth sacral lateral branch blocks to anesthetize the sacroiliac joint complex. Pain Med 2009; 10: 679–688
39. Dreyfuss PH, Michaelsen M, Pauza K, McLarty J, Bogduk N. The value of history and physical examination in diagnosing sacroiliac joint pain. Spine 1996; 21: 2594–2602
40. Edmond SL, Werneke MW, Hart DL. Association Between Centralization, Depression, Somatization and Disability Among Patients With Nonspecific Low Back Pain. J Orthop Sports Phys Ther 2010; 40: 801–810
41. Egerman RS, Mabie WC, Eifrid M, Whitnack E, Sibai BM. Sacroiliitis associated with pyelonephritis in pregnancy. Obstet Gynecol 1995; 85: 834–835
42. Elden H, Ladfors L, Olsen MF, Ostgaard HC, Hagberg H. Effects of acupuncture and stabilising exercises as adjunct to standard treatment in pregnant women with pelvic girdle pain: randomised single blind controlled trial. BMJ 2005; 330: 761
43. Eustace S, Coughlan RJ, McCarthy C. Ankylosing spondylitis. A comparison of clinical and radiographic features in men and women. Ir Med J 1993; 86: 120–122
44. Ferrante FM, King LF, Roche EA et al. Radiofrequency sacroiliac joint denervation for sacroiliac syndrome. Regional Anesthesia and Pain Medicine 2001; 26: 137–142
45. Fink-Bennett DM, Benson MT. Unusual exercise-related stress fractures. Two case reports. Clin Nucl Med 1984; 9: 430–434
46. Floman Y, Milgrom C, Gomori JM et al. Acute postpartum inflammatory sacroiliitis. A report of four cases. J Bone Joint Surg Br 1994; 76: 887–890
47. Flynn T, Fritz JM, Whitman J et al. A clinical prediction rule for classifying patients with low back pain who demonstrate short-term improvement with spinal manipulation. Spine 2003; 27: 2835–2843
48. Foley BS, Buschbacher RM. Sacroiliac joint pain: anatomy, biomechanics, diagnosis, and treatment. Am J Phys Med Rehabil 2006; 85: 997–1006
49. Forst SL, Wheeler MT, Fortin JD, Vilensky JA. The sacroiliac joint: anatomy, physiology and clinical significance. Pain Physician 2006; 9: 61–67
50. Fortin JD, Aprill C, Pontieux RT, Pier J. Sacroiliac Joint: Pain referral maps upon applying a new injection/arthrography technique. Part II: Clinical evaluation. Spine 1994a; 19: 1483–1489
51. Fortin JD, Dwyer AP, West S, Pier J. Sacroiliac Joint: Pain referral maps upon applying a new injection/arthrography technique. Part 1: Asymptomatic volunteers. Spine 1994b; 19: 1475–1482

52. Fortin JD, Kissling RO, O'Connor BL, Vilensky JA. Sacroiliac joint innervation and pain. Am J Orthop (Belle. Mead NJ) 1999; 28: 687–690
53. Fortin JD, Vilensky JA, Merkel GJ. Can the sacroiliac joint cause sciatica? Pain Physician 2003; 6: 269–271
54. Fryer G, Morse CM, Johnson JC. Spinal and sacroiliac assessment and treatment techniques used by osteopathic physicians in the United States. Osteopath Med Prim Care 2009; 3: 4
55. Fukui S, Nosaka S. Pain patterns originating from the sacroiliac joints. J Anesth 2002; 16: 245–247
56. Gomar C, Luis M, Nalda MA. Sacro-iliitis in a heroin addict. A contra-indication to spinal anaesthesia. Anaesthesia 1984; 39: 167–170
57. Greenman PE. Principles of manual medicine. Baltimore: Williams & Wilkins; 1989
58. Grieve E. Diagnostic tests for mechanical dysfunction of the sacroiliac joints. J Manual and Manipulative Therapy 2001; 9: 198–206
59. Grob KR, Neuhuber WL, Kissling RO. Innervation of the sacroiliac joint of the human. Z Rheumatol 1995; 54: 117–122
60. Gunaydin I, Pereira PL, Fritz J, Konig C, Kotter I. Magnetic resonance imaging guided corticosteroid injection of sacroiliac joints in patients with spondylarthropathy. Are multiple injections more beneficial? Rheumatol Int 2006; 26: 396–400
61. Gutke A, Ostgaard HC, Oberg B. Pelvic girdle pain and lumbar pain in pregnancy: a cohort study of the consequences in terms of health and functioning. Spine 2006; 31:E149–E155
62. Hancock MJ, Maher CG, Latimer J et al. Systematic review of tests to identify the disc, SIJ or facet joint as the source of low back pain. Eur Spine J 2007; 16: 1539–1550
63. Haneline MT, Young M. A review of intraexaminer and interexaminer reliability of static spinal palpation: a literature synthesis. J Manipulative Physiol Ther 2009; 32: 379–386
64. Hanly JG, Mitchell MJ, Barnes DC, MacMillan L. Early recognition of sacroiliitis by magnetic resonance imaging and single photon emission computed tomography [published erratum appears in J Rheumatol 1997 Feb; 24: 411–2]. J Rheumatol 1994; 21: 2088–2095
65. Hansen HC. Is fluoroscopy necessary for sacroiliac joint injections? Pain Physician 2003; 6: 155–158
66. Hansen HC, Helm S. Sacroiliac joint pain and dysfunction. Pain Physician 2003; 6: 179–189
67. Harrison DE, Harrison DD, Troyanovich SJ. The sacroiliac joint: a review of anatomy and biomechanics with clinical implications. J Manipulative Physiol Ther 1997; 20: 607–617
68. Haufe SM, Mork AR. Sacroiliac joint debridement: a novel technique for the treatment of sacroiliac joint pain. Photomed Laser Surg 2005; 23: 596–598
69. Hauser RA. Punishing the pain. Treating chronic pain with prolotherapy. Rehab Manag 1999; 12: 26–8, 30
70. Herzog W, Read LJ, Conway PJ, Shaw LD, McEwen DC. Reliability of motion palpation procedures to detect sacroiliac joint fixations. J Manip & Physiol Ther 1989; 12: 86–92
71. Horton SJ, Franz A. Mechanical diagnosis and therapy approach to assessment and treatment of the sacro-iliac joint. Manual Therapy 2007; 12: 126–132
72. Hungerford BA, Gilleard W, Moran M, Emmerson C. Evaluation of the ability of physical therapists to palpate intrapelvic motion with the Stork test on the support side. Phys Ther 2007; 87: 879–887
73. Ikeda R. Innervation of the sacroiliac joint. Macrposcopic and histological studies. J Nippon Med School 1991; 58: 587–596
74. Ivanov AA, Kiapour A, Ebraheim NA, Goel V. Lumbar fusion leads to increases in angular motion and stress across sacroiliac joint: a finite element study. Spine 2009; 34:E162–E169
75. Jacob HA, Kissling RO. The mobility of the sacroiliac joints in healthy volunteers between 20 and 50 years of age. Clin Biomech (Bristol., Avon.) 1995; 10: 352–361
76. Kilpikoski S, Airaksinen O, Kankaanpaa M et al. Interexaminer reliability of low back pain assessment using the McKenzie method. Spine 2002; 27:E207–E214
77. Kilpikoski S, Alen M, Paatelma M et al. Oucome comparison among working adults with centralizing low back pain: Secondary analysis of a randomized controlled trial with 1-year follow-up. Advances in Physiotherapy 2009; 1–8
78. Kilpikoski S, Laslett M, Airaksinen O, Kankaanpää M, Alen M. Schmerzzentralisierung und MRT-Befunde der lumbalen Bandscheiben bei Patienten mit chronischen lumbalen Rückenschmerzen. Manuelle Therapie 2011; 15: 110–116
79. Kokmeyer DJ, van der Wurff P, Aufdemkampe G, Fickenscher TCM. The reliability of multitest regimens with sacroiliac pain provocation tests. J Manipulative Physiol Ther 2002; 25: 42–48
80. Laslett M. Pain provocation sacroiliac joint tests: Reliability and prevalence. In: Vleeming A, Mooney V (eds). Movement, Stability and Low Back Pain: The essential role of the pelvis. New York: Churchill Livingstone; 1997
81. Laslett M, Aprill CN, McDonald B. Provocation sacroiliac joint tests have validity in the diagnosis of sacroiliac joint pain. Arch Phys Med Rehab 2006a; 87: 874–875
82. Laslett M, Aprill CN, McDonald B, Young SB. Diagnosis of sacroiliac joint pain: validity of individual provocation tests and composites of tests. Manual Therapy 2005a; 10: 207–218
83. Laslett M, McDonald B, Tropp H, Aprill CN, Oberg B. Agreement between diagnoses reached by clinical examination and available reference standards: a prospective study of 216 patients with lumbopelvic pain. BMC Musculoskelet Disord 2005b; 6: 28
84. Laslett M, Oberg B, Aprill CN, McDonald B. Centralization as a predictor of provocation discography results in chronic low back pain, and the influence of disability and distress on diagnostic power. The Spine Journal 2005c; 5: 370–380
85. Laslett M, Oberg B, Aprill CN, McDonald B. A study of clinical predictors of lumbar discogenic pain as determined by provocation discography. Eur Spine J 2006b; 15: 1473–1484
86. Laslett M, Williams M. The reliability of selected pain provocation tests for sacroiliac joint pathology. Spine 1994; 19: 1243–1249
87. Laslett M, Young SB, Aprill CN, McDonald B. Diagnosing painful sacroiliac joints: a validity study of a McKenzie evaluation and sacroiliac joint provocation tests. Aust J Physiother 2003; 49: 89–97
88. Lindell O, Eriksson L, Strender LE. The reliability of a 10-test package for patients with prolonged back and neck pain: could an examiner without formal medical education be used without loss of quality? A methodological study. BMC Musculoskelet Disord 2007; 8: 31
89. Long A. The centralization phenomenon: Its usefulness as a predictor of outcome in conservative treatment of low back pain: A pilot study. Spine 1995; 20: 2513–2521
90. Long A, Donelson R, Fung T. Does it matter which exercise? A randomized control trial of exercise for low back pain. Spine 2004; 29: 2593–2602
91. Long A, May S. The comparative prognostic value of directional preference and centralization: A useful tool for front-line clinicians? Journal of Manual & Manipulative Therapy 2009; 16: 248–254
92. Maigne JY, Aivaliklis A, Pfefer F. Results of sacroiliac joint double block and value of sacroiliac pain provocation tests in 54 patients with low back pain. Spine 1996; 21: 1889–1892
93. Maugars Y, Mathis C, Berthelot JM, Charlier C, Prost A. Assessment of the efficacy of sacroiliac corticosteroid injections in spondylarthropathies: a double-blind study. Br J Rheumatol 1996; 35: 767–770
94. McCombe PF, Fairbank JCT, Cockersole BC, Pynsent PB. Reproducibility of physical signs in low back pain. Spine 1989; 14: 908–918
95. McKenzie RA. The Lumbar Spine: Mechanical Diagnosis and Therapy. Waikanae: Spinal Publications Ltd; 1981
96. Mens JM, Damen L, Snijders CJ, Stam HJ. The mechanical effect of a pelvic belt in patients with pregnancy-related pelvic pain. Clin Biomech (Bristol., Avon.) 2006; 21: 122–127

97. Mior SA, McGregor M, Schut B. The role of experience in clinical accuracy. J Manipulative Physiol Ther 1990; 13: 68–71
98. Moller P, Vinje O. Arthropathy and sacro-iliitis in severe psoriasis. Scand J Rheumatol 1980; 9: 113–117
99. Mooller P, Vinje O, Olsen EG. HLA B27, sacro-iliitis and peripheral arthropathy in acute anterior uveitis. Scand J Rheumatol 1980; 9: 234–236
100. Nilsson-Wikmar L, Holm K, Oijerstedt R, Harms-Ringdahl K. Effect of three different physical therapy treatments on pain and activity in pregnant women with pelvic girdle pain: a randomized clinical trial with 3, 6 and 12 months follow-up postpartum. Spine 2005; 30: 850–856
101. Ozgocmen S, Bozgeyik Z, Kalcik M, Yildirim A. The value of sacroiliac pain provocation tests in early active sacroiliitis. Clin Rheumatol 2008; 27: 1275–1282
102. Peh WC, Ho WY, Luk KD. Applications of bone scintigraphy in ankylosing spondylitis. Clin Imaging 1997; 21: 54–62
103. Potter NA, Rothstein JM. Intertester reliability for selected clinical tests of the sacroiliac joint. Physical Therapy 1985; 65: 1671–1675
104. Prakash S, Gopinath PG, Bhargava S, Mehra NK, Malaviya AN. Evaluation of quantitative sacroiliac scintigraphy for the early detection of sacroiliitis. Eur J Nucl Med 1983a; 8: 531–534
105. Prakash S, Mehra NK, Bhargava S, Malaviya AN. Reiter's disease in northern India. A clinical and immunogenetic study. Rheumatol Int 1983b; 3: 101–104
106. Razmjou H, Kramer JF, Yamada R. Inter-tester reliability of the McKenzie evaluation in mechanical low back pain. J Orthop Sports Phys Ther 2000; 30: 368–383
107. Riddle DL, Freburger JK. Evaluation of the presence of sacroiliac joint region dysfunction using a combination of tests: a multicenter intertester reliability study. Phys Ther 2002; 82: 772–781
108. Robinson HS, Brox JI, Robinson R et al. The reliability of selected motion- and pain provocation tests for the sacroiliac joint. Man Ther 2007; 12: 72–79
109. Rosenberg JM, Quint TJ, de Rosayro AM. Computerized tomographic localization of clinically-guided sacroiliac joint injections. Clin J Pain 2000; 16: 18–21
110. Rupert MP, Lee M, Manchikanti L, Datta S, Cohen SP. Evaluation of sacroiliac joint interventions: a systematic appraisal of the literature. Pain Physician 2009; 12: 399–418
111. Sackett DL, Haynes RB, Guyatt GH, Tugwell P. Clinical epidemiology: a basic science for clinical medicine. Boston: Little, Brown & Company; 1991
112. Sackett DL, Straus SE, Richardson WS, Rosenberg W, Haynes RB. Evidence-based medicine: how to practice and teach EBM. Edinburgh: Churchill Livingstone; 2000
113. Schwarzer AC, Aprill CN, Bogduk N. The sacroiliac joint in chronic low back pain. Spine (Phila Pa 1976.) 1995; 20: 31–37
114. Schwarzer AC, Aprill CN, Derby R et al. The false-positive rate of uncontrolled diagnostic blocks of the lumbar zygapophysial joints. Pain 1994a; 58: 195–200
115. Schwarzer AC, Aprill CN, Derby R et al. The relative contributions of the disc and zygapophyseal joint in chronic low back pain. Spine (Phila Pa 1976) 1994b; 19: 801–806
116. Slipman CW, Lipetz JS, Plastaras CT et al. Fluoroscopically guided therapeutic sacroiliac joint injections for sacroiliac joint syndrome. Am J Phys Med Rehabil 2001; 80: 425–432
117. Slipman CW, Sterenfeld EB, Chou LH, Herzog R, Vresilovic R. The predictive value of provocative sacroiliac joint stress maneuvers in the diagnosis of sacroiliac joint syndrome. Arch Phys Med Rehabil 1998; 79: 288–292
118. Stuber KJ. Specificity, sensitivity, and predictive values of clinical tests of the sacroiliac joint: a systematic review of the literature. J Can Chiropr Assoc 2007; 51: 30–41
119. Stuge B, Laerum E, Kirkesola G, Vollestad N. The efficacy of a treatment program focusing on specific stabilizing exercises for pelvic girdle pain after pregnancy: a randomized controlled trial. Spine (Phila Pa 1976.) 2004a; 29: 351–359
120. Stuge B, Veierod MB, Laerum E, Vollestad N. The efficacy of a treatment program focusing on specific stabilizing exercises for pelvic girdle pain after pregnancy: a two-year follow-up of a randomized clinical trial. Spine (Phila Pa 1976.) 2004b; 29:E197–E203
121. Sturesson B. Load and movement of the sacoiliac joint. 1999; 79: 1134–1141
122. Sturesson B, Selvik G, Uden A. Movements of the sacroiliac joints - A roentgnen stereophotogrammetric analysis. Spine 1989; 14: 162–165
123. Sturesson B, Uden A, Vleeming A. A radiostereometric analysis of movements of the sacroiliac joints during the standing hip flexion test. Spine 2000a; 25: 364–368
124. Sturesson B, Uden A, Vleeming A. A radiostereometric analysis of the movements of the sacroiliac joints in the reciprocal straddle position. Spine 2000b; 25: 214–217
125. Sturesson B, Uden G, Uden A. Pain pattern in pregnancy and "catching" of the leg in pregnant women with posterior pelvic pain. Spine 1997; 22: 1880–3; discussion 1884
126. Szadek KM, Hoogland PV, Zuurmond WW, de Lange JJ, Perez RS. Nociceptive nerve fibers in the sacroiliac joint in humans. Reg Anesth Pain Med 2008; 33: 36–43
127. Szadek KM, van der Wurff P, van Tulder MW, Zuurmond WW, Perez RS. Diagnostic validity of criteria for sacroiliac joint pain: a systematic review. J Pain 2009a; 10: 354–368
128. Szadek KM, van der Wurff P, van Tulder MW, Zuurmond WW, Perez RS. Diagnostic validity of criteria for sacroiliac joint pain: a systematic review. J Pain 2009b; 10: 354–368
129. Tong HC, Heyman OG, Lado DA, Isser MM. Interexaminer reliability of three methods of combining test results to determine side of sacral restriction, sacral base position, and innominate bone position. J Am Osteopath Assoc 2006; 106: 464–468
130. Vallejo R, Benyamin RM, Kramer J, Stanton RM, Joseph NJ. Pulsed radiofrequency denervation for the treatment of sacroiliac joint syndrome. Pain Med 2006; 7: 429–434
131. Van der Wurff P, Buijs EJ, Groen GJ. A multitest regimen of pain provocation tests as an aid to reduce unnecessary minimally invasive sacroiliac joint procedures. Arch Phys Med Rehabil 2006; 87: 10–14
132. Van der Wurff P, Hagmeijer RH, Meyne W. Clinical tests of the sacroiliac joint. A systemic methodological review. Part 1: reliability. Man Ther 2000a; 5: 30–36
133. Van der Wurff P, Meyne W, Hagmeijer RHM. Clinical tests of the sacroiliac joint: a systematic methodological review. Part 2: validity. Manual Therapy 2000b; 5: 89–96
134. Van Deursen LLJM, J Patijn, AL Ockhuysen, BJ Vortman. The value of some clinical tests of the sacroiliac joint. J Manual Med 1990; 5: 96–99
135. Vanelderen P, Szadek K, Cohen SP et al. 13. Sacroiliac joint pain. Pain Pract 2010; 10: 470–478
136. Vleeming A, Vries HJ, Mens JMA, van Wingerden JP. Possible role of the long dorsal sacroiliac ligament in women with peripartum pelvic pain. Acta Obstetricia et Gynecologica Scandinavica 2002; 81: 430–436
137. Waddell G. The back pain revolution. Edinburgh: Churchill Livingstone; 1998
138. Waldron T, Rogers J. An epidemiologic study of sacroiliac fusion in some human skeletal remains. Am J Phys Anthropol 1990; 83: 123–127
139. Ward S, Jenson M, Royal MA et al. Fluoroscopy-guided sacroiliac joint injections with phenol ablation for persistent sacroiliitis: a case series. Pain Pract 2002; 2: 332–335
140. Werneke M, Hart DL. Centralization phenomenon as a prognostic factor for chronic low back pain and disability. Spine 2001; 26: 758–765
141. Werneke M, Hart DL. Centralization: association between repeated end-range pain responses and behavioral signs in patients with acute non-specific low back pain. J Rehabil Med 2005a; 37: 286–290

142. *Werneke M, Hart DL, Cook D. A descriptive study of the centralization phenomenon. A prospective analysis. Spine 1999; 24: 676–683*

143. *Werneke M, May S. The centralization phenomenon and fear-avoidance beliefs as prognostic factors for acute low back pain. J Orthop Sports Phys Ther 2005b; 35: 844–845*

144. *Werneke MW. "Centralization" and "directional preference" are not synonymous. J Orthop Sports Phys Ther 2009; 39: 827–828*

145. *Werneke MW, Harris DE, Lichter RL. Clinical effectiveness of behavioral signs for screening chronic low-back pain patients in a work-oriented physical rehabilitation program. Spine 1993; 18: 2412–2418*

146. *Werneke MW, Hart DL, George SZ et al. Clinical outcomes for patients classified by fear-avoidance beliefs and centralization phenomenon. Arch Phys Med Rehabil 2009a; 90: 768–777*

147. *Werneke MW, Hart DL, George SZ et al. Clinical outcomes for patients classified by fear-avoidance beliefs and centralization phenomenon. Arch Phys Med Rehabil 2009b; 90: 768–777*

148. *Werneke MW, Hart DL, Resnik L, Stratford PW, Reyes A. Centralization: prevalence and effect on treatment outcomes using a standardized operational definition and measurement method. J Orthop Sports Phys Ther 2008; 38: 116–125*

149. *Yin W, Willard F, Carreiro J, Dreyfuss P. Sensory stimulation-guided sacroiliac joint radiofrequency neurotomy: technique based on neuroanatomy of the dorsal sacral plexus. Spine 2003; 28: 2419–2425*

Der Test der Tests: Wie sieht die Evidenz aus?

TESTS AUF DEM PRÜFSTAND: Das SIG ist eine mögliche Schmerzquelle bei Patienten mit unterem Rückenschmerz. Die Prävalenz liegt bei 10–53 %. Für sinnvolle Therapieentscheidungen müssen Therapeuten herausfinden, ob das SIG die Schmerzquelle ist. Am unteren Rücken ist das exakte Lokalisieren der Schmerzquelle jedoch schwierig, auch für erfahrene Therapeuten. Wer sich auskennt, kann mit über 50 Tests „experimentieren". Arne Vielitz, der Autor dieses Artikels, wollte wissen, welche SIG-Tests für Therapeuten wirklich nützlich sind. Welche Tests können das Gelenk zuverlässig als Schmerzquelle identifizieren? Und welcher Weg führt zum Ziel?

Das SIG verursacht häufig Rückenschmerzen

Die Wahrscheinlichkeit im Laufe des Lebens Rückenschmerzen zu entwickeln, liegt bei ca. 70 % [27]. Das SIG verursacht zweifellos Rückenschmerzen mit oder ohne Ausstrahlungen in die Beine. Die Prävalenz für eine vom SIG ausgehende Symptomatik liegt zwischen 10 bis 53 % [9, 12, 17, 26]. Die Daten zur Prävalenz sind nach Meinung von Cohen [3] und auch Huijbregts [12] jedoch sehr speziell und rar.

Auf einer gemeinsamen Pressekonferenz 2008 stellten die Deutsche Gesellschaft für Orthopädie und Orthopädische Chirurgie (DGOOC) und die Deutsche Gesellschaft für Unfallchirurgie (DGU) eine Liste mit schmerzhaften Körperregionen vor. Rückenschmerzen stehen auf Platz 1: mit einer Häufigkeit von 47,8 %. Laut der Experten betragen die direkten medizinischen Kosten für die Behandlung von Rückenbeschwerden jährlich 10 Milliarden Euro [5]. Diagnostizieren Therapeuten möglichst genau, können sie die Patienten angemessen behandeln.

SIG-Block versus physiotherapeutische Untersuchung

Ein Goldstandard als Referenzstandard für die Diagnose einer SIG-Problematik existiert nicht. Deshalb empfehlen Kliniker zur Diagnostik einer SIG-Problematik zweimal Lokalanästhetika in das Gelenk zu injizieren (SIG-Block bzw. Block) [3, 9, 12]. Die Reliabilität dieser Methode ist jedoch nicht sicher bewiesen [1–3, 8, 9, 30]. Das Verfahren ist zudem schwierig und teuer [30], im Gegensatz zur physiotherapeutischen Untersuchung.

Viele Tests und viele Meinungen zur Evidenz

Physiotherapeuten können zwischen sehr vielen SIG-Tests wählen. Winkel [28] fand in seinem Review 54 verschiedene Tests der bekannten Kategorien:

- Positions-Palpationstests;
- Bewegungs-Palpationstests;
- Schmerz-Provokationstests.

Viele Autoren raten von Palpationstests der Position und der Bewegung ab [3, 7, 11, 22]. Zur diagnostischen Genauigkeit von Schmerz-Provokationstests am SIG gehen die Meinungen in der Literatur hingegen auseinander. Hansen et al. [9] und Cohen [3] meinen, dass eine präzise Diagnosestellung aufgrund von Schmerz-Provokationstests nicht möglich ist. Laut Hancock et al. [8] und Robinson et al. [23] ist die Evidenz der Tests jedoch moderat bis gut. Stuber [26] meint, dass zwar die Evidenz einzelner Schmerz-Provokationstests mangelhaft ist, jedoch Testskombinationen die Aussagen verbessern.

Aufwendige Literaturrecherche

Wie gut eignen sich Schmerz-Provokationstests, um das SIG als Schmerzquelle bei Patienten mit unterem Rückenschmerz zu identifizieren? Wie gut ist ihre Evidenz? Auf der Suche nach Antworten durchforsteten Arne Vielitz und seine Kollegin Ulrike Honnens die internationalen medizinischen Datenbanken PubMed und PEDro sowie die Datenbank der Charité in Berlin

Sie benutzten die Suchworte: Sacroiliac Joint, Evidence-Based Medicine, Physical Therapy Modalities, Reproducibility of Results, Sensitivity and Specificity, Low Back Pain. Außerdem verwendeten sie die Funktion „Related Articles" bei PubMed und nutzten die Literaturlisten der Studien und Reviews. Vielitz und Honnens wählten nur Studien oder Reviews der letzten 20 Jahre in englisch oder deutsch. Sie schlossen Artikel aus, die sich mit Schwangerschaft, speziellen Krankheitsbildern wie Inkontinenz, Tuberkulose oder Morbus Bechterew befassten, deren Teilnehmer Kinder, Sportler oder Personen ausschließlich über 60 Jahren waren, sowie Studien, die sich mit speziellen Therapieformen befassten.

Um herauszufinden, ob länderspezifische Vorgaben existieren, suchten sie in Zeitschriften nach einheitlichen Empfehlungen für einen oder mehrere Schmerz-Provokationstests. Bei den Zeitschriften handelte es sich um: Australian Journal of Physiotherapy, manuelletherapie, Physical Therapy und Spine. Die Suche blieb ohne Ergebnis. Also nutzen sie auch Fachbücher.

Sowohl Vielitz als auch Honnens prüften die inkludierte Literatur. Insgesamt erfüllten 29 Quellen die Anforderungen, um sie genauer unter die Lupe zu nehmen.

Vielitz A. Der Test der Tests: Wie sieht die Evidenz aus? Manuelle Therapie 2012; 16: 18-24

Positions- und Bewegungs-Palpationstests sind ungeeignet

Mehrere Autorenteams [3, 7, 11, 22] meinen, dass Therapeuten Positions- und Bewegungs-Palpationstests nicht verwenden sollten, um eine vom SIG ausgehende Schmerzsymptomatik zu diagnostizieren. Sie halten Positions- und Bewegungs-Palpationstests für ungeeignet, weil das SIG individuell sehr unterschiedlich ist und seine Bewegungsamplitude sehr gering ist.

Stattdessen empfehlen sie ***Schmerz-Provokationstests*** zur Diagnostik. Aktuelle Studien untersuchten am gründlichsten den Thigh-Thrust-Test und den FABER-Test. Für den Kompressions- und Distraktionstest interessierten sich weniger Wissenschaftler. Die wenigsten Studien untersuchten den Gaenslen- und Sacral-Thrust-Test.

Schmerz-Provokationstests im Evidenzcheck

Von den am häufigsten in der Literatur genannten Tests erreichen der Thigh-Thrust- und der Distraktionstest die besten Werte. Der FABER- und der Kompressionstest erreichen ebenfalls gute Werte, sie sind jedoch weniger zuverlässig. Gaenslen- und Sacral-Thrust-Test erzielen die schlechtesten Ergebnisse, wobei der Sacral-Thrust-Test die geringste Zuverlässigkeit aufweist.

Thigh-Thrust-Test

Der Thigh-Thrust-Test (▶ **Abb. 1**) erreicht bei der Sensitivität Werte von 0,36 bis 0,88. Die Spezifität variiert von 0,5 bis 1,0. Der positive Vorhersagewert liegt bei 0,58, der negative bei 0,92. Die Intertester-Reliabilität ergibt Werte zwischen 82 bis 94,1 %, der Kappa-Wert beträgt je nach Studie Werte von 0,64 bis 0,88.

Evidenzcheck: Von den sechs untersuchten Tests ist die Sensitivität des Thigh-Thrust-Tests eine der höchsten. Seine Spezifität ist ausgezeichnet. Broadhurst und Bond [1] ermittelten die besten Werte. Aufgrund der Injektionstechnik zweifelten Hansen et al. [9] die Resultate von Broadhurst und Bond [1] an. Dreyfuss et al. [4] liegen mit ihren Berechnungen deutlich unter dem Schnitt, sie ermittelten eine ungenügende Sensitivität und eine mäßige Spezifität. Der Thigh-Thrust-Test erreicht den höchsten Kappa-Wert aller Tests. Er hat gute bis ausgezeichnete Vorhersagewerte. Zu diesem Ergebnis kam jedoch nur eine Autorengruppe. Die gesamten Werte und die Quellenangaben zeigt ▶ **Tab. 1**.

Fazit: Der Thigh-Thrust-Test erzielt durchschnittlich gute bis ausgezeichnete Ergebnisse. Seine Evidenz ist gut.

Distraktionstest

Die Sensitivität des Distraktionstests (▶ **Abb. 2 u. 3**) liegt bei 0,55 bzw. 0,6. Die Spezifität berechneten die Forscher je nach Studie einmal mit 0,81 und einmal mit 1,0. Bei den Vorhersagewerten errechneten sie ebenfalls unterschiedliche Werte: für den positiven Vorhersagewert 0,6 bzw. 1,0 und für den negativen 0,67 bzw. 0,81. Die Intertester-Reliabilität ergab 82 % und 88,2 %, der Kappa-Wert lag bei 0,67 bzw. 0,69.

Evidenzcheck: Der Distraktionstest hat nur eine mäßige Sensitivität, jedoch ebenfalls eine ausgezeichnete Spezifität. Sein Kappa-

TIPP

Wer sich für die genauen Testdurchführungen interessiert, findet gute Beschreibungen in Broadhurst und Bond [1], Cattley et al. [2], Hansen et al. [9], Laslett [17], Levin und Stenström [18].

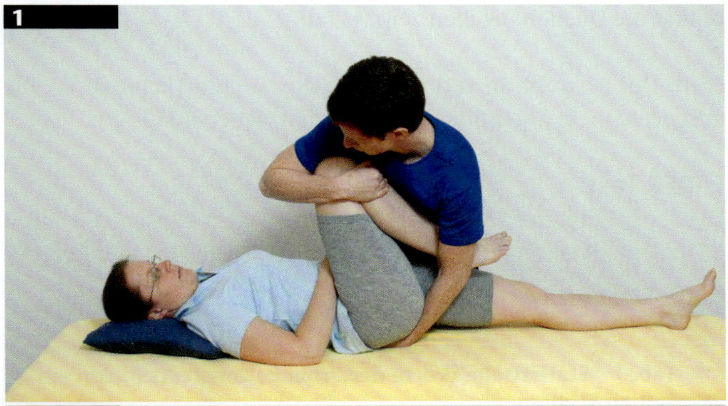

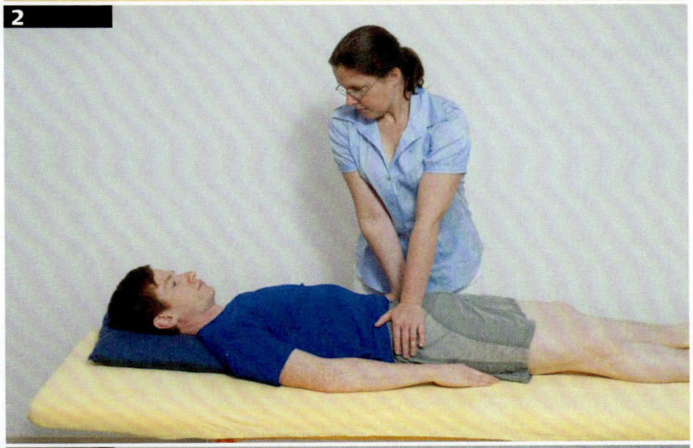

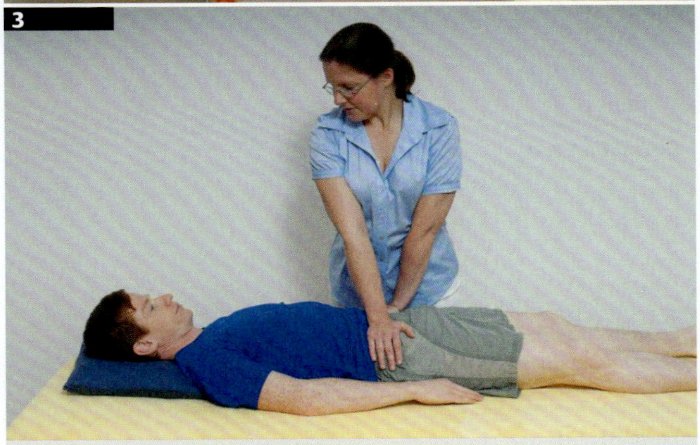

Abb. 1 Thigh-Thrust-Test (rechts).

Abb. 2 Distraktionstest.

Abb. 3 Distraktionstest gekreuzt.

Vielitz A. Der Test der Tests: Wie sieht die Evidenz aus? Manuelle Therapie 2012; 16: 18-24

Wert ist im Durchschnitt ebenfalls gut. Bei den Vorhersagewerten gehen die Berechnungen auseinander. Verschiedene Studie erzielten entweder für den positiven Vorhersagewert oder für den negativen gute bzw. ausgezeichnete Ergebnisse. Laslett et al. [16], deren Studie laut Stuber [26] eine hohe methodologische Qualität aufweist, berechneten den positiven als gut und den negativen als ausgezeichnet, Levin und Stenström [18] umgekehrt. Alle Werte und die Quellenangaben zeigt ► **Tab. 1**.

Fazit: Der Distraktionstest erreichte durchschnittlich mäßige bis ausgezeichnete Ergebnisse. Seine Evidenz ist ebenfalls gut.

FABER-Test

Die Sensitivität des FABER-Tests (► **Abb. 4**) liegt zwischen 0,5 und 0,77. Seine Spezifität reicht von 0,16 bis 1,0. Die Forscher berechneten die Vorhersagewerte nicht. Seine Intertester-Reliabilität liegt zwischen 74 % und 96 %. Der Kappa-Wert zwischen 0,48 und 0,62.

Evidenzcheck: Sensitivität und Spezifität des FABER-Tests sind im Durchschnitt gut. Bei der Spezifität gehen die Berechnungen jedoch sehr stark auseinander. Dreyfuss et al. [4] berechneten für den Test eine sehr schlechte Spezifität, Broadhurst und Bond [1] eine ausgezeichnete. Der Kappa-Wert ist im Durchschnitt nur mäßig (alle Werte und Quellenangaben: ► **Tab. 1**).

Fazit: Der FABER-Test schneidet im Schnitt mäßig bis gut ab, auch seine Evidenz ist gut. Sie ist jedoch nicht so stark wie die des Distraktionstests.

Tab. 1 Statistische Werte der Provokationstests in den einzelnen Studien.

Provokations-test	Se	Sp	PV	NV	ITR (%)	k
Thigh-Thrust-Test						
Robinson et al. [23]	–	–	–	–	84–87	0,74–0,76
Laslett et al. [16]/80 %*	0,88	0,69	0,58	0,92	–	–
Broadhurst u. Bond [1]/70 %*	0,80	1,00	–	–	–	–
Broadhurst u. Bond [1]/90 %*	0,69	1,00	–	–	–	–
Dreyfuss et al. [4]/90 %*	0,36	0,50	–	–	82	0,64
Laslett u. Williams [15]	–	–	–	–	94,10	0,88
Distraktionstest						
Robinson et al. [23]	–	–	–	–	82	0,67
Laslett et al. [16]/80 %*	0,60	0,81	0,60	0,81	–	–
Levin u. Stenström [18]	0,55	1,00	1,00	0,67–0,69	–	–
Laslett u. Williams [15]	–	–	–	–	88,20	0,69
FABER-Test						
Robinson et al. [23]	–	–	–	–	74–80	0,48–0,60
Broadhurst u. Bond [1]/70 %*	0,77	1,00	–	–	–	–
Broadhurst u. Bond [1]/90 %*	0,50	1,00	–	–	–	–
Strender et al. [25]	–	–	–	–	88–96	
Dreyfuss et al. [4]/90 %*	0,69	0,16	–	–	85	0,62
Kompressionstest						
Robinson et al. [23]	–	–	–	–	82–88	0,48–0,67
Laslett et al. [16]/80 %*	0,69	0,69	0,52	0,82	–	–
Strender et al. [25]	–	–	–	–	74–79	0,26
Laslett u. Williams [15]	–	–	–	–	88,2	0,73
Gaenslen-Test						
Laslett et al. [16]/80 %*	0,5–0,53	0,71–0,77	0,47–0,50	0,76–0,77	–	–
Dreyfuss et al. [4]/90 %*	0,71	0,26	–	–	82	0,61
Laslett u. Williams [15]	–	–	–	–	88,20	0,72–0,75
Sacral-Thrust-Test						
Laslett et al. [16]/80 %*	0,63	0,75	0,56	0,80	–	–
Dreyfuss et al. [4]/90 %*	0,53	0,29	–	–	66	0,30
Laslett u. Williams [15]	–	–	–	–	78	0,52

** = ≥ Schmerzlinderung bei SIG-Block; Se = Sensitivität; Sp = Spezifität; PV = Positiver Vorhersagewert; NV = Negativer Vorhersagewert; ITR = Intertester-Reliabilität; k = Kappa-Wert*

Kompressionstest

Für den Kompressionstest (► **Abb. 5 u. 6**) berechneten die Wissenschaftler sowohl die Sensitivität als auch die Spezifität mit 0,69. Der positive Vorhersagewert liegt bei 0,52 und der negative bei 0,82. Bei der Intertester-Reliabilität variieren die Werte von 74 % bis 88 %. Für den Kappa-Wert errechneten je nach Studie Werte von 0,26 bis 0,73 (alle Werte und Quellenangaben: ► **Tab. 1**).

Evidenzcheck: Der Kompressionstest hat eine gute Sensitivität und eine gute Spezifität. Allerdings berechnete nur eine Forschergruppe beide Werte. Der durchschnittliche Kappa-Wert ist mäßig, die Berechnungen der Autoren differieren hier stark. Sie reichen von ungenügend [25] bis gut [15]. Sein positiver Vorhersagewert ist nur mäßig, der negative ist hingegen ausgezeichnet. Auch die beiden Vorhersagewerte berechnete nur eine Forschergruppe (alle Werte und Quellenangaben: ► **Tab. 1**).

Fazit: Der Kompressionstest erreicht durchschnittlich mäßige bis gute Ergebnisse. Seine Evidenz ist gut, liegt aber unter der des FABER-Tests.

Gaenslen-Test

Gaenslen-Test (► **Abb. 7**) erreicht bei der Sensitivität Werte zwischen 0,5 und 0,71. Bei der Spezifität variieren sie von 0,26 bis 0,77. Der positive Vorhersagewert liegt bei 0,47 bzw. 0,5 und der negative bei 0,76 bzw. 0,77 (je nach getesteter Seite). Die Intertester-Reliabilität beträgt 82 % und 88,2 %, je nach Studie. Der Kappa-Wert liegt zwischen 0,61 und 0,75 (alle Werte und Quellenangaben: ► **Tab. 1**).

Evidenzcheck: Gaenslen-Test erreicht bei der Sensitivität und Spezifität durchschnittlich mäßige bzw. annähernd gute Ergebnisse. Laslett et al. [16] ermittelten eine mäßige Sensitivität, jedoch eine gute Spezifität. Dreyfuss et al. [4] erhielten entgegengesetzte Ergebnisse. Der Kappa-Wert des Tests ist gut, hier sind die Meinungen eindeutig. Der positive Vorhersagewert ist mäßig. Der negative Vorhersagewert ist hingegen gut. Allerdings berechnete nur eine Autorengruppe die Vorhersagewerte.

Fazit: Die durchschnittlichen Ergebnisse des Gaenslen-Tests sind mäßig bis gut, sie liegen jedoch unter denen der anderen Tests. Seine Evidenz ist gerade noch gut.

Sacral-Thrust-Test

Beim Sacral-Thrust-Test (► **Abb. 8**) reicht die Sensitivität von 0,53 bis 0,63 und die Spezifität von 0,29 bis 0,75. Sein positiver Vorhersagewert liegt bei 0,56 und der negative bei 0,8. Für die Intertester-Reliabilität errechnete man je nach Studie 66 % bzw. 78 %. Der Kappa-Wert liegt mal bei 0,3 und mal bei 0,52 (alle Werte und Quellenangaben: ► **Tab. 1**).

4
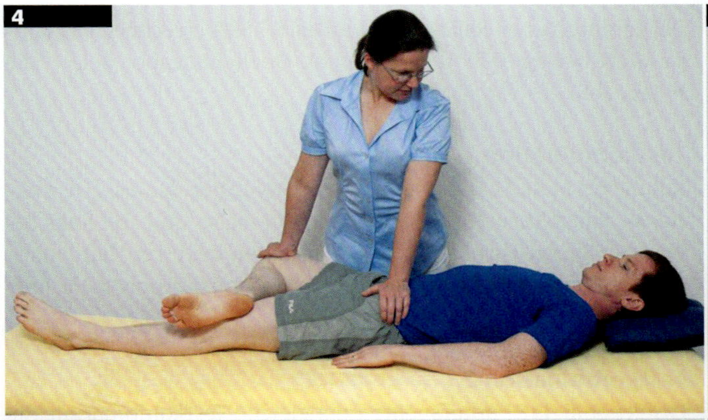

5
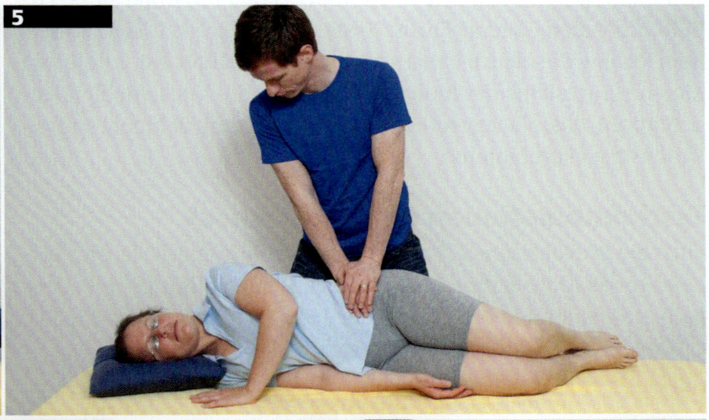

6
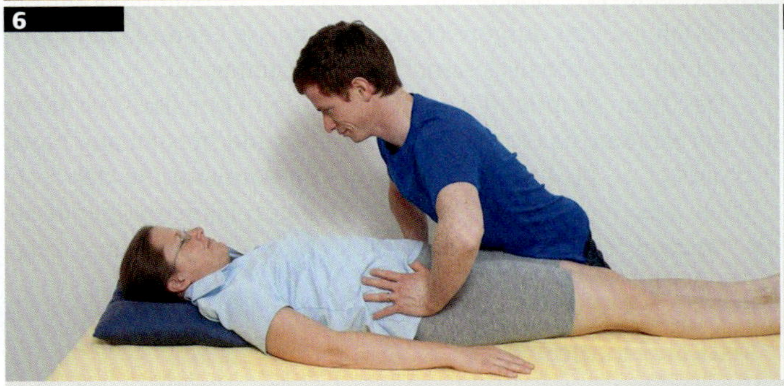

7
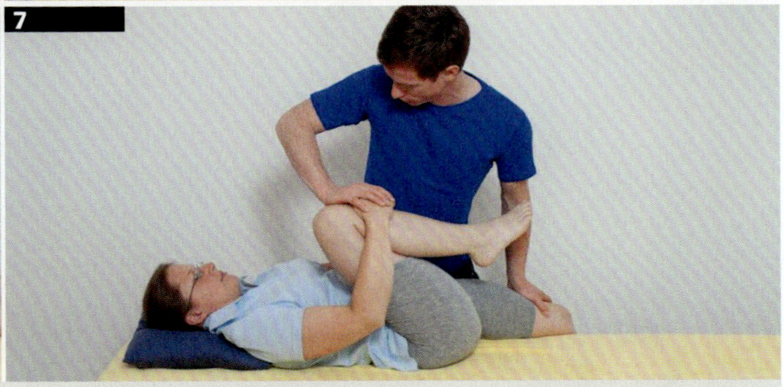

Abb. 4 FABER-Test (rechts).

Abb. 5 Kompressionstest aus Seitlage.

Abb. 6 Kompressionstest aus Rückenlage.

Abb. 7 Gaenslen-Test (rechtes Ilium in posteriorer Rotation, linkes Ilium in anteriorer Rotation).

Evidenzcheck: Die durchschnittliche Sensitivität und Spezifität des Sacral-Thrust-Tests sind mäßig. Bei der Spezifität gehen die Meinungen stark auseinander, Laslett et al. [16] berechneten eine gute, Dreyfuss et al. [4] eine ungenügende Spezifität. Sein Kappa-Wert ist im Schnitt gerade noch mäßig. Die Ergebnisse sind mal mäßig [15], mal ungenügend [4]. Der positive Vorhersagewert ist ebenfalls nur mäßig. Der negative Vorhersagewert ist hingegen gut, wie auch die Wahrscheinlichkeitsverhältnisse. Auch beim Sacral-Thrust-Test berechnete nur eine Autorengruppe die Vorhersagewerte. Die durchschnittlichen Werte des Sacral-Thrust-Tests sind folglich mäßig. Sie variieren von gerade noch mäßig bis ausgezeichnet. Insgesamt liegen sie jedoch unter denen der anderen Tests.

Fazit: Die vorliegende Evidenz des Sacral-Thrust-Tests ist mäßig.

Reicht ein Schmerz-Provokationstest aus?

Nimmt man die durchschnittlichen Resultate aller Untersuchungsergebnisse pro Test, ist keiner sehr gut. Thigh-Thrust- und Distraktionstest sind aber die besten von den sechs untersuchten Tests. FABER- und Kompressionstest erzielen insgesamt schlechtere Ergebnisse. Gaenslen- und Sacral-Thrust-Test liegen mit ihren Ergebnissen durchschnittlich unter denen des FABER-Tests und des Kompressionstests und deutlich unter denen des Thigh-Thrust-Tests und denen des Distraktionstests.

Maigne et al. [19] fanden keine statistische Signifikanz für die von ihnen untersuchten Tests (Kompressions-, Distraktions-, FABER-, Gaenslen-, Sacral-Thrust-Test). Stuber [26] kritisiert in seinem Review die niedrige methodologische Qualität der Studie von Maigne. Angesichts der limitierten Qualität der Tests, meinen viele Autoren, dass Therapeuten am besten mehrere Schmerz-Provokationstests kombinieren.

Testkombinationen im Evidenzcheck

Einzelne Provokationstests am SIG sind uninformativ. Es gibt keinen Provokationstests mit herausragender Qualität [8, 26]. Deshalb empfehlen Experten mehrere Tests zu kombinieren [8, 31], da dies die Validität [8] und die Intertester-Reliabilität [12] erhöht.

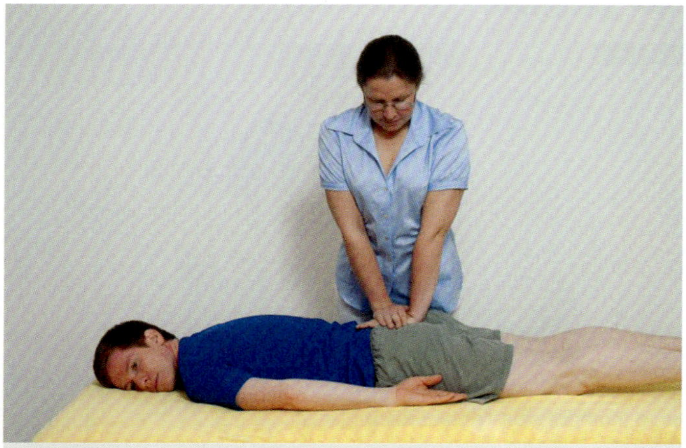

Abb. 8 Sacral-Thrust-Test.

Hinweis

Therapeuten verwenden am besten Tests mit hoher Sensitivität und Spezifität, sie erhalten so genauere Aussagen [26, 29, 31].

Kombinieren Therapeuten mehrere Tests, ist eine vorgegebene Mindestanzahl der positiven Tests wünschenswert, damit sie eine exaktere Diagnose stellen können. Beispielsweise: Zwei von vier Tests sollen positiv sein oder drei von fünf etc. Eine definitive Empfehlung gibt es zurzeit noch nicht [26].

Hinweis

Testkombinationen weisen jedoch deutlich bessere Ergebnisse auf als jeder einzelne Test.

Die Sensitivität reicht hier von 0,82 bis 0,94, die Spezifität liegt bei 0,57 bis 0,79. Der positive Vorhersagewert erreicht Werte von 0,47 bis 0,77, der negative 0,87 bis 0,96. Je nach Studie variiert das positive Wahrscheinlichkeitsverhältnis von 1,9 bis 4,29. Das negative Wahrscheinlichkeitsverhältnis variiert von 0,19 bis 0,8. Bei der Intertester-Reliabilität kombinierten die Forscher [13] folgende Tests:

- Kompressionstest;
- Distraktionstest;
- Thigh-Thrust-Test;
- Gaenslen-Test;
- Sacral-Thrust-Test.

Bei der Intertester-Reliabilität wurden 93,59 % errechnet, der Kappa-Wert beträgt 0,7. Alle Werte und Quellenangaben zeigen die ► **Tab. 2–5**.

Testkombination 1

Kokmeyer et al. [13] kombinierten den Kompressions-, Distraktions-, Thigh-Thrust-, Gaenslen-Test von rechts und von links sowie den Sacral-Thrust-Test. Sie ermittelten bei ihrer Kombination gute Ergebnisse für den Kappa-Wert, wenn ***drei oder mehr Tests von fünf positiv*** waren (► **Tab. 2**).

Testkombination 2

Laslett et al. [16] untersuchten die gleiche Testkombination. Sie erhielten gute bis ausgezeichnete Ergebnisse bei drei oder mehr positiven Tests von insgesamt fünf (Berechnung 2a).

Das Team empfiehlt Therapeuten, den Gaenslen-Test nicht zu verwenden, da er in ihrer Studie am schlechtesten abschnitt. Laslett et al. [16] berechneten für die Kombination der restlichen vier Tests ebenfalls gute bis ausgezeichnete Ergebnisse, ***wenn zwei Tests positiv waren*** (Berechnung 2b). ► **Tab. 3** zeigt alle Werte.

Testkombination 3

Van der Wurff et al. [31] kombinierten den Kompressions-, Distraktions-, Thigh-Thrust-, FABER- und Gaenslen-Test. Sie sind der Meinung, dass ***drei oder mehr positive Tests von fünf*** auf das SIG als Schmerzursache hinweisen und ermittelten ausgezeichnete bis annähernd ausgezeichnete Ergebnisse (► **Tab. 4**).

Tab. 2 Statistische Werte der Testkombination 1.

Kokmeyer et al. [13]	ITR (%)	k	Bbk	PBbk
1 oder mehr von 5	83,33	0,63	0,07	0,65
2 oder mehr von 5	92,31	0,74	0,74	0,85
3 oder mehr von 5	93,59	0,7	0,7	0,87
4 oder mehr von 5	96,15	0,71	0,71	0,92
5 oder mehr von 5	98,72	0,66	0,66	0,97

Verwendete Tests: Kompressions-, Distraktions-, Thigh-Thrust-, Gaenslen-, Sacral-Thrust-Test. ITR = Intertester-Reliabilität; k = Kappa-Wert; Bbk = Biasbereinigter Kappa; PBbk = Prävalenz und biasbereinigter Kappa

Tab. 3 Statistische Werte der Testkombination 2.

Laslett et al. [16]/80 %*	Se	Sp	PV	NV	+LR	–LR
1 oder mehr von 5	1,00	0,44	0,47	1,00	1,78	0,00
2 oder mehr von 5	0,93	0,66	0,58	0,96	2,73	0,10
3 oder mehr von 5 (2a)	0,94	0,78	0,68	0,96	4,29	0,80
4 oder mehr von 5	0,60	0,81	0,60	0,81	3,20	0,49
5 oder mehr von 5	0,27	0,88	0,50	0,72	2,13	0,84
2 oder mehr von 4 (2b)	0,88	0,78	0,67	0,93	4,00	0,16

Verwendete Tests Berechnung 2a: Kompressions-, Distraktions-, Thigh-Thrust-, Gaenslen-, Sacral-Thrust-Test; 2b: ohne Gaenslen-Test.
** = ≥ Schmerzlinderung bei SIG-Block; Se = Sensitivität; Sp = Spezifität; PV = Positiver Vorhersagewert; NV = Negativer Vorhersagewert; +LR = positives Wahrscheinlichkeitsverhältnis; –LR = negatives Wahrscheinlichkeitsverhältnis*

Tab. 4 Statistische Werte der Testkombination 3.

van der Wurff et al. [31]/50 %*	Se	Sp	PV	NV	+LR	–LR
1 oder mehr von 5	1,00	0,42	0,59	1,00	1,74	0,00
2 oder mehr von 5	0,93	0,58	0,64	0,90	2,18	0,13
3 oder mehr von 5	0,85	0,79	0,77	0,87	4,01	0,19
4 oder mehr von 5	0,26	0,81	0,54	0,58	0,43	0,91
5 oder mehr von 5	0,00	1,00	0,00	0,55	0,00	1,00

*Verwendete Tests: Kompressions-, Distraktions-, Thigh-Thrust-, Gaenslen-, FABER-Test. * = ≥ Schmerzlinderung bei SIG-Block; Se = Sensitivität; Sp = Spezifität; PV = Positiver Vorhersagewert; NV = Negativer Vorhersagewert; +LR = positives Wahrscheinlichkeitsverhältnis; –LR = negatives Wahrscheinlichkeitsverhältnis*

Tab. 5 Statistische Werte der Testkombination 4.

Stanford u. Burnham [24]/80 %*	Se	Sp	PV	NV	+LR
3 oder mehr von 6	0,82	0,57	0,47	0,87	1,9

Verwendete Tests: Kompressions-, Thigh-Thrust-, Gaenslen-Test ipsilateral und kontralateral, Sacral-Thrust-, FABER-Test.
**= ≥ Schmerzlinderung bei SIG-Block; Se = Sensitivität; Sp = Spezifität; PV = Positiver Vorhersagewert; NV = Negativer Vorhersagewert; +LR = positives Wahrscheinlichkeitsverhältnis*
***Anmerkung:** Für die Untersuchung von Stanford liegen keine weiteren Ergebnisse vor, da bisher lediglich ein Forschungsbericht und kein kompletter Artikel veröffentlicht wurde.*

Testkombination 4

Stanford und Burnham [24] wählten eine andere Testzusammensetzung. Sie ließen den Distraktionstest weg, da viele Patienten den Druck auf die Spinae iliacae anteriores superiores (SIAS) als unangenehm empfinden. Die Patienten können sich dann schlechter auf den Schmerz am SIG konzentrieren. Ihre Beurteilung ist erschwert. Stanford und Burnham [24] kombinierten daher den Kompressions-, Thigh-Thrust-, Gaenslen-Test ipsilateral und kontralateral, den FABER- und den Sacral-Thrust-Test. Diese Testkombination errichte annähernd gute bis ausgezeichnete Ergebnisse (▶ **Tab. 5**).

Auch Testkombinationen stoßen an Grenzen

Die Ergebnisse der Kombinationen 1–4 sind etwa gleichwertig. Schmerz-Provokationstests zu kombinieren, ist im Schnitt besser als jeder untersuchte Einzeltest. Aber: Belasten die Schmerz-Provokationstests nur das SIG? An der Validität ihrer Aussagekraft muss man zweifeln. Mögliche Schmerzverursacher sind auch andere das SIG umgebende und beeinflussende Strukturen, wie Muskeln und Bänder, Lendenwirbelsäule oder Hüftgelenke.

Die Validierung der Schmerz-Provokationstests mittels intraartikulärer Injektion eines Lokalanästhetikums ist umstritten [2, 3, 8]. Stanford und Burnham [24] entschieden sich für ein Studiendesign, in dem sie die SIG der Probanden vor und nach Lokalanästhesie testeten. Die nach der Injektion durchführten Schmerz-Provokationstests hatten keinen diagnostischen Wert. Als Ursache vermuten die Autoren, dass die Tests unterschiedliche Strukturen reizen.

Kann man falsch-positive Ergebnisse verhindern?

Laslett [17] merkt in seinem Übersichtsartikel an, dass SIG-Tests bei Patienten mit Rückenschmerz häufiger positiv sind, als es die Prävalenz für das SIG vermuten lässt. Er geht davon aus, dass einzelne Tests häufig falsch positiv sind, z. B. bei Patienten mit Nerven-Wurzel-Schmerzen oder einem Diskus-Prolaps.

Untersuchen Therapeuten ihre Patienten nach McKenzie und findet eine Zentralisation der Schmerzen statt, sind falsch-positive Ergebnisse seltener. Die Zentralisation ist eine bekannte klinische Beobachtung bei der standardisierten McKenzie-Untersuchung mit wiederholten und gehaltenen Bewegungen. Sie wurde wiederholt als reliabel und valide beschrieben und ist sehr spezifisch für diskogenen Schmerz.

Bei Patienten mit ***schmerzhaftem SIG*** oder ***Facettengelenk*** ist die ***Zentralisation nicht zu finden.***

- Patienten mit diskogenen und gleichzeitig durch das SIG verursachten Schmerzen sind sehr selten.
- Nimmt man an, dass bei 30 % der Patienten mit unterem Rückenschmerz das SIG die Ursache ist und findet man bei der

Untersuchung eines Patienten mit Rückenschmerzen drei oder mehr positive SIG Schmerz-Provokationstests, gibt es eine 59%-ige Chance, dass tatsächlich eine SIG Problematik vorliegt.
- Ist allerdings eine McKenzie-Untersuchung vorangegangenen und Therapeut beobachtete keine Zentralisation des Schmerzes, steigt die Wahrscheinlichkeit auf eine vom SIG ausgehende Problematik auf 77%.
- Würde ein Therapeut den gleichen Clinical-Reasoning-Prozess bei einer Gruppe Schwangeren anwenden, wäre die Zahl noch viel höher [17]. Bei Schwangeren mit Beckengürtelschmerzen umfasst die Diagnostik jedoch weitere Tests, wie etwa den Active-Straight-Leg-Raise-Test (ASLR) [20].

Welche Tests sind praxistauglich?

Aufgrund der Literatur ist keine einheitliche Aussage zur Evidenz von Schmerz-Provokationstests am SIG bei Patienten mit unterem Rückenschmerz möglich. In den Studien fallen die Ergebnisse sehr unterschiedlich aus, sodass die Frage nach ihrer Evidenz nicht eindeutig zu klären ist.
- Keiner der Einzeltests besitzt eine herausragende Qualität.
- Der Thigh-Thrust- und der Distraktionstest erreichten die besten Werte. Auch wenn diese Tests einzeln verwendet positiv sind, ist die Wahrscheinlichkeit gering, dass man durch sie eine vom SIG ausgehende Schmerzsymptomatik erkennt. Ein negatives Ergebnis ist ein starker Hinweis, dass das SIG die Schmerzen nicht verursacht.
- Für den FABER- und den Kompressionstest gilt diese Aussage ebenfalls. Beide Tests sind jedoch weniger zuverlässig.
- Gaenslen- und Sacral-Thrust-Test kann man nach den vorliegenden Ergebnissen nicht empfehlen.

Testkombinationen erhöhen die Validität und Reliabilität

Verwenden Therapeuten Testkombinationen, erhöht dies die Validität und Reliabilität. Am besten kombiniert man:
- Thigh-Thrust-Test;
- Distraktionstest;
- FABER-Test;
- Kompressionstest.

Sind zwei oder mehr der Tests positiv, weist dies deutlich auf eine Störung des SIG hin. Handelt es sich dabei um den Thigh-Thrust- und Distraktionstest, ist die Wahrscheinlichkeit einer Störung sehr hoch. Sind beide negativ, kann man davon ausgehen, dass das SIG nicht die Schmerzursache ist.

McKenzie vor der Testkombination erhöht die Validität

Positive SIG Schmerz-Provokationstests allein ermöglichen jedoch keine sichere Aussage zur Schmerzquelle. Sie reichen für eine Diagnose nicht aus. Führt man sie sehr standardisiert aus, haben sie zwar eine gewisse Validität. Kann man aber sicher sein, dass die Patienten keine andere, z.B. diskogene Schmerzursache haben, verbessert sich die Validität deutlich. Für die Untersuchung empfiehlt es sich also, die Tests in einen Clinical-Reasoning-Prozess einzubetten.

Hinweis

Ergibt z.B. die vorherige McKenzie-Untersuchung keine Zentralisation der Symptome, steigt die diagnostische Stärke der Testkombinationen, denn die falsch-positive Rate der Schmerz-Provokationstests sinkt.

Kritische Anmerkungen

Die vorgestellten Studien sind schlecht zu vereinheitlichen, da die Studiendesigns zum Teil sehr unterschiedlich sind. Nicht alle Forscherteams verblindeten, setzten Kontrollgruppen oder SIG-Blockaden mittels Injektionen ein. Einige verwendeten einen Block, andere zwei. Setzten die Forscher SIG-Blockaden ein, gaben sie unterschiedliche Grenzwerte der Schmerzbefreiung an, ab denen sie den Block positiv werteten. Auch die Testdurchführungen definierten die Forscherteams unterschiedlich. Die aufzuwendenden Kräfte und die jeweilige Richtung, in der sie wirken sollten, waren nicht genau definiert.

Fehlender Goldstandard

Für zukünftige Studien, die die Validität und Reliabilität der empfohlenen Testkombination untersuchen möchten, sind einheitliche Kriterien für die Durchführung der Tests unbedingt notwendig. Diese Kriterien sollten die Größe der Kraft und die Kraftrichtung beinhalten. Sie sollten außerdem die maximale Haltezeit für den Test definieren. Entwickeln Forscher den Gold-Standard, können wir die Gültigkeit von Schmerz-Provokationstests genauer überprüfen.

Danksagung

Dieser Artikel basiert auf meiner Bachelor-Thesis, die ich zusammen mit Ulrike Honnens geschrieben habe. Für die gemeinsame Arbeit und das Einverständnis zur Veröffentlichung der Ergebnisse möchte ich ihr herzlich danken.

AUTOR

Arne Vielitz

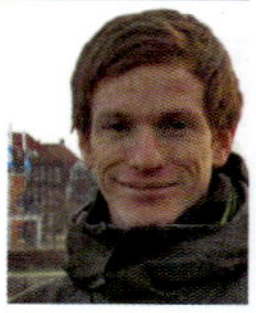

BIBLIOGRAFIE

DOI 10.1055/s-0032-1304755
manuelletherapie 2012; 16: 18-24

Stuttgart · New York · ISSN 1433-2671

Literatur

1. *Broadhurst NA, Bond MJ. Pain provocation tests for the assessment of sacroiliac joint dysfunction. J Spinal Disord 1998; 11: 341–345*
2. *Cattley P, Winyard J, Trevaskis J, Eaton S. Validity and reliability of clinical tests for the sacroiliac joint. A review of the literature. Australas Chiropr Osteopathy 2002; 2: 73–80*
3. *Cohen SP. Sacroiliac Joint Pain: A Comprehensive review of Anatomy, Diagnosis and Treatment. Anesth Analg 2005; 101: 1440–1453*

4. *Dreyfuss P, Michaelsen M, Pauza K, McLarty J, Bogduk N. The value of medical history and physical examination in diagnosing sacroiliac joint pain. Spine 1996; 21: 2594–2602*
5. *Deutsche Gesellschaft für Unfallchirurgie (DGU), Pressestelle: Volkskrankheit Rückenschmerz (2008). www.dgu-online.de/pdf/allgemeines/presse/PK_Volkskrankheit_Rueckenschmerz_200 (14.02.2009)*
6. *Forst SL, Wheeler MT, Fortin JD, Vilensky JA. The Sacroiliac Joint: Anatomy, Physiology and Clinical Significance. Pain Physician 2006; 9: 61–68*
7. *Freburger JK, Riddle DL. Using Published Evidence to Guide the Examination of the Sacroiliac Joint Region. Phys Ther 2001; 5: 1135–1143*
8. *Hancock MJ, Maher CG, Latimer J et al. Systematic review of tests to identify the disc, SIJ or facet joint as the source of low back pain. Eur Spine J 2007; 16: 1539–1550*
9. *Hansen HC, McKenzie Brown AM, Cohen SP et al. Sacroiliac joint interventions: a systematic review. Pain Physician 2007; 1: 165–184*
10. *Harrison DE, Harrison DD, Troyanovich SJ. The sacroiliac joint: a review of anatomy and biomechanics with clinical implications. J Manipulative Physiol Ther 1997; 9: 607–617*
11. *Hestbaek L, Lebouf-Yde C. Are chiropractic tests for the lumbo-pelvic spine reliable and valid? A systematic critical literature review. J Manipulative Physiol Ther 2000; 4: 258–275*
12. *Huijbregts P. Sacroiliac joint dysfunction: Evidence-based diagnosis. Ortho Div Review 2004; May/June: 18–44*
13. *Kokmeyer DJ, van der Wurff P, Aufdemkampe G, Fickenscher TC. The reliability of multitest regimens with sacroiliac pain provocation tests. J Manipulative Physiol Ther 2002; 25: 42–48*
14. *Kool J, de Bie R. Der Weg zum wissenschaftlichen Arbeiten. Stuttgart: Thieme, 2001*
15. *Laslett M. Evidence-Based Diagnosis and Treatment of the Painful Sacroiliac Joint. The Journal of Manual & Manipulative Therapy 2008; 3: 142–152*
16. *Laslett M, Williams M. The reliability of selected pain provocation tests for sacroiliac joint pathology. Spine 1994; 19: 1243–1249*
17. *Laslett M, Aprill CN, McDonald B, Young SB. Diagnosis of sacroiliac joint pain: validity of individual provocation tests and composites of tests. Manual Therapy 2005; 3: 207–218*
18. *Levin U, Stenström CH. Force and time recording for validating the sacroiliac distraction test. Clinical Biomechanics 2003; 9: 821–826*
19. *Maigne JY, Aivaliklis A, Pfefer F. Results of Sacroiliac Joint Double Block and Value of Sacroiliac Pain Provocation Tests in 54 Patients with Low Back Pain. Spine 1996; 16: 1889–1892*
20. *Mens JMA, Vleeming A, Snijders CJ, Koes BW, Stam HJ. Reliability and Validity of the Active Straight Leg Raise Test in Posterior Pelvic Pain Since Pregnancy. Spine 2002; 10: 1167–1171*
21. *Merskey H, Bogduk N. Classification of Chronic Pain. Seattle: IASP Press; 1994*
22. *Riddle DL, Freburger JK. Evaluation of the Presence of Sacroiliac Joint Region Dysfunction Using a Combination of Tests: A Multicenter Intertester Reliability Study. Phys Ther 2002; 8: 772–781*
23. *Robinson HS, Brox JI, Robinson R et al. The reliability of selected motion and pain provocation tests for the sacroiliac joint. Man Ther 2007; 1: 72–79*
24. *Stanford G, Burnham RS. Is it useful to repeat Sacroiliac Joint Provocative Test Post-Block? Pain Medicine 2010; 12: 1774–1776*
25. *Strender LE, Sjoeblom A, Sundell K, Ludwig R, Taube A. Interexaminer Reliability in physical examination in patients with low back pain. Spine 1997; 22: 814–820*
26. *Stuber KJ. Specificity, sensitivity, and predictive values of clinical tests of the sacroiliac joint: a systematic review of the literature. J Can Chiropr Assoc 2007; 1: 30–41*
27. *Waddell G. The Back Pain Revolution. Edinburgh: Churchill Livingstone; 2004*
28. *Winkel DE. Het Sacroiliacale Gewricht. Houten, NL: Bohn Stafleu Van Loghum; 1991*
29. *Van der Wurff P, Hagmeijer RHM, Meyne W. Clinical tests of the sacroiliac joint. A systematic methodological review. Part 1: Reliability. Man Ther 2000; 1: 30–36*
30. *Van der Wurff P, Hagmeijer RHM, Meyne W. Clinical tests of the sacroiliac joint. A systematic methodological review. Part 2: Validity. Man Ther 2000; 2: 89–96*
31. *Van der Wurff P, Buijes EJ, Groen GJ. A multitest regimen of pain provocation tests as an aid to reduce unnecessary minimal invasive sacroiliac joint procedures. Archives of physical medicine and rehabilitation 2006; 1: 10–14*

Machen Studien gesund? – So hilft Forschung den Patienten

TESTS IN DER PRAXIS: Einleuchtende Theorien und Erkenntnisse „aus dem Labor" müssen sich bewähren. Kurzsichtige Konsequenzen, die manche Kliniker bisweilen aus der aktuellen Studienlage ziehen, helfen im therapeutischen Alltag nicht weiter. Andere fragen sich: Kann ich die Erkenntnisse aus klinischen Studien auf mein klinisches Umfeld übertragen? Wie gehe ich mit widersprüchlichen Erscheinungen um?
Als der Autor vor Jahren einem Patienten von einer wissenschaftlichen Konferenz und den interessanten Forschungsergebnissen berichtete, fragte der Patient ihn frei heraus: „Machen mich Deine Studien gesund?" Seine Antwort damals: „Die Chancen darauf steigen auf jeden Fall." Eigentlich hält er es aber mit Lukas Podolski: „Wichtig is' auf'm Platz!"

Anamnese

Eine 39-jährige Försterin stellt sich mit rezidivierenden unilateralen Rückenschmerzen rechts vor. Die Beschwerden bestehen seit fünf Jahren und strahlen zeitweise über das rechte Gesäß und den lateralen Oberschenkel bis zum Knie aus (► **Abb. 1**). Die Beschwerden haben sich in den letzten Jahren kaum verändert. Es gab immer wieder Wochen oder Monate, in denen die Beschwerden kaum präsent waren. Dann traten sie wieder verstärkt auf. Die Patientin ist eine sehr aktive Sportlerin. Im Sommer fährt sie Rad und läuft regelmäßig. Im Winter macht sie nahezu täglich Skilanglauf (► **Abb. 2**). Intensives Lauftraining – vor allem Berglauf – und lange Mountainbiketouren führen jedes Mal zu bleibender Verschlechterung. In den letzten Monaten stand der Knieschmerz im Vordergrund. Die Intensität des Gesäßschmerzes gibt die Patientin auf der Visuellen Analogskala (VAS) mit 6 an, die Oberschenkel- und Kniebeschwerden mit 4 (VAS).

Die Patientin hat bereits eine bunte Palette konservativer Therapien erlebt. Von Manueller Therapie für LWS und Hüfte über intensives Rumpfmuskeltraining bis hin zur kompletten Sportabstinenz. Keine Intervention brachte nennenswerte und anhaltende Verbesserungen. Aussicht auf Erfolg sieht sie eher nicht. Das Datum der ärztlichen Verordnung liegt fast fünf Monate zurück.

Fragebogen – Einschränkung im Alltag

Der Roland & Morris Funktionsfragebogen zeigt mit 2/24 keine relevante Beeinträchtigung im Alltag. Standardisierte Fragebögen werden bisweilen der individuellen Situation von Patienten nicht gerecht. Patientenspezifische funktionelle Outcomes (PSFO) sind aussagekräftiger [2, 16] und sehr einfach in die Untersuchung einzubauen [6].

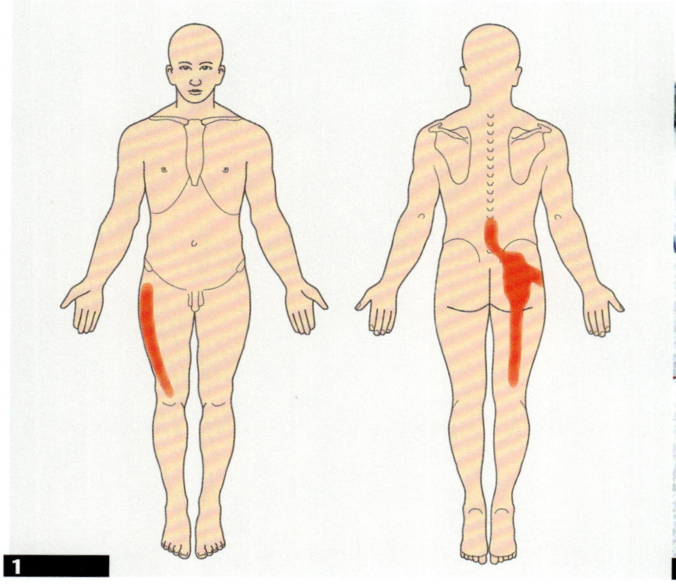

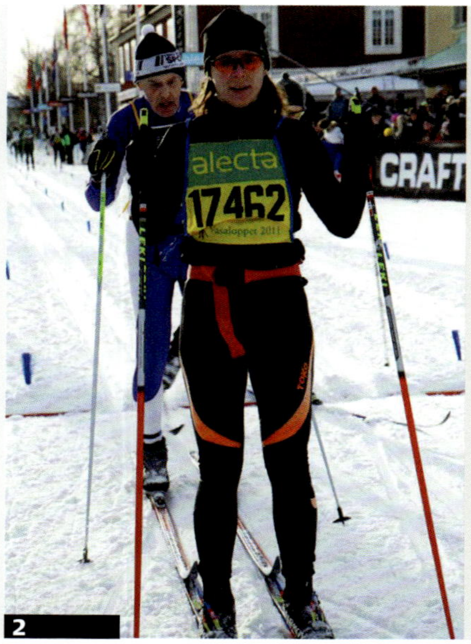

Abb. 1 Körperkarte der Patientin (Försterin, 39 Jahre).

Abb. 2 Die Patientin beim Skilanglauf.

Die Antworten auf die Frage nach Aktivitäten im Alltag, die sie zurzeit nicht oder nur eingeschränkt ausführen kann, ergeben ein differenzierteres Bild. Die Patientin gibt drei Aktivitäten an.

Die patientenspezifischen funktionellen Outcomes am Behandlungstag 1:

1. ***Berglauf: 2;***
2. ***Intensiv Mountainbikefahren: 2;***
3. ***Schwere körperliche Arbeit – z. B. Harken bei der Gartenarbeit: 2.***

Die Zahlen geben die persönliche Einschätzung an auf die Frage: Wie viel davon ist möglich? Nichts = 0, wenig = 1, mäßig = 2, viel = 3, alles = 4.

Klinische Untersuchung

Die klinische Untersuchung wurde nach dem Konzept der Mechanischen Diagnose und Therapie durchgeführt [15].

Die Beweglichkeit der Wirbelsäule ist unauffällig, ein Bewegungsverlust in keine Richtung zu beobachten.

Repetierte Testbewegungen der Lendenwirbelsäule zeigten kein klares mechanisches Muster (▶ **Abb. 3–8**). Sowohl repetierte Flexion im Stehen (▶ **Abb. 3**) als auch Seitgleiten nach links (▶ **Abb. 5**) produzieren endgradige Schmerzen im rechten Gesäß. Diese halten jedoch nach dem Beenden der Bewegungen nicht an. Repetierte Flexion in Rückenlage (▶ **Abb. 7**) produziert initial einen Schmerz im rechten Gesäß und Oberschenkel. Nach etwa 20 Wiederholungen hat die Patientin keine Schmerzen mehr. Die Bewegung scheint mit zunehmender Wiederholung etwas harmonischer zu sein. Im Anschluss wiederum durchgeführte Flexions- und Seitgleitbewegungen im Stehen haben jedoch den gleichen Effekt wie zuvor. Die Bewegung ist zunächst schmerzhaft und nach etwa 20 Wiederholungen schmerzfrei.

Therapie

Besuch 1

An dieser Stelle ist der nach Effektivität strebende Kliniker natürlich versucht, weitere potenzielle Schmerzgeneratoren, wie Hüft- oder Sakroiliakalgelenk, zu untersuchen. Um falsch positive Befunde zu vermeiden, empfiehlt es sich aber, zuerst die Lendenwirbelsäule als Schmerzursache auszuschließen [9, 12, 15]. Oftmals wird das Bild klarer, wenn der Patient über längere Zeit den Effekt einer bestimmten Bewegungsrichtung evaluiert [17]. Der Therapeut wählt Flexion im Liegen als Probebehandlung über 48 Stunden. Die Patientin soll die Übung möglichst alle zwei Stunden zehn Mal durchführen. Flexion im Liegen empfiehlt sich, da diese Bewegung als einzige einen temporären Effekt auf die Mechanik zu haben scheint.

Besuch 2

Zwei Tage später stellt sich die Patientin wieder in der Praxis vor. Sie hat die Übungen regelmäßig durchgeführt. Von dem anamnestischen Wiederbefundzeichen hat sich keines verändert und auch

TIPP FÜR DIE PRAXIS

Patienten-spezifische funktionelle Outcomes

Bei der Befundaufnahme fragt der Therapeut: „Was sind drei Dinge in Ihrem Leben, die Sie wegen Ihren Schmerzen nicht oder nur eingeschränkt tun können und die Sie wieder tun möchten, wenn die Behandlung erfolgreich ist?"

Oder er fordert den Patienten auf: „Nennen Sie mir drei Aktivitäten in Ihrem Leben, die wegen Ihren Beschwerden nur eingeschränkt möglich sind und die Sie gerne wieder besser oder häufiger tun möchten."

Anschließend fragt der Therapeut: „Wie viel ist davon möglich?" Der Patient erhält mehrere Auswahlmöglichkeiten für seine Antwort:

- nichts = 0;
- wenig = 1;
- mäßig = 2;
- viel = 3;
- alles = 4.

Beispiel: *Patientenspezifische funktionelle Outcomes am Anfang der Behandlungsserie*

Aktivität	nichts	wenig	mäßig	viel	alles
Punkte	0	1	2	3	4
Aktivität 1	X →	→	→	→	→
Aktivität 2			X →	→	→
Aktivität 3		X →	→	→	→

Der Patient kann sich somit um 9 Punkte verbessern (4 + 2 + 3); das heißt, wenn er sich um 9 Punkte verbessert, kann er wieder alle Aktivitäten vollständig ausüben.

Bei Zwischenerhebungen und/oder am Ende der Behandlungen stellt der Therapeut erneut die Frage zu den Einschränkungen.

Beispiel: *Patientenspezifische funktionelle Outcomes am Ende der Behandlungsserie*

Aktivität	nichts	wenig	mäßig	viel	alles
Punkte	0	1	2	3	4
Aktivität 1	→	→	X		
Aktivität 2			→	X	
Aktivität 3		→	→	→	X

Die erreichte Verbesserung beträgt 6 Punkte (2 + 1 + 3) oder 67 %.

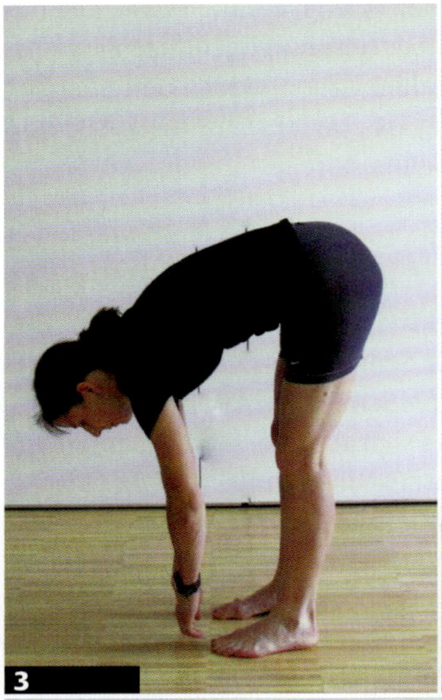
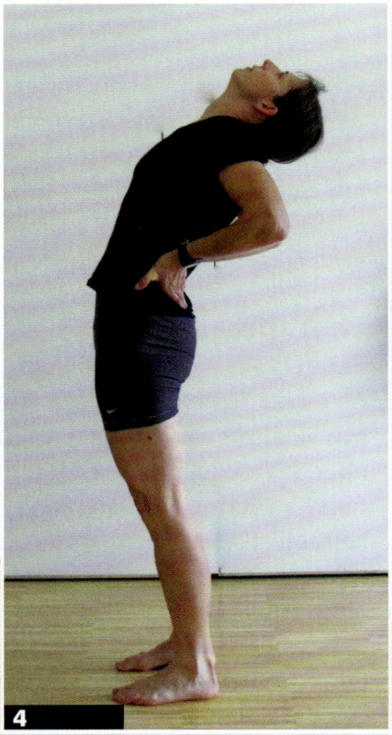
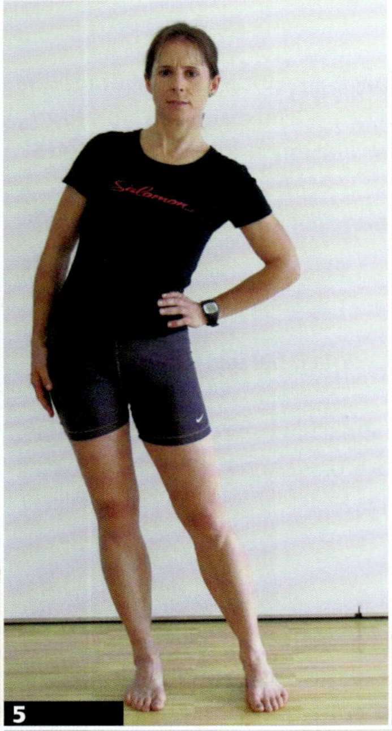
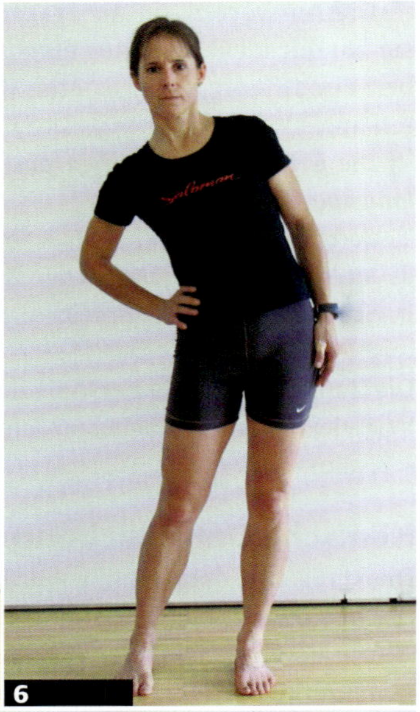
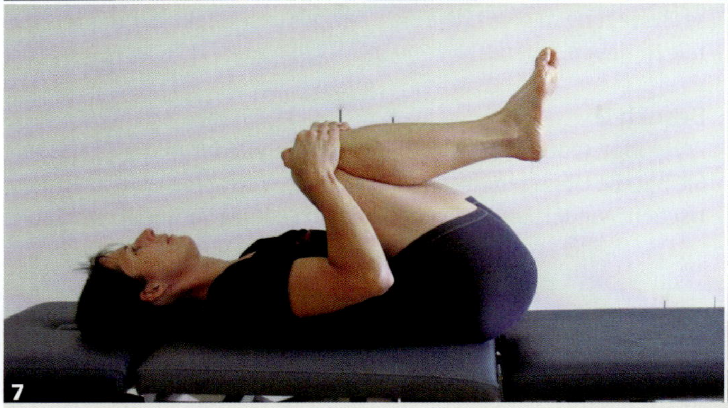
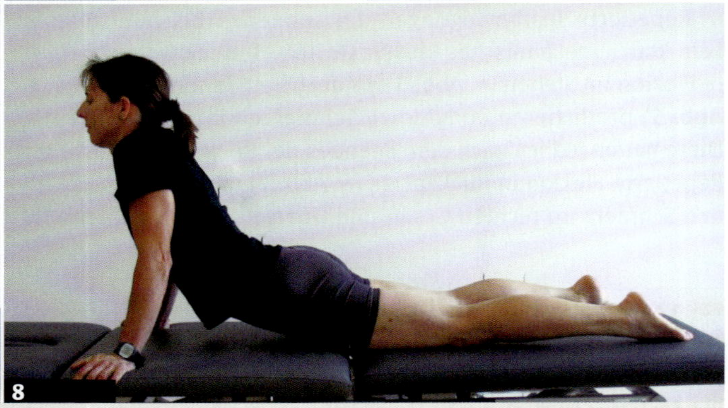

Abb. 3 Repetierte Flexion im Stehen.

Abb. 4 Repetierte Extension im Stehen.

Abb. 5 Seitgleiten nach links.

Abb. 6 Seitgleiten nach rechts.

Abb. 7 Repetierte Flexion in Rückenlage.

Abb. 8 Repetierte Extension in Bauchlage.

die patientenspezifischen funktionellen Outcomes (PSFO) sind unverändert. Klinisch zeigt sich das gleiche Bild wie an Tag 1. Die Beweglichkeit der Lendenwirbelsäule ist in alle Richtungen frei. Endgradige Flexion im Stehen produziert nach wie vor einen Gesäßschmerz rechts. Genauso wie Seitgleiten nach links. Die Kontrolle der Eigenübung gibt keinen Anlass zur Korrektur.

Aktive und passive Untersuchung der Hüftgelenke zeigen keinerlei Auffälligkeiten.

Als mögliche Schmerzursache drängt sich nun das SIG auf. Schmerzlokalisation sowie die negative LWS- und Hüftuntersuchung sprechen dafür.

Die im Anschluss durchgeführten Provokationstests [10] sind jedoch allesamt negativ. Nichtsdestotrotz entschließt sich der Therapeut, zusätzlich eine Untersuchung des SIG mittels repetierten Testbewegungen durchzuführen [15]. 20 wiederholt ausgeführte Rotationen des rechten Iliums nach anterior (► **Abb. 9a**) zeigen während und nach den Tests keinerlei Effekt. Auch die zusätzliche Applikation von Überdruck durch die Patientin (► **Abb. 9b**) ändert nichts. Repetierte Rotation des Iliums nach posterior (► **Abb. 10**) zeigt nach zehn Wiederholungen keinen Effekt. Nach weiteren fünf Repetitionen gibt die Patientin einen langsam stärker werdenden Gesäßschmerz an, der jedoch nach weiteren zehn Bewegungen wieder verschwindet. Um den Effekt dieser Bewegungsserie auf die Wiederbefundzeichen zu evaluieren, führt die Patientin im Anschluss nochmals eine Flexionsbewegung im Stehen aus. Hierbei tritt kein Gesäßschmerz mehr auf. Auch wiederholte Flexionsbewegungen im Stehen lösen den Schmerz nicht mehr aus. Seitgleiten im Stehen war nun initial ebenso schmerzfrei möglich. Bei wiederholtem Seitgleiten stellt sich jedoch wieder ein leichter Gesäßschmerz ein. Dieser verschwindet aber sofort nach Beendigung der Bewegungen. Die Patientin beschreibt die getesteten Bewegungen nun als insgesamt flüssiger - ohne das näher erklären zu können.

Supp G. Machen Studien gesund? – So hilft Forschung den Patienten. Manuelle Therapie 2012; 16: 25-30

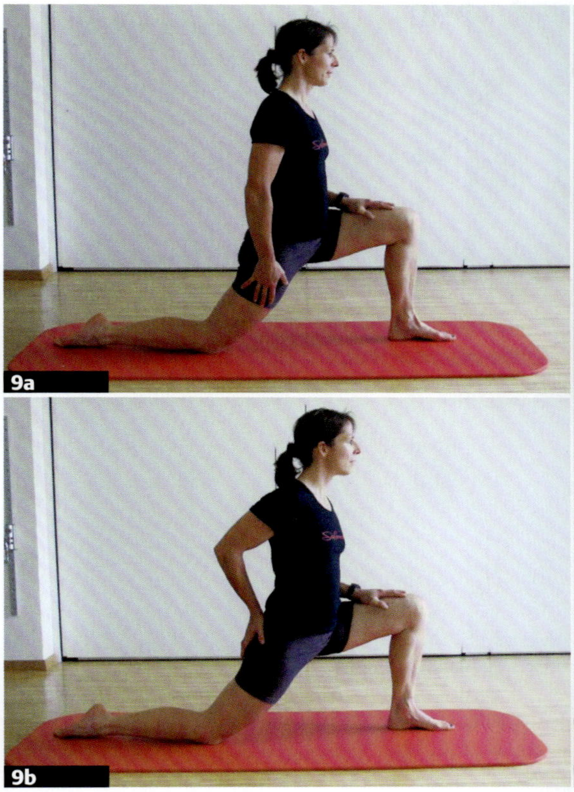

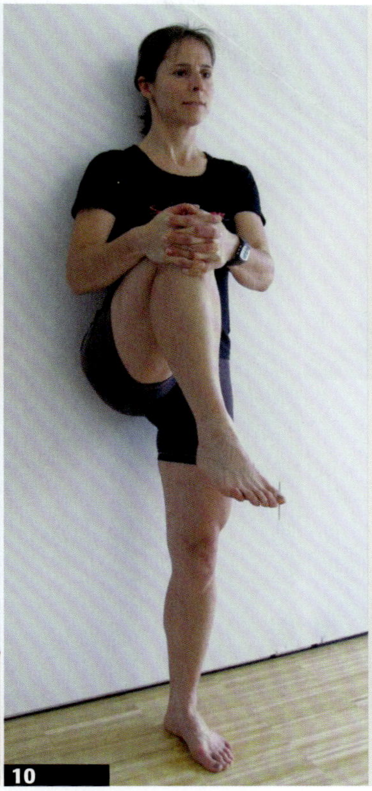

Abb. 9a u. b Repetierte Rotation des rechten Iliums im Einbeinkniestand. **a** Nach anterior. **b** Zusätzlich mit Überdruck durch die Patientin.

Abb. 10 Repetierte Rotation des rechten Iliums im Einbeinstand nach posterior.

Die Rotation des Iliums nach posterior erfüllt klar die Kriterien einer ***Directional Preference***. „Alle zwei bis drei Stunden zehn repetierte Rotationen des rechten Iliums nach posterior" lautet die neue Trainingsanleitung bis zum nächsten Besuch.

Besuch 3

Nach zehn Tagen stellt sich die Patientin wieder in der Praxis vor. Sie hat die Übungen sehr regelmäßig durchgeführt. Knie- und Oberschenkelschmerz sind seit dem letzten Besuch nicht mehr aufgetreten. Mehrstündige Mountainbiketouren hat sie sehr gut überstanden. Beim Berglauftraining hat sie den Gesäßschmerz noch gespürt, musste aber das Training nicht einschränken.

Die patientenspezifischen funktionellen Outcomes am Behandlungstag 3:

1. ***Berglauf: 3;***
2. ***Intensiv Mountainbike fahren: 4;***
3. ***Schwere körperliche Arbeit – z. B. Harken bei der Gartenarbeit: 2; Gartenarbeit hat sich die Patientin noch nicht zugetraut.***

Repetierte Testbewegungen produzierten nach einigen Seitgleitbewegungen nach links den bekannten Gesäßschmerz mit leichter Intensität (VAS 2).

Um den Effekt von passiver Bewegung zu evaluieren, führt der Therapeut etwa 20 Mal eine endgradige, passive Rotation des Iliums nach posterior in Seitenlage durch (▶ **Abb. 11**).

Bei den anschließenden repetierten Seitgleitbewegungen kann die Patientin keinen Gesäßschmerz provozieren.

Die regelmäßige Rotation des rechten Iliums nach posterior bleibt weiterhin die Übung für das Eigentraining.

Besuch 4

14 Tage später folgt der nächste Besuch der Patientin. Sie hat weiterhin regelmäßig geübt. Bereits zehn Tage zuvor hat sie zwei Stunden ohne Beschwerden im Garten gearbeitet.

Am Wochenende vor dem Besuch beim Therapeuten hat sie zum ersten Mal seit Jahren wieder an einem Berglauf teilgenommen (▶ **Abb. 12**). Abgesehen von ordentlicher Erschöpfung ange-

DIRECTIONAL PREFERENCE

Im McKenzie-Konzept der Mechanischen Diagnose und Therapie kommt der „Directional Preference" eine besondere Bedeutung zu. Der Begriff beschreibt die Bewegungsrichtung oder Haltungsstrategie, welche Symptome reduziert, eliminiert oder zentralisiert und / oder die Beweglichkeit verbessert [15]. Auch das Klassifikationssystem „Treatment-Based-Classification (TBC)" nach Delitto [3–5, 7] nutzt „Directional Preference" zur Subgruppenklassifikation. Während aber Delitto und seine Kollegen [3–5, 7] diese Richtungspräferenz nur bei Patienten mit Wirbelsäulenbeschwerden als Kriterium einsetzen, hilft das Auffinden einer Directional Preference im MDT-Konzept, auch Patienten mit Extremitätenbeschwerden klinisch einzuteilen [1, 8, 13, 14].

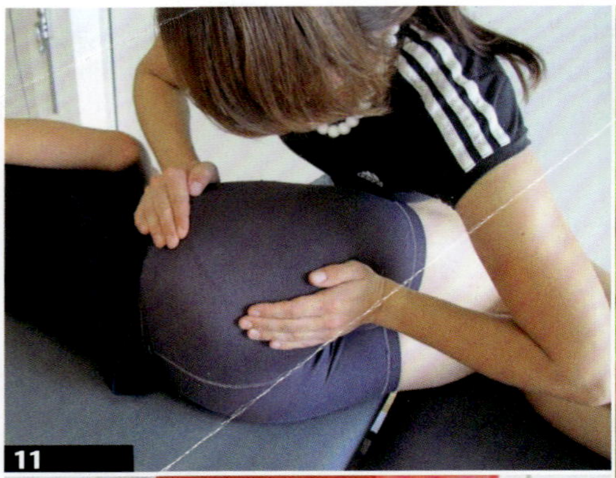
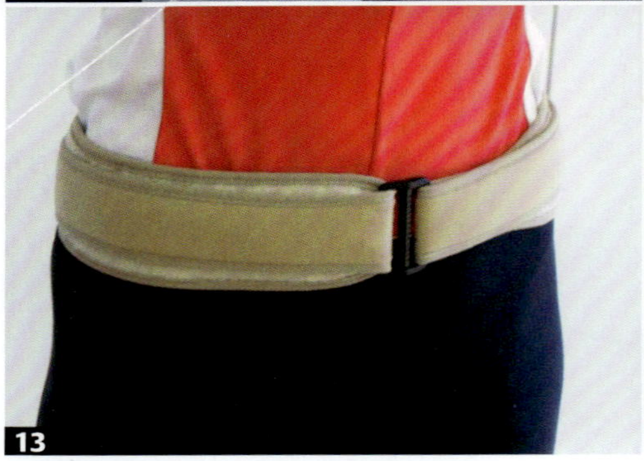
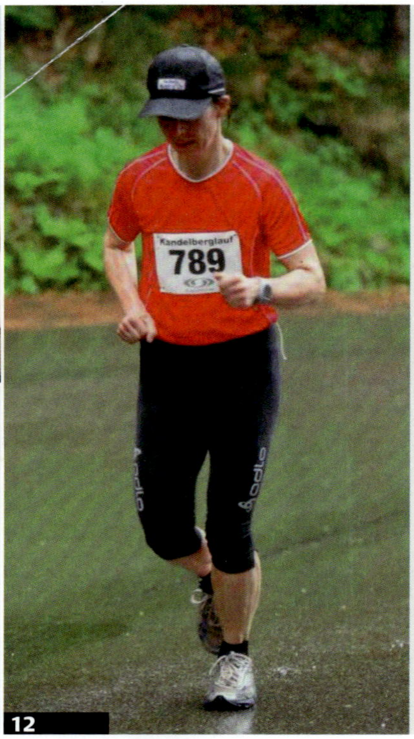

Abb. 11 Repetierte endgradige, passive Rotation des rechten Iliums nach posterior in Seitenlage.

Abb. 12 Teilnahme am Berglauf.

Abb. 13 SIG-Gurt.

sichts der ungewohnten Höhendifferenz (960 Höhenmeter bei 12 km Länge) hat sie weder während noch nach dem Lauf Beschwerden.

Die patientenspezifischen funktionellen Outcomes am Behandlungstag 4:

1. ***Berglauf: 4;***
2. ***Intensiv Mountainbike fahren: 4;***
3. ***Schwere körperliche Arbeit – zum Beispiel Harken bei Gartenarbeit: 4.***

Die abschließende klinische Untersuchung zeigt keinerlei Auffälligkeiten. Die Behandlung ist nach vier Terminen abgeschlossen.

Kontakt nach zwei Monaten

Die Patientin hat mittlerweile an einem weiteren Berglauf teilgenommen und dabei sogar in ihrer Altersklasse gewonnen. Längere Läufe bis zu 1,40 Stunden gehen problemlos.

Die Frequenz der Übungen hat sie mittlerweile reduziert, meistens einmal täglich. Wenn sie die Übungen mehrere Tage nicht macht und sich dann stärker körperlich belastet, spürt sie leichte Symptome tieflumbal rechts. Die bekannte Eigenübung hilft aber sofort.

Nach einer fünf Jahre dauernden Vorgeschichte ist sie nun schon seit zehn Wochen völlig beschwerdefrei und hat keinerlei Einschränkungen im Alltag und Sport.

Studienergebnisse 1:1 übertragen?

Obwohl laut aktueller wissenschaftlicher Evidenz sechs negative SIG-Tests dieses Gelenk als Schmerzursache ausschließen sollen [10], konnte sich die Patientin mit repetierten Bewegungen im Sinne einer Rotation des rechten Iliums nach posterior erfolgreich selbst behandeln.

Der Autor setzt das von Laslett beschriebene Vorgehen seit mehr als zehn Jahren in der täglichen Praxis bei orthopädischen und sporttraumatologischen Patienten ein. Bei vielen Patienten, die schließlich erfolgreich mit – auf das SIG zielender – mechanischer Therapie behandelt werden können, sind drei oder mehr Provokationstests positiv. Allerdings ist oftmals auch kein einziger Provokationstest positiv, doch in Untersuchung oder Probebehandlung zeigt sich trotzdem eine „Directional Preference". Oder der Patient wird durch zeitlich begrenztes Tragen eines SIG-Gurts dauerhaft beschwerdefrei (► **Abb. 13**).

Zurück zur eingangs gestellten Patientenfrage „Machen mich Deine Studien gesund?" Therapeuten führt das eher zu der Frage: „Inwieweit kann ich die Ergebnisse und Schlussfolgerungen der Studien auf meinen klinischen Alltag übertragen?" Verfahren, die irgendwann einmal zum Referenzstandard in der Diagnostik einer Pathologie werden, haben ihre Validität oft bei einer sehr speziellen Patientenklientel bewiesen. SIG-Infiltrationen lassen nur Patienten mit einem enormen Leidensdruck und hohem Invalidisierungsgrad über sich ergehen.

Mark Laslett hat mit seiner Forschung einen Quantensprung in der Diagnostik und Therapie von SIG-Problemen bewirkt. Dank ihm gehören nicht reliable Palpations- und Inspektionstests mit einem Validitätsgrad von 0 zusehends der Vergangenheit an.

Klinisch tätige Therapeuten sollten aber Lasletts Schlussfolgerungen nicht 1:1 übertragen. Nicht jeder Therapeut sieht in seiner Praxis regelmäßig LWS-/SIG-Patienten, die hochgradig chronifiziert, in psychometrischen Tests auffällig (Zung Depression Index Questionnaire, MSPQ = Modified Somatic Perception Questionnaire, DRAM = Distress Risk Assessment Method) und langzeitarbeitsunfähig sind. Das sind aber exakt die Patienten, die in Lasletts Studien zur Strukturdiagnose untersucht wurden [9–11].

FAZIT

Das Vorgehen, bei Patienten mit Beschwerden im Bereich LWS-Becken-Bein zuerst die LWS als Schmerzursache auszuschließen, dann das Hüftgelenk zu untersuchen und schließlich reliable Schmerzprovokationstests anzuwenden, findet in der Fachwelt breite Zustimmung. Zu Recht!

Dogmatische Schlussfolgerungen sind allerdings fehl am Platz. Das vorliegende Fallbeispiel zeigt zum einen den pragmatischen Umgang mit diesem Verfahren. Zum anderen verdeutlicht es den klinischen Wert einer Untersuchung, die auf Bewegungstests und deren symptomatischen und mechanischen Antworten beruht.

Letztendlich zählt, den Patienten in eine Subgruppe einzuteilen, deren definierte Managementstrategie ihn bleibend verbessert. Provokativ, aber legitim ist die Frage: Hat die vorgestellte Patientin denn überhaupt ihr SIG behandelt? War es vielleicht das Hüftgelenk, das reagiert hat? Oder irgendeine periartikuläre Struktur?

Für den Therapeuten hat es gereicht, die Rotation des rechten Iliums nach posterior als Directional Preference auszumachen. Die Patientin war einfach nur froh, eine Übung zu haben, die hilft.

AUTOR

Georg Supp

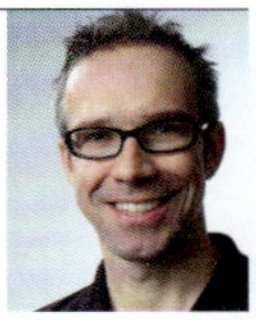

BIBLIOGRAFIE

DOI 10.1055/s-0032-1304756
manuelletherapie 2012; 16: 25-30

Stuttgart · New York · ISSN 1433-2671

Literatur

1. Aina A, May S. A shoulder derangement. Man Ther 2005; 2: 159–163
2. Bogduk N. Outcome Research. Journal of Manipulative and Physiological. Therapeutics 2007; 5: 333–334
3. Delitto A, Erhard RE, Bowling RW. A treatment-based classification approach to low back syndrome: identifying and staging patients for conservative treatment. Phys Ther 1995; 6: 470-85; discussion 485-9
4. Fritz JM, Brennan GP. Preliminary examination of a proposed treatment-based classification system for patients receiving physical therapy interventions for neck pain. Phys Ther 2007; 5: 513–524
5. Fritz JM, Cleland JA, Childs JD. Subgrouping patients with low back pain: evolution of a classification approach to physical therapy. J Orthop Sports Phys Ther 2007; 6: 290–302
6. Genucchi R. Erfolgsmessung in der Alltagspraxis. Newsletter des McKenzie Instituts D/CH/A2 2009; 4: 3–6
7. George SZ, Bialosky JE, Donald DA. The centralization phenomenon and fear-avoidance beliefs as prognostic factors for acute low back pain: a preliminary investigation involving patients classified for specific exercise. J Orthop Sports Phys Ther 2005; 9: 580–588
8. Kaneko S, Takasaki H, May S. Application of Mechanical Diagnosis and Therapy to a Patient Diagnosed with de Quervain's Disease: A Case Study. Journal of Hand Therapy 2009; 3: 278–284
9. Laslett M, Young SB, Aprill CN, McDonald B. Diagnosing painful sacroiliac joints: A validity study of a McKenzie evaluation and sacroiliac provocation tests. Aust J Physiother 2003; 2: 89–97
10. Laslett M, Aprill C, McDonald B, Young S. Diagnosis of Sacroiliac Joint Pain: Validity of individual provocation tests and composites of tests. Manual Therapy 2005; 3: 207–218
11. Laslett M, McDonald B, Tropp H, Aprill CN, Öberg B. Agreement between diagnoses reached by clinical examination and available reference standards: a prospective study of 216 patients with lumbopelvic pain. BMC Musculoskelet Disord 2005; 1: 1–10
12. Laslett M. Evidence-based diagnosis and treatment of the painful sacroiliac joint. J Man Manip Ther 2008; 3: 142–152
13. May S, Ross J. The McKenzie classification system in the extremities: a reliability study using Mckenzie assessment forms and experienced clinicians. J Manipulative Physiol Ther 2009; 7: 556–563
14. McKenzie R, May S. The human extremities. Mechanical diagnosis and therapy. Waikanae: Spinal Publications; 2000
15. McKenzie R, May SA. The lumbar spine. Mechanical diagnosis & therapy. 2nd. Waikanae: Spinal; 2003
16. Stratford P. Assessing Disability and Change on Individual Patients: A Report of a Patient Specific Measure. Physiotherapy Canada 1995; 4: 258–263
17. Werneke M, Hart DL. Discriminant validity and relative precision for classifying patients with nonspecific neck and back pain by anatomic pain patterns. Spine 2003; 2: 161–166

Schwerpunkt
BECKENINSTABILITÄT

Beckeninstabilität – Wissen und Diagnostizieren

Alles nur Einbildung? Bewegungen im Sakroiliakalgelenk kann man tasten – kann man sich nur einbilden, wenn man unbedingt daran glauben will. Die Expertenmeinungen gehen weit auseinander. Abgesehen davon: Für Patienten ist die Diagnose „instabiles Becken“ ziemlich beunruhigend. Wie man trotz magerer Evidenz sicher diagnostiziert und zwischen systemisch artikulären und neuralen Ursachen differenziert, weiß Diane Lee.

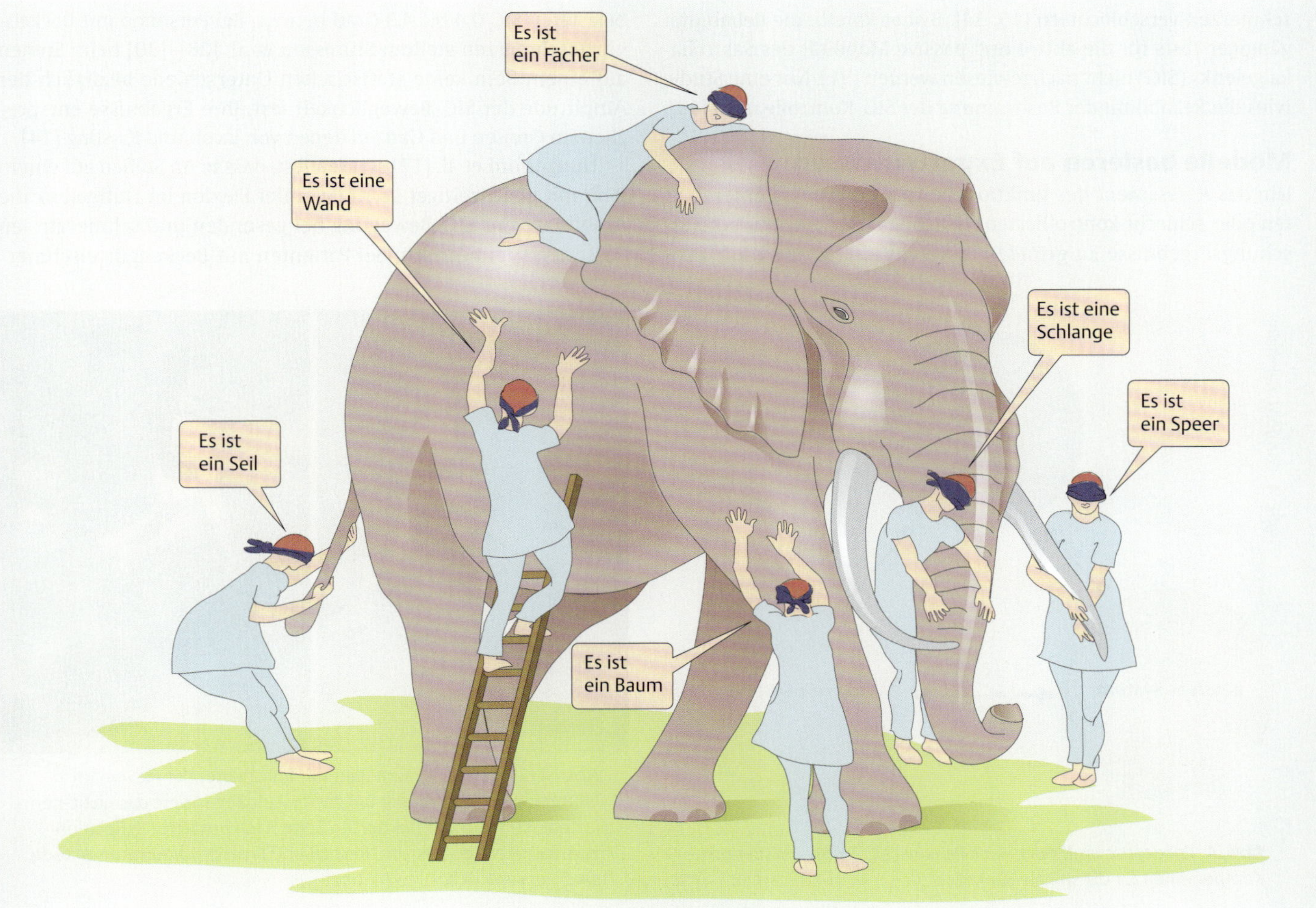

Quelle: A. Conford, Reinheim

Lee D. Beckeninstabilität – Wissen und Diagnostizieren. Manuelle Therapie 2015; 19: 205–210

Für eine gesunde Lenden-Becken-Region ist das Becken entscheidend. Dass es dabei eine Schlüsselrolle übernimmt, bestätigen immer mehr wissenschaftliche Evidenz und klinisches Expertenwissen [15]. Wahrscheinlich ist eine optimale Beckenfunktion nicht nur für die muskuloskeletale Gesundheit erforderlich, sondern auch für die urologische, kolorektale und sexuelle.

Aktuelle Situation

Als erwiesen gilt, dass die Spinalfunktion nicht nur die Beteiligung von passiven, aktiven und Kontrollsystemen erfordert, sondern auch die entsprechenden Interaktionen dieser Systeme (► **Abb. 1**) [22, 23]. Inzwischen wird auch das Becken in dieses Modell miteinbezogen [10]. Die Wiederherstellung der Beckengesundheit setzt voraus, dass Kliniker eine funktionelle Diagnose für jedes System erstellen und Programme für die Behandlung der individuellen Defizite entwickeln. Dies wiederum erfordert genaues Wissen: Wie und wann sich die Beckengelenke bei einer bestimmten Aufgabe bewegen (aktive und passive Mobilität) – und wann sie sich nicht bewegen (passive Bewegungseinschränkungen und Kontrolle). Bezüglich der Fähigkeit von Klinikern die Mobilität und Kontrolle der Beckengelenke zu bewerten, ist die aktuelle Evidenz widersprüchlich. Dies gilt jedenfalls für viele der Aufgaben, die die Beschwerden von Patienten mit Beckengürtelschmerzen verschlechtern [15, 34]. Bisher konnte die Reliabilität gängiger Tests für die aktive und passive Mobilität des Sakroiliakalgelenks (SIG) nicht nachgewiesen werden [31]. Nur eine Studie wies die Reliabilität der Bestimmung der SIG-Kontrolle nach [13].

Modelle basieren auf Expertenwissen

Um das Assessment des funktionellen Status eines schmerzhaften oder schlecht kontrollierten (instabilen) Beckens nur auf Forschungsergebnisse zu gründen, herrscht eine große Kluft zwischen dem, was bekannt ist, und dem, was wir wissen müssten. Aufgrund der Meinungsverschiedenheiten unter Forschern basieren die aktuellen Modelle meist auf klinischem Expertenwissen. Das gilt für das Assessment und auch für die Behandlung.

Beckenmobilität und -kontrolle bestimmen

Patienten mit schlechter Beckenmobilität und/oder -kontrolle berichten häufig von (Schmerz-)Problemen beim aktiven Anheben des gestreckten Beins [19, 20] oder beim Stehen auf einem Bein [11]–[13]. Während dieser Aufgaben werden Lasten unilateral über das Becken übertragen. Das Stehen auf einem Bein bei gleichzeitiger Flexion im kontralateralen Hüftgelenk setzen Kliniker ein, um die aktive Mobilität des unbelasteten oder um die Kontrolle des gewichttragenden SIG zu evaluieren (Einbeinstand, Stork-, Gillet- oder kinetischer Test, ► **Abb. 2**). Um die Befunde zu interpretieren, muss man die optimale Reaktion kennen. Man muss wissen, was bei dieser Aufgabe passieren soll. Aktuell gibt es keine Studien, wie sich bei dieser Aufgabe der Körper als Ganzes verhält.

Aktive Mobilität des SIG

Jacob und Kissling [14] stellten fest, dass beim Stehen auf einem Bein mit gleichzeitiger kontralateraler Flexion im Hüftgelenk die Rotation (Ilium in Relation zum Sakrum) des schmerzfreien, unbelasteten SIG 0,4 bis 4,3 Grad beträgt. Bei Personen mit Beckengürtelschmerzen stellten Sturesson et al. [28]–[30] beim Stehen auf einem Bein keine statistischen Unterschiede bezüglich der Amplitude der SIG-Beweglichkeit fest. Ihre Ergebnisse entsprechen im Großen und Ganzen denen von Jacob und Kissling [14].

Hungerford et al. [12] stellten fest, dass beim Stehen auf einem Bein mit gleichzeitiger kontralateraler Flexion im Hüftgelenk die Amplitude der SIG-Bewegung bei gesunden und schmerzfreien Personen symmetrisch, bei Patienten mit Beckengürtelschmer-

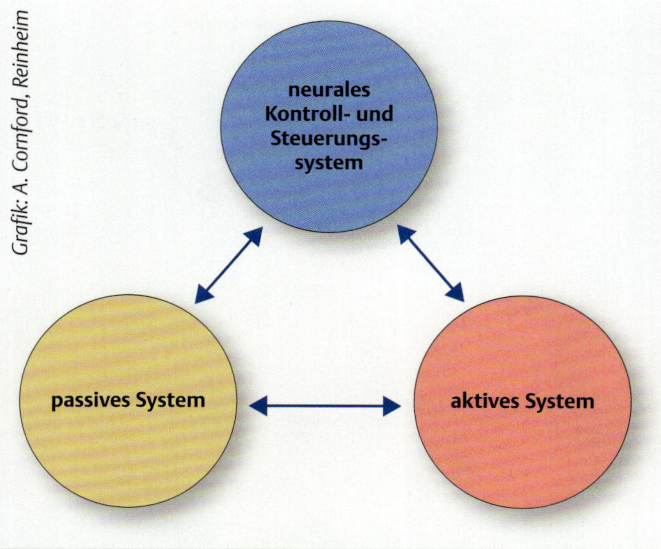

Abb. 1 Konzeptuelles Modell nach Panjabi [22, 23]: Stabilisierende Komponenten für die spinale Funktion.

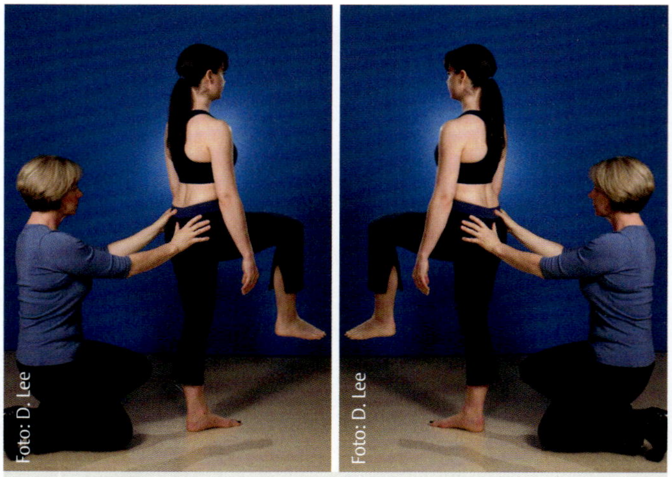

Abb. 2 Stehen auf einem Bein mit kontralateraler Flexion im Hüftgelenk ohne Befund: Bei dieser Aufgabe rotiert das nicht-belastete Ilium auf der flektierten Seite nach posterior in Relation zum ipsilateralen Sakrum. Rechte und linke Bewegungsamplitude sind symmetrisch.

zen hingegen asymmetrisch war. Dreyfuss et al. [5] kamen jedoch zu dem Ergebnis, dass bei 20 Prozent der gesunden und schmerzfreien Personen bei dieser Aufgabe Bewegungsasymmetrien des SIG auftreten. Auch sie konnten keinen Zusammenhang zwischen Beckengürtelschmerzen und asymmetrischer SIG-Beweglichkeit herstellen. Die Frage, wann nachgewiesene Bewegungsasymmetrien des SIG für das klinische Gesamtbild relevant sind, bleibt daher unbeantwortet.

Für die Praxis: Trotz individuell unterschiedlicher Mobilität sind Beckengürtelschmerzen nicht prädikativ für eine größere oder geringere SIG-Bewegung. Asymmetrische SIG-Beweglichkeit beim Stehen auf einem Bein deuten zwar auf eine nicht-optimale Biomechanik hin, sind aber nicht zwangsläufig ein Prädiktor für Schmerzen.

Palpation oder Illusion: Asymmetrische Bewegungen

Um eine asymmetrische Bewegung zwischen linkem und rechtem SIG aufzuspüren und deren klinische Relevanz zu bewerten, müssten Kliniker die Differenz zuverlässig und genau bestimmen. Bei diesem Test ist die Intertesterreliabilität zur Analyse der SIG-Mobilität jedoch mangelhaft. Van der Wurff et al. [31] schlussfolgern „... zu diesem Zeitpunkt ist es fraglich, ob SIG-Tests überhaupt einen Wert für die klinische Arbeit haben. Es gibt auch keine Hinweise darauf, dass ein ‚Upgrading' der methodologischen Qualität zu anderen, das heißt besseren, Schlussfolgerungen führen würde".

Sturesson et al. interpretieren die Ergebnisse ihrer Studien [28, 30] als Bestätigung ihres Standpunkts, dass die Bewegung der SIG bei Gewichtbelastung zu gering ist, als dass Kliniker sie fühlen könnten. Vleeming et al. [34] gehen sogar noch weiter und schreiben „Die für diesen Test angenommene SIG-Bewegung tritt nicht auf". Sie schlussfolgern, dass die Bewegung des äußeren Beckens in Relation zu den Hüften die (manuelle) Illusion erzeugt, dass die SIG repositioniert werden.

Vleeming et al. [34] glauben, dass Kliniker nur scheinbar eine Bewegung innerhalb des Beckens fühlen, die „in Wirklichkeit nur eine Verzerrung der Sinneswahrnehmung darstellt, wodurch enthüllt wird, wie das Gehirn normalerweise sensorische Stimulationen strukturiert und interpretiert. Obwohl Illusionen die Realität verzerren, werden sie im Allgemeinen von den meisten Menschen geteilt".

Die meisten Kliniker, die diesen Test einsetzen, sind davon überzeugt, dass sie die Bewegung des unbelasteten SIG beim Stehen auf einem Bein mit gleichzeitiger kontralateraler Flexion im Hüftgelenk fühlen (die Bewegung innerhalb des Beckens im Gegensatz zur Bewegung des Beckens auf dem Oberschenkelknochen am Hüftgelenk). Erliegen wir einer Illusion? Ist die wissenschaftliche Evidenz für diesen Test unserem klinischen Fachwissen überlegen? Führen uns unsere Sinne in die Irre oder lassen wir uns durch unsere Überzeugungen zu falschen Schlussfolgerungen hinreißen? Betrachten wir die Methodologie der Studien zur Intertesterreliabilität genauer, stellen sich mehrere Fragen.

STABILITÄT – MEHRDEUTIG UND UNKLAR

Eine optimale Beckenfunktion benötigt für viele Aufgaben Mobilität und Stabilität. Die primäre Funktion des Beckens ist es, Lasten zu übertragen [35, 36]. Manchmal sind die Beckengelenke auch bei Belastung mobil. Über die Definition der Mobilität besteht Einigkeit, für die Stabilität gilt dies nicht.

Der Begriff Stabilität lässt mehrere Interpretationen zu und ist deshalb missverständlich. Reeves et al. [26, 27] vergleichen die Verwendung des Begriffs „Stabilität" mit der alten Geschichte von den sechs Blinden, die einen Elefanten beschreiben. Die Autoren stellen fest, Stabilität... „ist ein Begriff, dessen Bedeutung sich je nach Kontext zu verändern scheint und daher auf unterschiedliche Weise interpretiert werden kann" [26, 27]. Das Becken ist ein dynamisches komplexes System. Da alle Aufgaben Bewegung erfordern, müssen wir darüber nachdenken, wie Systeme dynamisch stabilisiert werden.

- Hodges und Cholewicki [8] definieren die Stabilität eines dynamischen Systems als „die Fähigkeit, den erwünschten Bewegungsablauf trotz kinetischer, kinematischer oder Kontrollstörungen aufrecht zu erhalten". Diese Definition berücksichtigt mehrere Faktoren: die mit einer Aufgabe verbundenen Lastübertragungen, Anforderungen an die Mobilität, Vorhersagbarkeit und reale oder subjektiv wahrgenommene Risiken. Um dynamische Stabilität zu erreichen, muss das zentrale Nervensystem in der Lage sein, aus mehreren möglichen Strategien auszuwählen und die gewählte(n) Strategie(n) entsprechend der Aufgabe, dem Individuum und dem Kontext anzuwenden.
- „Die motorische Kontrolle der spinalen Stabilität erfordert ein ganzheitliches System, das über Sensoren zur Detektion des Status des Körpers, ein Kontrollsystem zur Interpretation der Anforderungen an die Stabilität und zur Planung geeigneter Reaktionen und Muskeln verfügen muss, die diese Reaktionen ausführen können" [7].
- „Stabilität resultiert aus in hohem Maß koordinierten Muskelaktivierungsmustern, an denen viele Muskeln beteiligt sind, wobei die Rekrutierungsmuster sich kontinuierlich verändern können müssen, je nachdem welche Aufgabe ausgeführt werden soll" [18].
- Die europäischen Richtlinien zur Diagnose und Behandlung von Beckengürtelschmerzen definieren Gelenkstabilität als: „Die effektive Anpassung der Gelenke an spezifische Belastungsanforderungen durch der Situation angemessene Gelenkkompression, als eine Funktion der Schwerkraft, koordinierte Muskel- und Bänderkräfte, um unter sich verändernden Umständen effektive Gelenkreaktionskräfte zu erzeugen. Optimale Stabilität ist erreicht, wenn ((ein Gleichgewicht zwischen Ausführung (Stabilitätsniveau) und Aufwand besteht, sodass der Energieeinsatz ökonomisch ist".
- „Nicht-optimale Gelenkstabilität impliziert veränderte Laxheit-/Steifigkeits-Werte, die zu erhöhten Gelenktranslationen führen, die eine neue Gelenkposition und/oder übermäßige/verringerte Gelenkkompression zur Folge haben, bei einer gestörten Ausführung/Anstrengung" [37]. Diese Definition berücksichtigt auch die Rolle des passiven Systems bei der Kontrolle von „Gelenktranslationen" [35, 36].

Wie haben die Tester die Information wahrgenommen? Visuell, durch Beobachtung der Bewegung der hinteren oberen Spina iliaca in Relation zum Sakrum? Oder kinästhetisch, durch Fühlen der Bewegung in Relation zum Sakrum? Oder visuell und kinästhetisch – und spielt das überhaupt eine Rolle? Bei manchen Klinikern scheint die visuelle Wahrnehmung besser zu funktionieren als die kinästhetische, bei anderen ist es genau umgekehrt, und bei wenigen Klinikern sind beide Fähigkeiten gleich gut entwickelt. Weist man Kliniker an, sich auf den Sinn (visuell oder kinästhetisch) zu verlassen, der ihrer Meinung nach am besten ist, scheint sich ihre Inter-Tester-Reliabilität zu verbessern (bei informellen Tests im Rahmen von Aus- oder Weiterbildungskursen). Dieser Veränderung können verschiedene Mechanismen zugrunde liegen. Es hat sich jedoch gezeigt, dass die Tester mit weniger zuverlässiger visueller Wahrnehmung, unilaterale Bewegungseinschränkungen der oberen HWS aufweisen. Wurden die Tester in den Reliabilitätsstudien auf asymmetrische Mobilität des oberen Genicks untersucht? Wieviel Kompression wurde während des Tests auf das Becken ausgeübt? Schon die geringste Kompression kann eine Wirkung auf das SIG haben [19, 32, 35, 36] und als weitere Störvariable wirken. In den von uns ausgewerteten Reliabilitätsstudien wird die Frage der Kompressionskontrolle nicht erwähnt.

Für die Praxis: Zurzeit stützt keine Evidenz die Tests des aktiven Systems zur Mobilität des SIG. Vermutlich ist eine geringe variable Bewegung zwischen Ilium und Sakrum palpierbar, obwohl Intersubjektmobilität variieren kann und die Mobilität zwischen den Seiten desselben Subjektes symmetrisch sein sollte.

Beckenkontrolle

Hungerford et al. [12] untersuchten die Bewegungskontrolle des SIG auf der belasteten Seite beim Stehen auf einem Bein mit gleichzeitiger kontralateraler Flexion im Hüftgelenk (▶ **Abb. 2**). Auf der belasteten Seite blieb das Ilium bei schmerzfreien Personen in Relation zum Sakrum posterior rotiert. Bei Patienten mit Beckengürtelschmerzen rotierte das Ilium in Relation zum Sakrum nach anterior. Diese Bewegung palpieren Kliniker zuverlässig [13].

Für die Praxis: Zur Bewertung der Kontrolle über das gewichttragende SIG muss die anteriore Rotation des Iliums in Relation zum Sakrum beachtet werden. Die Rotation deutet auf eine nicht-optimale Ausrichtung, Biomechanik und Kontrolle des SIG hin.

Das Stehen auf einem Bein ist eine Aufgabe, an der sich der gesamte Körper beteiligt. Dabei spielt das Becken eine wesentliche Rolle. Die Aufgabe erfordert aber mehr als eine optimale Beckenkontrolle. Wird die Last nicht optimal über das Becken übertragen (Kontrollverlust oder ausbleibende Bewegung), muss auch berücksichtigt werden, wie der restliche Körper das Becken beeinflusst. Man kann nicht einfach davon ausgehen, dass das primäre Problem im Becken liegt.

Viele Studien über Kreuz- und Beckenschmerzen deuten darauf hin, dass eine veränderte motorische Rumpfkontrolle variabel, individuell und aufgabenspezifisch ist [1, 6, 9, 11, 21, 24, 25, 27]. Manche Muskeln sind funktionell beeinträchtigt (zu späte oder keine Aktivierung), andere sind verstärkt aktiv (zu frühe oder erhöhte Aktivierung). Häufig ist die gewählte Strategie nicht optimal. Belastungen können nur schlecht kontrolliert werden.

Für die Praxis: Der Kontrollverlust über Vorgänge innerhalb des Beckens bei Belastung ist immer relevant. Ein positiver Test sagt jedoch nichts darüber aus, welches System (aktiv, passiv und/oder Kontrolle) für den Kontrollverlust verantwortlich ist. Erst Tests identifizieren die zugrunde liegende Störung.

Passive Mobilität des SIG

Tests zur passiven physiologischen und passiven akzessorischen Mobilität liefern nicht nur Informationen über das Gelenk. Meist werden die Befunde aber nur im Hinblick auf das artikuläre System interpretiert. Hyperaktive Muskeln können die auf die Gelenkflächen einwirkende Kompression erhöhen und die aktive und passive Mobilität beträchtlich verringern. Hypoaktive Muskeln können die Kompression reduzieren und so zumindest potenziell den Bewegungsumfang erweitern. So kann der Eindruck entstehen, das Gelenk sei „instabil". Auch die viszeralen Verbindungen der Beckenorgane können eine Kompression des Gelenks bewirken und die passive und aktive SIG-Mobilität verändern. Das gleiche gilt für eine veränderte fasziale Integrität und Spannung. Daher reicht es bei Tests der aktiven oder passiven physiologischen und der passiven akzessorischen Gelenkmobilität nicht aus, nur die Amplitude und das Endgefühl der Bewegung zu berücksichtigen, um die Befunde richtig zu interpretieren.

Alle Gelenke haben eine neutrale und eine elastische Bewegungszone (▶ **Abb. 3**) [22]. Die neutrale Zone gehört zum Bewegungsumfang des Gelenks, den die Kapsel und Kapselbänder nicht beeinflussen. Der Kliniker muss sich darauf konzentrieren, die Qualitäten des Widerstands über die gesamte Bewegungsbahn zu fühlen (neutrale und elastische Zone), und er muss bei der Interpretation der Befunde dieses Tests die Ergebnisse der Tests zur aktiven Mobilität und Kontrolle berücksichtigen. Was die spezifische Beeinträchtigung betrifft, die sich auf die Gelenkmobilität und -kontrolle auswirkt, führt das Clinical Reasoning der Befunde der Tests der aktiven und passiven Mobilität und der Kontrolle zu wahrscheinlicheren und eher zutreffenden Hypothesen (▶ **Tab. 1**).

Akzessorische Mobilität: Um die arthrokinematische Mobilität zu testen, befindet sich das SIG zunächst in einer neutralen Mittelstellung (Gegennutation des Sakrums oder anteriore Rotation des Iliums, ▶ **Abb. 4**). In dieser Position ist die Amplitude der neutralen Zone am größten, da die Spannung der Kapsel und Bänder am

KONTROLLE – EINDEUTIG UND KLARER

Angesichts des mehrdeutigen Begriffs „Stabilität" und um Missverständnisse zu vermeiden, verwende ich den Begriff „Kontrolle". Er ist klarer und erleichtert, eine weitergefasste Definition zur Stabilität anzubieten [8, 37]. Gute Beckenkontrolle erfordert die optimale Funktion des passiven Systems (Formschluss [35]), des aktiven Systems (Muskeln und fasziale Verbindungen; Kraftschluss [36]) und des Kontrollsystems (motorische Kontrolle, zentrales Nervensystem).

geringsten ist [35, 36]. Komprimieren keine Vektoren eines anderen Systems das Gelenk, wird das Sakrum gegennutiert. Dabei liegt der Patient in Rückenlage mit flektierten Hüft- und Kniegelenken. Aktivierte tiefe Bauch-, Beckenboden-, Gesäß-, hintere Oberschenkelmuskeln oder Adduktoren können die Kompression des SIG erhöhen [4, 2, 8, 32] und so die neutrale Zone verkleinern. Kliniker berücksichtigen dies beim Rechts-links-Vergleich der Mobilität.

Formschluss: Mit diesen passiven Tests untersuchen Kliniker, wie effektiv das passive System Scherkräften Widerstand leistet. Für den Test befindet sich das Gelenk in der verriegelten Stellung. Bewertet wird die passive akzessorische Mobilität der neutralen und der elastischen Zone. In der verriegelten Stellung sind die Gelenkflächen maximal kongruent und die Hauptbänder maximal gedehnt, sodass in der neutralen Zone keine Bewegung möglich ist. Für das SIG ist diese Position die Nutation des Sakrums oder posteriore Rotation des Iliums. Beide Stellungen erhöhen die Spannung des Lig. sacrotuberale, Lig. sacrospinale und der Ligg. sacroiliaca interossea [35, 36]. Dieser einfache Test eignet sich für Patienten, die fälschlicherweise davon überzeugt sind, dass ihr SIG instabil sei.

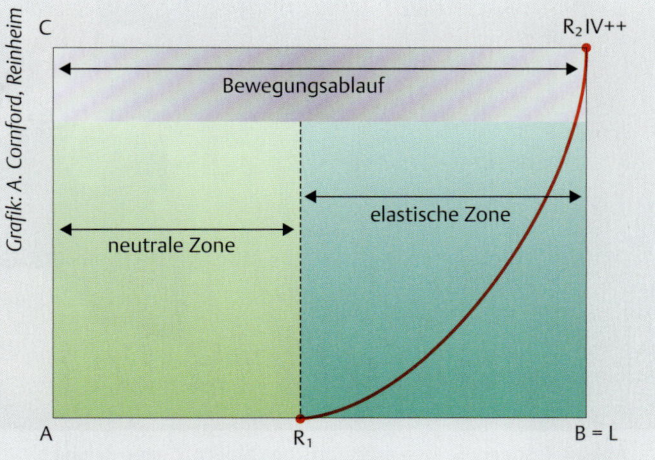

Abb. 3 Bewegung ohne Befund: nach Panjabis [22, 23] neutraler und elastischer Zonenrepräsentation der Gelenkbewegung und nach Maitlands [17] Gelenkbewegungsdiagramm. Maitlands 0–R1 entspricht Panjabis neutraler Zone und R1–R2 entspricht der elastischen Zone. Cyriax [3] beschrieb mehrere unterschiedliche Qualitäten von R1–R2 und bezeichnete sie als Endgefühl.

Für die Praxis: Bei Belastung verschlechtern „echte" Beeinträchtigungen des artikulären Systems die SIG-Kontrolle. Auch wenn das Gelenk verriegelt ist, bleibt die neutrale Zone noch palpierbar. Wird die Bewegung in der neutrale Zone in der verriegelten Stellung gut kontrolliert (null, keine Bewegung), kann das artikuläre (passive) System als Ursache des Kontrollverlustes bei Belastung ausgeschlossen werden. Löst der Test Schmerzen aus, sobald der Kliniker über R1 hinausgeht (in die elastische Zone hinein), existiert wahrscheinlich ein nozizeptiver Input, verursacht durch die Bänder des SIG.

Kraftschluss: Mit diesen Tests stellen Kliniker fest, wie effektiv das aktive System die Scherung kontrolliert, wenn sich das Gelenk in neutraler Stellung befindet. Man kombiniert sie mit Tests der motorischen Kontrollstrategien. Werden die Muskeln zur Kontrolle der SIG-Bewegung rekrutiert und ist die Strategie optimal, findet in der neutralen Zone keine Bewegung statt. Auch nicht, wenn das Gelenk in neutraler Stellung, in der locker gepackten Position, positioniert wird. Das erforderliche Aktivierungsmaß zur Kontrolle der Scherung eines neutralen Gelenks hängt von der ausgeübten Belastungsamplitude ab.

Für die Praxis: Kontrolliert der Patient das SIG aufgrund nicht-optimaler motorischer Kontrollstrategien nicht gut, ist, während die Strategie rekrutiert wird, in der neutralen Zone Bewegung noch palpierbar. Wird die Bewegung in der neutralen Zone in der ver-

Tab. 1 Clinical Reasoning der aktiven, passiven und Kontrolltests

	kontrolliertes SIG	schlecht kontrolliertes SIG	
		Störung des Gelenksystems	**Störung des neuralen Systems**
Testergebnisse aktive Mobilität	rechts und links symmetrische Mobilität	variable Befunde, aber oft Bewegung rechts und links asymmetrisch	für gewöhnlich rechts und links asymmetrisch
Ergebnisse der Kontrolltests (Ilium in Relation zum Sakrum)	bleibt bei Belastung posterior rotiert	rotiert bei Belastung nach anterior	rotiert bei Belastung nach anterior
Testergebnisse passive Mobilität			
– Bewegung in der neutralen Zone	symmetrisch	asymmetrisch	asymmetrisch
– Bewegung in der elastischen Zone (in neutraler Gelenkstellung)	symmetrisch	oft schmerzhaft	selten schmerzhaft
– verriegelte Stellung	keine Bewegung	Bewegung dauert in der neutralen Zone an	Bewegung in der neutralen Zone kontrolliert

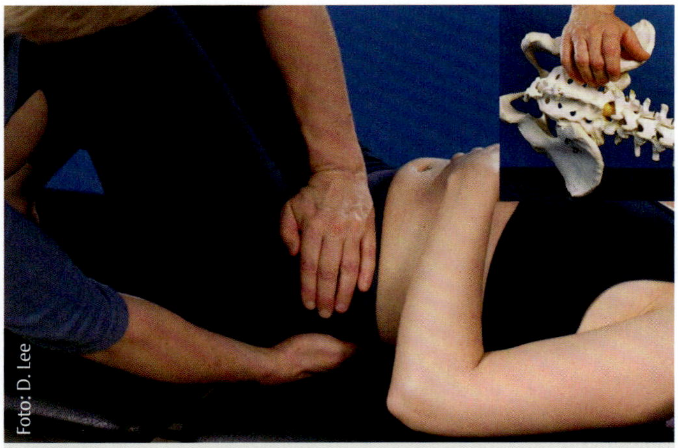

Abb. 4 Test der passiven akzessorischen Mobilität ohne Befund: Ist das SIG neutral positioniert (Sakrum leicht gegennutiert) gleitet das Ilium am oberen, mittleren und unteren SIG anteroposterior. Außerdem findet ein sehr geringes kraniokaudales Gleiten statt.

riegelten Stellung gut kontrolliert, kann das artikuläre System als Ursache des Kontrollverlusts ausgeschlossen werden. Aufgrund der intakten faszialen Integrität bleibt quasi als Ausschlussdiagnose das Kontrollsystem (neurales System) übrig.

Trotz der Schwierigkeiten, die Intertesterreliabilität gängiger Tests nachzuweisen, sind Tests der passiven Mobilität in der klinischen Praxis nach wie vor wesentlich. In den letzten drei Jahrzehnten hat sich die Interpretation der Ergebnisse dieser Tests stark geändert. Inzwischen wissen wir, dass außerhalb des Gelenks liegende Faktoren die Gelenkmobilität beeinflussen können. Manchmal befinden sie sich sogar sehr weit vom Gelenk entfernt. Häufig stellt sich heraus, dass neuromuskuläre Vektoren für die nicht-optimale Ausrichtung, Biomechanik und Kontrolle des mittleren Thorax verantwortlich sind und sich auf die passive und aktive Mobilität sowie die Kontrolle des SIG auswirken [16]. Vektoren des Zugs der viszeralen Verbindungen am Skelett können ebenfalls die SIG-Bewegung komprimieren und einschränken. Manuelle Tests differenzieren die zugrunde liegenden Systemstörungen und bestimmen somit die spezifische Behandlung.

FAZIT

In der klinischen Praxis basiert eine Diagnose nicht auf einem einzigen Test. Eingeschränkte aktive und passive Mobilität des SIG bedeutet nicht immer, dass das Gelenk steif (Mobilisationstechnik indiziert) oder fixiert ist (Manipulation erforderlich). Und umgekehrt: Übermäßige aktive und passive Mobilität des SIG bedeuten nicht immer, dass das Gelenk „lose" ist. Oft kann das Gelenk aufgrund nicht-optimaler motorischer Kontrollstrategien nur nicht gut kontrolliert werden. Das Aufstellen einer logischen, fundierten Hypothese über die zugrunde liegenden Systembeeinträchtigung(en) erfordert ein interpretatives Reasoning der Krankheitsgeschichte und der klinischen Befunde aus aktiven, passiven und Kontrolltests (▶ Tab. 1). Die verifizierte Hypothese klärt, wie die Behandlung aussehen muss.

AUTORIN

Diane Lee

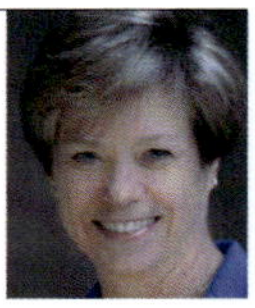

BIBLIOGRAFIE

DOI 10.1055/s-0035-1570012
manuelletherapie 2015; 19: 205–210

Stuttgart · New York · ISSN 1433-2671

Literatur

1. *Beales DJ, O'Sullivan PB, Briffa NK. Motor control patterns during active straight leg raise in pain-free subjects. Spine 2008; 34(1): E1*
2. *Buyruk HM, Snijders CJ, Vleeming A et al. The measurements of sacroiliac joint stiffness with colour Doppler imaging: A study on healthy subjects. European Journal of Radiology 1995; 21: 117*
3. *Cyriax J. Textbook of Orthopaedic Medicine. London: Cassell; 1954*
4. *Damen L, Stijnen T, Roebroeck ME et al. Reliability of sacroiliac joint laxity measurement with Doppler imaging of vibrations. Ultrasound in Medicine and Biology 2002; 28: 407*
5. *Dreyfuss P, Dryer S, Griffin J, Hoffman J, Walsh N. Positive sacroiliac screening tests in asymptomatic adults. Spine 1994; 19(10): 1138–1143*
6. *Hodges PW. Changes in motor planning of feedforward postural responses of the trunk muscles in low back pain. Experimental Brain Research 2001; 141: 261*
7. *Hodges PW. Neuromechanical control of the spine. PhD thesis. Karolinska Institute, Stockholm; 2003*
8. *Hodges PW, Cholewicki JJ. Functional control of the spine. In: Vleeming A, Mooney V, Stoeckart R, editors. Movement, Stability & Lumbopelvic Pain. 2nd edn. Elsevier; 2007: 489*
9. *Hodges PW, Moseley GL. Pain and motor control of the lumbopelvic region: Effect and possible mechanisms. Journal of Electromyography and Kinesiology 2003; 13: 361*
10. *Hodges PW, van Dieen JH, Cholewicki J. Introduction: Convergence and divergence of opinion on spinal control. In: Hodges PW, van Dieen JH, Cholewicki J, eds. Spinal control: The rehabilitation of back pain. State of the art and science. Elsevier; 2013*
11. *Hungerford B, Gilleard W, Hodges P. Evidence of altered lumbopelvic muscle recruitment in the presence of sacroiliac joint pain. Spine 2003; 28(14): 1593*
12. *Hungerford B, Gilleard W, Lee D. Alteration of pelvic bone motion determined in subjects with posterior pelvic pain using skin markers. Clinical Biomechanics 2004; 19: 456*
13. *Hungerford B, Gilleard W, Moran M et al. Evaluation of the reliability of therapists to palpate intra-pelvic motion using the stork test on the support side. J Phys Therapy 2007; 87(7): 879*
14. *Jacob HAC, Kissling RO. The mobility of the sacroiliac joints in healthy volunteers between 20 and 50 years of age. Clinical Biomechanics 1995; 10(7): 352*
15. *Lee D. The Pelvic Girdle. 1st–4th editions. Elsevier; 1989, 1999, 2004, 2011*

16. *Lee D. Highlights from an integrated approach to the treatment of pelvic pain and dysfunction. In: Magee DJ, Zachazewski JE, Quillen WS, Manske RC, eds. Pathology and intervention in musculoskeletal rehabilitation. 2nd ed. Elsevier: 2015 (at press)*
17. *Maitland GD. Vertebral Manipulation. 5th ed. Oxford: Butterworth Heinemann; 1986*
18. *McGill SM, Grenier S, Kavcic N et al. Coordination of muscle activity to assure stability of the lumbar spine. J Electromyography & Kinesiology 2003;13: 353*
19. *Mens JMA, Vleeming A, Snijders CJ, Stam HJ, Ginai AZ. The active straight leg raising test and mobility of the pelvic joints. European Spine 2003: 8; 468*
20. *Mens JM, Vleeming A, Snijders CJ, Koes BW, Stam HJ. Validity of the active straight leg raise test for measuring disease severity in patients with posterior pelvic pain after pregnancy. Spine 2002; 27(2): 196*
21. *O'Sullivan PB, Beales DJ, Beetham JA et al. Altered motor control strategies in subjects with sacroiliac joint pain during the active straight-leg-raise test. Spine 2002; 27: E1–8*
22. *Panjabi MM. The stabilizing system of the spine. Part I: Function, dysfunction, adaptation, and enhancement. Journal of Spinal Disorders 1992a; 5(4): 383*
23. *Panjabi MM. The stabilizing system of the spine. Part II. Neutral zone and instability hypothesis. Journal of Spinal Disorders 1992b; 5(4): 390*
24. *Radebold A, Cholewicki J, Panjabi MM et al. Muscle response pattern to sudden trunk loading in healthy individuals and in patients with chronic low back pain. Spine 2000; 25(8): 947*
25. *Radebold A, Cholewicki J, Polzhofer GK et al. Impaired postural control of the lumbar spine is associated with delayed muscle response times in patients with chronic idiopathic low back pain. Spine 2001; 26(7): 724*
26. *Reeves NP, Cholewicki J. Spine systems science: A primer on the systems approach. In: Hodges PW, van Dieen JH, Cholewicki J, eds. Spinal control: The rehabilitation of back pain. State of the art and science. Elsevier; 2013*
27. *Reeves NP, Narendra KS, Cholewicki J. Spine stability: The six blind men and the elephant. Clinical Biomechanics 2007; 22(3): 266*
28. *Sturesson B. Load and movement of the sacroiliac joint. PhD thesis. Lund University, Sweden; 1999*
29. *Sturesson B, Selvik G, Uden A. Movements of the sacroiliac joints: A Roentgen stereophotogrammetric analysis. Spine 1989; 14(2): 162*
30. *Sturesson B, Uden A, Vleeming A. A radiosteriometric analysis of movements of the sacroiliac joints during the standing hip flexion test. Spine 2000; 25(3): 364*
31. *van der Wurff P, Hagmeijer R, Meyne W. Clinical tests of the sacroiliac joint. A systematic methodological review: Part 1: Reliability. Manual Therapy 2000; 5(1): 30*
32. *van Wingerden JP, Vleeming A, Buyruk HM et al. Stabilization of the sacroiliac joint in vivo: Verification of muscular contribution to force closure of the pelvis. European Spine Journal 2004; 13(3): 199*
33. *Vleeming A, Buyruk H, Stoechart R et al. An integrated therapy for peripartum pelvic instability: A study of the biomechanical effects of pelvic belts. American Journal of Obstetrics and Gynecology 1992; 166(4): 1243*
34. *Vleeming A, Schuenke MD, Masi AT, Carreiro JE, Danneels L, Willard FH. The sacroiliac joint: An overview of its anatomy, function and potential clinical implications. Journal of Anatomy 2012; 221(6): 537–567*
35. *Vleeming A, Stoeckart R, Volkers ACW, Snijders CJ. Relation between form and function in the sacroiliac joint. 1: Clinical anatomical aspects. Spine 1990a; 15(2): 130*
36. *Vleeming A, Volkers ACW, Snijders CJ, Stoeckart R. Relation between form and function in the sacroiliac joint. 2: Biomechanical aspects. Spine 1990b; 15(2): 133*
37. *Vleeming A, Albert HB, Ostgaard HC et al. European guidelines for the diagnosis and treatment of pelvic girdle pain. European Spine 2008; 17(6): 794*

Ist die Instabilität des Sakroiliakalgelenks manualtherapeutisch diagnostizierbar?

Narrativer Review: Active Straight Leg Raise, Einbeinstand und die manuelle Gelenkuntersuchung sind drei gängige Tests zur Untersuchung der sakroiliakalen Stabilität. Unser Autor überprüft deren Zuverlässigkeit und warnt davor, den Begriff Instabilität routinemäßig zu verwenden. Mit einer geeigneten Subklassifizierung und dem Translationskonzept könnte man den Disput um die Begriffe beenden – ein Vorschlag.

Ein instabiles Sakroiliakalgelenk (SIG) gilt als eine der Ursachen für Beckengürtelschmerzen. Diese Annahme bezieht sich vor allem auf schwangerschaftsbedingte Beckengürtelschmerzen [30, 44, 63]. Sie wurde aber auch im Zusammenhang mit unspezifischen chronischen Kreuzschmerzen diskutiert [7].

Formschluss und Kraftschluss

Vleeming et al. [65] schlugen ein Modell des Form- und Kraftschlusses zur Beschreibung der Stabilität des SIG vor. Vereinfacht ausgedrückt hängt der Formschluss von der Gestalt, Struktur oder Form eines Gelenks und den passiven Strukturen ab. Der Formschluss wird passiv erreicht, am Ende der Bewegungsbahn oder durch die Form der Gelenkflächen. Dies geschieht durch posteriore Rotation des Iliums oder durch relative Nutation des Sakrums. Der Kraftschluss hängt von den Kompressionskräften und der Kongruenz zwischen zwei Gelenkflächen ab, wobei die entstehende Reibung die Stabilität erhöht. Externe Kräfte wie die Muskulatur oder ein Beckengurt gewährleisten dies [6, 63].

Bei Aktivitäten mit Lastübertragungen über das Becken erfolgt ein Selbstschlussmechanismus (durch die Nutation des Sakrums oder durch die posteriore Rotation des Iliums) [65]. Das SIG wird so in die verriegelte Stellung gebracht. In-vivo-Evidenz stützt diesen Mechanismus. Einen mangelnden Selbstschluss führt man auf die anteriore Rotation des Iliums oder Konternutation des Sakrums zurück [64]. Die Lastübertragung auf das Becken kann über den Rumpf oder die untere Extremität erfolgen und wird mit den Tests Active Straight Leg Raise (ASLR) [44] und Einbeinstand [28] untersucht.

Reliabilität des ASLR-Tests

50 Frauen mit chronischem Kreuzschmerz unterschiedlicher Ätiologien (darunter schwangerschaftsbedingte Beckengürtelschmerzen) wurden untersucht. Dabei hatte der ASLR mit einem Untersucher eine hohe Test-Retest-Reliabilität [42]. Roussel et al. [54] berichteten, dass die Test-Retest-Reliabilität substanziell übereinstimmt. In dieser Studie testeten zwei Untersucher 36 Patienten mit chronischen unspezifischen Kreuzschmerzen. Kwong et al. [32] stellten eine fast perfekte Übereinstimmung zwischen drei Beurteilern beim ASLR bei 31 Frauen mit und ohne chronische Kreuz- oder Beckengürtelschmerzen fest. Gibbons [18] stellte fest, dass zwei Beurteiler von 32 Patienten mit und ohne chronischen Kreuzschmerz fast perfekt übereinstimmen. Bruno et al. [3] beobachteten eine substanzielle Übereinstimmung zwischen zwei Beurteilern für 30 Patienten mit chronischem Kreuzschmerz und 40 Patienten ohne chronischen Kreuzschmerz, während Rabin et al. [51] eine moderate Übereinstimmung zwischen zwei Beurteilern für 30 Patienten mit allgemeinem chronischen Kreuzschmerz zu Protokoll geben (▶ **Abb. 1**).

Reliabilität des Einbeinstandes

Der Einbeinstand zeigte eine moderate Interrater-Reliabilität bei drei Beurteilern für 33 Patienten mit und ohne chronischen Kreuzschmerz [28]. Laut Gibbons [18] stimmen zwei Beurteiler für 32 Patienten mit und ohne chronischen Kreuzschmerz substanziell überein. Kwong et al. [32] berichten dagegen von einer unter der statistischen Wahrscheinlichkeit liegenden Interrater-Reliabilität bei einer Patientengruppe mit und ohne chronischem Kreuzschmerz. In dieser Studie hatte ein Beurteiler jedoch wenig Erfahrung (▶ **Abb. 2**).

Validität des ASLR-Tests

Der ASLR wurde auf verschiedene Validitätsarten bei schwangerschaftsbedingten Beckengürtelschmerzen untersucht. Die berichtete übereinstimmende Validität brachte den Test in Zusammenhang mit erhöhter Beckenmobilität [44]. In der ursprünglichen Studie wurde jedoch die Chamberlain-Methode, ein radiologisches Messverfahren, eingesetzt. Laut einer aktuellen Studie ist diese Methode wahrscheinlich ungeeignet, um die SIG-Beweglichkeit bei Beckengürtelschmerzen zu untersuchen [31]. Andere Studien verwendeten unterschiedliche Validitätsarten, die miteinander nicht vergleichbar sind: die diskriminante Validität bezüglich schwangerschaftsbedingter Beckengürtelschmerzen versus gesunder Teilnehmer [42], die prädiktive Validität des ASLR bezüglich Behinderung [43, 52] und ein Aspekt der konvergenten Validität in Bezug auf die vom Patienten während des ASLR produzierten Kraft [40]. Ein Review von Kanakaris et al. [30] stellt den Zusammenhang zwischen der prädiktiven Validität des SIG und

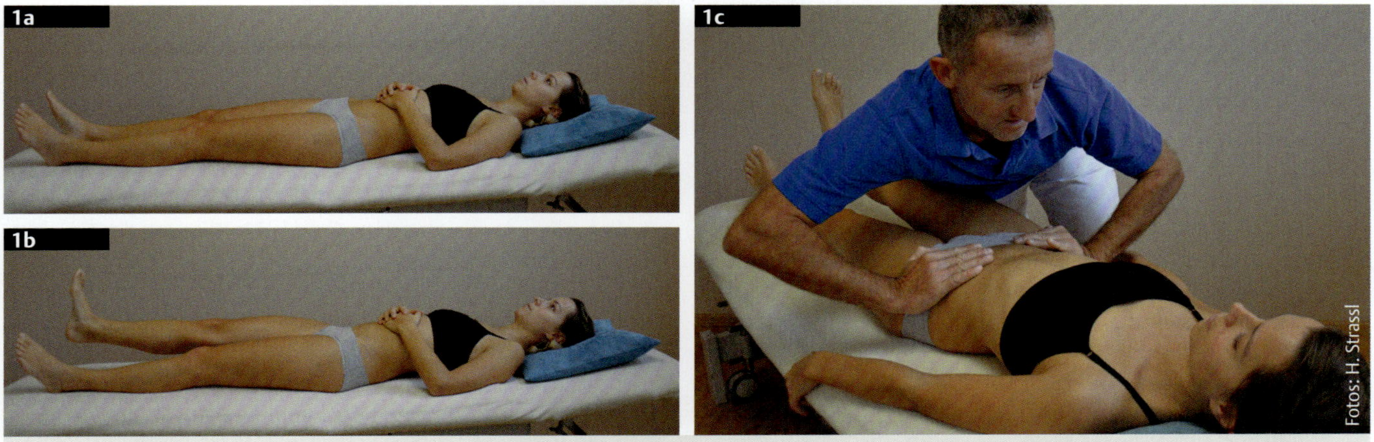

Abb. 1 ASLR: Test und Testvariante. **a** Ausgangsstellung in Rückenlage mit gestreckten Beinen und Fußabstand in Hüftbreite. **b** Die Patientin hebt abwechselnd jedes Bein mit gestrecktem Kniegelenk circa 20 Zentimeter an. Falls nötig, zeigt der Therapeut mit seiner Hand die Höhe an, sodass sie weiß, wie weit das Bein bewegt werden soll (die ursprüngliche Beschreibung sieht diese Hilfe nicht vor).
Befragung: Hat die Patientin während des Tests Schwäche, Schmerzen oder andere Beeinträchtigungen bemerkt? Konnte sie zwischen rechts und links Unterschiede feststellen?
Bewertung: Der Untersucher beurteilt die Anhebegeschwindigkeit, das Auftreten eines Beintremors, das Ausmaß der Rumpfrotation sowie verbale und nonverbale emotionale Äußerungen. Die Patientin wird gebeten, jedes Gefühl der Beeinträchtigung auf einer Sechs-Punkte-Skala zu bewerten (beide Seiten einzeln): überhaupt nicht schwierig = 0; minimal schwierig = 1; ein wenig schwierig = 2; einigermaßen schwierig = 3; sehr schwierig = 4; nicht machbar = 5. Sämtliche subjektive oder objektive Schwierigkeiten werden als positives Ergebnis bewertet [45, 63].
c Testvariante bei auftretenden Schmerzen während des ASLR: Dabei wird Kompression auf das Becken ausgeübt, entweder durch gleichzeitigen Druck über beide Spinae iliacae anteriores superiores oder durch einen Beckengurt. Ist der ASLR während der Kompression schmerzfrei möglich, ist der Test positiv [8].

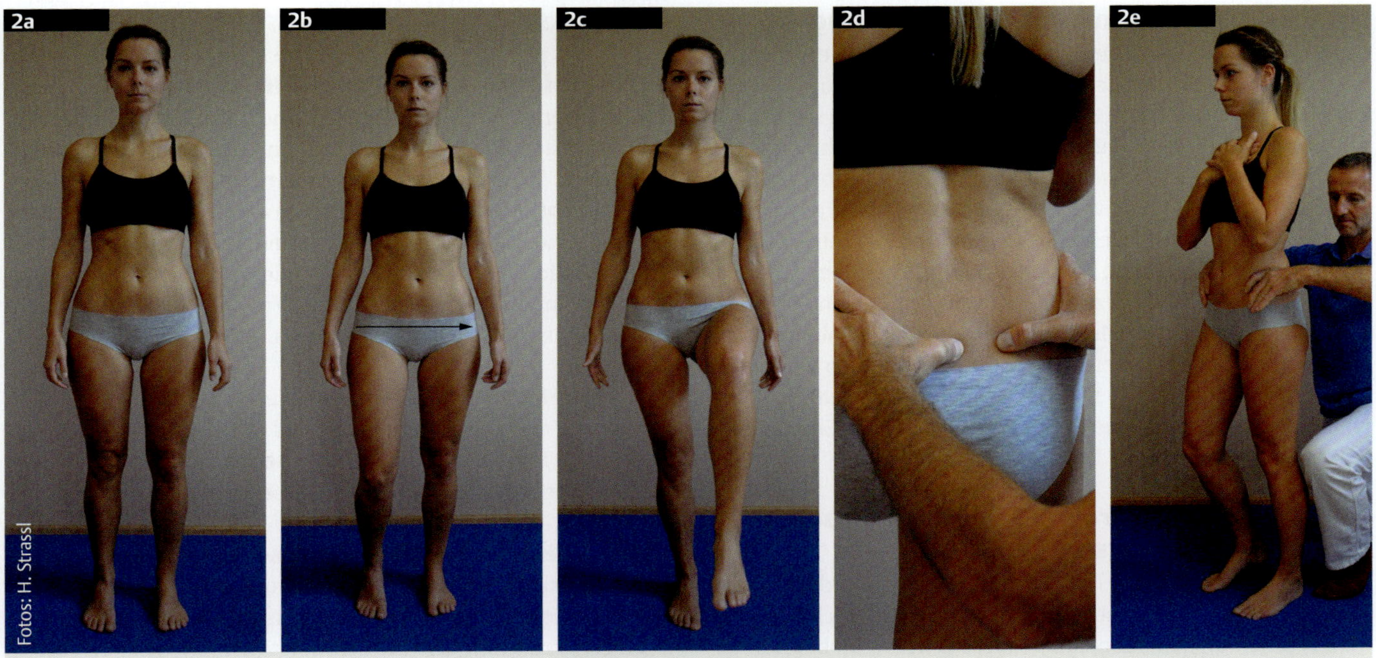

Abb. 2 Einbeinstand: Test und Testvariante. **a** Die Patientin steht mit hüftbreitem Fußabstand. Unmittelbar vor dem Test bleiben die Beine unbelastet (keine längere Gewichtbelastung). **b** Um das rechte Bein zu testen, wird es zunächst entlastet. Die Patientin verlagert deshalb das Körpergewicht auf das linke Bein. **c** Danach verlagert sie das Gewicht auf das rechte Bein und flektiert im linken Hüftgelenk. **d** Der Therapeut palpiert die gewichtstragende, rechte Seite mit seinem Daumen direkt auf der Spina iliaca posterior superior und der Hand auf dem Beckenkamm. Mit seinem linken Daumen palpiert er den Dornfortsatz S2 [28]. Jede anteriore Rotation des Iliums gilt als positives Testergebnis. **e** Alternative Testempfehlung, wobei die linke Hand wie beschrieben eingesetzt wird (Daumen auf S2). Der Therapeut palpiert die rechte Spina iliaca anterior superior mit dem Zeige- oder Mittelfinger die restliche Hand liegt wiederum auf dem Ilium (Testbewertung siehe **d**).

Gibbons SGT. Ist die Instabilität des Sakroiliakalgelenks manualtherapeutisch diagnostizierbar? Manuelle Therapie 2015; 19: 211–216 der übereinstimmenden Validität in Frage. Auch die Resultate von Damen et al. [11] und Rost et al. [53] lassen nicht auf eine adäquate diskriminante Validität schließen.

Die Validität des ASLR wurde fast ausschließlich bei Patientinnen mit schwangerschaftsbedingten Beckengürtelschmerzen untersucht. Dies führt zu einer statistischen Verzerrung [32]. Wird sie auf andere LWS-Becken-Schmerzen übertragen, ist die externe Validität gefährdet. Angesichts des erforderlichen Manövers und der beanspruchten Muskulatur belastet der ASLR das SIG, die Hüften und die LWS [9, 26, 34, 39, 54, 64]. Die Annahme, dass bei beeinträchtigter Hüft- oder lumbaler Stabilität falsch-positive Ergebnisse auftreten können, ist plausibel.

Validität des Einbeinstandes

Die Validität des Einbeinstandes stimmt bei Beckengürtelschmerzen für die relative Bewegung von Ilium und Sakrum überein [29]. Die in der Studie auf dem Becken verwendeten Oberflächenmarker sind jedoch kritisierbar. Die Autoren diskutierten diese Kritik und stellten klar, dass sie nicht den Bewegungsumfang messen, sondern Muster in der Bewegung der Knochen finden wollten [29]. Anhand der In-vivo-Arbeiten von Sturesson et al. [59], schlussfolgerten Vleeming et al. [64], dass die bei diesem Test stattfindende Bewegung zu gering ist, um sie palpatorisch wahrzunehmen. Die Bewegung der palpierbaren Beckenoberfläche relativ zu den Hüften erzeugt die (manuelle) Illusion, das SIG wäre repositioniert worden. Diese Ansicht vertreten auch Kibsgård et al. [31].

Manuelle Bewertung der SIG-Bewegung

Laboruntersuchungen deuten darauf hin, dass eine erhöhte Beweglichkeit des SIG tatsächlich existiert [41] und dass es einen Zusammenhang zwischen Bewegungsasymmetrie bei schwangerschaftsbedingten Beckengürtelschmerzen und den Schmerzen geben kann [10, 11]. Die manuelle Palpation der akzessorischen Bewegungen des SIG wurde von Lee [33] beschrieben. Trotz Augenscheinvalidität wurden keine Reliabilitätsstudien durchgeführt. Goode et al. [25] meinen, dass angesichts der geringen SIG-Beweglichkeit die Palpation zur Diagnose einer SIG-Pathologie eine beschränkt anwendbare Methode ist. Schon früher haben sich auf Gelenkbewegungen basierende Tests, bei denen der Therapeut anhand des Endgefühls bewertet, als generell unzuverlässig erwiesen [38]. Liebenson und Lewit [35] schlagen den Einsatz einer Testbatterie vor, bevor die Palpation aufgegeben wird.

Einbeinstand: Diskrepanz zwischen Studien- und Laborergebnissen

Das, was die genauesten In-vivo-Tests zeigen, und die in klinischen Studien beobachtete Reliabilität stimmen nicht überein. Man könnte nun dem manuellen Assessment des Einbeinstandes mangelnde Validität konstatieren. Ich möchte jedoch zunächst nach Erklärungen für die Diskrepanz suchen.

Die in den beschriebenen Validitätsstudien (Einbeinstand zur Bewertung der SIG-Bewegung) verwendeten Marker wurden posterior platziert. Ist es möglich, dass, wenn der Winkel (durch Grundprinzipien der Trigonometrie) bis zur Spina iliaca anterior superior erweitert wird, die Bewegung stark genug zunimmt, um zuverlässig palpiert werden zu können? Wurde eventuell die Methodologie der Validitätsstudien nicht ausreichend standardisiert? Beispielsweise werden in der klinischen Praxis häufig falsch-negative Ergebnisse gefunden, wenn der Patient auf der zu bewertenden Seite eine Gewichtbelastung initiiert. Das zu bewertende Bein muss zuerst vollständig entlastet werden und dann muss die Last per Rumpf – Becken – Bein rückübertragen werden. Die Logik dieser Standardisierung ist: Geht bei Initiierung der Gewichtbelastung der Kraftschluss verloren, befindet sich der Patient bereits in einer entriegelten Stellung und wird sich während des Tests nicht weiter bewegen [18]. Patientenselektion und diagnostische Genauigkeit mögen auch eine Rolle spielen. Die normale Rate falsch-positiver Testergebnisse [8] und der Prozentsatz derjenigen mit Beckengürtelschmerzen oder hypomobilem SIG könnte bis zu 30 bis 40 Prozent der Subjektpopulation betragen. Angesichts der niedrigen Werte in der Studie könnten diese Subjekte die Ergebnisse reduzieren. Sie zeigen weniger SIG-Bewegung. Es ist unwahrscheinlich, dass dies die Ergebnisse so stark beeinflusst, dass die Schlussfolgerungen zur Anwendung des Einbeinstandes geändert werden müssten. Aber auch diese vage Möglichkeit sollte berücksichtigt werden, zusammen mit anderen möglichen Fehlerquellen.

Eventuell kann man Reliabilität ohne Validität haben, aber nicht umgekehrt [46]. Unter Statistikern ist diese Sichtweise jedoch umstritten [45]. Beim Einbeinstand werden auch die LWS und die untere Extremität belastet, wodurch die dortige Muskulatur beansprucht und beeinflusst wird. Es ist möglich, dass Manualtherapeuten andere Aspekte der LWS-Becken-Hüft-Bewegung zuverlässig palpieren.

Terminologie der Diagnose Instabilität

Definitionen und die Terminologie sind natürlich wesentlich für die Diskussion über die Instabilität. Anscheinend werden positive ASLR als SIG-Instabilität interpretiert [33, 34, 61]. In der Fachliteratur gibt es jedoch keine allgemein anerkannten Leitlinien für die klinische Diagnose der SIG-Instabilität [67]. In der Literatur zur orthopädischen manuellen Therapie wird die LWS-Becken-Instabilität im Hinblick auf strukturelle (radiologische) und funktionelle (klinische) Instabilität diskutiert [2, 7, 16, 50].

Strukturelle Instabilität: Sie liegt vor, wenn die osteoligamentären Strukturen deutlich unterbrochen sind und daher die endgradige Bewegung, Translation oder Rotation vergrößert sind. Der Verlust der passiven Integrität ist radiologisch erkennbar [14].

Funktionelle Instabilität: Die anatomischen Strukturen sind erkennbar intakt. Die Translation eines oder mehrerer Gelenke ist jedoch abnormal. Man nimmt an, dass dies mit Defiziten in der Bewegungskontrolle und der sensomotorischen Funktion zusammenhängt [7, 60].

Diese Interpretationen sind nicht allgemein akzeptiert [36]. Snijders et al. [56] glauben, dass bei Instabilität der Beckengürtel die Last zwischen Rumpf und Beinen nicht mehr optimal übertragen kann, was auf beide Definitionen zutreffen kann.

Manche Autoren beschreiben jede Hypermobilität in der akzessorischen Bewegung als Instabilität [56]. Andere versuchen, zwischen beiden Phänomenen zu differenzieren [2]. Für die Forschung und die klinische Arbeit haben diese unterschiedlichen Terminologien wesentliche Konsequenzen. Bei Reliabilitätstests in der Forschung wird Reliabilität eher erreicht, wenn es weniger, auf Wahrscheinlichkeit basierende Wahlmöglichkeiten gibt. Eine Zunahme der Optionen verringert die Reliabilität statistisch.

Stigma Instabilität: In einer Studie bewerteten Patienten mit LWS-Becken-Schmerzen die Bedeutung diagnostischer Begriffe. In der Kategorie „wahrgenommene Schwere der Diagnose" musste sich die Instabilität nur gegenüber dem „Bandscheibenprolaps" geschlagen geben. Auf manche Individuen wirkt sich der Terminus nachteilig aus. Erhöhte Kinesiophobie, negative Erwartungen bezüglich der Genesung sowie der Wunsch nach Konsultation eines Spezialisten und weiteren Untersuchungen folgen [21].

Ist nun ein instabiles SIG manualtherapeutisch diagnostizierbar?

Die wesentlichen Argumente zu dieser Frage lauten zusammengefasst:

- Die Forschung zur Validität des ASLR bezieht sich auf schwangerschaftsbedingte Beckengürtelschmerzen. Es gibt nicht genug Evidenz zur externen Validität, um die Interpretation der SIG-Instabilität auf andere Arten chronischen Kreuzschmerzes anzuwenden.
- Die Studie von Kibsgård et al. [31] wirft Fragen zur Validität des ASLR auf.
- Die Evidenz zur diskriminanten Validität für den ASLR ist widersprüchlich.
- Der ASLR zeigte in einer Studie eine hohe Test-Retest-Reliabilität bei schwangerschaftsbedingten Beckengürtelschmerzen [42] und eine sehr gute Interrater-Reliabilität in zahlreichen Studien zu verschiedenen Arten chronischen Kreuzschmerzes [54].
- In der Reliabilitäts- und Validitätsforschung zum ASLR wurden unterschiedliche Methodologien verwendet. Positive Testergebnisse wurden unterschiedlich interpretiert.
- Die Validität des Einbeinstandes kam mit Oberflächenmarkern zustande. Ihre Verwendung stellt die interne Validität der Studie in Frage. Die Teilnehmer waren Patienten mit Beckengürtelschmerzen. Daher verfügt die Studie über externe Validität.
- In-vivo-Studien legen den Schluss nahe, dass die Bewegungen des SIG für eine Palpation zu gering sind.
- Eine adäquate Intertester-Reliabilität ergibt sich, wenn an einer Studie erfahrene Kliniker beteiligt sind und diese ihre Bewertung der Bewegung mit zwei Variablen dichotomisieren, zum Beispiel: „normal" oder „Bewegung". (Anmerkung: Eine dieser Studien ist noch unveröffentlicht und wurde vom Autor dieses Artikels verfasst; möglicherweise besteht eine gewisse Voreingenommenheit.) In den Studien setzte man unterschiedliche Methodologien und Palpationstechniken ein.
- Es gibt nicht genug Evidenz für die Reliabilität, Inhaltsvalidität oder für jede Art von Kriteriumsvalidität der manuellen Untersuchung des SIG.
- Die Diagnose Instabilität kann sich auf Risikopatienten nachteilig auswirken.

Nach Meinung des Autors gibt es nicht genug externe Evidenz für die Annahme, dass Manualtherapeuten mit dem ASLR, Einbeinstand und der manuellen Untersuchung des SIG alle Arten von SIG-Instabilität bei allen Arten von LWS-Becken-Schmerzen diagnostizieren können. Allerdings beruht die evidenzbasierte Praxis nicht nur auf externer Evidenz. Sie beinhaltet auch die Verbindung klinischer Expertise mit externer Evidenz und muss zudem das Wertesystem des Patienten berücksichtigen [55].

Kommunikation: Instabilität oder Hypermobilität?

Für die klinische Diagnose Beckengürtelschmerzen gibt es adäquate physische Assessment-Tests [8]. Möchten Kliniker diese Diagnose durch Diagnostizierung der Instabilität weiter qualifizieren, gilt es das Evidenzniveau, auf dem die Entscheidung basiert [27], und evidenzbasierte medizinische Prinzipien zu berücksichtigen [58]. Ferner: sich über die Aussagekraft der genannten Tests im Klaren sein und genau zu überlegen, welche und wie Informationen an Patienten weitergegeben werden [21].

Um Beckengürtelschmerzen weiter zu qualifizieren, zieht der Autor meistens den Begriff Hypermobilität gegenüber Instabilität vor. Dafür sprechen mehrere Gründe: „Instabilität" löst negative Assoziationen aus, die Gefahr der Falschinterpretation (strukturelle und funktionelle Instabilität) durch andere Personen und die limitierte Evidenz der physischen Assessments. Der Autor gibt jedoch zu: Unter spezifischen Umständen sind Ausnahmen von dieser Regel möglich und angebracht. Zum Beispiel: Wenn aufgrund der Anamnese und des physischen Assessments eine Instabilität sehr wahrscheinlich ist wie bei traumatischen und/oder schwangerschaftsbedingten Beckengürtelschmerzen, genetischen Bindegewebserkrankungen (Ehlers-Danlos-Syndrom).

:: Allgemeine Beckengürtelschmerzen sollten nicht routinemäßig als Instabilität etikettiert werden.

Empfehlungen

Zur Diagnose von Beckengürtelschmerzen empfiehlt es sich, eine geeignete subjektive Anamnese und physische Untersuchung [8] durchzuführen und andere mögliche Ursachen des Kreuzschmerzes auszuschließen.

Hypomobilität erkennen

Im Modell des Form- und Kraftschlusses entspricht Hypermobilität einem reduzierten Kraftschluss und manifestiert sich bei Aufgaben mit Lastübertragungen über das Becken als relative anteriore Rotation des Iliums. Hypomobilität wäre demnach ein verstärkter Kraftschluss, was klinisch weniger offensichtlich ist. Hypomobilität ist zu vermuten, wenn Beckengürtelschmerzen auftreten, aber keine Zeichen oder Symptome eines reduzierten Kraftschlusses.

SMCSE – Specific Motor Control Stability Exercises

Der Autor vertritt die Ansicht, dass die verringerte Gelenkbewegung oft auf eine veränderte Rotationsachse zurückzuführen ist,

Tab. 1 Subklassifikationsstrategien für neuromuskuloskeletale Störungen [22]

Subklassifikation und deren Mechanismen				
verhaltensbedingte Faktoren	*Schmerzmechanismen*	*ZNS und Koordination*	*Bewegung und motorische Funktion*	*pathoanatomisch*
- psychische Störungen - Persönlichkeits-, Entwicklungsstörungen - psychosoziale Faktoren	- nozizeptiv - neurogen - neuropathisch - zentrale Sensibilisierung - Störung im muskuloskeletalen Körperbild - Schmerzen durch NISE-Syndrom	- neurokognitiv - sensomotorisch - primitive Reflexe - posturale Reflexe - Mittelinien-, Körperbewusstsein	- Bewegungsmusterkontrolle - funktionelle Bewegungsmuster - Translationskontrolle - Atmungsfunktion - Ausdauer - aerobe Fitness - Körperkraft	- artikulär - myofaszial - neurodynamisch - Bindegewebe

Individuelle Faktoren					
medizinische und physische Störungen	*Erwartungen und Überzeugungen*	*kulturelle, soziale, geschlechts-, altersbedingte Einflüsse*	*Motivation und Compliance*	*Gesundheitsverhalten*	*Anforderungen in Beruf und Sport*
- allgemeine medizinische Pathologien - kongenitale - Anomalien - genetisch bedingte Störungen - frühere Episoden	- Inanspruchnahme von Gesundheitsdienstleistungen - Verantwortung für Gesundheit - Assessment - Diagnostik - Untersuchungen - Behandlung - Genesungsdauer - Wiederaufnahme der Arbeit - Schmerzphysiologie - Schmerzen bei Aktivität	- Schmerzschwelle - Schmerzreaktionen - Schmerzverhalten - Reaktion auf Behandlung - Erwartungen, Überzeugungen - verhaltensbedingte Faktoren	- soziale Werte - rechtliche Ansprüche - Kompensation - Bildungsniveau	- Aktivitätsniveaus - Hobbys - Schlafmuster - Ernährung - Rauchen - Alkohol, Drogen - Dauer von Arbeitsausfällen - frühere Inanspruchnahme von Gesundheitsleistungen - Reaktion auf frühere Interventionen	- ergonomische Aspekte - biologische Rhythmen - Trainingsprotokoll - Schichtarbeit - Equipment - Klima

die eher auf veränderter Bewegungskontrolle beruht als auf eingeschränkter Gelenkbeweglichkeit. Der Autor stimmt mit dem von O'Sullivan und Beales [49] vorgeschlagenen Subklassifikationsmodell überein, jedoch nicht mit der Ansicht, spezifische Stabilitätsübungen zur Verbesserung der Bewegungskontrolle (SMCSE) seien für diese Patientengruppe ungeeignet. Dabei fasst der Oberbegriff Stabilitätsübungen sehr viele verschiedene Übungsarten zusammenfasst. SMCSE (beispielsweise mit Schwerpunkt auf dem M. transversus abdominus oder dem tiefen lumbalen M. multifidus) unterscheiden sich grundlegend von Pilates oder Übungen mit einem Ball etc. In seiner klinischen Arbeit beobachtete der Autor, dass SMCSE für den M. glutaeus maximus oder den M. psoas major [17] häufig schmerzlindernd wirken, während andere SMCSE den Schmerz verstärken (bei Patienten ohne auffällige psychische Faktoren, die die Übung richtig erlernten).

Subklassifikationsmodell

Der Autor verwendet ein Subklassifikationsmodell [22, 23], das sich von O'Sullivan und Beales [49] vorgeschlagenem unterscheidet. In diesem Modell (► **Tab. 1**) wird ein Patient unter „verhaltensbedingte Faktoren" [22] klassifiziert, wenn er die meisten der von O'Sullivan und Beales [49] zur Klassifikation von Hypomobilität verwendeten Kriterien erfüllt. SMCSE werden nur eingesetzt, wenn die verhaltensbedingten Symptome reduziert wurden. Häufig sind es die Bewegungskontrollmuster und das Verhalten, die diese Patienten daran hindern, die SMCSE korrekt auszuführen. Die Übungen erfordern sehr viel Präzision und stellen hohe neurokognitive Anforderungen. Patienten, die SMCSE nicht erlernen können, werden daher unter Koordinationsdefizit des ZNS subklassifiziert [20]. Die Behandlung konzentriert sich auf spezifische sensomotorische Funktionsstrategien wie das Training der Zwei-Punkte-Diskriminierung, Propriozeption (Repositionierung), Aufgaben mit Überschreitung der Mittellinie und Hemmung primitiver Reflexe [19].

Die Korrektur der Bewegungskontrolle verändert die Rotationsachse. Hypomobilität und Schmerzen können so behandelt werden. Nach Meinung des Autors zeigt der verwendete Subklassifikationsprozess, dass Hypo- und Hypermobilität mit sehr ähnlichen therapeutischen Übungen behandelt werden können.

Translationskontrolldefizit

Wendet man das vom Autor vorgeschlagene Subklassifikationsmodell [22] an und lassen sich verhaltensbedingte Faktoren, nicht mechanische Schmerzen und die Unfähigkeit, SMCSE zu erlernen, ausschließen – lässt sich zusammenfassend sagen, dass die Rehabilitation von Beckengürtelschmerzen durch Übungen ähnlich ist, unabhängig davon, wie sie „etikettiert“ werden (als Hypomobilität, Hypermobilität oder Instabilität). Deshalb schlugen Gibbons und Strassl [24] zur Subklassifikation der schmerzenden Gewebestruktur den Begriff Translationskontrolldefizit vor. Dieses Defizit kann aufgrund des hohen Evidenzniveaus bei Beckengürtelschmerzen genau diagnostiziert werden. Und es kann vom Kliniker weiter qualifiziert werden, wenn er sich für ein niedrigeres Evidenzniveau entscheidet.

FAZIT

Dieses narrative Review fasst die Evidenz zu drei gängigen klinischen Strategien (ASLR, Einbeinstand und manuelle Gelenkuntersuchung) zur Diagnose der SIG-Instabilität zusammen. Die meisten Tests für das SIG sind Schmerzprovokationstests oder positionale Diagnosen und sind für die Diagnostik von SIG-Instabilität kaum hilfreich. Um den Verlust des Kraftschlusses zu bewerten, gibt es andere, unveröffentlichte Tests wie die Hüftextension in Bauchlage und die Gewichtsbelastung eines Beins in der Brücke [6]. Nach Meinung des Autors gibt es nicht genug Evidenz für die Annahme, dass Manualtherapeuten SIG-Instabilität bei LWS-Becken-Schmerzen diagnostizieren können. Kliniker können je nach eigener klinischer Erfahrung andere Tests durchführen, sollten dabei aber das Evidenzniveau dieser Tests berücksichtigen und ebenso die potenziellen negativen Folgen einer verbalisierten Diagnose für den Patienten. Weitere Forschungsarbeiten sind notwendig, um ASLR und Einbeinstand kritisch zu überprüfen und zu bewerten, zum Beispiel durch die Anwendung eines allgemein akzeptierten Instruments wie QUAREL für die Reliabilität [37] oder QUADAS-2 für die diagnostische Genauigkeit [67]. Auch die in diesem Artikel im Zusammenhang mit der internen Validität von ASLR und Einbeinstand angesprochenen Aspekte sollten genauer untersucht werden. Angesichts der Häufigkeit der normalen falsch-positiven und falsch-negativen Ergebnisse diagnostischer Tests, wären alternative validierte Tests für die Entscheidungsfindung hilfreich [15]. Die von Comerford [6] beschriebenen Tests verfügen über Augenscheinvalidität und könnten dazu beitragen, diese Lücke zu füllen, wenn die Forschung ihnen Kriteriumsvalidität und -reliabilität bescheinigt.

AUTOR

Sean G. T. Gibbons

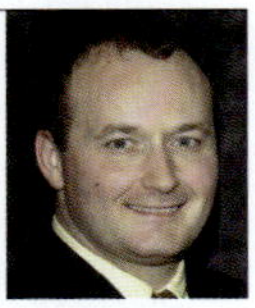

BIBLIOGRAFIE

DOI 10.1055/s-0035-1570013
manuelletherapie 2015; 19: 211–216

Stuttgart · New York · ISSN 1433-2671

Literatur

1. *Beales DJ, O'Sullivan PB, Briffa NK. The effects of manual pelvic compression on trunk motor control during an active straight leg raise in chronic pelvic girdle pain subjects. Manual Therapy 2010; 15: 190–199*
2. *Beazell JR, Mullins M, Grindstaff TL. Lumbar instability: An evolving and challenging concept. Journal of Manual and Manipulative Therapy 2010; 18: 9–14*
3. *Bruno PA, Millar DP, Goertzen DA. Inter-rater agreement, sensitivity, and specificity of the prone hip extension test and active straight leg raise test. Chiropractic & Manual Therapies 2014; 22: 23*
4. *Carlson SW, Magee S, Carlson WO. An algorithm for the evaluation and treatment of sacroiliac joint dysfunction. S D Med 2014; 67(11): 445–9, 451*
5. *Cohen SP, Chen Y, Neufeld NJ. Sacroiliac joint pain: A comprehensive review of epidemiology, diagnosis and treatment. Expert Rev Neurother 2013; 13(1): 99–116*
6. *Comerford M. Sacro-Iliac complex instability: Self-locking dysfunction an integrated assessment procedure and rehab system. Proceedings of: The Spine: World Congress on Manual Therapy. Rome, 2005, October 7–9*
7. *Cook C, Brismée JM, Sizer PS Jr. Subjective and objective descriptors of clinical lumbar spine instability: A Delphi study. Manual Therapy 2006; 11: 11–21*
8. *Cook C, Hegedus E. Orthopedic physical examination tests: An evidence-based approach. 2nd Ed. Upper Saddle River: Prentice Hall; 2011*
9. *Cowan SM, Schache AG, Brukner P, Bennell KL, Hodges PW, Coburn P et al. Delayed onset of transversus abdominis in long-standing groin pain. Medicine and Science in Sports and Exercise 2004; 36(12): 2040–5*
10. *Damen L, Buyruk HM, Güler-Uysal F, Lotgering FK, Snijders CJ, Stam HJ. Pelvic pain during pregnancy is associated with asymmetric laxity of the sacroiliac joints. Acta Obstet Gynecol Scand 2001; 80(11): 1019–24*
11. *Damen L, Buyruk HM, Güler-Uysal F, Lotgering FK, Snijders CJ, Stam HJ. The prognostic value of asymmetric laxity of the sacroiliac joints in pregnancy-related pelvic pain. Spine 2002; 27(24): 2820–4*
12. *Dananberg HJ. Functional hallux limitus and its relationship to gait efficiency. J Am Podidtr Med Assoc 1986; 76: 648–652*
13. *DeVon HA, Block ME, Moyle-Wright P, Ernst DM, Hayden SJ, Lazzara DJ, Savoy SM, Kostas-Polston E. A psychometric toolbox for testing validity and reliability. J Nursing Scholarship 2007; 39(2): 155–64*
14. *Dupuis PR, Yong-Hing K, Cassidy JD, Kirkaldy-Willis WH. Radiologic diagnosis of degenerative lumbar spinal instability. Spine 1985; 10(3): 262–276*
15. *Fardy JM. Evaluation of diagnostic tests In: Parfrey PS, Barrett BJ, eds. Methods in molecular biology: Clinical epidemiology practice and methods. Totowa: Humana Press; 2009*
16. *Ferrari S, Manni T, Bonetti F, Villafañe JH, Vanti C. A literature review of clinical tests for lumbar instability in low back pain: Validity and applicability in clinical practice. Chiropractic & Manual Therapies 2015; 23: 14*
17. *Gibbons SGT. The role of psoas major and deep sacral gluteus maximus in lumbo-pelvic stability. In: Vleeming A, Stoeckhart R, Mooney V, eds. Movement, Stability and Lumbopelvic Pain. 2nd Edition. Edinburgh: Churchill Livingstone; 2007*
18. *Gibbons SGT. Inter-rater reliability of a battery of tests to challenge force closure of the sacro-iliac joint. Unpublished data. St. John's: SMARTERehab; 2008*
19. *Gibbons SGT. Primitive reflex inhibition and sensory motor training improves cognitive learning function and symptoms in chronic disabling low back pain: A case series. Manual Therapy 2009; 14 (S1): S24*
20. *Gibbons SGT. Neurocognitive and sensorimotor deficits represent an important sub-classification for musculoskeletal disorders – central nervous system coordination. Journal of the Icelandic Physical Therapy Association 2011a; 38(1): 10–12*
21. *Gibbons SGT. What is different about people with chronic low back pain? Proceedings of: Successful Chronic Pain Management. 2011b, November 10. St. John's, Canada*
22. *Gibbons SGT. Sub-classification & Clinical Prediction Rules for Neuromuscular Rehabilitation Course Notes. St. John's: SMARTERehab; 2014*
23. *Gibbons SGT, Andreotti D. Neuromuscular, sensory motor and specific motor control of the craniomandibular region: Assessment and rehabilitation. In: Piekartz von H, Ed. Craniofacial pain: Neuromusculoskeletal assess-*

ment, treatment and management. 2nd Ed. Edinburgh: Churchill Livingstone; in press

24. *Gibbons SGT, Strassl H. Can altered movement pattern and muscle imbalance be related to FAI and other hip disorders? (German) manuelletherapie 2012; 16: 119–131*
25. *Goode A, Hegedus EJ, Sizer P, Brismee JM, Linberg A, Cook CE. Three-dimensional movements of the sacroiliac joint: A systematic review of the literature and assessment of clinical utility. The Journal of Manual & Manipulative Therapy 2008; 16(1): 25–38*
26. *Hu H, Meijer OG, Hodges PW, Bruijn SM, Strijers RL, Nanayakkara PW, van Royen BJ, Wu W, Xia C, van Dieën JH. Understanding the Active Straight Leg Raise (ASLR): An electromyographic study in healthy subjects. Manual Therapy 2012; 17: 531–537*
27. *Howick J, Chalmers I, Glasziou P, Greenhalgh T, Heneghan C, Liberati A, Moschetti I, Phillips B, Thornton H, Goddard O, Hodgkinson M, OCEBM Levels of Evidence Working Group. The Oxford 2011 Levels of Evidence. http://www.cebm.net/index.aspx?o=5653. Stand: 21.06. 2015*
28. *Hungerford BA, Gilleard W, Moran M, Emmerson C. Evaluation of the ability of physical therapists to palpate intrapelvic motion with the stork test on the support side. Physical Therapy 2007; 87: 879–887*
29. *Hungerford BA, Gilleard W, Lee D. Altered patterns of pelvic bone motion determined in subjects with posterior pelvic pain using skin markers. Clinical Biomechanics 2004; 19: 456–464*
30. *Kanakaris NK, Roberts CS, Giannoudis PV. Pregnancy-related pelvic girdle pain: An update. BMC Medicine 2011; 9: 15*
31. *Kibsgård TJ, Røise O, Sturesson B, Röhrl SM, Stuge B. Radiosteriometric analysis of movement in the sacroiliac joint during a single-leg stance in patients with long-lasting pelvic girdle pain. Clin Biomech 2014; 29(4): 406–11*
32. *Knottnerus JA, van Weel C, Muris JWM. Evaluation of diagnostic procedures. BMJ 2002; 324: 477–80*
33. *Kwong EH, Virani N, Robert M, Gerry K, Harding A, Rose MS, Dukelow SP, Barton PM. Inter-rater reliability of the active straight-leg raise and one-leg standing tests in non-pregnant women. J Rehabil Med 2013; 45(10): 1058–64*
34. *Lee D. The pelvic girdle: An approach to the examination and treatment of the lumbo-pelvic region. 3rd Ed. Edinburgh: Churchill Livingstone; 2004*
35. *Liebenson C, Karpowicz AM, Brown SH, Howarth SJ, McGill SM. The active straight leg raise test and lumbar spine stability. PM R 2009; 1(6): 530–5*
36. *Liebenson C, Lewit K. Palpation's reliability: A question of science vs. art? Journal of Bodywork and Movement Therapies 2003; 7(1): 46–48*
37. *Leone A, Guglielmi G, Cassar-Pullicino VN, Lorenzo Bonomo L. Lumbar intervertebral instability: A review. Radiology 2007; 245 (1): 62–77*
38. *Lucas NP, Macaskill P, Irwig L, Bogduk N. The development of a quality appraisal tool for studies of diagnostic reliability (QAREL). J Clin Epidemiol 2010; 63(8): 854–61*
39. *McGrath MC. Palpation of the sacroiliac joint: An anatomical and sensory challenge. International Journal of Osteopathic Medicine 2006; 9: 103–107*
40. *Mens JM, Inklaar H, Koes BW, Stam HJ. A new view on adduction-related groin pain. Clinical Journal of Sport Medicine 2006; 16(1): 15–9*
41. *Mens JM, Pool-Goudzwaard A, Beekmans RE, Tijhuis MT. Relation between subjective and objective scores on the active straight leg raising test. Spine 2010; 35(3): 336–9*
42. *Mens JM, Pool-Goudzwaard A, Stam HJ. Mobility of the pelvic joints in pregnancy-related lumbopelvic pain: A systematic review. Obstet Gynecol Surv 2009; 64(3): 200–8*
43. *Mens JM, Vleeming A, Snijders CJ, Koes BW, Stam HJ. Reliability and validity of the active straight leg raise test in posterior pelvic pain since pregnancy. Spine 2001; 26: 1167–71*
44. *Mens JM, Vleeming A, Snijders CJ, Koes BW, Stam HJ. Validity of the active straight leg raise test for measuring disease severity in patients with posterior pelvic pain after. Spine 2002; 27(2): 196–200*
45. *Mens JM, Vleeming A, Snijders CJ, Stam HJ, Ginai AZ. The active straight leg raising test and mobility of the pelvic joints. Eur Spine J 1999; 8: 468–473*
46. *Mislevy RJ Can there be reliability without „Reliability"? Journal of Educational and Behavioral Statistics 2004; 29 (2): 241–244*
47. *Moss PA. Can there be validity without reliability? Educational Researcher 1994; 23(2): 5–12*
48. *O'Leary CB, Cahill CR, Robinson AW, Barnes MJ, Hong J. A systematic review: The effects of podiatrical deviations on nonspecific chronic low back pain. Journal of Back and Musculoskeletal Rehabilitation 2013; 26: 117–123*
49. *O'Shea FD, Boyle E, Salonen DC, Ammendolia C, Peterson C, Hsu W, Inman RD. Inflammatory and degenerative sacroiliac joint disease in a primary back pain cohort. Arthritis Care Res (Hoboken) 2010; 62(4): 447–454*
50. *O'Sullivan PB, Beales DJ. Diagnosis and classification of pelvic girdle pain disorders. Part 1: A mechanism based approach within a biopsychosocial framework. Manual Therapy 2007; 12(2): 86–97*
51. *Panjabi MM. Clinical spinal instability and low back pain. J Electromyogr Kinesiol 2003; 13(4): 371–9*
52. *Rabin A, Shashua A, Pizem K, Dar G. The interrater reliability of physical examination tests that may predict the outcome or suggest the need for lumbar stabilization exercises. J Orthop Sports Phys Ther 2013; 43(2): 83–90*
53. *Robinson HS, Mengshoel AM, Bjelland EK, Vøllestad NK. Pelvic girdle pain, clinical tests and disability in late pregnancy. Manual Therapy 2010; 15(3): 280–5*
54. *Rost CC, Jacqueline J, Kaiser A, Verhagen AP, Koes BW. Pelvic pain during pregnancy: A descriptive study of signs and symptoms of 870 patients in primary care. Spine 2004; 29(22): 2567–2572*
55. *Roussel NA, Nijs J, Truijen S, Smeuninx L, Stassijns G. Low back pain: Clinimetric properties of the Trendelenburg test, active straight leg raise test, and breathing pattern during active straight leg raising. J Manipulative Physiol Ther 2007; 30(4): 270–8*
56. *Sackett DL, Rosenberg WM, Gray JA, Haynes RB, Richardson WS. Evidence based medicine: What it is and what it isn't. BMJ 2010; 312: 71–72*
57. *Snijders CJ, Vleeming A, Stoeckart R. Transfer of lumbosacral load to iliac bones and legs I. Biomechanics of self-bracing of the sacro-iliac joints and its significance for treatment and exercise. Clin Biomech 1993; 8: 285–294*
58. *Steckler A, McLeroy KR. The importance of external validity. Am J Public Health 2008; 98(1): 9–10*
59. *Straus SE, Richardson WS, Glasziou P, Haynes RB. Evidence-based medicine: How to practice and teach it. 4rth Ed. Edinburgh: Churchill Livingstone; 2010*
60. *Sturesson B, Uden A, Vleeming A. A radiological analysis of movements of the sacroiliac joint during the standing hip flexion test. Spine 2000; 25: 364–368*
61. *Tateuchi H, Tsukagoshi R, Fukumoto Y, Akiyama H, So K, Kuroda Y, Ichihashi N. Pelvic instability and trunk and hip muscle recruitment patterns in patients with total hip arthroplasty. J Electromyogr Kinesiol 2013; 23(1): 151–8*
62. *Verheul JM. Pelvic girdle pain and relevance of ASLR testing: A blinded clinical trial. MSc Thesis. Osteopathie Schule Deutschland. Dresden International University; 2012. www.osteopathie-verheul.nl/CindyVerheul_Masterthesis.pdf. Stand: 04.06.2015*
63. *Vleeming A, Albert HB, Ostgaard HC, Sturesson B, Stuge B. European guidelines for the diagnosis and treatment of pelvic girdle pain. Eur Spine J 2008; 17: 794–819*
64. *Vleeming A, Buyruk HM, Stoeckart R, Karamursel S, Snijders CJ. An integrated therapy for peripartum pelvic instability: A study of the biomechanical effects of pelvic belts. Am J Obstet Gynecol 1992; 166(4): 1243–7*
65. *Vleeming A, Schuenke MD, Masi AT, Carreiro JE, Danneels L, Willard FH. The sacroiliac joint: An overview of its anatomy, function and potential clinical implications. J Anat 2012; 221(6): 537–67*
66. *Vleeming A, Snijders CJ, Stoeckart R. Transfer of lumbosacral load to iliac bones and legs. Part 1: Biomechanics of self-bracing of the sacro-iliac joints and its significance for treatment and exercise. Clinical Biomechanics 1993; 8: 285–294*
67. *Whiting PF, Rutjes AWS, Westwood ME, Mallett S, Deeks JJ, Reitsma JB, Leeflang MMG, Sterne JAC, Bossuyt PMM; QUADAS-2 Group. QUADAS-2: A revised tool for the quality assessment of diagnostic accuracy studies. Ann Intern Med 2011; 155: 529–536*
68. *Zelle BA, Gruen GS, Brown S, George S. Sacroiliac joint dysfunction: evaluation and management. Clin J Pain 2005; 21: 446–455*

Kompensationsstrategien von Patientinnen mit schwangerschaftsbedingten Kreuz- und Beckenschmerzen

Kraftschluss: Vier Expertinnen, die Kanadierin Diane Lee, die Schwedin Britt Stuge und die beiden Niederländerinnen Marijke Slieker und Annelies Pool-Goudzwaard erforschen Dysfunktionen in der Beckenregion. Die evidenzbasierte Fallstudie unserer Autorin Annelies Pool-Goudzwaard resultiert aus ihrer Zusammenarbeit. Apropos: Für manche Patientinnen sind stabilisierende Übungen eher ungünstig. Das liegt unter anderem am M. transversus abdominis.

:: Warum sollten Therapeuten die Behandlung nicht mit stabilisierenden Übungen und Training für den queren Bauchmuskel beginnen?

Fallstudie: Julia

Julia meldet sich mit PLPP-Beschwerden (siehe Box) bei Mediaferia in Amersfoort, wo man sie zeitnah umfangreich untersucht. Ohne die Bedeutung psychosozialer Faktoren herunterspielen zu wollen, beschränke ich mich hier auf die biomedizinischen Befunde.

Anamnese

Julia ist 32 Jahre alt und die Mutter dreier Kinder. Sie leidet an Kreuzschmerzen, die bis in das Steißbein ausstrahlen. Eine Urininkontinenz und eine verminderte oder fast völlig fehlende Empfindung der Ausscheidungs- und Sexualfunktion bereiten ihr Schwierigkeiten. Auf der Schmerz-VAS gibt sie eine Drei an. Nach längerem Sitzen nehmen die Schmerzen zu. Steigt der intraabdominale Druck wie beim Husten und Lachen, kommt es zur Urininkontinenz. Die Beschwerden sind vor zehn Monaten plötzlich während der Vaginalentbindung ihres dritten Kindes entstanden. Sie merkte selbst, dass etwas nicht richtig lief. Fünf Jahre zuvor hatte sie Zwillinge per Kaiserschnitt zur Welt gebracht. Dieselben Schmerzen waren damals schon aufgetreten, wenn auch schwächer. Die anschließende Physiotherapie konzentrierte sich auf Stabilitätsübungen und das Training der Beckenbodenmuskulatur. Doch obwohl sie angibt, kräftiger geworden zu sein, blieben ihr PLPP, die Urininkontinenz und die verminderte Sensationsfähigkeit unbeeinflusst.

Anhand der Anamnese können Julias Schmerzen und Beschwerden als PLPP definiert werden. Die meisten Probleme treten typischerweise beim längeren Stehen, Umdrehen im Bett, Heben von mehr oder weniger schweren Lasten und beim Geschlechtsverkehr auf [3, 14, 48].

Inspektion und körperliche Untersuchung

Die körperliche Untersuchung beginnt mit der Inspektion verschiedener Fähigkeiten der Patientin wie Stehen und mit unterschiedlicher Belastung verbundene Aufgaben wie Stehen auf einem Bein, Hocke (Squat) und Ausfallschritt (Lunge). Diese Inspektion dient dazu, einen ersten Eindruck von der Stabilität im Allgemeinen und der Kraftübertragung im Besonderen zu erhalten. Das Klassifikationssystem von O'Sullivan und Beales [35] unterscheidet zwei Gruppen von PLPP-Patientinnen nach dem Kriterium des Kraftschlusses. Der Kraftschluss lässt sich beschreiben als der Versuch, auf das Becken wirkende Querkräfte zu erhöhen, um die Kraftübertragung von den unteren Gliedmaßen zum Rumpf und umgekehrt zu gewährleisten [32, 33, 39, 45, 50, 51]. Bei manchen PLPP-Patientinnen ist die Anspannung extrem hoch, bei anderen hingegen ist die Spannung zu gering. Zeichen für übermäßigen Kraftschluss sind: Anstieg der Muskelspannung der Rumpfextensoren und der Bauchmuskeln, (starke) Zunahme des intraabdominalen Drucks, ausbleibende Entspannung der spinalen Muskeln nach Aktivität oder das Anhalten der Atmung [5, 6, 16, 30, 35, 36, 38]. Zeichen für einen unzureichenden Kraftschluss zeigen sich, wenn bei Aktivitäten und Kraftübertragungen die Muskelaktivität nur unzureichend zunimmt [5, 36] oder durch das Nach-außen-Drücken des Bauches. Letzteres erhöht eventuell aufgrund der gedehnten Bauchwand den intraabdominalen Druck. Dieser Druckanstieg kann hilfreich sein, um die Wirbelsäule und eventuell das Becken zu stabilisieren [19].

Inspektion im Stehen, Sitzen und beim Bewegen

Im Stehen ist bei Julia das Becken leicht nach vorne gekippt. Die Spina iliaca posterior superior findet sich bei der Palpation rechts höher als links. Alle Rumpfbewegungen sind schmerzfrei, ebenso die Hocke. Beim Storchentest (Stehen auf einem Bein) und beim Gillet-Test (Flexion im Stand) ist die Bewegung der oberen hinteren Spina

Pool-Goudzwaard A. Kompensationsstrategien von Patientinnen mit schwangerschaftsbedingten Kreuz- und Beckenschmerzen. Manuelle Therapie 2015; 19: 217–221 asymmetrisch (links weniger Verschiebung als rechts). Stehen auf dem linken Bein empfindet die Patientin als schwierig (Bewertung 4/5, wobei 0 keinerlei Schwierigkeiten bedeutet und 5 unmöglich). Bei bilateraler Kompression sinkt der Wert auf 2/5. Julia zeigt beim Stehen auf einem Bein Zeichen übermäßiger Muskelanspannung und hält die Atmung an. Im Sitzen kippt das Becken nach hinten und übt Druck auf das Steißbein aus, den sie als schmerzhaft empfindet.

Beim Storchentest werden beide Spinae beim Anheben des Beins im Stand palpiert. Erwartet wird eine Vorwärtsdrehung der Beckenhälfte auf der Seite des Standbeins [25] durch die anhaltende Kontraktion der kontralateralen Hüftflexoren [22]. Die Intertester-Reliabilität (links $\kappa = 0{,}67$, rechts $\kappa = 0{,}77$) und der Prozentsatz der Übereinstimmung mehrerer Tester (links 91,9 Prozent, rechts 89,9) sind ausreichend, wenn als Testergebnisse nur „positiv“ oder „negativ“ ermittelt werden soll [25]. Die Resultate dürfen jedoch nicht leichtfertig als Beweis für die Arretierung oder die verminderte Beweglichkeit eines SI-Gelenks interpretiert werden, da sich beim Storchentest beide Gelenke um 0,2 Grad verschieben [47]. Die Erwartung, dass ein Gelenk arretiert und das andere sich bewegen würde, bestätigt sich also nicht. Außerdem wiesen Pool-Goudzwaard, Gnat und Spoor [37] nach, dass während der asymmetrischen Bewegung des Beckens das Ilium selbst verformt wird, mehr noch als die Mobilität in der Symphyse. Vielleicht ist dies der Grund für die niedrigen Kappa-Werte der Mobilitätstests auch in einem multiplen Testregime [26], bei denen die Positionsunterschiede der hinteren oberen Spinae als Parameter für die SI-Mobilität verwendet werden.

Schmerzprovokation und ASLR-Test

Bei Julia ergibt der ASLR-Test, das aktive Anheben eines gestreckten Beins, links eins und rechts null. Trägt sie ein breites, gürtelartiges Beckenband, betragen die Werte links und rechts null. Bei diesem Test hält die Patientin den Atem an und baut Druck im Bauch auf. Das Multitestregime aus verschiedenen SI-Schmerzprovokationstests ist negativ. Bei Palpation schmerzt das Steißbein. Die Symphyse ist nicht druckschmerzhaft.

Da postpartale Kreuz- und Beckenschmerzen als eine Form unspezifischer Kreuzschmerzen betrachtet werden müssen, ist das von Laslett beschriebene Multitestregime aus SI-Schmerzprovokationstests indiziert [27]. Diese Tests haben sich hinsichtlich ihrer Reliabilität, Sensitivität und Spezifizität als geeignet erwiesen, um SI-Schmerzen zu diagnostizieren. Das Multitestregime besteht aus Kompressions-, Distraktions-, Gaenslen-, Thigh-Thrust- und Patrick-Zeichen-Tests [54] oder dem Sacral-Thrust-Test [27]. Der posteriore Beckenschmerzentest ist nur bei schwangeren Frauen indiziert, da seine Reliabilität nur für diese Patientenpopulation nachgewiesen ist [34].

Der ASLR-Test wird empfohlen für die Untersuchung der Kraftübertragung über das Becken und wird häufig zur Diagnose des PLPP eingesetzt [32, 36]. Mens et al. [31] wiesen eine hohe Sensitivität und Spezifizität bei einem Cut-off-Punkt von eins (Score beim ASLR) bei schwangeren Frauen mit PLPP nach. Nicht alle Patientinnen mit PLPP schneiden beim ASLR positiv ab [38]. Abweichende motorische Muster wie Anhalten der Atmung, geringere Kontrolle über den Beckenboden und den Harnabgang wurden bei Patientinnen mit PLPP beobachtet [5, 35, 36, 38]. Patientinnen mit PLPP reagieren beim ASLR anders auf Widerstand beim Einatmen als gesunde Personen [5, 52]. Hu et al. [22] zeigten, dass beim ASLR und beim Gehen der M. transversus abdominis und die unteren Fasern des M. obliquus internus für einen „Schluss“ des Beckens sorgen können, wodurch sich das Becken wie ein fest zusammen gefügtes Ganzes verhält. So wirkt die Aktivität des M. bi-

PLPP – PERIPARTALER KREUZ- UND BECKENSCHMERZ

Schwangerschaftsbedingter Kreuz- und Beckenschmerz (Peripartum Lower Back and Pelvic Pain, PLPP) ist ein weit verbreitetes Problem. International liegt die Prävalenz für den Zeitraum zwischen der 34. und 40. Schwangerschaftswoche bei 45 bis 89 Prozent [3, 4, 48]. 20 Prozent der Frauen mit PLPP suchen medizinische Hilfe auf. Im ersten Monat nach der Entbindung sinkt die Prävalenz jedoch beträchtlich (auf 35 Prozent) und stabilisiert sich anschließend [3, 14, 15, 53].

Man nimmt an, dass bei Patientinnen mit PLPP die Stabilität des Beckenrings gefährdet ist [32] und dass dadurch die Kraftübertragung über das Becken negativ beeinflusst wird [39, 45, 50, 51]. Instabilität lässt sich jedoch weder leicht definieren noch objektiv messen. Der Begriff umfasst jedenfalls mehr als „lockere Gelenke“. In Übereinstimmung mit dieser Bemerkung zeigten wissenschaftliche Untersuchungen, dass es sich in dieser Patientenpopulation weniger um „lockere“ Sakroiliakalgelenke (SI-Gelenke) handelt als vielmehr darum, dass die SI-Gelenke links und rechts unterschiedlich steif sind [8].

Gegensätzliche Leitlinien

Pathogenetisch sind Beckengürtelschmerzen noch nicht vollständig verstanden. Die Beschwerden sind individuell unterschiedlich. Leitlinien zu diesem Thema fallen widersprüchlich aus [4, 48]. Während die europäische Leitlinie Beratung und stabilisierende Übungen als Intervention empfiehlt [48], ist laut der niederländischen Leitlinie keine Intervention erforderlich, da die Erkrankung normalerweise günstig verläuft [4]. Falls doch interveniert werden muss, soll der Schwerpunkt auf Ruhigstellung und Aufklärung beziehungsweise Beratung liegen, möglicherweise einhergehend mit (stabilisierenden) Übungen [4]. Dennoch erwähnen beide Leitlinien Übungen zur Verbesserung der Stabilität, was eigentlich überraschend ist. Da wir die Pathogenese des PLPP nicht kennen, erscheint es unangemessen, stabilisierende Übungen für alle Patientinnen mit PLPP zu einer wichtigen Intervention für die notwendige Festigung oder Stabilisation des Beckenrings zu erklären.

Orientierung durch Clinical Reasoning

Aber auch wenn die Notwendigkeit stabilisierender Übungen zur Diskussion gestellt wird, bleiben die Fragen: Welche Intervention ist optimal? Wie lässt sich objektiv bewerten, welche Maßnahmen bei welcher Patientin erforderlich sind? Patientinnen mit PLPP präsentieren sich mit ganz unterschiedlichen Beschwerden und wenden verschiedene Bewältigungsstrategien an. Notwendig ist ein Clinical-Reasoning-Prozess, der die individuellen Bewältigungsstrategien berücksichtigt. Dies zeigt die Fallstudie.

Pool-Goudzwaard A. Kompensationsstrategien von Patientinnen mit schwangerschaftsbedingten Kreuz- und Beckenschmerzen. Manuelle Therapie 2015; 19: 217–221 ceps femoris auf der kontralateralen Seite der Anspannung des Hüftbeugers entgegen. Patienten mit PLPP ziehen beim ASLR das Ilium nach vorne, was auf Röntgenbildern deutlich zu erkennen ist [33]. Statt geringerer Muskelaktivität zeigen PLPP-Patientinnen mehr Aktivität des ipsilateralen M. obliquus internus und des M. iliacus [5, 13, 22, 23]. Das Tragen eines Beckenbandes verringert diese Anspannung.

Weitere Untersuchung: Stabilität und Bewegungskontrolle

Die Echografie zeigt, dass Julia den M. transversus abdominis (► **Abb. 1**) auf beiden Seiten ohne Substitution oder Aktivierung der oberflächlichen Bauchmuskeln anspannen kann. Der lumbale M. multifidus wird ohne Aktivierung des M. erector spinae angespannt. Die Untersuchung der Hüfte fällt negativ aus. In der Hüftmuskulatur befindet sich ein Druckpunkt (Tender Point) mit schmerzhaftem M. piriformis, M. gluteus medius, M. adductor brevis links und M. adductor longus rechts.

Die Echoskopie ist eine zuverlässige und valide Methode, um die Anspannung des M. transversus abdominis abzubilden [17]. Es wurde konsistent bewiesen, dass der M. transversus abdominis zur Stabilität, definiert als erhöhte Steifigkeit der lumbalen Wirbelsäule, beitragen kann: erstens durch eine erhöhte Spannung der thorakolumbalen Faszie [2, 20], zweitens eine erhöhte Steifigkeit des SI-Gelenks [42] und drittens durch deren Wirkung auf den intraabdominalen Druck [20, 46]. Klinische und experimentelle Studien zu Kreuzschmerzen lieferten Hinweise auf eine verzögerte Aktivierung des M. transversus abdominis [18, 21]. Obwohl manche gesunde Freiwillige in experimentellen Settings keine Feed-Forward-Reaktion zeigten [1]. Laut einem aktuellen systematischen Review können mit der Echtzeit-Echografie morphologische Unterschiede gemessen werden. Die Konstruktvalidität als verzögerte Feed-Forward-Reaktion kann jedoch weder echoskopisch beurteilt noch von einem Kliniker palpiert werden.

Sagt die Anspannung des M. transversus abdominis überhaupt etwas über die Stabilität aus? Julia kann ihn richtig kontrahieren. Das bedeutet jedoch nicht, dass ihr eine gute Kraftübertragung über das Becken gelingt. Vielleicht sind Tests zur Bewegungskontrolle wie Hocke, Ausfallschritte und Gleichgewichtsaufgaben auf-

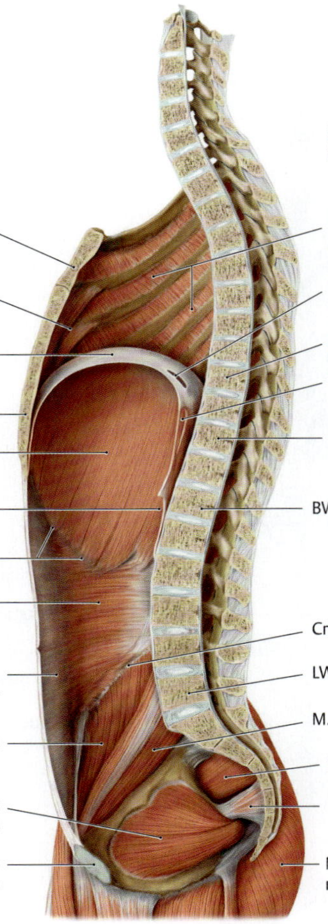

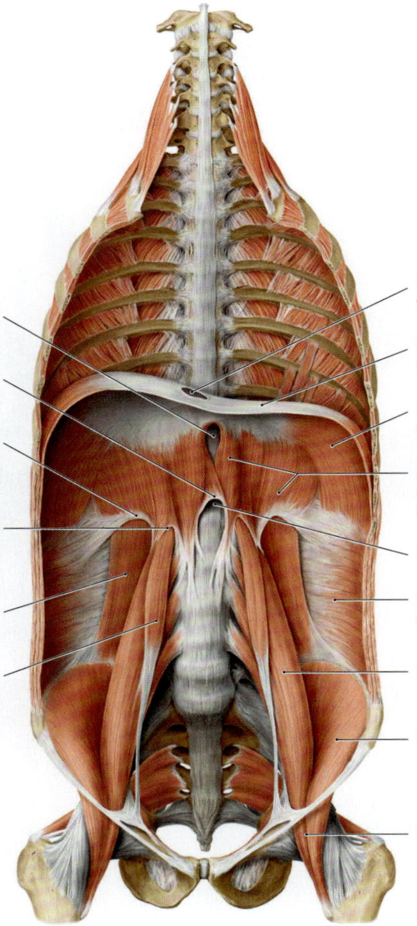

Grafiken: K. Wesker (Prometheus)

Abb. 1 M. transversus abdominis (Schünke M, Schulte E, Schumacher U. Prometheus. LernAtlas der Anatomie. Allgemeine Anatomie und Bewegungssystem. Illustrationen von M. Voll und K. Wesker. 4. Aufl. Stuttgart: Thieme; 2014).

schlussreicher, ob ein Patient mit aktiver Stabilität auf einwirkende Kräfte reagieren kann (flexibel reagieren und Kräfte abdämpfen) [28, 40, 41, 55] statt mit Arretierung (Kontraktion des M. transversus abdominis) und Steifigkeit. Die Suche nach Tender Points hilft, überaktive Muskeln zu erkennen.

Weitere Untersuchung: Beckenbodenfunktion

Julia leidet unter einer stressbedingten Urininkontinenz. Eine intravaginale Muskelkraftuntersuchung ergibt eine minimal angehobene Harnröhre, eine geringe Reaktion des vorderen Beckenbodens und eine kleine hinterste Hebung. Nach einer Kontraktion entspannt sich der Beckenboden langsam. Das Kraftausdauervermögen ist gering. Beim Vasalva-Manöver sinkt die Blase bis zum Hymen ab. Julia gibt an, dass sie leichte Berührungen am Perineum und an der Vagina nicht spürt. Das transabdominale Echo zeigt eine sehr geringe Hebung der Blase beim Anspannen des Beckenbodens. Das perineale Echo zeigt eine kleine Anhebung des anorektalen Winkels. Dieses Bild lässt schnell an eine Zystozele oder Urethrozystozele denken. Als Reaktion auf Husten zeigt sich, dass sich Blase und Harnröhre sehr stark nach hinten verschieben. Auf einem perinealen Echobild im Stehen scheint die Gebärmutter hinter die Blase zu „fallen“. Bei Kontraktion ist die Gebärmutter der Aufwärtsbewegung des Beckens „im Weg“, beim Husten sorgt sie aber für den Verschluss der Harnröhre (► **Abb. 2**).

Bei einer MRT in Rückenlage in der sagittalen Ebene (0,25 Tesla, T2-gewichtet) durch die Mittellinie des Beckens ist eine alte Fraktur des Steißbeins gut zu sehen. Die Blase scheint direkt neben der Symphyse in einer guten Ruheposition zu sein. Bei einer MRT im Stehen zeigt sich, dass die Gebärmutter nach hinten unten sinkt, bis sie schließlich hinter der Blase liegt. Hier sind die Bänder, die unter anderem die Blase und die Gebärmutter im Becken halten, deutlich beschädigt.

Stressbedingte Urininkontinenz kommt häufig vor; 45 Prozent der Frauen leiden fünf bis sieben Jahre nach einer Geburt daran [29]. Zwischen PLPP und stressbedingter Urininkontinenz besteht ein enger Zusammenhang [44], ebenso zwischen ASLR, PLPP-Test und der Schwere der Urininkontinenz [31]. Pool-Goudzwaard et al. [38] befragten Frauen mit PLPP. Sie berichteten, dass bei 52 Prozent die Beschwerden kombiniert mit Miktionsbeschwerden wie stressbedingte Urininkontinenz (Odds Ratio 4,1), sexuelle Dysfunktion (Odds Ratio 4,2) und/oder Verstopfung auftraten. 82 Prozent der Frauen gaben zu Protokoll, dass ihre Symptome mit PLPP begannen, was vor allem bei Frauen mit negativem ASLR der Fall war [38]. O'Sullivan und Beales [36] wiesen dagegen eine mini-

(Fortsetzung auf S. 221)

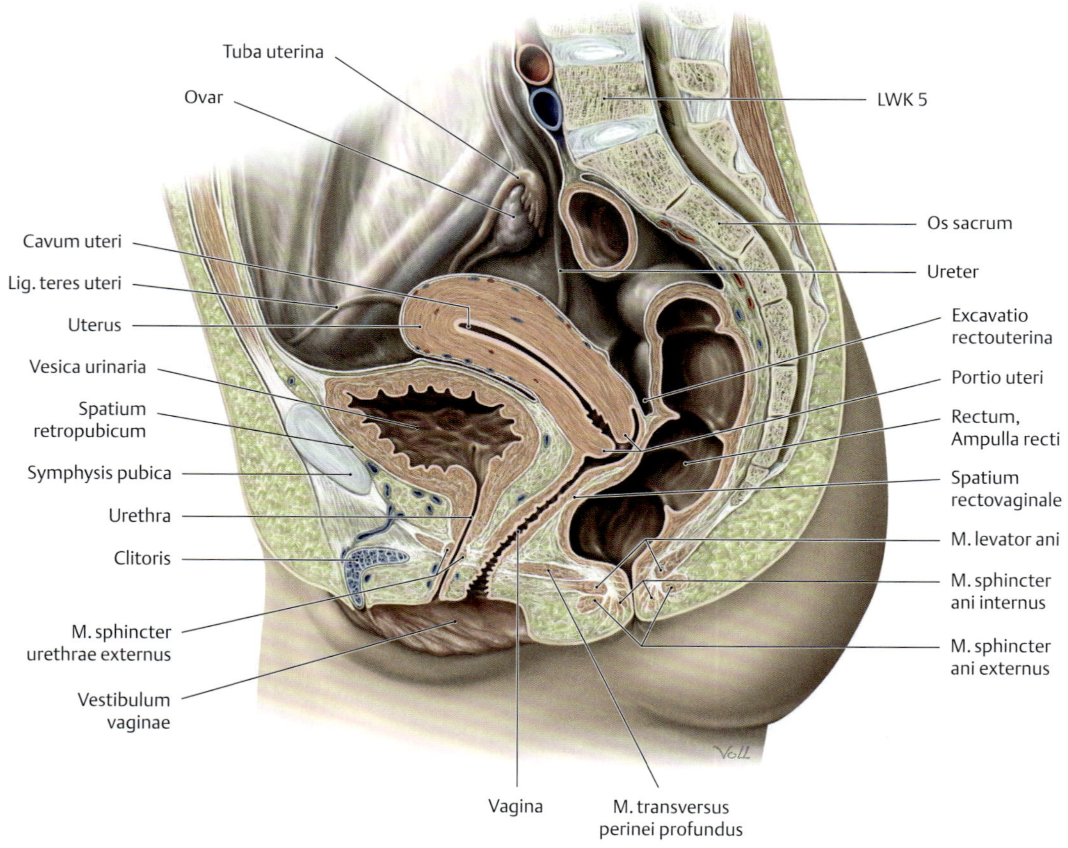

Grafik: M. Voll (Prometheus)

Abb. 2 Physiologische Lage von Blase, Harnröhre und Uterus (Schünke M, Schulte E, Schumacher U. Prometheus. LernAtlas der Anatomie. Allgemeine Anatomie und Bewegungssystem. Illustrationen von M. Voll und K. Wesker. 4. Aufl. Stuttgart: Thieme; 2014).

male Muskelaktivität bei PLPP-Patientinnen nach. Eine Muskelfunktionsuntersuchung des Beckenbodens wird bei Julia also von ausschlaggebender Bedeutung sein. Denn: Löst eine hohe Muskelaktivität die stressbedingte Urininkontinenz aus, wirken stabilisierende Übungen aufgrund der Kokontraktion von M. transversus abdominis und den Beckenbodenmuskeln entgegengesetzt [7, 43]. Dies gilt nicht nur für PLPP-Patientinnen. Eliasson, Elfving und Nordgren [12] wiesen nach, dass bei Frauen mit Kreuzschmerzen die Prävalenz der Beckenbodendysfunktion 78 Prozent beträgt.

Clinical Reasoning

Unserer Meinung nach hat Julia während der Vaginalentbindung ihres dritten Kindes ein signifikantes Trauma des Beckenbodens und der myofaszialen Strukturen erlitten. Auch der N. pudendus (S3) wurde verletzt. Dietz und Lanzarone [11] untersuchten die Prävalenz eines postpartalen Traumas der puboviszeralen Muskeln (36 Prozent) in Relation zu Urininkontinenz. Dietz, Chantarasorn und Shek [10] untersuchten ebenfalls den Zusammenhang zwischen einem Ausriss des M. levator ani (23 Prozent) und der Kraftabnahme des Beckenbodens.

Die von Julia entwickelten Strategien zur Kompensation des myofaszialen und neuralen Traumas sind weder für die Muskulatur noch für das Funktionieren des Urogenitalsystems optimal. Die neurale und myofasziale Schädigung trägt zu ihrem Unvermögen bei, bei funktionellen Aufgaben kontinent zu bleiben.

Wahrscheinlich hat die Kompensation der Beckenbodenmuskeln, um den Schluss des Beckenbodens zu optimieren, die Coccygodynie verursacht. Die erhöhte Aktivität verstärkt den Zug an den Strukturen, die diese Muskeln mit dem Os coccygis verbinden. Weder Mobilisation des SI-Gelenks oder des Steißbeins noch Stabilisation werden in diesem Fall hilfreich sein. Dies kann leicht übersehen werden, wenn man sich nur auf die PLPP-Beschwerden konzentriert und sie als Coccygodynie interpretiert.

Chirurgisches Denken ist nun erforderlich, um genauer zu bestimmen, welche Teile der endopelvinen Faszie und der Beckenbodenstruktur beschädigt sind und welche Operation die anatomische Integrität des Beckenbodens wiederherstellt. Physiotherapeutisch ist das Training der Beckenbodenmuskeln mit Fokus auf Bewusstmachung sinnvoll. Die Prognose für eine langfristige Genesung wird von der Reaktion des N. pudendus abhängen.

:: Antwort: Ein veränderter Tonus der Beckenbodenmuskeln kann Beckenbodendysfunktionen verursachen oder unterhalten. Zu viel Spannung in dieser Muskelgruppe löst unter Umständen eine Urininkontinenz aus. Bei Stabilisationsübungen steigt der Tonus der Beckenbodenmuskeln zusätzlich an. Der Grund ist die nachgewiesene Kokontraktion der queren Bauchmuskeln und der Beckenbodenmuskeln. Urinabgang und andere Beckenbodendysfunktionen wie Obstipation folgen.

FAZIT

Das Fallbeispiel beschreibt den Prozess des physiotherapeutischen Clinical Reasonings bei einer Patientin mit schwangerschaftsbedingten (peripartalen) Kreuz- und Beckenschmerzen (PLPP). Mit einem kritischen Blick auf die Fachliteratur wurde das evidenzbasierte Handeln des Physiotherapeuten unter Einbeziehung der aktuellsten Forschungsergebnisse auf dem Gebiet der PLPP erläutert. Daraus ergeben sich diese Schlussfolgerungen: Stabilisationsübungen eignen sich nicht für alle PLPP-Patientinnen; am besten beurteilt man sie anhand ihrer motorischen Strategien; solange die Aktivität im Beckenboden noch erhöht ist, nicht mit Stabilisationsübungen beginnen; man sollte sich darüber im Klaren sein, was objektiv messbar ist und was nicht. Wenn möglich überweist man Patienten mit Beckenbodendysfunktionen an einen Beckenphysiotherapeuten und arbeitet mit diesem zusammen.

Dank: *manuelletherapie* bedankt sich beim Bohn Stafleu van Loghum Verlag für die Abdruckgenehmigung des Artikels „Compensatiestrategieën bij patiënten met zwangerschapsgerelateerde lagerug – en bekkenpijn. Een case study op basis van best available evidence" von Annelies Pool-Goudzwaard im Jaarboek Fysiotherapie/Kinesitherapie 2014.

AUTORIN

Annelies Pool-Goudzwaard

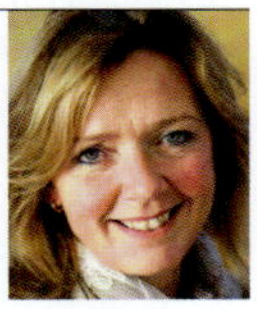

BIBLIOGRAFIE

DOI 10.1055/s-0035-1570014
manuelletherapie 2015; 19: 217–221

Stuttgart · New York · ISSN 1433-2671

Literatur

1. *Allison GT, Morris SL Transversus abdominis and core stability: Has the pendulum swung? Br J Sports Med 2008; 42; 930–931*
2. *Barker PJ, Guggenheimer KT, Grkovic I et al. Effects of tensioning the lumbar fasciae on segmental stiffness during flexion and extension: Young Investigator Award winner. Spine (Phila Pa 1976) 2006; 31: 397–405*
3. *Bastiaenen CH, Bie RA de, Essed GG. Pregnancy-related pelvic girdle pain. Acta Obstet Gynecol Scand 2007; 86: 1277–1278; author reply 1278–1279*
4. *Bastiaenen CHG, Hendriks EJM, Pool-Goudzwaard AL et al. KNGF-richtlijn Zwangerschapsgerelateerde bekkenpijn. Amersfoort: Koninklijk Nederlands Genootschap voor Fysiotherapie; 2009*
5. *Beales DJ, O'Sullivan PB, Briffa NK. Motor control patterns during an active straight leg raise in chronic pelvic girdle pain subjects. Spine (Phila Pa 1976) 2009; 34 861–870*
6. *Beales DJ, O'Sullivan PB, Briffa NK. The effects of manual pelvic compression on trunk motor control during an active straight leg raise in chronic pelvic girdle pain subjects. Man Ther 2010; 15: 190–199*
7. *Bø K, Sherburn M, Allen T. Transabdominal ultrasound measurement of pelvic floor muscle activity when activated directly or via a transversus abdominis muscle contraction. Neurourol Urodyn 2003; 22: 582–588*

8. Damen L, Buyruk HM, Guler-Uysal F, Lotgering FK, Snijders CJ, Stam HJ. Pelvic pain during pregnancy is associated with asymmetric laxity of the sacroiliac joints. Acta Obstet Gynecol Scand 2001; 80: 1019–1024
9. Dieën JH van, Selen LP, Cholewicki J. Trunk muscle activation in low back pain patients, an analysis of the literature. J Electromyogr Kinesiol 2003; 13: 333–351
10. Dietz HP, Chantarasorn V, Shek KL. Levator avulsion is a risk factor for cystocele recurrence. Ultrasound Obstet Gynecol 2010; 36: 76–80
11. Dietz HP, Lanzarone V. Levator trauma after vaginal delivery. Obstet Gynecol 2005; 106: 707–712
12. Eliasson K, Elfving B, Nordgren B, Mattsson E. Urinary incontinence in women with low back pain. Man Ther 2008; 13(3): 206–212
13. Groot M de, Pool-Goudzwaard AL, Spoor CW, Snijders CJ. The active straight leg raising test (ASLR) in pregnant women: Differences in muscle activity and force between patients and healthy subjects. Man Ther 2008; 13: 68–74
14. Gutke A, Kjellby-Wendt G, Öberg B. The inter-rater reliability of a standardised classification system for pregnancy-related lumbopelvic pain. Man Ther 2010; 15 13–18
15. Gutke A, Östgaard HC, Öberg B. Pelvic girdle pain and lumbar pain in pregnancy: A cohort study of the consequences in terms of health and functioning. Spine (Phila Pa 1976) 2006; 31 E149–E155
16. Healey EL, Fowler NE, Burden AM, McEwan IM. The influence of different unloading positions upon stature recovery and paraspinal muscle activity. Clin Biomech (Bristol, Avon) 2005; 20: 365–371
17. Hebert JJ, Koppenhaver SL, Parent EC, Fritz JM. A systematic review of the reliability of rehabilitative ultrasound imaging for the quantitative assessment of the abdominal and lumbar trunk muscles. Spine (Phila Pa 1976) 2009; 34: E848–E856
18. Hodges PW. Is there a role for transversus abdominis in lumbo-pelvic stability? Man Ther 1999; 4: 74–86
19. Hodges PW, Eriksson AE, Shirley D, Gandevia SC. Intra-abdominal pressure increases stiffness of the lumbar spine. J Biomech 2005; 38: 1873–1880
20. Hodges PW, Moseley GL. Pain and motor control of the lumbopelvic region: Effect and possible mechanisms. J Electromyogr Kinesiol 2003; 13: 361–370
21. Hodges PW, Richardson CA. Inefficient muscular stabilization of the lumbar spine associated with low back pain. A motor control evaluation of transversus abdominis. Spine (Phila Pa 1976) 1996; 21: 2640–2650
22. Hu H, Meijer OG, Dieën JH van et al. Muscle activity during the Active Straight Leg Raise (ASLR), and the effects of a pelvic belt on the ASLR and on treadmill walking. J Biomech 2010; 43: 532–539
23. Hu H, Meijer OG, Hodges PW et al. Understanding the Active Straight Leg Raise (ASLR): An electromyographic study in healthy subjects. Man Ther (in press)
24. Hungerford B, Gilleard W, Hodges P. Evidence of altered lumbopelvic muscle recruitment in the presence of sacroiliac joint pain. Spine (Phila Pa 1976) 2003; 28: 1593–1600
25. Hungerfordt BA, Gilleard W, Moran M, Emmerson C. Evaluation of the ability of physical therapists to palpate intrapelvic motion with the Stork Test on the support side. Phys Ther 2007; 87: 879–887
26. Kessel-Cobelens AM van, Verhagen AP, Mens JM, Snijders CJ, Koes BW. Pregnancy-related pelvic girdle pain: Intertester reliability of 3 tests to determine asymmetric mobility of the sacroiliac joints. J Manipulative Physiol Ther 2008; 31: 130–136
27. Laslett M. Evidence-based diagnosis and treatment of the painful sacroiliac joint. J Man Manip Ther 2008; 16: 142–152
28. Lee AS, Cholewicki J, Reeves NP, Zazulak BT, Mysliwiec LW. Comparison of trunk proprioception between patients with low back pain and healthy controls. Arch Phys Med Rehabil 2010; 91: 1327–1331
29. MacLennan AH, Taylor AW, Wilson DH, Wilson D. The prevalence of pelvic floor disorders and their relationship to gender, age, parity and mode of delivery. BJOG 2000; 107: 1460–1470
30. Mens JM, Damen L, Snijders CJ, Stam HJ. The mechanical effect of a pelvic belt in patients with pregnancy-related pelvic pain. Clin Biomech (Bristol, Avon) 2006; 21: 122–127
31. Mens JM, Huis in 't Veld YH, Pool-Goudzwaard A. The Active Straight Leg Raise test in lumbopelvic pain during pregnancy. Man Ther 2012; 17: 364–368
32. Mens JM, Vleeming A, Snijders CJ, Koes BW, Stam HJ. Reliability and validity of the Active Straight Leg Raise test in posterior pelvic pain since pregnancy. Spine (Phila Pa 1976) 2001; 26: 1167–1171
33. Mens JM, Vleeming A, Snijders CJ, Stam HJ, Ginai AZ. The Active Straight Leg Raising test and mobility of the pelvic joints. Eur Spine J 1999; 8: 468–473
34. Östgaard HC, Zetherström G, Roos-Hansson E. The posterior pelvic pain provocation test in pregnant women. Eur Spine J 1994; 3: 258–260
35. O'Sullivan PB, Beales DJ. Diagnosis and classification of pelvic girdle pain disorders. Part 1: A mechanism based approach within a biopsychosocial framework. Man Ther 2007a; 12: 86–97
36. O'Sullivan PB, Beales DJ. Changes in pelvic floor and diaphragm kinematics and respiratory patterns in subjects with sacroiliac joint pain following a motor learning intervention: A case series. Man Ther 2007b; 12: 209–218
37. Pool-Goudzwaard A, Gnat R, Spoor K. Deformation of the innominate bone and mobility of the pubic symphysis during asymmetric moment application to the pelvis. Man Ther 2012; 17: 66–70
38. Pool-Goudzwaard AL, Slieker ten Hove MC, Vierhout ME et al. Relations between pregnancy-related low back pain, pelvic floor activity and pelvic floor dysfunction. Int Urogynecol J Pelvic Floor Dysfunct 2005; 16: 468–474
39. Pool-Goudzwaard AL, Vleeming A, Stoeckart R, Snijders CJ, Mens JM. Insufficient lumbopelvic stability: A clinical, anatomical and biomechanical approach to 'a-specific' low back pain. Man Ther 1998; 3: 12–20
40. Reeves NP, Narendra KS, Cholewicki J. Spine stability: The six blind men and the elephant. Clin Biomech (Bristol, Avon) 2006; 22: 266–274 (http://dx.doi.org/10.1016/j.clinbiomech.2006.11.011)
41. Reeves NP, Narendra KS, Cholewicki J. Spine stability: Lessons from balancing a stick. Clin Biomech (Bristol, Avon) 2011; 26: 325–330
42. Richardson CA, Snijders CJ, Hides JA, Damen L, Pas MS, Storm J. The relation between the transversus abdominis muscles, sacroiliac joint mechanics, and low back pain. Spine (Phila Pa 1976) 2002; 27: 399–405
43. Sapsford RR, Hodges PW, Richardson CA, Cooper DH, Markwell SJ, Jull GA. Co-activation of the abdominal and pelvic floor muscles during voluntary exercises. Neurourol Urodyn 2001; 20: 31–42
44. Smith MD, Russell A, Hodges PW. Is there a relationship between parity, pregnancy, back pain and incontinence? Int Urogynecol J Pelvic Floor Dysfunct 2008; 19: 205–211
45. Snijders CJ, Ribbers MT, Bakker HV de, Stoeckart R, Stam HJ. EMG recordings of abdominal and back muscles in various standing postures: Validation of a biomechanical model on sacroiliac joint stability. J Electromyogr Kinesiol 1998; 8: 205–214
46. Stokes IA, Gardner-Morse MG, Henry SM. Abdominal muscle activation increases lumbar spinal stability: Analysis of contributions of different muscle groups. Clin Biomech (Bristol, Avon) 2011; 26: 797–803
47. Sturesson B, Uden A, Vleeming A. A radiostereometric analysis of movements of the sacroiliac joints during the standing hip flexion test. Spine (Phila Pa 1976) 2000; 25: 364–368
48. Vleeming A, Albert HB, Östgaard HC, Sturesson B, Stuge B. European guidelines for the diagnosis and treatment of pelvic girdle pain. Eur Spine J 2008; 17: 794–819
49. Vleeming A, Pool-Goudzwaard AL, Stoeckart R, Wingerden JP van, Snijders CJ. The posterior layer of the thoracolumbar fascia. Its function in load transfer from spine to legs. Spine (Phila Pa 1976) 1995; 20: 753–758
50. Vleeming A, Stoeckart R, Volkers AC, Snijders CJ. Relation between form and function in the sacroiliac joint. Part I: Clinical anatomical aspects. Spine (Phila Pa 1976) 1990a; 15: 130–132
51. Vleeming A, Volkers AC, Snijders CJ, Stoeckart R. Relation between form and function in the sacroiliac joint. Part II: Biomechanical aspects. Spine (Phila Pa 1976) 1990b; 15: 133–136
52. Wang S, McGill SM. Links between the mechanics of ventilation and spine stability. J Appl Biomech 2008; 24: 166–174
53. Wu WH, Meijer OG, Uegaki K et al. Pregnancy-related pelvic girdle pain (PPP). I: Terminology, clinical presentation, and prevalence. Eur Spine J 2004; 13: 575–589
54. Wurff P van der. Clinical diagnostic tests for the sacroiliac joint: Motion and palpation tests. Aust J Physiother 2006; 52: 308
55. Xu Y, Choi J, Reeves NP, Cholewicki J. Optimal control of the spine system. J Biomech Eng 2010; 132: 051004

Anfangsturbulenzen um die Zentralisation und aktuelle Evidenz

McKenzie: Neuseeland gilt als isolierter, geografisch und kulturell kaum zuordenbarer Inselstaat. Ideale Bedingungen für den beharrlichen McKenzie, um die Welt der wissenschaftlichen Überzeugungen auf den Kopf zu stellen und zu erweitern. Sein Konzept überzeugt bis heute und ist offen für neue wissenschaftliche Erkenntnisse – die auch mal die alten über Bord werfen.

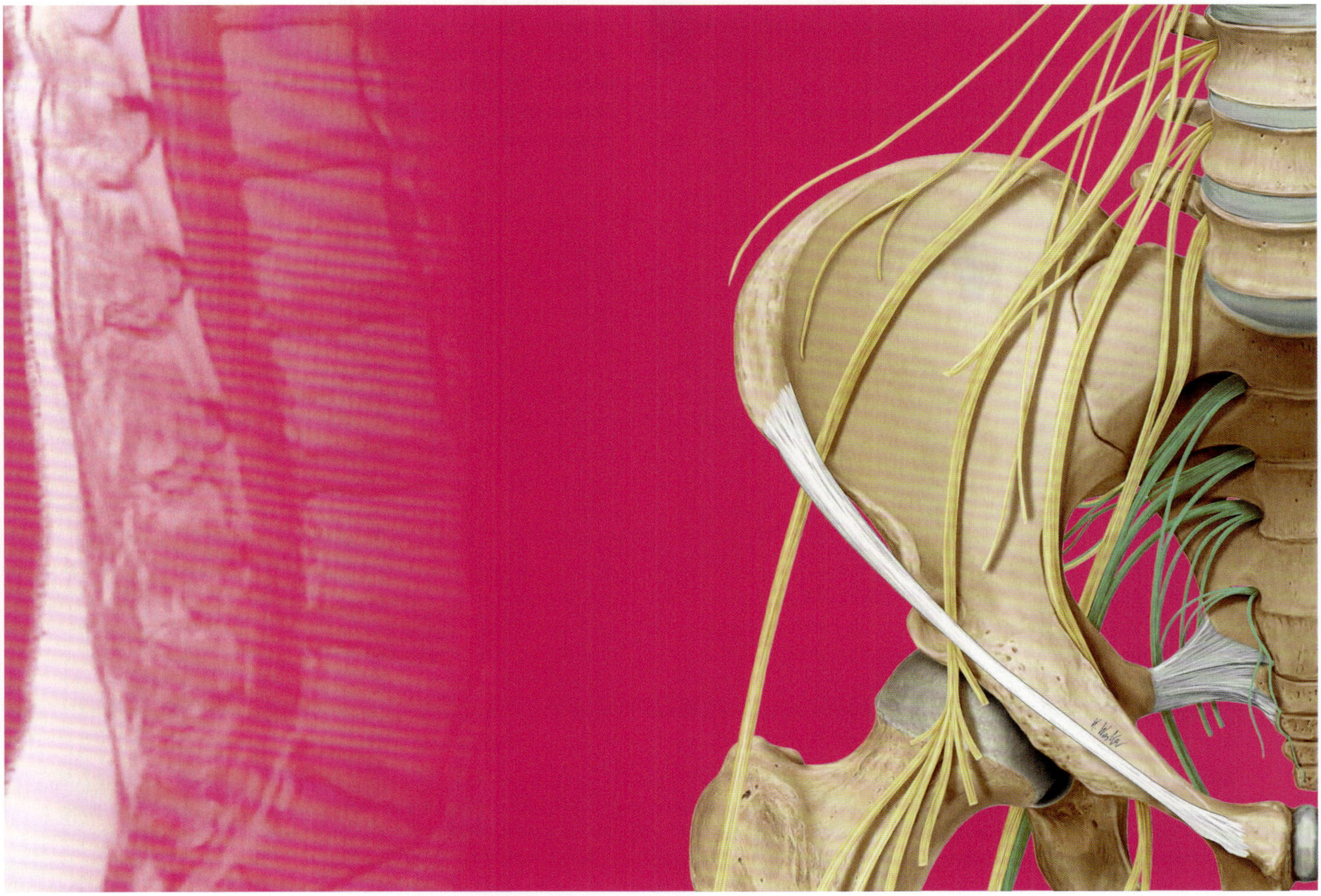

Schmidt C. Anfangsturbulenzen um die Zentralisation und aktuelle Evidenz. Manuelle Therapie 2015; 19: 13–17

Aktuelle Situation

85 Prozent aller lumbalen Rückenschmerzen sind unspezifisch. Ein exaktes schmerzverursachendes morphologisches Korrelat ist nicht bestimmbar [34]. Die Autoren mehrerer Leitlinien betrachten Patienten mit unspezifischen lumbalen Rückenschmerzen als homogene Gruppe. Sie empfehlen eine allgemeine richtungsunspezifische Bewegungstherapie [6, 13]. Um Patienten gezielter zu behandeln, rät die Europäische Leitlinie, klinische Hilfsmittel zur besseren Identifikation klinischer Subgruppen zu entwickeln [13]. Deshalb wurden in den letzten Jahren mehrere Klassifikationssysteme erarbeitet [18, 28, 31]. Schaut man sich die Klassifikationen näher an, stößt man immer wieder auf das Phänomen der Zentralisation.

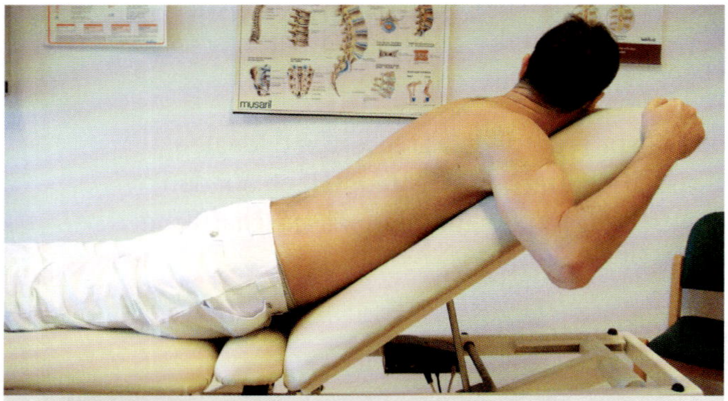

Abb. 1 Lagerung mit hyperextendierter LWS: So fand Robin McKenzie Mr. Smith auf der Behandlungsliege vor.

Geburtsstunde und Definitionen der Zentralisation

1956 hatte der Physiotherapeut Robin McKenzie ein Erlebnis, das sein ganzes Leben veränderte [26]. Er behandelte einen Patienten mit lumbalem Rückenschmerz und Ausstrahlung ins rechte Bein. In den ersten drei Behandlungswochen ließ sich die Symptomatik nicht positiv beeinflussen. Der Zufall wollte es, dass an einem der nächsten Behandlungstage Mr. Smith, wie McKenzie ihn später nannte, vorzeitig in die Behandlungskabine ging und sich dort bäuchlings hinlegte. Beim Eintreffen sah McKenzie erstaunt, dass Mr. Smith in hyperextendierter Position auf der Bank lag (► **Abb. 1**). Extensionsbewegungen bei Rückenpatienten galten als schädlich. Besorgt, aber Ruhe bewahrend fragte er Mr. Smith, wie es ihm gehe. Überraschenderweise war die Antwort positiv. Der Rückenschmerz hatte zwar etwas zugenommen, der Beinschmerz war jedoch weg. Am Folgetag wurde die gleiche Position erneut eingenommen, und der Rückenschmerz verschwand komplett. Das Phänomen der Zentralisation war entdeckt: Diese Erfahrung war die Grundlage für die später in McKenzies erstem Textbuch beschriebene Definition der Zentralisation [24]. In der 2. Auflage seines Buches zur Lendenwirbelsäule wurde sie geringfügig verfeinert, ohne die ursprüngliche Begriffsbestimmung inhaltlich zu verändern [25] (► **Abb. 2**).

Seit der ersten Veröffentlichung kursieren verschiedene Definitionen. Die meisten orientieren sich jedoch an der Kerndefinition [22]. Andere Definitionen tragen leider zu einer gewissen Verwirrung bei. Obwohl sich der Schmerz nur kurz während der wiederholten Testbewegungen reduziert, werden die Probanden als Zentralisierer kategorisiert [2].

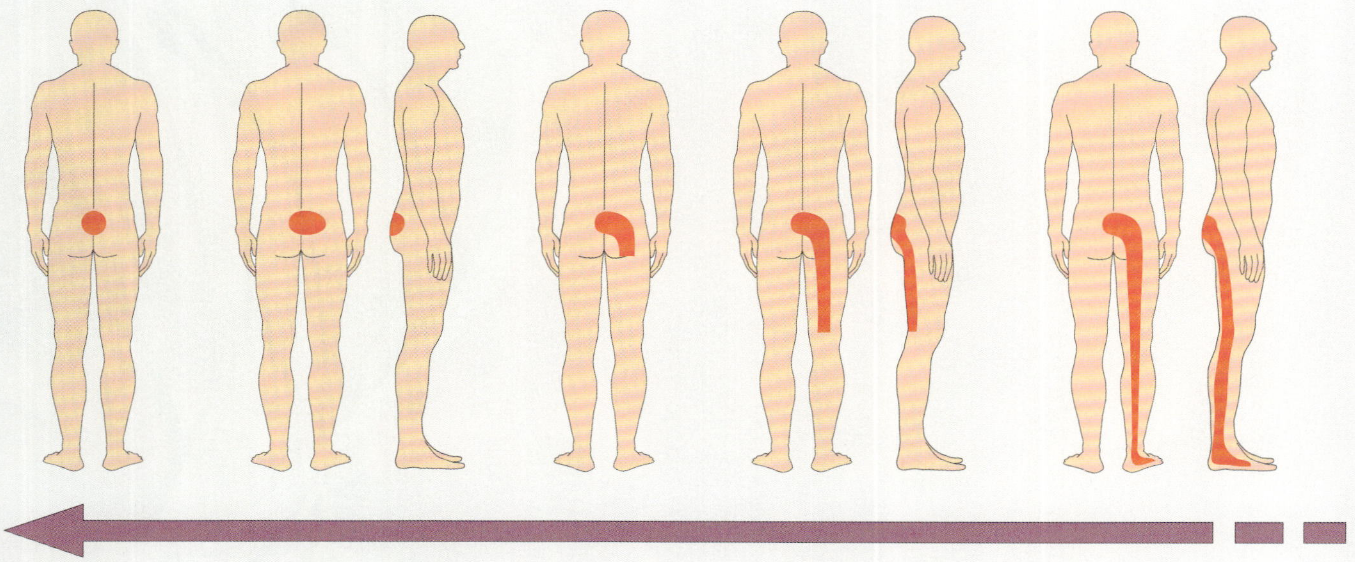

Abb. 2 Zentralisation: Bei diesem Phänomen wird der distalste Schmerz in den Extremitäten, der von der Wirbelsäule ausgeht (auch wenn er dort nicht wahrgenommen wird), durch bewusst angewendete Belastungsstrategien sofort oder im Verlauf beseitigt. Die Belastung reduziert den peripheren Schmerz, bis er schließlich ganz beseitigt ist. Dabei scheint er sich immer mehr nach proximal zurückzuziehen. Währenddessen kann sich ein proximaler Schmerz entwickeln oder verstärken [25].

Der Weg zum Konzept

Nach dieser Erfahrung platzierte der Neuseeländer alle Patienten mit lumbalem Rückenschmerz in die gleiche hyperextendierte Position wie Mr. Smith. Die Reaktionen waren unterschiedlich. Die Mehrheit reagierte schnell und ähnlich gut wie Mr. Smith, andere verschlechterten jedoch ihre Symptome oder zeigten keine Veränderung. Aufgrund weiterer klinischer Erfahrungen mit Hunderten von Patienten entdeckte und entwickelte McKenzie weitere Bewegungsrichtungen. Die Zentralisation trat nun auch bei Personen auf, die nicht positiv auf Extension reagierten. Oft geschah dies in Verbindung mit wiederholten Bewegungen. In Anlehnung an die Arbeiten von Cyriax, der Verlagerungen von Diskusmaterial innerhalb der Bandscheibe beschrieben hatte, klassifizierte er die Beschwerden dieser Untergruppe von Patienten als Derangement-Syndrom. Er vermutete, dass er mit bestimmten mechanischen Belastungen intradiskale Verlagerungen rückgängig machen konnte. Später wurde dies als Diskus-Modell bezeichnet (► **Abb. 3**). Zusätzlich zeigten sich andere Subgruppen, bei denen die Zentralisation nicht auftrat. Durch diesen jahrelangen Prozess der Interpretation der gesammelten Erfahrungen entstand das McKenzie-Konzept, das heute auch als Mechanische Diagnose und Therapie (MDT) weltweit bekannt ist [25]. Bis dahin war es jedoch noch ein langer Weg. Selbst als Gründer und Lehrer der neuseeländischen Gesellschaft für Manualtherapeuten gelang es ihm nicht, seine Kollegen von seinen Gedanken zur Zentralisation zu überzeugen.

Ähnlich verhielt es sich mit den Orthopäden im Lande. Nur mühsam kam der Stein ins Rollen, als McKenzie wiederholt Patienten erfolgreich behandelte. Die zuweisenden Allgemeinmediziner wurden aufmerksam und unterstützten ihn verbal. Einige neuseeländische Physiotherapeuten hospitierten und erlernten das Konzept. Ein Durchbruch war dies jedoch nicht.

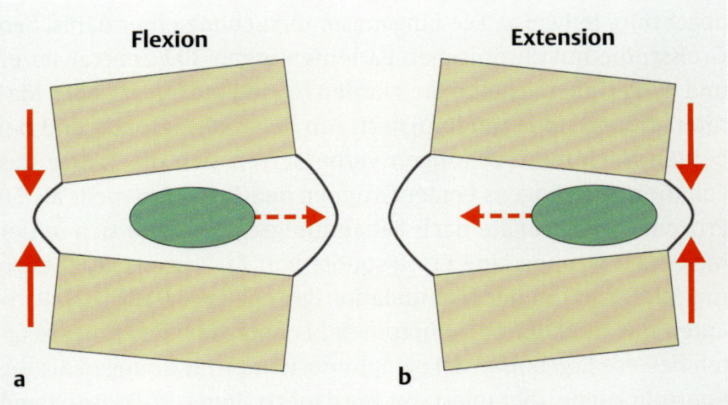

Abb. 3 Modell der Bandscheibenverlagerung: Mechanische Belastungen verursachen Verlagerungen des Gewebes in der Bandscheibe. Rupturiert der Anulus, ist dieser Mechanismus nicht möglich. Das verlagerte Gewebe löst durch Druck auf die äußeren Anulusfasern und deren Rezeptoren Schmerz aus. Das Modell ist wissenschaftlich nicht belegt, erleichtert aber das Verständnis der von McKenzie beschriebenen Subgruppen [25]. **a** Flexionsbelastungen verlagern das Gewebe nach posterior. **b** Extensionsbelastungen verlagern es nach anterior.

:: 1968 reiste McKenzie 14 Wochen lang und sprach mit den Wirbelsäulenexperten in aller Welt über das Phänomen.

Er besuchte unter anderem Cyriax, Kaltenborn und Maitland. Keiner kannte das Zentralisationsphänomen, und das Interesse war relativ gering. Für den entscheidenden Impuls sorgte ein kleiner Film. Er zeigte, wie ein Patient mit akuter skoliotischer Fehlhaltung erfolgreich behandelt wurde (► **Abb. 4**). Dr. John Abbetts, ein Arzt und Chiropraktiker, war so beeindruckt, dass er McKenzie 1970 nach Monte Carlo einlud: zum jährlichen Treffen der europäischen Föderation der Manuellen Medizin, um 200 europäischen Ärzten den Film zu zeigen. Diese Präsentation machte seinen Namen in Europa bekannt, jedoch nicht in Zusammenhang mit der Zentralisation, sondern mit der Behandlung der akuten skoliotischen Fehlhaltung. Der Durchbruch erfolgte einige Jahre später. Zufällig sprach sich das therapeutische Vorgehen bei der akuten skoliotischen Fehlhaltung bis zu einer Physiotherapeutin aus Los Angeles herum. Sie lud McKenzie 1977 zur Erläuterung seines Konzeptes in ihr Rehabilitationszentrum ein. Aufgrund der erfolgreichen Behandlung einer Teilnehmerin folgten in den nächsten Jahren zunehmend mehr Einladungen, auch aus dem Ausland. Therapeuten wurden geschult und zu Lehrern ausgebildet, um der Nachfrage nachzukommen. So breitete sich das Wissen um die MDT einschließlich der Zentralisation international aus, was bis zum heutigen Tag anhält. Inzwischen haben auch andere Therapiekonzepte wie die Treatment Based Classification (TBC) die Zentralisation integriert. Sie gilt als wesentlicher Bestandteil [18].

Directional Preference

Dieser Begriff für die Richtungspräferenz hat sich in den letzten Jahren zunehmend etabliert. Eine Directional Preference liegt bei vorhandener Zentralisation immer vor, andersrum jedoch nicht. Sie löst die Zentralisation nicht ab, sondern umfasst das mögliche Symptomverhalten bei den angewendeten Belastungsstrategien eines reduzierbaren Derangements.

:: Das Erkennen einer Directional Preference ist beweisend für die Subgruppe, da sie bei ihr immer existiert.

Von der ersten Publikation bis zum großen systematischen Review

1972 beschrieb McKenzie erstmals die Zentralisation in einem Artikel in einer Publikation. Er berichtete von der manuellen Korrektur der akuten skoliotischen Fehlhaltung (► **Abb. 4**) [23]. 1990 erfolgte eine Veröffentlichung über 87 mittels MDT untersuchten und behandelten Patienten. Dabei trat die Zentralisation sehr häufig auf und führte zu guten bis exzellenten Behandlungsergebnissen – verglichen mit denjenigen ohne nachgewiesenes Phänomen [15]. Diese klinische Studie setzte sich erstmalig ausführlich mit der Zentralisation auseinander. In den darauffolgenden Jahren

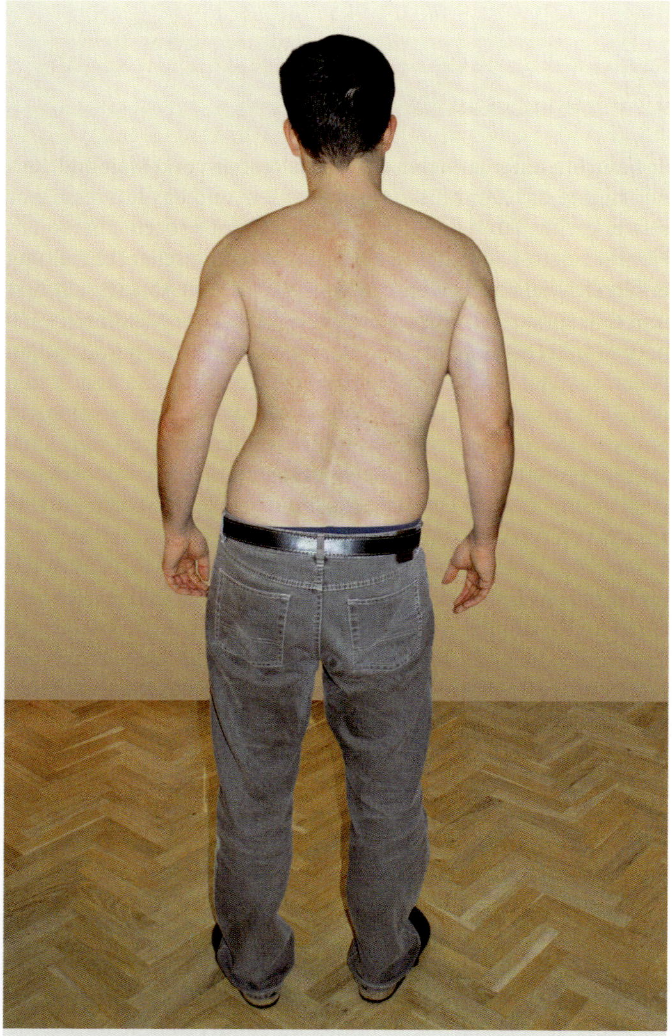

Abb. 4 Akute skoliotische Fehlhaltung (relevanter lateraler Shift): Mit einsetzenden Rücken- oder Beinschmerzen auftretende Entlastungsposition der unteren Wirbelsäule. Der Oberkörper verschiebt sich gegenüber dem Becken nach lateral. Die Korrektur des Shifts beeinflusst die Schmerzproblematik. Der Patient kann den Shift nicht selbstständig anhaltend korrigieren [25].

sollten zahlreiche Studien folgen. 2004 fasste ein erster systematischer Review die ersten 14 Studien zusammen. Dessen Conclusio beschrieb die Zentralisation als häufig vorkommend, reliabel und assoziiert mit einer guten Prognose [1].

Der aktuellste und mit Abstand größte systematische Review von May et al. schloss insgesamt 62 Studien ein, von denen sich 54 auf die Zentralisation bezogen und acht auf Directional Preference [22].

:: Belastungsstrategien: Bewegungen oder Positionen in Extension zentralisieren am häufigsten. Es folgen laterale und flektierende Verfahren [29].

Prognose für Patienten mit Zentralisation

In den meisten Fällen ist die Zentralisation mit einer positiven Prognose assoziiert. Laut dem Review von May et al. wiesen 21 von 23 Studien eine gute Vorhersage nach [22]. Fehlende Zentralisation war mit einer schlechten Prognose und vermehrter Häufigkeit relevanter psychosozialer Faktoren verbunden [16, 17]. Bei Nackenschmerzen war die Zentralisation mit einer Funktionsverbesserung im Verlauf assoziiert [17].

Al-Obaidi et al. wiesen bei Zentralisierern und applizierter MDT nach fünf und zehn Wochen einen signifikanten Rückgang maladaptiver Kognitionen wie Angstvermeidungsverhalten und Schmerzwahrnehmung nach – verbunden mit verbesserter körperlicher Leistungsfähigkeit [4, 5]. Zentralisierten Patienten mit Ischialgie in der Eingangsuntersuchung ihren Schmerz, zeigten sie kurz-, aber auch langfristig deutliche bessere Ergebnisse als Nichtzentralisierer [10, 12, 29, 35]. Bei den Letztgenannten war die Wahrscheinlichkeit, operiert zu werden, sechsmal höher [35]. Nach transforaminaler epiduraler Steroidinjektion im LWS-Bereich und nachgewiesener Bandscheibenherniation zeigten Patienten mit getesteter Zentralisation nach 12 Monaten eine deutlich höhere Zufriedenheitsrate als Nichtzentralisierer [37]

Zentralisation als Wegweiser für gezielte Therapien nutzen

Viele der Studien, die eine gute Prognose für Zentralisierer nachweisen konnten, therapierten die Studienteilnehmer gezielt nach dem Konzept der MDT [4, 5, 10, 17, 37]. Kontrollgruppen waren nicht vorhanden. Im Review von May et al. erzielten jedoch auch die Zentralisierer, die mit gezielten zentralisierenden Übungen (MDT) behandelt wurden, signifikant bessere Behandlungsergebnisse im Vergleich zu anderen Therapieformen [9, 20 in 22]. Im Vergleich zur Behandlung mit manueller Therapie zeigten sich jedoch keine signifikant besseren Werte [20].

Nach Veröffentlichung des Reviews bestätigte sich diese Beobachtung teilweise. Die Eingangsuntersuchung einer dänischen Großstudie mit chronischen Patienten ergab 307 Zentralisierer und 47 Peripheralisierer. Sie wurden in eine McKenzie- oder Manipulationsgruppe randomisiert. Am Behandlungsende und bei beiden Nachuntersuchungen verbesserten sich die Werte des Funktionsfragebogens beider Gruppen deutlich – um mehr als 50 Prozent. Zwei Monate nach Behandlungsende zeigte sich in der McKenzie-Gruppe eine Erfolgsquote von 71 Prozent verglichen mit 59 Prozent in der Manipulationsgruppe (p=0,018) [32]. Patienten mit radikulären Symptomen bis unterhalb des Knies zeigten bessere Ergebnisse bei symptomorientierten Übungen als die Kontrollgruppe, therapiert mit Ausdauertraining, Aufklärung und dem Hinweis, aktiv zu bleiben [3].

Guzy et al. untersuchten 61 Personen mit chronischen ausstrahlenden Schmerzen von der HWS bis distal des Ellenbogens und Zentralisation während der Eingangsuntersuchung. Die randomisierten Teilnehmer erhielten MDT oder ein komplexes Rehabilitationsprogramm mit aktiven Übungen und passiven Behandlungsmaßnahmen. Nach der dreiwöchigen Intervention waren 60 Prozent der Probanden in der Gruppe MDT schmerzfrei im Vergleich zu keinem Teilnehmer der Kontrollgruppe. Sie erzielten auch insgesamt signifikant bessere Behandlungsergebnisse [19]. Es war die erste randomisierte kontrollierte Studie dieser Art für Patienten mit zervikalen Beschwerden.

Reliabilität und therapeutische Erfahrung

Bis Juni 2011 ergaben fünf Studien eine moderate bis sehr gute Intertester-Reliabilität für die Zentralisation mit Kappawerten von 0,46 bis 0,9. Nur eine Studie ermittelte während Flexion, während Extension und bei gehaltener Extension niedrige Kappaquotienten von 0,15, 0,28 und 0,46 [22]. Vor allem wenn erfahrene Therapeuten die MDT-Untersuchung durchführten, wurden suffiziente Reliabilitätswerte gemessen [14]. Zu einer ähnlichen Schlussfolgerung kommt eine aktuelle Studie. Hier untersuchte man die Intertester-Reliabilität von Teilnehmern anerkannter McKenzie-Weiterbildungen. Sie hatten zwar die Kurse, jedoch nicht die Abschlussprüfung absolviert. In Abhängigkeit von der Anzahl der besuchten Kurse lagen die Kappawerte für die Zentralisation zwischen 0,11 bis 0,39 [43]. Je mehr Kurse, desto höher der Wert.

Auch bei Bandscheibenvorfällen kann der Schmerz zentralisieren

Liegt eine Zentralisation beziehungsweise ein reduzierbares Derangement vor, ist der äußere Anulus fibrosus intakt. Der Patient hat keinen Bandscheibenvorfall. Fehlt die Zentralisation beim nicht reduzierbaren Derangement, ist der äußere Anulus nicht mehr intakt. Es liegt ein Bandscheibenvorfall vor. Das Konzept MDT akzeptierte diese Aussagen viele Jahre.

McKenzie selbst unterstützte diese Hypothesen, indem er in seinem Buch durch das pathoanatomische Modell beide Derangementformen definierte [25]. Eng damit verknüpft ist das konzeptionelle Modell der Bandscheibenverlagerung (► **Abb. 3**), bei dem eine intradiskale Verlagerung nur bei intaktem äußeren Anulus möglich ist [25]. Mehrere Studien ergeben eine erhöhte Wahrscheinlichkeit, dass es sich bei der Zentralisation um einen diskogenen Schmerz handelt [7]. Auch Donelson et al. unterstützten das Postulat. Sie wiesen bei 29 Patienten mit positiver Diskografie und nachgewiesenem kompetenten Anulus in 21 Fällen die Zentralisation nach [15].

Paradigmenwechsel

Diese Beobachtung steht im Widerspruch zu anderen Studien. Brötz et al. konnten bei 50 Patienten mit nachgewiesenem Bandscheibenvorfall innerhalb von fünf aufeinander folgenden Behandlungstagen die Zentralisation nachweisen [10]. Die gleiche Autorin führte den gleichen Studienablauf erneut an elf Patienten durch, von denen acht zentralisierten. Diesmal erfolgten jedoch nach drei bis sieben Tagen eine erneute Magnetresonanztomografie (MRT), bei der sich im Vergleich zum vorbestehenden MRT keine Veränderungen darstellten [11]. Albert et al. brachten das Diskusmodell erneut ins Wanken. In dieser Publikation konnte nach Autorenangabe kein Unterschied im Auftreten der Zentralisation bei Personen mit in der MRT nachgewiesenen intakten oder rupturierten Anulus belegt werden. Von Patienten mit „kompletter Zentralisation", eine Einteilung, die der Definition von McKenzie entspricht, zeigten von 42 Patienten acht eine Extrusion und zwei einen Sequester [3]. Die aktuelle Studie von Hans van Helvoirt et al. untersuchte Patienten mit Radikulärsymptomatik, nachgewiesener lumbaler Bandscheibenherniation und bereits geplanter Operation. Sie ergab, dass nach einer transforaminalen epiduralen Steroidinjektion die Therapeuten die Symptome zentralisieren konnten – in 32 von 69 Fällen [37]. Ähnliches wurde für die Halswirbelsäule beschrieben. Vorgestellt wurden drei Patienten mit zervikalen Radikulopathien [27].

Was also ist für die Zentralisation verantwortlich? Als mögliche Mechanismen werden diskutiert: Die Druckentlastung der Vasa nervorum wirkt sich positiv auf den Blutfluss aus, ein positiver mechanischer Effekt auf das prolabierte Gewebe, eine verstärkte Diffusion proentzündlicher Mediatoren weg von der komprimierten Nervenwurzel [3, 11].

Unabhängig von den wahren Pathomechanismen klassifiziert und behandelt die MDT einen Patienten mit Zentralisation auch bei beschriebenem Prolaps als reduzierbares Derangement-Syndrom. Der Patient mit seiner klinischen Präsentation steht im Vordergrund [25, 36].

FAZIT

In einer kleinen Praxis in Neuseeland erstmals beschrieben, entwickelte sich die Zentralisation über Umwege zu einem weltweit bekannten Phänomen. Heute gehört es zu mehreren modernen Behandlungskonzepten [18, 28]. Eine hohe Prävalenz, eine gute Prognose und eine befriedigende Reliabilität bei erfahrenen Therapeuten sind beschrieben. Der genaue Pathomechanismus ist noch unbekannt. Als Wegweiser für eine gezielte, effektive Therapie erfüllt es die Forderungen aktueller Leitlinien [6].

AUTOR

Christian Schmidt

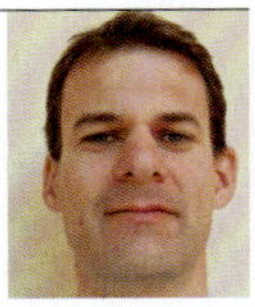

BIBLIOGRAFIE

DOI 10.1055/s-0035-1545383
manuelletherapie 2015; 19: 13–17

Stuttgart · New York · ISSN 1433-2671

Literatur

1. *Aina A, May S, Clare H. Centralization of spinal symptoms: A systematic review of a clinical phenomenon. Manual Therapy 2004; 9: 134–143*
2. *Albert HB, Hauge E, Manniche C. Centralization in patients with sciatica: Are pain responses to repeated movement and positioning associated with outcome or types of disc lesions? Eur Spine, published online 23. September 2011; DOI 10:1007/s00586-011-2018-9*
3. *Albert HB, Manniche C. The efficacy of systematic active conservative treatment for patients with severe sciatica. A singleblind randomized clinical controlled trial. Spine 2012; 37 (7): 531–542*
4. *Al-Obaidi SM, Nowall AA, Nakhi HB, Al-Mandeel M. Evaluation of the McKenzie intervention for chronic low back pain by using selected physical and bio-behavioral outcome measures. Phys Med Rehab 2011; 3: 637–646*

5. Al-Obaidi SM, Al-Sayegh NA, Nakhi HB, Skaria N. Effectiveness of McKenzie intervention in chronic low back pain: A comparison based on the centralization phenomenon utilizing selected bio-behavioral and physical measures Int J Phys Med & Rehab 2013; 1: 128 doi:10.4172/jpmr.1000128
6. Araksinen O, Brox JI, Cedraschi C et al. European guidelines for the management of chronic non-specific low back pain. Eur Spine 2006
7. Berthelot JM, Delecrin J, Maugars Y, Passuti N. Contribution of centralization phenomenon to the diagnosis, prognosis, and treatment of discogenic low back pain. Joint Bone Spine 2007; 74: 319–323
8. Bonnet F, Monnet S, Otero J. Short-term effects of a treatment according to the directional preference of low back pain patients: A randomized clinical trial. Kinesither Rev 2011; 112: 51–59
9. Browder DA, Childs JD, Cleland JA, Fritz JM. Effectiveness of an extension-oriented treatment approach in a subgroup of subjects with low back pain: A randomized clinical trial. Physical Therapy 2007; 87 (12): 1608–18
10. Broetz D, Kuker W, Maschke E, Wick J, Dichgans J, Weller M. A prospective trial of mechanical physiotherapy for lumbar disk prolapse. Journal of Neurology 2003; 250: 746–9
11. Broetz D, Hahn U, Maschke E, Wick W, Kueker W, Weller M. Lumbar disk prolapse: Response to mechanical physiotherapy in the absence of changes in magnetic resonance imaging. Report of 11 cases. NeuroRehabilitation 2008; 23: 289–294
12. Broetz D, Burkard S, Weller M. A prospective study of mechanical physiotherapy for lumbar disk prolapse: Five year follow-up and final report. NeuroRehabilitation 2010; 26: 155–8
13. Bundesärztekammer (BÄK), Kassenärztliche Bundesvereinigung (KBV) Arbeitsgemeinschaft der Wissenschaftlichen Medizinischen Fachgesellschaften (AWMF). Nationale VersorgungsLeitlinie Kreuzschmerz –Langfassung. Version 1.0 30. Nov. 2010. Zugänglich unter: http://www.versorgungsleitlinien.de/themen/kreuzschmerz
14. Clare HA, Adams R, Maher CG. Reliability of McKenzie classification of patients with cervical or lumbar pain. J Manipulative Physiol Ther 2005; 28: 122–127
15. Donelson R, Murphy K, Silva G. Centralisation phenomenon: Its usefulness in evaluating and treating referred pain. Spine 1990; 15 (3): 211–213
16. Edmond SL, Werneke MW, Hart DL. Association between centralization, depression, somatisation and disability among patients with nonspecific low back pain. Journal of Orthopedic and Sports Physical Therapy 2010; 40(12): 801–10
17. Edmond SL, Cutrone G, Werneke M, Ward J, Grigsby D, Weinberg J, Oswald W, Oliver D, McGill T, Hart DL. Association between centralization and directional preference; and functional and pain outcomes in patients with neck pain. J Orth Sports Phys Ther 2014; 44(2): 68–75
18. Fairbank J, Gwilym SE, France JC et al. Assessment of chronic low back pain. The role of classification of chronic low back pain. Spine 2011; 36 (21S): 519–542
19. Guzy G, Franczuk B, Krakowska A. A clinical trial comparing the McKenzie method and a complex rehabilitation program in patients with cervical derangement syndrome. J Orthop Trauma Surg Rel Res 2011; 2(22): 32–38
20. Kilpikoski S, Alen M, Paatelma M, Simonen R, Heinonen A, Videman T. Outcome comparison among working adults with centralizing low back pain: Secondary analysis of a randomized controlled trial with 1-year follow-up. Advances in Physiotherapy 2009; 11(3): 210–7
21. Laslett M, Oberg B, Aprill CN, McDonald B. Centralization as a predictor of provocation discography results in chronic low back pain, and the influence of disability and distress on diagnostic power. Spine J 2005; 5: 370–380
22. May S, Aina A. Centralization and directional preference: A systematic review. Manual Therapy 2012; doi: 10.1016/j.math.2012.05.003
23. McKenzie RA. Manual correction of sciatic scoliosis. N. Z. med. J. 1972; 76: 194–199
24. McKenzie RA. The lumbar Spine: Mechanical Diagnosis and Therapy. Waikanae, Wellington, New Zealand: Spinal Publications; 1981
25. McKenzie RA, May S. The lumbar spine: Mechanical Diagnosis and Therapy. 2nd ed. Waikanae, New Zealand: Spinal Publications; 2003
26. McKenzie RA, Bybee R. Against the tide. Back pain treatment – the breakthrough. An autobiography. Wellington: Dunmore Publishing; 2009
27. Mehul JD, Girish P, Simbasivan A, Gladys GK, Ajay D. Directional preference following epidural steroid injection in three patients with acute cervical radiculopathy. Pain Pract. 2013 Sep; 13 (7): 559–65
28. Murphy DR, Hurwitz EL. A theoretical model for the development of a diagnosis-based clinical decision rule for the management of patients with spinal pain. BMC Musculoskeletal Disorders 2007; 8: 75
29. Murphy DR, Hurwitz EL, McGovern EE. A nonsurgical approach to the management of patients with lumbar radiculopathy secondary to herniated disk: A prospective observational cohort study with follow-up. Journal of Manipulative and Physiological Therapeutics 2009b; 32(9): 723–33
30. Murphy DR, Hurwitz EL. Application of a diagnosis-based clinical decision guide in patients with low back pain. Chiro Man Ther 2011; 19: 26
31. Petersen T, Laslett M, Thorsen H, Manniche C, Ekdahl C, Jacobsen S. Diagnostic classification of non-specific low back pain. A new system integrating patho-anatomic and clinical categories. Physiotherapy Theory and Practice 2003; 19: 213e37
32. Petersen T, Larson K, Nordsteen J, Olsen S, Fournier G, Jacobsen S. The McKenzie method compared with manipulation when used adjunctive to information and advice in low back pain patients presenting with centralization or peripheralisation. A randomized controlled trial. Spine 2011; 36: 1999–2010
33. Saner-Bissig J. Therapiekonzepte in der Physiotherapie. McKenzie – Mechanische Diagnose und Therapie. Stuttgart: Georg Thieme Verlag; 2007
34. Spitzer WO, Leblanc FE, Dupuis M. Scientific approach to the assessment and management of activity-related spinal disorders: A monograph for clinicians. Report of the Quebec Task Force on spinal disorders. Spine 1987; 12(7): 1–59
35. Skytte L, May S, Petersen P. Centralization: Its prognostic value in patients with referred symptoms and sciatica. Spine 2005; 30(11): E293–9
36. Supp G, May S. Commentary on „A prospective trial of mechanical physiotherapy for lumbar disc prolapsed". In: Broetz D et al. J Neurol (2003) 250: 746–749. J Neurol published online 7 July 2005: DOI 10.1007/s00415–005–0903–z
37. Van Helvoirt H, Apeldoorn AT, Ostelo RW, Knol DL, Arts MP, Kamper SJ, Van Tulder MW. Transformational epidural steroid injections followed by Mechanical Diagnosis and Therapy to prevent surgery for lumbar disc herniation. Pain Medicine 2014: DOI: 10.111/pme.12450
38. Wenig C, Schmidt C, Kohlmann T, Schweikert B. Costs of back pain in Germany. European Journal of Pain 2009; 12: 280–286
39. Werneke M, Hart DL. Discriminant validity and relative precision for classifying patients with non-specific neck and low back pain by anatomic pain patterns. Spine 2003; 28: 161–166
40. Werneke M, Hart DL, Resnik L, Stratford PW, Reyes A. Centralization: Prevalence and effect on treatment outcomes using a standardized operational definition and measurement method. Journal of Orthopedic and Sports Physical Therapy 2008; 38(3): 116–25
41. Werneke MW, Hart DL, Cutrone G, Oliver D, McGill T, Weinberg J et al. Association between directional preference and centralization in patients with low back pain. Journal of Orthopedic and Sports Physical Therapy 2011; 41(1): 22–31
42. Werneke MW, Hart DL, George SZ, Deutscher D, Stratford PW. Change in psychosocial distress associated with pain and functional status outcomes in patients with lumbar impairments referred to physical therapy services. Journal of Orthopedic and Sports Physical Therapy 2011; 41(12): 969–980
43. Werneke MW, Deutscher D, Hart DL, Stratford P, Ladin J, Weinberg J, Herbowy S, Resnik L. McKenzie Lumbar Classification. Inter-rater agreement by physical therapists with different levels of formal McKenzie postgraduate training. Spine 2014; 39(5): E182–190

Mit der Zentralisation besser diagnostizieren und prognostizieren

Effektivität: Immer mehr Klassifikationssysteme für Patienten mit spinalen Schmerzen integrieren die Zentralisation. Sie ist ein nachweislich zuverlässiges Instrument. Unsere Schwerpunktautoren Helen Clare und Stephen May meinen, dass sie fest zur Untersuchung gehören sollte.

Erfüllt ein Bewertungsinstrument bestimmte Kriterien, ist es für Kliniker nützlich. Die Voraussetzungen sind: gruppenübergreifende Definition, tritt bei den meisten Patienten mit spinalen Schmerzen auf, ist zuverlässig identifizierbar und seine Identifikation dient der Behandlung, Prognose oder Diagnose. Es gibt zwei systematische Reviews zu diesem Thema. Sie legen nahe, dass die Zentralisation die Kriterien erfüllt [1, 30]. Kliniker sollten die Zentralisation bei Patienten mit spinalen Schmerzen in die Untersuchung fest einbauen.

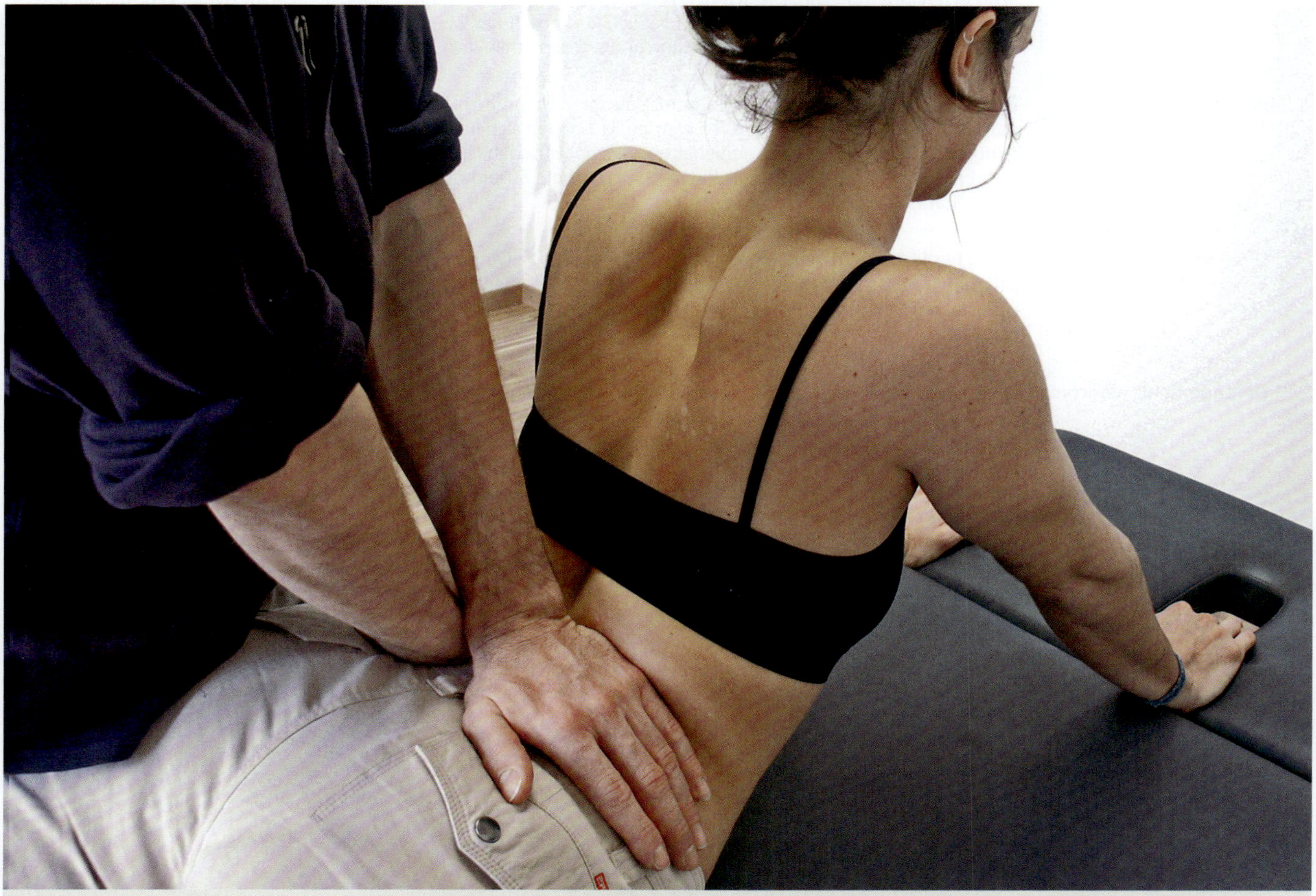

Abb. 1 Extension in Bauchlage mit Überdruck durch den Therapeuten.

Clare H, May S. Mit der Zentralisation besser diagnostizieren und prognostizieren. Manuelle Therapie 2015; 19: 18–22

Im Baseline-Assessment ist der Befund der Directional Preference oder Zentralisation nachweislich ein aussagekräftiger Indikator für die Behandlung und die funktionellen Ergebnisse [14]. Setzt man Zentralisation und Directional Preference ein, lässt sich eine Untergruppe identifizieren: Patienten mit unspezifischen mechanischen spinalen Symptomen. Sie sprechen erwiesenermaßen auf Übungen mit spezifischer Richtung besser an als auf unspezifische Übungen [28, 29]. Mehrere spinale Klassifikationssysteme nutzen klinisch induzierte Symptomveränderungen, um die Behandlung und Prognose festzulegen [18, 32, 34, 36, 42] (► **Tab. 1**).

Studienergebnisse

Laut mehrerer Studien gibt es einen Zusammenhang zwischen Zentralisation und diskogenen Pathologien respektive zwischen Nichtzentralisation und nicht-diskogenen Pathologien [11, 25, 52]. Die Studien verglichen die Reaktionen auf eine Diskografie mit Zentralisation/Peripheralisation. Donelson et al. [11] fanden einen signifikanten Zusammenhang zwischen positiver Diskografie und Zentralisation ($p<0{,}004$) oder Peripheralisation ($p<0{,}001$). Ausbleibende Symptomveränderungen bedeuten, dass die Diskografie wahrscheinlich negativ ist ($p<0{,}001$). Die Studie stellte einen direkten Zusammenhang zwischen der Zentralisationsreaktion und einer intakten Anuluswand fest.

Weitere Studien verglichen MRT- und CT-Befunde mit Schmerzreaktionen. Sie kamen jedoch zu dem Ergebnis, dass bei fortgeschrittenen Bandscheibenpathologien (wie Extrusion und Sequestration) sehr häufig eine Zentralisation stattfindet [2, 4, 5, 37]. Woraus sich schließen lässt, dass derartige mit Zentralisation assoziierte Bandscheibenpathologien unklar bleiben.

Tab. 1 Mechanische Diagnostik und Therapie

Begriff	Definition
Zentralisation	Phänomen, bei dem distale Schmerzen, die ihren Ursprung in der Wirbelsäule haben, fortschreitend in distal-proximaler Richtung beseitigt werden. Es handelt sich um eine Reaktion auf wiederholte spezifische Bewegungen und/oder das längere Beibehalten einer spezifischen Haltung. Diese Lageveränderung bleibt bestehen, bis alle Schmerzen beseitigt sind. Die Schmerzzentralisierung begleiten häufig signifikant zunehmende zentrale Rückenschmerzen. Haben die Patienten ausschließlich Rückenschmerzen, verlagern sich die Schmerzen von einem ausgedehnten Bereich in eine zentralere Lage und werden schließlich beseitigt.
Peripheralisation	Phänomen, bei dem proximale Symptome, die ihren Ursprung in der Wirbelsäule haben, fortschreitend in proximal-distaler Richtung hervorgerufen werden. Es handelt sich um eine Reaktion auf wiederholte spezifische Bewegungen und/oder das längere Beibehalten einer spezifischen Haltung. Diese Lageveränderung der Symptome bleibt langfristig bestehen. Möglicherweise besteht ein Zusammenhang mit einem verschlechterten neurologischen Status.
Directional Preference	Klinisches Phänomen, bei dem wiederholte spezifische Bewegungen und/oder das längere Beibehalten einer spezifischen Haltung die Symptome und/oder die mechanischen Eigenschaften klinisch relevant verbessern, jedoch nicht zwangsläufig zu einer Symptomzentralisierung führen. Sie ist ein wesentlicher Aspekt des Derangement-Syndroms.
Derangement-Syndrom	Ein internes Derangement verursacht eine Störung der normalen Ruheposition der betroffenen Gelenkflächen. Unabhängig von ihrem Ursprung sorgt eine interne Verschiebung von Gelenkgeweben dafür, dass Schmerzen konstant bleiben, bis die Verschiebung reduziert wird. Die interne Verschiebung von Gelenkgeweben behindert die Bewegung. Das konzeptuelle Modell zur Erklärung des Derangement-Syndroms stellt einen Zusammenhang her zwischen der Präsentation und internen Bandscheibenverschiebungen. Das Derangement-Syndrom ist gekennzeichnet durch variable klinische Präsentationen und typische Reaktionen auf Belastungsstrategien. Dazu zählt die Verschlechterung oder Peripheralisation der Symptome als Reaktion auf bestimmte Bewegungen und Haltungen. Es beinhaltet auch die Reduktion, Beseitigung oder Zentralisation von Symptomen und die Wiederherstellung der normalen Bewegung als Reaktion auf therapeutische Belastungsstrategien.

Eigenschaften der Zentralisation

Die Zentralisation...

- tritt beim Derangement-Syndrom auf.
- tritt bei akuten und chronischen Patienten auf.
- tritt bei wiederholten spezifischen Bewegungen oder bei länger beibehaltenen spezifischen Haltungen auf.
- tritt am häufigsten bei Extension auf.
- tritt weniger häufig bei lateralen Bewegungen oder Flexion auf.
- wird begleitet von einer verbesserten mechanischen Präsentation.
- zeigt, welche Bewegungen/Haltungen für die Behandlung geeignet sind.
- deutet auf eine gute Prognose hin, ausbleibender Behandlungserfolg auf eine schlechte.

Zentralisation tritt nicht bei einer Blockade der lumbalen Facettengelenke auf [26]. Sie zeigt sich jedoch bei diskogen verursachtem Schmerz und wenn das Aufstehen aus dem Sitz schmerzhaft ist [52].

Eigenschaften der Zentralisation

Zentralisation tritt ausschließlich bei Patienten mit Derangement-Syndrom auf. McKenzie [31] vermutete, dauerhafte aufgelöste, ursprünglich in die Gliedmaßen ausstrahlende Schmerzen sind ein Zeichen dafür, dass ein Derangement oder eine interne Bandscheibenverschiebung reduziert wurde. Für den Kliniker bedeutet dies, dass er die für den Patienten richtige Bewegungs- oder Haltungsrichtung gefunden hat und diese zur Behandlung nutzt. Bleibt die Zentralisation während der Übungen unvollständig oder partiell, muss der Therapeut mehr Kraft in dieselbe Richtung ausüben, zuerst mit Überdruck (► **Abb. 1**) und dann zur Steigerung mit Mobilisation. Die Zentralisation kann rasch oder schrittweise einsetzen. Meist begleitet sie eine verbesserte mechanische Präsentation, wie eine rückläufige akute Deformierung, ein vergrößerter Bewegungsumfang und/oder ein verbesserter neurologischer Status [7]. Am häufigsten führt die Extension zu einer Zentralisation in den Wirbelsäulenabschnitten [20]. Deutlich seltener zentralisieren laterale Bewegungen und die Flexion. Veränderte Wirbelsäulenhaltungen können ebenfalls eine Zentralisation bewirken (► **Tab. 2**). Williams et al. [51] stellten fest, dass bei Patienten mit Symptomen im unteren Rücken eine lordotische Sitzhaltung eher zentralisiert (56 Prozent) als eine kyphotische (10 Prozent).

Definitionen der Zentralisation

Ab den 90er-Jahren modifizierten Forscher McKenzies ursprüngliche Definition der Zentralisation von 1981. Meistens indem sie die abnehmende Symptomintensität ergänzten [9, 21]. Fritz et al. [16] nahmen in ihre Definition auch die veränderten neurologischen Zeichen und Symptome auf. Werneke et al. [46] verengten dagegen die Definition. Sie verwendeten eine Körperschablone, um die Schmerzverlagerung zu messen. Um der Definition zu genügen, reichte auf der Schablone eine durch die Schmerzen veränderte Körperregion aus. Sie forderten außerdem, dass die Zentralisation während der Behandlung auftreten müsse und dass die Symptome sich stetig verbessern müssten. War eine der Bedingungen nicht erfüllt, klassifizierten sie den Zustand des Patienten als partielle Zentralisation. In der Fachliteratur gibt es eventuell aufgrund der unterschiedlichen Definitionen unterschiedliche Prävalenzraten.

Tab. 2 Derangement-Syndrom und Behandlungserfolg

Bewegungsrichtung	Zentralisation (%)		
	LWS	BWS	HWS
Extension	70	72	85
laterale Bewegung	25	19	15
Flexion	6	9	0

Häufigkeit der Zentralisation

Zentralisation ist ein weit verbreitetes klinisches Phänomen. Es tritt bei Patienten mit akuten (74 Prozent), subakuten (50 Prozent) und chronischen (40 Prozent) spinalen Symptomen auf [30]. In entsprechenden Studien reichte die Häufigkeit von 31 [46] bis 87 Prozent [12, 23]. Die niedrigere Rate in der Studie von Werneke et al. ist auf die enger gefasste Definition der Zentralisation und die verwendete Kategorie partielle Zentralisation zurückzuführen (► **Tab. 3**).

Bisher berücksichtigte nur eine Studie [46] Patienten mit HWS-Symptomen. 25 Prozent dieser Patienten fielen in die Kategorie Zentralisation und 46 Prozent in die Kategorie partielle Zentralisation.

Laut Werneke et al. tritt die Zentralisation bei Patienten mit akuten Symptomen öfter auf als bei chronischen Patienten [43, 48]. Bei jüngeren Patienten tritt sie häufiger auf (18 bis 44 Jahre 61 Prozent, über 65 Jahre 15 Prozent) [43, 47].

Reliabilität der Zentralisation

Die Methoden zur Untersuchung der Reliabilität des Zentralisationsphänomens haben sich verändert. Videoaufzeichnungen des Patientenassessments [10, 18]wurden ebenso eingesetzt, wie die direkte Beobachtung durch zwei Therapeuten gleichzeitig [22, 23, 41, 46].

Interrater-Reliabilität

Bei Bewertungen der Zentralisation im Assessment von Patienten mit Nackenschmerzen betrug der Kappa-Wert zur Übereinstimmung der Beurteiler 0,46 [10]. Bei Patienten mit Rückenschmerzen reichten die Kappa-Werte von 0,79 [18] und 0,7 [23] bis 0,51 [22].

Die höheren Reliabilitätswerte scheinen mit dem zunehmenden Training nach McKenzie assoziiert zu sein. In einer aktuellen Studie verbesserte zusätzliches Training bei Patienten mit LWS-Symptomen jedoch nicht das Zustimmungsniveau für die Bewertung der Zentralisation. Weitere Studien sind erforderlich, um diesen Zusammenhang zu bestimmen [43].

Prognostischer Wert der Zentralisation

Seit über zehn Jahren ist die Bestimmung der Prädiktoren für Chronizität und Behinderung bei Patienten mit spinalen Schmerzen ein Forschungsschwerpunkt. Der prognostische Wert der Zentralisation wurde umfassend untersucht und hauptsächlich mit guten Ergebnissen assoziiert, wohingegen das Ausbleiben der Zentralisation mit schlechten Ergebnissen verknüpft war [1]. In einem aktuellen systematischen Review untermauern 21 von 23 Studien den prognostischen Wert der Zentralisation [30]. Drei qualitativ hochwertige Studien ergaben eine starke Evidenz für die diagnostische Validität der Zentralisation [27, 40, 45]. Laut zweier Studien ist die Evidenz mäßig [42, 46], einer anderen Studie zufolge ist die Evidenz für Nichtzentralisation als negativen prognostischen Faktor mäßig [35]. Zwei Studien ergaben eine mäßige Evidenz zuungunsten der Zentralisation [8, 38]. Die übrigen 15 Studien ermittelten eine moderate Evidenz für die prognostische Validität der Zentralisation.

Zentralisation und psychosoziale Faktoren

Für Kliniker ist bedeutsam, dass die Zentralisation nachweislich ein signifikanterer Ergebnisprädiktor ist als psychosoziale Indikatoren wie angstbedingtes Vermeidungsverhalten [19], subjektives Beeinträchtigungsniveau, Depressionen [29], berufliche Zufriedenheit, Waddell-Zeichen als Hinweis auf eine nichtorganische Pathologie, schmerzbedingtes Verhalten und Somatisierung [46]. Nichtzentralisation hat sich dagegen als negativer Prädiktor erwiesen und ist stärker mit psychologischen Aspekten assoziiert. Werneke und Hart [44] wiesen nach, dass Nichtzentralisation mit dem Auftreten nichtorganischer Zeichen, schmerzbedingtem Verhalten, Somatisierung und beruflichen Ängsten assoziiert ist. In einer späteren Studie konnten sie außerdem zeigen, dass sich bei Zentralisierern Angstüberzeugungen gleichermaßen verbesserten wie die Symptome. Bei Nichtzentralisierern müssen Angstüberzeugungen dagegen separat behandelt werden [48].

Zentralisation als Bewertungsinstrument

Inzwischen wurde nachgewiesen, dass bei Patienten mit Rücken- und ausstrahlenden Beinschmerzen die Zentralisation mit einem verbesserten Aktivitätsniveau verbunden ist [2]. Al-Obaidi et al. [3] untersuchten in einer Kohortenstudie Patienten mit chronischen Kreuzschmerzen und vollständiger oder partieller Zentralisation. Sie erfassten messbare Veränderungen: des Schmerzes, der körperlichen Leistungsfähigkeit und der Angst- und Behinderungsüberzeugungen. Stellt man laut Werneke et al. [47] bei Patienten mit Kreuzschmerzen Zentralisation und Directional Preference fest, ist die kurzfristige klinische Prognose für Funktionen und Schmerzen günstiger. Eine ähnliche Studie mit Patienten mit Nackenschmerzen ergab, dass die Directional Preference und (geringer) die Zentralisation Bewertungskategorien repräsentieren, die mit verbesserten funktionalen Ergebnissen assoziiert sind [43].

FAZIT

Um die Angemessenheit und Effektivität der Behandlung von Patienten mit spinalen Schmerzen zu verbessern, betonen Leitlinien, wie bedeutsam die auf Zeichen und Symptomen basierende Patientenklassifikation ist. In Zeiten knapper Gesundheitsbudgets sind Behandlungsentscheidungen essenziell, die die Patientenergebnisse und Prognosen verbessern.

Das klinische Phänomen der Zentralisation ermöglicht, Patienten mit unspezifischen Schmerzen und einer guten Prognose als wesentliche Patientenuntergruppe zu erkennen. Es ist ein wertvoller klinischer Faktor für die Vorhersage langfristig günstiger Ergebnisse.

Die aktuelle Evidenz weist darauf hin, dass Zentralisation konsistent und zuverlässig identifiziert werden kann – eine wichtige Eigenschaft für jedes klinische Bewertungsinstrument. Das Erkennen der Zentralisation beim Patientenassessment anhand wiederholter spinaler Bewegungen und Haltungsänderungen bietet in der Behandlung Orientierung und stellt sicher, dass angemessen und effektiv therapiert wird. Verzichtet ein Kliniker

Tab. 3 Häufigkeit der Zentralisation

Studie	Symptom(dauer)	Zentralisation (%)
Broetz et al. 2003	gemischt	58
Broetz et al. 2008	gemischt	73
Browder et al. 2007	gemischt	21
Bybee et al. 2009	ohne Angabe	79
Christiansen et al. 2009/2010	gemischt	30
Delitto et al. 1993	subakut	61,5
Donelson et al. 1990	gemischt	87
Donelson et al. 1991	gemischt	47
Donelson et al. 1997	chronisch	49
Erhard et al. 1994	subakut	55
Fritz und Brennan 2007	subakut	35
George et al. 2005	akut	50
Karas et al. 1997	gemischt	73
Kilpikoski et al. 2002	chronisch	87
Kilpikoski et al. 2010	gemischt	89
Laslett et al. 2005	chronisch	32
Laslett et al. 2006	chronisch	28
Long 1995	chronisch	47
Mitchell et al. 2001	gemischt	87
Murphy et al. 2009	gemischt	61
Rapala et al. 2006	ohne Angabe	56
Schmidt et al. 2008	gemischt	39
Skikic und Suad 2003	gemischt	61,5
Skytte et al. 2005	subakut	42
Sufka et al. 1998	gemischt	69
Werneke et al. 1999	akut	77
Werneke et al. 2008	gemischt	17
Werneke et al. 2010	gemischt	43
Werneke et al. 2011	gemischt	41
Young et al. 2003	chronisch	11
Zusammenfassung	gemischt/ohne Angabe	42,4
	akut	76,8
	subakut	39,8
	chronisch	40
	Nackenschmerzen	45,7
Gesamtergebnis		**43,9**

auf das Bewerten der Zentralisation durch wiederholte Bewegungen, enthält er sich und dem Patienten ein leistungsstarkes und prognostisches Bewertungsinstrument vor.
Zentralisation ist ein allgemein anerkanntes Konzept, das Kliniker häufig zur Untersuchung von Patienten mit Rücken- und Nackensymptomen einsetzen und das viele Forschungsgruppen untersuchten. Zentralisation ist ein wertvolles, kostengünstiges und zuverlässiges Instrument. Überprüft man in spinalen Assessments die Zentralisation routinemäßig, verbessert man die Behandlung von Patienten mit spinalen Schmerzen effektiv.

AUTOREN

Helen Clare

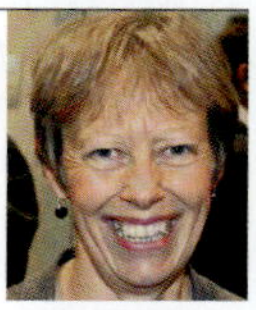

Stephen May

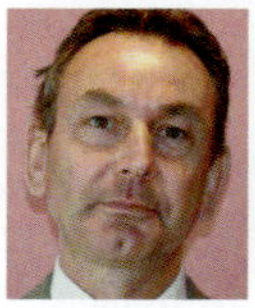

BIBLIOGRAFIE

DOI 10.1055/s-0035-1545384
manuelletherapie 2015; 19: 18–22

Stuttgart · New York · ISSN 1433-2671

Literatur

1. *Aina A, May S, Clare H. The centralization phenomenon of spinal symptoms: A systematic review. Man Ther 2004; 9(3): 134–143*
2. *Albert HB, Hauge E, Manniche C. Centralization in patients with sciatica: Are pain responses to repeated movements and positioning associated with outcomes or types of disc lesions? Eur Spine J. 2011; doi:10.1007/s00586-011: 2018–9*
3. *Al-Obaidi S, Al-Sayegh N, Nakhi H, Skaria N. Effectiveness of McKenzie intervention in chronic low back pain: A comparison based on the centralization phenomenon utilizing selected bio-behavioral and physical measures. Int J of Phys Med and Rehabil 2013; 1:128 doi:10 4172/jpmr.1000128*
4. *Broetz D, Hahn U, Maschke E, Wick W, Kueker W, Weller M. Lumbar disc prolapse: Response to mechanical physiotherapy in the absence of changes in magnetic resonance imaging. Report of 11 cases. NeuroRehab 2008; 23: 289–294*
5. *Broetz D, Kueker W, Maschke E, Wick J, Dichgans J, Weller M. A prospective trial of mechanical physiotherapy for lumbar disk prolapse. Journal of Neurology 2003; 250: 746–749*
6. *Browder DA, Chlids JD, Cleland JA, Fritz JM. Effectiveness of an extension-oriented treatment approach in a subgroup of subjects with low back pain: A randomized clinical trial. Physical Therapy 2007; 87: 1608–1618*
7. *Bybee F, Olsen D, Cantu-Boncser G, Condie Allen H, Byars A. Centralization of symptoms and lumbar range of motion in patients with low back pain. Physio Theory Pract 2009; 25: 257–267*
8. *Christiansen D, Larsen K, Jensen OK, Nielsen CV. Pain response classification does not predict long-term outcome in sick listed low back pain patients. J Orthop Sports Phys Ther 2010; 40: 606–615*
9. *Delitto A, Cibulka MT, Erhard RE, Bowling RW, Tenhula JA. Evidence for use of an extension-mobilization category in acute low back syndrome: A prescriptive validation pilot study. Physical Therapy.1993; 73: 216–222*
10. *Dionne CP, Bybee RF, Tomaka J. Interreliability of McKenzie assessment in patients with neck pain. Physiotherapy 2006; 92; 75–82*
11. *Donelson R, Aprill C, Medcalf R, Grant W. A prospective study of centralization of lumbar and referred pain. A predictor of symptomatic discs and annular competence. Spine 1997; 22(10): 1115–22*
12. *Donelson R, Murphy K, Silva G. Centralisation phenomenon: Its usefulness in evaluating and treating referred pain. Spine 1990; 15(3): 211–213*
13. *Donelson R, Silva G, Murphy K. Centralization phenomenon. Its usefulness in evaluating and treating referred pain. Spine 1990; 15(3): 211–3*
14. *Edmond SL, Cutrone G, Werneke MW, Ward J, Grigsby D, Weinberg J, Oswald W, Oliver D, McGill T, Hart D (deceased). Association between centralization and directional preference and functional and pain outcomes in patients with neck pain. JOSPT 2014; 44: 68–75*
15. *Edmond SL, Werneke MW, Hart DL. Association between centralization, depression, somatization and disability among patients with nonspecific low back pain. J Orthop Sports Phys Ther 2010; 40: 801–810*
16. *Erhard RE, Delitto A, Cibulka MT. Relative effectiveness of an extension program and a combined program of manipulation and flexion and extension exercises in patients with acute low back pain. Physical Therapy 1994; 74(12): 1093–100*
17. *Fritz JM, Brennan GP, Clifford SN, Hunter SJ, Thackeray. An examination of the reliability of a classification algorithm for subgrouping patients with low back pain. Spine 2006; 31(1): 77–82*
18. *Fritz JM, Delitto A, Erhard RE. Comparison of classification-based physical therapy with therapy based on clinical practice guidelines for patients with acute low back pain. A RCT. Spine 2003; 28:1363–1372*
19. *George SZ, Bialosky JE, Donald DA. The centralization phenomenon and fear-avoidance beliefs as prognostic factors for acute low back pain: A preliminary investigation involving patients classified for specific exercise. J Orthop Sports Phys Ther 2005; 35: 580–588*
20. *Hefford C. McKenzie classification of mechanical spinal pain: profile of syndromes and directions of preference. Manual Therapy 2008; 13: 75–81*
21. *Karas R, McIntosh G, Hall H, Wilson L, Melles T. The relationship between nonorganic signs and centralization of symptoms in the prediction of return to work for patients with low back pain. Phys Ther 1997; 77: 354–360*
22. *Kilby J, Stigant M, Roberts A. The reliability of back pain assessment by physiotherapists using a „McKenzie algorithm". Physiotherapy 1990; 9: 579–583*
23. *Kilpikoski S, Airaksinen O, Kankaanpaa M, Leminen P, Videman T, Alen M. Interexaminer reliability of low back pain assessment using the McKenzie method. Spine 2002; 27(8): E207–14*
24. *Kilpikoski S, Alen M, Simonen R, Heinonen A, Videman T. Does centralizing pain on the initial visit predict outcomes among adults with low back pain? Manuelle thera 2010; 14: 136–141*
25. *Laslett M, April CN, McDonald B, Oberg B. Centralization as a predictor of provocation discography results in chronic low back pain, and the influence of disability and distress on diagnostic power. Spine J 2005; 5: 370–380*
26. *Laslett M, McDonald B, April CN, Tropp H, Oberg B. Clinical predictors of screening lumbar zygapophyseal joint blocks: Development of clinical prediction rules. Spine Journal 2006b; 6: 370–370*
27. *Long A. The centralization phenomenon: Its usefulness as a predictor of outcome in conservative treatment of chronic low back pain (a pilot study). Spine 1995; 20(23): 2513–2521*
28. *Long A, Donelson R, Fung T. Does it matter which exercise? A randomized control trial of exercise for low back pain. Spine 2004; 29: 2593–260*
29. *Long A, May S, Fung T. The comparative prognostic value of directional preference and centralization: A useful tool for front-line clinicians? J Manual Manip Thera 2008; 16: 248–254*
30. *May S, Aina A. Centralization and directional preference: A systematic review. Manual Therapy 2012; 17: 497–506*
31. *McKenzie RA. The Lumbar Spine: Mechanical Diagnosis and Therapy. Waikanae, New Zealand: Spinal Publications; 1981*
32. *McKenzie RA, May S. The Lumbar Spine: Mechanical Diagnosis and Therapy. 2nd edition. New Zealand: Spinal Publications; 2003*

33. Mitchell UH, Wooden MJ, McKeough DM. The short-term effect of lumbar positional distraction. Journal of Manual and Manipulative Therapy 2001; 9(4): 213–221
34. Murphy DR, Hurwitz EL. A theoretical model for the development of a diagnosis-based clinical decision rule for the management of patients with spinal pain. BMC Musculoskeletal Disorders 2007; 8: 75
35. Niemisto l, Saran S, Lahtinen-Suopanki T, Lindgren KA, Hurri H. Predictive factors for 1-year outcome for chronic low back pain following manipulation, stabilizing exercises and physician consultation or physician consultation alone. J of Rehab Medi 2004; 36: 104–109
36. Petersen T, Olsen S, Laslett M et al. Inter-tester reliability of a new diagnostic classification system for patients with non-specific low back pain. Aust J Physiother 2004; 50: 85–91
37. Rapala A, Rapala K, Lukawski S. Correlation between centralization or peripheralization of symptoms in low back pain and the results of magnetic reasoning imaging. Ortopedia Traumatologia Rehabilitacja 2006; 8: 531–536
38. Schmidt I, Rechter L, Hansen VK, Andreasen J, Overvad K. Prognosis of subacute low back pain patients according to pain response. European Spine Journal 2008; 17: 57–63
39. Skikic EM, Suad T. The effects of McKenzie exercises for patients with low back pain, our experience. Bosnian Journal of Basic Medical Sciences 2003; 3(4): 70–75
40. Skytte L, May S, Petersen P. Centralization: Its prognostic value in patients with referred symptoms and sciatica. Spine 2005; 30: E293–E299
41. Sufka A, Hauger B, Trenary M, Bishop B, Hagen A, Lozon R, Martens B. Centralization of low back pain and perceived functional outcome. J Orthop Sports Phys Ther 1998; 27(3): 205–12
42. Tuttle N. Is it reasonable to use an individual patient's progress after treatment as a guide to ongoing clinical reasoning. Journal of Manipulative and Physiological Therapeutics 2009; 32: 396–403
43. Werneke MW, Deutscher D, Hart D, Stanford P, Ladin J, Weinburg J, Herbowy S, Resnik L. McKenzie Lumbar Classification. Spine 2014; 39: E182–E190
44. Werneke MW, Hart DL. Centralization: Association between repeated end-range pain responses and behavioral signs in patients with acute non-specific low back pain. J Rehabil Med 2005; 37(5): 286–90
45. Werneke M, Hart DL. Centralization phenomenon as a prognostic factor for chronic low back pain and disability. Spine 2001; 26(7): 758–65
46. Werneke M, Hart DL, Cook D. A descriptive study of the centralization phenomenon: A prospective analysis. Spine 1999; 24(7): 676–83
47. Werneke MW, Hart D, Cutrone G, Oliver D, McGill T, Weinberg F, Grigsby D, Oswald W, Ward J. Association between directional preference and centralization in patients with low back pain. JOSPT 2011; 41: 22–31
48. Werneke MW, Hart DL, George SZ, Stratford PW, Matheson JW, Reyes A. Clinical outcomes for patients classified by fear-avoidance beliefs and centralization phenomenon. Arch Phys Med Rehab 2009; 90: 768–777
49. Werneke MW, Hart D, Oliver D, McGill T, Grigsby D, Ward J, Weinberg J, Oswald W, Cutrone G. Prevalence of classification methods for patients with lumbar impairments using the McKenzie syndromes, pain pattern, manipulation and stabilization clinical prediction rules. J Man Manip Ther 2010;18: 197–210
50. Werneke M, Hart DL, Resnik L, Stratford PW, Reyes A. Centralization: Prevalence and effect on treatment outcomes using a standardized operational definition and measurement method. J Orthop Sports Phys Ther 2008; 38: 116–125
51. Williams MM, Hawley JA, McKenzie RA, van Wijmen PM. A comparison of the effects of two sitting postures on back and referred pain. Spine 1991; 16(10): 1185–91
52. Young S, April C, Laslett M. Correlation of clinical examination characteristics with three sources of low back pain. Spine Journal 2003; 3: 460–465

Drei Patienten – eine Diagnose – drei unterschiedliche Therapien

Praxistest: Meistens verlieren eloquente Hypothesen und in Laborstudien definierte Regeln ihren Zauber, wenn sie in die schnöde Alltagspraxis gelangen. Genau das Gegenteil ist bei der Zentralisation der Fall. Gerade im klinischen Tagesgeschäft beweist sie ihren Wert für die Praxis.

Lena, Markus, Karin – haben unterschiedlich hartnäckige Beschwerden. Die drei Fallbeispiele zeigen, wie die Zentralisation dem Therapeuten hilft, die effektivste Behandlung zu definieren. Außerdem unterstützt der Physiotherapeut die Patienten bei einer schwierigen Entscheidung: operieren oder nicht.

Patientin 1 – Lena

Die 28-Jährige studiert Zahnmedizin und tanzt in ihrer Freizeit Standard und Latino. Vor drei Wochen: Im Praktikum verdreht sie sich im Sitzen nach langer leicht flektierter Haltung. Dabei spürt sie einen stechenden Schmerz im linken Gesäß, der in den folgenden Tagen zunehmend in den Oberschenkel und die Wade ausstrahlt. Nach einer Woche fühlt sich der laterale Fuß taub an. Starke konstante Symptome (VAS 7) erschweren ihr zunehmend, das linke Bein zu belasten. Außerdem fühlt sich das Bein schwach an. Der Score beim Oswestry Disability Index (ODI) beträgt 50 Prozent, was einer starken Behinderung entspricht.

Beugen, Sitzen und Wiederaufstehen, 15-minütiges Stehen oder Gehen verschlechtern die Symptome. Husten und Niesen verstärken die Schmerzen. Auf dem Rücken mit unterstützten Beinen zu liegen, hilft etwas. Die Magnetresonanztomografie (MRT) ergibt einen Bandscheibenvorfall L5/S1. Ihr Arzt rät zur baldigen Operation, die Lena ablehnt.

Klinische Untersuchung

Bei Lena fallen ein Schonhinken mit einem deutlichen Shift nach rechts und eine reduzierte lumbale Lordose auf (► **Abb. 1**). Die neurologischen Tests ergeben eine Trizeps-surae-Schwäche und eine verminderte Sensibilität der Fußaußenkante. Die Beweglichkeit in Flexion, Extension und Seitgleiten nach links ist deutlich eingeschränkt. Bei den getesteten Bewegungen verstärken sich die distalsten Symptome (Peripheralisierung). Auch der Straight Leg Raise (SLR) produziert ab 30 Grad distale Symptome. Lena kann den Shift nicht selbst korrigieren. McKenzie schlägt für diesen Fall die passive manuelle Shiftkorrektur vor (► **Abb. 2**). Allerdings klagt Lena dabei über verstärkte Schmerzen in der Wade. Die Shiftkorrektur mit veränderter Ausgangsstellung in Flexion oder Extension ergibt keinen positiven Effekt. Repetierte Bewegungen in entlasteter Ausgangsstellung (Extension und Flexion im Liegen) peripheralisieren die Symptome.

Da keine Bewegungsrichtung eine Directional Preference zeigt, wird Lena in eine statische gehaltene Position gebracht: Seitlage links, Oberkörper nach rechts rotiert (► **Abb. 3**). Nach einigen Minuten vermindert sich das Taubheitsgefühl im Fuß und hört schließlich ganz auf. Die Schmerzen im Unterschenkel reduzieren sich zunehmend. Der Therapeut fordert Lena auf, die Rotation langsam zu steigern. Etwa 15 Minuten später, nach dem Aufstehen schildert Lena, dass die Reduktion der Taubheit anhält und der Zehenstand leichter gelingt. Nur die LWS, Gesäß und Oberschenkel schmerzen noch. Der Shift ist geringer, die Beweglichkeit in Flexion und Extension sowie der SLR sind unverändert.

Beurteilung: Derangement mit akutem Shift, Schmerzen unterhalb des Knies und Rotation als Directional Preference. Die Nervenwurzel S1 ist komprimiert. Klinische Beurteilung und radiologischer Befund korrelieren. Aufgrund der Zentralisation ist die Prognose gut.

Management: Lena soll die zentralisierende Position alle zwei Stunden oder bei zunehmenden Beinschmerzen 10 bis 15 Minuten einnehmen. Der Therapeut weist sie darauf hin, dass sie sofort aufhört, falls die Symptome peripheralisieren. Um das reduzierte Derangement zu erhalten, wird sie Flexionsbewegungen und -haltungen vorübergehend vermeiden.

2. Behandlung: Zwei Tage später

Der Shift ist deutlich reduziert, Lena hinkt kaum noch. Sie beziffert die Besserung mit 50 Prozent und ist erstaunt, dass diese einfache Position die Schmerzen in der Wade eliminieren konnte. Der Zehenstand links gelingt besser, am lateralen Fuß ist die Sensibilität nur gering vermindert. Extension und SLR sind noch immer stark eingeschränkt und provozieren die Beinschmerzen.

Im Moment zentralisiert die Rotationsposition die Symptome nicht mehr weiter. Deshalb steigert der Therapeut in der gehaltenen Rotation die mechanische Belastung durch einen Überdruck. Anschließend mobilisiert er passiv (► **Abb. 4**). Dabei reduzieren sich im linken Oberschenkel die Schmerzen und verschwinden. Die Gesäß- und Rückenschmerzen verstärken sich jedoch deutlich. Lena weiß bereits, dass sie sich keine Sorgen machen muss. Dass sich lumbale Schmerzen verstärken, gehört zum Phänomen der Zentralisation, vorausgesetzt die peripheren vermindern sich. Nach mehreren Wiederholungen bleiben die Beinschmerzen eliminiert und die neurologischen Tests sind symmetrisch unauffällig. Die Extension bleibt deutlich eingeschränkt, der SLR ist bei 45 Grad positiv.

Genucchi R. Drei Patienten – eine Diagnose – drei unterschiedliche Therapien. Manuelle Therapie 2015; 19: 23–28

LENA: DERANGEMENT MIT NERVENWURZELKOMPRESSION S1, DIRECTIONAL PREFERENCE ROTATION

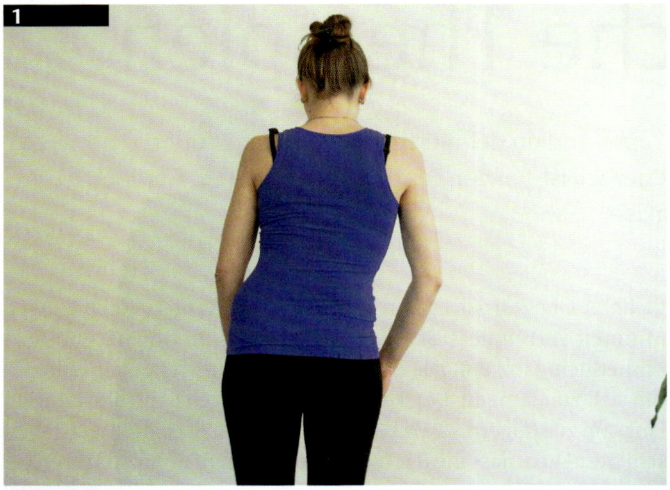

Abb. 1 Shift nach rechts.

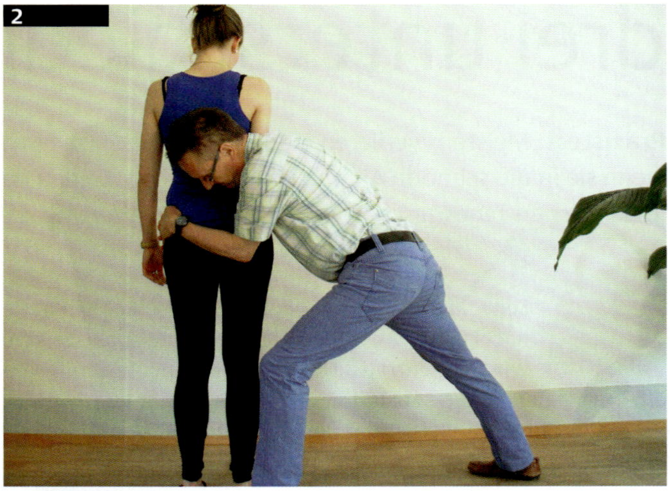

Abb. 2 Passive manuelle Shiftkorrektur.

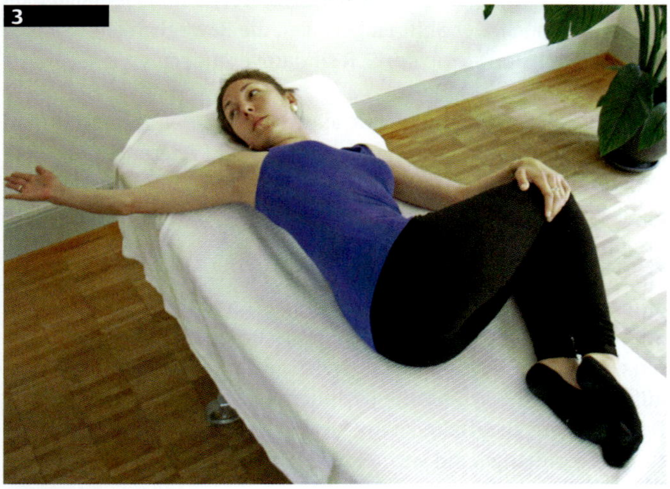

Abb. 3 Gehaltene Position: Seitenlage links mit rechtsrotiertem Oberkörper.

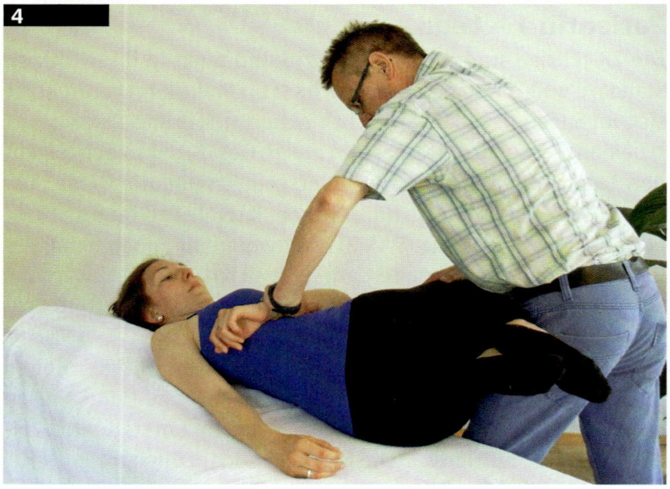

Abb. 4 Passive Rotationsmobilisation.

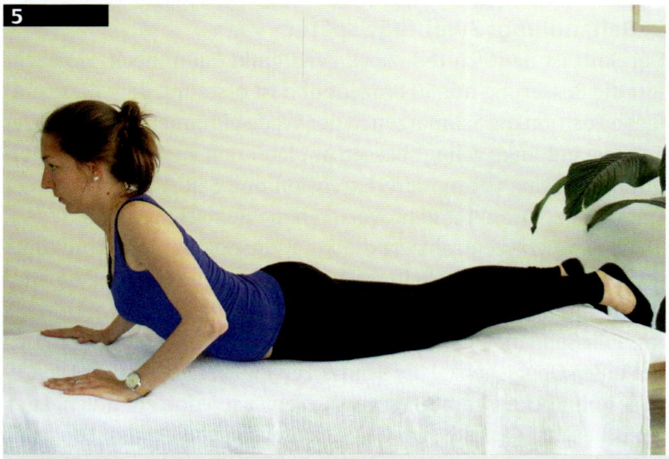

Abb. 5 Repetierte Extensionen im Liegen.

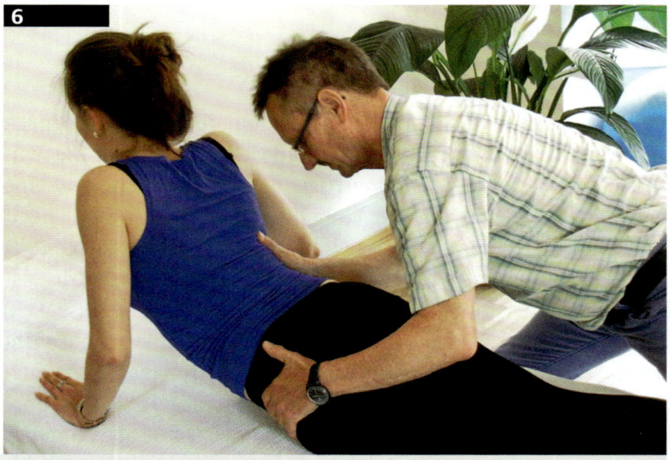

Abb. 6 Extensionen im Liegen mit Beckentranslation nach rechts.

Management: alle zwei Stunden 10- bis 15-mal endgradig rotieren und weiterhin die Beinsymptomatik provozierende Haltungen und Bewegungen vermeiden.

3. Behandlung: Zwei Tage später

Die LWS schmerzt noch zentral und links. Lena zeigt keinen Shift mehr. Flexion und Extension sind endgradig, im Stehen ist das Seitgleiten nach links etwas eingeschränkt. Der SLR ist bei 50 Grad positiv.

Lena beginnt mit der Bauchlage und wechselt nach einigen Minuten in den Unterarmstütz. In diesen Positionen reduzieren sich ihre lumbalen Schmerzen. Anschließend macht sie repetierte Extensionen im Liegen (▶ **Abb. 5**). Dabei beginnen die Schmerzen wieder ins Gesäß zu peripheralisieren, weshalb abgebrochen wird. Das Schmerzverhalten zeigt, dass das Derangement noch nicht vollständig reduziert ist. Lena verschiebt nun das Becken nach rechts (▶ **Abb. 6**). Der Therapeut hält die Hips-off-Center-Position, während sie wieder die Extensionen im Liegen ausführt. Nach fünfmal zehn Repetitionen vergrößert sich das Bewegungsausmaß zunehmend, die Schmerzen zentralisieren vollständig in die Mitte der LWS und reduzieren sich (VAS 3).

Wiederbefund: Seitgleitbewegungen symmetrisch, Extension vergrößert mit noch immer zentralen Schmerzen, neurologische Tests unauffällig, SLR bei 60 Grad positiv.

Management: alle zwei Stunden zehn Extensionen im Liegen; bei unilateralen Symptomen, Extensionen im Liegen in Hips-off-Center-Position. Lena erhält eine Lendenrolle, damit sie im Sitzen ihre Lordose aufrecht hält.

Telefontermin: Zwei Tage später

Lena fühlt sich deutlich besser (90 Prozent) und geht längere Strecken schmerzfrei. Sie erklärt, dass nur noch die endgradige Extension schmerzt. Der Therapeut empfiehlt ihr, die Extensionen im Liegen weiter im selben Rhythmus auszuführen, am Ende der Bewegung jeweils auszuatmen und kurz in Extension „durchzuhängen". Flexionen soll sie weiterhin vermeiden.

4. Behandlung: Eine Woche später

Lena ist seit drei Tagen schmerzfrei. Mit der Lendenrolle in der LWS nimmt sie an mehreren Vorlesungen teil und geht problemlos eine Stunde. Nun testet der Therapeut, ob Lenas Derangement so weit reduziert ist, dass ihre LWS Flexionen toleriert.

Belastungstest Flexion: Lena führt eine Extension im Liegen aus. Sie ist endgradig schmerzfrei möglich. Danach macht sie dreimal zehn Flexionen im Liegen. Dazu bewegt sie beide Knie zum Thorax und meldet ein leichtes Ziehen in der LWS. Nach der Flexion im Liegen ist es vollständig weg. Anschließend dreht sie sich sofort wieder auf den Bauch für eine Extension im Liegen. Die Streckung ist immer noch schmerzfrei und uneingeschränkt. Der Test zeigt, dass Flexionen ihr Derangement nicht mehr provozieren.

Management: Lena erhält nun ein Programm mit Flexionen, um die volle und angstfreie Beugung wiederherzustellen. Sie beginnt mit Flexionen im Liegen, bis diese schmerzfrei sind, und steigert dann mit Flexionen im Sitzen und Stehen. Nach den Flexionsübungen führt sie jeweils Extensionen im Liegen oder Stehen durch. Alle Alltagsaktivitäten sind wieder möglich.

5. Behandlung: Eine Woche später

Lena ist beschwerdefrei und hat alle Alltagsaktivitäten inklusive Tanzen wieder aufgenommen. Der Behandlungsschwerpunkt ist die Rezidivprophylaxe mit Beweglichkeitsübungen in alle Richtungen, Haltungs- und Entlastungsübungen für ihr Studium und Praktikum. Außerdem gibt der Therapeut ihr Verhaltenstipps bei einem drohenden Rezidiv.

Bei der Nachkontrolle einen Monat später ist Lena immer noch beschwerdefrei. Sie ist voll integriert, der ODI ist unauffällig.

Patient 2 – Markus

Der 51-jährige Produktmanager klagt über LWS-Schmerzen und Ausstrahlungen ins linke Bein bis zum oberen Sprunggelenk. Vor sechs Wochen begannen die Beschwerden im Bein ohne erkennbaren Auslöser. Seither sind sie unverändert. Beugen, Sitzen, Wiederaufstehen, längeres Stehen und Schlafen in Seitenlage verschlechtern die Symptome. Am schlimmsten ist es morgens. In den ersten zwei Stunden sind Beugebewegungen kaum möglich. Gehen, Liegen in Bauch- oder Rückenlage bessern die Beschwerden im Tagesverlauf. In den letzten 15 Jahren hatte er drei ähnlich heftige Episoden LWS-Schmerzen, dazwischen mehrere kleine. ODI: 40 Prozent, was einer mäßigen Behinderung entspricht.

Tab. 1 Markus: Klinische Erstuntersuchung

Haltung im Stehen	reduzierte Lordose, kein Shift
neurologische Tests	negativ
Bewegungseinschränkungen	Flexion: Finger-Boden-Abstand 30 Zentimeter Extension und Seitgleiten (SGIS): links klein, rechts keine SLR links: 50 Grad, rechts 70 Grad
momentaner Schmerz	Gesäß und Wade links (VAS 5)
repetierte Bewegungen	Flexion im Stehen: verstärkt die Symptome, nachher unverändert Extension im Stehen: reduziert, nachher anhaltend etwas besser Extension im Liegen (viermal zehn): produziert LWS-Schmerzen, die dann eliminieren, Beinschmerz reduziert, anschließend eliminiert Extensionen im Liegen mit Ausatmen und Durchhängen: ergibt volles Bewegungsausmaß in Extension und SLR links 60 Grad

Das Röntgenbild ist altersentsprechend. Der Therapeut untersucht Markus (▶ **Tab. 1**).

Beurteilung: Derangement mit Ausstrahlung unterhalb des Knies und Extension als Directional Preference. Die Zentralisation spricht für eine gute Prognose.

Management: regelmäßig über den Tag verteilt 10 Extensionen im Liegen oder Stehen. Markus erhält Informationen zur Haltungskorrektur im Sitzen und eine Lendenrolle. Außerdem versorgt ihn der Therapeut mit einer Nachtrolle mit dem Ziel, die morgendlichen Beschwerden zu reduzieren. Beim Verlassen der Praxis bemerkt Markus, dass seine Beinschmerzen unverändert einsetzen.

2. Behandlung: Zwei Tage später

Markus fühlt sich etwas besser (zehn Prozent), morgens allerdings unverändert schlecht. Die Extensionen im Liegen reduzieren die Symptome zwar etwas, jedoch nur kurz. Er konnte sie nur zwei Mal ausführen und blieb deshalb bei den Extensionen im Stehen. Der Therapeut untersucht ihn erneut. Dabei testet er auch die unilateralen Bewegungen, um zu sehen, ob die Extensionen anschließend anhaltend wirken (▶ **Tab. 2**).

Beurteilung: Das Derangement ist bestätigt. Dass die Symptomverbesserung nicht anhält, kann daran liegen, dass Markus die Extensionen im Liegen nur selten durchführte. Die Haltungskontrolle ist noch mäßig gut. Er sollte das Sitzen deshalb häufiger unterbrechen. Die heutige Prognose ist nicht ganz so optimistisch. Verglichen mit der ersten Behandlung ist die Symptomreduktion schwieriger, und die Zentralisation zeigt sich nicht. Das weitere Management bleibt unverändert.

3. Behandlung: Drei Tage später

Markus Situation hat sich kaum verändert. Morgens geht es ihm geringfügig besser. Er hat seine Haltungskontrolle verbessert, die Lendenrolle benutzt und das Sitzen alle 30 Minuten unterbrochen. Seine Schmerzen haben sich minimal geändert, die Bewegungsausmaße sind unverändert (▶ **Tab. 3**).

Warum zeigt Markus keine bleibende Verbesserung? Seine Compliance ist gut. Wurde bisher die laterale Komponente des Derangements zu wenig berücksichtigt? Ist es tatsächlich ein Derangement? Der Therapeut führt weitere Tests aus (▶ **Tab. 3**).

Management: Markus soll möglichst oft Extensionen im Liegen (statt im Stehen) anwenden. Zur nächsten Behandlung wird er frühmorgens kommen, wenn seine Beschwerden am stärksten sind.

4. Behandlung: Drei Tage später

An den beiden Morgen nach der letzten Behandlung ging es Markus deutlich besser. Er konnte regelmäßig Extensionen im Liegen machen, mit der Lendenrolle sitzen und spürte allgemein weniger Schmerzen. Heute Morgen sind seine Schmerzen allerdings so stark wie schon lange nicht mehr (VAS: LWS 3, Bein 8). Der Therapeut beginnt mit der Untersuchung (▶ **Tab. 4**).

Tab. 2 Markus: Untersuchung, 2. Behandlung

Schmerzen	VAS: LWS 0, Bein bis Wade 5
Bewegungseinschränkungen	unverändert
repetierte Bewegungen	Seitgleiten (SGIS) links: kein Effekt Seitgleiten (SGIS) links mit Überdruck: kein Effekt gehaltene Rotation aus Rückenlage: kein Effekt Extensionen im Liegen: reduziert, nachher besser bleibend Extensionen im Liegen mit Überdruck: reduziert Beinschmerz weiter, aber keine Zentralisation und keine LWS Schmerzen Extensionsmobilisation: kein Effekt
unilaterale Bewegungen	danach keine anhaltende Verbesserung durch die Extension

Tab. 3 Markus: Untersuchung, 3. Behandlung

Schmerzen	VAS: LWS 1, Bein bis Wade 4
Flexion im Stehen und im Sitzen	verstärkt die Beinschmerzen, anschließend ist das sofortige Extendieren schwierig
Seitgleiten (SGIS) und Rotation	kein Effekt
Extensionen im Liegen und mit viel Überdruck	reduziert die Beinschmerzen deutlich (VAS 1)
Extensionsmobilisation	eliminiert die Beinschmerzen (LWS unverändert)

Tab. 4 Markus: Untersuchung, 4. Behandlung

Bewegungseinschränkungen	deutlicher Unterschied im Vergleich zu nachmittags Flexion im Stehen: stark eingeschränkt mit Deviation nach rechts und Schwierigkeiten beim Hochkommen Extension im Stehen: mäßig eingeschränkt
repetierte Extensionen im Liegen	reduziert die Schmerzen etwas, eliminiert aber nicht Flexion im Stehen: bleibt unverändert, immer wieder einschießende Stiche, jedoch ohne klares Muster

Beurteilung: Das Derangement reagiert nicht genügend auf die mechanische Therapie und scheint nicht reduzierbar zu sein. Markus zentralisiert nur partiell. Die Beschwerden reduzieren sich jedes Mal nur sehr langsam, nach vielen Repetitionen. Seine Hauptprobleme, starke morgendliche Schmerzen und Funktionslimitierung, konnten trotz guter Compliance nicht beeinflusst werden.

Nach Rücksprache mit seinem Arzt verordnet dieser ein MRT und stellt eine große posterolaterale Diskushernie links fest. Markus erhält eine epidurale Injektionen und drei Wochen später eine weitere – mit Erfolg: Markus ist schmerzfrei.

4. Behandlung: Drei Wochen später

Markus ist schmerzfrei. Extension und Flexion sind leicht eingeschränkt, repetiert lösen sie lumbal nur geringen Schmerz aus. Der SLR links ist bei 70 Grad positiv. Markus erlernt Extensionen und Flexionen im Liegen, um seine Bewegungsfunktion wieder ganz herzustellen. Der Therapeut rät ihm, regelmäßig in Rückenlage SLR-Bewegungen auszuführen, um eine neurale Adhärenz zu vermeiden. In einem Fitnesszentrum nimmt er zweimal pro Woche an einem Kraftausdauertraining teil. Sein Arbeitgeber richtet für ihn ein Stehpult ein. Treten keine Symptome auf, reicht ein Kontrolltermin in drei Wochen aus.

5. Behandlung: Drei Wochen später

Markus ist beschwerdefrei und hat in allen Bewegungsrichtungen eine gute Funktion. Viele seiner Arbeiten erledigt er nun im Stehen. Der Therapeut informiert ihn, wie er seine Funktion erhält, und rät ihm, anstrengende Tätigkeiten wie Schneeschaufeln zu unterbrechen. Der ODI beträgt null Prozent.

Patientin 3 – Karin

Die 43-Jährige arbeitet in einem Supermarkt. Vor zwei Monaten spürt sie beim Regaleauffüllen im rechten Bein einen scharfen heftigen Schmerz. In den nächsten Tagen strahlt er konstant in die LWS, in das Gesäß und bis zum Sprunggelenk aus. Ihr medialer Fuß fühlt sich taub an. Sitzen, Beugen, Stehen und Gehen verschlechtern die Symptome. Sechs Wochen später ist sie arbeitsunfähig, muss beim Essen stehen und legt sich tagsüber häufig hin. Das MRT zeigt eine große Diskushernie L4/5 mit komprimierter Nervenwurzel L5. Sie erhält zwei epidurale Injektionen – ohne Erfolg.

Die vorgeschlagene Operation lehnt sie ab. Sie sucht einen Physiotherapeuten auf, der ihr Entlastungsstellungen und stabilisierende Übungen zeigt. Die Symptome bleiben unverändert. Anschließend geht sie fünfmal zu einer McKenzie-Therapeutin, macht regelmäßig kleine Seitgleitbewegungen (SGIS) und Extensionen im Liegen, soweit es die Schmerzen erlauben. Ihre Situation ändert sich nicht. Sie nimmt täglich eine mittlere Dosis Tramal. Die Therapeutin bittet einen befreundeten McKenzie-Therapeuten um eine Zweitmeinung.

Der ODI ergibt einen Score von 75 Prozent, was einer invalidisierenden Behinderung entspricht. Karin hat eine gute Sitzhaltung, steht dann aber während der gesamten Anamnese. Die Ergebnisse der klinischen Untersuchung zeigt ▶ **Tab. 5**.

Tab. 5 Karin: Klinische Untersuchung

Schmerzen	VAS: Gesäß 5, Wade 6
neurologische Tests	Dorsalextension rechts: verringerte Muskelkraft Sensibilität: normal Achillessehnenreflex: beidseits nicht auslösbar
Bewegungsverlust	Lordose reduziert, mäßiger Shift links Flexion: endgradig mit Deviation nach links Extension und Seitgleiten (SGIS) rechts: endgradig, links: keine SLR rechts: 30 Grad, produziert Parästhesien im Fuß
repetierte Bewegungstests	jeder Korrekturversuch des Shifts peripheralisiert und provoziert Taubheit im Fuß Flexionen und Extensionen in Belastung und Entlastung peripheralisieren alle unilateralen Standardverfahren, auch mit Varianten, peripheralisieren, nach den Testbewegungen bleiben die Symptome peripheralisiert

Beurteilung: Karin zeigt eine aktuell mechanisch nicht beeinflussbare Radikulopathie mit einer Nervenwurzelkompression L5. Auch nach zwei Monaten verschlechtert mechanische Therapie die Symptomatik. Das neurologische Defizit persistiert. Durch die mechanische Untersuchung mit repetierten Bewegungen und gehaltenen Positionen lässt sich der Shift nicht korrigieren und die Extension nicht erweitern. Es zeigt sich weder Zentralisation noch eine Directional Preference. MRT- und klinischer Befund stimmen überein.

Aufgrund der Fakten ist die Prognose für die mechanische Therapie schlecht. Da der ODI 75 Prozent beträgt, schlägt der Therapeut ihr vor, dem Rat zur Operation zu folgen. Die Zweitmeinung erleichtert ihr die Entscheidung.

Bei einem vereinbarten Telefongespräch sechs Wochen später erzählt Karin, dass sie vor drei Wochen erfolgreich operiert wurde. Sie bezeichnet die Besserung als 90-prozentig und ist nun in Therapie, um ihre volle Funktions- und Arbeitsfähigkeit zurückzugewinnen.

FAZIT

Das Zentralisationsphänomen ist ein zuverlässiger Prädiktor für ein gutes Therapieresultat und das Wiedererlangen der Arbeitsfähigkeit [1, 2, 4, 5, 7, 8, 10]. Entscheidend ist eine einheitliche operationale Definition. Zentralisation bedeutet, dass der distalste Schmerz eliminiert bleibt. Lenas Symptomatik entspricht dieser Definition. Karins Fall zeigt, dass fehlende Zentralisation respektive Peripheralisation meist ein schlechtes Behandlungsresultat mit mechanischer Therapie prognostiziert und andere Behandlungsmöglichkeiten erwogen werden müssen. Aufgrund der MRT-Befunde der drei Patienten käme bei allen eine Operation in Frage. Pathostrukturelle Überlegungen sprechen dafür.

Die standardisierte Anamnese und die repetierten, endgradigen Belastungsstrategien der MDT bieten aber eine zuverlässige Basis für die Entscheidung pro und kontra Operation. So sanken an dänischen Kliniken mit MDT als Triageuntersuchung und Behandlung die Operationsraten langfristig [9].
Die Stärke des McKenzie-Konzepts ist die Abkehr von der Strukturdiagnose bei muskuloskeletalen Beschwerden. Es konzentriert sich auf mechanische Diagnosen und nutzt Zentralisation und Directional Preference, um individuell die effektive Behandlung zu bestimmen.

AUTOR

Reto Genucchi

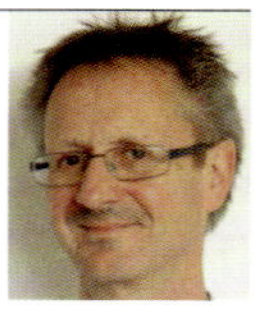

BIBLIOGRAFIE

DOI 10.1055/s-0035-1545385
manuelletherapie 2015; 19: 23–28

Stuttgart · New York · ISSN 1433-2671

Literatur

1. *Albert HB, Hauge E, Manniche C. Centralization in patients with sciatica: Are pain responses to repeated movement and positioning associated with outcome or types of disc lesions? Eur Spine J 2012; DOI 10:1007/s00586-011-2018-9*
2. *Broetz D, Hahn U, Maschke E, Wick W, Kueker W, Weller M. Lumbar disc prolapse: Response to mechanical physiotherapy in the absence of changes in magnetic resonance imaging. Report of 11 cases. NeuroRehab 2008; 23: 289–294*
3. *Clare HA, Adams R, Maher CG. Reliability of McKenzie classification of patients with cervical and lumbar pain J Manipulative Physiol Ther 2005; 28(2): 122–7*
4. *Donelson R, Silva G, Murphy K. Centralization phenomenon. Its usefulness in evaluating and treating referred pain. Spine 1990; 15(3): 211–3*
5. *Karas R, McIntosh G, Hall H, Wilson L, Melles T. The relationship between nonorganic signs and centralization of symptoms in the prediction of return to work for patients with low back pain. Phys Ther 1997; 77: 354–360*
6. *Kilpikoski S, Airaksinen O, Kankaanpaa M, Leminen P, Videman T, Alen M. Interexaminer reliability of low back pain assessment using the McKenzie method. Spine 2002; 27(8): E207–14*
7. *Kilpikoski S, Alen M, Simonen R, Heinonen A, Videman T. Does centralizing pain on the initial visit predict outcomes among adults with low back pain? Manuelle Therapie 2010; 14:136–141*
8. *May S, Aina A. Centralization and directional preference: A systematic review. Manual Therapy 2012; doi:10.1016/j.math.2012.05.003*
9. *Rasmussen C, Nielsen GL, Hansen VK, Jensen OK, Schioettz-Christensen B. Rates of lumbar disc surgery before and after implementation of multidisciplinary nonsurgical spine clinics. Spine 2005; 30: 2469–2473*
10. *Skytte L, May S, Petersen P. Centralization: Its prognostic value in patients with referred symptoms and sciatica. Spine 2005; 30: E293–E299*
11. *Van Helvoirt H, Appeldorm AT, Ostelo RW, Knot DL, Arts MP, Kamper SJ, van Tulder MW. Transforminal epidural steroid injections followed by Mechanical Diagnosis and Therapy to prevent surgery for lumbar disc herniation. Pain Medicine 2014; in press*

Schwerpunkt

Combined Movements in der LWS

Lohnt sich die Untersuchung kombinierter Bewegungen der LWS? – Ein Überblick

Wenn wir uns ganz normal bewegen, finden unsere Bewegungen in der Regel auf mehreren Bewegungsebenen gleichzeitig statt. Es macht daher Sinn, kombinierte Bewegungen auch im manualtherapeutischen Setting zu untersuchen. Die Untersuchung kombinierter Bewegungen (Combined Movement Examination – CME) geht auf Brian Edwards zurück, der dieses Konzept bekannt machte. Seitdem wird die CME stetig weiterentwickelt. Die Autoren stellen die aktuelle Forschung zu CME und ihren Nutzen für die tägliche Praxis vor.

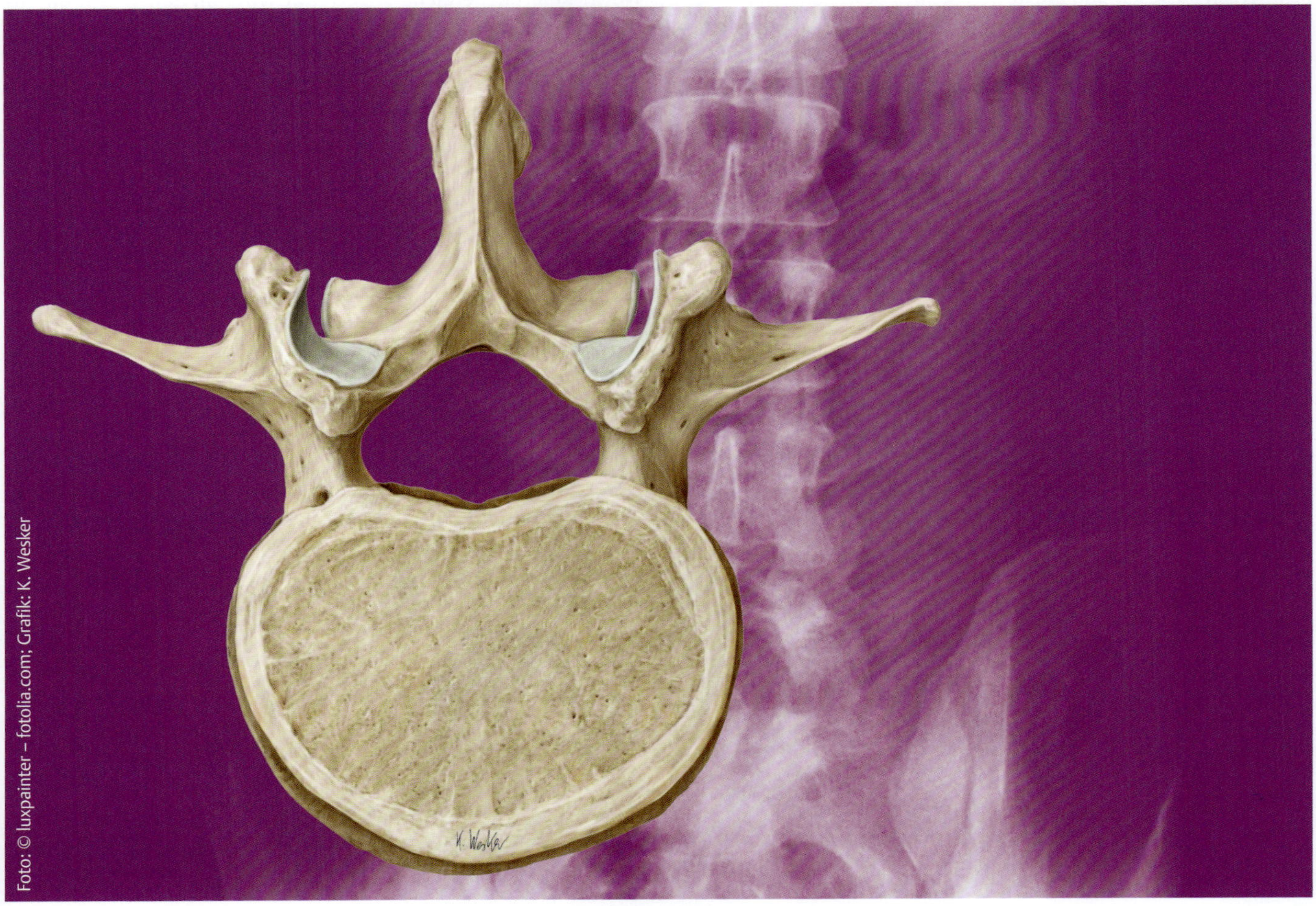

Barrett C, Fazey P, Singer KP. Lohnt sich die Untersuchung kombinierter Bewegungen der LWS? – Ein Überblick. Manuelle Therapie 2016; 20: 207–214

Im Leben drückt sich normale Bewegung durch eine unendliche Vielzahl an Bewegungsmustern aus, die alle optimal auf ihren jeweiligen Zweck ausgerichtet sind. Zum Beispiel der Schulterblick beim Rückwärtsfahren, Überkopfarbeiten oder die Art, wie man ein Baby auf dem Arm trägt – diese alltäglichen Aktivitäten gehören zu den unzähligen Bewegungen, die wir bei unterschiedlichsten Gelegenheiten, zum Beispiel im Beruf oder im Sport ausführen (▸ **Abb. 1**). Wir müssen nicht darüber nachdenken, wie wir die Muskelrekrutierung mit der Gelenkposition koordinieren sollten oder welches Drehmoment nötig ist, um eine Aufgabe zu absolvieren. Die meisten Bewegungen machen wir intuitiv, unabhängig davon, ob sie hauptsächlich in einer oder mehreren Ebenen stattfinden. Wenn wir verletzt oder krank sind, unter Schmerzen leiden oder mit Schmerzen rechnen, verändern sich unsere Bewegungen mit dem Ziel, uns vor weiteren Verletzungen oder Schmerzen zu schützen.

Die Untersuchung kombinierter Bewegungen (CME)

Ein funktionelles Assessment der Wirbelsäule, bei dem die Prinzipien der physiologischen, in kombinierten Ebenen stattfindenden Bewegungen zur Anwendung kommen, hilft dabei, mögliche strukturelle Ursachen mechanischer Dysfunktionen vorherzusagen, die Schmerzen auslösen und ein abweichendes Bewegungsmuster erzwingen. Eine solche auf Bewegung basierende Assessment-Methode ist die Untersuchung kombinierter Bewegungen (Combined Movement Examination – CME), die Brian Edwards bekannt gemacht hat [6, 7]. Die Zielsetzung der CME ist, schmerzprovozierende Bewegungssignaturen zu finden und aufgrund der Zeichen und Symptome, die bei der Lateral-Flexion in flektierter, extendierter und neutraler Ausgangsposition auftreten, zu analysieren. Diese Analyse beeinflusst dann die Gestaltung einer manualtherapeutischen Behandlung. Außerdem spekulierte Edwards, ob Veränderungen der Zeichen und Symptome nach einer Intervention möglicherweise einen Hinweis darauf geben könnten, welche Strukturen für eine mechanische Dysfunktion verantwortlich sind [6, 7].

:: Die Analyse der CME beeinflusst, wie der Therapeut die manualtherapeutische Intervention gestaltet.

Bei jeder Rotationsbewegung findet auch eine physiologische Lateral-Flexion statt und umgekehrt, was als gekoppelte Bewegung bezeichnet wird. Die CME der normalen funktionellen Bewegungen der Lendenwirbelsäule [6] erfolgt gemäß dem von Maitland vorgeschlagenen Prinzip [10], dass man klinisch verwertbare Informationen erhält, indem man die Qualität und das Ausmaß der Bewegungskombinationen aus Flexion und Lateral-Flexion/Rotation in der Lendenwirbelsäule und Schmerzreaktionen auf diese Bewegungen bewertet. In Bezug auf periphere Gelenke stellte Maitland diese Vorgehensweise als das Konzept der Quadranten-Positionen vor [11].

Spezifische funktionelle Tests, zum Beispiel Aktivitäten des täglichen Lebens (ADL) und berufsbezogene Assessments, sind hilfreich und sollten Bestandteil einer strukturierten Untersuchung sein. Sie sind jedoch nicht in jedem Fall geeignet, um Personen mit Rückenschmerzen von gesunden Personen zu unterscheiden und haben häufig eine schlechte Inter-Rater-Reliabilität [17]. Zudem variieren Bewegungsstrategien je nach Altersgruppe, Beruf und Lebensstil. Infolgedessen bietet die CME einen Vorteil, wenn sie bezüglich geschlechts- und altersentsprechender Norm-Referenzbereiche angewandt wird, an denen sich die Interpretation der Bewegungsdysfunktion orientieren kann.

CME der Lendenwirbelsäule: methodisches Vorgehen

Wie die CME-Methode bei der Untersuchung der Lendenwirbelsäule zum Einsatz kommt – in Bezug auf Aspekte wie Bewegungen, Positionierung des Therapeuten, verbale und taktile Hinweise –, ist in diversen Publikationen nachzulesen [2, 6, 7, 10, 12]. Das Ziel der CME der Lendenwirbelsäule ist, die Bewegungsmöglichkeiten und die Symptome des Patienten in verschiedenen Körperhaltungen zu untersuchen. Die Untersuchung findet in drei Positionen statt: in dem vom Patienten bevorzugten, neutralen

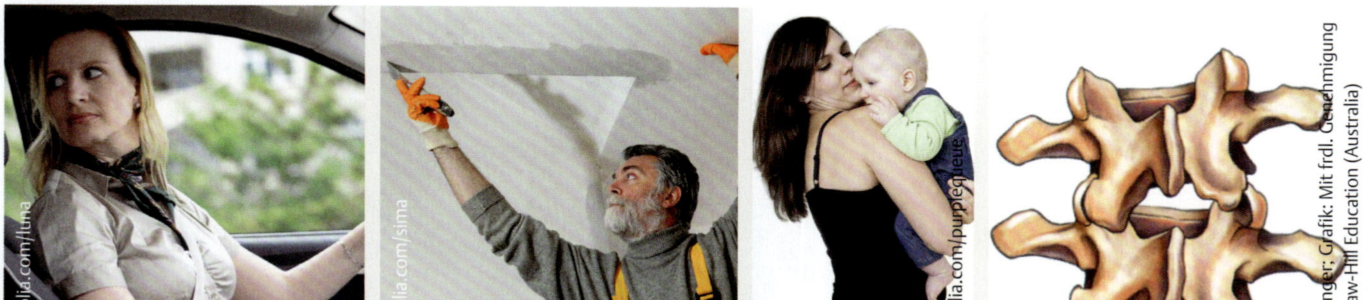

Abb. 1 Normale Bewegungen, an denen gekoppelte Bewegungen der Wirbelsäule beteiligt sind. Das Modell des Wirbelkörpers zeigt eine Kombination von Lateral-Flexion und Rotation mit begleitenden Verschiebungen innerhalb eines funktionellen Segments.

Stand sowie in flektierter und extendierter Position. Bei jeder dieser drei Positionen leitet der Untersucher den Patienten an, indem er verbale und taktile Hinweise einsetzt, um jeweils den Effekt einer hinzugefügten Lateral-Flexion nach rechts oder links zu untersuchen (▶ **Abb. 2**). Der Untersucher evaluiert die Symptomreaktionen während der lumbalen CME vor und nach einer Intervention [6]. Einige Autoren untersuchten den Bewegungsumfang [1, 13] und die Geschwindigkeit der Bewegungen [9], um die kinematischen Charakteristiken der lumbalen CME zu quantifizieren.

Bei Patienten, die sehr starke Schmerzen haben oder ängstlich sind, kann es sinnvoll sein, dass der Untersucher die Bewegungsabläufe und Positionen der CME demonstriert, um sie dem Patienten beizubringen. Diese Vorgehensweise verdeutlicht den Ablauf der CME, minimiert die Zeit, die der Patient in Flexion und Extension verbringt, und verringert die Gefahr, dass der Patient eine Rotation in der Axialebene ausführt, wenn er eigentlich eine Lateral-Flexion in der Frontalebene ausführen soll. Während der gesamten CME der Lendenwirbelsäule achtet der Untersucher da-

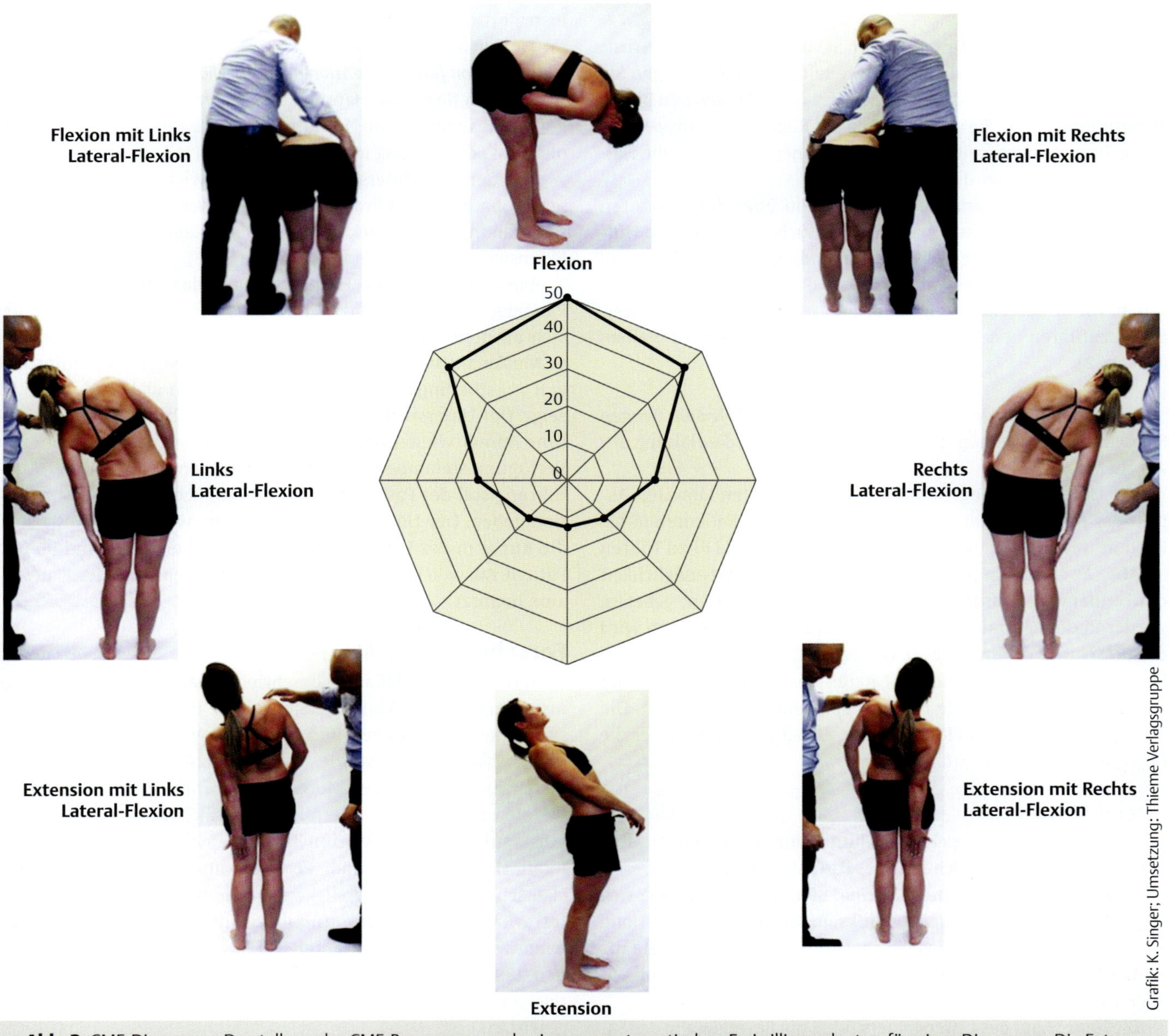

Grafik: K. Singer; Umsetzung: Thieme Verlagsgruppe

Abb. 2 CME-Diagramm: Darstellung der CME-Bewegungsgrade einer asymptomatischen Freiwilligen als sternförmiges Diagramm. Die Fotos verdeutlichen die Bewegungsrichtung, die Endpunkte und die Position des Therapeuten: Flexion, Flexion mit Links Lateral-Flexion (FLLF), Flexion mit Rechts Lateral-Flexion (FRLF), Links Lateral-Flexion (LLF), Rechts Lateral-Flexion, Extension, Extension mit Links Lateral-Flexion (ELLF) und Extension mit Rechts Lateral-Flexion (ERLF).

rauf, dass er die Bewegungen des Patienten nicht erzwingt oder zu viel Druck ausübt. Stattdessen soll er die Bewegungen in der gewünschten einfachen oder kombinierten Bewegungsrichtung lediglich führen, während er die Lendenregion beobachtet und die Symptomreaktion überwacht (► **Abb. 2**).

Flexion und Flexion mit Lateral-Flexion

Der Patient führt bei der CME die primäre Bewegung aus, bis erste Schmerzen einsetzen und dann ein wenig über diesen Punkt hinaus, bevor die zweite Bewegung hinzugefügt wird. Im Folgenden ein Beispiel für die Positionierung des Untersuchers, die Durchführung der CME und die Instruktionen für den Patienten:

Instruktionen für die Flexion: Legen Sie die Arme über die Brust; lockern Sie die Knie, indem Sie diese leicht beugen; beugen Sie sich vor, als ob Sie versuchen würden, mit den Ellbogen den Boden zu berühren; lassen Sie eine Beugung des Rückens zu; stoppen Sie, wenn Sie sich nicht weiter vorbeugen können, ohne dass die Haltung unangenehm wird.

Der Untersucher analysiert die Flexion über den gesamten Lendenbereich. Dann stemmt der Untersucher seine rechte Hüfte gegen die linke Hüfte des Patienten und legt seine rechte Hand auf die rechte Hüfte des Patienten, um das Becken zu stabilisieren, bevor er den Patienten auffordert, eine Links Lateral-Flexion auszuführen und dabei in der flektierten Position zu bleiben (► **Abb. 2**).

Instruktionen für Flexion mit zusätzlicher Lateral-Flexion: Beugen Sie sich so weit wie möglich nach links, ohne dass die Haltung unangenehm wird.

Der Untersucher legt seine linke Hand auf den lateralen Aspekt der rechten Schulter des Patienten, um den Patienten in die Flexion mit zusätzlicher Links Lateral-Flexion (FLLF) zu führen (► **Abb. 2**). Nachdem der Untersucher die Bewegungsmöglichkeit der Lendenwirbelsäule analysiert hat, wird der Patient gebeten, wieder in die neutrale Standhaltung zurückzukehren. Dann wird die Bewegung seitenverkehrt wiederholt: zuerst Flexion, dann Flexion mit zusätzlicher Rechts Lateral-Flexion (FRLF), indem der Untersucher die manuelle Führung spiegelbildlich ausführt. Die Bewegung in FLLF und FRLF ist aktiv, wobei der Untersucher die Bewegungsrichtung führt.

Lateral-Flexion

Der Untersucher steht leicht links hinter dem Patienten und legt eine Hand auf die linke Schulter des Patienten (► **Abb. 2**).

Instruktionen für die Lateral-Flexion: Beugen Sie sich, ohne sich vor- oder zurückzulehnen, nach links, indem Sie Ihre linke Hand an der Außenseite des Beins herabgleiten lassen. Bringen Sie die Hand so weit wie möglich nach unten, ohne dass die Haltung unangenehm wird.

Die linke Hand des Untersuchers führt die Bewegung in der Sagittalebene, weil die Mehrheit der Patienten dazu neigt, bei Lateral-Flexion unabsichtlich die Lendenwirbelsäule zu flektieren oder zu extendieren. Dann wird die Untersuchung seitenverkehrt wiederholt.

Extension und Extension mit Lateral-Flexion

Der Untersucher steht hinter dem Patienten.

Instruktionen für die Extension: Beugen Sie sich so weit wie möglich nach hinten, ohne dass die Haltung unangenehm wird, und lassen Sie eine Rückwärtsbeuge des Rückens zu.

Der Untersucher beobachtet die Krümmung der Lendenwirbelsäule. Dann stellt sich der Untersucher vor den Patienten und demonstriert die Extension plus Links Lateral-Flexion (ELLF) beziehungsweise plus Rechts Lateral-Flexion (ERLF). Der Untersucher steht dann wieder hinter dem Patienten für die Ausführung der Extension mit Lateral-Flexion und instruiert erst nochmals die Ausführung der Extension. Sobald die Extension erreicht ist, instruiert der Untersucher den Patienten, eine zusätzliche Lateral-Flexion auszuführen.

Instruktion für die Extension mit zusätzlicher Lateral-Flexion: Lassen Sie nun Ihre linke Hand an der Hinterseite des Beins herabgleiten. Bringen Sie die Hand so weit wie möglich nach unten, ohne dass die Haltung unangenehm wird.

Nachdem der Untersucher die Lendenwirbelsäule des Patienten beobachtet hat, wird der Patient gebeten, wieder in die neutrale Standhaltung zurückzukehren. Der Ablauf wird wiederholt in Extension mit Rechts Lateral-Flexion (ERLF).

Anmerkung: Zu viel „Handling" kann das Gleichgewicht des Patienten stören, was dazu führt, dass der Patient sich versteift, sich an dem Untersucher festhält oder abstützt, eine erhöhte Muskelaktivität und/oder zögernde Bewegungen aufgrund von angstbedingtem Vermeidungsverhalten während der CME zeigt. Der Untersucher sollte den Patienten bei jeder CME-Richtung immer wieder daran erinnern, sich innerhalb der ihm zur Verfügung stehenden Grenzen zu bewegen. Während der Ausführung soll der Patient Feedback bezüglich der Symptomreaktion geben. Der Untersucher beobachtet, wie gleichmäßig sich die Kurve in der Wirbelsäule bei der CME entfaltet und ob der Patient Ausweichbewegungen wie Hüftextension oder Knieflexion benutzt.

Forschung zu CME

Barrett et al. und McCarthy beschrieben das CME-Verfahren und diskutierten seine klinische Signifikanz im Hinblick auf eingeschränkte Beweglichkeit und Behandlungsoptionen [1, 12]. Das diagnostische Potential dieser Untersuchungsmethode wurde bisher jedoch nicht evaluiert. In einer formativen Studie verwendeten Barrett et al. ein 3-D Fastrak™ System zur Bewegungsaufzeichnung (Motion Tracking System, Polhemus, Vermont, USA), um 31 gesunde Personen und 23 Patienten mit Rückenschmerzen zu untersuchen [1]. Sie fanden eine akzeptable Intra-Rater-Reliabilität dafür, eine eingeschränkte Wirbelsäulenbeweglichkeit bei Patienten mit Rückenschmerzen zu erkennen, unter Berücksichtigung der Tatsache, dass bei symptomatischen Fällen die Wirbelsäulenbewegung typischerweise eingeschränkt ist.

Seit dem Artikel von Barrett et al. [1] erbrachten andere Studien vergleichbare Nachweise dafür, dass Patienten mit Rückenschmerzen eine geringere Beweglichkeit der Lendenwirbelsäule bei der CME zeigen [8, 13, 14]. Auf Brown geht die ursprüngli-

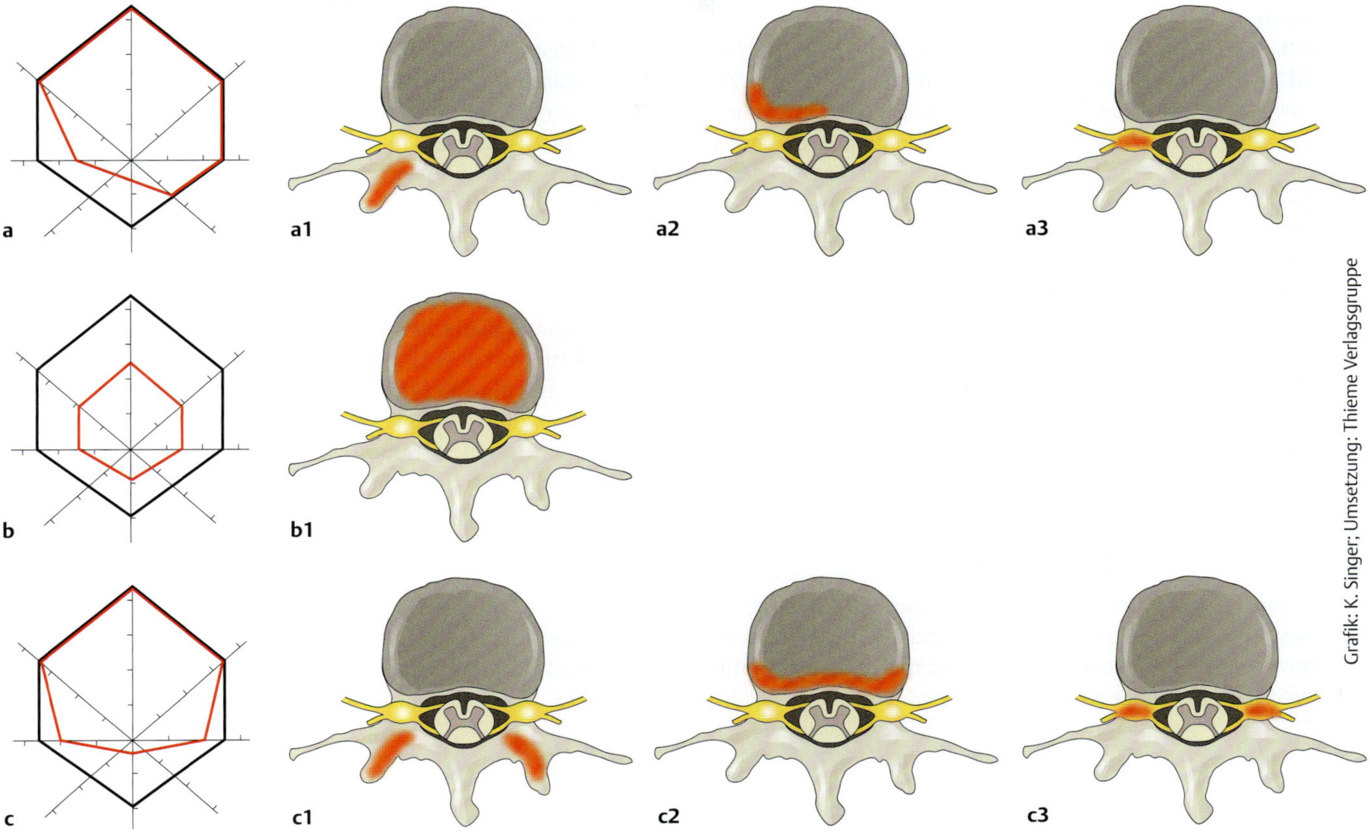

Grafik: K. Singer; Umsetzung: Thieme Verlagsgruppe

Abb. 3 Spezifische CME-Muster, die auf semi-diskrete pathoanatomische Diagnosen hindeuten. Die CME-Muster sind: unilaterale, posteriore Bewegungseinschränkung bei CME (a), die auf ipsilaterale Facettenpathologie (a1), ipsilaterale posterolaterale Bandscheibenpathologie (a2) oder ipsilaterale Nervenwurzelkompression (a3) hindeutet; eingeschränkte CME-Bewegung in allen Richtungen (b), die auf eine degenerative Bandscheibenerkrankung (b1) hindeutet; bilaterale posteriore Bewegungseinschränkung bei CME (c), die auf bilaterale Facettenpathologie (c1), bilaterale posteriore Bandscheibenpathologie (c2) oder bilaterale Nervenwurzelkompression (c3) hindeutet.

che Vermutung zurück, dass sich die CME-Muster im Falle einer Pathologie auf spezifische Weise verändern [2]. Seine Hypothese war, dass die wahrscheinlich ursächliche Struktur und ihre anatomischen Lage im Bewegungssegment mit einer Veränderung des CME-Musters zusammenhängen und dass jede Dysfunktion ein eigenes spezifisches Muster zeigt. Die Identifikation eines abnormalen lumbalen Bewegungsumfangs setzt jedoch die Kenntnis der normalen, dem Alter und dem Geschlecht des Patienten entsprechenden Bewegung voraus. Bis heute wurden weder die abnormalen CME-Muster quantifiziert, noch wurden die daran beteiligten Strukturen untersucht. Laut Brown scheint das Ausmaß der Abweichung der CME-Bewegungsmuster von der normalen Bewegung mit der Schwere, der Lokalisation und der Art der Rückenschmerzen zu korrespondieren, was den Schluss nahelegt, dass die CME auch bei der klinischen Diagnose eine Rolle spielen könnte [2]. Hidalgo et al. kombinierten CME und passive Schmerzprovokationstests [8]. Sie fanden sowohl eine akzeptable Inter-Rater-Reliabilität als auch eine akzeptable prädiktive Validität im Hinblick darauf, das am stärksten provokative Bewegungsmuster und das mutmaßlich betroffene Level der Lendenwirbelsäule zu identifizieren. Dieses Ergebnis deutet darauf hin, dass die CME dabei helfen kann, zwischen Fällen mit und ohne mechanisch induzierten Rückenschmerzen zu unterscheiden. Allerdings boten sie keine Hypothese an, was die spezifische, für die Rückenschmerzen verantwortliche Struktur betrifft.

:: Jede Dysfunktion der LWS zeigt eventuell ein eigenes spezifisches Muster bei der CME [2]. Letztendlich muss diese Hypothese jedoch weiter geklärt werden.

Barrett C, Fazey P, Singer KP. Lohnt sich die Untersuchung kombinierter Bewegungen der LWS? – Ein Überblick. Manuelle Therapie 2016; 20: 207–214

Reliabilität, Norm-Referenzwert und strukturelle Diagnose

Um die klinische Anwendung der CME auszuarbeiten, führten Monie und Team eine Reihe von Studien durch [13, 14, 15]. Das Ziel einer Arbeit war, die Reliabilität eines nicht-invasiven, dreidimensionalen, computergestützten Assessments zu definieren und einen Norm-Referenzwert nach Alter und Geschlecht für CME-Bewegungsmuster der Lendenwirbelsäule in einer Kohorte von 151 Fällen zu entwickeln [13]. Zudem sollten weitere Studie zeigen, ob die Anwendung der CME die Diagnose und die potentielle strukturelle Symptomquelle für Patienten mit spezifischen Arten von Kreuzschmerzen prognostizieren kann [14, 15]. Diese Strukturen könnten zum Beispiel das Facettengelenk, die Bandscheibe oder Nervenwurzel sein, da diese drei Strukturen eine dokumentierte Prävalenz als Quelle von Rückenschmerzen oder lumbalen Dysfunktionen zeigen [3, 18]. Die Studien von Monie et al. wurden in Zusammenarbeit mit Schmerzspezialisten und Neurochirurgen durchgeführt [14, 15]. Nach Aufklärung und Einwilligung der 37 teilnehmenden Patienten wurden alle Fälle vor und 14 Wochen nach einer schmerz- oder neurochirurgischen Behandlung mittels einer dreidimensionalen, computergestützten CME getestet. Anhand dieses CME-Assessments konnten für jeden Fall spezifische dreidimensionale Bewegungssignaturen aufgezeichnet werden. Die Interventionen der Spezialisten umfassten epidurale Therapie, Facettengelenkblockade, Rhizotomie des medialen Astes des Ramus dorsalis, Diskektomie, Dekompression und Wirbelsäulenfusion.

Die Ergebnismessungen wurden in Beziehung gesetzt zu minimal klinisch wichtigen Differenzen für die visuelle Analogskala (VAS) für Schmerz und Steifigkeit (≥ 3/10), SF-12 zur Bewertung der physischen und mentalen Gesundheit (≥ 30 Prozent Verbesserung) und den Roland and Morris Disability Questionnaire (RMDQ) (≥ 30 Prozent Verbesserung) [3, 5, 16]. Die Forscher verglichen die aus diesen symptomatischen Fällen gewonnenen CME-Bewegungsdaten mit den Daten gesunder Teilnehmer gleichen Alters und Geschlechts. Die Abweichungen in den CME-Mustern der symptomatischen Teilnehmern wurden dazu verwendet, die Struktur vorherzusagen, die zur Schmerzpräsentation beiträgt, und anschließend mit der verblindeten Diagnose korreliert, die von dem klinischen Spezialisten und aus den späteren Ergebnisdaten der Patienten stammte [14].

Die computergestützte lumbale CME zeigte für gesunde Teilnehmer eine akzeptable Reliabilität innerhalb einer Behandlungssitzung und zwischen mehreren Sitzungen, mit ICC (3,1) Werten von > 0,9 bzw. > 0,7, für alle CME-Bewegungsrichtungen. Bei der Mehrheit der klinischen Fälle in diesen Studien korrespondierten die Bewegungseinschränkungen der Lendenwirbelsäule mit der Selbsteinschätzung der Patienten von Schmerzen und Behinderung [13, 14, 15]. In den meisten Fällen war die schmerzhaftes-

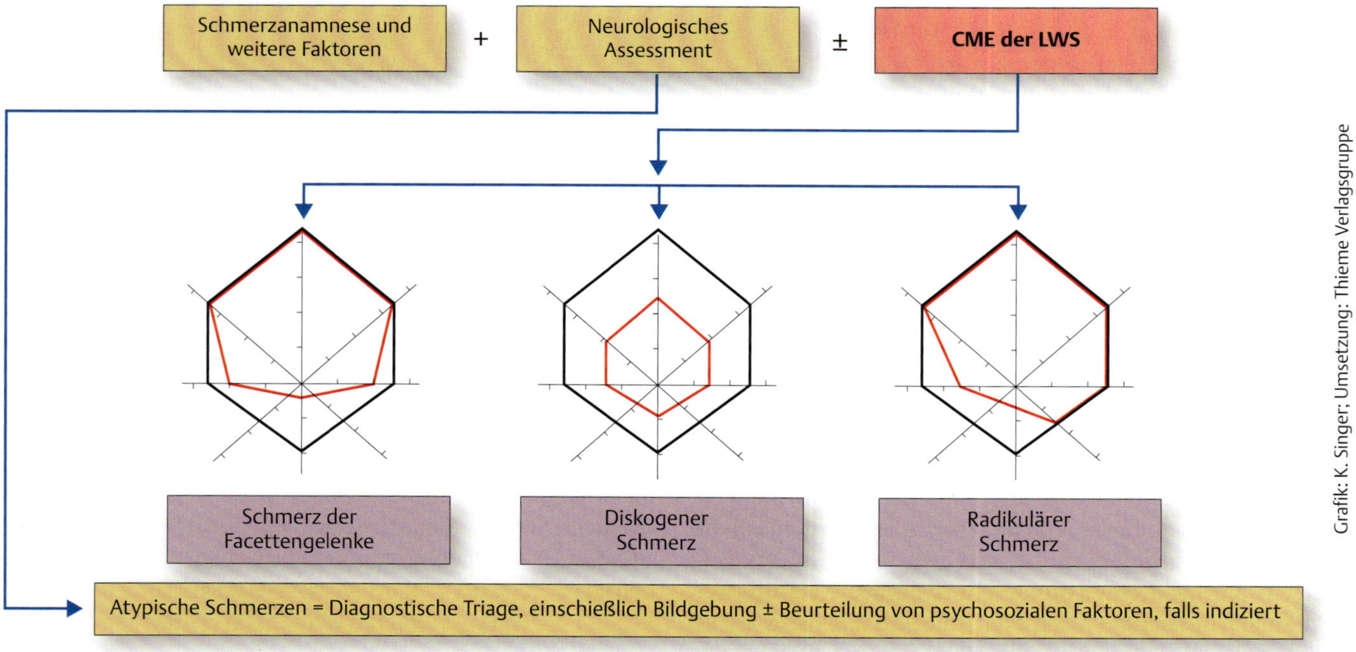

Abb. 4 Ein klinischer Algorithmus für das Assessment von mechanisch induzierten Rückenschmerzen unter Einbeziehung der CME. Zusammen mit der Vorgeschichte des Patienten in Bezug auf die vorliegenden Beschwerden, einem neurologischen Assessment (falls indiziert) und der Berücksichtigung schmerzrelevanter Faktoren, kann die CME das Clinical Reasoning und die provisorische Diagnose spezifischer pathoanatomischer Strukturen (Nervenwurzel, Bandscheibe, Facettengelenk oder eine Kombination dieser Strukturen) verbessern. Bildgebung oder andere Diagnoseverfahren und ein psychologisches Assessment werden nicht ausgeschlossen und sollten gegebenenfalls in Betracht gezogen werden.

te CME-Richtung eine kombinierte Bewegungsposition (FLF oder ELF) und der VAS-Wert für Steifigkeit war größer als für Schmerz. Darüber hinaus gab es eine Tendenz bei 23 Fällen mit einer einfachen Diagnose, sich nach der Intervention ihren jeweiligen Norm-Referenzwerten anzunähern [14, 15].

Subgruppen-CME-Muster

Interessant war die vorläufige Evidenz in der Schmerzbehandlungs-Kohorte von neun Fällen für diskrete Untergruppen-CME-Signaturen, die Muster für Bandscheibenpathologie (n=4), Facettengelenkpathologie (n=3) oder Nervenwurzelkompressions-Syndrome (n= 2) widerspiegelten [15]. In den Fällen mit komplexer Vorgeschichte, multistrukturellen Problemen und früheren Interventionen waren die CME-Signaturen im Allgemeinen weniger eindeutig.

In der Neurochirurgie-Kohorte gab es in zehn Fällen Evidenz für diskrete Untergruppen-CME-Signaturen, die degenerative Bandscheibenerkrankungen (n=5), unilaterale posterolaterale Bandscheibenprotrusionen (n=2) und zentrale Bandscheibenprotrusionen (n=3), mit oder ohne Nervenwurzelkompression, widerspiegelten.

Spezifische CME-Muster, die auf Facettengelenk- oder Bandscheibenpathologien oder Nervenwurzelkompression in Fällen mit mechanisch induzierten Rückenschmerzen hindeuten, sind in Abbildung drei dargestellt (► **Abb. 3**).

Diese Studien zeigen, dass die CME als Assessment-Werkzeug für die Einteilung in Untergruppen und als eine Ergebnismessung in Fällen von mechanisch induzierten Rückenschmerzen dienen kann, wenn ein Vergleich mit einem alters- und geschlechtsangepassten Norm-Referenzbereich möglich ist [13, 14, 15]. Die Daten aus diesen Kurzzeitstudien deuten auf semi-diskrete CME-Bewegungsmuster hin, die ihrerseits auf symptomatische lumbale Strukturen (Facettengelenk, Bandscheibe und Nervenwurzel) hinweisen, was möglicherweise eine frühe Therapieeinschätzung unterstützt. Es sind jedoch weitere Untersuchungen mit größeren klinischen Serien erforderlich, um diese ersten Resultate zu bestätigen.

CME unterstützt klinische Algorithmen

Abbildung vier zeigt einen um eine CME der Lendenwirbelsäule erweiterten klinischen Algorithmus für mechanisch induzierte Rückenschmerzen, um die oben beschriebenen drei semidiskreten Bewegungsmuster (► **Abb. 3**) und ihre jeweiligen Diagnosen hervorzuheben (► **Abb. 4**). Dieses Modell ist nicht als umfassender Leitfaden für die Diagnose oder Behandlung von Rückenschmerzen gedacht, sondern soll eher ein Beispiel dafür sein, wie die CME als Bestandteil eines gut geplanten und fallorientierten Clinical Reasoning helfen kann, die Beteiligung spezifischer Strukturen zur klinischen Präsentation zu identifizieren. Patienten mit atypischen Rückenschmerzen sollten an einen Arzt überwiesen werden, der weitere Diagnoseverfahren einleiten kann, wie zum Beispiel Bildgebung, um weitere, eventuell schwerwiegende Pathologien auszuschließen. Wenn der Kliniker vermutet, dass psychosoziale Faktoren eine Rolle spielen könnten, sollte eventuell ein klinischer Psychologe hinzugezogen werden.

FAZIT

Das vorliegende Modell hat zweifellos seine Grenzen, die nur weitere Studien mit größeren Kohorten mit vergleichbaren Schmerzbildern überwinden können. Es sei bemerkt, dass es zahlreiche potentielle Schmerzquellen gibt, die zu ähnlichen CME-Signaturen beitragen können. Diese Überlappung ist teilweise in Abbildung drei dargestellt (► Abb. 3). Verblindete Untersuchungsparadigmen mit Schmerzblockaden unterschiedlichster Ziele könnten unter Einbeziehung der anfänglichen dreidimensionalen, computergestützten CME-Studien dabei helfen, die in unseren Untersuchungen vorgeschlagenen Modelle weiter zu entwickeln.
Abschließend lässt sich sagen, dass die formative Studie von Barrett et al. [1] und die sich daran anschließenden Untersuchungen von Monie et al. [13, 14, 15] dazu beigetragen haben, das Vermächtnis von Brian Edwards, der das klinische Assessment-Konzept der CME entwickelte, weiter auszuarbeiten. Seine Einsichten in die funktionelle Untersuchung der Lendenwirbelsäule führten zu einem Modell für Diagnose und bewegungsbasierten Interventionen mechanisch induzierter Rückenschmerzen. Das ursprüngliche konzeptuelle Rahmenwerk für die lumbale CME wurde durch die Entwicklung eines Norm-Referenzbereiches (Normal Reference Range – NRR) erweitert, der eine validierte Basislinienmessung für die CME und die Ausarbeitung der aus der CME abgeleiteten Signaturen für Facettengelenk- und Bandscheibenpathologien sowie Nervenwurzelkompressions-Syndrome liefert [15]. Es bleibt zukünftigen Studien überlassen, diese Vorhersagen zu validieren und die klinische Anwendung der CME sowohl für das Assessment als auch die Behandlung von mechanisch induzierten Rückenschmerzen zu verbessern. Darüber hinaus vervollständigt dieses aktuelle CME-Modell, wie es in diesem Überblick beschrieben wurde, das bestehende MT-Assessment. Es ist nützlich als sensitive, objektive Ergebnismessung, wenn es eingesetzt wird, um manualtherapeutische Interventionen zu evaluieren.

Danksagung
Die Autoren widmen diesen Artikel dem Gedächtnis an Brian Edwards, der ihr Freund, Kollege und Mentor war und viele Physiotherapeuten in Perth und der ganzen Welt inspirierte. Für die Unterstützung in den erwähnten Studien danken die Autoren außerdem: Professor Roger Price, Professor Roger Goucke und Professor Chris Lind, alle am Sir Charles Gairdner Hospital, Perth, tätig. Ebenso danken sie Aubrey Monie, Doktorand an der University of Western Australia, für seine Beiträge. Einige der in diesem Artikel verwendeten Abbildungen stammen aus der Doktorarbeit von Aubrey Monie, der auch beim Verfassen dieses Artikels behilflich war.

BIBLIOGRAFIE

DOI 10.1055/s-0042-119239
manuelletherapie 2016; 20: 207–214

Stuttgart · New York · ISSN 1433-2671

AUTOREN

Chris Barrett

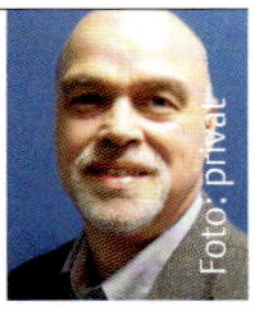

Peter Fazey

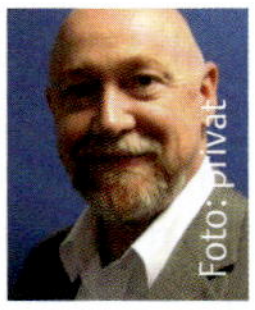

Kevin P. Singer

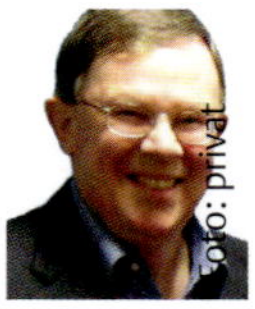

Literatur

1. Barrett C J, Singer K P, Day R. Assessment of combined movements of the lumbar spine in asymptomatic and low back pain subjects using a three-dimensional electromagnetic tracking system. Manual Therapy 1999; 4: 94–9
2. Brown L. An introduction to the treatment and examination of the spine by combined movements. Physiotherapy 1988; 74: 347–53
3. Carragee EJ, Cheng I. Minimum acceptable outcomes after lumbar spinal fusion. Spine J. 2010; 10(4): 313–20
4. Depalma M J, Ketchum J M, Saullo T. What is the source of chronic low back pain and does age play a role? Pain Medicine 2011; 12: 224–33
5. Dworkin RH, Turk DC, Wyrwich KW et al. Interpreting the clinical importance of treatment outcomes in chronic pain clinical trials: IMMPACT recommendations. J Pain. 2008; 9(2): 105–21
6. Edwards BW. Combined movements of the lumbar spine: Examination and clinical significance. Australian Journal of Physiotherapy 1979; 25: 147–52
7. Edwards BW. Manual of Combined Movements. 2e. Oxford: Butterworth Heinemann; 1999
8. Hidalgo B, Hall T, Nielens H et al. Intertester agreement and validity of identifying lumbar pain provocative movement patterns using active and passive accessory movement tests. Journal of Manipulative and Physiological Therapeutics 2014; 37: 105–15
9. Hidalgo B, Pitance L, Hall T et al. Short-term effects of mulligan mobilization with movement on pain, disability, and kinematic spinal movements in patients with nonspecific low back pain: A randomized placebo-controlled trial. Journal of Manipulative and Physiological Therapeutics 2015; 38: 365–74
10. Maitland GD. Vertebral Manipulation. Oxford: Butterworth Heinemann; 1997
11. Maitland GD. Maitland's Peripheral Manipulation. 4e. Oxford: Butterworth Heinemann; 2007
12. McCarthy C. Combined movement theory: Rational mobilisation and manipulation of the vertebral column. Churchill Livingstone Elsevier; 2010
13. Monie AP, Price RI, Lind CRP et al. Assessing the clinical utility of combined movement examination in symptomatic degenerative lumbar spondylosis. Clinical Biomechanics 2015; 30: 558–64
14. Monie AP, Barrett CJ, Price RI. et al. Computer-aided combined movement examination of the lumbar spine and manual therapy implications: Case report. Manual Therapy 2016a; 21: 297–302
15. Monie AP, Price RI, Lind CRP et al. 2016b. Evidence of structure specific movement patterns in patients with chronic low back dysfunction using lumbar combined movement examination. Journal of Manipulative and Physiological Therapeutics 2016b. Accepted for publication January 2016
16. Ostelo RW, Deyo RA, Stratford P et al. Interpreting change scores for pain and functional status in low back pain: towards international consensus regarding minimal important change. Spine (Phila Pa 1976) 2008; 1: 33(1): 90–4
17. Pfingsten M, Lueder S, Luedtke K et al. Significance of physical performance tests for patients with low back pain. Pain Medicine 2014; 15: 1211–21
18. Tarulli AW, Raynor EM. Lumbosacral radiculopathy. Neurologic Clinics 2007; 25: 387–405

Dr. Brian C. Edwards (Januar 1941 – November 2003)

Der in Perth (West Australien) geborene Edwards absolvierte die Ausbildung in Physiotherapie, bevor er 1965 Manipulative Therapie in Adelaide bei Geoffrey Maitland studierte. Am Mount Hospital in Perth richtete er eine große Privatpraxis in Orthopädischer Manueller Therapie ein und unterstützte als Experte sportmedizinisch die „Eagles", die lokale Mannschaft der Australischen Football League. Im Jahr 1974 begann er die Entwicklung eines akkreditierten 1-jährigen Diploms in Manipulativer Therapie in Vollzeit. Für viele Generationen australischer und internationaler Studenten der Manuellen Therapie war er ein begeisternder Lehrer und Mentor. Brian förderte eine nationale spezialisierte Expertengruppe, die Manipulative Therapists' Association of Australia (MTAA) und vertrat dann Australien bei der gegründeten International Federation of Orthopaedic Manipulative Therapists (IFOMT). Während seiner Zeit als vielbeschäftigter Kliniker interessierte er sich vor allem für eine bessere funktionelle Beurteilung der Wirbelsäule und entwickelte das Konzept der „kombinierten Bewegungsuntersuchung". Er nahm an, dass sich durch das Koppeln verschiedener Bewegungen die Schmerzreaktion überprüfen und die mutmaßliche(n) Struktur(en) unterscheiden ließen, die für das spezielle Schmerzmuster und die Bewegungsdysfunktion verantwortlich sein könnten. Im Jahr 1999 veröffentlichte er dieses Konzept in seinem Buch "The Manual of Combined Movements".

Brian war auch ein begeisterter Pilot und flog mit einer älteren Tiger Moth („Matilda") von England nach Perth. Der Flug umfasste 33 Etappen, und es dauerte 47 Tage, bis er in West Australien landete. Zusammen mit seiner Familie baute Brian außerdem ein großes Weingut in der Region Margaret River in West Australien auf.

In späteren Jahren trug er zur Einrichtung einer neuen School of Physiotherapy an der University of Notre Dame in Fremantle bei. Für seine lange und bedeutende Mitwirkung an der postgraduierten muskuloskeletalen Physiotherapieausbildung erhielt er 1996 die Ehrendoktorwürde der Curtin University. Während seiner letzten Lebensjahre kämpfte er gegen Leukämie, an deren Folgen er 2003 verstarb.

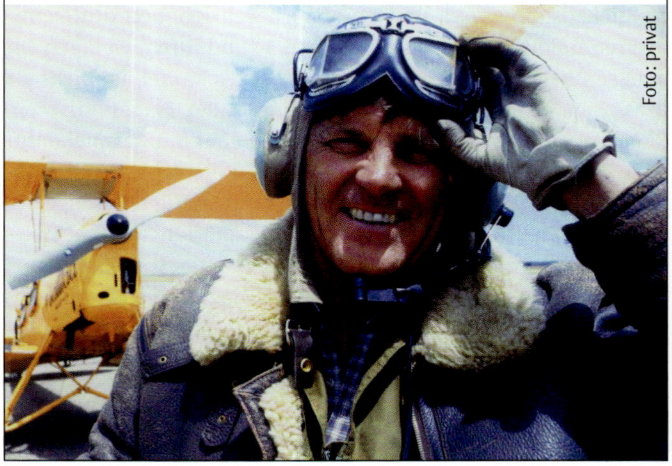

Computergestützte Untersuchung kombinierter LWS-Bewegungen und ihre manualtherapeutische Relevanz: Ein Fallbericht

Anhand zweier Fallbeispiele untersuchten Aubrey Monie und sein Team aus Perth (West Australien) den Nutzen einer computergestützten kombinierten Bewegungsuntersuchung – Combined Movement Examination (CME). Die Auswertung der CME lieferte objektive Daten zur Beweglichkeit der Patienten, gab in beiden Fällen einen Hinweis auf die Therapierichtung und diente zur Überprüfung der Intervention.

Es gehört zur täglichen Routine in der Physiotherapiepraxis, die Bewegungen der Lendenwirbelsäule eines Patienten zu beurteilen, um Dysfunktionen aufzudecken. Zudem ist es Standard, als weiteres Kriterium zu beobachten, ob sich die charakteristische Art des Patienten, seine Wirbelsäule zu bewegen, im Laufe der Zeit verändert [10, 12, 16]. Dieses Assessment bildet zusammen mit anderen Untersuchungsergebnissen die Grundlage für eine provisorische Diagnose, die Therapie und einen weiterführenden Behandlungsplan.

Nach Pearcy und Hindle sind LWS-Bewegungen, die sich nur auf einer Ebene abspielen, nicht typisch für die Funktion der Lendenwirbelsäule und daher für die klinische Beurteilung nur von begrenztem Wert [19]. Bei der Untersuchung kombinierter Bewegungen (Combined Movement Examination – CME) nach Brian Edwards werden sowohl die Bewegungsmöglichkeiten des Patienten in einer Ebene als auch die aktiv kombinierte Lateral-Flexion der Lendenwirbelsäule in flektierter, extendierter und neutraler Ausgangsstellung geprüft [7].

:: Bewegungen der Lendenwirbelsäule, die sich nur auf einer Ebene abspielen, haben für die klinische Beurteilung nur einen begrenzten Wert [19].

Brian Edwards, ein spezialisierter Manualtherapeut aus Perth (West Australien), mutmaßte als Erster, dass die Untersuchung der kombinierten Bewegungen (CME) mehr Informationen liefert als die konventionelle Beurteilung der einzelnen Bewegungsebenen. Barrett et al. überprüften dieses Modell anschließend im Jahr 1999. Sie fanden eine akzeptable Intrarater-Reliabilität der CME sowie vorläufige Evidenz zur Effektivität der CME, lumbale Bewegungseinschränkungen bei Patienten mit unteren Rückenschmerzen zu identifizieren [1]. Diese Studie beinhaltete zum einen eine normative Kontrollgruppe und bot zum anderen die Möglichkeit, klinische CME-Muster miteinander zu vergleichen. In der physiotherapeutischen Praxis hat man selten einen Norm-Referenzbereich (Normal Reference Range – NRR) bezüglich der Outcomes, anhand dessen Therapeuten den Erfolg einer Intervention beurteilen könnten. Nach dem Kenntnisstand des Autors hatte sich bisher noch keine Studie damit beschäftigt, in wie weit computergestützte CME einen objektiven Nutzen für die klinische Untersuchung und die Anwendung der manuellen Therapie bietet.

Ziel des Fallberichts

In früheren Arbeiten wurden schon die Validierung des MotionStar™ 3-D Trackingsystems (Ascension Technology, VT, USA), die Reliabilität der computergestützten CME, die Entwicklung eines CME-Norm-Referenzbereichs (NRR) und ein Nachweis für das Konzept an klinischen Fällen publiziert [17]. Das Ziel des vorliegenden Artikels ist, anhand von zwei Fallbeispielen mit unterschiedlichen, nicht spezifischen lumbalen Rückenschmerzen darzustellen, dass die computergestützte CME als objektives Beurteilungsinstrument der lumbalen Bewegungen dienen kann. Zudem soll herausgefunden werden, inwieweit die individuelle CME-Signatur (▶ **Abb. 1**) die Richtung der manualtherapeutischen Intervention bestimmen kann. Zum Schluss werden die CME-Daten der Fallbeispiele mit einem alters- und geschlechtsentsprechenden CME-Norm-Referenzbereich verglichen.

Die Fälle – Fall A und B

Zwei Patienten mit lumbalen Rückenschmerzen wurden aus einer nicht repräsentativen Stichprobe einer Physiotherapiepraxis aus-

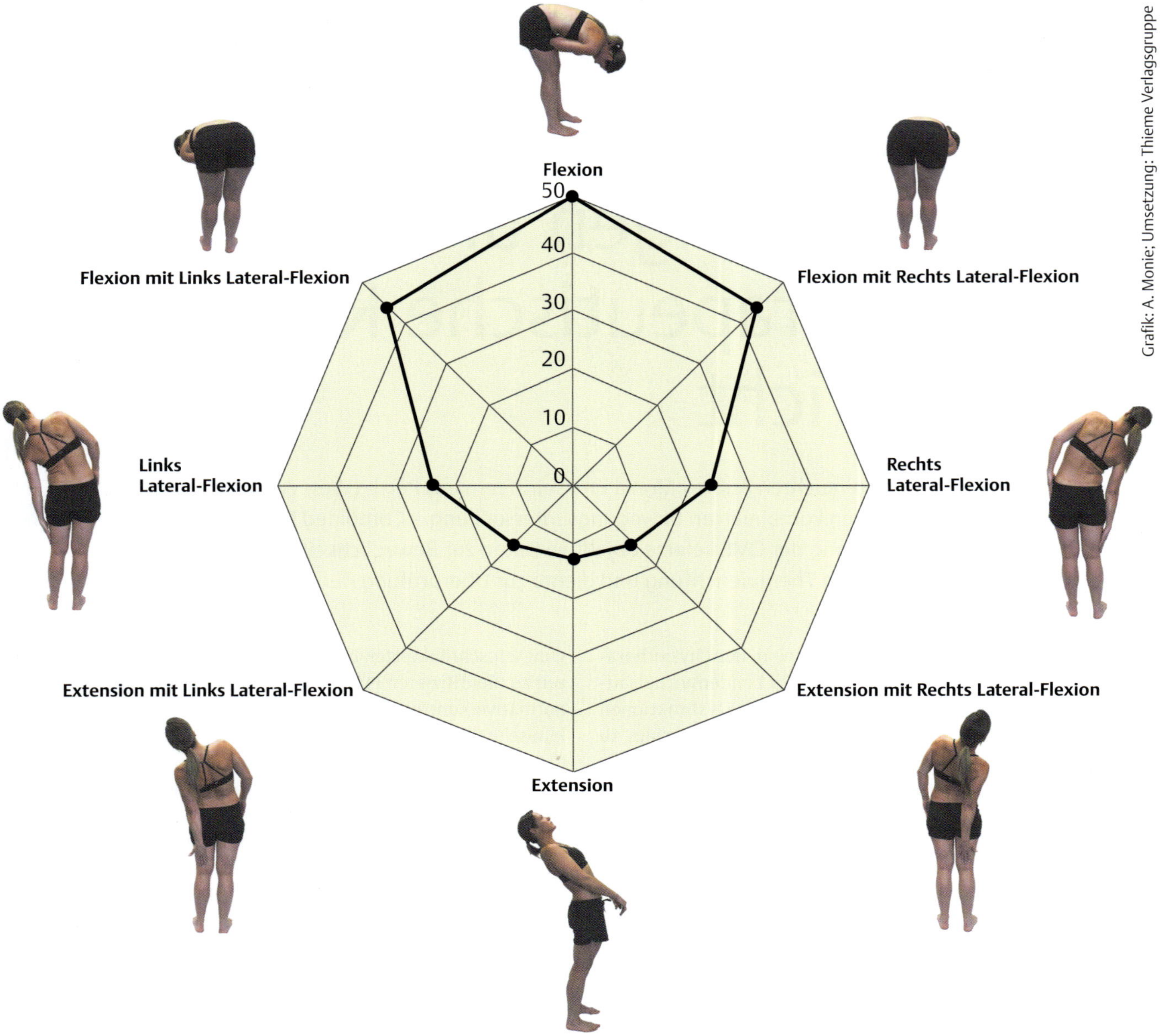

Abb. 1 CME-Diagramm: Darstellung der CME-Bewegungsgrade einer asymptomatischen Freiwilligen als sternförmiges Diagramm. Die Fotos verdeutlichen die Bewegungsrichtung und die Endpunkte: Flexion, Flexion mit Links Lateral-Flexion (FLLF), Flexion mit Rechts Lateral-Flexion (FRLF), Links Lateral-Flexion (LLF), Rechts Lateral-Flexion (RFL), Extension, Extension mit Links Lateral-Flexion (ELLF) und Extension mit Rechts Lateral-Flexion (ERLF).

gewählt. ***Bei dem Fall A*** handelte es sich um eine 30-jährige Büroangestellte, die über konstante lumbale Rückenschmerzen und eine steife Lendenwirbelsäule klagte. Die Symptome hatten vor drei Tagen begonnen. Vorneigung verstärkte die Schmerzen. Diese Patientin erhielt an zwei aufeinanderfolgenden Tagen eine CME-Untersuchung und manuelle Therapie. ***Fall B*** war ein 61-jähriger Bibliothekar, der über chronische lumbale Steifigkeit und subakute intermittierende Schmerzen im rechten, dorsalen Oberschenkel klagte. Er bekam drei Sitzungen an den Tagen eins, drei und fünf.

Allgemeine Anamnese

Beide Patienten hielten ihre allgemeine gesundheitliche Verfassung für sehr gut. Es gab keine Hinweise auf gravierende psychosoziale Einflüsse, Systemerkrankungen, Traumata oder Begleiterkrankungen. Beide gaben an, etwa ein- bis zweimal jährlich unter leichteren unteren Rückenschmerzen oder Verspannungen zu leiden. Sowohl die aktuelle Intensität der Rückenschmerzen als auch die Lokalisation der Schmerzen waren jedoch für beide Patienten neu und in dieser Form noch nie bisher aufgetreten.

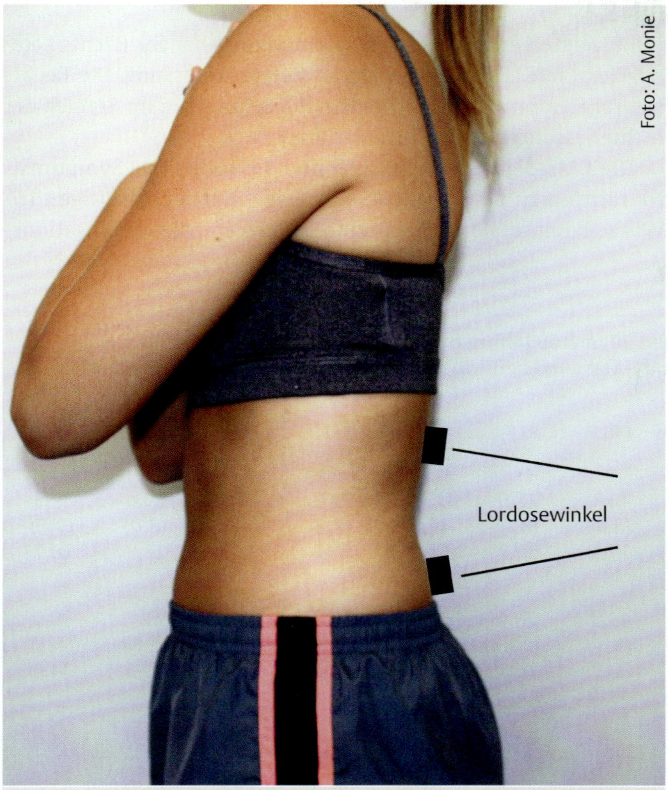

Abb. 2 Platzierung der MotionStar-Sensoren über L1 und S1, anhand derer die Lordose und der Bewegungswinkel bei der CME berechnet werden.

Weitere Diagnostik und erste Hypothese

Die Therapeuten screenten beide Fälle auf rote Flaggen. Sie untersuchten, ob eine neurologische Beteiligung vorlag, indem sie die Muskelkraft, die Reflexe und die Sensibilität prüften und entsprechende anamnestische Fragen stellten.

Bei Fall B war die radikuläre Symptomatik nicht eindeutig, auch wenn der Patient Symptome einer L5-Wurzelsymptomatik einschließlich lateraler Wadenschmerzen rechts beschrieb, die sich aber mittlerweile wieder aufgelöst hatten. Aktuell klagte der Patient über Schmerzen im Bereich der rechtsseitigen ischiokruralen Muskulatur, die entweder durch die Nervenwurzel bedingt oder auch projizierte Schmerzen der LWS sein konnten. Aufgrund des initialen Clinical Reasoning gingen die Therapeuten in beiden Fällen von einer vornehmlich mechanischen neuromuskuloskeletalen Ursache aus.

CME: Fall A und B

Nach Unterzeichnung einer Einverständniserklärung und den Erläuterungen der Gerätschaften und der Testsequenzen wurden beide Probanden mithilfe der computergestützten CME untersucht. Über den Dornfortsätzen von L1 und S1 wurden bei beiden Patienten MotionStar™-Sensoren auf der Haut befestigt. In einer entspannt aufrecht stehenden Haltung registrierte das System die Lumballordose (Winkel zwischen L1 und S1) (► **Abb. 2**). Dieser Wert wurde jeweils als persönlicher Null- und somit Startpunkt festgelegt und im Zentrum des sternförmigen CME-Diagramms dargestellt (► **Abb. 1**).

Die Patienten wurden aufgefordert, sich innerhalb ihrer komfortablen Bewegungsgrenzen zu bewegen und dann jeweils auf ein Zeichen des Untersuchers die acht CME-Positionen einzunehmen. Die Maximalwerte für jede CME-Richtung wurden in vorgegebener Reihenfolge aufgezeichnet:

- Flexion (Flex),
- Flexion mit Links Lateral-Flexion (FLLF)
- Flexion mit Rechts Lateral-Flexion (FRLF)
- Links Lateral-Flexion (LLF)
- Rechts Lateral-Flexion (RLF)
- Extension (Ext),
- Extension mit Links Lateral-Flexion (ELLF)
- Extension mit Rechts Lateral-Flexion (ERLF)

Das MotionStar™-Computersystem nahm die Positionsdaten in Echtzeit auf. Das LabVIEW (V5.0, National Instruments, Austin, USA) verwertete die Daten weiter, bis schließlich die eigentlichen CME-Koordinaten ermittelt waren.

Ergebnisse CME

Fall A: Die schmerzhafteste CME-Bewegung war die Flexion.

Fall B: Die auffälligste CME-Bewegung war die Rechts Lateral-Flexion, da diese die Schmerzen im Bereich der rechten ischiokruralen Muskulatur auslöste.

Outcomes

Die Untersucher nutzten bei jeder Sitzung Messinstrumente, die bei unterem Rückenschmerz als valides Werkzeug empfohlen werden [5]. Vor und nach jeder manualtherapeutischen Behandlung wurden anhand einer visuellen Analogskala (VAS) Schmerzen und Steifigkeit, die während der CME auftraten, ermittelt. Die Patienten füllten zudem die beiden Fragebögen Roland Morris Disability Questionnaire (RMDQ) und Short Form Health Survey (SF-12) vor der CME bei jeder manualtherapeutischen Sitzung aus.

Während der Entwicklung eines Norm-Referenzbereiches (nach Alter und Geschlecht) in einer früheren Studie hatten die Untersucher bei den durchschnittlichen Werten eine Links-Rechts Symmetrie innerhalb von fünf Grad festgestellt [17]. Für diesen Fallbericht betrachteten die Untersucher eine symmetrische Signatur von ≤ fünf Grad der asymptomatischen Seite als realistisches klinisches Ziel.

Manuelle Therapie: Fall A und B

Grad, Dosierung und Häufigkeit der Therapie richteten sich nach der Symptomatik des Patienten und dem aktuellen Stadium der lumbalen Rückenschmerzen [8, 16]. Die Bewegungsmuster, die am CME-Diagramm im Vergleich zum Referenzwert als atypisch aufgezeigt werden konnten (► **Tab. 1**), wurden im Sinne des neuen Ansatzes durch computergestützte CME dazu genutzt, den Patienten entsprechend auf dem Behandlungstisch zu positionieren und die Richtung der Gelenkmobilisation zu bestimmen.

Fall A

Die schmerzhafteste CME-Bewegung war LWS-Flexion. Alle Flexionsrichtungen (Flex, FLLF, FRLF) waren bei der CME in ihrem Bewegungsausmaß eingeschränkt. Die Patientin wurde mit einer passiven spinalen Flexionsmobilisationstechnik (Maitland 1997) mit stufenweiser Steigerung der lumbalen Flexion, Weichteilmobilisationstechniken und einer Dehnung in Flexion behandelt [11] (► **Abb. 3, Abb. 4**).

Fall B

Fall B zeigte eine Bewegungseinschränkung bei der Rechts Lateral-Flexion (RLF) im Vergleich zur Referenzmessung. Die Rechts Lateral-Flexion (RLF) löste zudem die Schmerzen im Bereich der rechten ischiokruralen Muskulatur aus.

Die CME-Signatur des Falls B und die subjektive Symptomatik führten zu der Verdachtsdiagnose einer rechtsseitigen L5-Wurzelkompression, sodass eine passive spinale Mobilisations-

Tab. 1 CME-Referenzbereichsdaten für Männer und Frauen zwischen 20 und 69 Jahren mit Angabe des Mittelwertes (Mean), der Standardabweichung (SD) und der Spannweite (Range) von: Body-Mass-Index (BMI), Lordose im Stehen und jeder CME-Richtung.

Geschlecht	Alter	N	Statistik	BMI	Lordose	Flexion	FRLF	RLF	ERLF	Ext	ELLF	LLF	FLLF
männlich	20–29		Mean	24,5	25,6	47,7	40,1	28,6	15,7	19,3	16,7	25,4	39,3
			(SD)	(2,2)	(7,8)	(6,4)	(8,4)	(8,7)	(7,5)	(7,2)	(7,3)	(8,0)	(7,6)
			Range	7,2	28,4	23,0	33,8	33,8	25,3	25,3	28,9	27,3	26,7
	30–39	15	Mean	25,8	28,1	46,8	39,9	26,4	12,4	16,1	13,2	21,7	39,0
			(SD)	(2,7)	(8,1)	(5,2)	(8,3)	(10,6)	(5,7)	(5,4)	(5,6)	(7,8)	(7,5)
			Range	9,4	23,3	15,9	28,7	36,7	23,3	19,8	21,8	26,6	24,0
	40–49	17	Mean	27,3	28,6	41,6	35,0	22,5	10,4	14,7	11,4	21,0	32,6
			(SD)	(3,4)	(8,5)	(9,7)	(7,7)	(6,8)	(5,4)	(7,3)	(6,4)	(7,8)	(7.7)
			Range	12,9	31,9	37,6	25,4	26,8	19,3	26,5	25.3	31,0	31,4
	50–59	11	Mean	27,0	32,6	42,2	34,1	17,0	10,0	11,3	9,8	15,2	35,2
			(SD)	(3,4)	(5,9)	(10,4)	(6,7)	(6,7)	(7,1)	(5,8)	(5,6)	(7,7)	(8,3)
			Range	10,7	16,5	19,5	32,0	25,2	22,2	17,8	20,0	22,0	24,1
	60–69	16	Mean	26,2	31,8	40,6	34,9	18,6	10,3	13,1	11,3	15,4	33,0
			(SD)	(2,6)	(7,9)	(8,1)	(10,0)	(6,2)	(3,5)	(4,6)	(4,7)	(5,9)	(9,5)
			Range	8,3	22,0	25,9	34,2	21,8	10,5	15,3	16,8	20,5	32,2
weiblich	20–29	28	Mean	21,6	33,6	50,9	38,7	27,5	14,5	18,1	14,8	24,8	36,5
			(SD)	(2,5)	(5,9)	(9,5)	(9,6)	(10,1)	(5,5)	(5,6)	(4,5)	(8,5)	(11,1)
			Range	11,3	22,1	41,8	46,0	37,1	26,5	27,0	18,3	36,0	51,2
	30–39	24	Mean	22,8	32,3	48,5	37,1	24,1	13,1	15,2	13,1	21,9	39,6
			(SD)	(3,0)	(7,4)	(5,6)	(8,4)	(9,3)	(4,8)	(5,3)	(4,7)	(8,7)	(7,4)
			Range	11,7	26,0	21,7	33,0	37,8	17,8	19,3	17,9	38,8	31,4
	40–49	20	Mean	23,4	38,5	47,4	39,3	19,3	13,1	14,8	13,1	20,4	38,2
			(SD)	(3,4)	(8,0)	(7,4)	(9,9)	(7,8)	(6,0)	(5,8)	(5,0)	(6,3)	(8,3)
			Range	13,7	25,3	29,1	33,3	30,4	26,2	21,0	17,6	21,9	30,7
	50–59	24	Mean	23,9	33,6	41,0	32,1	17,5	13,0	15,3	11,8	17,7	30,3
			(SD)	(2,8)	(9,8)	(10,6)	(10,0)	(8,6)	(6,0)	(5,2)	(5,2)	(7,7)	(10,3)
			Range	12,2	45,2	38,3	36,5	34,4	25,1	23,5	21,7	31,7	38,2
	60–69	17	Mean	24,2	33,8	36,5	30,5	18,7	13,0	13,7	10,8	19,5	28,5
			(SD)	(3,3)	(6,0)	(8,2)	(8,4)	(6,4)	(5,4)	(6,5)	(5,9)	(5,5)	(7,2)
			Range	11,3	24,3	32,9	29,6	22,9	20,7	22,7	19,8	18,2	27,4

Alle Bewegungswerte in Grad angegeben. Der Lordosewinkel wurde zwischen L1 und S1 bestimmt.

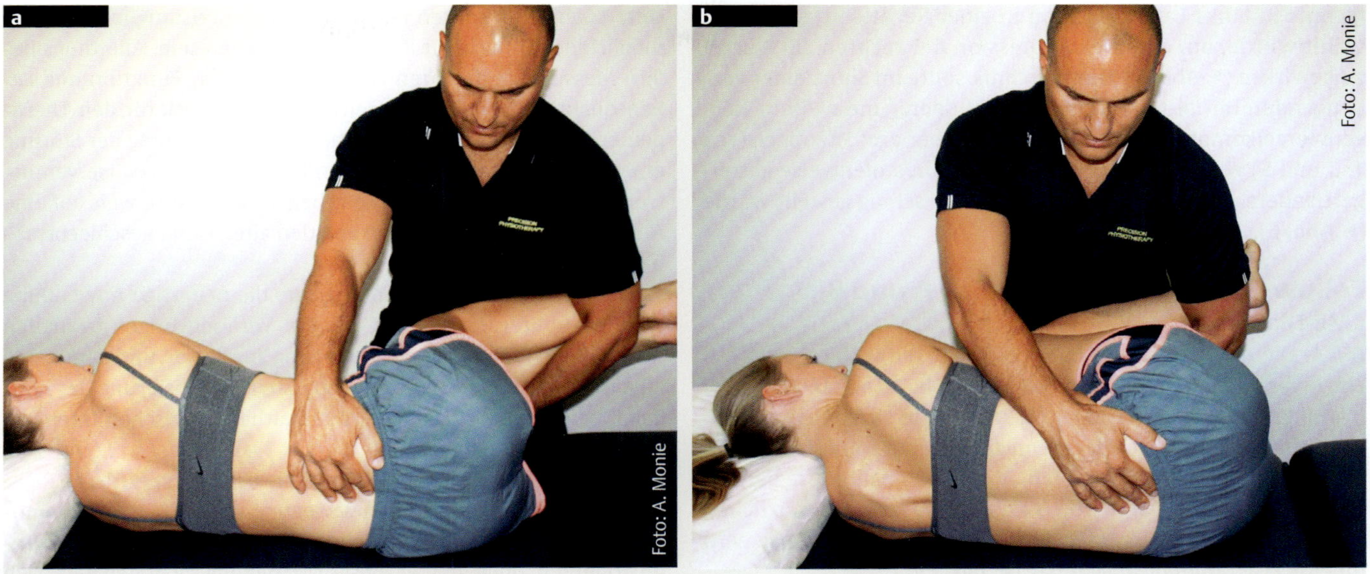

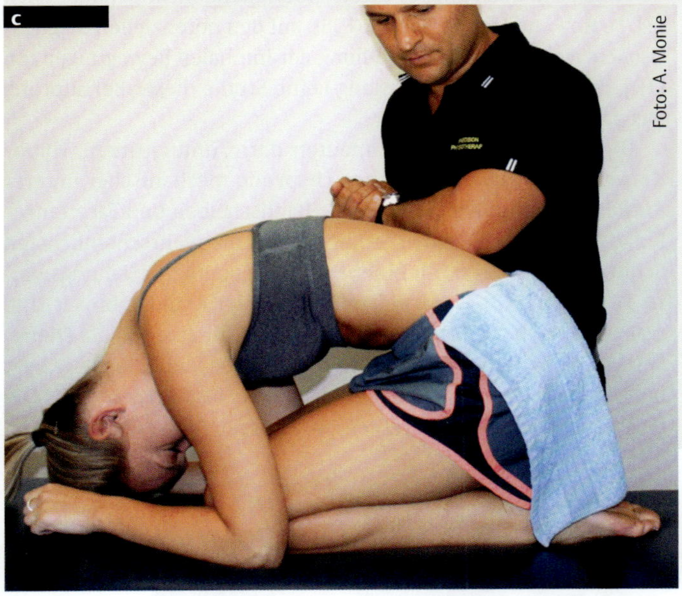

Abb. 3 Erste Therapiesitzung Fall A: Beispiele für manualtherapeutische Mobilisationstechniken, demonstriert an einer Probandin. Patientin in Seitenlage, passive physiologische Flexion innerhalb der Schmerzgrenze, stufenweise gesteigert von geringer (Abb. 3a) zu endgradiger Flexion (Abb. 3b). Weichteiltechniken für die hyperaktiven lumbalen Extensoren in einer gedehnten Position (Abb. 3c).

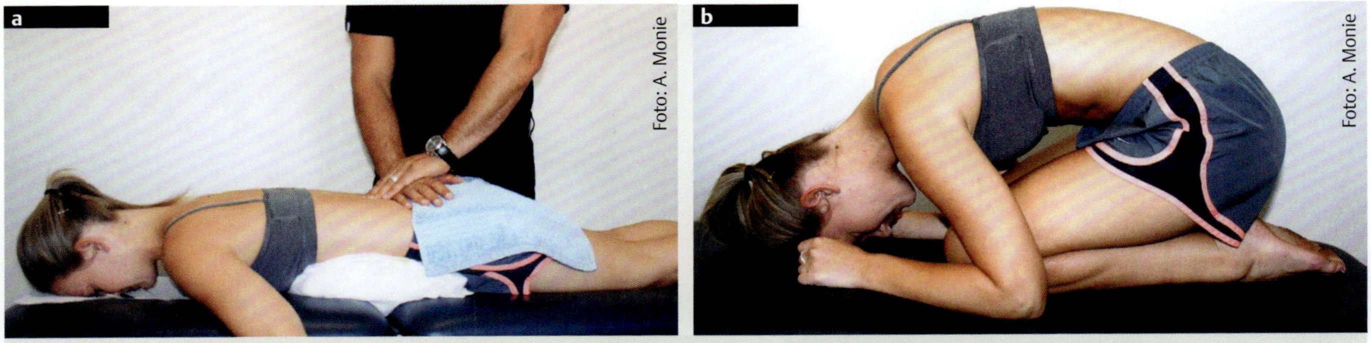

Abb. 4 Zweite Therapiesitzung Fall A: Beispiele für therapeutische Interventionen, demonstriert an einer Probandin.
a Progression der Therapie: passive akzessorische Gelenkmobilisation von L5 durch einen kopfwärts posterior-anterior gerichteten Druck in Bauchlage mit Kissen unter dem Bauch für eine flektierte LWS.
b Übung für zu Hause zur Eigenmobilisation der lumbalen Flexion in einer relativ unbelasteten Ausgangsstellung.

technik in Links Lateral-Flexion in einer Rechtsseitlage ausgewählt wurde, um eine Dekompression der rechten L5-Wurzel zu bewirken (► **Abb. 5**). Diese Technik sollte im Sinne einer vorbeugenden Initial-Maßnahme dazu dienen, eine weitere Nervenwurzelkompression zu verhindern. Über drei Sitzungen (Tag 1, 3 und 5) wurde die Links Lateral-Flexion stufenweise gesteigert, indem das Kopfteil der Therapieliege schräg gestellt wurde (► **Abb. 6**).

Follow-up und Ergebnisse: Fall A und B

CME-Diagramm

Fall A: Die Auswertung der CME bestätigte die Verbesserung des eingeschränkten Bewegungsmusters (► **Abb. 7**) (► **Tab. 2**).

Fall B: Die Die Rechts-Lateralflexion hatte sich, wie im CME-Diagramm sichtbar, nach der manuellen Therapie um sieben Grad verschlechtert (► **Abb. 7**) (► **Tab. 2**). Die Lumballordose vergrößerte sich um fünf Grad von 32, was dem durchschnittlichen Norm Referenzwert entspricht, auf 37 Grad. Diese Differenz wird im CME Diagramm nicht sichtbar. (► **Tab. 2**).

Tabelle 2 zeigt die Werte für die Winkelbewegungen jeder CME-Richtung und in entspannter aufrechter Lumballordose jeweils vor und nach der manualtherapeutischen Intervention (► **Tab. 2**).

Selbsteinstufungsfragebögen

Die Werte der Selbsteinstufungsfragebögen verbesserten sich in beiden Fällen nach der letzten manualtherapeutischen Therapie.

Tabelle drei zeigt die Ergebnisse der Selbsteinstufungsfragebögen vor und nach der manuellen Therapie (► **Tab. 3**).

Diskussion

Selbsteinstufungsfragebögen und die Dokumentation lumbaler Bewegungen ermöglichen eine Beurteilung, inwieweit lumbale Funktionen auf die angewandten Maßnahmen reagieren [5, 21]. Untersuchungen sollten reliabel, valide, praxistauglich und womöglich der Einfachheit halber kurz gehalten sein. Allerdings liefern Messungen, die ihren Fokus auf Schmerz, Funktion und Lebensqualität legen, kein hinreichendes Feedback für den Therapeuten im Hinblick auf die Richtung und Ausprägung der Störung eines Bewegungsmusters [15] und die möglicherweise verantwortlichen Strukturen. Ebenso geben sie keinen Hinweis auf eine Abweichung der Bewegungen von den alters- und geschlechtsabhängigen Normalwerten.

Die vorliegende Arbeit untersuchte die neuartige Anwendung einer computergestützten CME, um Veränderungen bezüglich Ausmaß und Richtung einer Bewegung zu messen und damit eine an das Alter und Geschlecht angepasste Normalisierung der lumbalen Bewegungen nach einer manualtherapeutischen Intervention nachzuweisen.

Brown vermutete 1988, dass mithilfe der CME spezifische Richtungen einer eingeschränkten Bewegung angezeigt werden könnten und Einblicke in die möglichen biomechanischen Hintergründe erlaubten, doch ging er dieser Überlegung nicht genauer nach [3]. Pearcy und Hindle wiesen 1989 auf den potenziellen diagnostischen Wert einer 3D-Darstellung der lumbalen Bewegungen hin [19], doch widmete sich bislang keine Studie dieser Behauptung aus pathoanatomischer Sicht.

Die CME kann den Therapeuten darin unterstützen, Hypothesen zu formulieren, welchen Ursprung mechanischer unterer Rückenschmerz haben könnte. Die Bandscheiben und Facettengelenke sind laut klinischen Studien dabei die wahrscheinlichsten Schmerzgeneratoren mit einer Prävalenz von 42 beziehungsweise 31 Prozent [13]. Der Bandapparat und der Anulus fibrosus sind wahrscheinlich die Hauptverantwortlichen für eine spinale Steifigkeit [4, 14]. Die Prävalenz einer lumbosakralen Radikulopathie liegt bei Männern und Frauen bei etwa drei bis fünf Prozent [20]. Die lumbalen Bandscheiben werden im vorderen Anteil aus mehreren

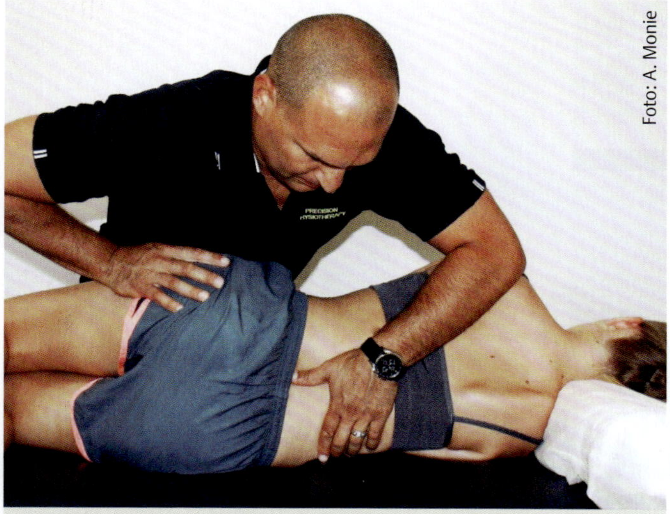

Abb. 5 Erste Therapiesitzung Fall B: Mobilisation der Links Lateral-Flexion in Rechtsseitlage, um die rechte untere Lendenwirbelsäule zu öffnen.

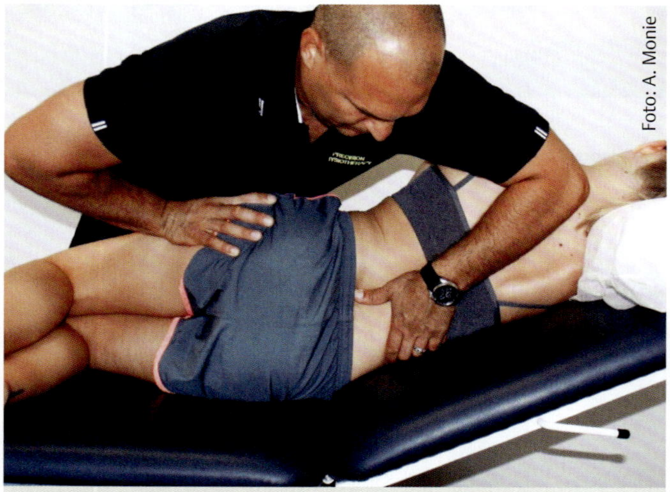

Abb. 6 Weitere Therapiesitzungen Fall B: Das Kopfteil der Therapieliege ist hochgestellt für eine verstärkte Links Lateral-Flexion. Der Therapeut führt eine passive Mobilisation aus, um die rechte untere Lendenwirbelsäule zu öffnen.

Ebenen von direkten Ästen des sympathischen Grenzstrangs innerviert, die hinteren Anteile der Disken werden von den Rami communicantes versorgt. Die Innervation ist jeweils multisegmental und bilateral [9] (► **Abb. 8**). Die Facettengelenke weisen hingegen eine bisegmentale, ipsilaterale Innervation auf, die Kontraktionen und Spasmen im ipsilateralen M. multifidus auslösen kann [2, 6].

Innervationsmuster erlauben aufgrund der Symptombeschreibung und der CEM-Signatur in beiden Fallbeispielen Mutmaßungen über den Ursprung der lumbalen Rückenschmerzen (► **Abb. 8**). Die vorläufige Hypothese war demnach im Fall A eine Irritation der Bandscheibe und im Fall B eine rechtsseitige Wurzelkompression. Bei Fall A wurde durch das CME ein allgemein reduziertes Bewegungsmuster ermittelt, während sich bei Fall B eine einseitige Dysfunktion ergab. In beiden Fällen passte die CME zu der von den Patienten geschilderten Symptomatik. Während der manualtherapeutischen Untersuchung ließ sich palpatorisch

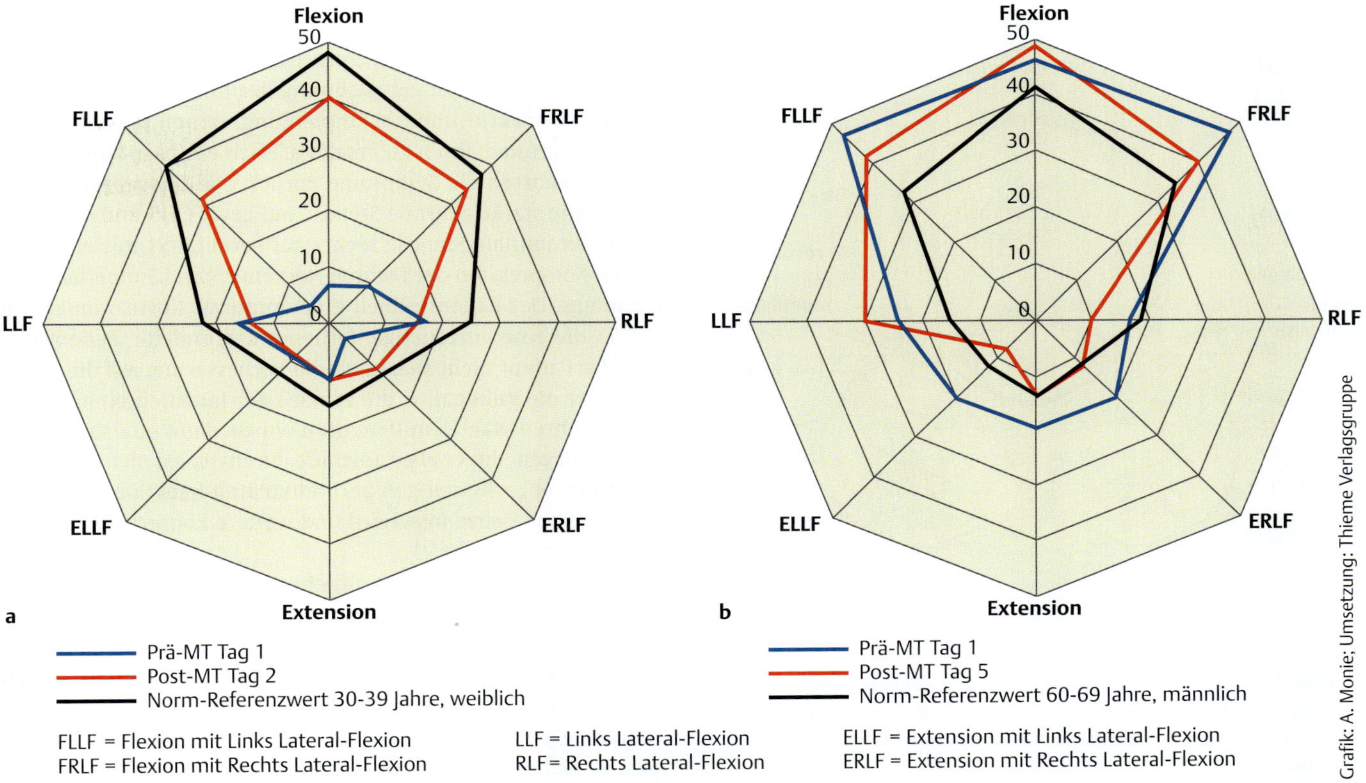

Abb. 7 Fall A (links) und B (rechts): CME vor (blau) und nach (rot) der manualtherapeutischen Behandlung. Die entsprechenden Referenzbereiche aus den CME-Durchschnittswerten sind schwarz dargestellt. Die Daten geben die Winkelbewegung in Grad an.

Tab. 2 Fall A und B: Bewegungsgrade der CME vor der ersten und nach der letzten manuellen Therapie.

Fall A	**Flexion**	**FRLF**	**RLF**	**ERLF**	**Ext**	**ELLF**	**LLF**	**FLLF**	**Lordose**
Prä-MT Tag 1	6,7	8,7	16,0	3,5	9,9	8,4	16,4	4,1	26,4
Post-MT Tag 2	40,8	33,4	14,9	11,3	9,3	8,0	13,4	31,5	32,1
Fall B	**Flexion**	**FRLF**	**RLF**	**ERLF**	**Ext**	**ELLF**	**LLF**	**FLLF**	**Lordose**
Prä-MT Tag 1	45,2	46,6	16,6	19,0	20,8	19,3	23,3	47,0	32,5
Post-MT Tag 5	48,8	40,9	9,9	11,6	13,8	7,0	28,1	39,4	37,4

bei L5 die Symptomatik reproduzieren, sodass man sich dazu entschied, auf dieser Ebene therapeutisch anzusetzen.

In beiden Fällen sank der VAS-Wert für Schmerzen nach der letzten manuellen Therapie auf den Wert Null. Die Veränderungen waren jeweils größer als der Minimalwert für eine klinisch relevante Veränderung [18]. Im Hinblick auf die Behandlungsziele wurde ein alters- und geschlechtsabhängiger Norm-Referenzbereich (NRR) für die CME bestimmt. Ein CME-Referenzbereich liefert zwar ein mutmaßliches Ziel für das Outcome, doch müssen auch die individuellen anatomischen Besonderheiten und die initiale klinische Präsentation berücksichtigt werden.

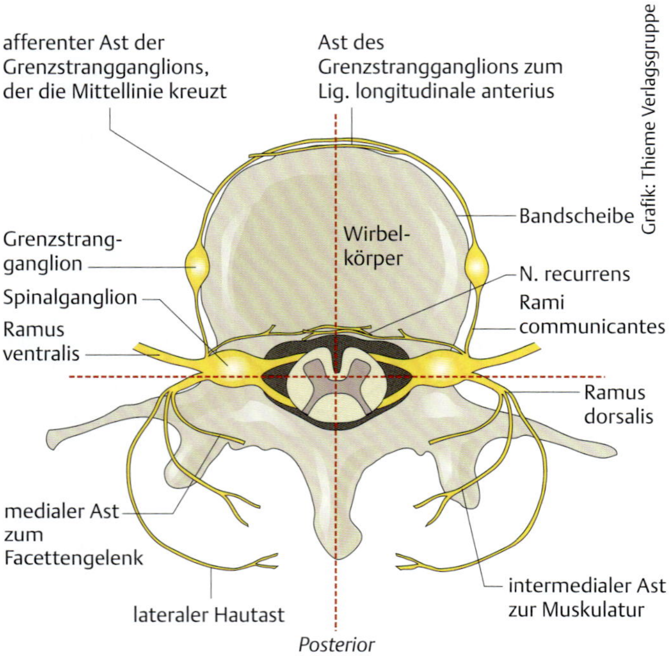

Abb. 8 Innervation der Facettengelenke und Bandscheiben. Dargestellt ist das typische Innervationsmuster nach Groen und Stolker [9] eines Lendenwirbels, der durch zwei Achsen in vier Quadranten unterteilt ist [9].

Bei Fall B war die Lordose nach der manuellen Therapie vergrößert. Gleichzeitig war die Rechts Lateral-Flexion (RLF) zwar schmerzfrei nach der Therapie, aber eingeschränkter als vor der Therapie. Dies deutet daraufhin, dass anatomische Strukturen die RLF behindern. Wenn in diesem Fall die Symptome wiederkehren sollten, wäre weitere Diagnostik wie eine adäquate Bildgebung indiziert, um die Ursache für die Restriktion zu finden. Der Zustand des Patienten blieb in den Wochen nach der Untersuchung, in denen er ein Heimprogramm absolvierte, unverändert. Das Programm enthielt: passives Gapping mit der rechten Hüfte zur Wand im Stand, Dehnung der lumbalen Extensoren, Haltungskorrektur und die Empfehlung, seinen täglichen Spaziergang mit Radfahren zu ersetzen. Nach ein paar Monaten allerdings kehrten die Symptome zurück. Die Bildgebung (MRT) zeigte eine starke zentrale Stenose auf Level L4/5 und eine moderate foraminale Stenose rechts auf Level L5/S1 mit einer geringen Kompression der rechten Nervenwurzel L5 innerhalb des Foramens. Der Patient erhielt eine epidurale Kortisoninjektion (L4/5), die eine kurzfristige Verbesserung erzielte. Zudem war sich der Patient nicht sicher, ob die Verbesserung auf die Injektion oder die Ruhepause, die er nach der Injektion einhielt, zurückzuführen war. Dem Patienten wurde dann eine Operation vorgeschlagen, die er aber ablehnte. Er entschied sich dafür, die Option einer rechtsseitigen periradikulären Injektion (L5) (NRSI – Nerve Root Sleeve Injection) und weitere konservative Therapie auszuprobieren.

Dieser Fall B zeigt den natürlichen Verlauf, das Ergebnis weiterer Untersuchungen und Interventionen sowie das Potential einer operativen Versorgung auf. Die Untersuchung kombinierter Bewegungen (CME) ergänzt bisherige Untersuchungstechniken der Lendenwirbelsäule aus der Manuellen Therapie, indem sie Bewegungsasymmetrien deutlich macht und einen Hinweis darauf gibt, ob weitere Untersuchungen oder Interventionen notwendig sind.

Tab. 3 Fall A und B: Veränderungen der Werte der Selbsteinstufungsfragebögen vor der ersten und nach der letzten MT-Intervention.

Fall A	**Schmerz (VAS)**	**Steifigkeit (VAS)**	**RMDQ**	**SF-12 PCS**	**SF-12 MCS**
Prä-MT Tag 1	2,8	5,4	3,0	47,5	58,2
Post-MT Tag 2	0,0	1,4	0,0	46,8	57,5
Fall B					
Prä-MT Tag 1	2,9	1,2	9,0	40,4	49,0
Post-MT Tag 5	0,0	0,8	4,0	43,8	52,5

MT = Manuelle Therapie, PCS = Physical Component Score, MCS = Mental Component Score, RMDQ = Roland Morris Disability Questionnaire, SF-12 Normal = 50 (10), bei Schmerz, Steifigkeit und RMDQ gilt: Eine Verringerung des Werts bedeutet eine Verbesserung des Zustands.

FAZIT

In beiden Fällen lieferte die computergestützte CME einen Beitrag zur Planung der manualtherapeutischen Interventionen und zur Beurteilung des Behandlungserfolges. Weitere Studien mit höheren Fallzahlen an spezifischen lumbalen Pathologien und mit verschiedenen Ansätzen für ein invasives Schmerzmanagement sind erforderlich, um den klinischen Nutzen der CME weiter zu validieren.

Ethische Grundsätze und Einverständniserklärung

Die Durchführung der Studie wurde vom The University of Western Australia Human Research Ethics Committee genehmigt. Die schriftlichen Einverständniserklärungen der Teilnehmer lagen vor Beginn der Studie vor.

Interessenkonflikte

Die Autoren erklären, dass keine Interessenkonflikte im Zusammenhang mit der Studie bestehen.

AUTOR

Aubrey Monie

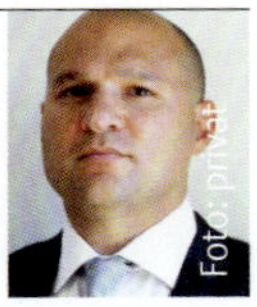

BIBLIOGRAFIE

DOI 10.1055/s-0042-117990
manuelletherapie 2016; 20: 215–223

Stuttgart · New York · ISSN 1433-2671

Literatur

1. Barrett CJ, Singer KP, Day R. Assessment of combined movements of the lumbar spine in asymptomatic and low back pain subjects using a three-dimensional electromagnetic tracking system. Manual Therapy 1999; 4: 94–99
2. Bogduk N. The innervation of the vertebral column. The Australian Journal of Physiotherapy 1985; 31
3. Brown L. An introduction to the treatment and examination of the spine by combined movements. Physiotherapy 1988; 74: 347–353
4. Cunningham H, Little JP, Pearcy MJ et al. The effect of soft tissue properties on overall biomechanical response of a human lumbar motion segment: A preliminary finite element study. In: Brebbia CA (Hrsg.). Modelling in Medicine and Biology VII; WIT Press 2007; 93–102
5. Deyo RA, Battie M, Beurskens AJ et al. Outcome measures for low back pain research. A proposal for standardized use. Spine 1998; 23: 2003–2013
6. Edgar MA. The nerve supply of the lumbar intervertebral disc. Journal of Bone and Joint Surgery 2007; 89B: 1135–1139
7. Edwards B. Combined movements of the lumbar spine: Examination and clinical significance. Aust J Physiother 1979; 25: 147–152
8. Edwards BC. Manual of combined movements: Their use in the examination and treatment of musculoskeletal vertebral column disorders. 2. Aufl. Oxford: Butterworth-Heinemann; 1999
9. Groen GJ, Stolker RJ. Thoracic neural anatomy. In: Giles L & Singer KP (Hrsg.) Clinical Anatomy and Management of Thoracic Spine Pain. Oxford: Butterworth-Heinemann; 2000: 114–41
10. Ha TH, Saber-Sheikh K, Moore AP et al. Measurement of lumbar spine range of movement and coupled motion using inertial sensors – a protocol validity study. Manual Therapy 2013; 18: 87–91
11. Hunter G. Specific soft tissue mobilization in the management of soft tissue dysfunction. Manual Therapy 1998; 3: 2–11
12. Laird R, Gilbert J, Kent P et al. Comparing lumbo-pelvic kinematics in people with and without back pain: a systematic review and meta-analysis. BMC Musculoskeletal Disorders 2014; 15: 229
13. Laplante BL, Ketchum JM, Saullo TR et al. Multivariable Analysis of the Relationship Between Pain Referral Patterns and the Source of Chronic Low Back Pain. Pain Physician 2012; 15: 171–178
14. Little JP, Pearcy MJ, Adam CJ. Coupled rotations in the lumbar spine – are these a consequence of passive spinal anatomy? In: Brebbia CA (Hrsg.). Modelling in Medicine and Biology VII; WIT Press; 2007; pp. 83–92
15. Lyle MA, Manes S, McGuinness M et al. Relationship of physical examination findings and self-reported symptom severity and physical function in patients with degenerative lumbar conditions. Physical Therapy 2005; 85: 120–133
16. Maitland GD. Vertebral manipulation. 5. Aufl. Oxford: Butterworth-Heinemann; 1997
17. Monie AP, Price RI, Singer KP. Assessing the clinical utility of Combined Movement Examination in symptomatic degenerative lumbar spondylosis, Clinical Biomechanics 2015; 30: 558–64
18. Ostelo RWJG, Deyo RA, Stratford P et al. Interpreting change scores for pain and functional status in low back pain – towards international consensus regarding minimal important change. Spine 2008; 33: 90–94
19. Pearcy MJ, Hindle RJ. New method for the non-invasive 3-dimensional measurement of human back movement. Clinical Biomechanics 1989; 4: 73–79
20. Tarulli AW, Raynor EM. Lumbosacral radiculopathy. Neurologic Clinics 2007; 25: 387–405
21. Williams JM, Haq I, Lee RY. A novel approach to the clinical evaluation of differential kinematics of the lumbar spine. Manua Therapy 2013; 18: 130–135

SCHWERPUNKT
LUMBALE INSTABILITÄT

Sieben Reviews: Wie nützlich sind Stabilisationsübungen für Patienten mit unspezifischen Rückenschmerzen?

UPDATE: Bei Patienten mit lumbalen Schmerzen wenden Physiotherapeuten am häufigsten Stabilisationsübungen zur Verbesserung der Rumpfkontrolle an. Ihre genaue Wirkung und Effektivität sind jedoch nicht eindeutig geklärt. Sieben systematische Übersichtsarbeiten sorgen für Klarheit. Zusätzlich erfahren Sie die Ergebnisse der neusten Studien.

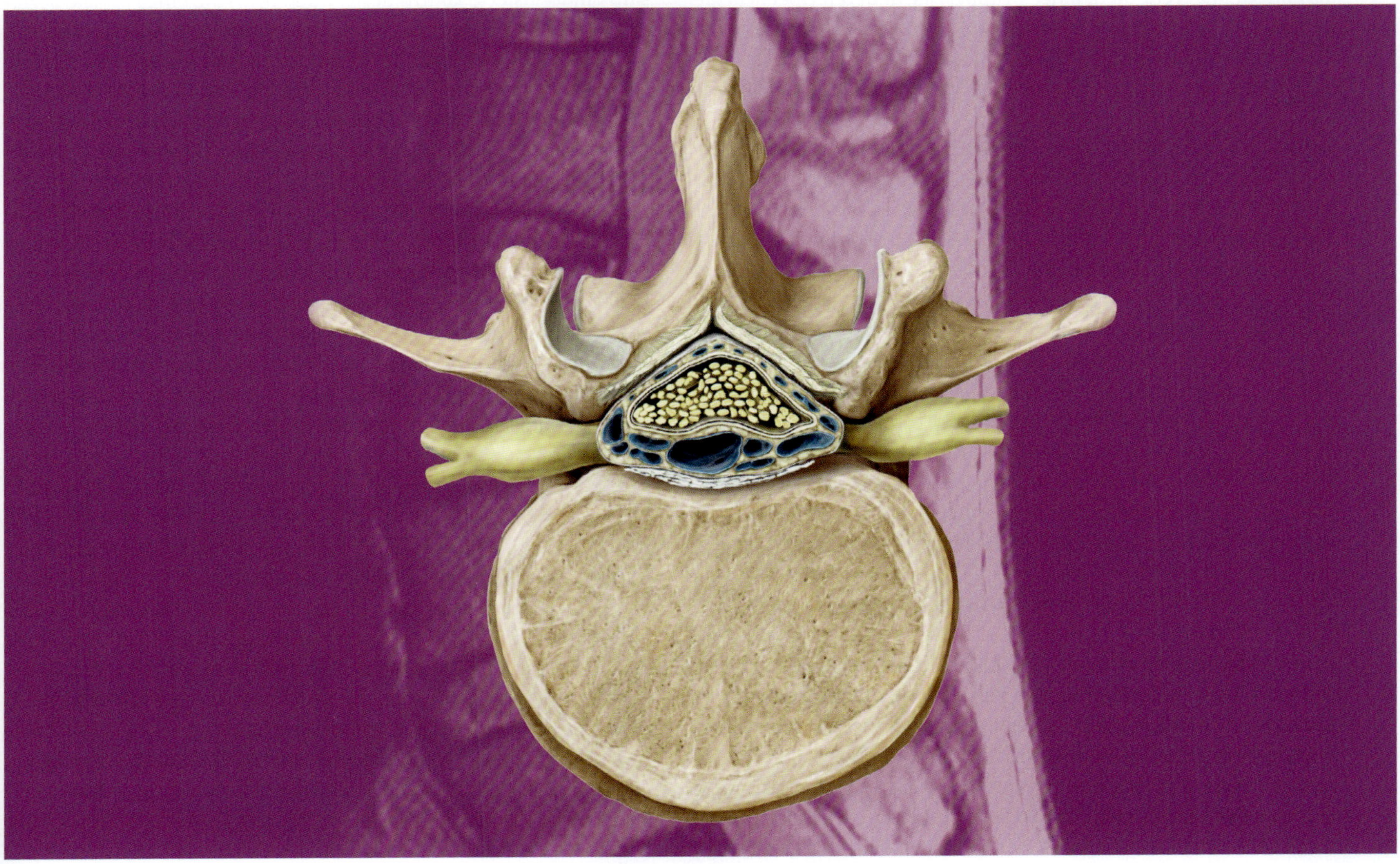

May S. Sieben Reviews: Wie nützlich sind Stabilisationsübungen für Patienten mit unspezifischen Rückenschmerzen? Manuelle Therapie 2012; 16: 209–214

Medline-Recherche

Wie effektiv sind Stabilisationsübungen beziehungsweise Übungen zur Verbesserung der Rumpfkontrolle bei Patienten mit chronischen lumbalen Schmerzen? Wie sieht es mit der Evidenz aus? Um diese Fragen zu beantworten, durchsuchte ich bis Mai 2012 Medline mit den Begriffen: stabilisierende Übungen, Übungen zur Verbesserung der Rumpfkontrolle, Rückenschmerzen, Schmerzen in der Lendenwirbelsäule, chronisch, randomisierte kontrollierte Studien und systematische Übersichtsarbeiten. Referenzen für zusätzliche Studien überprüfte ich ebenfalls. Die Übersichtsarbeiten und zusätzlichen randomisierten kontrollierten Studien sind narrativ zusammengefasst, ohne quantitative Kriterienkontrolle.

Die Recherche ergab: sieben systematische Übersichtsarbeiten (▶ **Tab. 1**) und zehn, seit dem letzten Review publizierte Studien. Keine systematische Übersichtsarbeit berücksichtigte diese Studien bisher (▶ **Tab. 2**).

Ergebnisse der Übersichtsarbeiten

Die Autoren publizierten die systematischen Reviews zwischen 2006 und 2011. Sie beinhalten stabilisierende Übungen beziehungsweise Übungen zur Verbesserung der Rumpfkontrolle oder Pilates-Übungen für Patienten mit akuten und/oder chronischen lumbalen Schmerzen. Eine Übersichtsarbeit schließt eine randomisierte kontrollierte Studie über HWS- und Kopfschmerzen ein. Die Zahl der berücksichtigten Studien reicht von drei bis achtzehn. Dabei beschränkt sich die kleinste Übersichtsarbeit auf Stabilisationsübungen als einzige Intervention in einer Gruppe. Alle anderen Übersichtsarbeiten kombinieren Stabilisationsübungen mit anderen Interventionen. Vier Reviews präsentieren die Qualität der eingeschlossenen Studien und drei andere legen sie bei über 55 Prozent fest (▶ **Tab. 1**).

Übungen für Patienten mit akuten lumbalen Schmerzen

Drei der Übersichtsarbeiten zeigen: Um Schmerzen und Funktionen bei Patienten mit akuten lumbalen Schmerzen kurzfristig zu verbessern, ist Stabilisation nicht effektiver als eine Behandlung des Hausarztes, Manipulation, Laser und schmerzfreie Bewegungsübungen [5, 14, 17]. Zwei Übersichtsarbeiten schlussfolgern, stabilisierende Übungen – verglichen mit hausärztlichen Behandlungen – reduzieren langfristig Rezidive. Eine andere Übersichtsarbeit betont jedoch, dies gilt nur für eine ganz spezifische Gruppe: Patienten mit der ersten Episode unilateraler Rückenschmerzen von weniger als drei Wochen Dauer, begleitet von atrophierten Mm. multifidi auf einer Seite. Dabei ist die Atrophie im Seitenvergleich größer als 11 Prozent. Die Aussage, stabilisierende Übungen reduzieren verglichen mit hausärztlichen Behandlungen Rezidive, lässt sich nicht verallgemeinern.

Übungen für Patienten mit chronischen lumbalen Schmerzen

Für Patienten mit chronischen lumbalen Schmerzen sind stabilisierende Übungen effektiver als die Behandlung durch den Hausarzt und keine Behandlung. Sie verbessern Schmerzen und Funktionen kurz- und langfristig. Stabilisationsübungen sind jedoch nicht effektiver als Manipulation oder Manuelle Therapie, andere Übungen inklusive McKenzie oder eine Orthese [5, 14, 17, 19]. Macedo et al. [11] schlussfolgern, stabilisierende Übungen sind nur geringfügig besser als Manuelle Therapie und andere Übungen. Für eine weitere Übersichtsarbeit ist die gesamte Evidenz widersprüchlich: Manche Vergleiche favorisieren stabilisierende Übungen, andere wiederum sprechen sich für die Vergleichsgruppe aus [14]. Bei Patienten mit chronischen Schmerzen in der Lendenwirbelsäule ist die Evidenz für Pilates-Übungen etwas umstritten. Lim et al. [10] zeigen auf, dass sie „gerade etwas" besser sind (p=0,04) als minimale Interventionen gegen Schmerzen. Das gilt jedoch nicht für Funktionseinschränkungen. Pilates-Übungen sind nicht effektiver als andere Übungsinterventionen bei Patienten mit Schmerzen oder Einschränkungen [10]. Laut Pereira et al. [16] gibt es dagegen keinen Unterschied zwischen der Pilates- und der Kontrollgruppe (▶ **Abb. 1**).

Übungen für Patienten mit anderen Schmerzen

Um Schmerzen und Behinderungen von Patienten mit HWS- und Kopfschmerzen zu verbessern, sind stabilisierende Übungen effektiver als keine Behandlung. Verglichen mit Manipulation sind Stabilisationsübungen gleichwertig [5]. Bei schwangerschaftsbedingten Schmerzen des Beckengürtels sind stabilisierende Übungen kurz- und langfristig effektiver als Manipulation [5]. Für eine neuere Übersichtsarbeit ist diese Evidenz allerdings widersprüchlich [14].

Ergebnisse der neuen zusätzlichen Studien

Von den zehn zusätzlichen Studien beziehen sich drei Veröffentlichungen auf dieselbe Studie [20, 21, 22]. Zwei weitere Veröffentlichungen stützen sich ebenfalls auf eine Studie [3, 8]. Alle Arbeiten sind randomisierte kontrollierte Studien, bis auf eine [13]. Sie beziehen sich überwiegend auf chronische lumbale Schmerzen. Eine Studie untersucht Patienten mit rezidivierenden lumbalen Schmerzen [18] und eine weitere prüft schmerzfreie Probanden bei Baseline-Messungen [3, 8]. Stabilisierende Übungen beziehungsweise Übungen zur Verbesserung der Rumpfkontrolle sind signifikant besser als tägliches Spazierengehen und Placebos, um langfristig Schmerzen und Funktion zu verbessern [4, 18]. Sie sind ebenfalls signifikant besser als Kräftigungsübungen, um kurzfristig die Funktion zu verbessern. Für Schmerzen gilt das jedoch nicht [7]. Auf Schmerzen, Funktionseinschränkungen oder Angst-Vermeidungsüberzeugungen wirkten ultraschallgesteuerte Bauchmuskel-, Sling-Trainer- und allgemeine Rumpfübungen gleich [22]. Bezüglich Schmerzen und Dysfunktion sind Übungen zur Verbesserung der Rumpfkontrolle und belastungssteigernde Aktivitäten gleich effektiv [12].

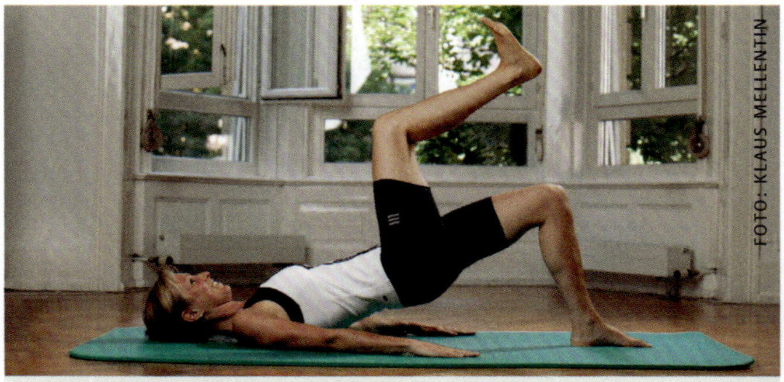

Abb. 1 Pilates: Sind die Übungen effektiver bei Patienten mit chronischen lumbalen Schmerzen?

Tab. 1 Systematische Übersichtsarbeiten: Stabilisationsübungen und Übungen zur Verbesserung der Rumpfkontrolle

Referenz	Aktivität Zeitraum	Zahl der Studien	Qualität	Schlussfolgerung akute lumbale Schmerzen	Schlussfolgerung chronische lumbale Schmerzen (zervikaler Schmerz)
Ferreria et al. 2006 [5]	stabilisierende Übungen bei Wirbelsäulen- (zervikal sowie lumbal) und Beckengürtelschmerzen bis Ende 2006	13	12 (≥6 auf der PEDro Skala)	genauso effektiv wie hausärztliche Behandlung, um kurzfristig Schmerzen und Funktionen zu verbessern; effektiver bei Prävention von anhaltenden Rezidiven	bei zerkivalen und Kopfschmerzen effektiver als keine Behandlung, um Schmerzen und Behinderung zu verbessern; nicht effektiver als Manuelle Therapie kurz- und langfristig für Beckengürtelschmerzen effektiver als Manuelle Therapie kurz- und langfristig effektiver als hausärztliche Behandlung um Schmerzen und Behinderung mittelfristig zu verbessern; kurz- und langfristig genauso effektiv wie Manuelle Therapie oder Übungen; kein zusätzlicher Effekt
Rackwitz et al. 2006 [17]	stabilisierende Übungen bei lumbalen Schmerzen bis Ende 2004 nur stabilisierende Übungen für die Interventionsgruppe	7	4	genauso effektiv wie hausärztliche Behandlung um kurzfristig Schmerzen und Funktionen zu verbessern; effektiver bei Prävention von anhaltenden Rezidiven	effektiver als hausärztliche Behandlung; vielleicht genauso effektiv wie andere Übungen oder Manuelle Therapie, um kurz- und langfristig Schmerzen und Funktionen zu verbessern
May und Johnson 2008 [14]	stabilisierende Übungen bei lumbalen Schmerzen bis Oktober 2008	18	12	kein signifikanter Unterschied zwischen hausärztlicher Behandlung, Manueller Therapie, Laser oder Übungen mit favorisierter Bewegungsrichtung	widersprüchliche Ergebnisse kurz- und langfristig; signifikanter Unterschied zu hausärztlicher Behandlung und keiner Behandlung; kein signifikanter Unterschied zu anderen Übungen, Manuelle Therapie, McKenzie oder Orthese sowohl kurz- als auch langfristig
Standaert et al. 2008 [19]	stabilisierende Übungen als einzige Intervention für chronische lumbale Schmerzen Zeitraum nicht angegeben	3	2		effektiv um Schmerzen und Funktionen zu verbessern (moderate Evidenz); nicht effektiver als andere Übungen (starke Evidenz) oder Manuelle Therapie (moderate Evidenz) sowohl kurz- als auch langfristig
Macedo et al. 2009 [11]	Übungen zur Verbesserung der Rumpfkontrolle bei chronischen lumbalen Schmerzen	14	8		Übungen zur Verbesserung der Rumpfkontrolle sind besser als minimale Intervention, um kurz- und langfristig Schmerzen und Funktion zu verbessern; geringfügig besser als Manuelle Therapie und andere Übungen, sowohl kurz- als auch langfristig
Lim et al. 2011 [10]	Metaanalyse Pilates-Übungen bei chronischen lumbalen Schmerzen	7	4 (≥5/9)		verglichen mit minimaler Intervention verbesserte Pilates Schmerzen (p=0,004), aber nicht Behinderung (p=0,17); kein signifikanter Unterschied zwischen Pilates und anderen Übungen sowohl im Bezug auf Schmerzen (p=0,92) oder Behinderung (p=0,14)
Pereira et al. 2011 [16]	Metaanalyse Pilates-Methode bei chronischen lumbalen Schmerzen	5	4 (≥7/12)		Pilates war nicht besser als die Kontrollgruppe um Funktionen (p=0,07) oder Schmerzen (p=0,10) zu verbessern; zwischen Pilates und stabilisierenden Übungen kein Unterschied in Funktionen (p=0,39) oder Schmerzen (p=0,39)

SF-36 = Short Form Gesundheitsfragebogen

May S. Sieben Reviews: Wie nützlich sind Stabilisationsübungen für Patienten mit unspezifischen Rückenschmerzen? Manuelle Therapie 2012; 16: 209–214

Tab. 2 Zusätzliche randomisierte kontrollierte Studien: Stabilisationsübungen und Übungen zur Verbesserung der Rumpfkontrolle

Referenz	Probanden	Gruppen	Messinstrumente	Ergebnisse
Rasmussen-Barr et al. 2009 [18]	71 mit rezidiven lumbalen Schmerzen	belastungssteigernde Stabilisationsübungen tägliche Spaziergänge	Oswestry disability scale, Schmerzen, SF-36 nach 6, 12 und 36 Monaten	signifikanter Unterschied der Schmerzen nach 12 Monaten (p=0,025) und Behinderung nach 36 Monaten (p=0,003) (1 besser als 2)
Costa et al. 2009 [4]	154 Patienten mit chronischen lumbalen Schmerzen	Übungen zur Verbesserung der Rumpfkontrolle Placebo (gedrosselter Ultraschall und Kurzwellentherapie)	Schmerzen, Aktivität, allgemeiner Genesungseindruck, RMDQ nach 6 und 12 Monaten	signifikanter Unterschied zwischen Schmerzen (p=0,03), allgemeiner Genesungseindruck (p=0,003) und Aktivität (p<0,001) nach 12 Monaten (1 besser als 2)
Vasseljen et al. 2010 [21] (gleiche Studie wie Unsgaard-Trondel)	109 Patienten mit chronischen lumbalen Schmerzen	ultraschallgesteuerte Übungen für die Bauchmuskeln Schlingen-Übungen allgemeine Rumpfübungen	Schmerzen, Muskelfunktion (Muskelumfang in Kontraktion)	signifikanter Unterschied linker M. obliquus internus (p=0,04) und transversale Bewegung des M. transversus abdominis (p=0,03); dies erklärt eine Schmerzlinderung von 18 Prozent
Unsgaard-Trondel et al. 2010 [22]	109 Patienten mit chronischen lumbalen Schmerzen	ultraschallgesteuerte Übungen für die Bauchmuskeln Schlingen-Übungen allgemeine Rumpfübungen	Schmerzen und Oswestry nach einem Jahr	kein signifikanter Unterschied zwischen Schmerzen, Behinderung und Angst-Vermeidungsüberzeugung
Childs et al. 2010 [3] (gleiche Studie wie George et al.)	1.141 bei Baseline-Messungen schmerzfreie Soldaten	stabilisierende Übungen ohne Sit-ups; traditionelles Sit-up-Training	muskuloskeletale Verletzungen, die zu verminderter Arbeitsfähigkeit führten	kein signifikanter Unterschied bei muskuloskeletalen Verletzungen (p=0,76) oder Tagen verminderter Arbeitsfähigkeit (p=0,92); Soldaten der Gruppe 1 mit lumbalen Schmerzen hatten weniger Tage verminderte Arbeitsfähigkeit (p=0,08)
George et al. 2011 [8]	4.325 Soldaten ohne lumbale Schmerzen in der Vorgeschichte	traditionelle lumbale Übungen wie 1. plus psychosozialer Unterricht stabilisierende Übungen wie 3. plus psychosozialer Unterricht	Häufigkeit der lumbalen Schmerzen, die in den letzten 2 Jahren zur Behandlung führten	kein Unterschied zwischen traditionellen und stabilisierenden Übungen; psychosozialer Unterricht führte jedoch zu 3,3 Prozent weniger Episoden lumbaler Schmerzen
Gatti et al. 2011 [7]	79 Patienten mit chronischen lumbalen Schmerzen	Rumpfgleichgewichts- und Flexibilitätsübungen Kräftigungs- und Flexibilitätsübungen	Schmerzen, RMDQ, und SF-12 am Ende der Behandlungsperiode	signifikanter Unterschied zwischen RMDQ (p=0,01) und der physischen Komponente des SF-12 (0,048); aber nicht bezüglich Schmerzen (p=0,165)
Mannion et al. 2012 [13]	32 Patienten mit chronischen lumbalen Schmerzen	nur eine Gruppe – spinale stabilisierende Übungen	ob Veränderungen in Schmerzen und Behinderung mit eine Verbesserung in abdominale Muskelfunktion korrelieren	keine signifikante Korrelation zwischen Veränderungen im RMDQ und Veränderung der abdominalen Muskelfunktion (p=0,66 und p=0,4)
Macedo et al. 2012 [12]	172 Patienten mit chronischen lumbalen Schmerzen	Übungen zur Verbesserung der Rumpfkontrolle belastungssteigernde Aktivität	Schmerzen, Funktion, RMDQ und SF-36 nach 2, 6, 12 Monaten	zu keinem Zeitpunkt gab es einen signifikanten Unterschied bei den Messergebnissen
Vasseljen et al. 2012 [20]	109 Patienten mit chronischen lumbalen Schmerzen	ultraschallgesteuerte Übungen für die Bauchmuskeln Schlingen-Übungen allgemeine Rumpfübungen	Veränderung des Einsetzens der tiefen abdominalen Muskeln nach Intervention, NPRS, Oswestry, fear-avoidance beliefs questionnaire (FABQ)	keine oder nur kleine Veränderungen des Aktivierungsbeginns nach Behandlung; Gruppe 2 > Gruppe 1 (p=0,03) und 3 (p<0,01) [, Gruppe 2] zeigte eine stärkere Verbesserung des Aktivierungsbeginns; es gab keinen Zusammenhang zwischen verändertem Aktivierungsbeginn und Schmerzen

NPRS = numeric pain rating scale, RMDQ = Roland-Morris Disability Questionnaire, SF-36 = Short Form Gesundheitsfragebogen

May S. Sieben Reviews: Wie nützlich sind Stabilisationsübungen für Patienten mit unspezifischen Rückenschmerzen? Manuelle Therapie 2012; 16: 209–214

Präventive Übungen für Soldaten

Eine Studie beschäftigt sich mit dem präventiven Effekt der Stabilisationsübungen bei Soldaten. In den Vorgeschichten gaben die Probanden keine lumbalen Schmerzen an [3, 8]. Bei der Gruppe mit traditionellem Sit-up-Training und Stabilisationsübungen traten Rückenschmerzen [8], muskuloskeletale Verletzungen und reduzierte Arbeitsfähigkeit gleich häufig auf [3]. Eine Gruppe absolvierte ein psychosoziales Training. Bei diesen Probanden verringerten sich die lumbalen Schmerzepisoden um 3,3 Prozent.

Veränderte muskuläre Funktion?

Laut einer Kohortenstudie ist die Korrelation zwischen den veränderten funktionellen Werten und der veränderten abdominalen Muskelfunktion nicht signifikant [13]. Weitere Studien bestätigen einen geringen Zusammenhang zwischen Schmerzen und veränderter Muskelfunktion [20, 21]. Nach dem Training zeigen die tiefen abdominalen Muskeln fast keine Veränderungen des Timings [20], aber einen signifikanten Unterschied bei einigen Muskelfunktionen [21].

FAZIT

Für Patienten mit akuten lumbalen Schmerzen besteht keine Evidenz, dass stabilisierende beziehungsweise Übungen zur Verbesserung der motorischen Kontrolle besser sind als andere Interventionen. Für Patienten mit chronischen lumbalen Schmerzen scheinen sie besser zu sein als minimale Interventionen. Sie sind aber nicht besser als andere aktive Interventionen, wie andere Übungen oder Manuelle Therapie. Das Gleiche gilt laut einer Studie für Pilates-Übungen sowie für stabilisierende Übungen bei Patienten mit HWS- und Kopfschmerzen. Diese Ergebnisse der systematischen Übersichtsarbeiten wiederholen sich bei den zusätzlich gefunden Studien. Letztere haben herausgefunden: Setzt man die Übungen zur Prävention von lumbalen Schmerzen und muskuloskeletalen Problemen ein, entsteht kein zusätzlich schützender Effekt. Physiologisch veränderte Muskelfunktionen korrelieren nicht mit veränderten Schmerzen oder Funktionen. Dies ergaben die berücksichtigten Studien.

IST INSTABILITÄT DIAGNOSTIZIERBAR?

Definition: Zeigt ein Segment unter normaler Belastung eine abnormale Bewegungsgröße oder -richtung, hat der Patient eine Instabilität [1].

Formen: Instabilität kann sich in drei unterschiedlichen Formen zeigen. Erstens: exzessive intersegmentale Bewegungen. Durch wiederholte Über- und Fehlbelastungen entsteht Instabilität. Viele Autoren bezeichnen diese Form vorzugsweise als Hypermobilität. Zweitens: abnormale Bewegung innerhalb eines normalen Spektrums [1]. Die Bewegung scheint normal zu sein, das Bewegungssegment zeigt jedoch einen abnormalen Widerstand bei passivem Bewegen. Drittens: Die Neutralzone ist vergrößert. Ein minimaler interner Widerstand gegen kleine Bewegungen ist vorhanden.

Instabilität als Marker: Laut biomechanischer Übersichtsarbeiten ist eine vergrößerte Neutralzone ein guter Indikator für eine Instabilität. Segmentale Instabilität wird am besten definiert als verringerter Widerstand gegen passives Bewegen [1]. Der Discus intervertebralis macht den größten Anteil des Widerstands der Wirbelsäule gegen kleine Bewegungen aus. Degeneriert der Diskus, ist dies meistens mit Instabilität verbunden. Auch einige Aspekte der Diskusdegeneration scheinen die Bewegungen zu reduzieren. Wissenschaftler simulierten an Leichen Diskusdegenerationen. Sie demonstrierten eine erhöhte Beweglichkeit der Neutralzone und einen erhöhten Instabilitätsindex. Die abnormalen Bewegungen in vivo könnten jedoch „zufällig und schmerzfrei" sein [1]. Somit sind abnormale Bewegungen beziehungsweise die spinale Instabilität ein „Marker" für einen degenerierten Diskus. Die Degeneration kann zwar eine Schmerzquelle sein, muss aber nicht schmerzhaft sein.

Fehlender Goldstandard: Die Instabilität eines spinalen Segments klassifiziert man anhand der Richtung einer vermehrten Translation oder Angulation. Bei Personen mit einer Spondylolisthese lässt sich die Instabilität radiologisch sehr gut veranschaulichen. Die radiologische Diagnostik visualisiert die deutlich vermehrte Translation und/oder Rotationsbewegung [15]. Da auch symptomfreie Probanden diese Befunde zeigen, ist ein Zusammenhang zwischen den Ergebnissen und lumbalen Schmerzen unsicher. Darüber hinaus fehlt für die Instabilität ein etablierter diagnostischer Goldstandard. Mehrere radiologische Goldstandard-Tests wurden vorgeschlagen. Alle sind jedoch problematisch [15].

Gibt es klinische Kriterien für eine lumbale Instabilität? Eine Meinung ist: Es gibt Kriterien, die dies vermuten lassen. Eine validierte Messmethode für Kriterien-Tests fehlt jedoch.

Geringe Evidenz klinischer Tests: Eine systematische Übersichtsarbeit vergleicht die klinische Untersuchung mit Röntgenbildern (Flexion, Extension) – der ursprünglichen Methode zur Diagnose einer Instabilität [2]. Die Übersichtsarbeit umfasst vier Studien, die elf Tests evaluieren. Die meisten Tests zeigen eine niedrige Sensitivität (unter 61 Prozent), außer der passiven lumbalen Extension in einer Studie. Mit anderen Worten: Über die Hälfte der Patienten konnten nicht gefunden werden. Die meisten Tests zeigen eine Spezifizität von über 80 Prozent, nicht jedoch der Prone-Instabilitätstest, ausweichende Bewegungen oder das schmerzhafte Catch-Sign (plötzlich einschießender lumbaler Schmerz). Der einzige Test mit einem potenziellen klinischen Nutzen scheint der passive lumbale Extensionstest zu sein. Das belegt jedoch nur eine Studie [2].

Keine validierte Vorhersageregel: Eine alternative Methode, um zu ermitteln, wer von Stabilisationsübungen profitiert, ist die klinische Vorhersageregel (Clinical Prediction Rule, CPR). Entwickelt man eine Vorhersageregel, geschieht dies in zwei Abschnitten. In der ersten Phase bestimmt man in einer Kohorte von Patienten die Eigenschaften derer, die von einer Intervention profitieren. Der Oswestry Score definiert „profitieren" als eine 50-prozentige Besserung [9]. In der zweiten Phase sollte eine randomisierte kontrollierte Studie folgen, um die Gültigkeit dieser Eigenschaften bei einer anderen Population zu überprüfen. Im Fall der Instabilität wurde sie bisher jedoch noch nicht durchgeführt. Ohne Validierung lässt sich nicht sagen, ob eine klinische Vorhersageregel verallgemeinert werden kann.

Fazit: Eine Patientenpopulation mit für lumbale Schmerzen relevanter Instabilität zu identifizieren, ist schwierig. Ebenso problematisch ist es, überhaupt eine Instabilitätspopulation zu identifizieren.

May S. Sieben Reviews: Wie nützlich sind Stabilisationsübungen für Patienten mit unspezifischen Rückenschmerzen? Manuelle Therapie 2012; 16: 209–214

Ferreria et al. [6] bestätigen jedoch den Zusammenhang zwischen Muskelfunktion und veränderter Funktion.
Dass die Übersichtsarbeiten zum gleichen Ergebnis kommen, überrascht nicht. Sie arbeiteten überwiegend mit den gleichen Studien. Ich habe versucht, möglichst alle Studien zu berücksichtigen. Deshalb sind andere Schlussfolgerungen unwahrscheinlich, falls ich Studien übersehen habe. Es könnte eine Subgruppe der Patienten mit chronischen lumbalen Schmerzen geben, die optimal von stabilisierenden Übungen profitiert. Obwohl eine klinische Vorhersageregel entwickelt wurde, validierte sie bisher niemand. Daher ist keine Aussage möglich, ob sie einsetzbar ist.

Klinische Implikation: Stabilisations- beziehungsweise Übungen zur Verbesserung der motorischen Kontrolle sind nicht effektiver als andere aktive Behandlungen für Patienten mit akuten und chronischen lumbalen Schmerzen. Möglicherweise sind sie besser als minimale Interventionen für Patienten mit chronischen Beschwerden. Verglichen mit anderen Übungen wirken sie nicht präventiv gegen lumbale Schmerzen. Bei physiotherapeutischen Standardinterventionen, wie Manuelle Therapie oder anderen Übungen, bringen zusätzliche Stabilisationsübungen keinen zusätzlichen Vorteil.

AUTOR

Stephen May

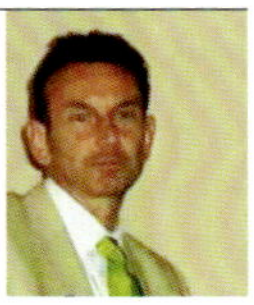

BIBLIOGRAFIE

DOI 10.1055/s-0032-1331822
manuelletherapie 2012; 16: 209–214

Stuttgart · New York · ISSN 1433-2671

Literatur

1. *Adams M, Bogduk N, Burton K, Dolan P. The Biomechanics of Back Pain. 2nd edition. Edinburgh: Churchill Livingstone; 2006*
2. *Alqarni AM, Schneiders AG, Hendrick PA. Clinical tests to diagnose lumbar segmental instability: a systematic review. J Orth Sports Phys Ther 2011; 41: 130–140*
3. *Childs JD, Teyhen DS, Casey PR et al. Effects of traditional sit-up training versus core stabilization exercise on short-term musculoskeletal injuries in US Army soldiers: a cluster randomized trial. Phys Ther 2010; 90: 1404–1412*
4. *Costa LOP, Maher CG, Latimer J, Hodges PW, Herbert RD, Refshaunge KM, McAuleyJH, Jennings MD. Motor control exercises for chronic low back pain: a randomized placebo-controlled trial. Phys Ther 2009; 89: 1275–1286*
5. *Ferreira PH, Ferreira ML, Maher CG, Herbert RD, Refshauge K. Specific stabilization exercise for spinal and pelvic pain: a systematic review. Aus J Physio 2006; 52: 79–88*
6. *Ferreira PH, Ferreira ML, Maher CG, Refshauge K, Herbert RD, Hodges PW. Changes in recruitment of transversus abdominis correlate with disability in people with chronic low back pain. Br J Sports Med 2010; 44: 1166–1172*
7. *Gatti R, Faccendini S, Tettamanti A, Barbero M, Balestri A, Calori G. Efficacy of trunk balance exercises for individuals with chronic low back pain: a randomized clinical trial. J Orth Sports Phys Ther 2011; 41: 542–552*
8. *George SZ, Childs JD, Teyhen DS, Wu SS, Wright AC, Dugan JL, Robinson ME. Brief psychosocial education, not core stabilization, reduced incidence of low back pain: results from the Prevention of Low Back Pain in the Military (POLM) cluster randomized trial. BMC Medicine 2011; 9: 128*
9. *Hicks GE, Fritz J, Delitto A, McGill SM. Preliminary development of clinical prediction rule for determining which patients with low back pain will respond to a stabilization exercise programme. Arch Phys Med Rehabil 2005; 86: 1753–1762*
10. *Lim ECW, Poh RLC, Low AY, Wong WP. Effects of Pilates-based exercises on pain and disability in individuals with persistent nonspecific low back pain: a systematic review with meta-analysis. J Orth Sports Phys Ther 2011; 41: 70–80*
11. *Macedo LG, Maher CG, Latimer J, McAuley JH. Motor control exercise for persistent, nonspecific low back pain: a systematic review. Phys Ther 2009; 89: 9–25*
12. *Macedo LG, Latimer J, Maher CG, Hodges PW, McAuley JH, Nicholas MK, Tonkin L, Stanton CJ, Stanton TR, Stafford R. Effect of motor control exercises versus graded activity in patients with chronic nonspecific low back pain: a randomized controlled trial. Phys Ther 2012; 92: 363–377*
13. *Mannion AF, Caporaso F, Pulkovski N, Sprott H. Spine stabilisation exercises in the treatment of chronic low back pain: a good clinical outcome is not associated with a improved abdominal muscle function. Eur Spine J 2012 DOI 10.1007/s005860-012-2155-9*
14. *May S, Johnson R. Stabilisation exercises for low back pain: a systematic review. Physiotherapy 2008; 94: 179–189*
15. *O'Sullivan PB. 'Clinical instability' of the lumbar spine: its pathological basis, diagnosis and conservative management. In: Boyling JD, Jull GA (Eds). Grieve's Modern Manual Therapy. 3rd edition. Edinburgh: Churchill Livingstone; 2004*
16. *Pereira LM, Obara K, Dias JM, Menacho MO, Guariglia DA, Schiavoni D, Pereira HM, Cardoso JR. Comparing the Pilates method with no exercise or lumbar stabilization for pain and functionality in patients with chronic low back pain: systematic review and meta-analysis. Clin Rehab 2011; 26: 10–20*
17. *Rackwitz B, de Bie R, Limm H, von Garnier K, Ewert T, Stucki G. Segmental stabilizing exercises and low back pain. What is the evidence? A systematic review of randomized controlled trials. Clin Rehab 2006; 20: 553–567*
18. *Rasmussen-Barr E, Ang B, Avidsson I, Nilsson Wikwar L. Graded exercise for recurrent low-back pain. Spine 2009; 34: 221–228*
19. *Standaert CJ, Weinstein SM, Rumpeltes J. Evidence-informed management of chronic low back pain with stabilization exercises. Spine J 2008; 8: 114–120*
20. *Vasseljen O, Unsgaard-Tondel M, Westad C, Mork PJ. Effect of core stability exercises on feed forward activation of deep abdominal muscles in chronic low back pain: a randomized controlled trial. Spine DOI:10.1097/brs.)b)13e318241377c*
21. *Vasseljen O, Fladmark AM. Abdominal muscle contraction thickness and function after specific and general exercises: a randomized controlled trial in chronic low back pain patients. Manual Therapy 2010; 15: 482–489*
22. *Unsgaard-Trondel M, Fladmark AM, Salvesen O, Vasseljen O. Motor control exercises, sling exercises for patients with chronic low back pain. Phys Ther 2010; 90: 1426–1440*

Elf Fragen und Antworten rund um die motorische Kontrolle bei lumbaler Instabilität

ALLES UNTER KONTROLLE? Seit Jahrzehnten ist das Thema lumbale Instabilität ein Dilemma der Manuellen Therapie. Endlose Debatten über Befund- und Behandlungsmaßnahmen erreichten teilweise mythische Dimensionen. Wie setzt man ein evidenzbasiertes Stabilisationstrainings in der Praxis um?

Forschungsergebnisse

In den 90er-Jahren demonstrierte das Forschungsteam um Richardson [15] drei Ergebnisse. Erstens: Tiefe lokale Muskeln eignen sich für die segmentale Schutzfunktion. Zweitens: Eine Veränderung der motorischen Kontrolle ist mit rezidiven chronischen Kreuzschmerzen eng assoziiert. Und Drittens: Die motorische Kontrolle des lokalen Systems spezifisch zu trainieren, ist für Patienten mit rezidiven Kreuzschmerzen effektiv.

Vermarktung der Ergebnisse

Die Forschungsergebnisse änderten die Betrachtungsweise der Rumpfmuskelfunktion und -dysfunktion grundlegend. Außerdem brach ein „Stabilisationsmarkt" aus mit Angeboten, die auf diesen Forschungsergebnissen mehr oder weniger basierten. Ausreichend oder kaum qualifizierte Berufsgruppen (Physiotherapeuten, Sportwissenschaftler, Ergotherapeuten, Fitnesstrainer, Ärzte) vermarkten verschiedene Konzepte (Core Stability, spezielles Gerätetraining, propriozeptives Training, Pilates usw.) für unterschiedliche Klienten (Patienten mit Kreuzschmerzen, Wellness, Sportler). 15 Jahre später überblicken weder Wissenschaftler noch Kliniker das Thema. Wen wundert das?

Häufige Missverständnisse

Mit der Begeisterungswelle waren leider einige Missverständnisse über motorische Kontrolle, tiefe lokale Muskelfunktion, Stabilisation und ihre Beziehung zu Kreuzschmerzen verbunden. Irrtümer und Fehlschlüsse breiteten sich aus. Letztendlich müssen die einzelnen Therapeuten, nicht die Wissenschaftler und erst recht nicht die „Systematic Reviewer" täglich möglichst schnell klinische Entscheidungen für Patienten treffen. Die folgenden Fragen und Antworten sollen für Klarheit sorgen: Was leistet ein Training der motorischen Kontrolle für die lokalen Muskeln und was nicht?

Auf dem Rezept steht „Übungen zur Stabilisation der Wirbelsäule und Schmerzlinderung" – eine klare Verordnung? Nein

Das Problem ist zweifach. Erstens gibt es keine optimale Definition für Stabilität, aber hundert unterschiedliche. Daher gibt es keine falsche Definition … und auch keine richtige. Die Stabilität der Wirbelsäule ist eine hochkomplexe und mathematisch undefinierbare Struktur. Ihre Stabilität ist entsprechend schwer zu eruieren.

Zweitens ist chronischer Schmerz ein komplexes biopsychosoziales Phänomen. Versucht die Manuelle Therapie den Zusammenhang zwischen Instabilität und Kreuzschmerzen auf eine typische Anamnese, ein Bewegungsmuster, ein Bildverfahren, einen Palpationsbefund oder eine Muskeldysfunktion zu beschränken, ist das bestenfalls illusorisch.

Sind endlose Diskussionen über Definitionen der Stabilität oder Instabilität wirklich sinnvoll? Sollten wir uns stattdessen nicht überlegen, welche klinischen Ziele wir mit unserer Vorstellung von Stabilisationsübungen für die Wirbelsäule verfolgen? Mehr Schutz? Mehr Belastbarkeit? Weniger Schmerzen? Dieser Ansatz ermöglicht Offenheit für viele therapeutische Maßnahmen.

Ist Gleichgewichtstraining bzw. Rumpfstabilisation auch segmentale Stabilisation? Ja und nein

Bei Patienten mit gesundem Rücken, ja; bei Patienten mit Kreuzschmerzen nein. In der Physiotherapie gibt es unzählige Übungsprogramme für das Gleichgewicht und die Rumpfstabilität. Verschiedene Formen der labilen Unterlage (Kreisel, Schlingentraining und so weiter) fordern die posturale und axiale Aufrichtung. Auch Übungen zur Haltungskontrolle, wie Klötzchenspiel, Schwingstab-, Core- und Pilates-Übungen, werden für die Stabilisation der Wirbelsäule angeboten (► **Abb. 1**). Diese Form des Stabilisationstrainings geht davon aus, Stabilität sei gleichzusetzen mit Bewegungskontrolle. Dennoch hat die Wirbelsäule drei Ebenen der Bewegungskontrolle. Alle müssen gewährleistet sein, um sie insgesamt zu stabilisieren (► **Tab. 1**).

Tab. 1 Ebenen der Bewegungskontrolle

posturale Kontrolle	Kontrolle des Körperschwerpunkts
axiale Kontrolle	Kontrolle der Lordose und Kyphose oder axiale Haltung
arthrokinematische Kontrolle	Kontrolle intraartikulärer Bewegungen, wie Scherkräfte

Hamilton C. Elf Fragen und Antworten rund um die motorische Kontrolle bei lumbaler Instabilität. Manuelle Therapie 2012; 16: 215–219

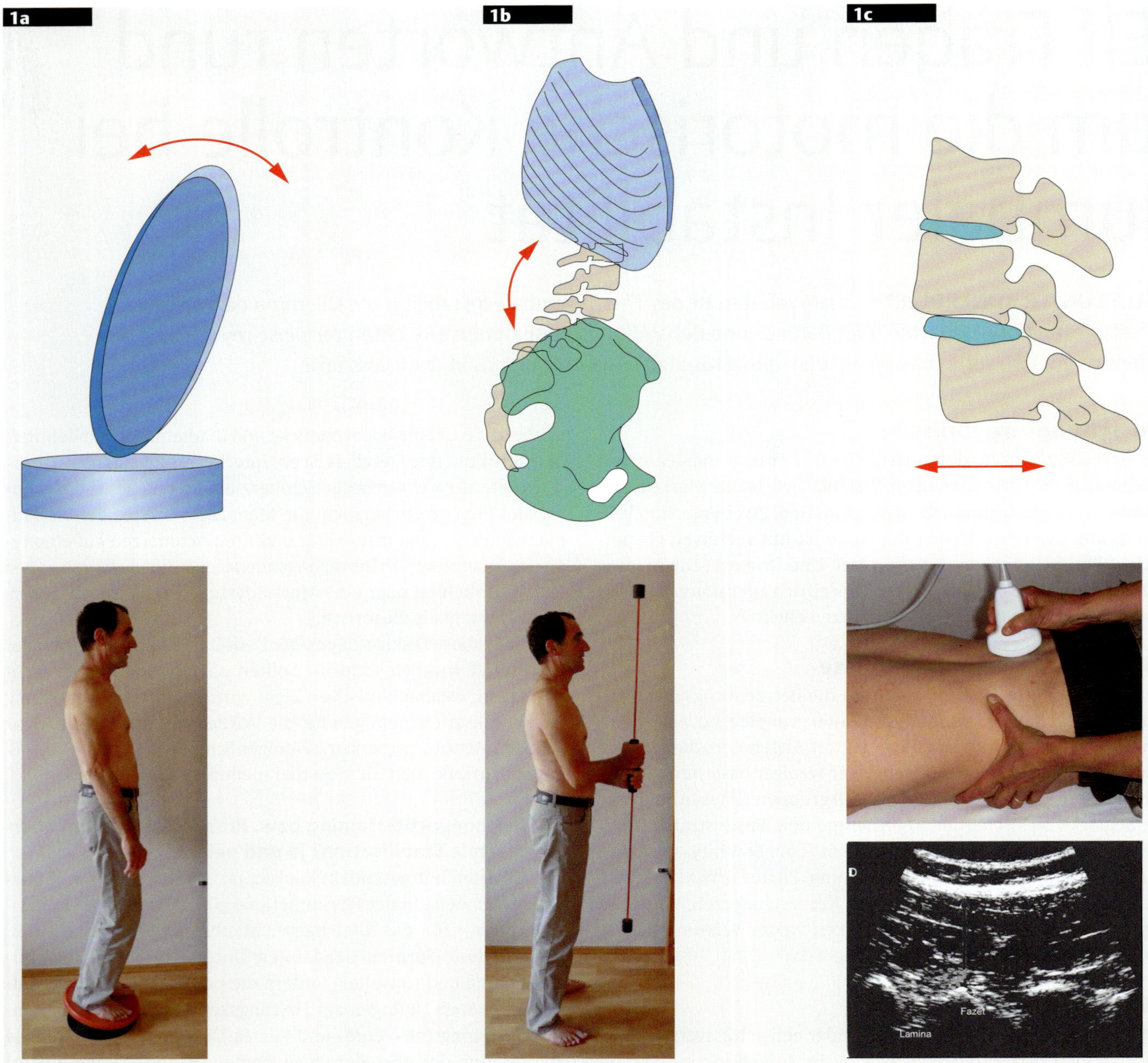

Abb. 1 Favorisierte Ebenen der Bewegungskontrolle mit typischen therapeutischen Übungen.
a Posturale Kontrolle: labile Unterlage.
b Axiale Kontrolle: Schwingstab.
c Arthrokinematische Kontrolle: spezifisches Ansteuern des tiefen segmentalen M. multifidus mit Ultraschallfeedback.

Alle drei Ebenen der Bewegungskontrolle benötigen gute Koordination und Muskelaktivität. Normalerweise leisten die Rumpfmuskeln diese Aufgaben gleichzeitig und synergistisch. Das sogenannte Stabilisationstraining verwischt diese Ebenen der Bewegungskontrolle jedoch oft.

Bei gesunder funktioneller Koordination verursacht jede Belastung eine schützende motorische Kette für alle Ebenen der Bewegungskontrolle der Wirbelsäule. Die Arbeit von Hodges et al. [4] zeigt, bei Patienten mit rezidiven chronischen Kreuzschmerzen ist dies leider nicht so. Daher müssen Therapeuten bei diesen Patienten die tiefen lokalen Muskelfunktionen für die Kontrolle der Arthokinematik speziell prüfen und trainieren. Ist die schützende motorische Kette durch die gezielte Therapie wieder gewährleistet, trainiert der Patient falls nötig die synergistischen Muskeln für die Stabilisation der gesamten Wirbelsäule.

Sind lokale Muskeln für die Stabilität „wichtiger" als andere Muskeln? Nein

Alle Muskeln sind „wichtig" für die Stabilität und den Schutz der Wirbelsäule. Unterschiedliche Beanspruchungen fordern sie jedoch unterschiedlich heraus. Die Kontrolle der Lordose ist eine andere Herausforderung für die Muskulatur als die Kontrolle der Scherkräfte um L4/5. Es geht eher um Effizienz als um „Wichtigkeit". Lokale Muskeln sind klein, liegen tief, quer und segmentnah. Dadurch haben sie einen kurzen Hebelarm und wenig Kraft, um die lumbale Lordose zu kontrollieren und das Vorwärtsfallen zu verhindern. Wie soll dagegen ein globaler Muskel, wie der M. rectus abdominis, die Scherkräfte um L4/5 absorbieren? Seine Ansätze sind einfach zu weit weg. Auch intensives Krafttraining kann die anatomischen Verhältnisse nicht ändern.

Benötigen steife Patienten segmentale Stabilisation? Ja Sind sie nicht schon stabil? Nein

Zwei Mechanismen bewirken segmentalen Schutz: Gelenkzentrierung und Stressabsorbierung. Knorpel und Bandscheiben sind enorm belastbar und müssen hohe Druckkräfte aushalten. Die Kontrolle der Arthrokinematik (Rollen und Gleiten) stellt sicher, dass sich der Druck möglichst gleichmäßig verteilt. Nach einer Verletzung im Knorpel bzw. einem Bandscheibenvorfall ist die Zentrierung des Gelenks noch kritischer. Zunächst entsteht unreifer Knorpel. Er benötigt progressive Belastung, um nachzureifen – keine Scherkräfte (Lee et al. 2003).

Früher verwechselten Physiotherapeuten häufig die Gelenkzentrierung in ihrer Schutzfunktion mit Steifheit. In der alten Rückenschule vermittelten die Trainer häufig Strategien, die die Bewegungen der LWS komplett einschränkten: „nicht bücken", „nicht drehen", „kein Hohlkreuz", „nur Hohlkreuz". Manche Patienten reagierten mit Bewegungsangst.

Steif ist nicht stabil. Steif bedeutet: hoher Widerstand mit wenig Nachgiebigkeit (► **Abb. 2**). Die Stressabsorbierung hängt jedoch von der Elastizität (Resilienz) von Gelenk und Muskeln ab. Die Nachgiebigkeit leistet ein gewisses Maß an Widerstand, absorbiert aber auch gleichzeitig Stress (Grundreaktions- oder Scherkräfte). Mobilität und Stabilität widersprechen sich also nicht. Im Gegenteil: Patienten mit Kreuzschmerzen neigen dazu, ihren Rumpf zu versteifen und verlieren die „stoßdämpfenden" Qualitäten der Wirbelsäule [5]. Bei Patienten nach Spondylodeseoperationen ist dies noch offensichtlicher. Versteift man ein Segment, erhöht sich der Stress auf die Nachbarsegmente um 300 Prozent [14]. Entscheidend für die lokale Muskelfunktion ist, dass sie ihre Elastizität verändern kann, um mehr oder weniger Schutz für die benachbarten Strukturen zu bieten –ohne die Rumpfbewegung einzuschränken.

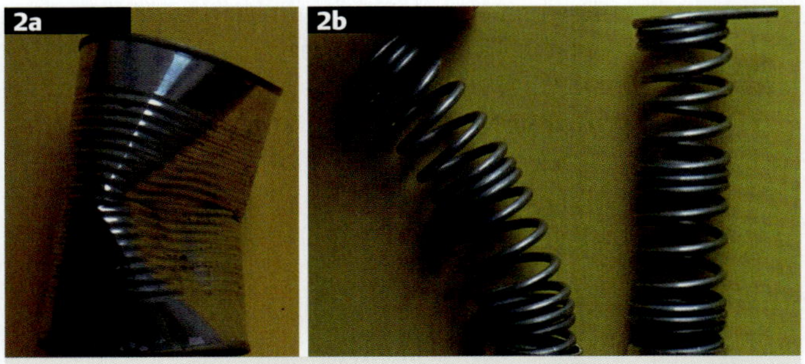

Abb. 2 „Steif ist nicht stabil!" Steifheit ist hoher Widerstand mit wenig Nachgiebigkeit. Gelenkkapseln, Bandscheiben und Muskeln sind nachgiebig. Resilienz leistet elastischen Widerstand zur abweichenden intraartikulären Bewegung, absorbiert gleichzeitig Stress und lässt das Segment immer wieder in die Ausgangsposition zurückkehren (Gelenkzentrierung).
a Steif.
b Stabil-nachgiebig.

Sind die lokalen Muskeln schwach? Nein

Das Problem der lokalen Muskeln bei Patienten mit Kreuzschmerzen ist nicht die Kraft, sondern die Kontrolle. Die lokalen Muskeln schützen nicht nur zu spät im Bewegungsablauf, sie haben eine regelrechte Koordinationsstörung. Außerdem ändern sie ihre Vorprogrammierung von richtungsunspezifisch zu richtungsspezifisch [4].

Alle Rumpfmuskeln sind vorprogrammiert. Allerdings richtet sich die Vorprogrammierung der Gleichgewichtsmuskeln (axiale und posturale Kontrolle) nach der Belastungsrichtung. Ventrale Belastung entspricht dorsaler Muskelvorprogrammierung und umgekehrt. Die tiefen Muskeln schützen dagegen immer während der Kokontraktion. Sie dämpfen abweichende intraartikuläre Bewegungen (Arthrokinematik) und Stress, egal aus welcher Richtung die Belastung kommt. Im Prinzip bilden die lokalen Muskeln um die Wirbelsäule einen myofazialen elastischen Schlauch. Er strafft sich mehr oder weniger und absorbiert ungewollte Kräfte.

Muss man in der Therapie die lokalen Muskeln nur ansteuern? Nein

Ziel der Therapie ist, dass die lokalen Muskeln wieder rechtzeitig und richtungsunspezifisch kortikal angesteuert werden. Die Patienten trainieren in der Therapie die motorische Kontrolle. Sie lernen vor allem, die lokalen Muskeln gezielt kognitiv ohne Koaktivierung der globalen Muskeln anzusteuern. Beispiel: Den M. transversus abdominis zu aktivieren, ist motorisch relativ einfach. Er ist maximal aktiv bei forcierter Exspiration. Pustet der Patient fünfzig Luftballons auf, sind Ansteuerung und Krafttraining perfekt. Das motorische Ziel ist jedoch, diese Muskelgruppe kognitiv anzusteuern ohne Aktivität der schrägen Bauchmuskeln, ohne Rumpfbewegung und ohne eine veränderte Atmungsstrategie [15].

Auch der M. multifidus lumborum ist ein hoch komplexer Muskel mit tiefen lokalen und oberflächlichen globalen Anteilen. Sie haben nachweislich unterschiedliche Funktionen: Die lokalen Anteile schützen segmental und die globalen erhalten das Gleichgewicht [12] . Daher trainieren beispielsweise Swingstäbe durchaus den M. multifidus – aber in seiner globalen Funktion. Außerdem bekommen bei chronischen Kreuzschmerzen die tiefen lokalen Anteile des M. multifidus ein segmentspezifisches Problem, das man auch segmentspezifisch behandeln muss. Das heißt, ist laut manualtherapeutischem Befund L4 (rechts) symptomatisch, muss der Therapeut vor allem L4 (rechts) testen und trainieren [3]. Allgemeine Übungen zur LWS-Extension oder zur Kontrolle der Lordose beziehungsweise Gerätetraining werden diesem segmentspezifischen Problem nicht gerecht.

Ist selektives kognitives Ansteuern die einzige übungstherapeutische Methode bei lokaler Muskeldysfunktion? Nein

Sie ist nur die einzige halbwegs nachgewiesene Methode. Ziel der Therapie ist, weder lebenslang zu üben, noch die Muskulatur vor jeder Bewegung kognitiv anzusteuern. Das Behandlungsziel ist die automatische unwillkürliche schützende Vorprogrammierung in der kompletten normalen Stabilisationssynergie. Laut Tsaos Studien [17] lernt das Gehirn relativ schnell um. Nach einer Trainingseinheit mit selektivem Ansteuern des M. transversus abdominis und Ultraschallbiofeedback war die Ansteuerung deutlich früher und richtungsunspezifischer. Sechs Monate später war der motorische Lerneffekt noch immer vorhanden. Auch die Schmerzen und funktionellen Beeinträchtigungen waren weiterhin verringert [16]. Neurale Plastizität ermöglicht diese Ergebnisse. Sie widerspricht der bisher vermuteten hohen Wiederholungszahl für motorisches Lernen, die Experten deshalb kritisieren. Vielleicht liegt es daran, dass das Gehirn wieder erlernt und nicht neu lernt. Nichtsdestotrotz ist es angenehm und praktisch für Patienten und Physiotherapeuten, nicht lebenslang üben zu müssen.

Ist das nicht reines Wahrnehmungstraining? Na und ...

Die Muskelspindeln sind die wichtigsten kinästhetischen Wahrnehmungsrezeptoren. Ihre Dichte ist in den lokalen Muskeln sehr hoch, die man deshalb auch häufig als sensorische Organe beschreibt. Chronische Schmerzpatienten haben nachgewiesene Wahrnehmungsstörungen [13]. Daher gehört das Wahrnehmen von Bewegungen und Gelenkstellungen zum lokalen motorischen Kontrolltraining.

Muss man nicht zuerst den Schmerz behandeln und dann stabilisieren? Nein

Möglichst schmerzfrei zu sein, ist eine gute Bedingung für motorisches Training, aber nicht zwingend erforderlich. Außerdem haben schmerzfreie Patienten eine geringere Motivation und Compliance. Schmerzfreie Patienten üben nicht.

Jedes Training ist gut. Benötigen Patienten mit chronischen Schmerzen keine spezifische Übungstherapie? Je nachdem

Allgemeine Bewegung und Sport gehören zur europäischen Empfehlung für Patienten mit chronischen Kreuzschmerzen. Trainingstherapie – jeglicher Art ist durchaus erfolgreich für einen gewissen Prozentsatz der Patienten mit chronischen Schmerzen. Allerdings scheint ihr Erfolg mehr mit dem Einfluss von Bewegung, Bewegungsangst und progressiver Belastung zu tun zu haben als mit zunehmender Kraftausdauer der Rumpfmuskulatur [9]. Außerdem sind Patienten nicht grundsätzlich schwach – häufig sind sie durch Bewegungsmangel dekonditioniert [8]. Deshalb ist die progressive Trainingstherapie bei Patienten mit ausgeprägter Bewegungsangst und Bewegungsmangel sinnvoll. Trainingstherapie für sportlich aktive Kreuzschmerzpatienten oder Patienten mit der Selbsterkenntnis „Bewegung tut gut" überzeugt nicht. Laufen Patienten sowieso gern täglich 20 Minuten, ist Nordic Walking als erfolgreiche Schmerzstrategie bestenfalls schwer zu verkaufen. Bei anderen Patienten erfreut dagegen jede angstfreie Bewegung – egal was und wie.

Ist die motorische Kontrolle der lokalen Muskeln ein Allheilmittel gegen Kreuzschmerzen? Nein

Circa zwölf randomisierte kontrollierte Studien untersuchten das spezifische motorische Kontrolltraining des lokalen Systems. Damit gehört es zu den meist untersuchten und nachgewiesenen physiotherapeutischen Behandlungsmethoden [2]. Allerdings sind nicht alle Studien gleich gut. Auch die Ergebnisse sind unterschiedlich. Die Studienanzahl ermöglichte einen systematischen Review [2]. Zusammengefasst fällt auf, dass die Kriterien zu unterschiedlich sind: sowohl für die Probandengruppen, Interventionen und deren Dauer als auch für die Vergleichsgruppen und Parameter (► **Tab. 2**). Evidenzbasiert? Ohne halbwegs einheitliche Kriterien ist Transparenz schwer möglich – weder für die „systematischen" Gutachter noch für klinisch tätige Therapeuten.

Nach jahrelanger praktischer und wissenschaftlicher Erfahrung mit dem Thema vermute ich von einem „unsystematischen" Standpunkt aus, dass das Training der motorischen Kontrolle für die lokalen Muskeln am wahrscheinlichsten als Teil einer multimodalen Behandlung mit Biofeedback bei moderat rezidiven chronischen Patienten (ICFII-III) funktioniert. Ziel der Behandlung ist, langfristig die rezidiven Episoden zu beeinflus-

Tab. 2 Kritik am Review [2]: fehlende Transparenz durch zu unterschiedliche Untersuchungskriterien

Probandengruppen	Interventionen Dauer	Vergleichsgruppen	Parameter Erhebungszeitraum
homogen und heterogen rezidiv moderat bis schwer chronisch Beispiele: unspezifisch, Spondylolithesen, gemischte Diagnosen, akute Erstepisoden, postpartum	mono- bis multimodal mono- bis multizentriert mit und ohne Biofeedback vier bis zehn Wochen	Therapie laut Leitlinie (Medikamente und allgemeine Aktivität, Beratung „aktiv bleiben") Trainingstherapie (Schlingen-, Gerätetraining) multidisziplinäre Therapie	Schmerzskalen funktionelle Beeinträchtigungsskalen Lebensqualität Medikamenteneinnahme Bewegungsausmaß und Muskelaktivität vier Wochen bis drei Jahre

Hamilton C. Elf Fragen und Antworten rund um die motorische Kontrolle bei lumbaler Instabilität. Manuelle Therapie 2012; 16: 215–219 sen. Man strebt seltenere Episoden, geringere Schmerzintensität und funktionelle Beeinträchtigung sowie erhöhte Belastbarkeit an. Um die akuten Schmerzen und Bewegungseinschränkungen kurzfristig zu beeinflussen, sind manualtherapeutische Methoden eher geeignet. Die Forschung mit Feindrahtelektroden zeigt, dass sogar 75 Prozent der Patienten mit unspezifischen Kreuzschmerzen ein motorisches Kontrollproblem in den lokalen Muskeln haben [10].

Das Problem scheint sehr häufig vorzukommen und muss praktisch angegangen werden. Obwohl die klinischen Tests für die tiefe Muskelfunktion teilweise wissenschaftlich suboptimal sind – im Moment gibt es keine Alternativen.

Kritik an Studien ist nie besonders schwierig. Es gibt keine perfekte Studie. Beispielsweise ist die Blindierung bei klinischen Untersuchungen nahezu unmöglich. An der Kritik stört: Sie basiert oft auf falschen Annahmen über das tiefe System [6] und alternative Vorschläge für die Therapeuten fehlen. Kritik ohne etwas Richtungsweisendes ist leere Kunst.

Multimodale Therapie

Jede neue Welle erzeugt zwangsläufig eine Gegenwelle und das ist gut so. So finden neue physiotherapeutische Entwicklungen einen realistischen, angemessenen Platz in der täglichen Praxis. Die praktische Realität ist anders als die wissenschaftliche. Gute multimodale Behandlungen basieren auf drei Säulen: passive Therapiemethoden (Hands-on), aktive (Hands-off) und emotionale Methoden (Angstabbau) [11] (► **Abb. 3**). Manuelle Techniken können sowohl Schmerzen reduzieren und das Bewegungsausmaß verbessern als auch die tiefe Muskelansteuerung kurzfristig begünstigen. Daher ist die Manuelle Therapie gefolgt von motorischen Kontrollübungen eine sinnvolle Therapiekombination. Außerdem können die Übungen für die tiefen Muskeln zum Angstabbau beitragen. Beschreiben Therapeuten die lokalen Muskeln als ein inneres Korsett, das die Wirbelsäule schützt und stützt, bieten sie ein beruhigendes Bild und eine frühe selbstverantwortliche Strategie zur Schmerzbewältigung. Keine andere aktive Übungsstrategie kann man so früh in den Behandlungsablauf einfügen wie die lokale Ansteuerung. Zur Prävention von Chronifizierungen ist längst bekannt: Je früher die Patienten an ihrer eigenen Schmerzbewältigung aktiv beteiligt sind, desto besser [1].

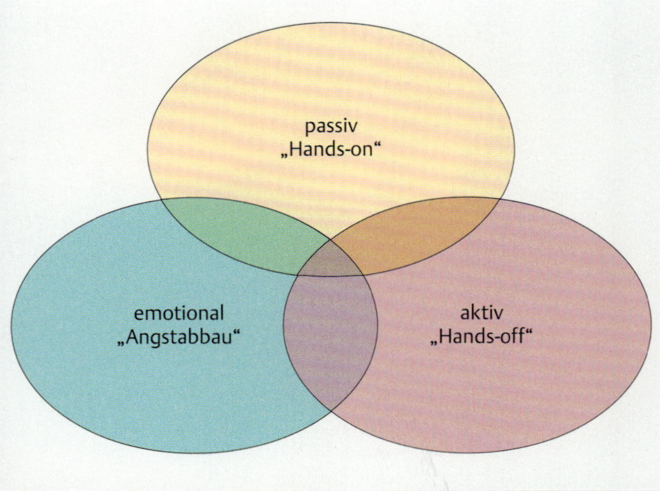

Abb. 3 Multimodale Physiotherapie mit drei interaktiven Säulen: Passiv Hands-on (wie Manuelle Therapie), aktiv Hands-off (wie Übungen zur motorische Kontrolle des lokalen Systems), emotional mit angstabbauender Kommunikation (wie Schmerzen verstehen).

FAZIT

Letztendlich kann man in der Therapie allgemeines Training und spezifische motorische Strategien für das tiefe lokale System anbieten. Für beides gibt es Evidenz. Allgemeine sportliche Aktivität bei bewegungsängstlichen Patienten erfordert weniger hoch technologische sportwissenschaftliche Kenntnisse als eine gute Vertrauensbasis. Manuelle Therapie und spezifische lokale motorische Kontrolle in der multimodalen Physiotherapie geschickt eingesetzt, können diese Basis ermöglichen und dadurch das Beste beider Welten bieten.

AUTOR

Christine Hamilton

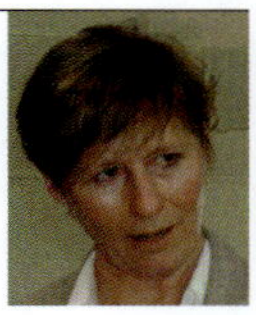

BIBLIOGRAFIE

DOI 10.1055/s-0032-1331823
manuelletherapie 2012; 16: 215–219

Stuttgart · New York · ISSN 1433-2671

Literatur

1. *Bigos SJ et al. Back injuries in industry: A retrospective study II. Injury factors. Spine 1986;11(3): 246–251*
2. *Ferreira PH et al. Specific stabilisation exercise for spinal and pelvic pain: a systematic review. Aust J Physiother 2006; 52(2): 79–88*
3. *Hides JA et al. Multifidus muscle recovery is not automatic after resolution of acute, first-episode low back pain. Spine 1996 (Phila Pa 1976); 21(23): 2763–2769*
4. *Hodges PW et al. Inefficient muscular stabilization of the lumbar spine associated with low back pain. A motor control evaluation of transversus abdominis. Spine 1996; 21(22): 2640–2650*
5. *Hodges PW et al. Intra-abdominal pressure increases stiffness of the lumbar spine. J Biomech 2005; 38(9): 1873–1880*
6. *Lederman E. The myth of core stability. J Bodyw Mov Ther 2010; 14(1): 84–98*
7. *Lee JH et al. Tissue-engineered versus native cartilage: linkage between cellular mechano-transduction and biomechanical properties. Novartis Found Symp 2003; 249: 52–64; discussion 64–59, 170–174, 239–141*
8. *Mandell P et al. Isokinetic trunk strength and lifting strength measures: Differences and similarities between low-back-injured and noninjured workers. Spine 1993; 18(16): 2491–2501*
9. *Mannion AF et al. Comparison of three active therapies for chronic low back pain: results of a randomized clinical trial with one-year follow-up. Rheumatology (Oxford) 2001; 40(7): 772–778*

10. *Marshall P et al. Delayed abdominal muscle onsets and self-report measures of pain and disability in chronic low back pain. J Electromyogr Kinesiol 2009; o.S.*
11. *Moseley G et al. A randomized controlled trial of intensive neurophysiology education in chronic low back pain. Clin J Pain 2004; 20(5): 324–330*
12. *Moseley GL et al. Deep and superficial fibers of the lumbar multifidus muscle are differentially active during voluntary arm movements. Spine 2002; 27(2): E29–36*
13. *Moseley GL. I can't find it! Distorted body image and tactile dysfunction in patients with chronic back pain. Pain 2008; 140(1): 239–243*
14. *Nagata H et al. The effects of immobilization of long segments of the spine on the adjacent and distal facet force and lumbosacral motion. Spine 1993 (Phila Pa 1976); 18(16): 2471–2479*
15. *Richardson C et al. Segmentale Stabilisation im LWS-Beckenbereich. Therapeutische Übungen zur Behandlung von Low Back Pain. London, Churchill Livingstone; 2009*
16. *Tsao H et al. Driving plasticity in the motor cortex in recurrent low back pain. Eur J Pain 2010; o.S.*
17. *Tsao H et al. How fast are feedforward postural adjustments of the abdominal muscles? Behav Neurosci 2009; 123(3): 687–693*

Sechs Richtige: Mit der Testbatterie die lumbale Bewegungskontrolle untersuchen

WENIGER IST MEHR: Rückenschmerzen sind ein weit verbreitetes Problem, viele Physiotherapeuten behandeln sie sehr häufig. Inzwischen wissen wir, strukturelle Befunde sagen kaum etwas über die Beschwerden aus. Heute orientieren wir uns zunehmend an funktionellen Befunden, wie die klinische Instabilität. Wie können wir sie unkompliziert, mit wenigen Tests messen und behandeln?

Welcher Fokus eignet sich?

Es ist allgemein bekannt, Rückenschmerzen verursachen die meisten Kosten im Gesundheitswesen. In Deutschland schätzen Experten die Kosten auf circa 50 Milliarden Euro pro Jahr. Das ist viel, wenn man die Summe zum Beispiel mit den jährlichen Gesamtkosten für die Autobahnen vergleicht. Ausbau und Reparaturen kosten 2,2 Milliarden – vergleichsweise wenig.

Strukturen fokussieren?

In der klassischen Medizin nutzt man bildgebende Verfahren zur Diagnose. Die Evidenz zeigt jedoch die sehr geringe Aussagekraft dieser Methoden. Vergleicht man MRT-Befunde gesunder Menschen mit denen von Rückenschmerz-Patienten, sind die Befunde der Patienten höchstens zweimal häufiger positiv (sogenannte Odds-Ratio) [1]. Bereits in den 90er-Jahren publizierte Studien zeigen, dass zum Beispiel Diskusprotrusionen und -prolapse fast genauso häufig bei Gesunden und bei Patienten mit Rückenschmerzen auftreten [7, [8]. Auch die klinische Untersuchung der unterschiedlichen Strukturen und segmentalen Befunde ist unzuverlässig [20].

M. transversus abdominis fokussieren?

Ein weiteres Phänomen ist das Fokussieren einzelner Muskelfunktionen, insbesondere die des M. transversus abdominis. Mittlerweile hat sich dieser ursprünglich viel versprechende Behandlungsansatz als nutzlos erwiesen. Die Untersuchung ist weder klinisch [4] noch mit Ultraschall [16] zuverlässig. Auch die neuesten Untersuchungen bestätigen die klassischen Resultate von Hodges [6] nicht [13]. Mitte der 90er-Jahre fand er anhand einer kleinen Stichprobe heraus, dass der M. transversus abdominis signifikante Rekrutierungsunterschiede bei Patienten und Gesunden aufweist. Eine Studie mit größerer Stichprobe [13] widerlegte dies kürzlich. Auch mehrere Effektivitätstudien und Reviews zeigen, mit spezifischer Stabilisation ist keine bessere Effektivität zu erreichen als mit allgemeiner Physiotherapie oder Training [17]. Was soll das alles? Und was sollen Physiotherapeuten stattdessen untersuchen und behandeln?

Bewegungskontrolle fokussieren

Panjabi [15] entwickelte die Theorie der klinischen Instabilität. Er unterteilte die Stabilität des Rücken in drei Subsysteme: aktive, passive und neurale Kontrolle des Rückens. Leider verfasste er keine praktische Anleitung. Nun, das passive System scheint uns nicht viel weiterzuhelfen. Ebenso wenig die aktive Kontrolle (einzelner Muskeln). Eignet sich die neurale Steuerung? Cook [3] befragte amerikanische Manualtherapeuten (n=188) und fand etwas Interessantes heraus: 88 Prozent der Befragten bewerten Auffälligkeiten in der Kontrolle aktiver Bewegungen als wichtigstes Zeichen klinischer Instabilität. Shirley Sahrmann [18] argumentierte bereits jahrelang in diese Richtung und entwickelte Tests. Peter O'Sullivan deklarierte die Rückenschmerz-Patienten mit einer Bewegungskontrolldysfunktion als eine eigene Subgruppe [14] (▶ **Abb. 1**). Mark Comerford und Sarah Mottram [2] präsentierten ebenfalls richtungsweisende Tests und Behandlungsmöglichkeiten.

Was ist was?

Strukturelle Befunde, einzelne Muskelfunktionen, klinische Instabilität, Bewegungskontrolldysfunktion: Meinen die Begriffe alle das Gleiche oder alle etwas anderes? In der manuellen Therapie spricht man gerne von Hypermobilität. Bei McKenzie kommt noch die posturale Untergruppe dazu. Können wir alle Begriffe synonym verwenden? Die Strukturen sagen relativ wenig aus, ihre Untersuchung ist recht unzuverlässig. Das Gleiche gilt für die stabilisierende Muskulatur. Warum nicht das Ganze vereinfachen? Beispielsweise, indem Therapeuten untersuchen, ob die Patienten die aktiven Bewegungen kontrollieren können. Falls sie dazu nicht in der Lage sind, verursacht und unterhält dies die Probleme.

Wie untersucht man die Bewegungskontrolle?

Verschiedene berufliche Gruppierungen benutzen also unterschiedliche Begrifflichkeiten und Tests. Die Gruppe um Sahrmann publizierte 28 verschiedene Bewegungsdysfunktionstests (movement impairment) [19]. Wer soll das noch überblicken? Physiotherapeutische Kurse bringen den Teilnehmern hunderte verschiedener Tests bei. Das verursacht Konfusionen.

Luomajoki H. Sechs Richtige: Mit der Testbatterie die lumbale Bewegungskontrolle untersuchen. Manuelle Therapie 2012; 16: 220–225

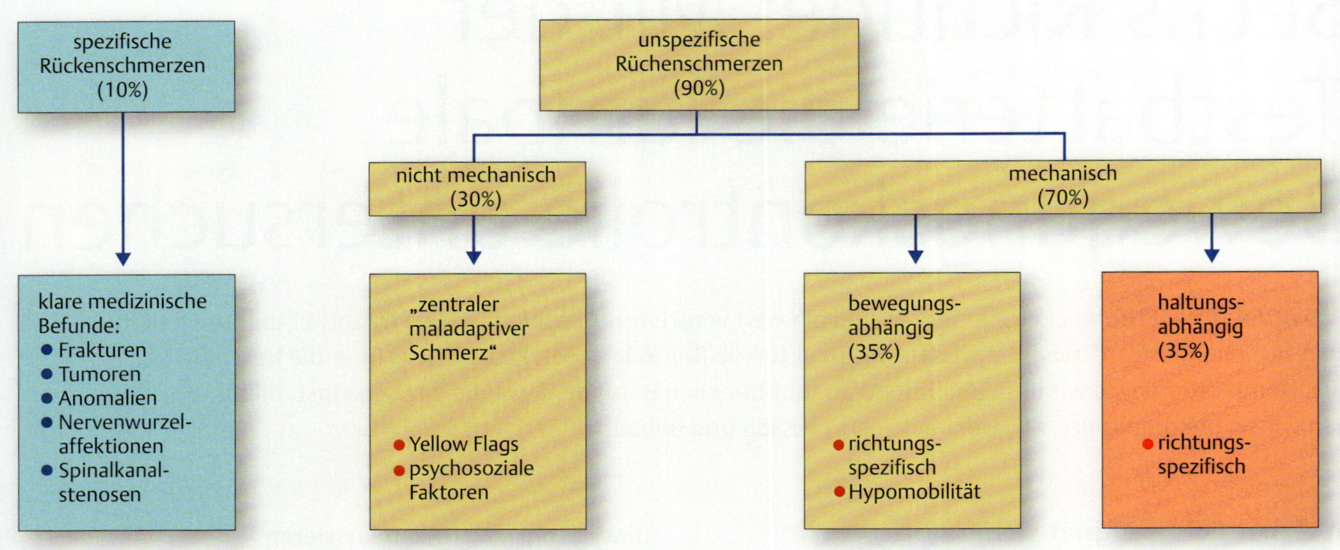

Abb. 1 Subklassifikation der Rückenschmerzen nach O'Sullivan.

Richtungsspezifisch testen

Unsere Forschungsgruppe verfolgte von Anfang an ein Ziel: eine einfache, klare und zuverlässige Testbatterie zu entwickeln. Aussagekräftig und einfach zu erlernen sollte sie sein. So endeten wir bei sechs richtungsspezifischen Tests [11]. Alle Berufsgruppen können sie durchführen. Als Vorlage dienten die Beispiele von Sahrman [18], O'Sullivan [14] sowie Comerford und Mottram [2].

▶ **Tab. 1** zeigt die Testbatterie. Der Untersucher bewertet jede Testausführung als positiv oder negativ. Ein positiver Test, der Patient kann die Bewegung nicht kontrollieren, ergibt einen Punkt. Daraus resultiert ein Score von null bis sechs Punkten. Je mehr Punkte der Patient erreicht, desto schlechter ist die Bewegungskontrolle. Die Testbatterie ist zuverlässig [11]. Die Tests sind richtungsspezifisch.

Flexionskontrolltests: Der Patient versucht, seine LWS in der Neutralstellung zu halten, während er in den Hüftgelenken beugt (Kellnerbeuge, Verschiebung im Vierfüßler nach hinten) oder das Kniegelenk im Sitzen streckt (Kniestreckung sitzend).

Extensionskontrolltests: Während der Testbewegungen darf die Wirbelsäule sich nicht extendieren. Das gilt für die Beckenkippung nach hinten (Hüftgelenke strecken sich, LWS bewegt sich in die Flexion) und ebenso bei der Verschiebung nach vorne im Vierfüßler. Während der Gewichtsverlagerung nach vorne darf die LWS nicht in die Extension absinken (Hohlkreuz).

Kniebeugetest: Auch bei dieser Testbewegung in Bauchlage soll die Wirbelsäule sich nicht extendieren.

Einbeinstandtest: Die Rotationskontrolle ermittelt man mit dem Einbeinstandtest. Für die Ausgangstellung misst der Therapeut zunächst den Trochanterabstand. Die Spurbreite der Füße entspricht einem Drittel des Trochanterabstandes. Beispiel: Trochanterabstand 36 Zentimeter ergibt eine Spurbreite von 12 Zentimetern. Bei dieser standardisierten Ausgangsstellung gelten Verschiebungen von mehr als 10 Zentimeter beim Wechsel vom Zwei- in den Einbeinstand als positiv. Der Therapeut misst die Verschiebung des Bauchnabels nach lateral mit einem auf einem Stativ fixiertem Lineal. Alternativ kann man das Lineal auch an einer Behandlungsbank befestigen. Um die Spurbreite zu kontrollieren, nutzen wir vorgefertigte, 10 bis 15 Zentimeter breite Holzbretter.

Korrelieren Bewegungskontrolle und Rückenschmerzen?

Dieser Frage gingen wir mit einer Fallkontrollstudie nach. Mit der Testbatterie untersuchten wir circa 100 Gesunde und 100 Patienten mit Rückenschmerzen. Die häufigsten Resultate der Gesunden waren null (alle Tests korrekt) oder ein Punkt. Bei Patienten mit Rückenschmerzen waren typischerweise drei bis vier Tests positiv [9] (▶ **Abb. 2**). Nach drei positiven Tests ergibt sich eine Odds-Ratio von 7,5. Patienten mit Rückenschmerzen haben also 7,5-mal häufiger drei positive Testergebnisse. Bei den MRT-Befunden beträgt die Odds-Ratio dagegen nur 2 (MRT-Befunde findet man doppelt so häufig bei Patienten mit Rückenschmerzen als bei Gesunden).

Warum geht die Kontrolle verloren?

Was untersuchen Therapeuten eigentlich mit den Testverfahren zur Bewegungskontrolle? Panjabi nannte als dritte Komponente der klinischen Instabilität die neurale Kontrolle [15]. Zur intakten motorischen Kontrolle gehören: ideale Funktion der einzelnen Muskeln, deren Zusammenspiel, Timing und Rekrutierung, ebenso Koordination und Propriozeption. Bewerkstelligt jemand die recht einfachen Testbewegungen mühelos, funktionieren alle

Tab. 1 Testbatterie: Bewegungskontrolle der LWS

Nr.	Testname	Testbewegung	korrekt (Test negativ)	unkorrekt (Test positiv)
1	Kellnerbeuge	vorwärts beugen in den Hüftgelenken, ohne die LWS zu flektieren	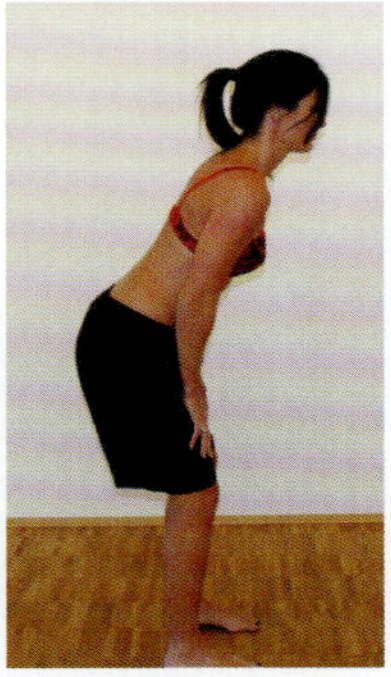	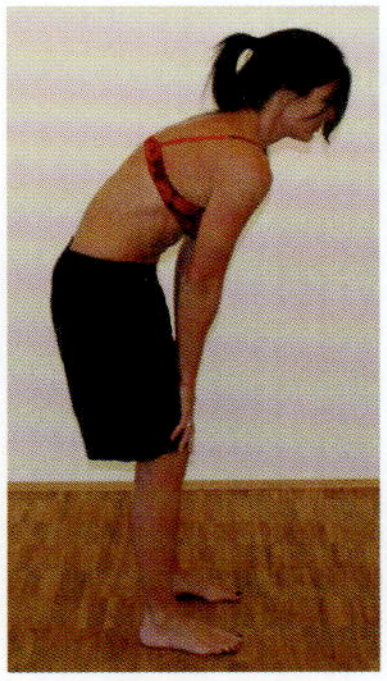
2	Beckenkippung	Becken nach hinten kippen, die LWS wird flektiert	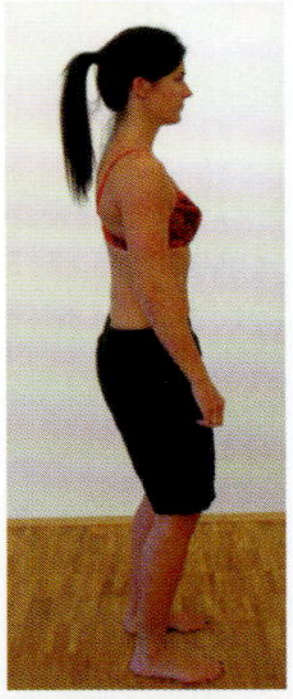	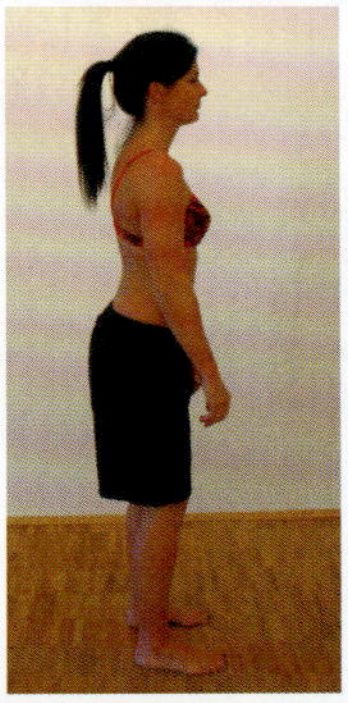
3	Einbeinstand	Standard: Spurbreite ein Drittel des Trochanterabstandes Norm: 8 cm Ausweichbewegung nach lateral (mehr als 2 cm Seitenunterschied sind abnormal)	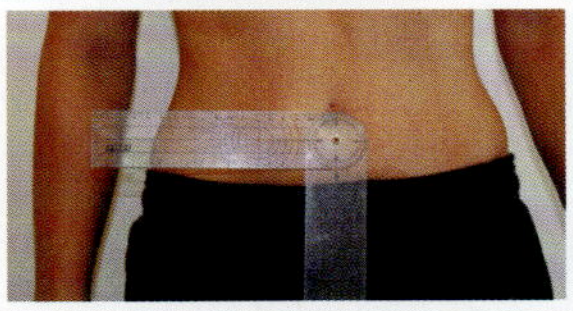	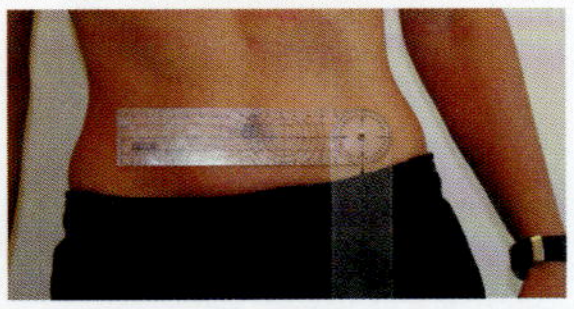
4	Kniestreckung sitzend	Kniegelenk extendieren, so lange die Wirbelsäule neutral bleibt	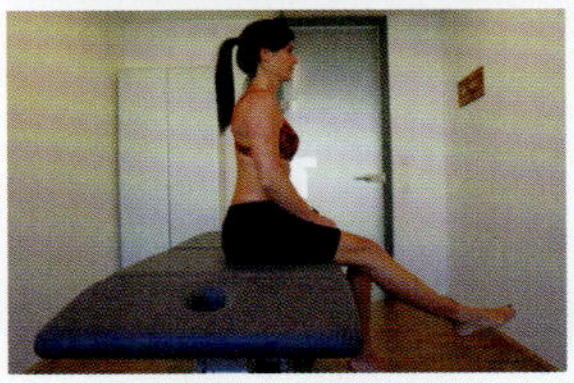	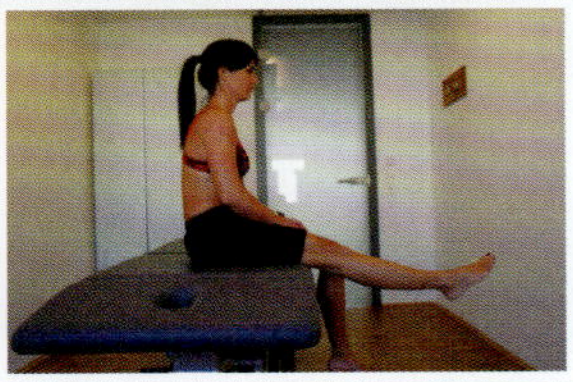
5	Verschiebung im Vierfüßler	Becken nach hinten-unten verschieben, ohne dass die Wirbelsäule flektiert Becken nach vorne bewegen, ohne dass die Wirbelsäule extendiert	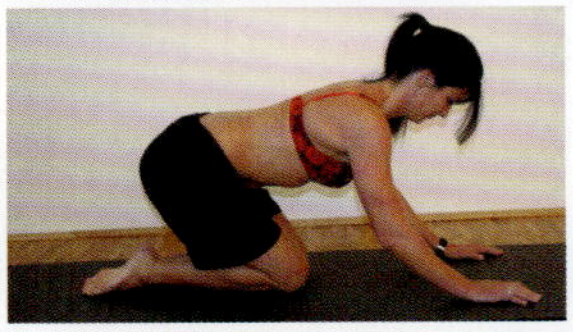 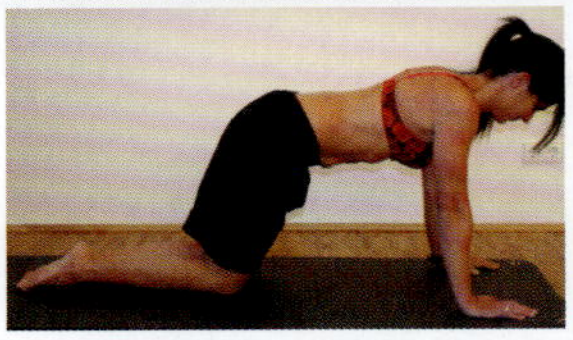	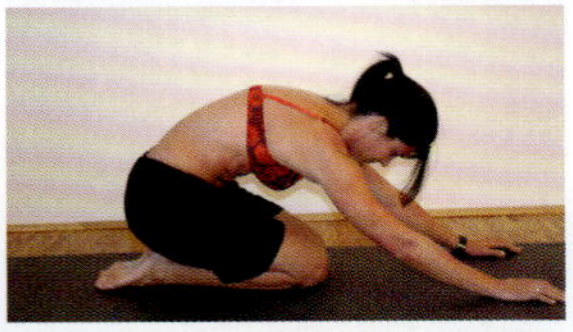 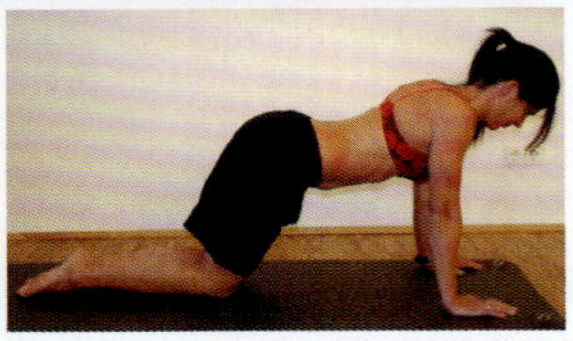
6	Kniebeugung in Bauchlage	Kniegelenke flektieren, ohne dass die Wirbelsäule extendiert oder rotiert	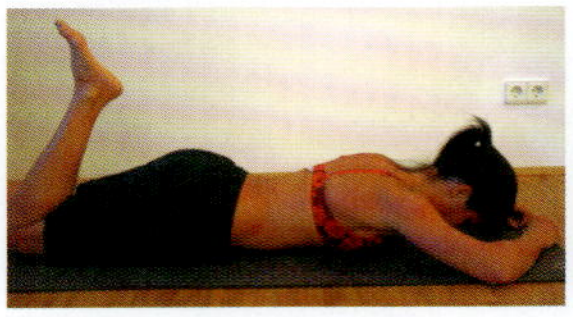	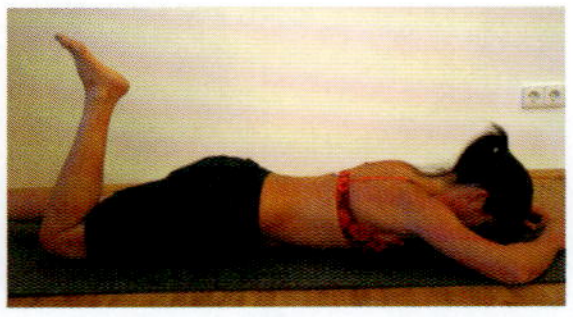

Luomajoki H. Sechs Richtige: Mit der Testbatterie die lumbale Bewegungskontrolle untersuchen. Manuelle Therapie 2012; 16: 220–225

Eigenschaften. Als einzelne Fähigkeiten sind sie fast nur unter Laborbedingungen nachweisbar mit EMG-Elektroden, Videoaufnahmen im Bewegungslabor und so weiter. Für die Klinik benötigen wir einfache, aussagekräftige und schnelle Tests.

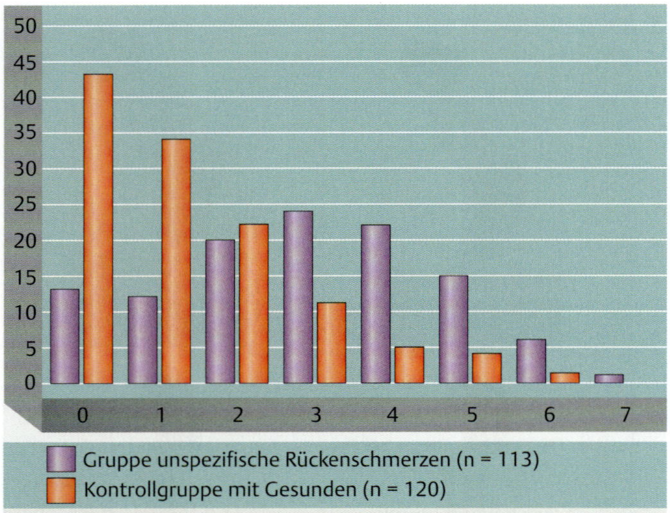

Abb. 2 Testresultate bei Gesunden (rot) und Patienten mit Rückenschmerzen (lila).

Schmerzen verändern den Kortex

In den letzten Jahren hat die Schmerzforschung große Fortschritte mittels funktioneller MRT-Untersuchungen gemacht. Das Verfahren stellt während der Untersuchung die aktiven Gehirnareale dar. Ein interessantes Areal ist der sensorische Kortex, den der berühmte Homunkulus veranschaulicht (► **Abb. 3**). Körperareale mit sehr genauem Differenzierungsvermögen umfassen im Homunkulus ein großes Gebiet. Das ist beispielsweise bei den Fingerspitzen oder dem Gesicht der Fall. Andere Areale mit geringerer „Bedeutung", wie der Rücken, belegen nur ein kleines Gebiet. Chronische Schmerzen ändern und verschieben die Areale [5]. Die Repräsentation der entsprechenden Körperregion im Gehirn wird unklar. Dies ist klinisch feststellbar (► **Abb. 4**).

Den sensorischen Kortex untersuchen

Therapeuten untersuchen die Repräsentation eines Körperareals im sensorischen Kortex mit der Zweipunktdiskrimination (ZPD). Je größer der Wert zwischen den zwei Punkten ist, desto schlechter ist die Körperwahrnehmung für dieses Areal. Wir verglichen die

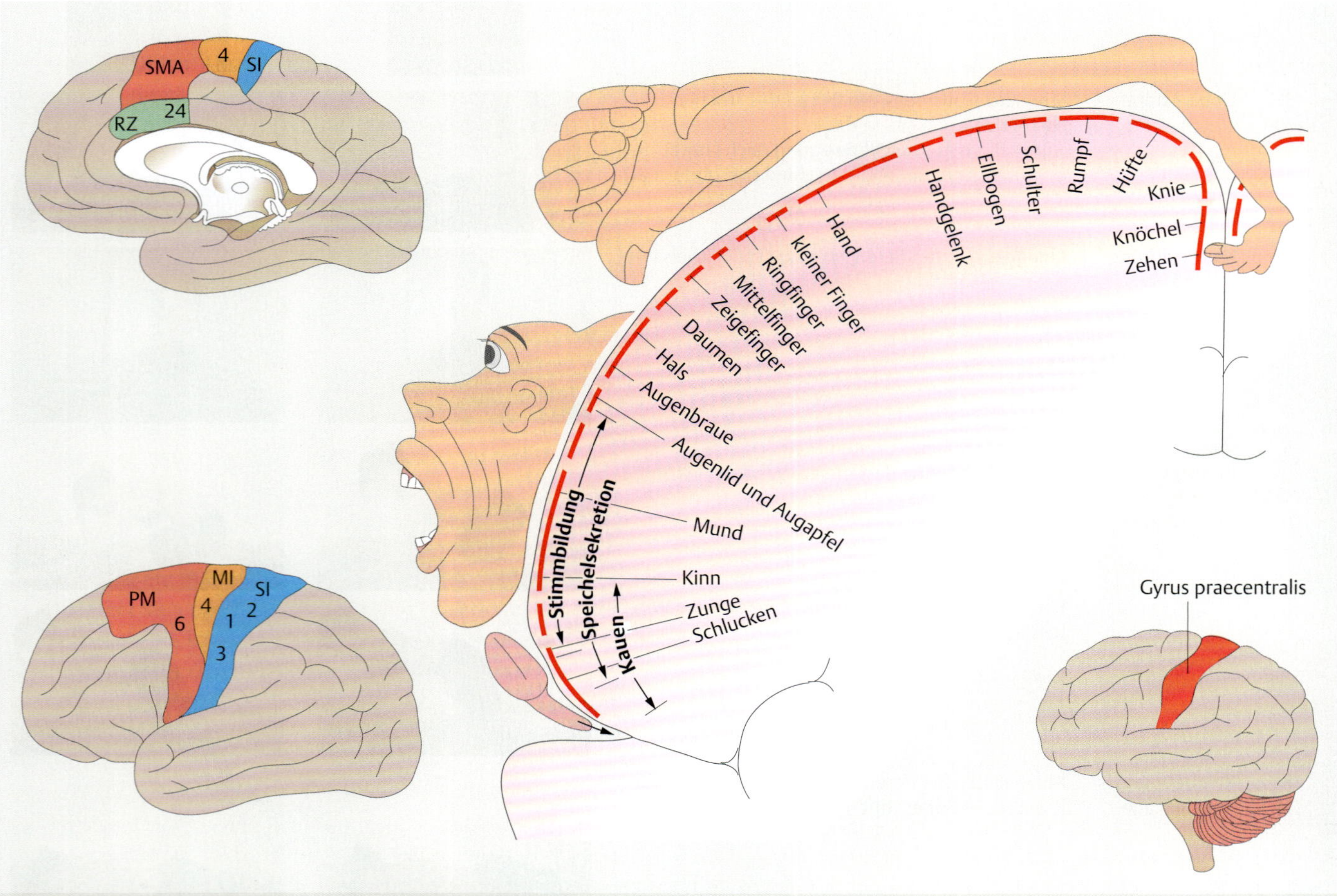

Abb. 3 Sensorischer Kortex mit Homunkulus.

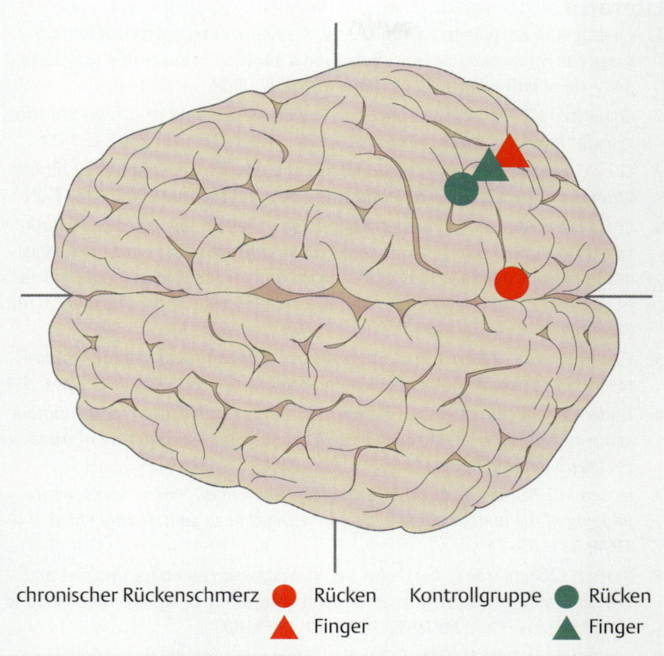

Abb. 4 Bei chronischen Schmerzen verschiebt sich die Repräsentation des Rückens.

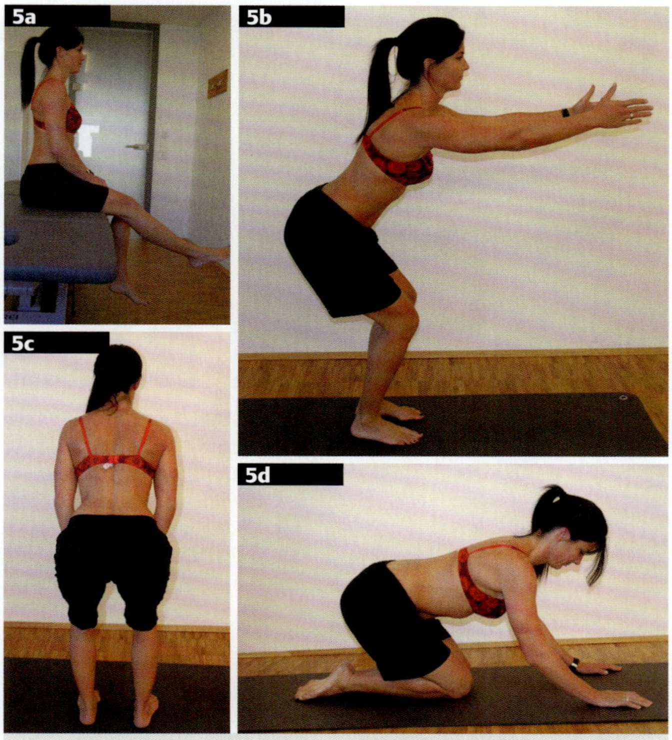

Abb. 5 Übungsbeispiele für die Flexionskontrolle: Bei allen Übungen versucht die Patientin, die Wirbelsäule in der Neutralstellung zu halten, während sie in den Hüft- und/oder anderen Beingelenken bewegt. Über das Tape erhält sie ein Feedback.

Bewegungskontrolle und Zweipunktdiskrimination von 45 Gesunden und 45 Patienten mit Rückenschmerzen [12]. Die Tests ergaben für die Gesunden: durchschnittlich 44 Millimeter bei der Diskrimination und ein positiver Test bei der Bewegungskontrolle (Testbatterie). Die Patienten erreichten: 62 Millimeter und drei positive Tests. Das sind klare Hinweise, dass die Körperwahrnehmung bei Patienten mit Bewegungskontrolldysfunktion problematisch ist.

Wie behandeln?

Da die Tests der Bewegungskontrolle richtungsspezifisch sind, können Übungen die problematische Richtung verbessern. Sie sind weder schwierig noch neu. Der springende Punkt ist, die mangelhafte Bewegungskontrollrichtung zu erkennen. Die ▶ **Abb. 5** bis ▶ **Abb. 7** zeigen typische Übungen zur Verbesserung der Bewegungskontrolle. In diesem Fall kann die Patientin die Wirbelsäule während einer flexorischen Bewegung nicht in einer neutralen Position halten. Der Rücken gibt flexorisch nach, was man nomenklatorisch als Flexionskontrolldysfunktion bezeichnet. Typischerweise bemerkt die Patientin dies nicht, sie meint, der Rücken sei gerade geblieben. Deshalb übt sie beispielsweise den Rücken neutral zu halten, während sie die Hüftgelenke beugt. Klassische Übungen sind: Kellnerbeuge, Kniebeuge oder Kniestreckung im Sitzen mit elongierter Wirbelsäule. Bei der Extensionsrichtung versucht die Patientin, in den Hüftgelenken zu extendieren, während die Wirbelsäule entweder neutral bleibt oder in die Gegenrichtung flektiert (wie bei der Beckenkippung in verschiedenen Ausgangspositionen). Bei Rotationsproblemen bewegt die Patientin das Becken rotatorisch. Sie müsste beispielsweise Einbeinstandaktivitäten üben. Mit dem Ziel, Becken und Lendenwirbelsäule neutral zu halten.

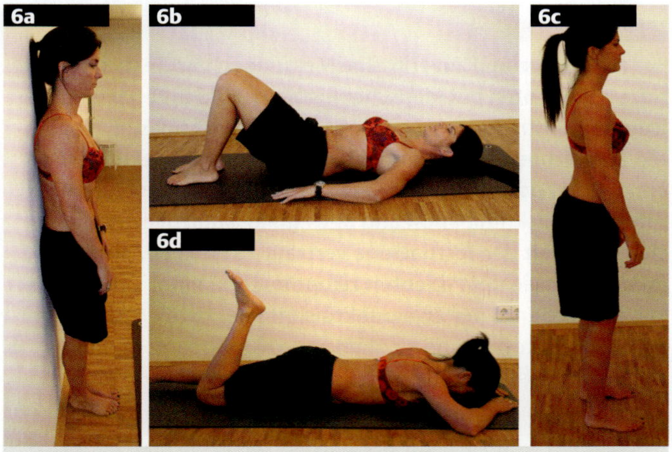

Abb. 6 Übungsbeispiele für die Extensionskontrolle: Die Beckenkippung lässt sich gut in verschiedenen Ausgangsstellungen üben. Auch Testbewegungen eignen sich für das Training.

Gibt es Evidenz?

In einer Fallserienstudie behandelten wir 38 Patienten mit unspezifischen Rückenschmerzen und mindestens zwei positiven Bewegungskontrolltests individuell [10]. Am Anfang und nach neun Therapiesitzungen führten die Therapeuten Messungen durch. Die Resultate können sich sehen lassen. Die im Alltag empfundene

Luomajoki H. Sechs Richtige: Mit der Testbatterie die lumbale Bewegungskontrolle untersuchen. Manuelle Therapie 2012; 16: 220–225

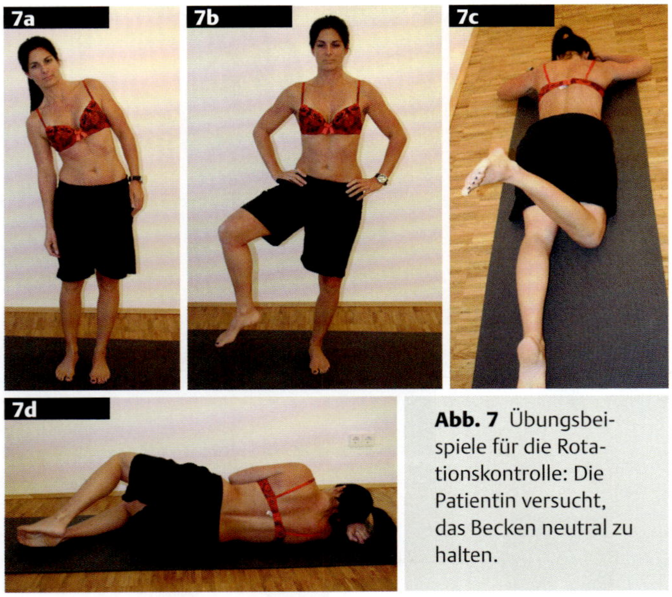

Abb. 7 Übungsbeispiele für die Rotationskontrolle: Die Patientin versucht, das Becken neutral zu halten.

Behinderung, die Patienten spezifische funktionelle Skala und die Bewegungskontrolle verbesserten sich um 40 bis 60 Prozent. Besteht ein Kausalzusammenhang? In der Studie gab es keine Kontrollgruppe. Wir konnten also nicht nachweisen, ob es sich um eine therapeutisch bewirkte oder spontane Verbesserung handelte. Momentan laufen zwei unterschiedliche, randomisierte Studien zu diesem Thema. Sie untersuchen die mögliche Kausalität und prüfen, ob Therapeuten Patienten mit spezifischer Bewegungskontrolldysfunktion spezifisch behandeln müssen.

FAZIT

Einfache, klare und zuverlässige Messungen und Tests sind nötig, um Patienten mit klinischer Instabilität zu untersuchen. Bewegungskontrolle ist möglicherweise ein wichtiges, die Patienten auszeichnendes Merkmal. Momentan laufen bei uns Studien, die die Zusammenhänge zwischen Körperwahrnehmung, Zweipunktdiskrimination und Bewegungskontrolle untersuchen. Sich mit der Testbatterie vertraut zu machen, die Bewegungskontrolle der Patienten zu optimieren, lohnt sich für Kliniker – und ebenso per Zweipunktdiskrimination die Körperwahrnehmung zu testen und zu üben.

AUTOR

Hannu Luomajoki

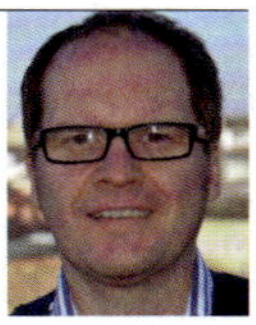

BIBLIOGRAFIE

DOI 10.1055/s-0032-1331824
manuelletherapie 2012; 16: 220–225

Stuttgart · New York · ISSN 1433-2671

Literatur

1. *Cheung KM, Karppinen J, Chan D et al. Prevalence and pattern of lumbar magnetic resonance imaging changes in a population study of one thousand forty-three individuals. Spine (Phila Pa 1976) 2009; 34: 934–40*
2. *Comerford MJ, Mottram SL. Functional stability re-training: principles and strategies for managing mechanical dysfunction. Manual Therapy 2001; 6: 3–14*
3. *Cook C, Brismee JM, Sizer PS. Subjective and objective descriptors of clinical lumbar spine instability: a Delphi study. Manual therapy 2006; 11: 11–21*
4. *Costa LO, Costa Lda C, Cancado RL et al. Short report: intra-tester reliability of two clinical tests of transversus abdominis muscle recruitment. Physiotherapy Research International : The Journal for Researchers and Clinicians in Physical Therapy; Physiotherapy Research International : The Journal for Researchers and Clinicians in Physical Therapy 2006; 11:, 48–50*
5. *Flor H, Braun C, Elbert T et al. Extensive reorganization of primary somatosensory cortex in chronic back pain patients. Neurosci Lett 1997; 224: 5–8*
6. *Hodges PW, Richardson CA. Inefficient muscular stabilization of the lumbar spine associated with low back pain. A motor control evaluation of transversus abdominis. Spine (Phila Pa 1976) 1996; 21, 2640–50*
7. *Jensen MC, Brant-Zawadzki MN, Obuchowski N et al. Magnetic resonance imaging of the lumbar spine in people without back pain. N Engl J Med 1994; 331: 69–73*
8. *Kjaer P, Leboeuf-Yde C, Korsholm L et al. Magnetic resonance imaging and low back pain in adults: a diagnostic imaging study of 40-year-old men and women. Spine (Phila Pa 1976) 2005; 30: 1173–80*
9. *Luomajoki H, Kool J, de Bruin ED et al. Movement control tests of the low back; evaluation of the difference between patients with low back pain and healthy controls. BMC Musculoskelet Disord 2008 ; 9 : 170*
10. *Luomajoki H, Kool J, de Bruin ED et al. Improvement in low back movement control, decreased pain and disability, resulting from specific exercise intervention. Sports Med Arthrosc Rehabil Ther Technol 2010; 2, 11*
11. *Luomajoki H, Kool J, de Bruin ED et al. Reliability of movement control tests in the lumbar spine. BMC Musculoskelet Disord 2007; 8: 90*
12. *Luomajoki H, Moseley GL. Tactile acuity and lumbopelvic motor control in patients with back pain and healthy controls. Br J Sports Med 2011; 45: 437–40*
13. *Mannion AF, Pulkovski N, Gubler D et al. Muscle thickness changes during abdominal hollowing: an assessment of between-day measurement error in controls and patients with chronic low back pain. Eur Spine J 2008; 17: 494–501*
14. *O'Sullivan P. Diagnosis and classification of chronic low back pain disorders: Maladaptive movement and motor control impairments as underlying mechanism. Manual Therapy 2005; 10: 242–255*
15. *Panjabi MM. The stabilizing system of the spine. Part I. Function, dysfunction, adaptation, and enhancement. Journal of spinal disorders 1992; 5: 383–9; discussion 397*
16. *Pulkovski N, Mannion AF, Caporaso F et al. Ultrasound assessment of transversus abdominis muscle contraction ratio during abdominal hollowing: a useful tool to distinguish between patients with chronic low back pain and healthy controls? Eur Spine J 2011; 750–759*
17. *Rackwitz B, de Bie R, Limm H et al. Segmental stabilizing exercises and low back pain. What is the evidence? A systematic review of randomized controlled trials. Clin Rehabil 2006; 20: 553–67*
18. *Sahrmann SA. Diagnosis and treatment of movement impairment syndromes. St.Louis: Mosby; 2002*
19. *van Dillen LR, Sahrmann SA, Norton BJ et al. Reliability of physical examination items used for classification of patients with low back pain. Physical Therapy 1998; 78: 979–988*
20. *van Trijffel E, Anderegg Q, Bossuyt PMM et al. Inter-examiner reliability of passive assessment of intervertebral motion in the cervical and lumbar spine: A systematic review. Manual Therapy 2005; 10, 256–269*

Schwerpunkt
WIRKMECHANISMEN DER WS-MANIPULATION

Spinale Manipulation funktioniert – nur wie?

PARADIGMENWECHSEL: Die aktuelle Evidenz zeigt, rein mechanische Modelle werden der spinalen Manipulation nicht gerecht. Umfassendere Modelle scheinen schlüssiger zu sein. Wie können sich Ausbildung und Praxis an das neue Paradigma anpassen?

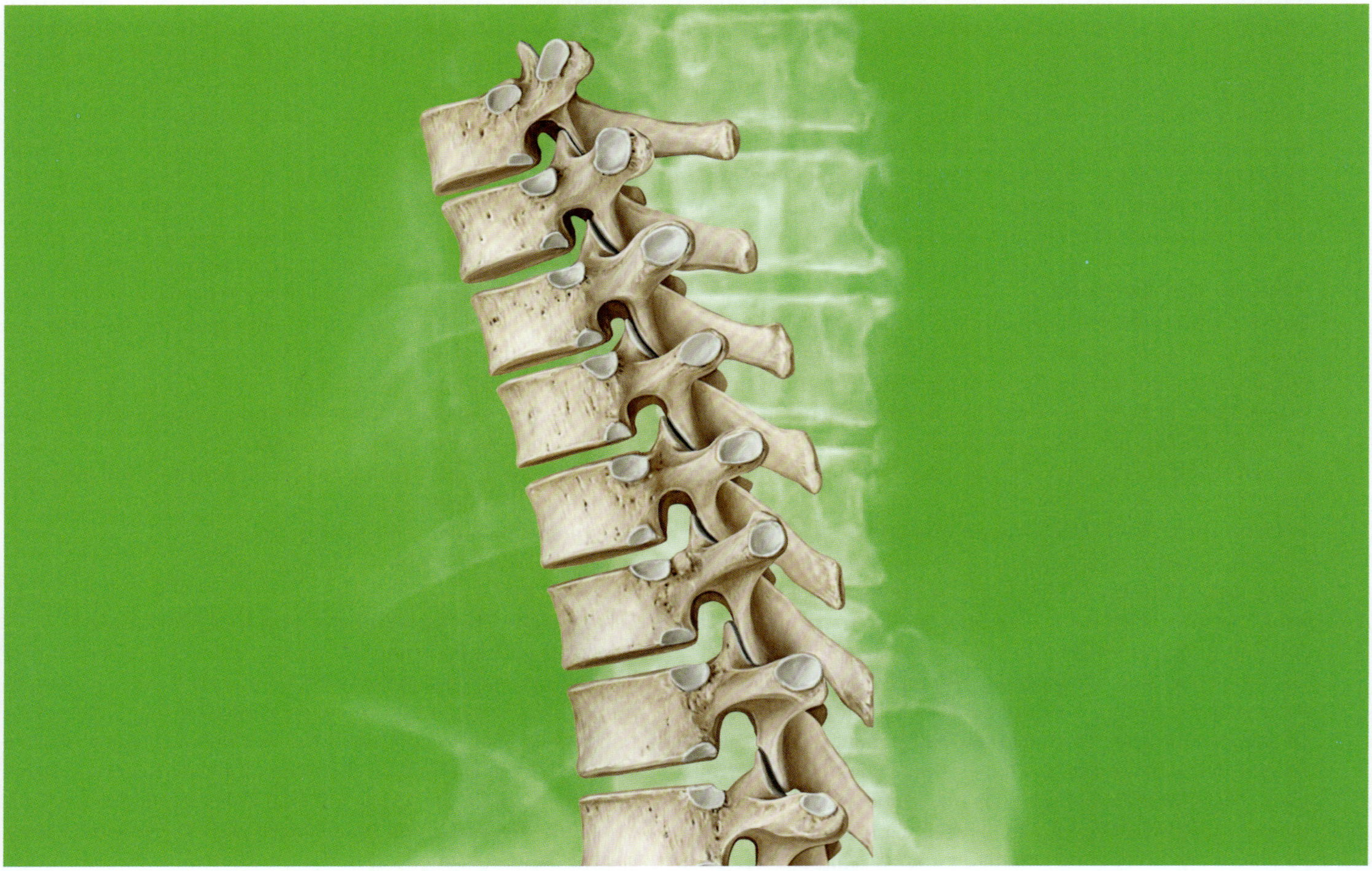

Flynn TW, Koppenhaver S, Cleland J, Hebert J. Spinale Manipulation funktioniert – nur wie? Manuelle Therapie 2012; 16: 163–169

Geschichte und Evidenz

Der älteste Text über die manipulative Therapie stammt aus Griechenland. Um 400 v. Chr. beschriebt Hippokrates eine spinale Manipulationstechnik. Man setzte die Schwerkraft zur Behandlung einer Skoliose ein [65]. Viele „Heiler" und medizinische Praktiker unterschiedlichster Couleur wendeten seitdem die spinale Manipulation gegen Wirbelsäulenschmerzen an. Hochqualitative Evidenz für Effektivitätsnachweise der Wirbelsäulenmanipulation fehlten jedoch sehr lange. Erst in den letzten 25 Jahren veränderte sich die Situation. Heute empfehlen klinische Leitlinien spinale manipulative Therapien zur Behandlung von Wirbelsäulenstörungen [10, 14].

Unbekannte Wirkmechanismen

Trotz zunehmender Evidenz für die Wirksamkeit spinaler Manipulation: Wir können weder die genauen Indikationen für Auswahl und Anwendung geeigneter Techniken noch den therapeutischen Wirkmechanismus benennen und beschreiben. Wir wissen, die Manipulation funktioniert. Aber bis vor Kurzem wussten wir nicht, warum es so ist. Eine für die Medizin durchaus übliche Situation. Schon Hippokrates betrachtete Weidenrinde als Medizin. Jahrhundertelang setzte man sie ein. Die erste klinische Untersuchung fand jedoch erst 1763 statt. Pierre Joseph Leroux isolierte 1829 das Salizin, aus dem Bayer-Mitarbeiter schließlich das Aspirin entwickelten [51]. Den Wirkmechanismus, das Inhibieren der Prostaglandinsynthese, entdeckten Forscher jedoch erst 1971 [51]. Dass es funktioniert wussten wir seit Jahrhunderten. Den Grund kannten wir nicht.

Ähnliches gilt für die spinale Manipulation: Mit steigender Evidenz akzeptierte die medizinische Praxis sie zunehmend. Erst seit Kurzem verstehen wir die der Manipulation zugrunde liegenden Mechanismen. Dieses Verständnis hinterfragt die langjährigen Überzeugungen der Praktiker und wird das Lehren und Ausüben der Manipulation wahrscheinlich sehr verändern.

Review der Evidenz

Die seit Jahrhunderten angewendete spinale Manipulation ist nach wie vor eine populäre Therapie zur Behandlung von Patienten mit Kreuzschmerzen [29]. Umfangreiche Forschungsprojekte bemühten sich sehr, die klinische Effektivität der spinalen manipulativen Therapie (SMT) nachzuweisen. Trotzdem bleibt die Interpretation der Fachliteratur eine komplexe Herausforderung.

Welche Techniken sind für wen effektiv?

Aktuelle systematische Reviews randomisierter Studien zur spinalen manipulativen Therapie zeigen, sie ist eine effektive Behandlungsmöglichkeit für Patienten mit Kreuzschmerzen und anderen Alternativen mindestens ebenbürtig [8, 9, 52, 69, 81]. Ebenso wie bei anderen Behandlungsmethoden für Patienten mit Kreuzschmerzen sind die untersuchten Behandlungseffekte für spinale manipulative Therapie meistens gering [57]. Die Evidenz für eine den anderen Therapien überlegene Effektivität überzeugt nicht. Nichtsdestotrotz bleibt das Manipulieren der Wirbelsäule eine realistische Option. Die meisten nationalen Leitlinien für Patienten mit akuten und chronischen Kreuzschmerzen empfehlen sie [2, 20]. Die Evidenz für die Effektivität der spinalen manipulativen Therapie zu interpretieren, fordert jedoch heraus und ist umstritten. Fachleute diskutieren sie kontrovers. Inzwischen sorgt eine weitere Forschungsfrage für Aufmerksamkeit. Wie klassifizieren wir Patienten mit Kreuzschmerzen in klinisch relevante Subgruppen? Die potenzielle Bedeutung der Patientenklassifizierung eröffnet einen neuen Blickwinkel auf die Effektivität der spinalen manipulativen Therapie.

Klassifikationen optimieren die Auswahl der Techniken

Die klinische Erfahrung zeigt, spinale manipulative Therapie ist am effektivsten, wenn wir sie bei ausgewählten Patienten mit Kreuzschmerzen anwenden. Die meisten Studien zur Effektivität fassen die Auswahlkriterien für die Teilnehmer trotzdem recht weit. Daraus folgt, dass sie Kohorten mit heterogenen Kreuzschmerzen untersuchen. Gleichzeitig nehmen sie irrigerweise an, dass die Teilnehmer an derselben Störung leiden und auf die angewandten Therapien vergleichbar reagieren. Ansätze mit einer Patientenklassifizierung berücksichtigen dagegen die individuellen Merkmale und nutzen dieses Wissen, um die klinische Entscheidungsfindung und die Therapieauswahl zu verbessern. Das Potenzial der Patientenklassifizierung ist, durch eine optimal zum Patienten passende Therapie die Behandlungseffektivität zu erhöhen.

Mit fünf Merkmalen Patienten klassifizieren

Ein möglicher Ansatz zur Klassifizierung von Kreuzschmerzen ist, Patienten aufgrund ihrer klinischen Reaktion bestimmten Behandlungen zuzuordnen [22, 41]. Diese behandlungsbasierte Klassifikation beinhaltet eine Subgruppe von Patienten, für die spinale manipulative Therapie sehr wahrscheinlich klinisch erfolgreich ist. Außerdem ermöglicht diese Vorgehensweise einen anderen Blickwinkel, um die Effektivität der Therapie zu verstehen. Erstmals identifizierten Flynn und Kollegen diese Untergruppe. Sie leiteten eine klinische Vorhersageregel ab [30], indem sie aus der Krankengeschichte und der Funktionsuntersuchung fünf Variablen des Patienten identifizierten. Assoziiert mit einer günstigen klinischen Reaktion auf spinale manipulative Therapie und Übungen sind demnach:

- Schmerzdauer unter 16 Tagen
- weniger als 19 Punkte auf der Funktionssubskala des Fear-Avoidance-Beliefs-Fragebogens (FABQ)
- mindestens ein Hüftgelenk mit einem Bewegungsumfang von mehr als 35° Innenrotation
- Hypomobilität der Lendenwirbelsäule
- keine Symptome distal des Knies

Erfolgreiche Therapie bei vier von fünf Merkmalen

Liegen bei einem Patienten mit Kreuzschmerzen mindestens vier der Faktoren vor, beträgt die Wahrscheinlichkeit mit spinaler manipulativer Therapie und Übungen klinisch erfolgreich zu sein mindestens 95 Prozent. Anschließende Untersuchungen ergaben eine vorläufige Evidenz für die Validität dieser Kriterien. Dabei wendete man die Merkmale auf eine Kohorte mit der Derivationsstudie vergleichbaren Teilnehmern an [11]. Weitere Evidenz spricht dafür, dass die Kriterien für Patienten mit Kreuzschmerzen gelten, für die Therapeuten manipulative Impulstechniken mit hoher Geschwindigkeit und niedriger Amplitude (High-Velocity-Thrust, HVT) auswählen [15, 75]. Die Kriterien gelten jedoch nicht für Patienten, die man mit Mobilisationstechniken ohne Impuls behandelt [17, 39].

Evidenz gegen das mechanische Modell

Traditionellerweise wählt man manuelle Therapieinterventionen aufgrund des biomechanischen Modells aus [44]. Die meisten manualtherapeutischen Paradigmen lauten: Identifiziere eine biomechanische Restriktion und richte die Behandlung auf sie aus – in einer spezifischen Richtung, mit einem spezifischen Kraftaufwand, für einen spezifischen Zeitraum. Üblicherweise geht man davon aus, dass die gewählte Technik die biomechanische Restriktion abschwächt und somit Symptome und Schmerzen reduziert. Häufig nimmt man an, nur das Korrigieren der biomechanischen Einschränkungen ermöglicht eine vollständige, schmerzfreie Genesung.

Sind die Untersuchungstechniken reliabel und valide?

Viele in den letzten Jahren veröffentlichte Studien hinterfragen das biomechanische Modell. Beispielsweise dokumentieren sie ausführlich, dass viele Untersuchungstechniken unzuverlässig sind. Das gilt für Techniken, die biomechanische Dysfunktionen (insbesondere Hypomobilität) identifizieren und mutmaßlich korrigieren [47, 56, 61, 62, 64]. Sie verfügen nicht über die erforderliche Validität, um sie anzuwenden [1, 24]. Allerdings ist die Reliabilität bei der Identifizierung eines schmerzhaften Segments nachweislich um einiges größer als bei der Identifizierung einer segmentalen Bewegungseinschränkung [71].

Kann man ein Segment isoliert behandeln?

Traditionelle Theorien beharren stets darauf, dass wir in der Lage sind, eine biomechanische Restriktion zu identifizieren, auf eine genau festgelegte Weise zu behandeln und so die Symptome des Patienten zu vermindern. Studien zeigen, es ist eher nicht möglich, die Behandlung ausschließlich auf ein bestimmtes Segment auszurichten [3, 50, 53, 68]. Kulig und Kollegen untersuchten per dynamischem MRT die Kinematik der Wirbelsäule während einer Mobilisation von posterior nach anterior im Lendenbereich [50]. Sie wiesen nach, bei einer posterior anterioren Mobilisation Grad IV eines vorab ausgewählten Segmentes [59] bewegte sich die Lendenwirbelsäule in allen Ebenen. Eine ähnliche Studie führten Lee und Kollegen für die Halswirbelsäule durch: Sie behandelten 19 Teilnehmer mit einer Mobilisation Grad III am Dornfortsatz C5. Die Ergebnisse zeigen, die maximale Bewegung fand im Segment C2/C3 statt (in rotatorischer Richtung) [53]. Die Mobilisation war also nicht spezifisch. Mehr oder weniger von der eigentlichen Anwendungsstelle entfernt liegende Segmente bewegten sich stärker.

Lassen sich Kavitationen exakt platzieren?

Gegenwärtig ist das dynamische MRT für Wirbelbewegungen bei manipulativen Impuls – beziehungsweise High-Velocity-Thrust (HVT) – Techniken noch nicht empfindlich genug. Einige Studien [3, 68] untersuchten jedoch die Lage der Kavitation während einer spinalen Manipulation. So konnten die Forscher schließlich nachweisen, dass die Manipulation weder spezifisch noch auf das Zielsegment begrenzt ist. Ross und Kollegen [68] untersuchten die Genauigkeit einer auf die Brust- und Lendenwirbelsäule gerichteten HVT-Manipulation bei 64 Patienten. Sie stellten fest, wo die Kavitation stattfand. Die Manipulation der Brustwirbelsäule war während 53 Prozent der Anwendungsdauer genau, die der Lendenwirbelsäule hingegen nur während 43 Prozent. Darüber hinaus gingen die Kavitationen bei jeder einzelnen HVT-Manipulation von zahlreichen Segmenten aus. Beffa und Mathews führten eine auf L5 oder die Sakroiliakalregion gerichtete HVT-Manipulation durch [3]. Die Ergebnisse zeigten, dass es keine signifikante Korrelation zwischen dem anvisierten Gelenk und der Lage der Kavitationen gab. Unabhängig von der angewandten Technik traten die Kavitationen in der gesamten Lenden-Becken-Region auf [3]. Daher überrascht es nicht, dass bei Patienten mit mechanischen Kreuz- oder Nackenschmerzen das Auftreten (oder Ausbleiben) einer Kavitation nicht mit Schmerzlinderung oder Funktionsverbesserung korreliert [16, 31, 32].

Ausgewählte versus zufällige Techniken

Wenn laut Evidenz manuelle Therapietechniken nicht segmentspezifisch sind, müssen wir uns fragen, ob die Wahl der Technik wirklich so wichtig ist, wie wir meinen? Mehrere Studien [13, 37, 80] untersuchten die Wirkung unterschiedlicher manueller Therapietechniken auf Schmerzen und Funktionsstörungen bei Patienten mit Nacken- und Kreuzschmerzen. Chiradejnant et al. untersuchten, ob eine vom Therapeuten ausgewählte oder eine zufällig ausgewählte Technik (zentrale PA-, unilaterale PA-, transversale Mobilisation) die patientenzentrierten Ergebnisse stärker beeinflusst. In beiden Patientengruppen nahmen die Schmerzen ab. Es gab keine statistisch signifikanten Unterschiede zwischen beiden Gruppen – ein Hinweis darauf, dass die Wahl der Technik nicht wichtig ist [13]. Chiradejnant et al. verglichen die Ergebnisse von Patienten mit Kreuzschmerzen, bei denen man entweder ein schmerzhaftes (laut Assessment) oder ein zufällig ausgewähltes Segment behandelt hatte (PA-Mobilisation). Die Resultate zeigen: Die Behandlung symptomatischer Segmente reduziert Schmerzen stärker als die Behandlung zufällig ausgewählter Segmente. Eine Sekundäranalyse der kombinierten Daten aus beiden genannten Studien untersuchte, ob eine auf L1-L3 oder auf L4-L5 gerichtete Mobilisation besser ist. In Bezug auf die Schmerzlinderung schnitt die Mobilisation von L4-L5 besser ab [12].

PA-Mobilisation: Bei einer Patientenpopulation mit unilateralen Nackenschmerzen verglichen Kanlayanaphotporn et al. die unmittelbare Wirkung einer vom Therapeuten ausgewählten Technik (unilaterale PA auf der Seite, auf der die Schmerzen auftreten) und einer zufällig ausgewählten Technik (zentrale, unilaterale und kontralaterale PA). Abgesehen von einer Zunahme des Bewegungsumfangs der zervikalen Flexion konnten sie keine signifikanten Unterschiede feststellen [45]. Die Autoren folgerten, dass die zielgerichtete Mobilisation nicht effektiver war, als die zufällig ausgewählte. In einer Folgestudie [46] verglichen sie bei Patienten mit bilateralen Nackenschmerzen die Wirkung einer zentralen PA-Mobilisation und einer zufällig ausgewählten Technik. Der Vergleich fiel zugunsten der zielgerichtet ausgewählten Technik aus: Der Unterschied zwischen den beiden Patientengruppen bezüglich der Schmerzlinderung war gering, aber statistisch signifikant. Allerdings zweifeln die Autoren die klinische Relevanz dieses Resultates an.

High-Velocity-Thrust-Manipulation: Muss man für eine High-Velocity-Thrust (HVT)-Manipulation eine spezifische Technik wählen? Cleland et al. [17] untersuchten Patienten, die einer klinischen Vorhersageregel [11] entsprachen. Sie wiesen nach, dass es irrelevant ist, welche Technik der HVT-Manipulation der Therapeut anwendet (Behandlung der Lenden-Becken-Region in Rückenlage oder Behandlung der Lendenregion in Seitenlage). Schmerzen und Funktionsstörungen besserten sich bei beiden Gruppen sowohl kurz- als auch langfristig. Die Verbesserungen waren statistisch signifikant und klinisch bedeutungsvoll. Haas und Kollegen konstatierten vergleichbare Befunde bei Patienten mit mechanischen Nackenschmerzen [37]. In ihrer Studie behandelten die Therapeuten das im Assessment als eingeschränkt identifizierte Segment der Halswirbelsäule oder ein zufällig ausgewähltes Segment. Schmerzen und Steifheit unterschieden sich in beiden Gruppen nicht. Auch van Schalkwijk et al. [80] stellten bei 30 Patienten mit Nackenschmerzen keine Unterschiede fest. In zehn Einheiten behandelte man die Patienten entweder mit einer zervikal-rotatorischen oder einer zervikal-lateralen Break-Manipulation. Die Daten legen nahe, die individuelle Wahl der Technik ist nicht so wichtig, wie wir bisher angenommen haben.

Mobilisation versus HVT-Manipulation

Mobilisation und Manipulation wirken eventuell aufgrund unterschiedlicher Mechanismen [7]. In neueren Studien verbesserten HVT-Manipulationen [15, 17, 25] Schmerzen und Funktionsstörungen stärker als Mobilisationstechniken. Sind die unterschiedlichen Wirkmechanismen der Grund? Cleland et al. wiesen nach, dass bei einer bestimmten Subgruppe von Patienten mit Kreuzschmerzen HVT-Manipulationen bessere Ergebnisse erzielen als Mobilisationstechniken. Das heißt: Laut kurzfristiger Follow-up-Untersuchungen verbessern sich die Schmerzen, laut kurz- und langfristiger Folgeuntersuchungen verbessert sich die Funktion [17]. Außerdem konnte gezeigt werden: Bei Patienten mit mechanischen Nackenschmerzen bessern sich Schmerzen und Funktion deutlicher, wenn man sie mit einer HVT-Manipulation behandelt, statt mit einer auf die Brustwirbelsäule gerichteten Mobilisationstechnik [15]. Dunning und Kollegen verglichen eine HVT-Manipulation der oberen Hals- und oberen Brustwirbelsäule und eine Mobilisation bei Patienten mit mechanischen Nackenschmerzen. In der Follow-up-Untersuchung nach 48 Stunden beobachteten die Untersucher bei den Patienten mit HVT-Manipulation eine stärkere Schmerzlinderung und Funktionsverbesserung [25].

Reicht das biomechanische Modell aus?

Die aktuelle Evidenzlage lässt vermuten, die Entscheidung für eine bestimmte Behandlungsmethode ausschließlich aufgrund des biomechanischen Modells ist mehrfach limitiert [5]. Angesichts des in der Fachliteratur dokumentierten Mangels an segmentaler Spezifizität ist eventuell das Auswählen einer bestimmten manipulativen Technik nicht so entscheidend, wie ursprünglich angenommen. Allerdings sind bei Mobilisationstechniken für Patienten mit Kreuzschmerzen bessere Ergebnisse zu erwarten, wenn der Kliniker das am stärksten schmerzende Segment und weiter unten in der Lendenwirbelsäule liegende Ziele (L4/L5) anvisiert. Bei bestimmten Patientenpopulationen scheint außerdem die HVT-Manipulation zu besseren Ergebnissen zu führen als die Mobilisation.

Neues umfassendes Modell

Seit Jahrzehnten versuchen Forscher, die physiologischen Mechanismen der Schmerzlinderung der spinalen manipulativen Therapie zu identifizieren. Anfänglich konzentrierten sie sich ausschließlich auf biomechanische Effekte und untersuchten beispielsweise Wirbelbewegungen, Kräfte und Positionsveränderungen [34–36, 79]. Neuerdings untersucht man jedoch vermehrt die bei spinaler manipulativer Therapie auftretenden neurophysiologischen Veränderungen. 2009 veröffentlichten Bialosky et al. einen Artikel, in dem sie große Teile der mechanistisch geprägten Fachliteratur zur manuellen Therapie zusammenfassten und als umfassendes Modells strukturierten (▶ **Abb. 1**). Sie argumentieren, dass die meisten Studien über die potenziellen Mechanismen der spinalen manipulativen Therapie sich auf einzelne physiologische Effekte konzentrierten. So konnten sie wichtige Interaktionen zwischen multiplen Systemen nicht bewerten und Beobachtungen nicht alternativ erklären [4].

Keine bleibenden biomechanischen Effekte

Zunächst dokumentiert das Modell nach Bialosky et al. die unmittelbaren biomechanischen Veränderungen durch einen lokalen mechanischen Stimulus. Mit ausgeklügelten Verfahren zeichneten Forscher die Kräfte und Wirbelbewegungen auf, die nach einem High-Velocity-Thrust auf die Wirbelsäule in den lokalen und umliegenden Wirbeln auftreten. Die Untersucher stellten generell fest, während einer spinalen manipulativen Therapie bewegen die Wirbel sich tatsächlich. Dabei beschränkt sich die Bewegung nicht auf die anvisierte Ebene oder das Segment [34, 35, 43,50]. Weitere Studien untersuchten unmittelbar nach einer spinalen manipulativen Therapie die Veränderungen des intradiskalen Drucks [58], der spinalen Steifheit [33], der Separation der Facettengelenke [19], der intervertebralen Bewegung [27] und des spinalen Bewegungsumfangs [27, 60, 82]. Nur wenige Studien beinhalteten ein umfangreiches Follow-up. Sie lassen jedoch vermuten, dass die Veränderungen vorübergehend sind [28, 33, 63]. Zudem lässt die bis heute unzureichende Evidenz vermuten, dass sich die knöcherne Ausrichtung nicht wirklich verändert, auch wenn die manuelle Bewertung einen anderen Eindruck vermittelt [79]. Daher postulieren Bialosky et al., vorübergehende biomechanische Veränderungen sind nicht unmittelbar für die Wirkung der spinalen manipulativen Therapie verantwortlich. Biomechanische Stimuli verändern neurophysiologische Reaktionen. Diese Änderungen bewirken die mit manueller Therapie assoziierten Ergebnisse [4].

Flynn TW, Koppenhaver S, Cleland J, Hebert J. Spinale Manipulation funktioniert – nur wie? Manuelle Therapie 2012; 16: 163–169

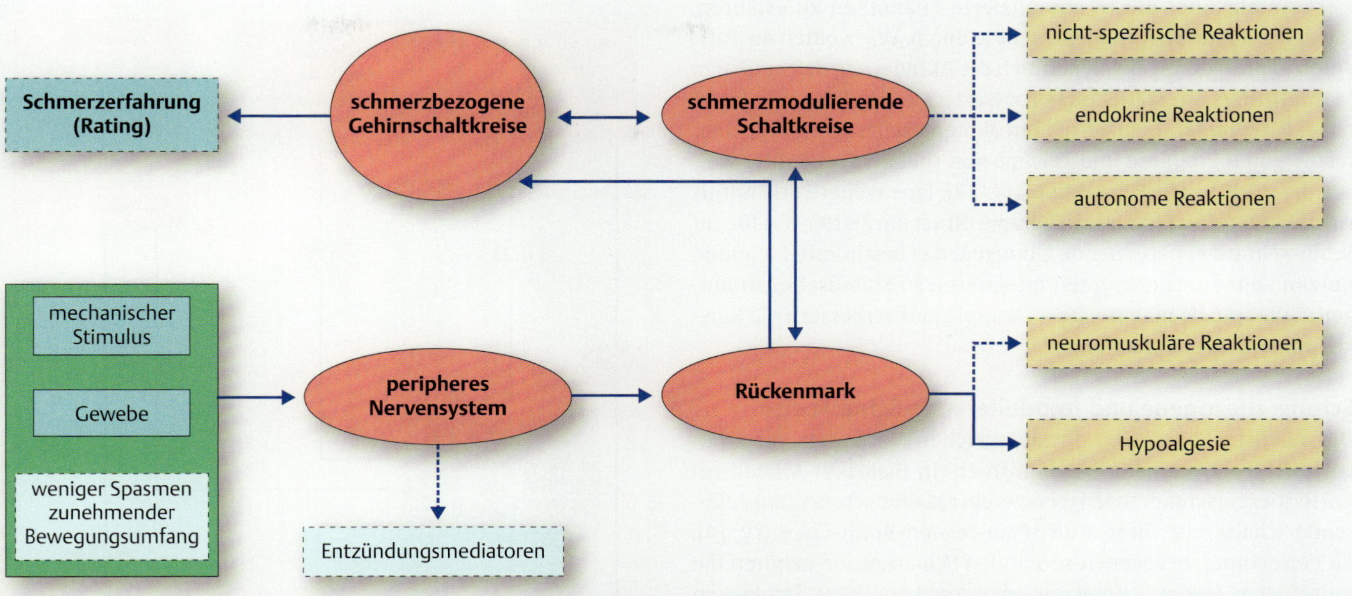

Abb. 1 Mechanismen der spinalen manipulativen Therapie als umfassendes Modell (mod. nach Bialosky et al. 2009).

Neurophysiologische Änderungen im peripheren Nervensystem

Die unterste Ebene der neurophysiologischen Veränderungen liegt im peripheren Nervensystem. Nach einer spinalen manipulativen Therapie beeinflussen veränderte Entzündungsmediatoren, Neurotransmitter und Nozizeptoren die Schmerzverarbeitung. Studien dokumentieren veränderte Zytokin-, Serotonin- und β-Endorphin-Spiegel nach einer spinalen manipulativen Therapie [21, 78]. Diese Änderungen im peripheren Nervensystem können sowohl Veränderungen im Rückenmark bewirken als auch von diesen bewirkt werden.

Neurophysiologische Änderungen im Rückenmark

Das Rückenmark ist die zweite Station in diesem Modell. Obwohl eine direkte Messung der spinalen Physiologie schwierig ist, berichten zahlreiche Studien von Hypoalgesie nach einer spinalen manipulativen Therapie. Ein aktuelles systematisches Review bündelt Daten aus 20 randomisierten kontrollierten Studien. Diese evaluierten die nach einer spinalen manipulativen Therapie auftretenden Veränderungen der Schmerzempfindlichkeit als Reaktion auf chemische, elektrische, mechanische und thermale Stimuli [18]. Die Autoren fanden heraus, spinale manipulative Therapie hebt die Druckschmerzschwelle stärker an als andere Interventionen, vor allem an entfernten Stellen. Die Hypoalgesie tritt nur distal (nicht proximal) der manipulierten Stelle auf. Deshalb folgerten die Autoren, dass höchstwahrscheinlich das zentrale Nervensystem auf der Ebene des Rückenmarks den Effekt bewirkt.

Neuromotorische Veränderungen

Auch für die Annahme, dass nach einer spinalen manipulativen Therapie neuromotorische Veränderungen auftreten, gibt es immer mehr Evidenz. Allerdings fordert es uns nach wie vor heraus, die variablen Veränderungen sinnvoll zu interpretieren. Entsprechende Studien deuten darauf hin, dass die spinale manipulative Therapie die muskuläre Ruheaktivität reduziert und die Muskelaktivität während der Kontraktion fazilitiert (oder disinhibiert). Dieser Effekt könnte jedoch von mehreren Faktoren abhängen, beispielsweise ob der Patient symptomatisch ist oder nicht, um welchen Muskel es sich handelt und von weiteren Faktoren. In den meisten Studien über Veränderungen der muskulären Ruheaktivität ergab die Elektromyographie hypertoner Muskeln einen kurzen Aktivitätsausbruch nach spinaler manipulativer Therapie. Anschließend nahm der Muskeltonus ab, häufig auf ein für asymptomatische Personen typisches Niveau [23, 42, 54, 55, 72]. Intuitiv erscheint dies sinnvoll. Es erklärt ein von Klinikern häufig beobachtetes Phänomen: Spinale manipulative Therapie vermindert Muskelspasmen.

Verbesserte Muskelkontraktion

Andere Studien stellten eine erhöhte Muskelkontraktionsfähigkeit nach spinaler manipulativer Therapie fest: im Rumpf [48, 49, 67] und in der Peripherie [26, 73, 74]. In unseren neueren Arbeiten untersuchten wir die Zusammenhänge zwischen dem Kontrahieren von Rumpfmuskeln und der klinischen Verbesserung nach spinaler manipulativer Therapie. Wir prüften die bei Patienten mit Kreuzschmerzen häufig inhibierten Rumpfmuskeln [49] und stellten fest: Die verbesserte Kontraktion des lumbalen M. multifidus korreliert mit der klinischen Verbesserung eine Woche nach der ersten spinalen manipulativen Therapie. (Für den M. abdominis transversus und M. obliquus internus abdominis gilt dies nicht.) Die muskulären Veränderungen machten jedoch nur 7 Prozent der verbesserten Funktionsstörungen aus. Dieser Befund unterstreicht, wie kompliziert die multisystemischen Mechanismen sind, die die klinische Verbesserung nach einer spinalen manipulativen Therapie bewirken.

Um mehr über dieses komplizierte Phänomen zu erfahren, führten wir eine Subgruppen-Analyse durch. Wir wollten die Patienten identifizieren, bei denen sich die Aktivierung des lumbalen M. multifidus am stärksten verbesserte. Unsere Resultate legen nahe: Patienten mit einigermaßen akuten Kreuzschmerzen, einer relativ guten Prognose und Zeichen von spinaler Instabilität weisen die stärkste Muskelreaktion auf [37]. Eine weitere Erkenntnis ist, die spinale manipulative Therapie öffnet ein Zeitfenster für auf Schlüsselmuskeln abzielende Übungen, das bestimmte Patienten nutzen können. Therapeuten integrieren so Stabilisationsübungen in die spinale manipulative Therapie und verbessern die Muskelfunktion ihrer Patienten.

Schmerzbezogene und -modulierende Schaltkreise

Die höchste Ebene der physiologischen Veränderungen betrifft die supraspinalen Mechanismen. In Bialoskys Modell repräsentieren schmerzbezogene zerebrale und schmerzmodulierende Schaltkreise diese Stufe (Pain-related-Brain-Circuitry) [4]. Zu den schmerzbezogenen zerebralen Schaltkreisen gehören die unmittelbar an der Schmerzverarbeitung beteiligten Strukturen und die der Schmerzinhibition. Letztere sind eventuell wichtiger. Schmerzmodulierende Schaltkreise sind indirekte Verbindungen zu den primären Leitungsbahnen der Schmerzverarbeitung/-inhibition. Sie bilden den größten Teil im übrigen Gehirn und autonomen Nervensystem. Die Evidenz für die supraspinalen Mechanismen beinhaltet unter anderem veränderte kortikale somatosensorische evozierte Potenziale [38, 76, 77] und die veränderte kortikomotorische Verarbeitung. Beide Aspekte deuten darauf hin, die spinale manipulative Therapie beeinflusst die sensorisch-motorische Integration. Außerdem berücksichtigt das Modell autonome und endokrine Reaktionen, wie Veränderungen von Blutfluss, Herzfrequenz und Blutdruck [70] sowie nicht-spezifische und psychologische Mediatoren, wie Plazebowirkungen [6], Patientenerwartungen und angstbedingtes Vermeidungsverhalten [30, 66].

Dauerhafte Effekte berücksichtigen

Typische Limitationen kennzeichnen die Fachliteratur zu den Mechanismen der spinalen manipulativen Therapie. Die Autoren konzentrieren sich auf einzelne nach einer spinalen manipulativen Therapie auftretende physiologische Effekte. Weitere Limitationen sind: ausschließlich asymptomatische Personen nehmen an den Studien teil, Schwächen im Herstellen von Zusammenhängen zwischen beobachteten physiologischen Veränderungen und klinisch relevanten Ergebnissen (wie Schmerzlinderung und Verbesserung von Funktionsstörungen) und das Messen ausschließlich unmittelbarer Effekte (im Gegensatz zu dauerhaften Wirkungen).

Als Reaktion auf diese weitverbreiteten Limitationen haben wir kürzlich ein mehrstufiges mechanistisches Modell der spinalen manipulativen Therapie anhand einer Pfadanalyse untersucht [33]. Ein mechanistisches Modell passte am besten zu unseren Daten. Es beinhaltet physiologische Veränderungen der spinalen Steifheit und der Rekrutierung des lumbalen M. multifidus. Außerdem zeigte es: Die klinische Vorhersageregel der spinalen manipulativen Therapie korreliert mit verminderter Funktionsstörung nach einer Woche (► **Abb. 2**). Wie Bialoskys Modell vorhersagt [4], bestand ein Zusammenhang zwischen der unmittelbar abnehmenden spinalen Steifheit und der gleichzeitig auftretenden verbesserten Kontraktion des lumbalen M. multifidus. Auch nach einer Woche bestand die verbesserte Kontraktionsfähigkeit noch. Sie korrelierte mit der verminderten, durch die Kreuzschmerzen verursachten Funktionsstörung.

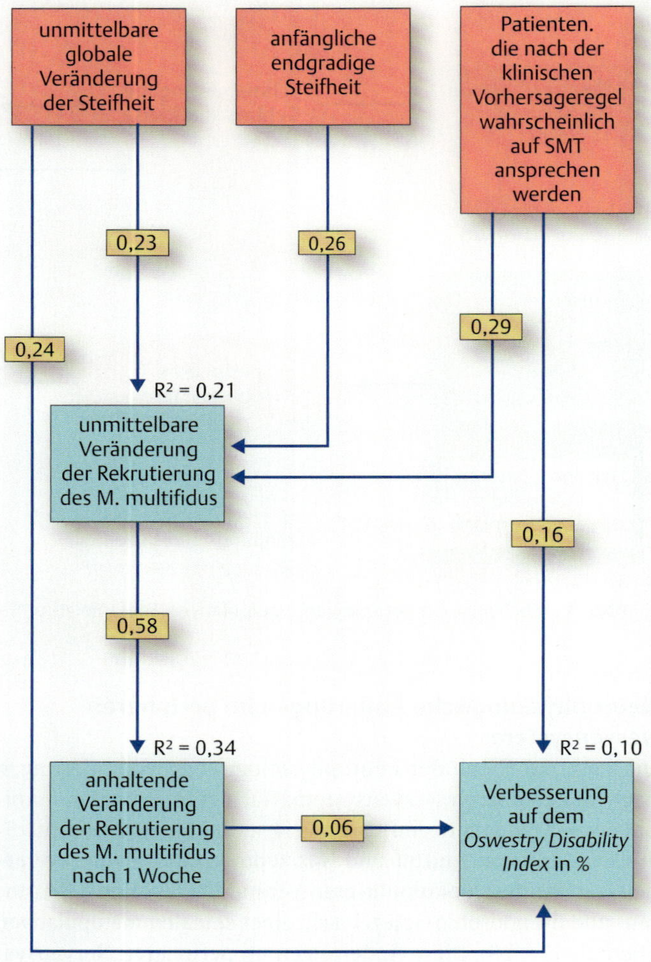

Abb. 2 Ökonomischstes pfadanalytisches Modell [33].

Implikationen

Die Anwender von Manipulationstechniken beschreiben traditionell ihre Tätigkeit und die ihrer Meinung nach stattgefundenen Patientenreaktionen vor allem aus einer mechanistisch geprägten Sichtweise. Dies wirkt sich auf die aktuelle Praxis der Manipulation signifikant aus – sowohl für Patienten und Therapeuten als auch für Ausbilder und Forscher.

Kommunikation und Paradigma verändern

Gegenüber Patienten beschreiben Therapeuten ihre Techniken in einer sehr mechanistischen Sprache: „Ihr L5 ist rotiert und ich werde ihn so manipulieren, dass die normale Position (oder der normale Bewegungsumfang) wiederhergestellt wird." Diese sehr vage und ungenaue Beschreibung ist fehlerhaft und kann bei Patienten abnormale Bewegungsängste erzeugen. Sie glauben, ihre Wirbelsäule sei ernsthaft beschädigt oder, im Falle eines Rezidivs, dauerhaft verschoben.

„Ich bewege Ihre Wirbelsäule, um Ihr Nervensystem so zu stimulieren, dass es die Schmerzen lindert und dafür sorgt, dass Ihre Muskeln besser arbeiten können", ist dagegen eine allgemeinere und richtigere Beschreibung. Ein derartiger Sprachgebrauch verändert das Paradigma des Therapeuten. Der Schwerpunkt liegt weniger auf Gelenken, sondern mehr auf dem Bewegungssystem als Ganzem.

Ausbildung modifizieren

Die Worte, mit denen wir die Manipulation beschreiben, bilden einen Bezugsrahmen. Innerhalb dieses Rahmens betrachtet der Therapeut das Ausführen einer Technik und die daraus resultierende Wirkung auf den Patienten. Diese Erkenntnis muss auch die Berufs- und Postgraduiertenausbildung berücksichtigen. Viele „Denkrichtungen" innerhalb der manuellen Therapie beschreiben die Techniken traditionellerweise, indem sie von einem spinalen segmentalen Bezugspunkt ausgehen. Ob die intendierten Wirkungen sich auf Gelenkflächen oder Bandscheiben beziehen, bleibt unberücksichtigt. Dies erzeugt beim Lernenden eine kognitive Voreingenommenheit. Führt man dagegen die Resultate der Interventionen auf den Input für die segmentalen Gelenkstrukturen zurück, wäre dies ein kognitiver Entwicklungssprung für die Lernenden.

Die Wissenschaft der Manipulation ist sehr viel komplexer als das einfache Bewegen vertebraler Knochensegmente. Daher sollten wir Ausbilder einen umfassenderen Ansatz anstreben, der vor allem die Evidenz für die Effektivität berücksichtigt. Unter dem Vorbehalt, dass wir gerade erst beginnen, den zugrunde liegenden Wirkmechanismus zu verstehen. Die nächsten Schritte könnten sein: einen umfassenden multisystemischen Mechanismus des therapeutischen Handelns vorstellen, die Implikationen dieses Bezugssystems in die Patientenversorgung diskutieren, den Schwerpunkt auf die Entwicklung von Fertigkeiten legen – wobei der Umgang mit Patienten und ihr allgemeines Wohlbefinden sowie die Körperposition von Patient und Therapeut im Mittelpunkt stehen. Das Durchführen der spinalen Manipulation sollte für Therapeuten und Patienten/Klienten eine angenehme und positive Erfahrung sein. Es sollte mehr um diese Aspekte gehen, als um die beabsichtigte Bewegung von Gelenkflächen.

Clinical Reasoning verändern

Die meisten Forschungsarbeiten der letzten 50 Jahre befassten sich mit der Mechanik der spinalen Manipulation. Forscher beschäftigten sich mit gekoppelten spinalen Bewegungen, Messungen der Gelenksteifheit und den Kraftparametern der Manipulation. Ein relativ simples Modell trieb diese Forschungsagenda an. Es stellte das Facettengelenk oder Zygapophysealgelenk als Zielpunkt der spinalen Manipulation dar. Inzwischen hat sich die Forschung weiterentwickelt. Heute umfasst sie auch die Neurobiologie der Schmerzwahrnehmung. Es ist sehr gut möglich, dass die Forschungsergebnisse die Strategien des Clinical Reasoning radikal verändern. Beispielsweise könnte sich eine auf spinale Manipulation ansprechende Subgruppe entwickeln: weg von Maßeinheiten der Steifheit oder beabsichtigter Gelenkpositionen in unterschiedlichen Bewegungsumfängen hin zur Messung von Druckschmerzschwellen auf der Wirbelsäule oder den Extremitäten. Würde dies das Lehren der spinalen Manipulation verändern? Wahrscheinlich tiefgreifend: Möglicherweise integrieren zukünftige Assessmentsysteme die Druckalgometrie. Ein mögliches Entscheidungsmodell könnte Aussagen beinhalten wie: Weist ein Patient an drei spezifischen Punkten eine Druckempfindlichkeit auf, wählt der Therapeut eine auf die spezifische spinale Region abzielende Manipulationstechnik – unabhängig von „lokalen" mechanischen Befunden. Die Entscheidungsfindung in der täglichen Praxis der Manipulation würde sich sicherlich sehr verändern.

Neue Erkenntnisse integrieren

Für die nächsten Jahre ist es unerlässlich, dass sich Praktiker, Forscher und Lehrer der spinalen manipulativen Therapie ein umfassenderes Verständnis der spinalen Manipulation aneignen. Wahrscheinlich werden wir uns von älteren Paradigmen verabschieden und sie in eine „historische Sichtweise" entlassen. Entsteht neue Evidenz, übernehmen wir sie. Bricht die neue Evidenz mit einem aktuellen Paradigma des Denkens und der Entscheidungsfindung, ist dies immer schwierig. Hoffentlich nehmen wir die spannenden neuen Einsichten in die spinale Manipulation rasch und professionell an und integrieren neue Modelle in unsere Praxis, Ausbildung und Forschung.

AUTOR

Timothy W. Flynn, Shane Koppenhaver, Joshua Cleland, Jeff Hebert

Timothy W. Flynn

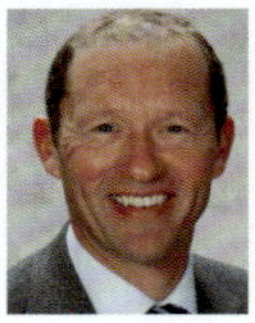

BIBLIOGRAFIE

DOI 10.1055/s-0032-1327027
manuelletherapie 2012; 16: 163-169

Stuttgart · New York · ISSN 1433-2671

Literatur

1. *Abbott J, Mercer S. Lumbar segmental hypomobility: criterion-related validity of clinical examination items (a pilot study New Zealand Journal of Physiotherapy 2003; 31(1): 3–9*
2. *Balagué F, Mannion AF, Pellisé F et al. Non-specific low back pain. Lancet 2012; 379(9814): 482–491*
3. *Beffa R, Mathews R. Does the adjustment cavitate the targeted joint? An investigation into the location of cavitation sounds. Journal of Manipulative & Physiological Therapeutics 2004; 27(2): 5p*

4. BialoskyJ, Bishop M, Price D et al. The mechanisms of manual therapy in the treatment of musculoskeletal pain: a comprehensive model. Man Ther 2009; 14(5): 531–8. doi:10.1016/j.math.2008.09.001
5. Bialosky J, George S, Bishop M. How spinal manipulative therapy works: why ask why? Journal of Orthopaedic & Sports Physical Therapy 2008; 38(6): 293–295
6. Bialosky J, Simon C, Bishop M et al. Basis for spinal manipulative therapy: A physical therapist perspective. J Electromyogr Kinesiol 2011; doi:10.1016/j.jelekin.2011.11.014
7. Bolton PS, Budgell BS. Spinal manipulation and spinal mobilization influence different axial sensory beds. Medical Hypotheses 2006; 66(2): 258–262
8. Bronfort G, Haas M, Evans R et al. Evidence-informed management of chronic low back pain with spinal manipulation and mobilization. The Spine Journal: Official Journal Of The North American Spine Society 2008; 8(1): 213–225
9. Bronfort G, Haas M, Evans RL et al. Efficacy of spinal manipulation and mobilization for low back pain and neck pain: a systematic review and best evidence synthesis. The Spine Journal: Official Journal Of The North American Spine Society 2004; 4(3): 335–356
10. Childs JD, Cleland JA, Elliott JM et al. Neck pain: Clinical practice guidelines linked to the International Classification of Functioning, Disability, and Health from the Orthopedic Section of the American Physical Therapy Association. The Journal Of Orthopaedic And Sports Physical Therapy 2008; 38(9): A1–A34
11. Childs JD, Fritz JM, Flynn TW et al. A clinical prediction rule to identify patients with low back pain most likely to benefit from spinal manipulation: a validation study. Annals Of Internal Medicine 2004; 141(12): 920–928
12. Chiradejnant A, Latimer J, Maher C et al. Does the choice of spinal level treated during posteroanterior (PA) mobilisation affect treatment outcome? Physiotherapy Theory & Practice 2002; 18(4): 165–174
13. Chiradejnant A, Maher C, Latimer J et al. Efficacy of "therapist-selected" versus "randomly selected" mobilisation techniques for the treatment of low back pain: a randomised controlled trial. Australian Journal of Physiotherapy 2003; 49(4): 233–241
14. Chou R, Qaseem A, Snow V et al. Diagnosis and treatment of low back pain: a joint clinical practice guideline from the American College of Physicians and the American Pain Society. Annals Of Internal Medicine 2007; 147(7): 478–491
15. Cleland JA, Glynn P, Whitman JM et al. Short-Term Effects of Thrust Versus Nonthrust Mobilization/Manipulation Directed at the Thoracic Spine in Patients With Neck Pain: A Randomized Clinical Trial. Physical Therapy 2007; 87(4): 431–440. doi:10.2522/ptj.20060217
16. Cleland J, Flynn T, Childs J et al. The audible pop from thoracic spine thrust manipulation and its relation to short-term outcomes in patients with neck pain. Journal of Manual & Manipulative Therapy 2007; 15(3): 143–154
17. Cleland J, Fritz J, Kulig K et al. Comparison of the effectiveness of three manual physical therapy techniques in a subgroup of patients with low back pain who satisfy a clinical prediction rule: a randomized clinical trial. Spine 2009; 34(25): 2720–2729. doi:10.1097/BRS.0b013e3181b48809
18. Coronado R, Gay C, Bialosky J et al. Changes in pain sensitivity following spinal manipulation: A systematic review and meta-analysis. J Electromyogr Kinesiol 2012; doi:10.1016/j.jelekin.2011.12.013
19. Cramer GD, Gregerson DM, Knudsen JT et al. The effects of side-posture positioning and spinal adjusting on the lumbar Z joints: a randomized controlled trial with sixty-four subjects. Spine 2002; 27(22): 2459–2466
20. Dagenais S, Tricco AC, Haldeman S. Synthesis of recommendations for the assessment and management of low back pain from recent clinical practice guidelines. The Spine Journal: Official Journal Of The North American Spine Society 2010; 10(6): 514–529
21. Degenhardt B, Darmani N, Johnson J et al. Role of osteopathic manipulative treatment in altering pain biomarkers: a pilot study. J Am Osteopath Assoc 2007; 107(9): 387–400
22. Delitto A, Erhard RE, Bowling RW. A treatment-based classification approach to low back syndrome: identifying and staging patients for conservative treatment. Physical therapy 1995; 75(6): 470–85
23. DeVocht JW, Pickar JG, Wilder DG. Spinal manipulation alters electromyographic activity of paraspinal muscles: a descriptive study. J Manipulative Physiol Ther 2005; 28(7): 465–71
24. Dreyfuss P, Michaelsen M, Pauza K et al. The value of medical history and physical examination in diagnosing sacroiliac joint pain. Spine 1996; 21(22): 2594–2602
25. Dunning JR, Cleland JA, Waldrop MA et al. Upper cervical and upper thoracic thrust manipulation versus nonthrust mobilization in patients with mechanical neck pain: a multicenter randomized clinical trial. The Journal Of Orthopaedic And Sports Physical Therapy 2012; 42(1): 5–18
26. Dunning J, Rushton A. The effects of cervical high-velocity low-amplitude thrust manipulation on resting electromyographic activity of the biceps brachii muscle. Manual Therapy 2009; 14(5): 508–513
27. Fernandez-de-las-Penas C, Downey C, Miangolarra-Page JC. Immediate changes in radiographically determined lateral flexion range of motion following a single cervical HVLA manipulation in patients presenting with mechanical neck pain: A case series. International Journal of Osteopathic Medicine 2005; 8, 139–145
28. Fernández-De-Las-Peñas C, Palomeque-del-Cerro L, Rodríguez-Blanco C et al. Changes in neck pain and active range of motion after a single thoracic spine manipulation in subjects presenting with mechanical neck pain: A case series. Journal of manipulative and physiological therapeutics 2007; 30(4): 312–320
29. Feuerstein M, Marcus SC, Huang GD. National trends in nonoperative care for nonspecific back pain. The Spine Journal: Official Journal Of The North American Spine Society 2004; 4(1): 56–63
30. Flynn T, Fritz J, Whitman J et al. A clinical prediction rule for classifying patients with low back pain who demonstrate short-term improvement with spinal manipulation. Spine 2002; 27(24): 2835–43
31. Flynn TW, Childs J, Fritz J. The audible pop from high-velocity thrust manipulation and outcome in individuals with low back pain. Journal of Manipulative & Physiological Therapeutics 2006; 29(1): 40–45
32. Flynn TW, Fritz J, Wainner R, Whitman J. The audible pop is not necessary for successful spinal high-velocity thrust manipulation in individuals with low back pain. Archives of Physical Medicine & Rehabilitation 2003; 84(7): 1057–1060
33. Fritz J, Koppenhaver S, Kawchuk G et al. Preliminary Investigation of the Mechanisms Underlying the Effects of Manipulation: Exploration of a Multivariate Model Including Spinal Stiffness, Multifidus Recruitment, and Clinical Findings. Spine 2011 (Phila Pa 1976); 36(21): 1772–1781. doi:10.1097/BRS.0b013e318216337d
34. Gal J, Herzog W, Kawchuk G et al. Movements of vertebrae during manipulative thrusts to unembalmed human cadavers. J Manipulative Physiol Ther 1997a; 20(1): 30–40
35. Gal J, Herzog W, Kawchuk G et al. Measurements of vertebral translations using bone pins, surface markers and accelerometers. Clin Biomech 1997b (Bristol, Avon); 12(5): 337–340
36. Gal JM, Herzog W, Kawchuk GN et al. Forces and relative vertebral movements during SMT to unembalmed post-rigor human cadavers: peculiarities associated with joint cavitation. J Manipulative Physiol Ther 1995; 18(1): 4–9
37. Haas M. Efficacy of Cervical Endplay Assessment as an Indicator for Spinal Manipulation. Spine 2003; 28(11): 1091–1096
38. Haavik-Taylor H, Murphy B. Cervical spine manipulation alters sensorimotor integration: a somatosensory evoked potential study. Clin Neurophysiol 2007; 118(2): 391–402. doi:10.1016/j.clinph.2006.09.014
39. Hancock MJ, Maher CG, Latimer J et al. Independent evaluation of a clinical prediction rule for spinal manipulative therapy: a randomised controlled trial. European Spine Journal: Official Publication Of The European Spine

Society, The European Spinal Deformity Society, And The European Section Of The Cervical Spine Research Society 2008; 17(7): 936–943

40. *Harvey N, Cooper C. Physiotherapy for neck and back pain. BMJ 2005 (Clinical Research Ed.); 330(7482): 53–54*
41. *Hebert JJ, Koppenhaver, SL, Walker BF. Subgrouping Patients With Low Back Pain: A Treatment-Based Approach to Classification. Sports Health: A Multidisciplinary Approach 2011; doi:10.1177/1941738111415044*
42. *Herzog, W, Scheele D, Conway PJ. Electromyographic responses of back and limb muscles associated with spinal manipulative therapy. Spine 1999; 24(2): 146–52; discussion 153*
43. *Ianuzzi A, Khalsa PS. High loading rate during spinal manipulation produces unique facet joint capsule strain patterns compared with axial rotations. J Manipulative Physiol Ther 2005; 28(9): 673–87*
44. *Jull G, Moore A. Are manipulative therapy approaches the same? Manual Therapy 2002; 7(2): 63*
45. *Kanlayanaphotporn R, Chiradejnant A, Vachalathiti R. The immediate effects of mobilization technique on pain and range of motion in patients presenting with unilateral neck pain: a randomized controlled trial. Archives Of Physical Medicine And Rehabilitation 2009; 90(2): 187–192*
46. *Kanlayanaphotporn R, Chiradejnant A, Vachalathiti R. Immediate effects of the central posteroanterior mobilization technique on pain and range of motion in patients with mechanical neck pain. Disability & Rehabilitation 2010; 32(8): 622–628. doi:10.3109/09638280903204716*
47. *Keating JC, Bergmann TF, Jacobs GE et al. Interexaminer reliability of eight evaluative dimensions of lumbar segmental abnormality. Journal Of Manipulative And Physiological Therapeutics 1990; 13(8): 463–470*
48. *Keller TS, Colloca CJ. Mechanical force spinal manipulation increases trunk muscle strength assessed by electromyography: a comparative clinical trial. J Manipulative Physiol Ther 2000; 23(9): 585–95*
49. *Koppenhaver S, Fritz J, Hebert J et al. Association between changes in abdominal and lumbar multifidus muscle thickness and clinical improvement after spinal manipulation. J Orthop Sports Phys Ther 2011; 41(6): 389–99. doi:10.2519/jospt.2011.3632*
50. *Kulig K, Landel R, Powers C. Assessment of lumbar spine kinematics using dynamic MRI: a proposed mechanism of sagittal plane motion induced by manual posterior-to-anterior mobilization. J Orthop Sports Phys Ther 2004; 34(2): 57–64*
51. *Lafont O. [From the willow to aspirin]. Revue D'histoire De La Pharmacie 2007; 55(354): 209–216*
52. *Lawrence DJ, Meeker W, Branson R et al. Chiropractic management of low back pain and low back-related leg complaints: a literature synthesis. Journal Of Manipulative And Physiological Therapeutics 2008; 31(9): 659–674*
53. *Lee RYW, McGregor AH, Bull AMJ et al. Dynamic response of the cervical spine to posteroanterior mobilisation. Clinical Biomechanics 2005 (Bristol, Avon); 20(2): 228–231*
54. *Lehman GJ, McGill SM. Spinal manipulation causes variable spine kinematic and trunk muscle electromyographic responses. Clin Biomech 2001 (Bristol, Avon); 16(4): 293–9*
55. *Lehman GJ, Vernon H, McGill SM. Effects of a mechanical pain stimulus on erector spinae activity before and after a spinal manipulation in patients with back pain: a preliminary investigation. J Manipulative Physiol Ther 2001; 24(6): 402–6*
56. *Love RM, Brodeur RR. Inter- and intra-examiner reliability of motion palpation for the thoracolumbar spine. Journal Of Manipulative And Physiological Therapeutics 1987; 10(1): 1–4*
57. *Machado LAC, Kamper SJ, Herbert RD et al. Analgesic effects of treatments for non-specific low back pain: a meta-analysis of placebo-controlled randomized trials. Rheumatology 2009; 48(5): 520*
58. *Maigne JY, Guillon F. Highlighting of interverebral movements and variations of intradiskal pressure during lumbar spine manipulation: a feasibility study. J Manipulative Physiol Ther 2000; 23, 531–535*
59. *Maitland G. Maitland's Vertebral Manipulation (6th ed. Oxford: Butterworth-Heinemann; 2000*
60. *Martínez-Segura R, Fernández-de-las-Peñas C, Ruiz-Sáez M et al. Immediate effects on neck pain and active range of motion after a single cervical high-velocity low-amplitude manipulation in subjects presenting with mechanical neck pain: a randomized controlled trial. Journal of manipulative and physiological therapeutics 2006; 29(7): 511–517*
61. *Meijne W, van Neerbos K, Aufdemkampe G. Intraexaminer and interexaminer reliability of the Gillet Test. Journal of Manipulative & Physiological Therapeutics 1999; 22(1): 4–9*
62. *Mootz RD, Keating JC, Kontz HP et al. Intra- and interobserver reliability of passive motion palpation of the lumbar spine. Journal Of Manipulative And Physiological Therapeutics 1989; 12(6): 440–445*
63. *Nilsson N, Christensen HW, Hartvigsen J. Lasting changes in passive range motion after spinal manipulation: a randomized, blind controlled trial. Journal of Manipulative and Physiological Therapeutics 1996; 19(3): 165–168*
64. *O'Haire C, Gibbons P. Inter-examiner and intra-examiner agreement for assessing sacroiliac anatomical landmarks using palpation and observation: pilot study. Manual Therapy 2000; 5(1): 13–20*
65. *Pettman E. A History of Manipulative Therapy. The Journal of Manual & Manipulative Therapy, 15(3): 165–174*
66. *Puentedura EJ, Landers MR, Cleland JA et al. Thoracic spine thrust manipulation versus cervical spine thrust manipulation in patients with acute neck pain: a randomized clinical trial. The Journal of Orthopaedic and Sports Physical Therapy 2011; 41(4): 208–220. doi:10.2519/jospt.2011.3640*
67. *Raney NH, Teyhen DS, Childs JD. Observed changes in lateral abdominal muscle thickness after spinal manipulation: a case series using rehabilitative ultrasound imaging. J Orthop Sports Phys Ther 2007; 37(8) 472–9*
68. *Ross J, Bereznick D, McGill S. Determining cavitation location during lumbar and thoracic spinal manipulation: is spinal manipulation accurate and specific? Spine 2004; 29(13): 1452–1457*
69. *Rubinstein SM, van Middelkoop M, Assendelft WJ et al. Spinal manipulative therapy for chronic low-back pain. Cochrane Database Of Systematic Reviews (Online) 2011; (2) CD008112*
70. *Schmid, A, Brunner F, Wright A, Bachmann L. Paradigm shift in manual therapy? Evidence for a central nervous system component in the response to passive cervical joint mobilisation. Man Ther 2008; 13(5): 387–96. doi:10.1016/j.math.2007.12.007*
71. *Schneider M, Erhard R, Brach J et al. Spinal palpation for lumbar segmental mobility and pain provocation: an interexaminer reliability study. Journal of Manipulative & Physiological Therapeutics 2008; 31(6): 465–473*
72. *Sterling M, Jull G, Wright A. Cervical mobilisation: concurrent effects on pain, sympathetic nervous system activity and motor activity. Man Ther 2001, 6(2): 72–81*
73. *Suter E, McMorland G. Decrease in elbow flexor inhibition after cervical spine manipulation in patients with chronic neck pain. Clin Biomech 2002 (Bristol, Avon); 17(7): 541–4*
74. *Suter E, McMorland G, Herzog W, Bray R. Decrease in quadriceps inhibition after sacroiliac joint manipulation in patients with anterior knee pain. J Manipulative Physiol Ther 1999; 22(3): 149–53*
75. *Sutlive TG, Mabry LM, Easterling EJ et al. Comparison of short-term response to two spinal manipulation techniques for patients with low back pain in a military beneficiary population. Military Medicine 2009; 174(7): 750–756*
76. *Taylor HH, Murphy B. The effects of spinal manipulation on central integration of dual somatosensory input observed after motor training: a crossover study. Journal of manipulative and physiological therapeutics 2010a; 33(4): 261–272*
77. *Taylor HH, Murphy B. Altered central integration of dual somatosensory input after cervical spine manipulation. Journal of manipulative and physiological therapeutics 2010b; 33(3): 178–188*
78. *Teodorczyk-Injeyan JA, Injeyan HS, Ruegg R. Spinal manipulative therapy reduces inflammatory cytokines but not substance P production in normal subjects. J Manipulative Physiol Ther 2006; 29(1): 14–21*

79. *Tullberg T, Blomberg S, Branth B, Johnsson R. Manipulation does not alter the position of the sacroiliac joint. A roentgen stereophotogrammetric analysis. Spine 1998; 23(10): 1124–8; discussion 1129*
80. *van Schalkwyk R, Parkin-Smith G. A clinical trial investigating the possible effect of the supine cervical rotatory manipulation and the supine lateral break manipulation in the treatment of mechanical neck pain: a pilot study. Journal of Manipulative & Physiological Therapeutics 2000; 23(5): 324–331*
81. *van Tulder MW, Koes B, Malmivaara A. Outcome of non-invasive treatment modalities on back pain: an evidence-based review. European Spine Journal: Official Publication Of The European Spine Society, The European Spinal Deformity Society, And The European Section Of The Cervical Spine Research Society 2006; 15 Suppl 1, S64–S81*
82. *Whittingham W, Nilsson N. Active range of motion in the cervical spine increases after spinal manipulation (toggle recoil J Manipulative Physiol Ther 2001; 24(9): 552–5*

Manipulation der Wirbelsäule: Wie gut ist diese Therapieform belegt?

RECHERCHE: Professor Edzard Ernst, der Autor dieses Artikels, von der Universität Exeter hat sich kritisch zur „Wirksamkeit der Manipulation" geäußert [4]. Stutzig machten ihn: die deutliche Diskrepanz zwischen den publizierten Behauptungen und der Evidenz sowie die fehlende Plausibilität sogenannter „Subluxationen" [6][7]. Hat er etwas gegen diese Behandlung? Ist er zu subjektiv? Manche Manualtherapeuten meinen, ja. Ein Anreiz für ihn, alle publizierten Cochrane Reviews zum Thema zusammenzufassen – für die evidenzbasierte Therapie.

Relevante Cochrane Reviews

Experten der evidenzbasierten Medizin identifizierten wiederholt Cochrane Reviews als die höchste Evidenzstufe: Die Reviews sind transparent, objektiv, aktuell und (möglichst) frei von persönlichen Meinungen. Hinzu kommt: Weder ich noch einer meiner Mitarbeiter hat einen der für diesen Artikel verwendeten Cochrane Reviews zur Manipulation verfasst.

Um sicher zu sein, dass ich alle relevanten Cochrane Publikationen zur Wirbelsäulen-Manipulation und Mobilisation erfasse, habe ich in der Cochrane Datenbank recherchiert – mit den Schlüsselwörter: manual therapy, manual medicine, manipulation, mobilisation, chiropractic und osteopathy. Reviews, die nicht spezifisch auf diese Therapieformen fokussiert waren, habe ich ausgeschlossen zum Beispiel [2, 9, 12].

Die Suche ergab sechs Cochrane Reviews [1, 5, 8, 10, 11, 13], die den höchsten Qualitätsansprüchen genügten. Wesentliche Details dieser Artikel finden Sie in ► **Tab. 1**, zum Beispiel die Anzahl der randomisierten kontrollierten Studien und die Therapieformen. Vier Autorenteams führten eine Metaanalyse der Daten durch. Drei Reviews befassen sich mit der Wirksamkeit manipulativer Techniken bei Rückenschmerzen [1, 11, 13].

Tab. 1 Cochrane Reviews zur Manuellen Therapie

Erstautor [Referenz]	Krankheit Symptom	RCTs n	Meta-analyse	primäres Ziel	inkludierte Therapieformen	Konklusion (Zitat)
Rubinstein [11]	chronische Rückenschmerzen	26	+	Schmerz Funktion	alle Formen der WS-Manipulation und -Mobilisation (SMT)	...there is no clinically relevant difference between SMT and other interventions...
Walker [13]	Rückenschmerzen (LBP)	12	+	Schmerz Funktion	kombinierte Interventionen von Chiropraktikern	...interventions slightly improved pain and disability in the short-term and pain in the medium-term for acute and subacute LBP... no evidence ... [for] a clinically meaningful difference... compared to other interventions.
Gross [5]	Nackenschmerzen	27	+	Schmerz Funktion	Manipulation und Mobilisation	Cervical manipulation and mobilisation produced similar changes. Either may provide immediate or short-term change; no long-term data are available. Thoracic manipulation may improve pain and function.
Proctor [10]	Dysmenorrhoe	2	-	Symptomlinderung	Chirotherapie, Osteopathie, manipulative Physiotherapie	... the technique was no more effective than sham-manipulation.
Hondras [8]	Asthma	3	-	Symptomlinderung	alle Formen der manuellen Therapie	There is insufficient evidence to support the use of manual therapies for patients with asthma.
Assendelft [1]	Rückenschmerzen	39	+	Schmerz Funktion	alle Formen der WS Manipulation und Mobilisation	There is no evidence that SMT is superior to other standard treatments for patients with acute or chronic LBP.

n = Anzahl der Primärstudien, LBP = low back pain, RCT = randomisierte kontrollierte Studie, + = ja, - = nein

Ernst E. Manipulation der Wirbelsäule: Wie gut ist diese Therapieform belegt? Manuelle Therapie 2012; 16: 170–171

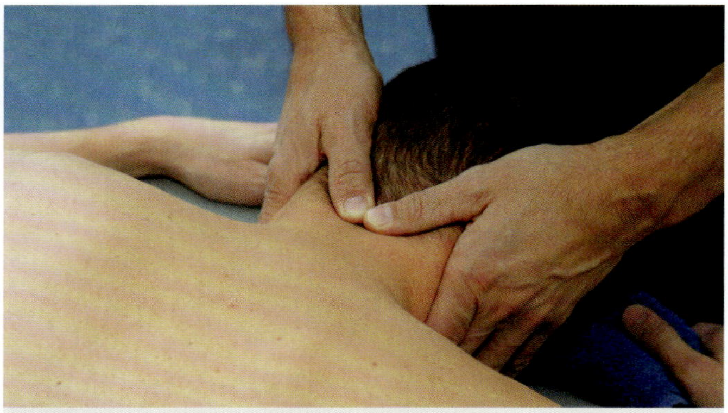

Abb. 1 Manipulation der HWS: zu gefährlich?

Die Unterschiede der drei Reviews sind: Rubinstein et al. [11] fokussierten ausschließlich chronische Rückenschmerzen, Assendelft et al. [1] befassten sich auch mit akuten Beschwerden. Walker et al. [13] analysierten alle Verfahren, die Chiropraktiker einsetzen, also nicht nur Manipulation oder Mobilisation. Alle drei Autorenteams stellen fest, dass andere konservative Therapien ebenso effektiv sind wie die getesteten Behandlungsweisen (▶ **Tab. 1**).

Drei Cochrane Reviews befassen sich mit Nackenschmerzen [5], Dysmenorrhoe [10] und Asthma [8] (▶ **Tab. 1**). Nur Gross et al. [5] kommen in ihrer Übersicht zum Thema Nackenschmerzen zu der positiven Schlussfolgerung, dass Wirbelsäulen-Manipulationen wirksam sind. Sie differenzieren als einzige klar zwischen Manipulation und Mobilisation. Allerdings kommen sie zu dem Ergebnis, dass beide Techniken die gleichen klinischen Resultate bewirken. Die meisten in den anderen Reviews [10, 11] evaluierten Studien prüften die Wirksamkeit manipulativer Techniken. Ein Vergleich zwischen Manipulation und Mobilisation erschien daher nicht sinnvoll.

Welche Indikationen sind gut belegt?

Auf der Basis der publizierten Cochrane Reviews ergibt sich folgendes Gesamtbild: Manipulative Verfahren sind relativ gut belegt für Nacken- [5] und Rückenschmerzen [1, 11], wo sie etwa ebenso wirksam wie andere konservative Therapien zu sein scheinen. Bei allen anderen Indikationen ist die Wirksamkeit dieser Verfahren nicht belegt.

Lohnt sich das Risiko einer Manipulation?

Die Tatsache, dass manipulative Techniken nicht effektiver als andere Methoden sind, wirft die Frage nach der jeweils besten Behandlungsform auf. Bei äquivalenter Wirksamkeit mehrerer Verfahren sind in aller Regel andere Faktoren ausschlaggebend, zum Beispiel Kosten und Sicherheit. Da manuelle Therapien zeitintensiv sein können, sind sie meistens teurer als zum Beispiel Übungstherapien in Gruppen (▶ **Abb. 1**).

Wie sicher sind Wirbelsäulen-Manipulationen? Nach den Interventionen klagen etwa 50 Prozent aller Patienten über leichte bis mittelschwere Beschwerden, die meist ein bis drei Tage anhalten. Daneben sind mehrere hundert ernste Komplikationen dokumentiert, die meist auf Einrissen (Dissektionen) von hirnversorgenden Arterien zurückzuführen sind und mitunter sogar tödlich verlaufen können [3]. Unter diesen Gesichtspunkten erscheint es zweifelhaft, ob Wirbelsäulen-Manipulationen bei Nacken- oder Rückenbeschwerden physiotherapeutischen Übungen vorzuziehen sind.

AUTOR

Edzard Ernst

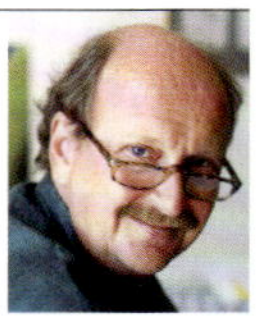

BIBLIOGRAFIE

DOI 10.1055/s-0032-1327028
manuelletherapie 2012; 16: 170-171

Stuttgart · New York · ISSN 1433-2671

Literatur

1. *Assendelft WJJ, Morton SC, Yu Emily I, Suttorp MJ, Shekelle PG. Spinal manipulative therapy for low-backpain. The Cochrance Database of Systematic Reviews 2004; Issue 1. Art No.: CD000447.pub2. DOI: 10.1002/14651858.CD000447.pub2*
2. *Clarke JA, van Tulder MW, Blomberg SE, de Vet HC, van der Heijden GJ, Brontfort G et al. Traction for low-back pain with or without sciatica. Cochrane Database of Syst Rev 2007; 2: CD003010*
3. *Ernst E. Deaths after chiropractic: a review of published cases. Int J Clin Pract 2010; 8: 1162-1165*
4. *Ernst E. The value of chiropractic. Focus Altern Complement Ther 2005; 2: 87-88*
5. *Gross A, Miller J, D'Sylva J, Burnie SJ, Goldsmith CH, Graham N et al. Manipulation or mobilisation for neck pain. Cochrane Database of Syst Rev 2010; 1: CD004249*
6. *Homola S. Chiropractic vertebral subluxations. Focus Altern Complement Ther 2010; 15(1): 13-14*
7. *Homola S. Real orthopaedic subluxations versus imaginary chiropractic subluxations. FACT 2010; 4: 284-287*
8. *Hondras MA, Linde K, Jones AP. Manual therapy for asthma. Cochrane Database of Syst Rev 2005; 2: CD001002*
9. *Krul M, van der Wouden JC, van Suijlekom-Smit LW, Koes BW. Manipulative interventions for reducing pulled elbow in young children. Cochrane Database of Syst Rev 2009; 4: CD007759*
10. *Proctor ML, Hing W, Johnson TC, Murphy PA. Spinal manipulation for primary and secondary dysmenorrhoea. Cochrane Database of Syst Rev 2006; 3: CD002119*
11. *Rubinstein SM, van Middelkoop M, Assendelft WJ, de Boer MR, van Tulder MW. Spinal manipulative therapy for chronic low-back pain. Cochrane Database Syst Rev 2011; 2: CD008112*
12. *Verhagen AP, Karels CC, Bierma-Zeinstra SMA, Burdorf LL, Feleus A, Dahaghin SSD et al. Ergonomic and physiotherapeutic interventions for treating work-related complaints of the arm, neck or shoulder in adults. Cochrane Database of Syst Rev 2009; 3: CD003471. DOI: 10.1002/14651858.CD003471.pub4*
13. *Walker BF, French SD, Grant W, Green S. Combined chiropractic interventions for low-back pain. Cochrane Database of Syst Rev 2010; 4: CD005427*

Manipulation im klinischen Alltag anwenden

SIE IST UMSTRITTEN UND NICHT UNGEFÄHRLICH: Wann sollte man manipulieren und wann nicht? In welchen Fällen reicht Mobilisieren? Anhand von Patienten mit ganz unterschiedlichen Störungen können Sie das Clinical Reasoning verfolgen und erfahren mehr über die Manipulation (Handhabung) der Manipulation.

Unterschiedliche Wirkmechanismen

Fünf Patientenbeispiele zeigen Ihnen, wie Sie Manipulationen anwenden und in ihren klinischen Alltag integrieren können. Das damit verbundene Clinical Reasoning ist dargestellt. Für die theoretischen Hintergründe, wie Indikationsstellung, Vorsichtsmaßnahmen und Kontraindikationen verweise ich auf den vorhergehenden Einführungsartikel und auf [12].

► **Abb. 1** zeigt mögliche Erklärungsmechanismen für die Wirkung einer Manipulation. Ganz unterschiedliche Effekte sind möglich. Bei jedem Beispiel ist dargestellt, welches Erklärungsmodell für den Patienten am wahrscheinlichsten ist.

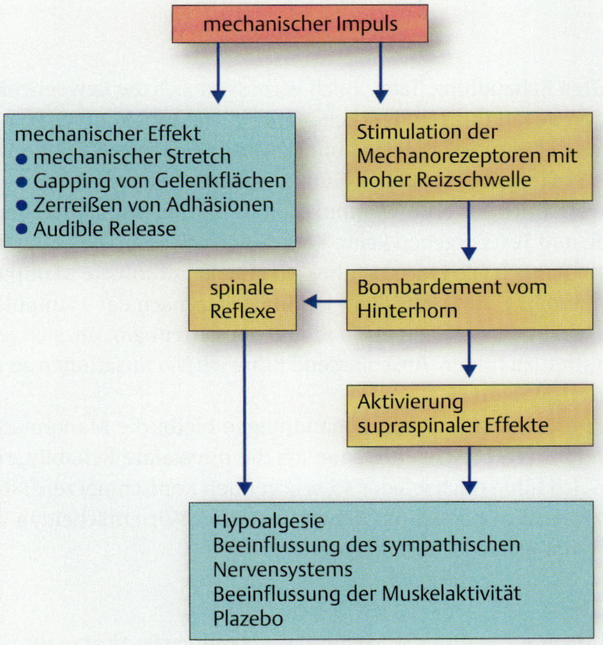

Abb. 1 Erklärungsmodell: verschiedene Wirkungsweisen einer Manipulation [12].

Patient mit zervikalen Kopfschmerzen

Der Patient ist vierzig Jahre alt und beschreibt unilaterale okzipitale Kopfschmerzen rechts. Sie strahlen in den temporalen Bereich aus. Er hat seit vielen Jahren sporadisch wiederkehrende, leichte Kopfschmerzen. Meistens entsprechen sie eher klassischen bilateralen Spannungskopfschmerzen [6] und sprechen gut auf ein niedrig dosiertes Medikament an. Die jetzige Symptomatik hat ohne eindeutigen Auslöser vor zwei Monaten langsam schleichend angefangen. Die Symptome treten fast täglich und ohne mechanischen Auslöser auf. Die übliche medikamentöse Dosierung lindert die Kopfschmerzen nur vorübergehend. Da der Patient bei einer höheren Dosis Nebenwirkungen befürchtet, hat er seinen Hausarzt um eine Alternative gebeten.

Erste Befunderhebung

Die wesentlichen Befunde sind: eine eingeschränkte aktive Flexion der oberen HWS, Rechtsrotation 80 Grad und Linksrotation 60 Grad. Die PPIVMs (passive physiologische intervertebrale Bewegungen) sind reduziert: sowohl zwischen Okziput und C1 in der Lateralflexion nach links als auch zwischen Okziput und C2, wo die Linksrotation nur 10 Grad beträgt. Auch die PAIVMs (passive akzessorische intervertebrale Bewegungen) sind eingeschränkt: die unilaterale posterior-anteriore Bewegung C1 rechts und C2 rechts betragen jeweils nur 50 Prozent. Im Segment C1 ist diese Bewegung schmerzhaft.

Clinical Reasoning und Therapie

Die Hypomobilität der oberen beiden Segmente kann die Symptomatik erklären, obwohl die Untersuchung sie nicht reproduziert. Ich entscheide mich, als Probebehandlung mit unilateralen posterior-anterioren Zusatzbewegungen Grad IV zu mobilisieren. Im anschließenden Wiederbefund gibt der Patient eine leichte lokale Druckempfindlichkeit an. Als erste Behandlungstechnik setze ich unilaterale posterior-anteriore Mobilisationen auf C1 und C2 im Grad IV ein.

In der zweiten Behandlung zeigt sich, dass sich zwar die Beweglichkeit leicht verbessert hat, die Symptome aber unverändert sind. Da die lokale Druckschmerzempfindlichkeit keine höhere Dosierung zulässt, entscheide ich mich die Behandlungstechnik zu wechseln. Eine Technik ohne lokalen Kontakt mit dem allodynischen Gewebe kann ich höher dosieren. Ich möchte einerseits die Flexion der oberen HWS und andererseits die Lateralflexion der oberen HWS mobilisieren. In das Management während der dritten Behandlung integriere ich außerdem die Reaktivierung der tiefen Nackenflexoren und die Automobilisation der oberen HWS-Flexion.

„Die Beschwerden haben sich zwar gebessert, aber zwei bis drei Tage nach der Behandlung habe ich das Gefühl, wieder ‚zurückzufallen'." So beschreibt der Patient seine Situation in der

Westerhuis P. Manipulation im klinischen Alltag anwenden. Manuelle Therapie 2012; 16: 172–176

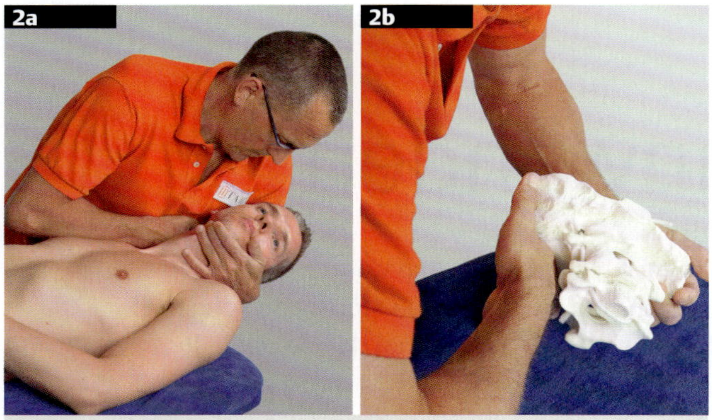

Abb. 2 Longitudinale Manipulation: Okziput C1.

fünften Behandlung. Tatsächlich verbessert sich die Beweglichkeit in den Behandlungen deutlich – aber nicht anhaltend. Eine Ausnahme ist die Linksrotation mit 70 Grad. Wie kann ich eine weitere Progression der Behandlungsergebnisse erreichen? Ich entscheide mich für eine Manipulation. Die prämanipulative Befragung und Tests ergeben keine Kontraindikationen.

Im Bereich Okziput–C1 führe ich eine longitudinale Manipulation durch (► **Abb. 2**, Video 1). Unmittelbar nach der Manipulation beträgt die Rotation 80 Grad und der Patient gibt an, sich endlich „frei" zu fühlen. Anschließend führe ich Mobilisationen an der oberen HWS durch.

Für die nächsten zwei Behandlungen bleibt die Manipulation unverändert. Gleichzeitig baue ich die muskuläre Rehabilitation aus. „Ich fühle mich wieder so, wie vor den Kopfschmerzen", stellt der Patient in der achten Behandlung fest. Wir entscheiden von weiteren Behandlungen abzusehen.

Analyse

Im Allgemeinen ist die Manipulation selten die therapeutische Methode der ersten Wahl. Sie ist Teil des Gesamtpaketes „neuromuskuloskeletales Management". Typischerweise fühlen sich Patienten nach einer Manipulation „wie befreit". Dieses Gefühl ermöglicht den Therapeuten, anschließend effektiver zu mobilisieren.

Mögliche Erklärungen: Durch die Manipulation lässt entweder der subokzipitale Muskeltonus nach [5] und/oder eine allgemeine Hypoalgesie tritt ein [8] (► **Abb. 1**).

Verbessert sich nach der zweiten Manipulation die Situation nur unzureichend, kann man alternativ die Manipulation unilateral posterior-anterior C1 durchführen. Sie ist jedoch mit stärkeren Scherkräften in der oberen HWS verbunden. Ich wende diese Manipulation nur an, wenn der Patient die longitudinale Manipulation gut toleriert.

Meines Wissens gibt es keine Studie zur optimalen Anzahl der Manipulationen in einer Behandlungsserie. Die klinische Erfahrung zeigt, dass man im Allgemeinen ein Segment in einer Behandlungsserie maximal dreimal manipulieren sollte. Sonst könnte sich (nach meiner klinischen Erfahrung) eventuell im Segment eine Instabilität entwickeln.

Patient mit akut blockiertem Nacken

Der achtzehnjährige Patient erzählt, dass er sich vorgestern Abend beim Achterbahnfahren den „Nacken verrenkt" hat. Er präsentiert sich mit einer klassischen facettären Blockierung [13] und hat scharf stechende lokale unilaterale Schmerzen im Bereich C3–4 links. Er kann den Kopf nicht nach links drehen und nicht nach oben schauen. Vor drei Jahren hat er dieses Problem schon einmal gehabt, ausgelöst durch Breakdancing. In vier Tagen möchte er unbedingt an einem wichtigen Karateturnier teilnehmen.

Erste Befunderhebung

Auffällige Befunde sind: aktive Extension 0 Grad, Rotation rechts 70 Grad und links 0 Grad, Lateralflexion rechts 35 Grad und links 0 Grad, PPIVM Lateralflexion links C3–4 stark eingeschränkt. Auf PAIVMs verzichte ich, da das klinische Muster klar ist und ich die schmerzhaften Strukturen nicht unnötig weiter „reizen" möchte.

Clinical Reasoning und Therapie

Die Befunde der körperlichen Untersuchung bestätigen die Hypothese, dass es sich um eine klassische facettäre Nackenblockierung handelt. Der Patient zeigt ein reguläres Verschlussmuster. Als Therapie der Wahl möchte ich die facettären Gelenkflächen separieren (► **Abb. 1**), um eine eventuell eingeklemmte meniskoide Struktur zu lösen [13]. Zunächst versuche ich durch eine öffnende Lateralflexion oder longitudinale Traktion, die Facette zu öffnen. Da der erwünschte Erfolg ausbleibt, entscheide ich mich bereits in der ersten Behandlung für eine Manipulation per lokalisierter Lateralflexion nach rechts mit Impuls (► **Abb. 3**, Video 2). Prämanipulative Befragung und Tests ergeben keine Kontraindikationen. Durch die Manipulation lösen sich die Strukturen deutlich hörbar (Audible Release) und die Beweglichkeit verbessert sich eindeutig (Extension 40 Grad, Rotation links 40 Grad). Anschließend mobilisiert der Patient knapp fünf Minuten seine HWS durch leichte Rotationsbewegungen nach links innerhalb des schmerzfreien Bewegungsausmaßes. Zum Abschluss zeige ich dem Patienten, wie er seinen Muskeltonus aufbaut. In korrekter Kopfposition „drückt" er mit beiden Daumen kopfwärts gegen sein Kinn.

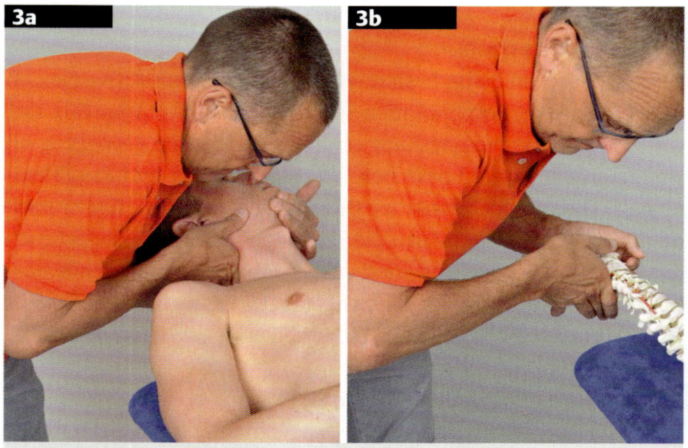

Abb. 3 Manipulation: lokalisierte Lateralflexion nach rechts mit Impuls.

Zwei Tage später hat sich die Symptomatik laut Patient „sehr gebessert". Nur, wenn er nach oben oder links schaut, spürt er noch leichte lokale Schmerzen. Da sich auch die passive Beweglichkeit deutlich gebessert hat, ist eine weitere Manipulation nicht indiziert. Da er morgen am Turnier teilnimmt, mobilisiere ich lediglich leicht im Sinne der Linksrotation.

Nach dem Turnier ruft der Patient an, es geht ihm gut. Er hat im Moment keine Zeit für die vorgeschlagenen Aufbauübungen zur muskulären Stabilisation.

Analyse

Dieser Patient zeigte ein klassisches klinisches Muster mit einer guten Prognose. Die Symptomatik bildet sich innerhalb von zwei Wochen zurück – auch ohne therapeutische Maßnahmen. Da der Patient jedoch unter Zeitdruck stand, entschied ich mich für die Therapie.

Ein akut blockierter Nacken ist eine der wenigen Indikationen für eine Manipulation in der ersten Behandlung. Vorausgesetzt, erste Behandlungsmaßnahmen verbessern die Beschwerden nicht deutlich.

Mögliche Erklärung: Typisch für dieses klinische Bild ist, dass bereits eine Manipulation sehr positiv wirkt. Das Gapping der Gelenkflächen erklärt ihre Wirkung [3, 10] (► **Abb. 1**). In der klinischen Praxis werden die Patienten selten früh beziehungsweise rechtzeitig überwiesen. Beginnt die Behandlung zu einem späteren Zeitpunkt, stellen sich die therapeutischen Erfolge nicht mehr so zügig ein.

Bei Patienten mit wiederholten Episoden ist häufig eine funktionelle Instabilität die eigentliche Ursache. Nach dem erfolgreichen Lösen der Blockierung verhindert ein notwendiger, adäquater muskulärer Aufbau weitere Blockierungen.

Patient mit Frozen Shoulder

Der fünfzigjährige Patient ist vor acht Wochen beim Skifahren auf die rechte Schulter gestürzt. Im Verlauf der nächsten Wochen traten zunehmend lokale ventrolaterale Schulterschmerzen auf. Zuerst erhielt der Patient ein Schmerzmedikament und anschließend wurden ihm zwei subakromiale Injektionen verabreicht. Die Injektionen linderten die Symptome jedoch nur für zwei bis drei Tage. Seit einer Woche merkt der Patient, dass die Beweglichkeit des Schultergelenks zunehmend abnimmt. Besonders Überkopfaktivitäten bereiten ihm Probleme. Während des Anziehens hat er Schwierigkeiten, sein Hemd in die Hose zu stecken.

Erste Befunderhebung

Wesentliche Befunde sind: aktive Flexion im Schultergelenk 120 Grad, Abduktion im Schultergelenk 120 Grad mit einer Ausweichbewegung nach ventral. Bei der Extension mit Innenrotation und Adduktion (Handrücken auf den Rücken legen) erreicht der Daumen knapp den Hosenbund. Die Analysen der passiven physiologischen Bewegungen und der Zusatzbewegungen bestätigen die Mobilitätseinschränkungen der aktiven Bewegungen.

Clinical Reasoning und Therapie

Das klinische Bild deutet auf eine posttraumatische Frozen Shoulder hin. Daher mobilisiere ich in den ersten acht Behandlungen hauptsächlich in diesem Sinne. Ich setze passive Techniken ein und der Patient erhält ein Heimprogramm. In der dritten Behandlung beurteile ich anhand eines Screenings, ob der Nacken die Problematik beeinflusst. Obwohl der zervikothorakale Übergang etwas hypomobil ist, verbessert die Mobilisation die Beweglichkeit des Schultergelenks nicht.

Weitere Befunde und Clinical Reasoning

Nach acht Behandlungen hat sich die Symptomatik erheblich gebessert: Flexion 150 Grad, Abduktion 150 mit einer Ausweichbewegung nach ventral. Bei der Extension mit Innenrotation und Abduktion (Hand auf den Rücken) erreicht der Daumen T8.

In den nächsten zwei Behandlungen steigere ich die Intensität der Maßnahmen. Trotzdem erziele ich keine anhaltende Verbesserung. Daher entscheide ich mich, nochmals den zervikothorakalen Übergang zu untersuchen.

Zehnte Behandlungssitzung

Der Befund lautet: aktive Rotation links 70 Grad und rechts 65 Grad, Extension 60 Grad. Alle Bewegungsrichtungen sind mit einem Druckgefühl im Nacken verbunden. Der untere HWS-Quadrant ist rechts steifer als links. Das Druckgefühl im Nacken tritt ebenfalls auf. Die unilaterale posterior-anteriore Mobilisation C7–T3 rechts ist 20 Prozent eingeschränkt.

Clinical Reasoning und Therapie

Ich habe alle anderen potenziell beteiligten Strukturen untersucht und ausgeschlossen. Weitere Behandlungen des Schultergelenks verbessern die Situation nicht. Die Mobilisationen von C7–T4 der dritten Behandlung blieb wirkungslos. Daher entscheide ich mich für eine Manipulation der Lateralflexion nach links in dieser Region (► **Abb. 4**, Video 3). Prämanipulative Befragung und Tests ergeben keine Kontraindikationen.

Unmittelbar nach der Manipulation ist die Beweglichkeit der HWS deutlich besser, das Schultergelenk jedoch unverändert. Die anschließende Mobilisation des Schultergelenks bewirkt jetzt jedoch eine signifikant zunehmende Beweglichkeit.

Deshalb manipuliere ich in den Behandlungen zehn bis zwölf jeweils zuerst den zervikothorakalen Übergang, bevor ich das Schultergelenk mobilisiere. Nach zwölf Behandlungen ist die Beweglichkeit in den Schultergelenken noch etwas unsymmetrisch. Der Patient ist mit dem Ergebnis trotzdem zufrieden. Wir beschließen, die Behandlung zu sistieren.

Analyse

Dieses Beispiel verdeutlicht die sogenannte regionale Interdependenz. Scheinbar nicht-zusammenhängende Bewegungsdysfunktionen beeinflussen sich gegenseitig. In diesem Fall wirkt sich die Störung der entfernten Region (C7–T4) negativ auf die Symptomatik des Schultergelenks aus [1, 9]. Das Beispiel zeigt außerdem: In verschiedenen Phasen einer Pathologie kann eine Struktur unterschiedlich stark beteiligt sein. In der Klinik ist es sinnvoll, sich mit

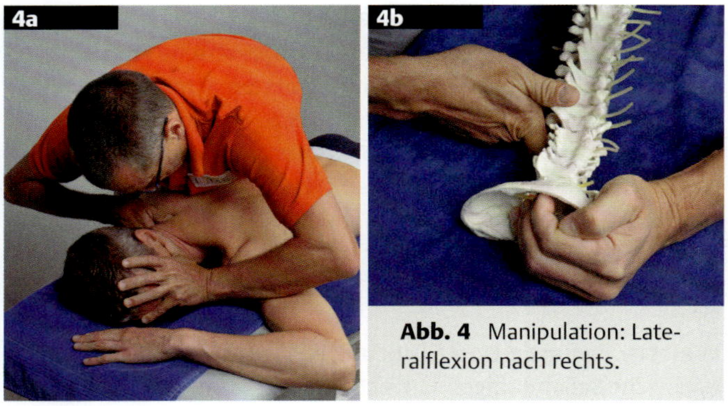

Abb. 4 Manipulation: Lateralflexion nach rechts.

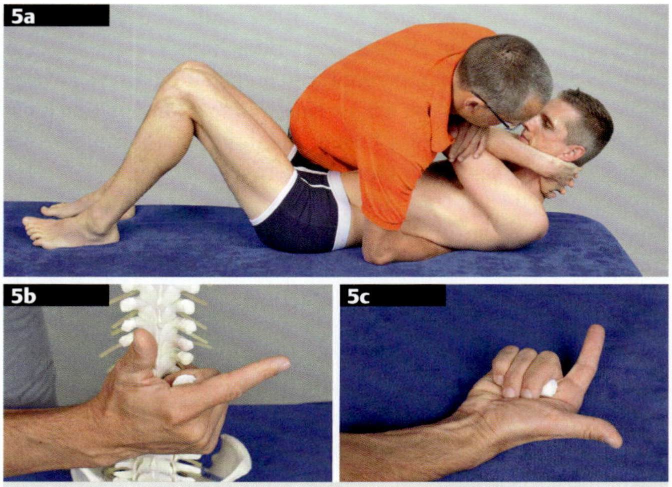

Abb. 5 Thorakale posterior-anteriore Manipulation.

einer Struktur mehrmals zu beschäftigen. Insbesondere, wenn sich die pathologischen Phasen ändern. Dass eine Manipulation die Mobilisation vorbereiten kann, verdeutlicht dieses Beispiel ebenfalls.

Mögliche Erklärung: Die Manipulation reduziert den Muskeltonus oder löst eine allgemeine Hypoalgesie aus. Anschließend ist die Mobilisation effektiver (► **Abb. 1**).

Patientin mit thorakaler Dysfunktion

Die vierundvierzigjährige Patientin beschreibt bilaterale Parästhesien in den Händen mit einem Schweregefühl in den Unterarmen. Nachts und während ihrer Arbeit als Uhrmacherin treten die Symptome vermehrt auf. Sich-aufrichten und allgemeine Bewegung lindern die Symptomatik. Die Symptome begannen nach einer Unterleibsoperation, als sie zwei Wochen bettlägerig und sechs Wochen arbeitsunfähig war.

Erste Befunderhebung

Die Patientin hat eine ausgeprägte thorakale Kyphose mit vorgeschobener Kopfposition. Weitere Befunde sind: Aktive thorakale Rotationen beidseits 45 Grad, thorakale Extension stark eingeschränkt und PAIVMs T4–10 ebenfalls stark eingeschränkt.

Clinical Reasoning und Therapie

Die Patientin zeigt ein klassisches T4-Syndrom [7]. Ein möglicher Auslöser könnte die körperliche Schwächung durch die Bauchoperation mit anschließender sechswöchiger Arbeitspause sein. Ein beitragender Faktor ist ihre Arbeitsposition.

Ich entscheide mich, die hypomobilen Segmente mittels PAIVMs und Automobilisationen zu mobilisieren. Das Analysieren ergonomischer Aspekte und Instruieren von Kräftigungsübungen für die BWS sind weitere Behandlungsschritte.

Nach drei Behandlungen haben sich die Symptome um 30 Prozent reduziert. Da die Patientin und ich mit diesem Ergebnis unzufrieden sind, entscheide ich mich für eine Progression mit thorakalen posterior-anterioren Manipulationen (► **Abb. 5**). Die prämanipulative Befragung und Tests ergeben keine Kontraindikationen. Interessanterweise reagiert die Patientin auf jede Manipulation mit einer starken Schweißproduktion und Hautrötung. Bei der Mobilisation traten diese Reaktionen nicht auf. Handelt es sich um unerwünschte Reaktionen? Laut der Patientin normalisiert sich innerhalb von vier Stunden wieder alles. Aufgrund der Zeitangabe interpretiere ich den Befund als physiologische Begleitreaktion auf einen vegetativen Behandlungsreiz.

„Ich habe nur noch Beschwerden, wenn ich bei der Arbeit vergesse, mich regelmäßig und rechtzeitig aufzurichten", berichtet die Patientin in der siebten Behandlung. Weitere Behandlungen sind nicht notwendig.

Analyse

Auch bei diesem Beispiel diente die Manipulation innerhalb eines Gesamtmanagements der Progression der Behandlung. Die Patientin gab an, dass sich die Symptomatik erst seit den Manipulationen markant verbessert habe. Vegetative Reaktionen traten bei der Mobilisation nicht auf. Klinisch gesehen bewirkt eine Manipulation anscheinend ab und zu doch etwas anderes beziehungsweise mehr als eine Mobilisation.

Mögliche Erklärung: Ob das sympathische Nervensystem beim T4-Syndrom eine Rolle spielt, ist nicht schlüssig bewiesen. Es ist jedoch interessant, dass die Patientin starke vegetative Reaktionen zeigte. Meiner Meinung nach erklärt das therapeutisch beeinflusste sympathische Nervensystem die Wirksamkeit der Manipulation am ehesten [2] (► **Abb. 1**).

Patientin mit zervikaler Dysfunktion

Die vierzigjährige Patientin hat seit zehn Tagen starke, plötzlich einschießende Kopfschmerzen subokzipital rechts. Sie strahlen im Verlauf des N. occipitalis major aus. Ab und zu hat sie leichte Sehstörungen. Zwei Aktivitäten lösen die Symptome aus: Das Nach-untenschauen während sie in einem auf ihren Oberschenkeln liegenden Buch liest und das Stillen ihres vier Monate alten Babys. Ihr Nacken fühlt sich dabei stark verspannt an. „Lass dich doch mal einrenken", hat ihr Mann ihr geraten, der schon ähnliche Probleme hatte.

Für die jetzige Episode gibt es keinen klaren Auslöser. Allerdings hat sie die letzten Nächte kaum geschlafen. Nach einer Impfung hat ihr Kind Fieber bekommen. Sie hat es nächtelang herumgetragen – fast eine Woche lang.

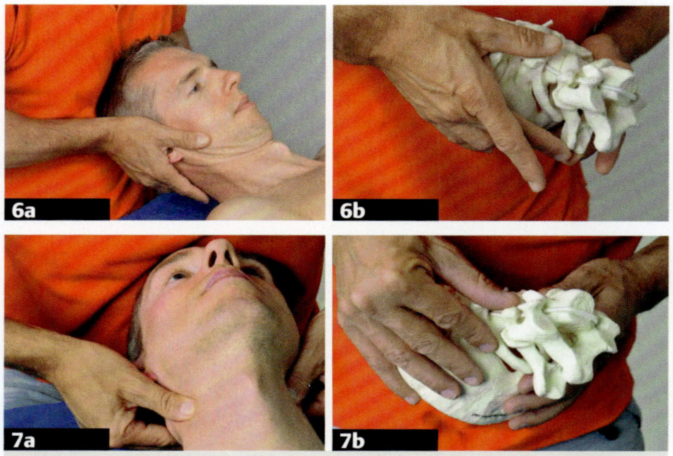

Abb. 6 Instabilitätstest: Lig. transversum.
Abb. 7 Anterior-Shear-Test.

Erste Befunderhebung

Die wichtigsten Befunde: aktive HWS Flexion 40 Grad, wobei sich die obere HWS kaum bewegt; Extension 80 Grad, Rotation beidseits 80 Grad. Beim PPIVM obere HWS Flexion tritt ein Schutzspasmus auf.

Clinical Reasoning und Therapie

Um nach der subjektiven Befunderhebung möglichst offen Hypothesen zu bilden, wäge ich mehrere Möglichkeiten ab. Dass eine Hypomobilität die Symptome auslöst, ist durchaus möglich. Wegen der visuellen Störungen muss ich jedoch besonders vorsichtig vorgehen, weil ernsthaftere Pathologien, wie eine Instabilität oder vertebrobasilläre Insuffizienz, sie auslösen können [4, 11]. Bei den aktiven Bewegungen fällt auf, dass die Patientin relativ mobil ist, jedoch speziell die Flexion stark limitiert ist. Verursacht eine tatsächliche Hypomobilität oder beispielsweise ein Schutzspasmus die Bewegungseinschränkung? Diese grundsätzliche Frage muss man bei jeder eingeschränkten aktiven Bewegung klären. Der auftretende Schutzspasmus bei den PPIVMs lässt eine Instabilität vermuten. Daher entscheide ich mich, spezifische Instabilitätstests durchzuführen: unter anderem für das Lig. transversum (▶ **Abb. 6**). Während die Patientin in Rückenlage liegt, bringe ich die obere HWS langsam und vorsichtig in die gehaltene Flexion. Nach 15 Sekunden bemerkt die Patientin die ersten Symptome. Ich führe eine posterior-anteriore Bewegung gegen C2 aus. Dabei nehmen die Symptome deutlich ab, und ich spüre eine Bewegung. Dies deutet auf eine Insuffizienz des Lig. transversum hin. Auch der Anterior-Shear-Test bestätigt dies (▶ **Abb. 7**). Es ist unwahrscheinlich, dass sich eine solche Insuffizienz „aus dem Nichts" entwickelt. Bei gezielterem Nachfragen erzählt die Patientin, sie sei als Sechzehnjährige vom Reck gestürzt. Anschließend musste sie eine Halskrause tragen.

Meine Arbeitshypothese: Wahrscheinlich hat sie bereits damals ihr Ligament geschädigt, konnte die Instabilität aber funktionell stabilisieren. Die jetzige Kombination von hormonell bedingter Laxität, körperlicher Erschöpfung und lang anhaltenden Flexionspositionen während des Stillens verursacht die Symptomatik. Manipulationen sind eindeutig kontraindiziert.

Stillt die Patientin in Seitenlage, kann sie in ihrem Alltag gehaltene Flexionspositionen verringern. Beim Lesen das Buch schräg auf einen Tisch zu stellen, ist ebenfalls empfehlenswert. Zusätzlich erlernt sie Stabilisationsübungen mit betont dorsaler Muskelaktivität.

Die Trainingscompliance der Patientin ist leider sehr gering. Einen Babysitter für die Behandlungszeit zu finden, ist häufig schwierig. Seit sie in Seitenlage stillt, hat sich die Problematik jedoch erheblich gebessert. Sie entscheidet sich gegen weitere Behandlungen.

Analyse

Häufig kann sich hinter dem Gefühl einer Steifheit eine Instabilität verbergen. Steifigkeit der aktiven Bewegungen kann man zuerst fälschlicherweise für eine Bewegungseinschränkung halten. Es ist daher notwendig, vor jeder Manipulation die ligamentäre Integrität des Segmentes zu beurteilen.

FAZIT

Neben den unterschiedlichen Wirkungsweisen der Manipulation zeigen die fünf Patientenbeispiele, dass man diese Methode nur einsetzt, wenn keine Kontraindikationen vorliegen und der Patient eine segmentale Hypomobilität hat. Vorausgesetzt: Die bisher eingesetzten Mobilisationen verbessern die Mobilität nicht mehr. Die Manipulation dient der Behandlungsprogression und ist in ein Gesamtmanagement eingebaut.

AUTOR

Pieter Westerhuis

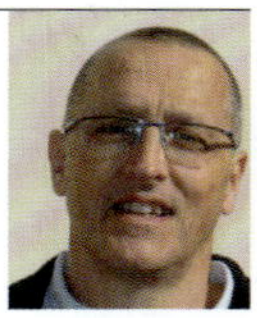

BIBLIOGRAFIE

DOI 10.1055/s-0032-1327029
manuelletherapie 2012; 16: 172–176

Stuttgart · New York · ISSN 1433-2671

Literatur

1. *Bergman GJ, Winters JC, Groenier KH. Manipulative therapy in addition to usual medical care for patients with shoulder dysfunction and pain: a randomized, controlled trial. Annals of internal medicine 2004; 141: 432–9*
2. *Bialosky JE, Bishop MD, Price DP. The mechanisms of manual therapy in the treatment of musculoskeletal pain: A comprehensive model. Manual Therapy 2009; 14: 531–538*
3. *Brodeur R. The audible release associated with joint manipulation. J Manipulative Physiol Ther 1995; 18: 155–164*
4. *Haldeman S, Kohlbeck FJ, McGregor M. Unpredictability of cerebrovascular ischemia associated with cervical spine manipulation therapy: A review of 64 cases after cervical spine manipulation. Spine 2002; 27: 49–55*
5. *Herzog W, Scheele D, Conway PJ. Electromyographic responses of back and limb muscles associated with spinal manipulative therapy. Spine 1999; 24: 146–152*
6. *International Headache Society. The international classification of headache disorders-2nd edition. Cephalalgia 2004; 24 Suppl.1: 9–160*
7. *Jeangros P. T4-Syndrom. In: Westerhuis P, Wiesner R, Hrsg. Klinische Muster in der manuellen Therapie. Stuttgart: Thieme; 2011*

8. *Vicenzino B, Collins D, Wright A. The initial effects of a cervical spine manipulative physiotherapy treatment on the pain and dysfunction of lateral epicondylalgia. Pain 1996; 68: 69–74*
9. *Wainner CJ, Leddy HM, Dynjan TD. Regional interdepence: a musculoskeletal examination model whose time has come. JOSPT 2007; 37: 658–660*
10. *Watson P, Mollan RA. Cineradiography of a cracking joint. Br J Radiol 1990; 63: 145–147*
11. *Westerhuis P. Funktionelle zervikale Instabilität. In: Westerhuis P, Wiesner R, Hrsg. Klinische Muster in der manuellen Therapie. Stuttgart: Thieme; 2011b*
12. *Westerhuis P. Manipulationen. In: Westerhuis P, Wiesner R, Hrsg. Klinische Muster in der manuellen Therapie. Stuttgart: Thieme; 2011a*
13. *Wiesner R. Akut blockierter Nacken In: Westerhuis P, Wiesner R, Hrsg. Klinische Muster in der manuellen Therapie. Stuttgart: Thieme; 2011*

Manipulation oder nicht – ein Erfahrungsbericht

EFFEKTIVITÄT UND EFFIZIENZ sind erstrebenswerte Ziele im Gesundheitswesen. Klinische Muster helfen uns, sie zu erreichen – können unseren Blickwinkel aber auch verengen. Paralleles Denken und ein offenes Clinical Reasoning erfordern ein Innehalten und helfen, im entscheidenden Moment die Tunnelperspektive zu verlassen.

Die fitte Patientin mit dem Schulterproblem

Mitte April 2012 kommt eine fünfzigjährige, sportliche Patientin zu mir. Sie joggt ein- bis zweimal wöchentlich und schwimmt im Sommer. Ihr Allgemeinzustand ist gut. Als Sekretärin arbeitet sie überwiegend am Computer (circa 70 Prozent der Tätigkeit). Ihr Arzt überweist sie mit der Diagnose Frozen Shoulder mit persistierender Einschränkung der Schulterbeweglichkeit links. Sie hat bereits zwei Serien ambulante Physiotherapie erhalten.

Geschichte und subjektiver Befund

Im Dezember 2011 beginnen die Beschwerden der Frozen Shoulder, ausgelöst durch verstärktes Schwimmen im Sommer. Mitte Dezember startet die Patientin einen Selbstversuch mit einer Woche intensivem Hanteltraining über Kopf. Die Beschwerden ① im Schulterbereich nehmen daraufhin stark zu (▶ **Abb. 1**, ▶ **Tab. 1**). Der Hausarzt verordnet ihr ein nichtsteriodales Antirheumatikum

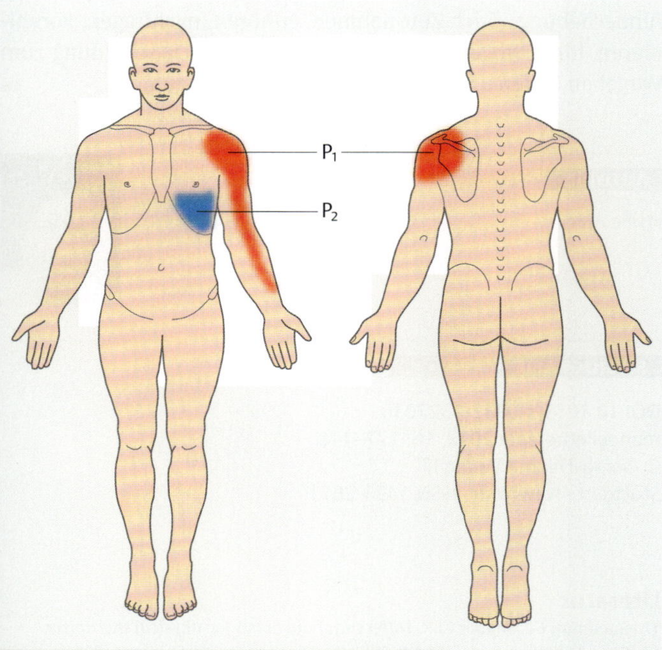

Abb. 1 Subjektiver Befund: Körpertabelle.

(NSAR), Paracetamol und Physiotherapie. Die Beweglichkeit im Schultergelenk bleibt trotz Behandlung unverändert.

Ende Februar lässt ihr Hausarzt das Schultergelenk röntgen. Der Befund ergibt eine leichte Sklerosierung des Tuberculum majus mit umgebender Osteoporose ohne Weichteilverkalkung. Anfang März überweist ihr Hausarzt sie zum Rheumatologen, der Laboruntersuchungen und eine Magnetresonanztomographie (MRT) veranlasst. „Ohne Befund" lautet das Ergebnis der Labordiagnostik. Der MRT-Befund ergibt: aktivierte akromioklavikuläre Arthrose, subakromiale Bursitis und eine Reizsynovitis im Glenohumeralgelenk (G/H) links. Die Rotatorenmanschette ist ohne Befund. Mitte März injiziert der Rheumatologe subakromial Steroide und verschreibt erneut ein nichtsteriodales Antirheumatikum und Paracetamol sowie zusätzlich Pantozol.

Trotz Infiltrationstherapie bleibt die Beweglichkeit gleich, die Beschwerden im Bereich ① verringern sich jedoch ein wenig. Im Gespräch mit beiden Ärzten erwähnt die Patientin nebenbei die thorakalen Beschwerden ②. Da die Schulterregion im Vordergrund steht, vernachlässigt und überhört man diese Symptome. Auch die Patientin glaubt, das steife Schultergelenk verursacht den zunehmend starren Thorax und ihre Kurzatmigkeit.

Spezielle Screening-Fragen

Die Antworten auf meine Fragen bestätigen das Bild einer ansonsten gesunden und sportlichen Patientin: Sie hat keine weiteren Krankheiten, bei Bedarf nimmt sie das nichtsteriodale Antirheumatikum und Paracetamol ein. Sie ist Nichtraucherin und trinkt selten Alkohol. Ihr Körpergewicht ist normal und stabil, der allgemeine Zustand ist gut. Drei- bis viermal wöchentlich ist sie sportlich aktiv (diverse Sportarten, vor allem Joggen).

Funktionsuntersuchung und Clinical Reasoning

Ich entscheide mich, zuerst die Schultergelenke und die Halswirbelsäule zu untersuchen. Die Ergebnisse der Funktionsuntersuchung zeigt ▶ **Tab. 2**.

Clinical Reasoning: Die hypothetische Schmerzquelle für Beschwerdebereich ① scheint klar in der Schulterregion zu liegen [3]. Der Beschwerdebereich ② ist jedoch weder durch die Untersuchung des Schultergelenks noch der HWS provozierbar. Deshalb entscheide ich mich, nach anderen beitragenden Faktoren zu su-

Ayachi M. Manipulation oder nicht – ein Erfahrungsbericht. Manuelle Therapie 2012; 16: 177–178

Tab. 1 Verhalten der Symptome

Beschwerdebereich ①	Beschwerdebereich ②
↑ Arm heben (Abduktion, Flexion), die Beschwerden treten sofort auf ↑ Hand auf den Rücken (HaR; BH schließen unmöglich), die Beschwerden treten sofort auf ↑ langes Schreiben am Computer ↑ auf betroffener Seite liegen unmöglich ↓ schonen, nicht bewegen, nichtsteriodales Antirheumatikum (NSAR)	↑ Treppen steigen (ein Stockwerk) ↑ Anstrengungen, wie bergauf gehen, sich strecken am Morgen → Atemnot, gelegentlich leichtes Husten ↓ Embryolage (Seitenlage) oder im Sitz Oberkörper vornüberbeugen
24-Stunden-Verhalten ①	**24-Stunden-Verhalten ②**
nachts schmerzhaft beim Daraufliegen, sonst okay bewegungsabhängig	nachts okay ↑ morgens beim Strecken, danach belastungsabhängig

↑ Beschwerden nehmen zu, ↓ Beschwerden nehmen ab, → Folgebeschwerden

Tab. 2 Funktionsuntersuchung

Region	Test	Befund
Schultergelenk links	aktiv	Flexion 80° ① ↑
		Abduktion 30° ① ↑
		Hand auf den Rücken (HaR) knapp bis Gesäß ① ↑
	passiv	physiologische Beweglichkeit aktiv = passiv ① ↑, anterior-posteriore Gleitbewegungen sehr steif
	Kraft	aus Schmerzgründen nicht testbar ① ↑
Schultergelenk rechts	aktiv, passiv	in Ordnung, Kraft ohne Befund
HWS		in Ordnung

chen und den Thorax inklusive Rippen zu untersuchen. Auch die vorausgegangene erfolglose physiotherapeutische Behandlung der Patientin im Schulterbereich spricht für diese Entscheidung.

Die Untersuchung des Thorax ergibt: links allgemein sehr steife Rippen ventral und dorsal. Insbesondere die Rippen über dem basalen Lungenabschnitt sind auffällig. Die rechte Seite ist ohne Befund.

Clinical Reasoning: Daraus folgernd überlege ich: Soll ich einfach mal schnell manipulieren? Sind es nur Rippenblockaden? Neulich habe ich einen Artikel über regionale Interdependenzen gelesen [6, 7]. Er bestätigte meine Erfahrung, dass Einschränkungen im Thorax und im Schultergelenk sich oft gegenseitig beeinflussen. Oder abwarten, ob es sich bessert? Aber warum diese Atembeschwerden bei einer so sportlichen Patientin? Warum ist sie nachts beim Drehen im Liegen symptomfrei? Warum provoziert vor allem das Strecken des Thoraxes den Beschwerdebereich ②? Hat Bereich ② überhaupt etwas mit Bereich ① zu tun? Was ist mit der angrenzenden Lunge?

Ich entscheide mich, die Lunge zu untersuchen, was nicht gerade meine Spezialität ist. Deshalb bitte ich den vor Ort arbeitenden Rheumatologen, mich zu unterstützen. Er untersucht im Rechts-links-Vergleich die Lungenflügel. Bei der Perkussion fällt uns der gedämpfte Klopfschall links auf. Das anschließende Abhören der Lunge ergibt ein massiv vermindertes Atemgeräusch links basal. Der Rheumatologe veranlasst ein sofortiges Röntgenbild der Lunge. Befund: massiver Pleuraerguss links.

Notfallmäßig überweisen wir die Patientin zum Lungenspezialisten. Dort punktiert man die Pleura und entfernt 1,3 Liter Flüssigkeit. Weitere Untersuchungen folgen mit dem Ergebnis, dass es sich um ein bereits metatarsierendes Adenokarzinom der Lunge handelt. Es bestehen Pleurametastasen.

Reflexion

Die Hauptproblematik dieses Falles war, dass durch die absolut typische idiopathische Form einer Frozen-Shoulder-Symptomatik das Schultergelenk klar im Vordergrund stand. Deshalb war weder der langsam zunehmende Thoraxschmerz ② noch die langsam ansteigende Atemnot das Hauptproblem. Sowohl die Patientin als auch die Ärzte stuften die beiden Symptome als nicht gravierend ein. Klassische Red Flags als Hinweise auf eine ernsthafte Pathologie fehlten [1, 2, 5].

Vielleicht war es die angedachte Manipulation oder die seltsamen Beschwerden beim Treppensteigen. Atemnot bei einer so aktiven Patientin? Dieser Aspekt machte mich stutzig. Die klinischen Merkmale passten nicht zusammen [4]. Überhört man vor lauter Erfahrung mit klinischen Mustern die Nebenaussagen, weil man bereits das Behandlungskonzept für das Hauptproblem im Kopf hat und sich auf das vermeintlich Wesentliche konzentriert?

Obwohl dieser Fall zumindest diagnostisch erfolgreich ausgegangen ist, bleibt für mich die Frage: Wie häufig verpassen wir genau dieses Wahrnehmen des Essentiellen? Nur eine genaue Befunderhebung – sich Zeit nehmen, zuhören, nachfragen, kombinieren, hinterfragen und die daraus folgende Entscheidung zum Vorgehen helfen uns, das Wesentliche zu erkennen.

AUTORIN

Myma Ayachi

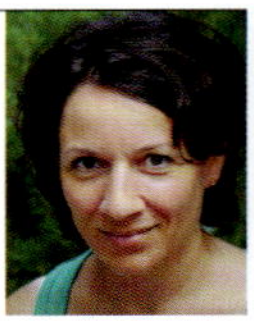

BIBLIOGRAFIE

DOI 10.1055/s-0032-1327030
manuelletherapie 2012; 16: 177–178

Stuttgart · New York · ISSN 1433-2671

Literatur

1. *Goodman CC, Snyder TEK. Differential diagnosis for physical therapists. Screening for referral. 5th Ed. St. Louis: Elsevier Health Sciences; 2007*
2. *Greenhalgh S, Selfe J. Red Flags: A Guide to Identifying Serious Pathology of the Spine. 1st Ed. Edingburgh: Churchill Livingstone Elsevier; 2006*

3. *Jones MA, Rivett DA, Hrsg. Clinical Reasoning in der Manuellen Therapie. 1st Ed. München: Elsevier Urban & Fischer; 2006*
4. *Maitland GD, Hengeveld E, Bank K et al. Manipulation der Wirbelsäule. Heidelberg: Springer; 2008*
5. *Ross MD, Boissonault W. Red Flags: To screen or not to screen. J Orthop Sports Phys Ther 2010. 11: 682–684*
6. *Wainner RS, Whitman JM, Cleland JA, Flynn TW. Regional interdependence: A musculoskeletal examination model whose time has come. J Orthop Sports Phys Ther 2007; 37:658--660*
7. *Strunce JB, Walker MJ, Boyles RE, Young BA. The immediate effects of thoracic soine and rib manipulation on subjects with primary complaints of the shoulder. J Man und Manip Ther 2009; 17(4): 230–236*

Schwerpunkt
T4-SYNDROM

Zeit für einen Paradigmenwechsel? Vom T4-Syndrom zur exakteren Diagnose

VIELE SYMPTOME, VIELE THERAPIEANSÄTZE: Mit einer vielfältigen Symptomkonfiguration assoziierte interskapuläre Schmerzen bezeichnet die Manuelle Therapie als T4-Syndrom. Das kritische Auseinandersetzen mit der Klinik und Pathophysiologie des Syndroms trägt dazu bei, eine rationalere Diagnose und einen neuen Behandlungsansatz für die Patienten zu entwickeln.

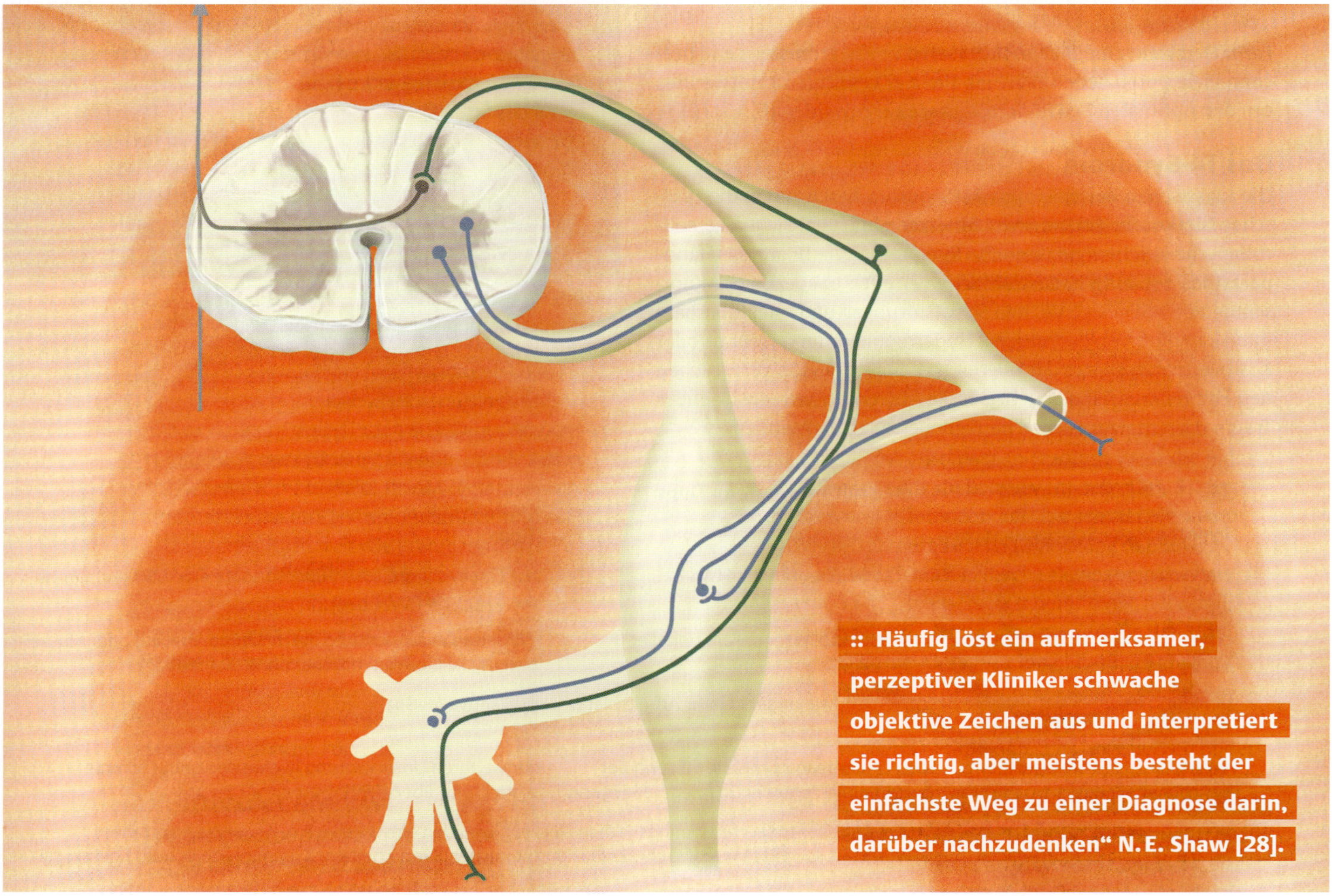

:: Häufig löst ein aufmerksamer, perzeptiver Kliniker schwache objektive Zeichen aus und interpretiert sie richtig, aber meistens besteht der einfachste Weg zu einer Diagnose darin, darüber nachzudenken" N. E. Shaw [28].

Singer K. Zeit für einen Paradigmenwechsel? Vom T4-Syndrom zur exakteren Diagnose. Manuelle Therapie 2013; 17: 103–107

Schmerzursachen der BWS

BWS-Schmerzen treten in allen Altersgruppen auf, auch bei Kindern und Jugendlichen, und machen 10 bis 15 Prozent aller spinalen Schmerzen aus [4]. In Berufen mit langem Sitzen, spezieller Gerätebedienung und starker Wirbelsäulenbelastung, ist die Prävalenz deutlich höher [5]. Mit zunehmendem Alter tragen posturale Adaptionen, wie eine ausgeprägte, teilweise durch Osteoporose verursachte Krümmung der BWS maßgeblich zur Belastung der oberen BWS bei. Beispielsweise wird der Kopf vorgeschoben und befindet sich nicht mehr in einer Linie mit den Schultern und der Wirbelsäule, wodurch sich die Belastung auf die vorderen Bandscheiben und Wirbel dieser Segmente konzentriert [21] (► **Abb. 1**). Dysfunktionelle Kostovertebralgelenke sind typisch für Menschen, die beruflichen Überbeanspruchungen ausgesetzt oder gezwungen sind, längere Zeit gesundheitsschädliche Körperhaltungen einzunehmen. Der gesamte Brustbereich kann sich degenerativ verändern: Bandscheiben, Wirbelkörper, Rippengelenke können betroffen sein [26]. In manchen Fällen sind diese degenerativen Veränderungen mit Nervenkompressionen der unteren HWS verbunden, sodass Schmerzen in die interskapuläre Region ausstrahlen können [32]. Sind Muskeln und Bänder überlastet, tendieren sie meist zur Selbstlimitierung. Bei Patienten mit Hyperkyphose und translatierter Kopfhaltung können Schmerzen und Ermüdungserscheinungen der chronisch überlasteten Muskeln auftreten (► **Tab. 1**).

Fazit: Den vielen möglichen thorakalen Schmerzmustern entsprechen viele potenzielle Ursachen. Diese Erkenntnis ist notwendig, um den optimalen Behandlungsansatz auszuwählen [9, 15, 16].

Das T4-Syndrom

Die klassischen Berichte zum T4-Syndrom beschreiben die typischen Merkmale: diffuse Armschmerzen ohne offensichtliche neurologische Zeichen; sensorische Symptome wie bilaterale Handparästhesie (häufig handschuhartig verteilt); unspezifische Kopfschmerzen mit gelegentlichen Schlafstörungen und undefinierbare interskapuläre Verspannungen. Hypermobile Intervertebral- oder Kostovertebralgelenke der oberen thorakalen Region verursachen den Hypertonus. Häufig geht den Beschwerden kein auslösendes Trauma voraus. Frauen sind häufiger betroffen als Männer.

Begriff

Die Bezeichnung der Symptomkonstellation als „T4-Syndrom" geht auf Maitland [24] zurück, obwohl schon Anfang und Mitte der sechziger Jahre Artikel über benigne interskapuläre Schmerzen vorlagen. Verfasst von dem dänischen Mediziner Bechgaard [3] und Maigne [23], einem französischen Arzt für Physikalische Medizin. Maigne beschrieb Schmerzen zwischen den Schulterblättern bei T4 oder T5. Aufgrund längerer Nackenflexion waren sie häufig mit zervikalen Schmerzen assoziiert. Seine sorgfältige klinische Beobachtung, pathoanatomische Dissektion und die Schmerzlinderung durch anästhetische Injektionen oder Manipulationen bestätigten seine mutmaßliche Diagnose [23].

Kritik am Begriff

Mitte der achtziger Jahre stellte McGukin in einer klinischen Untersuchungsreihe [25] fest, das T4-Syndrom tritt bei Frauen häufiger auf als bei Männern. Seitdem haben nur wenige Fallstudien das Konzept des T4-Syndroms bestätigt [7, 8]. Die Symptomkons-

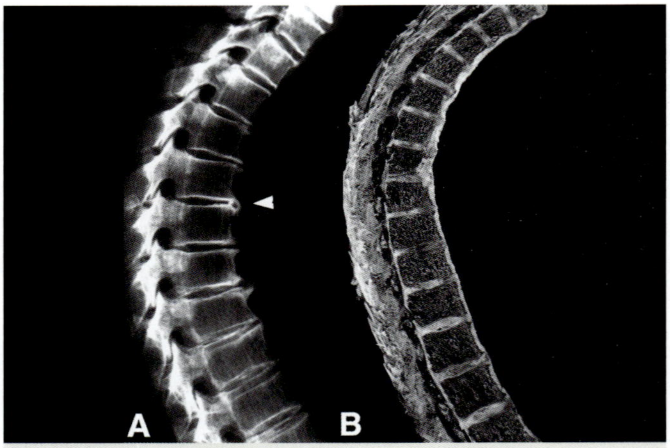

Abb. 1 Ausgeprägte Kyphose mit an die anteriore Belastung adaptierten thorakalen Bandscheiben und Wirbelkörpern. Bei Patienten mit Osteoporose finden sich die stärksten Veränderungen meist in den mittleren und oberen thorakalen Segmenten, vor allem bei älteren Menschen.

Tab. 1 Clinical Reasoning bei Patienten mit T4-Syndrom: Tipps

hypothetische Schmerzursachen	Tipps
Nervenwurzelkompression in den unteren Segmenten der HWS	vor einem chirurgischen Eingriff sollte eine MRT-Aufnahme die Diagnose bestätigen
chronisch muskuläre Überlastung aufgrund etablierter unfunktioneller Körperhaltung	Wirbelsäulenausrichtung durch Taping, Bracing oder Muskeltraining korrigieren mit oder ohne Biofeedback
eindeutig beruflich verursachte Beschwerden, wie ungeeigneter Arbeitsplatz, langes Arbeiten am Computer	präventive Maßnahmen erreichen langfristig mehr
sympathische Schmerzen durch chronisch pathoanatomische Störung der Bandscheiben oder myoartikulärer Systeme mit zentraler Schmerzbeteiligung	zur weiteren Untersuchung in eine geeignete Schmerzeinrichtung überweisen
▪ zeitgemäße Diagnostik beginnt mit plazebokontrollierten diagnostischen Nervenblockaden einschließlich bildgebender Verfahren ▪ die anschließend gewählte Therapieform ist spezifisch auf die schmerzhaften thorakalen Bandscheiben, Zygapophyseal- oder Kostovertebralgelenke ausgerichtet	

tellation als „T4-Syndrom“ zu bezeichnen, ist allgemein verbreitet und praktisch. Neue und genauere Erkenntnisse durch moderne Bildgebungsverfahren und diagnostische Nervenblockaden hinterfragen jedoch die Richtigkeit dieser „Diagnose“. Eine kritische Überprüfung ist erforderlich.

Verursacht die Bandscheibe das T4-Syndrom?

Einer der ersten auf Bildgebungsverfahren basierenden Artikel über „benigne thorakale Schmerzsyndrome“ führte die klinische Präsentation auf die frühe Erkrankung der thorakalen Bandscheiben zurück. Man hatte sie in vielen der untersuchten Fälle gefunden – in allen Fällen litten die Patienten an interskapulären Schmerzen [6]. Postmortale Untersuchungen (und ein paar chirurgische Artikel) stellten fest, thorakale Bandscheibenvorfälle wirken sich auf fast alle Ebenen der Brustregion aus [1, 27]. Deshalb können sie eine mögliche Schmerzursache sein.

Fehldiagnose Psychogenese

Dysfunktionale thorakale Segmente, vor allem der T4-Region, sind die Hauptursache für Kopfschmerzen und Symptome der oberen Extremität. Der oft atraumatische Beginn der Beschwerden und die eigenartige handschuhähnliche Verteilung der Hand- oder Unterarmschmerzen führen oft zu einer falschen Diagnose, wie Psychogenese [15]. Entsprechende Untersuchungen ergeben häufig eine Hypomobilität der mittleren bis oberen thorakalen Segmente.

Differenzialdiagnose fixierte Kyphose

Eine andere verbreitete klinische Präsentation der oberen thorakalen Region ist die Tendenz zur spezifischen Muskelsteifheit. Haltungen mit translatiertem Kopf und protrahiertem Schultergürtel verstärken sie [11]. Im Jahr 2000 prägte Farfan [13] den Ausdruck „tired neck syndrom“ (Morbus Farfan, „Witwenbuckel“). Er wollte so die komplexe Interaktion zwischen einem dysfunktionalen Temporomandibulargelenk, Kopf-, Schulter- und interskapulären Schmerzen verdeutlichen. Farfan führte das Problem auf einen hyperaktiven M. levator scapulae und unteren M. trapezius zurück – mit einer daraus folgenden Kompression der mittleren thorakalen Segmente (► **Abb. 2**).

Behandlungsansätze: Selektives Kräftigen der Retraktoren des Schultergürtels, insbesondere des unteren M. trapezius, und Dehnung verspannter Muskeln können zur Problemlösung beitragen. Ein multidisziplinärer Ansatz ist jedoch wahrscheinlich wirksamer (► **Tab. 2**). Farfan [13] betont, dass diese Muskeln häufig chronisch ermüdet sind und das Wiederherstellen der normalen Funktion sorgfältig ausgearbeitete Langzeitprogramme mit aufeinander aufbauenden Übungen erfordert. In den meisten Fällen ist dies jedoch leichter gesagt als getan [13]. Der traditionelle Behandlungsansatz zur Symptomreduzierung ist, durch Mobilisation oder Manipulation die Ausrichtung der Gelenkflächen zu verbessern und die vollständige Mobilität der betroffenen Gelenke (auch des Temporomandibulargelenks) wiederherzustellen [7].

Mechanik der BWS

Das Bewerten der Wirbelsäulenausrichtung ist ein fundamentaler Bestandteil der klinischen Untersuchung. Es bildet die gewohnheitsmäßige Belastungshaltung des Kopfes in Relation zu Schultern, Rumpf, Becken und der unteren Extremität ab. Von einer normalen Ausrichtung spricht man, wenn sich der Kopf zentral über den Schultern befindet und durch die sagittale Krümmung der Wirbelsäule im Gleichgewicht gehalten wird [22]. Die tendenziell stärker flektierte Körperhaltung bei sitzenden Tätigkeiten belastet die vorderen Strukturen stärker, was wiederum Muskeln, Gelenke und Bandscheiben beeinträchtigt [21, 29] (► **Abb. 2**).

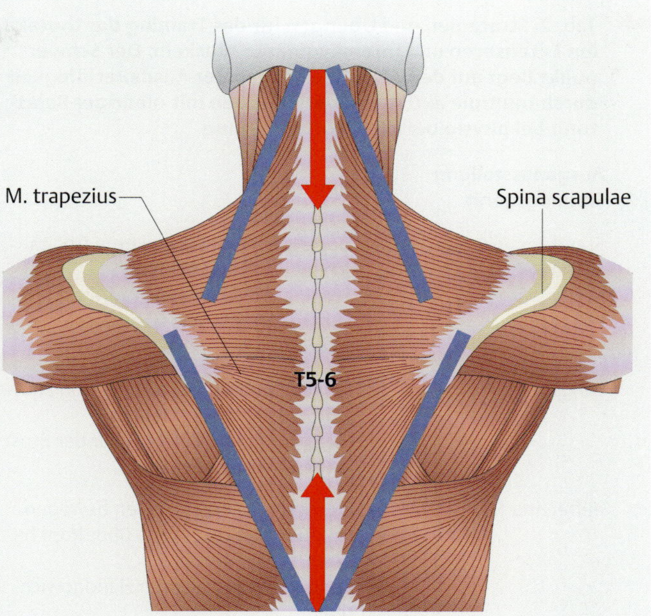

Abb. 2 Modell der chronischen Kompression der mittleren und oberen thorakalen Segmente durch die kombinierte Tätigkeit der unteren Fasern des M. trapezius und M. levator scapulae (modifiziert nach [13]).

Fazit: Die Ventraltranslation des Kopfes komprimiert das Gewebe. Gleichzeitig muss es dieser Belastung entgegenwirken. Osteoporose, chronische Muskelermüdung und Schmerzen bewirken weitere Veränderungen. Dies sind die wesentlichen Aspekte der Modellstudien.

Interskapuläre Schmerzen

An interskapulären Schmerzen leiden vor allem Studenten, Hausfrauen und Menschen mit überwiegend sitzender Berufstätigkeit. Nach Griegel-Morris et al. [14] sind interskapuläre Schmerzen am stärksten assoziiert mit protrahiertem Schultergürtel, ausgeprägter Thoraxkyphose und Körperhaltungen mit vorgeschobenem Kopf. Auch verschiedene andere Ursachen können die Schmerzausstrahlung zwischen die Schulterblätter bewirken: ein dorsales skapuläres Nervenentrapment der kutanen medialen Äste der dorsalen primären Rami der thorakalen Spinalnerven bei abstehenden Schulterblättern [31] oder die dauerhafte Wurzelkompression der unteren Zervikalnerven (insbesondere C7 und C8) – in vielen Fällen hilft eine chirurgische Dekompression [32].

Tab. 2 Strategien und Übungen für das Training der thorakalen Extensoren und interskapulären Muskeln: Der Schwerpunkt liegt auf dem Wiedererlangen der Ausdauerfähigkeit durch multiple aktive Wiederholungen mit niedriger Belastung bei physiologischer Körperhaltung

Ausgangsstellung Trainingsgerät	Übung
Stand	- Einnehmen einer aufrechten (militärischen) Haltung „Achtung" - Skapulakorrektur und Kopfretraktion - Steigerung: mit Theraband als Widerstand für die Schulterretraktion
Langsitz-Slump	- Von entspanntem Sitz in Flexion zum aufrechten Sitz und Halten - Steigerung: mit kleinem, vor der Brust gehaltenem Gewicht
aufrechter Sitz	- Sternum nach vorne-oben bewegen - Skapulakorrektur, Arme über Kopf heben - Steigerung: mit kleinen Handgewichten
Bauchlage	- Kinn einziehen mit Kopfretraktion, Oberkörper abheben, Arme seitlich (▶ **Abb. 3**) - Steigerung: 90 Grad Abduktion im Schultergelenk, zusätzlich kleine Handgewichte, Füße zwei Zentimeter vom Boden abheben mit gestreckten Beinen, auch diagonal: ipsilateraler Arm, kontralaterales Bein
Rückenextensionsgerät mit fixierten Beinen	- aus Flexion bis Neutralposition extendieren und halten - dynamische Wiederholungen
Bauchmuskel- und Rückenextensionsgerät im Sitz	- aktive Flexion und Extension gegen Widerstand mit niedriger Belastung und vielen Wiederholungen

Tipp: Technische Möglichkeiten nutzen wie Mobiltelefon- oder Computeralarm zur Erinnerung an Haltungskorrektur und Übungsdurchführung. Beispielsweise: „Nicht vergessen: Kinn einziehen, Skapula nach hinten-unten ziehen, Bauch abflachen und normal atmen."

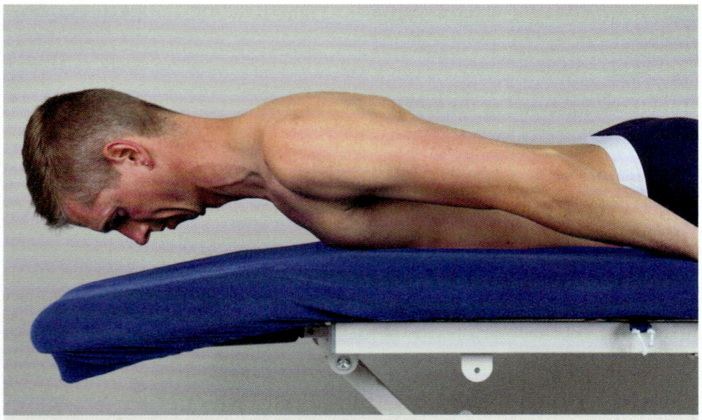

Abb. 3 Retraining in Bauchlage: thorakale Extensoren und interskapuläre Muskeln.

Schwere (akute) interskapuläre Schmerzen hängen eventuell mit einer akuten myokardialen Infektion, einem akuten Aortensyndrom (Aortendissektion oder intramurales Hämatom) oder einer Lungenembolie zusammen [19]. Auch die Kostovertebral- und Zygapophysealgelenke verfügen über die erforderliche Innervationsfähigkeit, um interskapuläre Schmerzen auszulösen [10, 20]. Assessments für Patienten mit Schmerzbeschwerden im oberen Thoraxbereich müssen also alle denkbaren Ursachen prüfen. Die Schmerzen können postural, mechanisch, muskulär oder neurologisch und auch multifaktoriell bedingt sein [2, 12].

Sympathische Beteiligung und komplexe Schmerzen

Die Ganglien des autonomen Systems liegen in der Nähe der Segmente T3 und T4. Sie beeinflussen nicht nur die Blutversorgung der oberen Gliedmaßen, sondern auch die des Herzens, der Speiseröhre und der Bauchorgane. Der sympathische Strang und seine somatischen Äste befinden sich über den Kostovertebralgelenken. Durch Überdehnung oder Überbelastung bedingte Störungen dieser Gelenke können im Arm abnormale sympathische Reaktionen auslösen. Auch vom Herzen, von großen Blutgefäßen oder der Speiseröhre ausstrahlende Schmerzen werden auf diesem Weg übertragen. Groen und Stolker [18] beschreiben das komplexe Netz der Nervenäste, in dem sich somatische und sympathische neurale Verbindungen zwischen den Segmenten vermischen. Die im somatischen und im sympathischen System eingebetteten Nerven verlaufen über die Kostovertebralgelenke, das benachbarte Periost, den Anulus der Bandscheiben und entlang des vorderen Längsbandes. Manche Äste kreuzen die Mittellinie. In der sympathischen Kette erstrecken sich diese Verbindungen über zwei bis vier Segmente nach oben und unten. Ein ähnlich komplexes Netzwerk feiner Nerven entspringt den Rami communicantes und verläuft über die ausgedehnten intersegmentalen Verbindungen der Sinuvertebralnerven. Letztere innervieren die ventrale Dura und die hinteren Bandscheiben. Die Netzwerke bilden ein kompliziertes System aus Leitungsbahnen, über das die Weiterleitung noxischer Stimuli zusammenläuft [17] (▶ **Abb. 4**).

Hypothese: Zentrale Schmerzentstehung

Die klassischen Darstellungen des T4-Syndroms beschreiben Gefäß- und Sensibilitätsänderungen, ausstrahlende und lokale Schmerzen, Schlafstörungen, Kopfschmerzen, Haltungsänderungen und Muskelermüdungen. Offensichtlich beeinflusst das Zusammenwirken aller Symptome das Nervensystem negativ. Unabhängig von ihrem Ursprung erhöhen anhaltende somatische Schmerzen möglicherweise das Risiko einer zentralen Schmerzentstehung [33].

Fazit: Patienten mit chronischen Beschwerden des sogenannten T4-Syndroms brauchen und verdienen eine gründliche Untersuchung, damit über eine Überweisung in eine umfassende Schmerztherapie entschieden werden kann. Schwerpunkt der konservativen Therapie sind die veränderbaren Aspekte: die Wirbelsäulenausrichtung und Verbesserung der Muskelkontrolle sowie Gelenkmobilisationen (falls indiziert).

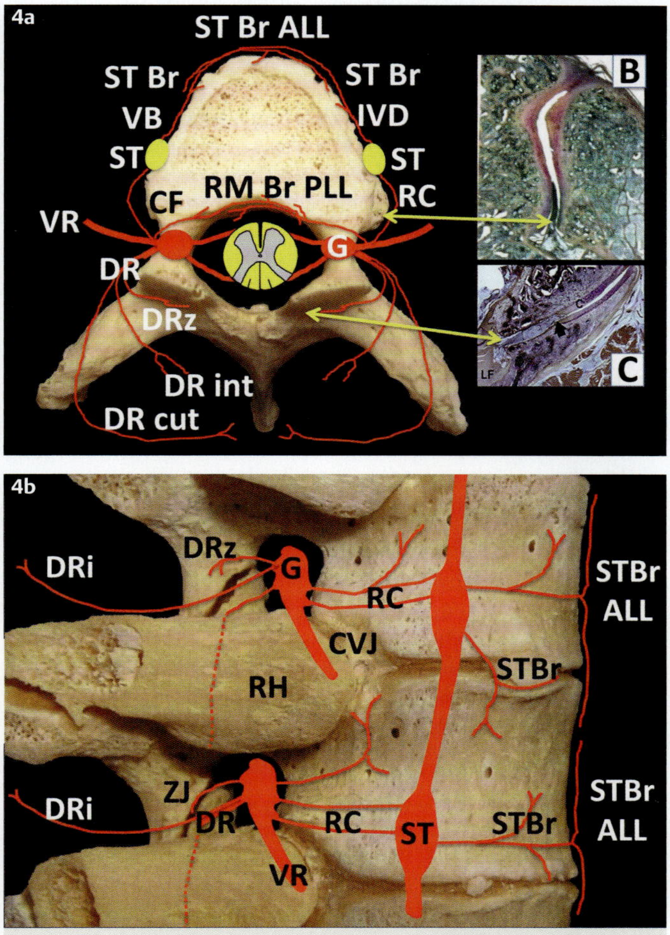

Abb. 4 Segment der mittleren BWS mit primären neuralen Strukturen: Zusammenhang zwischen sympathischem und somatischem Nervensystem (exklusiv für manuelletherapie von Professor Kevin Singer).
a Transversale Ansicht: CF = Rippenfacette; DR = Ramus dorsalis; DRz = Ast zum Zygapophysealgelenk; DR int = Ast zur dorsalen Muskulatur; DR cut = Hautast; G = Dorsalganglion; RM Br PLL = rekurrenter meningealer Ast zum Lig. longitudinale posterior; ST Br ALL = sympathischer Ast zum Lig. longitudinale anterior; ST Br IVD = Ast zur Bandscheibe; ST Br VB = Ast zum Periostum des Wirbelkörpers; RC = Rami communicantes; ST = sympathischer Grenzstrang; VR = Ramus ventralis.
Intraartikuläre Synovialfalte **B** des posterioren Kostovertebralgelenkes; **C** im medialen Teil des Zygapophysealgelenkes.
b Laterale Ansicht: siehe oben; CVJ = Kostovertebralgelenk; RH = Rippenköpfchen; ZJ = Zygapophysealgelenk.

Kritische Symptome: Red Flags

Für die Behandlung ist die individuelle Vorgeschichte entscheidend. Klassisch ausstrahlende Schmerzen sind eine Red Flag und erfordern besondere Aufmerksamkeit, vor allem bei vermutlich kardial bedingten Schmerzen. Eine sofortige Einweisung ist bei Patienten mit „beklemmenden“ Anginaschmerzen, akuten „reißenden“ Aneurysmaschmerzen und „stechenden“ Brustschmerzen aufgrund einer Lungenembolie notwendig. Erfahrene Kliniker ziehen Rückschlüsse daraus, wann die Schmerzen einsetzen, z. B. nach körperlicher Anstrengung, ausgelöst durch kaltes Wetter oder nach einer schweren Mahlzeit. Dauer und Verschlimmerung der Symptome, die Muster einer veränderten Sensibilität, Schlafstörungen oder Kopfschmerzen müssen ebenso berücksichtigt werden wie das mechanische Assessment von Schultern und BWS und HWS. Bei länger bestehenden Beschwerden kann laut Farfan [13] das Temporormandibulargelenk beteiligt sein. Dabei retrahiert die Spannung der Nackenmuskeln den Kiefer abnormal.

Weitere Forschung notwendig

Ein besseres wissenschaftliches Verständnis der Derivate des T4-Syndroms verbessert die Best-Practice-Behandlung. Schmerzursachen könnten genauer identifiziert werden, z. B. ob sie isoliert in einem Gelenk zu finden sind, auf eine belastungsbedingte unfunktionelle Körperhaltung zurückzuführen sind, auf einer Störung des sympathischen Nervensystems beruhen, oder ob es sich um ausstrahlende Schmerzen handelt [30] (▶ **Tab. 1**).

FAZIT

Aus der Sicht eines manualtherapeutischen Klinikers ist bei T4-ähnlichen Symptomen eine umfassende Untersuchung erforderlich, da sehr viele unterschiedliche Faktoren zu den Beschwerden beitragen können. Akute Symptome manifestieren sich häufig im interskapulären Bereich. Deshalb ist vor allem eine Überprüfung notwendig, ob die Beschwerden kardial bedingt sind. Bei komplexen Fällen sollte man den Patienten gegebenenfalls rechtzeitig überweisen.

AUTOR

Kevin Singer

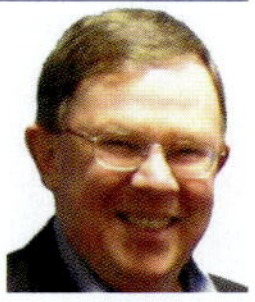

BIBLIOGRAFIE

DOI 10.1055/s-0033-1351106
manuelletherapie 2013; 17: 103–107

Stuttgart · New York · ISSN 1433-2671

Literatur

1. *Andrae R. Über Knorpelknötchen am hinteren Ende der Wirbelbandscheiben im Bereich des Spinalkanals. Beitrage zur Pathologie und Anatomie 1929; 82: 464–474*
2. *Arroyo JF, Jolliet P, Junod, AF. Costovertebral joint dysfunction: another misdiagnosed cause of atypical chest pain. Postgraduate Medicine Journal 1992; 68: 655–659*
3. *Bechgaard P. [The pain syndrome in the thoracic portion and the importance of its differential diagnosis]. Nord Med. 1963; 69: 676–80*
4. *Briggs AM, Smith AJ, Straker LM et al. Thoracic spine pain in the general population: prevalence, incidence and associated factors in children, adolescents and adults. A systematic review. BMC Musculoskeletal Disorders 2009a; 10: 77*

5. Briggs AM, Bragge P, Smith AJ et al. Prevalence and associated factors for thoracic spine pain in the adult working population: a literature review. Journal of Occupational Health 2009b; 51: 177–92
6. Bruckner FE, Greco A, Leung AW. ‚Benign thoracic pain' syndrome: role of magnetic resonance imaging in the detection and localization of thoracic disc disease. Journal of the Royal Society of Medicine 1989; 82: 81–3
7. Conroy JL, Schneiders AG. The T4 syndrome. Manual Therapy 2005; 10: 292–296
8. DeFranca GG, Levine LJ. The T4 syndrome. J Manipulative Physiol Ther. 1995 Jan;18(1):34–7
9. Edmondston SJ, Singer KP. Thoracic spine: anatomical and biomechanical considerations for manual therapy. Manual Therapy 1997; 2: 132–143
10. Erwin WM, Jackson PC, Homonko DA. Innervation of the human costovertebral joint: implications for clinical back pain syndromes. Journal of Manipulative and Physiological Therapeutics 2000; 23(6): 395–403
11. Evans P. The T4 syndrome. Some basic science aspects. Physiotherapy 1997; 83: 186–189
12. Fam AG. Chest wall pain: If not cardiac disease, then what? Journal of Musculoskeletal Medicine 1987; 4: 65–74
13. Farfan H. The tired neck syndrome. In: Giles L, Singer K, Eds. Clinical Anatomy and Management of Thoracic Spine Pain. Edinburgh: Butterworth Heinemann; 2000
14. Griegel-Morris P, Larson K, Mueller-Klaus K, Oatis CA. Incidence of common postural abnormalities in the cervical, shoulder, and thoracic regions and their association with pain in two age groups of healthy subjects. Physical Therapy 1992; 72: 425–31
15. Grieve GP. Modern Manual Therapy of the Vertebral Column. Edinburgh: Churchill Livingstone; 1986
16. Grieve GP. Referred pain and other clinical features. In: Boyling JD; Palastanga N; Eds. Grieve's Modern Manual Therapy. Edinburgh: Churchill Livingstone; 1994
17. Groen GJ, Baljet B, Drukker J. Nerves and nerve plexuses of the human vertebral column. American Journal of Anatomy 1990; 188: 282–96
18. Groen GJ, Stolker RJ. Thoracic neural anatomy. In: Giles L, Singer K, Eds. Clinical Anatomy and Management of Thoracic Spine Pain. Edinburgh: Butterworth Heinemann; 2000
19. Haydar AA, Morgan-Hughes G, Roobottom C. Investigating severe interscapular pain. BMJ 2008; 337:a688. doi: 10.1136/bmj.a688
20. Ishizuka K, Sakai H, Tsuzuki N, Nagashima M. Topographic anatomy of the posterior ramus of thoracic spinal nerve and surrounding structures. Spine 2012; 37(14): E817–22. doi: 10.1097/BRS.0b013e31824b65ea.
21. Iyer S, Christiansen BA, Roberts BJ et al. A biomechanical model for estimating loads on thoracic and lumbar vertebrae. Clinical Biomechanics 2010; 25: 853–8. doi: 10.1016/j.clinbiomech.2010.06.010
22. Keller TS, Colloca CJ, Harrison DE, Harrison DD, Janik TJ. Influence of spine morphology on intervertebral disc loads and stresses in asymptomatic adults: implications for the ideal spine. Spine J 2005; 5(3): 297–309
23. Maigne R. [On the cervical origin of certain benign and refractory backaches in adults.] Revue du Rhumatisme et Des Maladies Ostéo-Articulaires 1964; 9:497–503
24. Maitland G. Vertebral manipulation. 5th Ed. Oxford: Butterworth Heinemann; 1986
25. McGuckin N. The T4 syndrome. In: Grieve GD, Ed. Modern Manual Therapy of the Vertebral Column. London: Churchill Livingston; 1986
26. Resnick D. Degenerative diseases of the vertebral column. Radiology 1985; 156: 3–14
27. Schmorl G, Junghanns H. The human spine in health and disease. 2 Edn. New York: Grunne & Stratton; 1971
28. Shaw NE. J Bone Joint Surg 1975; 57B: 412
29. Singer KP. Pathology of the thoracic spine. In: Giles L, Singer K, Eds. Clinical Anatomy and Management of Thoracic Spine Pain. Edinburgh: Butterworth Heinemann 2000; 63–82
30. Singer KP, Edmondston SJ. The enigma of the thoracic spine. In: Giles L, Singer K, Eds. Clinical Anatomy and Management of Thoracic Spine Pain. Edinburgh: Butterworth Heinemann; 2000
31. Sultan HE, Younis El-Tantawi GA. Role of dorsal scapular nerve entrapment in unilateral interscapular pain. Arch Phys Med Rehabil. 2012 doi:pii: S0003–9993(12)01204–X. 10.1016/j.apmr.2012.11.040
32. Tanaka Y, Kokubun S, Sato T, Ozawa H. Cervical roots as origin of pain in the neck or scapular regions. Spine 2006; 31(17): E568–73
33. Woolf CJ. Central sensitization: implications for the diagnosis and treatment of pain. Pain 2011; 152(3 Suppl): S2–15. doi: 10.1016/j.pain.2010.09.030

Aus schmerzwissenschaftlicher Sicht: Braucht das T4-Syndrom einen neuen Namen?

ALS ARTEFAKT medizinischer Spezialisierung betrachten manche die Existenz unterschiedlicher Schmerzsyndrome. Dabei geht es unter anderem um die Frage, ob es ein oder mehrere somatische Schmerzsyndrome gibt. Unsere Autorin zeigt auf, warum das T4-Syndrom mit anderen Syndromen viel gemeinsam hat – und doch anders ist.

Die übereinstimmenden Symptome und Zeichen verschiedener Artikel zum T4-Syndrom basieren auf Beobachtungen von Fallbeispielen und darauf, dass die meisten Autoren sich auf die gleichen Quellen berufen – nicht auf breiter wissenschaftlicher Evidenz. Bezüglich der Ätiologie und pathophysiologischen Mechanismen gibt es viele offene Fragen. Das T4-Syndrom wird erst identifiziert, wenn manuelle Techniken oder Automobilisationen der BWS die Symptome beeinflussen. Dieser Umstand verleitet zu peripheren Erklärungsmodellen: zu einem Endorgan-Dysfunktionsmodell. Deshalb wird ein zweites Modell benötigt, das die klinische Präsentation mit all ihren Symptomen und Zeichen als funktionelles Schmerzsyndrom umfasst. Nicht nur das dysfunktionelle Endorgan, sondern auch aktivierte Gehirnareale bestimmen die Symptome und Zeichen des Syndroms.

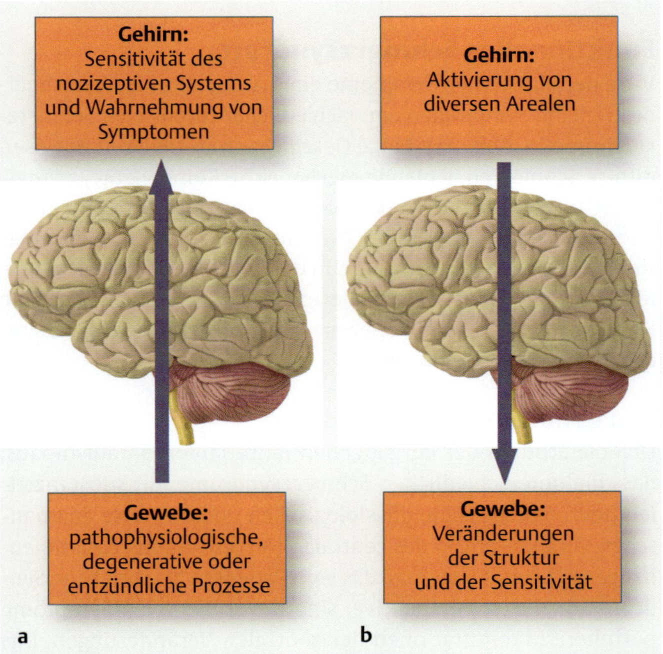

Abb. 1
a Endorgan-Dysfunktionsmodell: Unter anderem Gewebeprozesse sensitivieren das nozizeptive System und führen eventuell zur Wahrnehmung von Symptomen.
b Funktionelles Schmerzsyndrom: Sensitivierung des zentralen Nervensystems verändert Sensitivität und Struktur, zum Beispiel des muskuloskeletalen Systems.

Endorgan-Dysfunktionsmodell

Beim Endorgan-Dysfunktionsmodell (► **Abb. 1a**) reflektieren die Symptome des Patienten abnormale Zielgewebe. Verletzungen oder degenerative Prozesse verursachen diese Abnormalitäten [21]. Dem T4-Syndrom liegen vermutlich nicht primär peripher nozizeptive Mechanismen zu Grunde. In einigen Fallbeispielen werden zwar mechanische Ereignisse als Auslöser erwähnt [5]. Meistens gibt es jedoch keinen direkten Auslöser für die Beschwerden. Auch peripher neurogene Komponenten stehen nicht im Vordergrund. Neurologische Teste sind in der Regel negativ. Neurodynamische Teste mögen zwar teilweise diffus positiv sein, bleiben aber ohne passende klinische Präsentation. Als Folge einer zentralen Sensitivität gehören sie daher wahrscheinlich zu den falsch positiven Befunden.

Löst das dysfunktionelle Segment T4 das Syndrom aus?

Trotzdem gehören zu den Erklärungsmodellen der Syndromentstehung diverse strukturelle und pathoanatomische Phänomene. Vermutlich weil manuelle Techniken erfolgreiche Teile des Patientenmanagements sind. Als mögliche Ursachen für das T4-Syndrom erwägt man: mechanische Interfaces zwischen Muskeln oder Ligamenten und neuralen Strukturen, den Ramus communicans, er verbindet das somatische und sympathische Nervensystem, oder degenerative Prozesse der Kostovertebralgelenke [6]. Letztere beeinflussen den sympathischen Grenzstrang [6]. Mehrere Beobachtungen lassen an einem Modell zweifeln, das anatomische Strukturen oder dysfunktionale Endorgane kausal in den Mittelpunkt stellt: Die Symptome betreffen deutlich mehr Frauen als Männer, sie treten hauptsächlich nachts und zwischen dem 30. und 50. Lebensjahr auf (was der Hypothese der ursächlichen degenerativen Prozessen widerspricht).

Wicki I. Aus schmerzwissenschaftlicher Sicht: Braucht das T4-Syndrom einen neuen Namen? Manuelle Therapie 2013; 17: 108–112

Kritik am Clinical Reasoning

Mayer und Bushnell [15] kritisieren in diesem Zusammenhang verschiedene medizinische Subspezialisten. Durch ihr unterschiedliches Clinical Reasoning fokussieren sie auf spezifische Symptome und Zeichen, die ihre therapeutischen Ansätze rechtfertigen. Weitere Symptome stufen sie als Komorbiditäten ein. Die Tatsache, dass das T4-Syndrom außerhalb der manualtherapeutischen Literatur kaum existiert, unterstützt diese Aussage.

Kritik am Erklärungsansatz

Bezüglich der Therapieerfolge manueller Techniken sollte man kritisch bleiben gegenüber ihren Erklärungsmechanismen. Es gibt Hinweise, dass manuelle Interventionen absteigende inhibitorische Prozesse im zentralen Nervensystem aktivieren, die nozizeptive Afferenzen und die Symptomwahrnehmung modulieren. Dies erklärt teilweise die Symptomreduktion bei Mobilisationen und Manipulationen [27].

Funktionelles Schmerzsyndrom

Viele der klassischen Symptome eines T4-Syndroms überschneiden sich mit Symptomen unterschiedlicher chronischer Schmerzsyndrome (► **Abb. 2a**): lange Geschichte mit unklaren Auslöser, diffuse Schmerzen, fehlende mechanische Komponente, zahlreiche Schmerzbereiche, Frauen häufiger betroffen als Männer sowie Schlafstörungen [15]. Die Existenz unterschiedlichster somatischer Schmerzsyndrome wird in der Literatur potenziell als Artefakt medizinischer Spezialisierung gesehen. Es steht sogar die Frage im Raum, ob es ein oder mehrere somatische Schmerzsyndrome gibt [26] (► **Abb. 2b**).

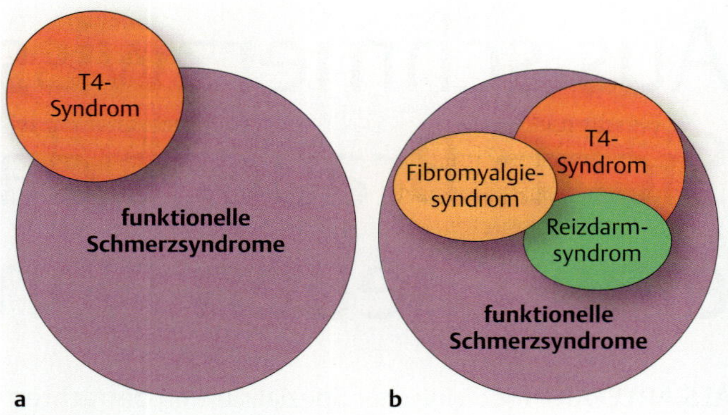

Abb. 2
a T4-Syndrom als eigenständiges Syndrom: In seiner klinischen Präsentation überschneidet es sich teilweise mit funktionellen Schmerzsyndromen.
b T4-Syndorm als funktionelles Schmerzsyndrom: Teilweise überschneidet es sich mit anderen funktionellen Schmerzsyndromen.

Gibt es nur ein Schmerzsyndrom?

Diverse Studien der vergangenen Jahre laufen darauf hinaus, dass die unterschiedlichen Schmerzsyndrome mit substanziellen neurobiologischen, physiologischen und teilweise anatomischen Veränderungen des zentralen Nervensystems zusammenhängen [3]. Betrachtet man das vom Patienten beschriebene Syndrom aus dieser Perspektive, sind die subjektiven Symptome periphere Manifestationen der zentralen Veränderungen. Das Gleiche gilt für die von den Spezialisten vorgefundenen Zeichen (► **Abb. 1b**). Wie spezifische Syndrome wie das T4-Syndrom entstehen, die sich trotzdem mit anderen funktionellen Schmerzsyndromen wie dem Fibromyalgie- oder Reizdarmsyndrom stark überschneiden, lässt sich eventuell anhand des Konstrukts einer Neuromatrix erklären.

Neuromatrix-Modell

Eine Neuromatrix ist ein Netzwerk unterschiedlicher Gehirnareale mit ihren zahlreichen Verbindungen [17]. Per funktioneller Magnetresonanztomographie wurden durch nozizeptive Stimuli ausgelöste Schmerzmatrizes beobachtet. Die Zusammensetzung der aktivierten Areale und vor allem die Signalstärke der einzelnen Bereiche sind sehr individuell. Dennoch sind es immer wieder bestimmte Kerne im Gehirn, die aktiviert werden. Hier gibt es große Übereinstimmungen. Der primärsensorische Kortex (S1) ist bei vielen muskuloskeletalen Beschwerden aktiviert und bei der sensorisch-diskriminativen Dimension einer Schmerzwahrnehmung mitbeteiligt. An der affektiven Dimensionen einer Schmerzempfindung ist das limbische System beteiligt. Aktivität im präfrontalen Kortex spiegelt die kognitiv-evaluativen Dimensionen der Schmerzwahrnehmung [4] (► **Abb. 3**).

T4-Syndrom: Macht der Hypothalamus den syndromspezifischen Unterschied?

Das T4-Syndrom unterscheidet sich in einigen Aspekten von anderen funktionellen Schmerzsyndromen. Aufgrund der klinischen Präsentation könnte der Hypothalamus eine Schlüsselrolle spielen. Verschiedene Kerne des Hypothalamus steuern das sympathische Nervensystem, lenken den Tag-Nacht-Rhythmus und gewährleisten den erholsamen Schlaf sowie die Temperaturregulation [2]. Eine veränderte Funktion des Hypothalamus kann zu gesteigerten sympathischen Efferenzen, Schlafstörungen oder Temperaturmissempfindungen führen – alles Zeichen, wie man sie bei T4-Syndrom-Patienten findet. Der Hypothalamus ist wie viele Gehirnareale somatotopisch angeordnet [20]. Dies könnte erklären, warum die entsprechenden sympathischen Veränderungen nur Hände oder Arme oder auch nur eine Hand und nicht den ganzen Körper betreffen. Wie ein kürzlich publiziertes Fallbeispiel zeigt, gibt es vergleichbare Zeichen und Symptome eventuell auch an der unteren Extremität [8].

Hypothalamus: Stark vernetzt in der Neuromatrix

Als Teil eines komplexen Netzwerkes bekommt der Hypothalamus Input von kortikalen und anderen weiter kranial gelegenen Regionen, wie dem limbischen System. So beeinflussen die Gedanken und Emotionen des Patienten direkt die Neuronenaktivität im Hypothalamus [24]. Gleichzeitig bestehen Verknüpfungen mit Zentren wie dem periaquäduktalen Grau und der rostroventralen Medulla. Sie modulieren die Aktivität im nozizeptiven System. Die

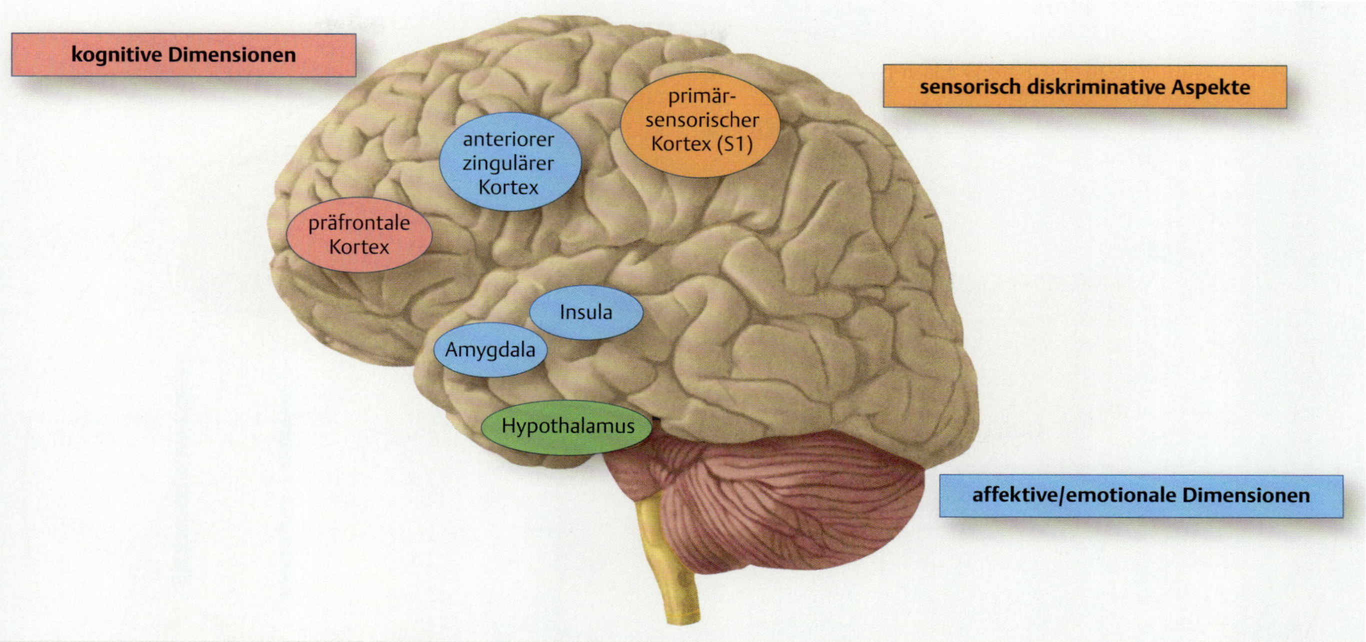

Abb. 3 Dimensionen einer Sinneswahrnehmung.

zwei Zentren sind hauptverantwortlich für deszendierende Inhibition respektive Fazilitation. Sie können gesunde Gewebe für diverse Stimuli mehr oder weniger sensitivieren. Die neuronale Aktivität entsteht jedoch nicht in diesen beiden Kernen. Kortikale Aktivität und Input aus dem limbischen System beeinflussen das periaquäduktale Grau und die rostroventrale Medulla ebenfalls stark. Zwischen Hypothalamus und dem Seitenhorn des thorakalen Rückenmarks mit den motorischen Zellen des autonomen Nervensystems bestehen weitere direkte deszendierende Verbindungen. Über diese direkten Verbindungen moduliert der Hypothalamus die Aktivität des sympathischen Nervensystems, unter anderem der Hände und Arme.

Neuromatrix, Plazebo und therapeutische Erfolge

Die Neuromatrix dient nicht nur als Erklärungsmodell für die Symptom- und Zeichenentstehung. Sie liefert auch den neurophysiologischen Hintergrund für Therapieerfolge. Insbesondere sogenannte Plazebo-Effekte lassen sich erklären. Erwarten Patienten, dass bestimmte therapeutische Interventionen, wie manuelle Techniken oder thorakale Automobilisationen, ihre Symptome reduzieren, zeigt sich das in der funktionellen Magnetresonanztomographie durch Aktivität im präfrontalen Kortex, anterioren zingulären Kortex und im Inselkortex [25]. Diese Areale modulieren wie erwähnt die deszendierende Aktivität von Hypothalamus, periaquäduktalem Grau und rostroventraler Medulla und normalisieren so den sympathischen Output beziehungsweise reduzieren die Gewebeempfindlichkeit. Vermutlich moduliert die Schmerzaufklärung die Symptome und Zeichen der Patienten genauso. Diese Managementstrategie weist bei chronischen Schmerzpatienten eine gewisse Evidenz für ihre Wirksamkeit auf [18]. Aus schmerzwissenschaftlicher Sicht sollte sie daher Teil des Managements von Patienten mit T4-Syndrom sein. Vermutlich bewirkt das Beeinflussen kognitiver und affektiver Dimensionen den positiven Effekt.

Top-down oder Interaktion verschiedener Mechanismen?

Die dem T4-Syndrom zugrunde liegenden pathophysiologischen Mechanismen sind unbekannt. Funktionelle Veränderungen und strukturelle Reorganisationen verschiedener zentraler Areale wurden für andere chronisch verlaufende Schmerzsyndromen beschrieben [1, 14, 22]. Sie könnten plausible Erklärungsmechanismen liefern für die von den Patienten beschriebenen Symptome und die von Manualtherapeuten beobachteten Zeichen. Jedoch erscheint die Betrachtung des T4-Syndroms als ein rein zentrales Problem, bei dem Sensitivierungsprozesse diverser Gehirnareale das Gewebe formen und die Sensitivität der Gewebe bestimmen, als zu linear. Sowohl unter physiologischen als auch unter pathologischen Bedingungen interagieren Zielgewebe und Nervensystem kontinuierlich (► **Abb. 4**). Auf der Gewebeebene selber, im Rückenmark und in supraspinalen Bereichen kommt es zu komplexen Interaktionen zwischen somatischem und vegetativem Nervensystem, Immunsystem und neuroendokrinem System [23]. Gifford [9] zeigt diese Interaktion im Modell des reifen Organismus (Mature Organism Model, MOM) auf, eventuell etwas zu simplifiziert. Betrachter können das Modell so interpretieren, dass Modulation und Interaktion zwischen den Systemen nur im Gehirn passieren. Kortikale und supraspinale Interaktionen sind vermutlich wichtig und effektiv. Wechselbeziehungen auf spinaler oder Gewebeebene tragen aber wahrscheinlich ebenso zur klinischen Präsentation des Syndroms bei. Der von Gifford beschriebene Reifeprozess beziehungsweise Lernprozess könnte der Re-

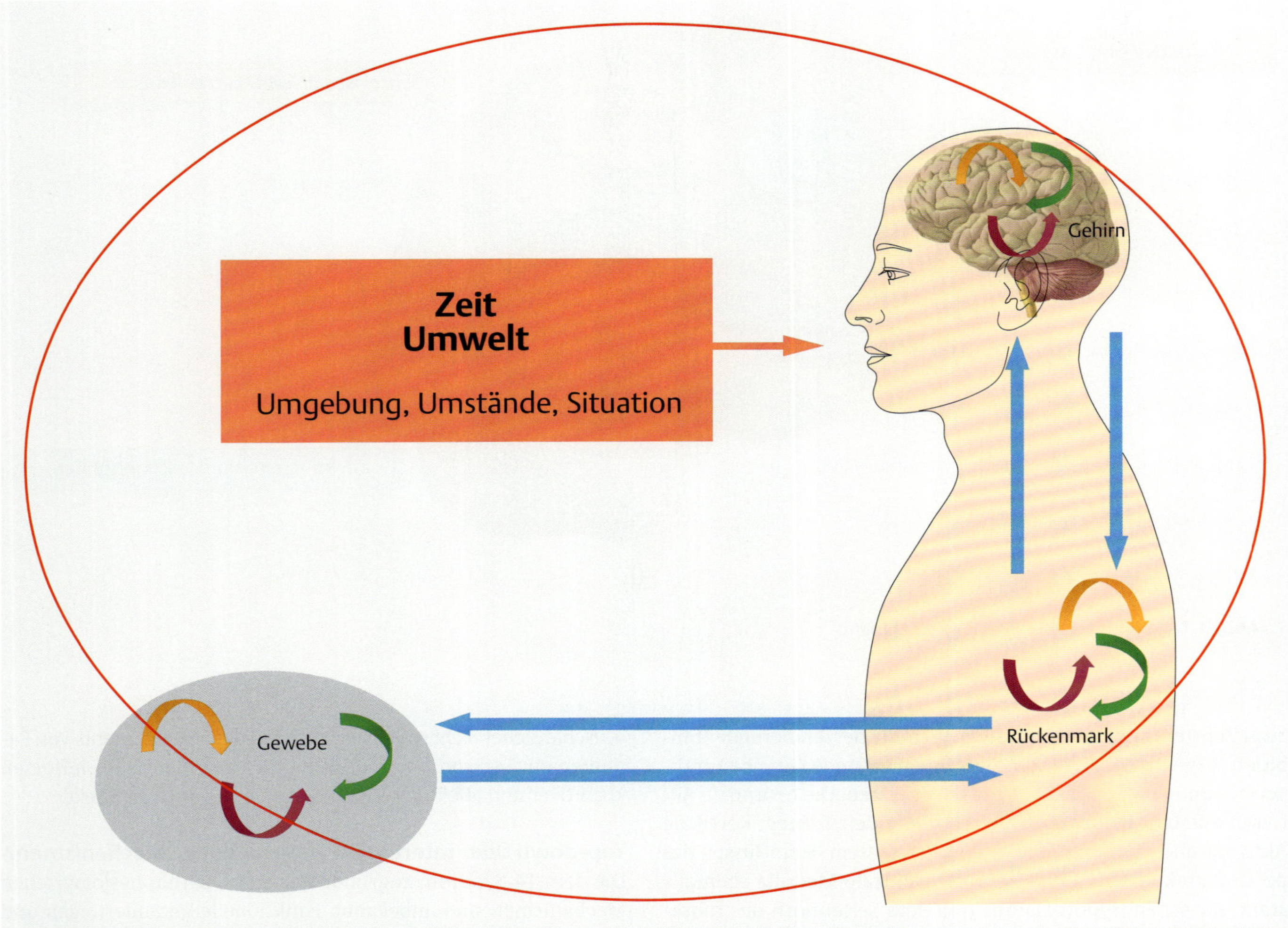

Abb. 4 Interaktionen diverser Systeme: auf Gewebeebene (1), im Rückenmark (2) und supraspinal (3). Blaue Pfeile: Nervensystem; grüne: sympathisches Nervensystem; orange: Immunsystem; violette Pfeile: endokrines System; roter Pfeil: Zusätzliche Beeinflussung aller Systeme durch Umgebung und Situation, in denen sich der Patient befindet, mdl. nach [9].

organisation des zentralen Nervensystems entsprechen. Die von Manualtherapeuten beschriebenen Gelenkzeichen der BWS oder Veränderungen der Hände entsprechen vielleicht der strukturellen Anpassung der Gewebe an die funktionellen oder strukturellen Veränderungen im zentralen Nervensystem.

Kritik am Neuromatrix-Modell

Das Konzept der Neuromatrix ist nicht unumstritten. Insbesondere seit der von Melzack eingeführte Begriff durch den Ausdruck Schmerzmatrix ersetzt worden ist. Glaubte man ursprünglich, die durch nozizeptive Stimuli ausgelösten und mittels funktioneller Magnetresonanztomographie gemessenen Aktivitäten bestimmter Gehirnareale reflektierten die Schmerzverarbeitung im Gehirn, weiß man heute, diese Aktivität ist einerseits nicht schmerzspezifisch [11] und ist andererseits nicht proportional zu der vom Patienten wahrgenommenen Schmerzintensität [12]. Nicht schmerzhafte Stimuli, wie optische, akustische oder Berührungsreize, aktivieren eine in den meisten Arealen übereinstimmende Neuromatrix [19]. Unstrittig ist, die verschiedenen Areale sind an den Dimensionen der Schmerzwahrnehmung beteiligt. Aber so wie ein Schmerz affektive Komponenten enthalten kann, kann auch ein akustischer Reiz Emotionen bewirken. Aktivität im limbischen System ist nicht automatisch schmerzspezifisch. Dies erklärt die großen Überschneidungen.

Kopfschmerzliteratur liefert pathophysiologische Hinweise

Fokussiert man bei der Literatursuche zu den pathophysiologischen Mechanismen des T4-Syndroms die Symptome Schlafstörungen und Kopfschmerzen, liefert die Kopfschmerzliteratur detaillierte Erklärungen. Sie weist ebenfalls auf die entscheidende Rolle des Hypothalamus bezüglich nozizeptiver Verarbeitung, Kontrolle der Thermoregulation und des Schlafrhythmus hin [13]. Diese Hypothalamusfunktionen könnten bei Patienten mit T4-

Syndrom dysreguliert sein und damit zu den Dysästhesien und Schlafstörungen beitragen. Die Verbindung zwischen den beiden Symptomen zeigt sich zudem bei den sogenannten hypnischen Kopfschmerzen, ein primäres Kopfschmerzsyndrom mit charakteristischen Symptomen, die meist weibliche Patienten aus dem Schlaf aufwecken [7]. Interessant wäre, wie viele dieser Patientinnen auf gezieltes Nachfragen über Dysästhesien der oberen Extremität klagen. Bei wie vielen sind thorakale posturale Veränderungen diagnostizierbar oder beeinflussen manuelle BWS-Techniken die Kopfschmerzen positiv.

T4-Syndrom: Neu einordnen oder ersatzlos streichen?

Die Kopfschmerzliteratur unterstreicht die Idee, das T4-Syndrom in die Kategorie der funktionellen Schmerzsyndrome einzuordnen (► **Abb. 2a**). Selbst der Vorwurf an die Spezialisten, durch Fokussieren auf Dysfunktionen ihre Therapieansätze zu legitimieren, erscheint damit bis zu einem gewissen Punkt gerechtfertigt. Bleibt die Frage, welche Vor- bzw. Nachteile es für die Patienten hätte, wenn der Begriff T4-Syndrom abgeschafft würde. Interpretieren wir die Symptome und Zeichen eines funktionellen Schmerzsyndroms als klinische Präsentation der beschriebenen Interaktionen zwischen Geweben, somatischem und sympathischem Nervensystem und Immunsystem, sollten die Vorteile überwiegen. Das Modell führt die Kliniker zur Untersuchung und Behandlung relevanter spezifischer Dysfunktionen der oberen Quadranten unter Berücksichtigung der Gesamtsituation des Patienten.

T4-Syndrom: Keine Hypothalamusdysfunktion

Trotz der erwähnten Funktionen des Hypothalamus und Folgen möglicher Dysfunktionen seiner diversen Kerne, handelt es sich beim T4-Syndrom keinesfalls um die klinische Präsentation einer Dysfunktion des Hypothalamus. Er ist lediglich ein Teil der Neuromatrix und mit seinen Verknüpfungen zu anderen Nuklei eventuell daran beteiligt, dass sich das von den Manualtherapeuten als T4-Syndrom beschriebene Bild in einigen Aspekten von anderen Schmerzsyndromen unterscheidet.

FAZIT

Die pathobiologischen, zur klinischen Präsentation des T4-Syndroms führenden Mechanismen bleiben spekulativ. Eine für das Syndrom relativ spezifische Neuromatrix, in der der Hypothalamus eine zentrale Rolle spielt, könnte einen Großteil der Symptome erklären, durch die sich das T4-Syndrom von anderen funktionellen Schmerzsyndromen unterscheidet. Die Symptome und Zeichen des Syndroms könnten die komplexen Interaktionen zwischen Zielgeweben und verschiedenen Systemen ausdrücken, wie somatischem und autonomem Nervensystem, dem Immunsystem oder dem neuro-endokrinen System. Die Hypothese, dass diese Interaktionen gemeinsam die klinische Präsentation mitbestimmen, eröffnet viele Therapieansätze. Neben gewebebasierten Techniken drängt sie das therapeutische Beeinflussen von Kognitionen und Emotionen als Teil des Managements in den Vordergrund. Ebenfalls lohnen dürfte sich eine Analyse der Umgebung und der Gesamtsituation, in der sich der Patient befindet.

Das Festhalten am offensichtlich jeglicher Evidenz entbehrenden Begriff T4-Syndrom lenkt das klinische Denken von Praktikern und zukünftigen Grundlagenforschern in eine einseitige und vermutlich falsche Richtung. Ohne den Begriff bleiben beide Berufsgruppen offener gegenüber adäquateren Hypothesen für die komplexe Anhäufung von Symptomen.

AUTORIN

Irene Wicki

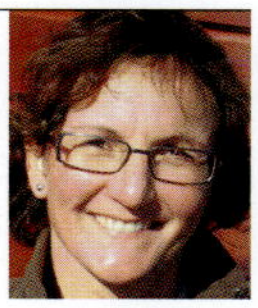

BIBLIOGRAFIE

DOI 10.1055/s-0033-1351107
manuelletherapie 2013; 17: 108–112

Stuttgart · New York · ISSN 1433-2671

Literatur

1. *Apkarian AV et al. Chronic back pain is associated with decreased prefrontal and thalamic gray matter density. J Neurosci; 24:10410–5: 2004*
2. *Bear MF, Connors BW, Paradiso MA. Neuroscience, Exploring the Brain. 3rd Edition. Philadelphia: Lippincott Williams & Wilkins; 2007*
3. *Bushnell M C, Mayer E A. Preface. In: Mayer EA, Bushnell M C. Functional Pain Syndromes: Presentation and Pathophysiology. Seattle: IASP Press; 2009*
4. *Bushnell MC, Apkarian AV. Representation of pain in the brain. In: McMahon and Koltzenburg's Textbook of Pain. 5th Edition. Edinburgh: Churchill Livingstone; 2006*
5. *Conroy JL, Schneiders AG. The T4-Syndrome- case report. Manual Therapy 2005; 10: 292–96*
6. *Evans P. The T4-Syndrome: Some Basic Science Aspects. Physiotherapy 1997; 86(4): 186–189*
7. *Evers S. Sleep and Headache: The Biological Basis. Headache 2010; 50(7): 1246–52*
8. *Geerse WK. Bilateral leg symptoms- The T10 Syndrome? Manual Therapy 2012; 17: 251–54*
9. *Gifford L. Pain, the Tissues and the Nervous System: A conceptual Model. Physiotherapy 1998. 84(1): 27–36*
10. *Grieve GP. Thoracic musculoskeletal Problems. In: Boyling JD, Palastanga N. Grieve's Modern Manual Therapy. 2nd Edition. Edinburgh: Churchill Livingstone; 1994*
11. *Iannetti GD, Mouraux A. From the neuromatrix to the pain matrix (and back). Exp Brain Res 2010; 205:1–12*
12. *Legrain V, Iannetti GD, Plaghki L, Moureaux A. The pain matrix reloaded: A salience detection system for the body. Progress in Neurobiology 2011; 93: 111–24*
13. *Matharu MS. The Hypothalamus, Pain and Primary Headaches. Headache 2007; 47: 963–68*
14. *May A. Chronic pain may change the structure of the brain. Pain 2008; 137: 7–15*
15. *Mayer E A, Bushnell MC. Functional Pain Disorders: Time for a Paradigm Shift? In: Mayer EA, Bushnell MC. Functional Pain Syndromes: Presentation and Pathophysiology. Seattle: IASP Press; 2009*

16. McGuckin N. The T4-Syndrome. In: Grieve's Modern Manual Therapy of the Vertebral Column. Edinburgh: Churchill Livingstone; 1986
17. Melzack R. From the Gate to the Neuromatrix. Pain 1999; Supplement 6: 121–126
18. Moseley GL. Evidence for a direct relationship between cognitive and physical change during an education intervention in people with chronic low back pain European Journal of Pain 2004; 8: 39–45
19. Moureaux A, Diukova A, Lee MC, Wise RG, Iannetti GD. A multisensory investigation of the functional significance of the "pain matrix". NeuroImage 2011; 54: 2237–49
20. Pelosi GG, Tavares RT, Correa FMA. Rostrocaudal Somatotopy in the Neural Connections Between the Lateral Hypothalamus and the Dorsal Periaqueductal Gray of the Rat Brain. Cellular and Molecular Neurobiology 2006; 26: 635–643
21. Robinson JP, Apkarian AV. Low back pain. In: Mayer EA, Bushnell MC. Functional pain syndromes: presentation and pathophysiology. Seattle: IASP Press; 2009
22. Schmidt-Wilcke T et al. Striatal grey matter increase in patients suffering from fibromyalgia – a voxel-based morphometry study. Pain 2007; 132: S 109–16
23. Steinman L. Elaborate interactions between the immune and nervous system. Nature Immunology 2004; 5(6): 575–81
24. Tracey I, Mantyh PW. The Cerebral Signature for Pain Perception and Its Modulation. Neuron 2007; 55: 377–391
25. Tracey I. Imaging pain. Brittish Journal of Anaesthesia 2008; 101(1): 32–39
26. Wessely S, Nimnuan C, Sharpe M. Functional Somatic Syndromes: One or many? The Lancet 1999; 354: 936–939
27. Zusman M. Mechanisms of Musculoskeletal Physiotherapy. Physical Therapy Review 2009; 9: 39–49

Fallbeispiel: Patient mit Kopfschmerzen und diffusen Hand-Unterarm-Schmerzen

HERRN MÜLLERS Kopf, Unterarm und Hand schmerzen. Was zunächst nach mindestens zwei „Baustellen" aussieht, entpuppt sich als eine. Ein effektiver Clinical-Reasoning-Prozess sorgt für Klarheit und hilft, die eine Schmerzursache unter den vielen möglichen zu finden.

Anamnese

Der 58-jährige Verwaltungsangestellte Herr Müller kommt wegen Kopfschmerzen zur Behandlung. Von der Therapie erhofft er sich Schmerzfreiheit. Die Schmerzen beschreibt er als dumpf, verteilt auf die obere Kopfhälfte. Der Kopfschmerz ist bewegungsunabhängig. Weiteres Nachfragen ergibt eine tageszeitliche Abhängigkeit. Meistens beginnen die Schmerzen am späten Vormittag und werden nachmittags stärker. Nach der Fahrt auf dem Rad nach Haus werden die Schmerzen meistens geringer oder verschwinden ganz. Ich frage nach. Herr Müller sitzt auf einem Trekkingrad in einer nach vorn geneigten Position. Die Schmerzen beeinflussen seine Arbeit (Büro, PC, Publikumsverkehr) nicht negativ. Die Nächte sind meist schmerzfrei. Unregelmäßig, ein- bis zweimal im Monat wird Herr Müller aufgrund seiner Kopfschmerzen wach. Er geht dann in die Küche, trinkt etwas und kann danach weiter schlafen.

Vor sechs Monaten traten die Schmerzen erstmals auf – spontan. Zu Beginn waren die Schmerzen unregelmäßig, seit acht Wochen hat er täglich Kopfschmerzen. Als weitere Beschwerden gibt Herr Müller ein „komisches Gefühl" von den Fingerspitzen bis zum Ellbogen links an. Kein Schmerz, eher ein Spannungsgefühl oder eine Schwellung. Ein Ödem ist nicht erkennbar. Manchmal fühlt sich der Bereich etwas taub an. Das Spannungsgefühl trat schleichend auf, ungefähr als auch die Kopfschmerzen häufiger wurden. Auslösende Faktoren wie Bewegungen oder Haltungen kann Herr Müller nicht angeben. Die Beschwerden treten meistens nachmittags mit den Kopfschmerzen auf und verschwinden nach dem Heimweg per Rad. Herr Müller nimmt keine Schmerzmittel gegen die Beschwerden (▶ **Abb. 1**).

Vor zwei Jahren hatte Herr Müller zwei bis drei Tage einen Hexenschuss, sonst sei er schmerzfrei und kerngesund. Seine einzige „sportliche Bewegung" ist der vier Kilometer lange Arbeitsweg mit dem Rad. Der jährliche Hausarzt-Check war immer altersentsprechend. Sein Hausarzt und der hinzugezogene Neurologe diagnostizierten einen Spannungskopfschmerz. Die Computertomographie war unauffällig. Sicherheitsfragen bezüglich Rückenmark und Cauda equina ergeben keine Vorsichtssituationen.

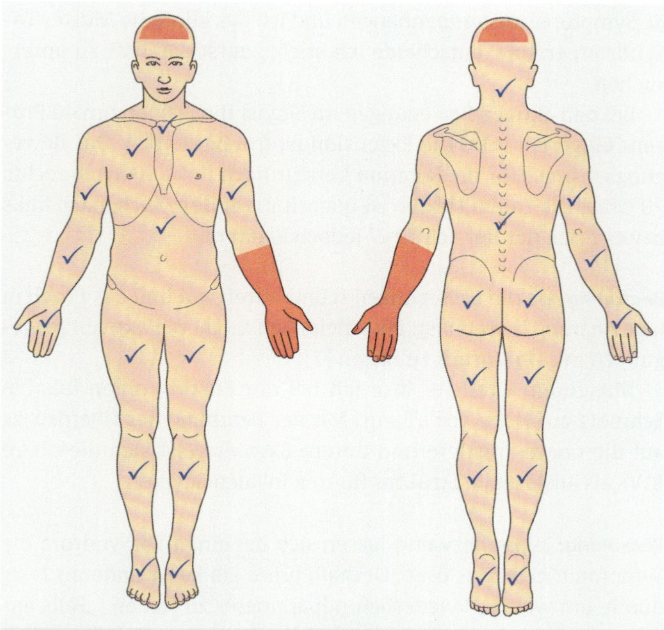

Abb. 1 Körpertabelle Herr Müller: i(ntermittierend), Symptom ①, Symptom ②.

Planung der physischen Untersuchung

Nach der subjektiven Untersuchung ist unklar, ob ein manualtherapeutisch behandelbares Problem die Symptome des Patienten verursacht. Weder ein auslösendes Ereignis noch eindeutige Bewegungen oder Tätigkeiten lösen die Schmerzen aus. Es gibt keine zervikalen Symptome, die auf einen Ursprung der Kopfschmerzen in der HWS deuten. Kopfschmerzen können viele Ursachen haben, nur ein kleiner Teil ist dem Bewegungssystem als ursächliche Quelle zuzuschreiben [10]. Symptom ② kann aufgrund der Verteilung (alle Finger, Unterarm) ebenfalls nicht klar einer Struktur zugeordnet werden. Die Taubheit spricht weder für einen peripheren Nerven noch für eine Nervenwurzel. Am ehesten passt die Symptomverteilung ② zu einer Störung des Plexus brachialis, des sympathischen Nervensystems oder zu einem Thoracic-outlet-Syndrom (TOS).

Horre T. Fallbeispiel: Patient mit Kopfschmerzen und diffusen Hand-Unterarm-Schmerzen. Manuelle Therapie 2013; 17: 113–117

Hypothesenbildung: Ein paar Hinweise deuten auf einen Zusammenhang zwischen Symptom ① und ②: Seit acht Wochen tritt ① häufiger auf, seitdem tritt auch ② auf; beide Symptome zeigen sich eher nachmittags während der Arbeit; beide verschwinden beim Radfahren auf dem Nachhauseweg. Deshalb denke ich erstmals an das von Maitland beschriebene T4-Syndrom [8].

Physische Untersuchung

Herr Müller hat momentan keine Symptome. Bei der Inspektion im Sitzen auf der Bank fällt eine extrem aufrechte, fast lordosierte BWS, besonders auf Höhe des 3.–7. Brustwirbels auf. C6–T1 sind stark flektiert, mittlere und obere HWS normal. Die untere BWS und LWS sind fast geradlinig, ohne Kyphose und Lordose.

Clinical Reasoning: Das entspricht der auffallend geraden Sitzhaltung des Patienten während der Anamnese. Da anscheinend beide Symptome zusammenhängen und ich das klinische Muster T4-Syndrom erahne, entscheide ich mich, zuerst die BWS zu untersuchen.

Bei den aktiven Bewegungen im Sitz ist die Flexion um 40 Prozent eingeschränkt. Die Extension ist frei beweglich. Das Bewegungsausmaß für die Rotation beträgt nach links 60, nach rechts 70 Grad. Die Lateralflexion ist quantitativ seitengleich, nach links bewegt sich der Bereich T2–7 jedoch kaum mit.

Reasoning: Da die Bewegungen schmerzfrei sind und das Problem laut Anamnese stabil ist, entscheide ich mich, die aktiven Bewegungen mit Überdruck zu testen [7].

Mit einem Grad IV- löse ich bei der Flexion einen lokalen Schmerz auf Höhe von T5 aus. Mit der Betonung des Überdrucks auf die obere, mittlere und untere BWS erweist sich die obere BWS als auslösende Struktur für den lokalen Schmerz.

Reasoning: Typischerweise lassen sich bei einen T4-Syndrom die Symptome nicht auslösen. Deshalb führe ich keine anderen Tests durch, um weitere Wiederbefundparameter zu finden („Falls angebracht Tests"). Da Herrn Müller das Symptom ② gelegentlich als Taubheit wahrnimmt, ist eine neurologische Untersuchung indiziert.

Die Sensibilität und Motorik der Segmente C5–T1, Bizeps- und Trizepssehnenreflex sind unauffällig. Die Untersuchung der Neurodynamik mit dem ULNT 1 [1] und dem Slump-Test ergeben keine Symptomreproduzierung und keine vergleichbaren Zeichen. Nur die schon bei den aktiven Tests in die Flexion deutlich eingeschränkte BWS zeigt sich während des Slump deutlich.

PHYSISCHE UNTERSUCHUNG (P/E)

Im Clinical-Reasoning-Prozess ist die Planung der Untersuchung ein wesentlicher Schritt. Im Maitland-Konzept beeinflussen Hypothesen verschiedener Kategorien die Planung. Beispielsweise: am ersten Therapietag zu untersuchende Körperstrukturen; dürfen oder müssen Symptome reproduziert werden und so weiter.

Reasoning: Neurologische Untersuchungen und neurodynamische Tests sind bei Patienten mit T4-Syndrom meistens unauffällig. Die aktive Untersuchung ergibt eine hypomobile Flexion und Lateralflexion nach links. Mit passiven physiologischen intervertebralen Bewegungen (PPIVMs) [7] möchte ich beide Befunde bestätigen und genauer lokalisieren (▸ **Abb. 2**).

Flexion und Extension T3–7 sind sehr eingeschränkt, besonders T5–7. Die Lateralflexion ist passiv unauffällig. Die Linksrotation T4–8 ist steifer als die Rechtsrotation.

Reasoning: Da die Intertesterreliabilität der PPIVMs generell schwach ist [4, 12], sollte die isolierte Beurteilung der PPIVMs nicht überinterpretiert werden. Passt das Ergebnis jedoch in das Gesamtbild, wie bei Herrn Müller, bestätigen PPIVMs die Hypothesen. Sie grenzen den Wirbelsäulenabschnitt für die weitere Untersuchung ein.

Bei der anschließenden thorakalen Haut- und Weichteilpalpation ist das Gewebe auffällig fest. Die Abhebbarkeit der Haut ist kaum möglich und schmerzhaft. Während der Palpation verfärbt sich die Haut deutlich rötlich.

Reasoning: Der lokale Schmerz während der Weichteilpalpation (T5–6) ist typisch für ein T4-Syndrom [5]. Auch die vegetative Reaktion (Rubor) passt dazu [3].

Initiale Behandlung

Als letzten Untersuchungsaspekt führe ich noch die passiven akzessorischen intervertebralen Bewegungen (PAIVMs) [7] durch. Sie sind gleichzeitig die erste Behandlung. Links sind die unilateralen PAIVMs stärker druckdolent als rechts, links und rechts sind die PAIVMs sehr steif.

Reasoning: Ich entscheide mich für eine Probebehandlung mit unilateralen PAIVMs links T3–7 mit einem Grad IV (▸ **Abb. 3**).

Im Wiederbefund ist die aktive thorakale Flexion minimal verbessert. Lateralflexion und Rotation nach links bleiben unverändert.

Reasoning: Auch die Intertesterreliabilität der PAIVMs ist schwach [13]. Da sie aber sofort wirken, ist ihr Einfluss im Wiederbefund überprüfbar.

Zum Abschluss erkläre ich Herrn Müller, seine Kopfschmerzen und die Symptomatik des linken Arms könnten zusammenhängen. Da ein Teil des Nervensystems (sympathisches Nervensystem) in der BWS entspringt und – Kopf und Arm (vegetativ) versorgt.

Zweiter Termin

Eine Woche später berichtet Herr Müller, nach seinem Besuch in der Praxis sind die Symptome im linken Arm zwei Tage lang nicht aufgetreten. Die Kopfschmerzen sind unverändert. Die aktiven Testergebnisse für die BWS entsprechen denen des ersten Termins.

Reasoning: Ich möchte die obere HWS screenen, um eine mögliche Beteiligung der Struktur nachzuweisen oder auszuschließen.

Die aktiven Bewegungen der HWS sind normal beweglich und auch mit Überdruck schmerzfrei. Die isolierte Rotation Okziput gegen den fixierten C2 im Sitzen ist unauffällig.

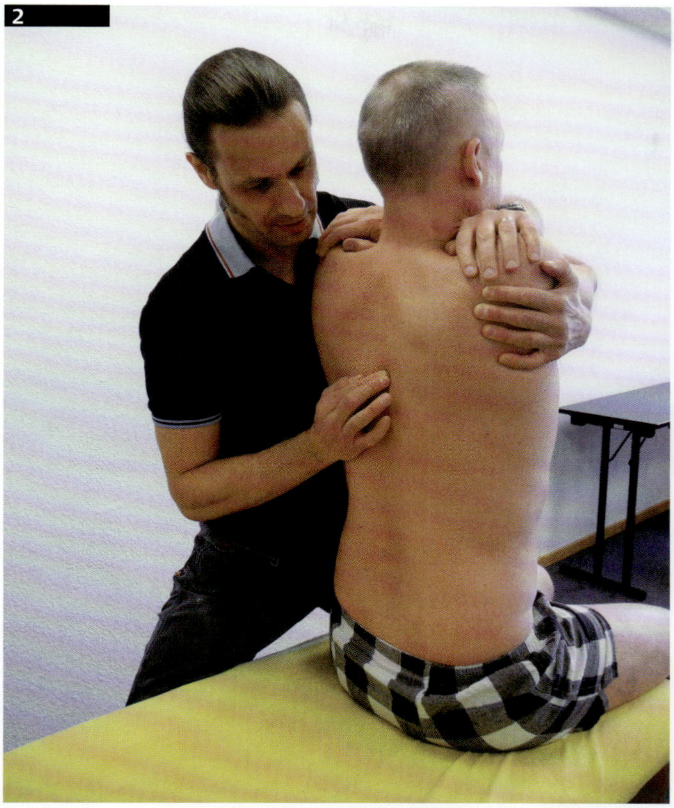

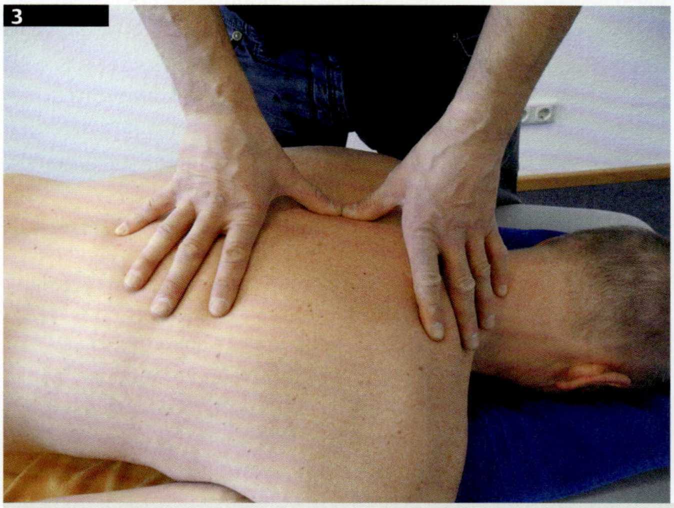

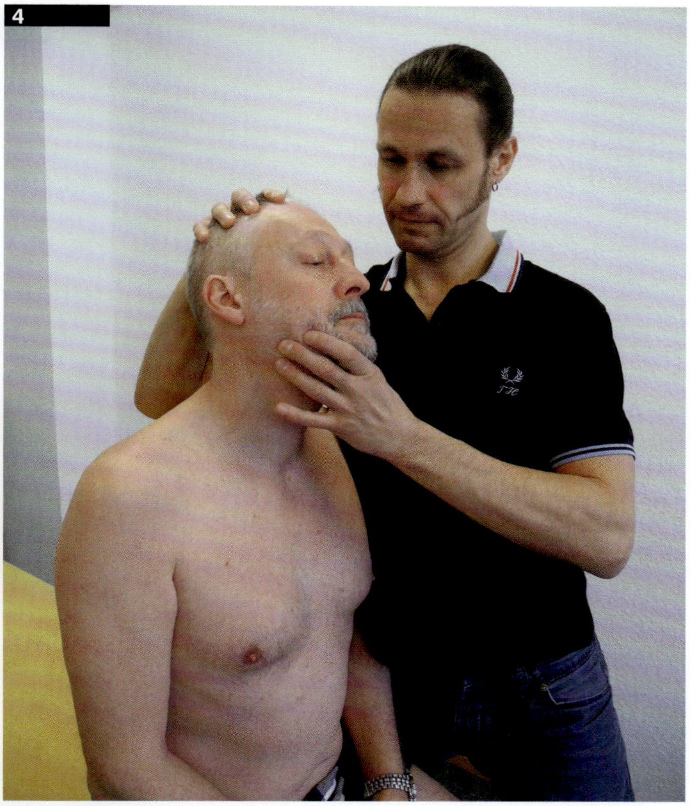

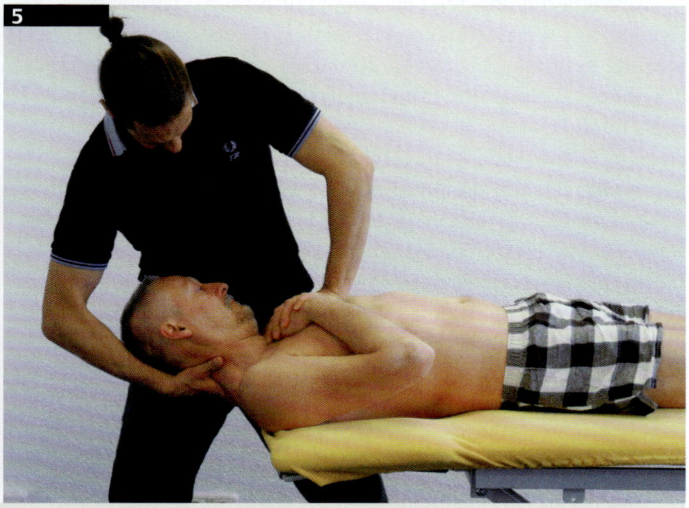

Abb. 2 Passive physiologische intervertebrale Bewegungen (PPIVMs).
Abb. 3 Unilaterale PAIVMs links T3–7.

Abb. 4 Oberer HWS-Quadrant.
Abb. 5 Anterior posteriore Mobilisation Sternum mit Flexion.

Reasoning: Mit dem oberen HWS-Quadranten, eine Kombination aus hochzervikaler Extension, Rotation und Lateralflexion möchte ich die HWS intensiver testen und sicher ausschließen [7].

Nach links und rechts ausgeführt, löst der obere HWS-Quadrant (► **Abb. 4**) außer einem leichten Stechen keine weiteren Symptome aus. Die PAIVMs C1–3 zeigen eine geringe Steifigkeit.

Reasoning: Erwartungsgemäß beeinflusst die Probebehandlung von Oc-C3 die thorakalen Bewegungen nicht.

Zweite Behandlung

Drei Aspekte veranlassen mich, die BWS mit einer anterior posterioren Mobilisation durch das Sternum zu behandeln (► **Abb. 5**).

Horre T. Fallbeispiel: Patient mit Kopfschmerzen und diffusen Hand-Unterarm-Schmerzen. Manuelle Therapie 2013; 17: 113–117

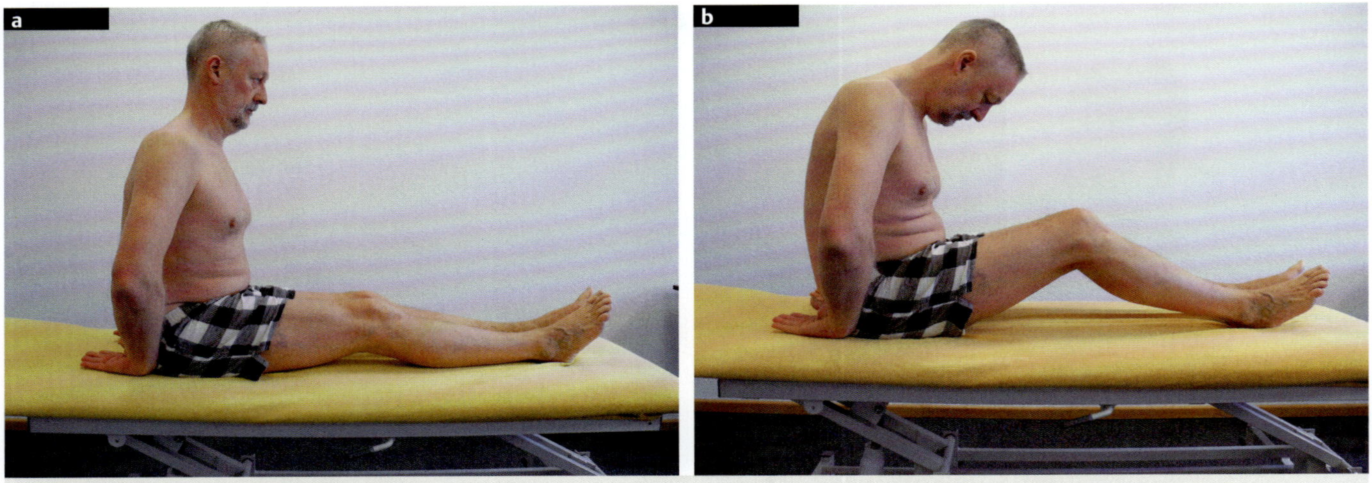

Abb. 6 Slump im Langsitz.
a Ausgangsposition.
b Endposition.

Reasoning: erstens die bei der Inspektion auffällig steile, fast extendierte obere BWS, zweitens die hypomobile thorakale Flexion während der aktiven und passiven Untersuchung und drittens die Symptomlinderung während des Radfahrens mit leicht flektierter BWS.

Im Wiederbefund zeigt sich eine nur minimal verbesserte aktive Flexion. Herr Müller sagt jedoch spontan, dass sich die Bewegung deutlich „leichter" anfühlt. Ich wiederhole die Behandlung noch zweimal und führe zuletzt wieder die unilateralen PAIVMs durch.

Reasoning: Für die unilateralen PAIVMs spricht, dass sie wahrscheinlich das Symptom ② beeinflussen (Besserung für zwei Tage). Um die Flexion dauerhaft zu verbessern und um die Therapie zu intensivieren, lernt Herr Müller eine Eigenübung im Sitzen zur Mobilisation in Flexion. Während der Arbeit soll er die Übung möglichst stündlich ausführen.

Dritter Termin

Fünf Tage nach der zweiten Behandlung ist Symptom ② nicht mehr aufgetreten. Die Kopfschmerzen sind nach wie vor unverändert. Herr Müller hat die Eigenübung sehr regelmäßig durchgeführt.

Reasoning: Die Symptomreduzierung scheint mit der Flexionsmobilisation zusammenzuhängen.

Das Screening der unteren HWS ergibt keinen Hinweis auf eine Problembeteiligung des Abschnitts.

T4-SYNDROM

Theorie und Existenz des T4-Syndroms sind nicht völlig geklärt. Passive Mobilisationen, Heimübungen und ergonomische Maßnahmen beeinflussen jedoch den Symptomkomplex häufig positiv [3].

Reasoning: Als ergänzenden neurodynamischen Test möchte ich den Slump im Langsitz (LSS) mit Betonung des sympathischen Grenzstrangs der linken Seite durchführen [2], um die Beteiligung des vegetativen Nervensystems zu prüfen.

In der Testposition löst die Mobilisation der linken Rippen im Vergleich zu rechts sympathische Reaktionen aus: eine lokale und eine entfernte (linker Arm) Schweißbildung zeigen sich. Als weitere Behandlung führe ich wieder die anterior posteriore Mobilisation des Sternums und die unilateralen PAIVMs links durch. Ich erkläre Herrn Müller, dass die sehr steife BWS seine Beschwerden verursachen könnte. Auf Nachfragen erkläre ich ihm die Beteiligung des sympathischen Nervensystems. Der Wiederbefund zeigt eine wiederum etwas beweglichere Flexion.

Reasoning: Da die Rotation und Lateralflexion nach links bislang nicht zu beeinflussen waren, entscheide ich mich für eine veränderte Ausgangsposition zur Progression der Behandlung.

Ich lagere Herrn Müller in etwas thorakaler Rotation nach links und führe die unilateralen PAIVMs links durch. Daraufhin beträgt die Rotation im Wiederbefund nach rechts und links jeweils 70 Grad. Als Ergänzung für das Heimprogramm empfehle ich ihm, sich stündlich im Sitzen zehnmal maximal nach links zu drehen.

Analyse

Im Maitland Konzept findet der therapeutische Denkprozess auf zwei Seiten statt: auf der klinischen und theoretischen. Gerade bei Problemen wie dem T4-Syndrom mit klinisch leicht erkennbaren typischen Symptomkombinationen, aber theoretisch ungeklärter Problemursache [3] konzentrieren sich die Problemorientierung und -beurteilung auf die klinische Präsentation. Permanente Wiederbefunde der Parameter aus der Anamnese und physischen Untersuchung stellen sicher, dass Therapeuten ihre Interventionen kontinuierlich an die individuelle Situation des Patienten anpassen.

Wie verursacht die BWS Symptome in den Armen mit gleichzeitigen Kopfschmerzen? Die Ursprungssegmente des sympathischen Nervensystems für den Kopf (T1–4) und für die obere Extremität (T2–9) überlappen sich. Da das sympathische Nervensystem keine afferenten Fasern hat, kann es die entstandene Nozizeption nicht direkt verursachen. Es kann jedoch indirekt zu einem Schmerzgeschehen beitragen, zum Beispiel über die Durchblutung. Deshalb ist bei einem Patienten mit T4-Syndrom der Output-Mechanismus [9] wahrscheinlich wesentlicher als Input- oder Prozessing-Mechanismen [1].

Vierter Termin

Acht Tage nach dem dritten Termin haben sich die Kopfschmerzen erstmals gebessert. Sie treten immer noch an jedem Arbeitstag auf, jedoch weniger intensiv und später im Tagesverlauf. Die Armbeschwerden nimmt Herr Müller nur noch wahr, wenn er sich auf den Arm konzentriert.

Reasoning: Das bestärkt mich, die Therapie mit den passiven Mobilisationen fortzusetzen und Herrn Müller zu motivieren, sein Heimprogramm weiterhin regelmäßig durchzuführen. Ich informiere ihn, dass hauptsächlich die sehr aufrechte BWS die Probleme verursacht.

Ausblick und Prognose

Das Problem wird sich weiter verbessern. Die passiven Mobilisationen wirkten schnell und Herr Müller bringt eine sehr gute Compliance mit. Er ist interessiert, möchte das Problem verstehen und seine Selbstmanagementstrategien umsetzen. Bei weiteren Terminen können zum Beispiel Eigenmobilisationen im Slump die Eigenübungen ergänzen (▶ **Abb. 6**).

AUTOR

Thomas Horre

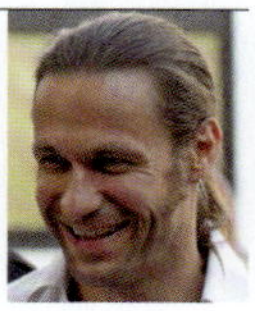

BIBLIOGRAFIE

DOI 10.1055/s-0033-1351108
manuelletherapie 2013; 17: 113–117

Stuttgart · New York · ISSN 1433-2671

Literatur

1. *Butler D. The sensitive nervous system. 1st ed. Adelaide: Noigroup Publications; 2000*
2. *Cleland JA, Durall C, Samuel A. Effects of Slump Long Sitting on Peripheral Sudomotor and Vasomotor Function: A Pilot Study. Journal of Manual & Manipulative Therapy 2002; 10(2): 67–75*
3. *Evans P. The T4 Syndrome: Some Basic Science Aspects. Physiotherapy 1997; 83(4): 186–189*
4. *Fritz JM, Piva SR, Childs JD. Accuracy of the clinical examination to predict radiographic instability of the lumbar spine. European spine journal : official publication of the European Spine Society, the European Spinal Deformity Society and the European Section of the Cervical Spine Research Society 2005; 14(8): 743–750*
5. *Jeangros P. T4-Syndrom. In: Westerhuis P, Wiesner R, eds. Klinische Muster in der Manuellen Therapie. Stuttgart: Georg Thieme Verlag; 2011*
6. *Jones M, Rivett D. Clinical Reasoning in der Manuellen Therapie. München: Urban & Fischer; 2006*
7. *Maitland GD. Manipulation der Wirbelsäule. 2nd ed. Berlin: Springer; 1986*
8. *McGuckin N. The T4 Syndrome. In: Grieve GP, ed. Modern Manual Therpay of the vertebral column. Edingurgh: Churchill Livingstone; 1986*
9. *Moseley GL. A pain neuromatrix approach to patients with chronic pain. Manual therapy 2003; 8(3): 130–140*
10. *Olesen J. The international Classification of Headache Disorders. Cephalalgia 2004; 24: Supplement 1*
11. *Von Piekartz H. Zervikogene Kopfschmerzen. In: Westerhuis P, Wiesner R, eds. Klinische Muster in der Manuellen Therapie. Stuttgart: Georg Thieme Verlag; 2011*
12. *Schreiner M. Interrater-Reliabilität passiver physiologischer intervertebraler Bewegungen in der Sagittalebene der LWS. Manuelle Therapie 2008; 12(05): 201–205*
13. *Van Trijffel E et al. Inter-examiner reliability of passive assessment of intervertebral motion in the cervical and lumbar spine: a systematic review. Manual therapy 2005; 10(4): 256–269*

Schwerpunkt

AKTIVIERUNG DER HWS-MUSKULATUR

Schlüsselprinzipien für das Training von Patienten mit Nackenschmerzen

THERAPEUTISCHE SCHLÜSSELROLLE: Nur 6,3 Prozent der Patienten mit Nackenschmerzen sind im Folgejahr frei von Rezidiven [56]. Wie lässt sich die zervikale Muskelfunktion adäquat wiederherstellen und wie kann man Chronifizierungen vermeiden? Deborah Falla stellt fünf Schlüsselprinzipien für ein evidenzbasiertes Training vor. Dabei orientiert sie sich präzise an den typischen strukturellen und funktionellen Veränderungen.

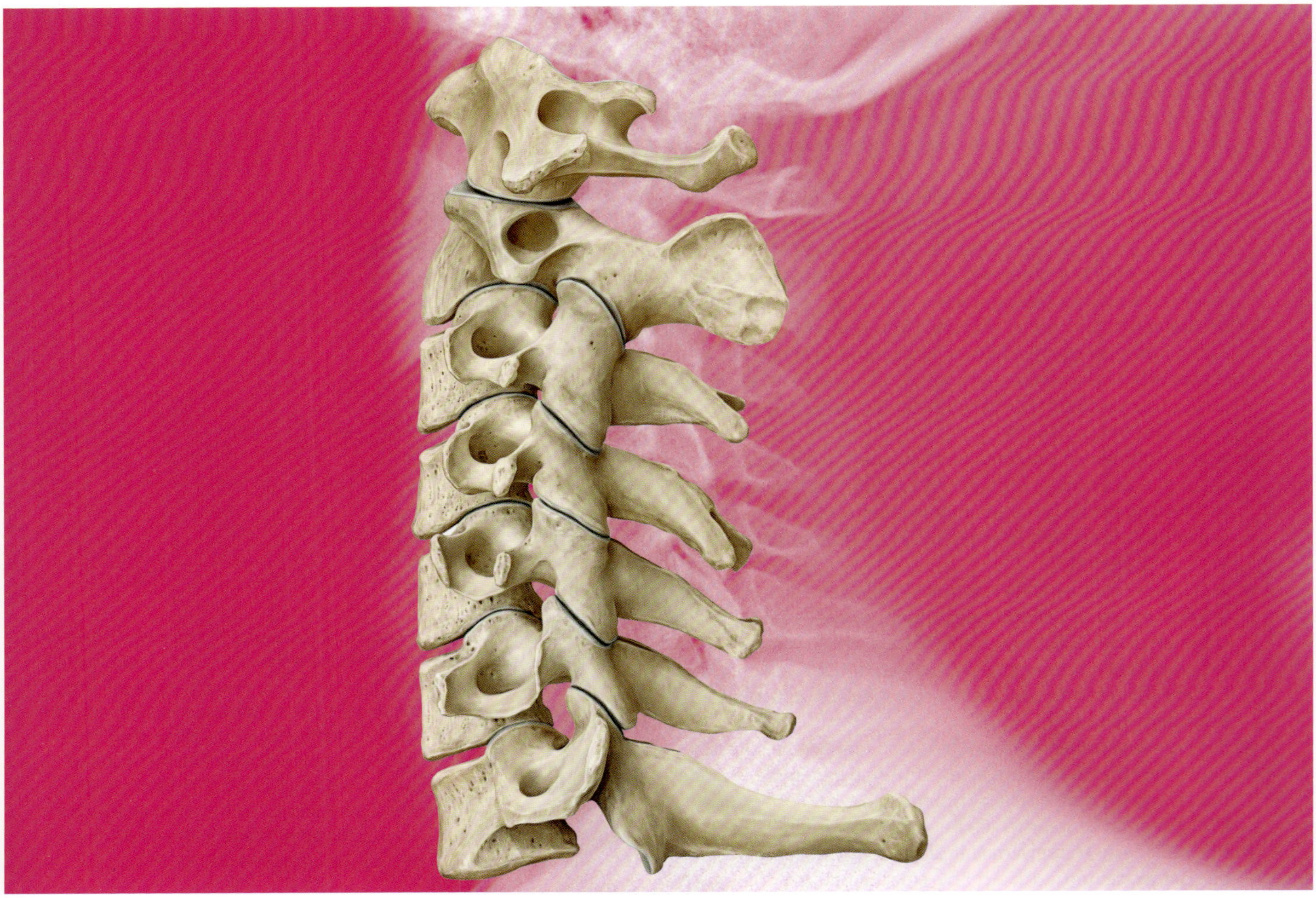

Falla D. Schlüsselprinzipien für das Training von Patienten mit Nackenschmerzen. Manuelle Therapie 2013; 17: 7–13

Patienten mit Nackenschmerzen benötigen eine hochqualifizierte und spezifische Rehabilitation. Besonders dann, wenn veränderte Muster des Muskelgebrauchs weniger effiziente Muskelsynergien einbeziehen. Diese Veränderungen machen die HWS-Region bei Beanspruchung anfälliger – für weitere Schmerzen.

Verhaltens- und Strukturänderungen der Muskeln bei Nackenschmerzen

Nackenschmerzen verändern die muskuläre Leistung, Muskelstrategie und -struktur. Sie verzögern die Aktivierung der HWS-Muskeln, wenn die Haltung gestört wird. Die genaue Kenntnis der Störungen hilft Chronifizierungen zu vermeiden.

Beeinträchtige muskuläre Leistung

Bei Patienten mit Nackenschmerzen verändern sich die muskuläre Kraft und Ausdauer.

Kraftverlust: Die Kraft der Nackenmuskeln ist in alle Richtungen vermindert [47]. Auch die Fähigkeit der Patienten, eine konstante Kontraktion um einen Zielkraftwert zu halten, ist verringert [28, 50, 54]. Muceli et al. führten diese verminderte Kraftbeständigkeit auf veränderte Ia-Afferenzen zurück. Im Vergleich zu symptomfreien Personen zeigen die Patienten eine größere Leistung im niederfrequenten Bereich der Kraftsignale [50]. Was verändert den zervikalen afferenten Input? Zerstörte oder funktionell beeinträchtigte Mechanorezeptoren [49], durch Schmerzen sensibilisierte Mechanorezeptoren [61], eine verminderte zentrale Hemmung [10] und sympathische Auswirkungen auf die Muskelspindelsensitivität [32] verändern den zervikalen afferenten Input.

Geringere (posturale) Ausdauer: Personen mit Nackenschmerzen zeigen Ausdauerdefizite bei verschiedenen Kontraktionen [12, 54, 65]. Eine verringerte Ausdauer der kraniozervikalen Flexoren spiegelt sich auch in einer verminderten posturalen Ausdauer wider. Patienten mit Nackenschmerz weichen beispielsweise ver-

Nackenschmerzen

Neuromuskuläre Funktionsstörungen und strukturelle Veränderungen von Patienten mit Nackenschmerzen sind durch viele Studien sehr gut belegt. Typische Pathomechanismen und Störungen sind:

- Neuromuskuläre Funktionsstörungen, wie geringere Kraft [47, 64] und Ausdauer [12, 65], verminderte Beständigkeit der Kontraktion [28, 50, 54] und ein eingeschränktes Ausmaß der zervikalen Bewegung [11, 67].
- Innerhalb der komplexen HWS-Region beeinflusst die Nozizeption sehr stark die motorische Kontrolle der Kopfbewegungen sowie die Stabilität und posturale Orientierung [24].
- Spezifische Veränderungen der neuromuskulären Kontrolle korrelieren mit Nackenschmerzen, wie verminderte Aktivierung der tiefen HWS-Flexoren [24] und Extensoren [60], vermehrte Aktivierung der oberflächlichen Nackenmuskeln [16, 20, 48], verzögerte Muskelaktivierung während posturaler Störungen [2, 22] und verzögertes Absetzen der Muskelaktivierung nach einer Kontraktion [16, 28].
- Nackenschmerzen sind mit verschiedenen strukturellen Veränderungen verbunden: Muskelatrophie [36], Fetteinlagerungen im Muskelgewebe [13] und umgewandelte Muskelfasern [63].
- Teilweise induzieren Störungen der motorischen Kontrolle diese Veränderungen [15].
- Defizite der motorischen Kontrolle können zu einer verminderten Kontrolle von Gelenkbewegungen, zu wiederholten Mikrotraumen und möglicherweise zu Schmerzen führen.
- Experimentelle Schmerzstudien zeigen mit überzeugender Evidenz, dass Schmerzen die neuromuskuläre Kontrolle initial verändern können [6, 18, 19].
- Bei experimentellen Nackenschmerzen imitiert die sofortige Reorganisation der motorischen Strategie häufig die veränderten zervikalen motorischen Strategien, die bei Patienten mit klinischen Nackenschmerzen beobachtet wurden [62].
- Das veränderte Muskelverhalten kehrt sich nicht automatisch mit der Zeit wieder um, auch nicht bei einer Symptomminderung [62].

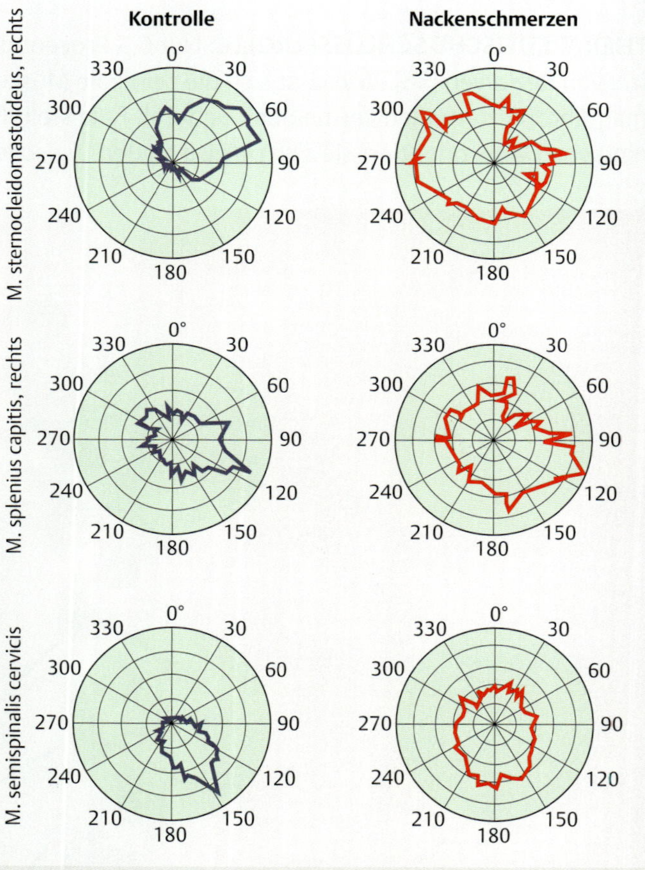

Abb. 1 Repräsentative richtungsabhängige Aktivierungskurven des M. sternocleidomastoideus, M. splenius capitis und M. semispinalis cervicis während einer zirkulären, mit 15 Newton durchgeführten Kontraktion einer gesunden Kontrollperson und eines Patienten mit chronischen Nackenschmerzen: Die begrenzte Aktivierung der Muskeln für die Kontrollperson mit minimaler Aktivität während der antagonistischen Phase der Aufgabe fällt auf. Umgekehrt zeigt die richtungsabhängige Aktivierungskurve des Patienten eine gleichmäßigere Aktivierungshöhe für jeden Muskel während aller Richtungen. Nachdruck mit Genehmigung von [28, 48, 59].

mehrt in eine Vorwärtshaltung des Kopfes aus, wenn sie im Sitzen abgelenkt werden [27].

Veränderte Muskelstrategie

Änderungen in den motorischen Efferenzen sind begleitet von Änderungen im Verhalten der Muskeln. Die Evidenz weist darauf hin, dass Nackenschmerz die aufgabenorientierte Regulierung der Nackenmuskelaktivität verändern kann. Möglicherweise übernehmen alternative, weniger effiziente Kombinationen synergistischer Muskelaktivitäten die motorische Kontrolle der HWS.

Tiefe Flexoren: Führen Patienten mit Nackenschmerz den klinischen Test der kraniozervikalen Flexion durch, beobachteten Forscher eine verminderte Aktivierung der tiefen zervikalen Flexoren sowohl direkt [23] als auch indirekt [1, 7, 37, 38, 40, 44]. Eine verstärkte Aktivierung der oberflächlichen Muskeln wie dem M. sternocleidomastoideus und dem M. scalenus anterior begleiten diese verminderte Aktivierung. Dies deutet auf eine Reorganisierung der motorischen Strategie zur Durchführung dieser Aufgabe hin [23] und ist möglicherweise eine messbare Kompensation für eine geringe passive oder aktive segmentale Stützung [8].

Tiefe Extensoren: Übereinstimmend mit der Beobachtung bei den tiefen zervikalen Flexoren zeigen auch die tiefen zervikalen Extensoren M. semispinalis cervicis und M. multifidus eine verminderte Aktivierung bei Patienten mit Nackenschmerzen. Dies stellten O'Leary et al. mit der muskulären funktionellen Kernspintomographie auf den Segmenthöhen C5 bis 6 und C7 bis Th1 fest. Dazu extendierten die Probanden die HWS mit dem Kopf in Nullstellung statisch [51]. Bei Patienten mit chronischen Nackenschmerzen bestätigten intramuskuläre EMG-Messungen des M. semispinalis cervicis diese verminderte Aktivierung auf den Segmenthöhen C3 [59] sowie C2 und C5 [58]. Die Forscher verglichen dabei Patienten mit Gesunden.

Zusammengefasst: Die aktuelle Forschung zeigt die Beeinträchtigungen der tiefen zervikalen Flexoren und Extensoren. Beide Muskelgruppen sind funktionell wichtig für die Stütze und Kontrolle

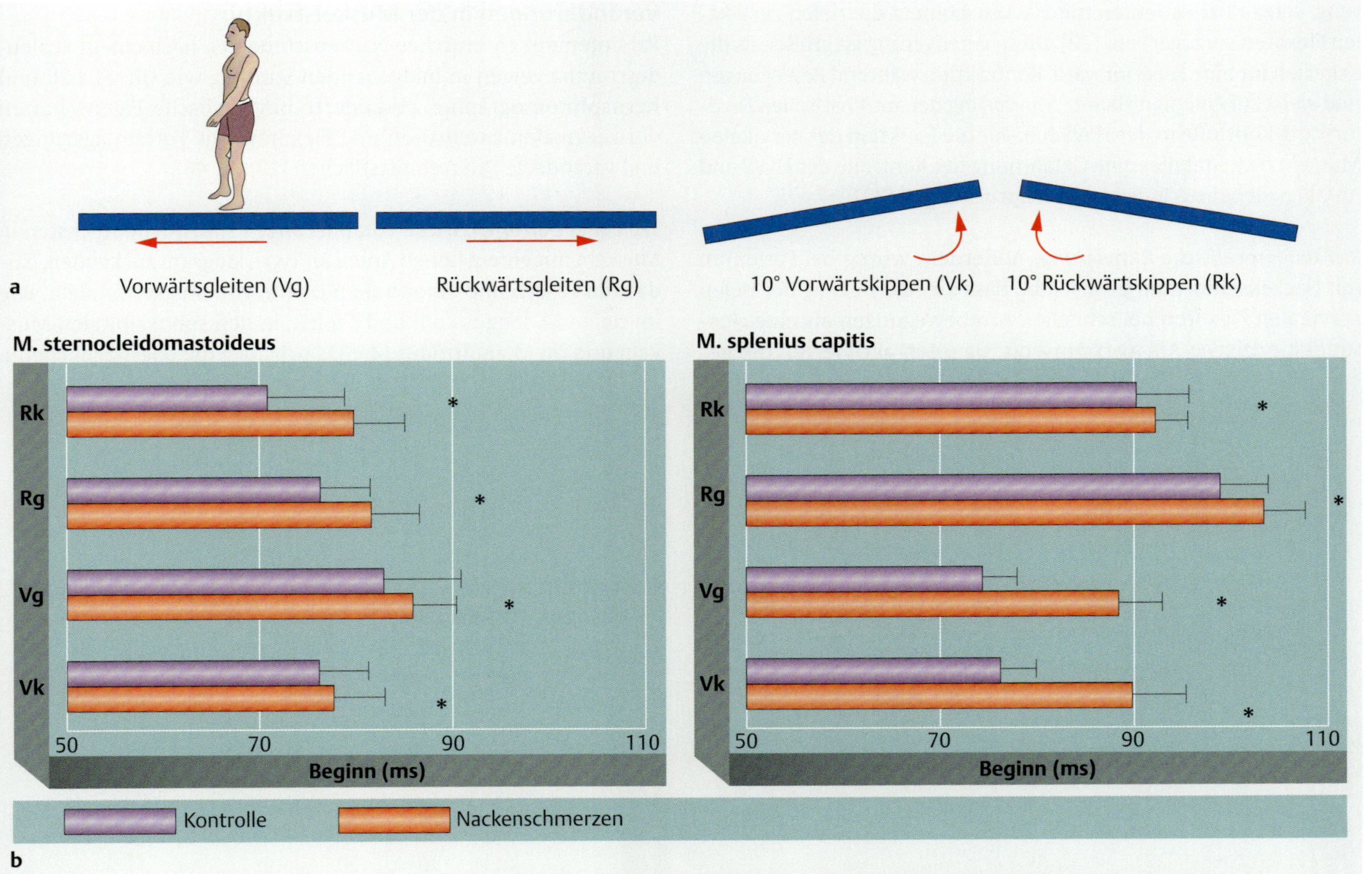

Abb. 2 Patienten mit chronischen Nackenschmerzen und gesunde Kontrollpersonen standen auf einer beweglichen Plattform und wurden zufälligen Störungen der ganzen Körperhaltung ausgesetzt.
a Jeweils acht Zentimeter Vorwärts- und Rückwärtsgleiten sowie zehn Grad Vorwärts- und Rückwärtsneigung.
b Mittelwert und Standardabweichung des Einsetzens des M. sternocleidomastoideus und M. splenius capitis in Reaktion auf die Haltungsstörung: Auffällig ist die signifikante (*=P<0.05) Verzögerung des Einsetzens der Nackenmuskeln bei Patienten mit Nackenschmerzen ungeachtet der Richtung der Haltungsstörung.

Falla D. Schlüsselprinzipien für das Training von Patienten mit Nackenschmerzen. Manuelle Therapie 2013; 17: 7–13 der Gelenke. Diese verminderte Aktivierung der tiefen Muskeln ist unabhängig von der Schmerzursache [40], tritt früh im Verlauf der Geschichte von Nackenschmerzen auf [62] und bildet sich nicht automatisch mit der Verminderung oder dem Verschwinden der Symptome zurück [43, 62].

Verminderte Richtungsspezifität: Patienten mit durch Schleudertrauma oder idiopathisch entstandenen Nackenschmerzen führten isometrische zirkuläre Kontraktionen mit fixiertem Kopf und konstanter Kraft aus. Die zirkulären Anspannungen erfolgten kontinuierlich in alle Richtungen von 0 bis 360 Grad. Dabei zeigten der M. sternocleidomastoideus, M. splenius capitis und M. semispinalis cervicis eine verminderte Richtungsspezifität im Vergleich zu asymptomatischen Personen [28, 48, 60] (► **Abb. 1**).

Verzögerte Aktivierung während Störungen der Haltung

Wird die Haltung von Patienten mit Nackenschmerzen gestört, dann ändert sich das Aktivierungsmuster der HWS-Muskeln [21].

Motorische Kontrolle: Stören rasche Armbewegungen die HWS-Haltung, setzen bei Patienten mit Nackenschmerz die tiefen zervikalen Flexoren verzögert ein [22]. Diese Verzögerung ist größer als die Kriterien für eine Feed-forward-Kontraktion während Bewegungen und weist auf eine signifikante Minderung der automatischen Feed-forward-Kontrolle in der HWS hin. Für die Funktion der zervikalen Muskeln bedeutet dies eine Gefährdung der Kontrolle der HWS und Anfälligkeit bei zusätzlichen Beanspruchungen [22].

Richtungsspezifische Aktivierung: Außerdem wurde bei Patienten mit Nackenschmerzen beobachtet, dass die Aktivierung der tiefen zervikalen Flexoren bei schnellen Armbewegungen als eine richtungsspezifische Antwort einsetzt. Dagegen aktivierten die gesunden Individuen bei Armbewegungen diese Muskeln in unterschiedliche Richtungen annähernd gleich [22]. Wahrscheinlich ist die Änderungen nicht einfach eine Verzögerung durch eine verminderte Motoneuronen-Erregbarkeit oder Ähnliches. Stattdessen stimmt sie überein mit den veränderten Strategien des Zentralnervensystems, um die HWS zu kontrollieren.

Posturale Kontrolle: Des Weiteren zeigen Patienten mit Nackenschmerzen eine verminderte Fähigkeit, ihre Nackenmuskeln bei Störungen der Haltung automatisch auszuwählen und entsprechend zu aktivieren wie es gesunde Freiwillige tun. Daraus resultiert eine verzögerte Aktivierung des M. sternocleidomastoideus und des M. splenius capitis [2] (► **Abb. 2**). Diese Ergebnisse unterstützen die Vorstellung, dass Patienten mit chronischem Nackenschmerz vorher festgelegte muskuläre Aktivierungsmustern verloren haben. Die verminderte Fähigkeit, Haltung und Gleichgewicht nach einem unerwarteten Ereignis, wie einem Ausrutschen, adäquat wiederherzustellen, kann Menschen mit chronischem Nackenschmerz zu weiteren Nackenverletzungen prädisponieren.

Veränderungen in der Muskelstruktur

Patienten mit chronischen Nackenschmerzen nach einem Schleudertrauma zeigen in bildgebenden Studien, wie Ultraschall und Kernspintomographie, veränderte physikalische Eigenschaften der zervikalen Extensoren und Flexoren, wie Fetteinlagerungen und veränderte Querschnittsflächen [13, 14, 46].

Typ I eher betroffen: Diese Veränderungen sind am deutlichsten in Muskeln mit einem hohen Anteil an Typ I, langsam zuckenden, oxidativen Fasern und einer hohen Dichte von Muskelspindeln, wie im tiefen M. longus colli und capitis, in den subokzipitalen Muskeln und im M. multifidus [4, 5]. Doch auch die oberflächlicheren

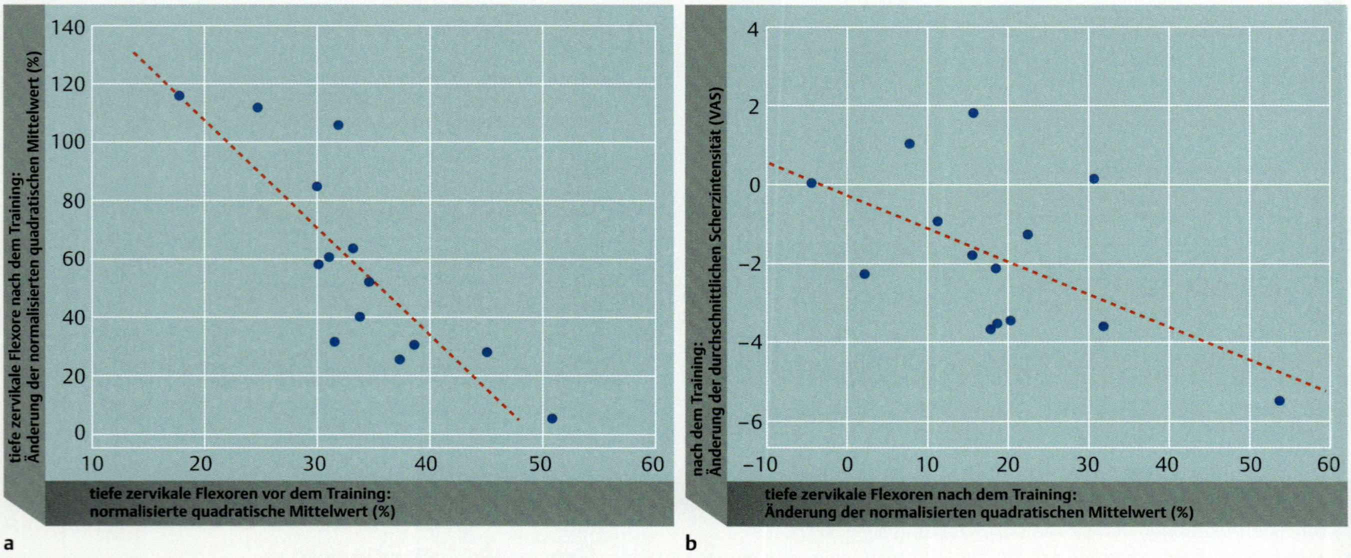

Abb. 3 Patientengruppe mit chronischen Nackenschmerzen: Streudiagramm der normalisierten EMG-Amplitude der tiefen zervikalen Flexoren.
a Vor dem Training (quadratischer Mittelwert) und prozentuale Änderung in der EMG-Amplitude nach 6 Wochen spezifischem Training.
b Nach dem Training und Änderung in der mittleren Schmerzintensität bewertet auf einer visuellen Analogskala.

Muskeln wie der M. semispinalis capitis können strukturelle Veränderungen zeigen [36]. Der diesen Veränderungen zugrunde liegende Mechanismus ist nicht voll verstanden. Unklar ist ebenfalls, wie die Veränderungen mit den charakteristischen funktionellen und physikalischen Störungen genau verbunden sind [13].

Atrophie Typ-I-Fasern: Biopsien der Nackenflexoren und -extensoren bei Patienten mit Nackenschmerz zeigen eine signifikante Zunahme des Anteils von Typ-IIC-Fasern [63]. Dies weist auf eine vorrangige Atrophie der langsam zuckenden oxidativen Typ-I-Fasern hin und stimmt mit einer verminderten Ausdauer dieser Muskeln überein [53, 57, 65]. Dazu passen indirekt auch Zeichen einer größeren myoelektrischen Ermüdung während gehaltener Kontraktionen [25] sowie eine höhere Abnahme der Leitgeschwindigkeit in Muskelfasern des oberen Trapezius während wiederholter Schulterelevation [17] bei Patienten mit HWS-Störungen.

Schlüsselprinzipien für die Rehabilitation von Patienten mit Nackenschmerzen

Programme zum Wiederauftrainieren der Muskelfunktion bei Patienten mit Nackenschmerz zeigen positive Reaktionen, wie gebesserte Schmerzen, Beeinträchtigungen und Funktionen, [21, 27, 39, 43, 66]. Die Details der Beurteilungs- und Trainingsverfahren des zervikalen motorischen Systems finden Sie in der weiterführenden Literatur [41]. Die folgenden Abschnitte beschäftigen sich mit den logischen Schlussfolgerungen aus den wissenschaftlichen Ergebnissen für die Praxis. Sie fassen die wichtigsten Grundprinzipien für evidenzbasierte therapeutische HWS-Übungen zusammen.

Selektivität der Übungen

In den angegeben Studien finden sich eine komplexe Anzahl neuromuskulärer Anpassungen, und zwar bei Patienten mit Nackenschmerzen verschiedener Schweregrade, variabler Dauer und unterschiedlicher Ursachen.

Tiefe Flexoren häufig betroffen: Mehrere Studien nutzten beispielsweise den kraniozervikalen Flexionstest [45]. Sie zeigen, beeinträchtigte tiefe zervikale Flexoren scheinen ein allgemeiner Befund zu sein. Diese Funktionsstörung fand sich bei Patienten mit zervikogenen Kopfschmerzen [36, 38], durch Schleudertrauma induzierten Nackenschmerzen [42, 62], beruflich verursachten [34] und unspezifischen Nackenschmerzen [24].

Individuelle Störungsmuster: Trotzdem zeigt jeder Patient mit Nackenschmerz verschiedene und unterschiedlich intensive neuromuskuläre Störungen. Die mit Nackenschmerzen verbundenen physikalischen und psychologischen Merkmale sind verschiedenartig [41]. Bezüglich des Störungsausmaßes der neuromuskulären HWS-Kontrolle besteht eine beträchtliche interindividuelle Variabilität. Die oft berichtete Variabilität der elektromyographischen Daten von Patienten mit Nackenschmerz spiegelt dies wider [16].

Einfluss der Schmerzen: Einige Evidenz deutet darauf hin, dass die Variabilität der Nackenmuskelaktivierung mit der Schmerzintensität zusammenhängt und folglich mit der individuellen Variabilität des Patienten. Beispielsweise ist während wiederholter Armbewegungen die gesteigerte Muskelaktivität im M. sternocleidomastoideus und M. scalenus anterior am größten bei Patienten mit mehr Schmerzen und Beeinträchtigungen [16]. Zudem ist stärkerer Schmerz verbunden mit einer größeren Aktivierungsverzögerung der tiefen zervikalen Flexoren während schneller Flexion im Schultergelenk und mit einer niedrigeren Aktivierungsamplitude während isometrischer kraniozervikaler Flexion [29].

Übungseffekte unterschiedlich: Durch Übungsprogramme erfahren Patienten verschiedene typische Vorteile. Sie reichen von hervorragendem bis zu fehlendem relevanten Gewinn. Man nimmt an, dass die Variabilität der Patienten dies teilweise erklären kann [39, 43]. Das heißt, das Ausmaß der Muskelstörung des Patienten vor

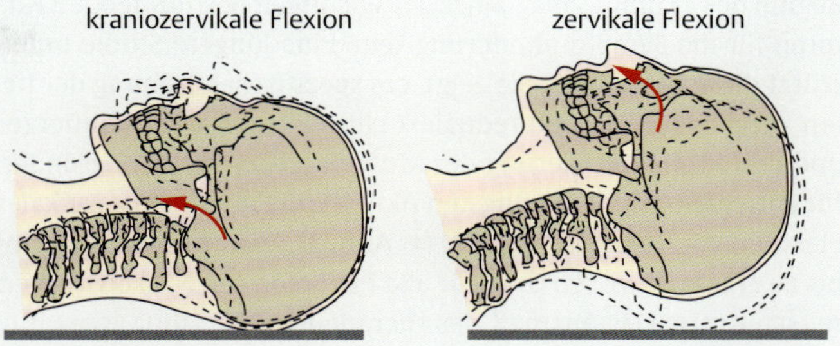

a

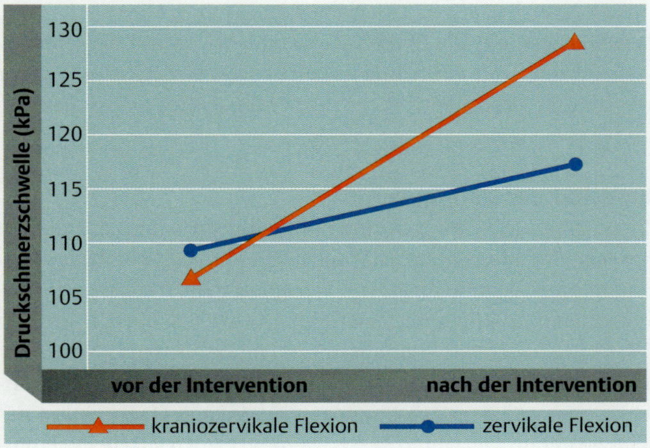

b

Abb. 4 Patienten mit chronischen Nackenschmerzen wurden zufällig in zwei Trainingsgruppen eingeteilt.
a Die kraniozervikale Flexionsübung beinhaltet eine nickende „Ja-“Bewegung des Kopfes, der mit der Unterlage in Kontakt bleibt. Die Flexionsbewegung geschieht vorwiegend in den Bewegungssegmenten der oberen HWS. Im Gegensatz dazu wird bei der zervikalen Flexionsübung der Kopf von der Unterlage abgehoben. Die Flexion geschieht vorwiegend in den unteren zervikalen Bewegungssegmenten.
b Änderung der Druckschmerzschwelle gemessen über dem symptomatischten HWS-Segment sofort nach einer circa dreiminütigen Übungssitzung. Die signifikant erhöhte Druckschmerzschwelle (verminderte Schmerzempfindlichkeit) fällt nur nach der kraniozervikalen Flexionsübung auf.

Beginn des Trainings mag einer der wichtigen bestimmenden Faktoren für die Symptomlinderung sein. Eine jüngere Studie unterstützt diese Hypothese. Sie zeigt, ein spezifisches Training der tiefen zervikalen Flexoren reduziert chronische Nackenschmerzen und erhöht die Aktivierung der Muskeln. Letzteres gilt besonders für Patienten mit der geringsten Aktivierung der tiefen zervikalen Flexoren vor dem Training [30] (► **Abb. 3**). Zwar mag das Training bis zu einem gewissen Grad für alle Patienten mit Nackenschmerz relevant sein. Das Ausmaß des therapeutischen Übungsgewinns wird jedoch individuell variieren.

Zusammengefasst: Die Ergebnisse deuten an, basiert die Übungsauswahl und -durchführung auf einer genauen Beurteilung der neuromuskulären Kontrolle des Patienten, ist sie wahrscheinlich am nützlichsten.

Spezifität der Übungen

Unterschiedliche Übungsformen wirken positiv im Management von schmerzhaften Nackenstörungen [35, 43, 66]. Sowohl das Training mit niedrigen Intensitäten, konzipiert zum Trainieren der koordinativen Funktion zwischen tiefen und oberflächlichen Muskeln [27, 43], als auch das Training mit hohen Intensitäten zur Förderung der Muskelkraft und -ausdauer [21, 66] minderten Nackenschmerzen und Beeinträchtigungen signifikant. Da Patienten mit beiden Trainingsverfahren besser werden, eignen sich beide Protokolle für das Management des Nackenschmerzes.

Trainingsphase bedeutsam: Noch relevanter ist, die verschiedenen Trainingsverfahren können im Trainingskontinuum unterschiedliche Phasen darstellen. Das heißt, Patienten könnten unterschiedlich auf die verschiedenen Trainingsprotokolle reagieren, abhängig von der Phase ihrer Störung und von Faktoren wie Schmerzniveau, Beeinträchtigung und Muskelstörung.

Niedrige Trainingsintensität: Übungen mit niedriger Intensität zeigen beispielsweise eine größere sofortige schmerzlindernde Wirkung als Übungen mit hoher Intensität [52] (► **Abb. 4**). Demzufolge scheinen Übungen mit niedriger Intensität zu Beginn der Rehabilitation das bessere Vorgehen im Management zu sein, wenn Schmerzen das Hauptproblem sind. Ein weiterer Vorteil der Übungen mit niedriger Intensität ist, die Trainingsart erleichtert den Patienten das Aktivieren der tiefen Muskeln. Aufgrund ihrer nachgewiesenen Abschwächung können sie für Patienten mit Nackenschmerzen wesentlich sein [24, 60]. Übungen mit niedrigen Intensitäten, steigern wirksam die Aktivierung der tiefen zervikalen Flexoren [39], fördern, wenn die Haltung gestört wird, deren Aktivierungsgeschwindigkeit [39] und verbessern die Fähigkeit, eine aufrechte Haltung der HWS beim längeren Sitzen beizubehalten [27]. Übungen mit hohen Intensitäten haben diese Vorteile nicht [27, 39].

Hohe Trainingsintensität: Dagegen führen Übungsprogramme mit hohen Intensitäten für Ausdauer und Kraft zu einem größeren Gewinn an Kraft, Ausdauer und Ermüdungsresistenz im Vergleich zu Übungen mit niedrigen Intensitäten [21]. Patienten, deren Lebensstil ein höheres muskuläres Leistungsniveau von Ausdauer und Kraft verlangt, benötigen daher Übungssteigerungen in diese Richtung.

Zusammengefasst: Die Ergebnisse unterstreichen die Notwendigkeit eines spezifischen Vorgehens beim Vermitteln therapeutischer Übungen für Patienten mit Nackenschmerzen.

Muskuläre Veränderungen: Studien zu selektiven Änderungen in Muskelgruppen und/oder -regionen als Reaktion auf Schmerz betonen, therapeutische Übungen spezifisch auszuwählen. Beispielsweise sind Fetteinlagerungen im M. rectus capitis minor und major und im M. multifidus auf bestimmten Segmenthöhen am deutlichsten [13]. Jull et al. wiesen seitenspezifische neuromuskuläre Änderungen bei Patienten mit unilateralem Schmerz nach. Bei Patienten mit zervikogenem Kopfschmerz tritt die Atrophie des M. semispinalis cervicis auf derselben Seite wie der Kopfschmerz auf [36]. Und bei Patienten mit unilateralem Nackenschmerz ist die Ermüdung des M. sternocleidomastoideus auf der schmerzhaften Seite größer [25]. Diese Studien verdeutlichen, Übungen sollten spezifisch für die Störung des Patienten sein.

Frühe Rehabilitation

Messungen an Patienten innerhalb von 4 Wochen nach einem Schleudertrauma ergaben, dass Veränderungen in der neuromuskulären Kontrolle früh nach dem Einsetzen der Nackenschmerzen auftreten [62]. Experimentelle Schmerzstudien weisen zusätzlich darauf hin, Schmerzen wirken sofort auf das Verhalten der Nackenmuskeln [6, 18, 19]. Übungen gegen Beeinträchtigungen der Muskelfunktion sollten daher früh beginnen [41].

Typ-I-Atrophie und Fetteinlagerung: Der Vorteil einer frühzeitigen Rehabilitation motorischer Defizite muss noch in klinischen Studien untersucht werden. Man vermutet jedoch, scheitert das Wiederherstellen einer veränderten motorischen Kontrolle, ändert sich langfristig die Muskelstruktur. Die zuvor beschriebenen Biopsien der zervikalen Flexoren und Extensoren bei Patienten mit chronischen Nackenschmerzen zeigen eine signifikante Zunahme der Typ-IIC-Fasern. Dies deutet auf eine vorrangige Atrophie der langsam zuckenden oxidativen Typ-I-Fasern [63] hin. Bei Patienten mit mäßigem bis ernsthaftem Schmerz nach einem Schleudertrauma finden sich Fetteinlagerungen in den Extensormuskeln erst drei Monate nach der Verletzung [15].

Zusammengefasst: Diese Beobachtung deutet darauf hin, strukturelle Veränderungen sind eine langfristige Folge einer veränderten motorischen Kontrolle. Spezifische Trainingsinterventionen können sie möglicherweise vermeiden.

Schmerzfreie Übungen

Reichlich Evidenz zeigt, bei vielen Patienten reduzieren Übungen Schmerzen. Schmerzauslösende Übungen verstärken ein verändertes Muskelverhalten kontraproduktiv und hemmen den motorischen Prozess des Wiedererlernens wesentlich [3]. Art, Belastung und Frequenz der Übungen sollten daher auf den

Patienten zugeschnitten sein und ein schmerzfreies Durchführen der Übungen gewährleisten.

Adäquates Dosieren: In den Anfangsphasen der Rehabilitation spiegelt die Übungsdosierung den Umfang wider, der die muskuläre Leistung stimuliert, aber knapp unter der symptomprovozierenden Schwelle bleibt. In der Tat zeigen schonende Übungen mit niedriger Intensität eine sofortige symptomlindernde Wirkung [52]. Entsprechende Übungen können daher für eine sofortige Schmerzlinderung beim Patienten angewandt werden. Übungen mit hoher Intensität zeigen diese Ergebnisse nicht. Für die Anfangsphase der Rehabilitation, wenn der Schmerz noch akut und das Hauptproblem ist, sind Übungen mit niedrigen Widerständen also besser.

Dabei bleiben: In der Rehabilitation steigern Therapeuten die Übungen bis zu einer Dosierung mit hoher Belastung für Kraft und Ausdauer. Um jegliche (mit Ermüdung verbundene) Unannehmlichkeit während der Übung zu vermeiden, empfiehlt sich ein Begleiten und Überwachen der Symptome. Ansonsten bleiben sie zwischen den Behandlungsterminen bestehen. Andere therapeutische Verfahren unterstützen zusätzlich die Schmerzauflösung und spielen ebenso eine wichtige Rolle im Management der motorischen Beeinträchtigung.

Übungen zur Prävention von Schmerzrezidiven

Ein häufiger Hinweis lautet, eine beeinträchtigte motorische Kontrolle kann zu Rezidiven muskuloskeletaler Schmerzen beitragen, besonders bei unteren Rücken- und Nackenschmerzen. Diese Annahme rührt von Studien her, die fortdauernde motorische Beeinträchtigungen trotz Erholung der Symptome und Rückkehr zu normaler Aktivität feststellten.

Bleibende Veränderungen: Die Atrophie des lumbalen M. multifidus beispielsweise bleibt bei einigen Patienten nach ihrer ersten Episode lumbaler Rückenschmerzen bestehen trotz Besserung der Symptome [33]. Des Weiteren wurden Veränderungen in der Aktivierung der oberflächlichen Nackenflexoren bei Patienten mit Nackenschmerzen beobachtet, deren Symptome sich zurückbildeten [20]. Auch bei Patienten nach einem Schleudertrauma blieb die veränderte Aktivierung der Nackenmuskeln bestehen. Selbst wenn sie eine vollständige Erholung von den Symptomen berichteten [62]. Faktoren, wie Furcht vor Schmerz, können ähnlich wirken wie reale Schmerzen und die veränderte motorische Kontrolle bei Patienten mit Nackenschmerzen erklären, selbst wenn diese sich zurückbilden.

Präventionskonzept: Anhaltend unausgewogenes Aktivieren der Nackenmuskeln wirkt sich biomechanisch auf die Wirbelsäule aus, einschließlich der mechanischen Belastung der zervikalen Bewegungssegmente. Wiederholte Belastungen der Wirbelsäule können einen schmerzhaften Zustand aufrechterhalten. Das bedeutet, Trainingsprogramme zur Wiederherstellung der motorischen Kontrolle der Nackenmuskeln sollten die Frequenz wiederkehrender Attacken reduzieren. Studien unterstützen dieses Konzept. Sie zeigen, Schmerzminderungen durch Behandlungen ohne Übungen sind ungenügend. Diese Behandlungen stellen die neuromuskuläre Kontrolle bei Patienten mit Nackenschmerzen nicht wieder her [43].

FAZIT

Die Rehabilitation der neuromuskulären Kontrolle ist ein Schlüsselelement im Management von Patienten mit Nackenschmerzen. Wie die Ergebnisse klinischer Studien zeigen, ist sie jedoch nicht die einzige Antwort für alle Patienten [30, 42]. Die größte Evidenz für die Wirksamkeit von Übungen im Management von subakuten und chronischen Nackenschmerzen besteht, wenn Therapeuten sie mit manualtherapeutischen Techniken kombinieren [31]. Aus Sicht des Clinical Reasoning scheint dies logisch: Schmerzhafte oder eingeschränkte Beweglichkeit lokaler Gewebe erschwert die Muskelfunktion vieler Patienten. Geeignete manualtherapeutische Techniken verbessern sie. Daher sind therapeutische Übungen wirksam im Management von Nackenschmerzen. Eingegliedert in ein multimodales Rehabilitationsprogramm sind sie jedoch am wirksamsten. Die genannten Schlüsselprinzipien bilden die Grundlage für das wirksame Anwenden therapeutischer Übungen bei Patienten mit Nackenschmerzen.

AUTORIN

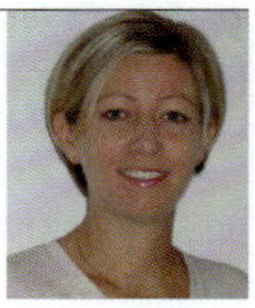

Deborah Falla

BIBLIOGRAFIE

DOI 10.1055/s-0033-1334131
manuelletherapie 2013; 17: 7–13

Stuttgart · New York · ISSN 1433-2671

Literatur

1. *Amiri M, Jull G, Bullock-Saxton J, Darnell R, Lander C. Cervical musculoskeletal impairment in frequent intermittent headache. Part 2: Subjects with multiple headaches. Cephalalgia 2007. In Press*
2. *Boudreau S, Falla D. Individuals with chronic neck pain show alternative automatic motor control strategies. In: 14th World Congress on Pain, edited by Press I. Milan, Italy; 2012*
3. *Boudreau S, Romaniello A, Wang K, Svensson P, Sessle BJ, Arendt-Nielsen L. The effects of intra-oral pain on motor cortex neuroplasticity associated with short-term novel tongue-protrusion training in humans. Pain 2009. 132: 169–178*
4. *Boyd Clark LC, Briggs CA, Galea MP. Comparative histochemical composition of muscle fibres in a pre- and a postvertebral muscle of the cervical spine. J Anat 2001. 199: 709–716*
5. *Boyd Clark LC, Briggs CA, Galea MP. Muscle spindle distribution, morphology, and density in longus colli and multifidus muscles of the cervical spine. Spine 2002. 27: 694–701*
6. *Cagnie B, Dirks R, Schouten M, Parlevliet T, Cambier D, Danneels L. Functional reorganization of cervical flexor activity because of induced muscle pain evaluated by muscle functional magnetic resonance imaging. Man Ther 2011. 16: 470–475*

7. Chiu TT, Law E, Chiu TH. Performance of the craniocervical flexion test in subjects with and without chronic neck pain. JOSPT 2005. 35: 567–571
8. Cholewicki J, Panjabi MM, Khachatryan A. Stabilizing function of trunk flexor-extensor muscles around a neutral spine posture. Spine 1997. 22: 2207–2212
9. Cote P, Cassidy JP, Carroll LJ, Kristman V. The annual incidence and course of neck, and shoulder pain in the general population: a population based cohort study. Pain 2004. 112: 267–273
10. Curatolo M, Petersen-Felix S, Arendt-Nielsen L, Giani C, Zbinden AM, Radanov BP. Central hypersensitivity in chronic pain after whiplash injury. Clin J Pain 2001. 17: 306–315
11. Dall'Alba P, Sterling M, Treleaven J, Edwards S, Jull G. Cervical range of motion discriminates between asymptomatic persons and those with whiplash. Spine 2001. 26: 2090–2094
12. Edmondston S, Björnsdóttir G, Pálsson T, Solgård H, Ussing K, Allison G. Endurance and fatigue characteristics of the neck flexor and extensor muscles during isometric tests in patients with postural neck pain. Man Ther 2011. 16: 332–338
13. Elliot J, Jull G, Noteboom J, Darnell R, Galloway GJ, Gibbon W. Fatty infiltration in the cervical extensor muscles in persistent whiplash-associated disorders. Spine 2006. 31: E847–E855
14. Elliott J, O'Leary S, Sterling M, Hendrikz J, Pedler A, Jull G. Magnetic resonance imaging findings of fatty infiltrate in the cervical flexors in chronic whiplash. Spine 2009. 35: 948–954
15. Elliott J, Pedler A, Galloway GJ, Jull G, Sterling M. The temporal development of fatty infiltrates in the neck muscles following whiplash injury: an association with pain and posttraumatic stress. PLoS One 2011. 6: e21194
16. Falla D, Bilenkij G, Jull G. Patients with chronic neck pain demonstrate altered patterns of muscle activation during performance of a functional upper limb task. Spine 2004a. 29: 1436–1440
17. Falla D, Farina D. Muscle fiber conduction velocity of the upper trapezius muscle during dynamic contraction of the upper limb in patients with chronic neck pain. Pain 2005. 116(1-2): 138–145
18. Falla D, Farina D, Graven-Nielsen T. Experimental muscle pain results in reorganization of coordination among trapezius muscle subdivisions during repetitive shoulder flexion. Exp Brain Res 2007a. 178: 385–393
19. Falla D, Farina D, Kanstrup Dahl M, Graven-Nielsen T. Muscle pain induces task-dependent changes in cervical agonist/antagonist activity. J Appl Physiol 2007b. 102: 601–609
20. Falla D, Jull G, Edwards S, Koh K, Rainoldi A. Neuromuscular efficiency of the sternocleidomastoid and anterior scalene muscles in patients with chronic neck pain. Disabil Rehabil 2004b. 26: 712–717
21. Falla D, Jull G, Hodges P, Vicenzino B. An endurance-strength training regime is effective in reducing myoelectric manifestations of cervical flexor muscle fatigue in females with chronic neck pain. Clin Neurophysiol 2006. 117: 828–837
22. Falla D, Jull G, Hodges PW. Feedforward activity of the cervical flexor muscles during voluntary arm movements is delayed in chronic neck pain. Exp Brain Res 2004c. 157: 43–48
23. Falla D, Jull G, Hodges PW. Patients with neck pain demonstrate reduced activation of the deep neck flexor muscles during performance of the craniocervical flexion test. Spine 2004d. 29: 2108–2114
24. Falla D, Jull G, Hodges PW. Patients with neck pain demonstrate reduced electromyographic activity of the deep cervical flexor muscles during performance of the craniocervical flexion test. Spine 2004e. 29: 2108–2114
25. Falla D, Rainoldi A et al. Myoelectric manifestations of sternocleidomastoid and anterior scalene muscle fatigue in chronic neck pain patients. Clinical Neurophysiology 2003. 114: 488–495
26. Falla D, Jull G, Rainoldi A, Merletti R. Neck flexor muscle fatigue is side specific in patients with unilateral neck pain. Eur J Pain 2004f. 8: 71–77
27. Falla D, Jull G, Russell T, Vicenzino B, Hodges P. Effect of neck exercise on sitting posture in patients with chronic neck pain. Phys Ther 2007c. 87: 408–417
28. Falla D, Lindstrom R, Rechter L, Farina D. Effect of pain on the modulation in discharge rate of sternocleidomastoid motor units with force direction. Clin Neurophysiol 2010. 121: 744–753
29. Falla D, O'Leary S, Farina D, Jull G. Association between intensity of pain and impairment in onset and activation of the deep cervical flexors in patients with persistent neck pain. Clin J Pain 2011. 27: 309–314
30. Falla D, O'Leary S, Farina D, Jull G. The change in deep cervical flexor activity after training is associated with the degree of pain reduction in patients with chronic neck pain. Clin J Pain 2012. 28: 628–634
31. Gross AR, Goldsmith C, Hoving JL, Haines T, Peloso P, Aker P, Santaguida P, Myers C; Cervical Overview G. Conservative management of mechanical neck disorders: a systematic review J Rheumatol 2007. 34: 1083–1102
32. Hellstrom F, Roatta S, Thunberg J, Passatore M, Djupsjobacka M. Responses of muscle spindles in feline dorsal neck muscles to electrical stimulation of the cervical sympathetic nerve. Exp Brain Res 2005. 165: 328–342
33. Hides JA, Richardson CA, Jull GA. Multifidus muscle recovery is not automatic after resolution of acute, first-episode low back pain. Spine 1996. 21: 2763–2769
34. Johnston V, Jull G, Souvlis T, Jimmieson NL. Neck movement and muscle activity characteristics in female office workers with neck pain. Spine 2008. 33: 555–563
35. Jordan A, Bendix T, Nielsen H, Hansen F, Host D, Winkel A. Intensive training, physiotherapy, or manipulation for patients with chronic neck pain. Spine 1998. 23: 311–319
36. Jull G, Amiri M, Bullock-Saxton J, Darnell R, Lander C. Cervical musculoskeletal impairment in frequent intermittent headache. Part 1: Subjects with single headaches. Cephalalgia 2007a. 27: 793–802
37. Jull G, Amiri M, Bullock-Saxton J, Darnell R, Lander C. Cervical musculoskeletal impairment in frequent intermittent headache. Part 1: Subjects with single headaches. Cephalalgia 2007b. In Press
38. Jull G, Barrett C, Magee R, Ho P. Further clinical clarification of the muscle dysfunction in cervical headache. Cephalalgia 1999. 19: 179–185
39. Jull G, Falla D, Vicenzino B, Hodges PW. The effect of therapeutic exercise on activation of the deep cervical flexor muscles in people with chronic neck pain. Man Ther 2009. 14: 696–701
40. Jull G, Kristjansson E, Dall'Alba P. Impairment in the cervical flexors: a comparison of whiplash and insidious onset neck pain patients. Man Ther 2004. 9: 89–94
41. Jull G, Sterling M, Falla D, Treleaven J, O'Leary S. Whiplash, Headache and Neck Pain: Research Based Directions for Physical Therapies. Edinburgh: Elsevier, Churchill Livingstone; 2008a
42. Jull G, Sterling M, Kenardy J, Beller E. Does the presence of sensory hypersensitivity influence outcomes of physical rehabilitation for chronic whiplash? - A preliminary RCT. Pain 2007c. 129: 28–34
43. Jull G, Trott P, Potter H, Zito G, Niere K, Shirley D, Emberson J, Marschner I, Richardson C. A randomized controlled trial of exercise and manipulative therapy for cervicogenic headache. Spine 2002. 27: 1835–1843
44. Jull GA. Deep cervical flexor muscle dysfunction in whiplash. Journal of Musculoskeletal Pain 2000. 8: 143–154
45. Jull GA, O'Leary SP, Falla DL. Clinical assessment of the deep cervical flexor muscles: the craniocervical flexion test. J Manipulative Physiol Ther 2008b. 31: 525–533
46. Kristjansson E. Reliability of ultrasonography for the cervical multifidus muscle in asymptomatic and symptomatic subjects. Man Ther 2004. 9: 83–88
47. Lindstroem R, Graven-Nielsen T, Falla D. Current Pain and Fear of Pain Contribute to Reduced Maximum Voluntary Contraction of Neck Muscles in Patients With Chronic Neck Pain. Arch Phys Med Rehabil 2012. In Press
48. Lindstrom R, Schomacher J, Farina D, Rechter L, Falla D. Association between neck muscle co-activation, pain, and strength in women with neck pain. Man Ther 2011. 16: 80–86
49. Lu Y, Chen C, Kallakuri S, Patwardhan A, Cavanaugh JM. Neural response of cervical facet joint capsule to stretch: a study of whiplash pain mechanism. Stapp Car Crash J 2005. 49: 49–65

50. *Muceli S, Farina D, Kirkesola G, Katch F, Falla D. Force steadiness in women with neck pain and the effect of short term vibration. J Electromyogr Kinesiol 2011. 21: 283–290*
51. *O'Leary S, Cagnie B, Reeve A, Jull G, Elliott JM. Is there altered activity of the extensor muscles in chronic mechanical neck pain? A functional magnetic resonance imaging study. Archives of Physical Medicine and Rehabilitation 2011. 92: 929–934*
52. *O'Leary S, Falla D, Hodges P, Jull G, Vicenzino B. Specific therapeutic exercise of the neck induces immediate local hypoalgesia. J Pain 2007a. 8: 832–839*
53. *O'Leary S, Jull G et al. Specifity in retraining craniocervical flexor muscle performance. Journal of Orthopaedic & Sports Physical Therapy 2007. 37(1): 3–9*
54. *O'Leary S, Jull G, Kim M, Vicenzino B. Cranio-cervical flexor muscle impairment at maximal, moderate, and low loads is a feature of neck pain. Man Ther 2007b. 12: 34–39*
55. *Panjabi MM, Cholewicki J, Nibu K, Grauer J, Babat LB, Dvorak J. Critical load of the human cervical spine: An in vitro experimental study. Clinical Biomechanics 1998. 13: 11–17*
56. *Picavet HS, Schouten JS. Musculoskeletal pain in the Netherlands: prevalences, consequences and risk groups, the DMC(3)-study. Pain 2003. 102: 167–178*
57. *Placzek JD, Pagett BT et al. The influence of the cervical spine on chronic headache in women: a pilot study. Journal of Manual & Manipulative Therapy 1999. 7(1): 33–39*
58. *Schomacher J, Boudreau SA, Petzke F, Falla D. Localized pressure pain sensitivity is associated with lower activation of the semipsinalis cervicis muscle in patients with chronic neck pain. (Submitted for publication) 2012a*
59. *Schomacher J, Farina D, Lindstroem R, Falla D. Chronic trauma-induced neck pain impairs the neural control of the deep semispinalis cervicis muscle. Clinical Neurophysiology 2012b. 123: 1403–1408 [Epub 2011 Dec 1427]*
60. *Schomacher J, Farina D, Lindstroem R, Falla D. Chronic trauma-induced neck pain impairs the neural control of the deep semispinalis cervicis muscle. Clin Neurophysiol 2012c. 123: 1403–1408*
61. *Seaman D. Dysafferentation: A novel term to describe the neuropathological effects of joint complex dysfunction - A look at likely mechanisms of symptom generation. J Manipulative Physiol Ther 1999. 22: 493–494*
62. *Sterling M, Jull G, Vicenzino B, Kenardy J, Darnell R. Development of motor dysfunction following whiplash injury. Pain 2003. 103: 65–73*
63. *Uhlig Y, Weber BR, Grob D, Muntener M. Fiber composition and fiber transformations in neck muscles of patients with dysfunction of the cervical spine. J Orthop Res 1995. 13: 240–249*
64. *Vernon HT, Aker P, Aramenko M, Battershill D, Alepin A, Penner T. Evaluation of neck muscle strength with a modified sphygmomanometer dynamometer: reliability and validity. J Manipulative Physiol Ther 1992. 15: 343–349*
65. *Watson DH, Trott PH. Cervical headache: an investigation of natural head posture and upper cervical flexor muscle performance. Cephalalgia 1993. 13: 272–284*
66. *Ylinen J, Takala EP, Nykanen M, Hakkinen A, Malkia E, Pohjolainen T, Karppi SL, Kautiainen H, Airaksinen O. Active neck muscle training in the treatment of chronic neck pain in women: a randomized controlled trial. JAMA 2003. 289: 2509–2516*
67. *Zwart JA. Neck mobility in different headache disorders. Headache 1997. 37: 6–11*

Therapievorschlag 1: Gewebespezifisch dosieren und gezielt steigern

STEP BY STEP: Die Beweglichkeit wiederherstellen und Widerstände direkt am Kopf Schritt für Schritt gezielt steigern, ist ein in den USA verbreiteter Trainingsansatz (S.T.E.P., Scientific Therapeutic Exercise Progression, wissenschaftliche therapeutische Übungssteigerung). Die Begründer zeigen Ihnen, wie Patienten wieder fit werden.

Trainieren und steigern mit S.T.E.P.

Orthopädische Manuelle Therapie (OMT), einschließlich Übungen, ist mit das beste Behandlungsverfahren für Patienten mit zervikalen Beschwerden [1, 14, 15, 16, 17, 18, 21]. Manipulation kombiniert mit spezifischen Übungen wirkt bei Patienten mit chronischem Nackenschmerz besser als nur Manipulation [2, 4]. Die Medizinische Trainingstherapie ist ein spezifisches Übungsverfahren, das Dosierung und Steigerung beinhaltet und 1965 in Norwegen entwickelt wurde [5]. Daraus entwickelte sich, was man jetzt als wissenschaftliche therapeutische Übungssteigerung kennt (Scientific Therapeutic Exercise Progressions, S.T.E.P.) [19, 20].

Dosierung der Übungen

Mit der Untersuchung des Patienten versucht man nicht nur, das verletzte Gewebe herauszufinden, sondern listet auch die Funktionsstörungen auf, die ein spezifisches Training angehen kann. Ist die wichtigste Gewebeläsion erkannt, kann man unter Beachtung aller Kontraindikationen die Dosierung der Übung dem Gewebe und Wundheilungsstadium anpassen.

Passive Beweglichkeit wiederherstellen

Die Liste der Funktionsstörungen und die spezifische Dosierung leiten gemeinsam das Gestalten jeder Übung. Das erste Trainingsstadium beinhaltet das Normalisieren der Gelenkbeweglichkeit und der Bewegungsachse. Es stellt ihre ursprüngliche physiologische Lage wieder her. Bewegungen mit hohen Wiederholungszahlen und niedrigem Widerstand im schmerzfreien Ausmaß um eine physiologische Bewegungsachse zielen auf die Gelenkbeweglichkeit, Reduktion von Ödemen, Gewebeheilung und Schmerzinhibition (► **Tab. 1**). Ein Training zur Erhöhung der lokalen Blutzirkulation löst muskuläre Abwehrspannungen, trainiert also die Vaskularisation (► **Tab. 1**).

Abb. 1 Mobilisierende Übungen für die HWS [19]

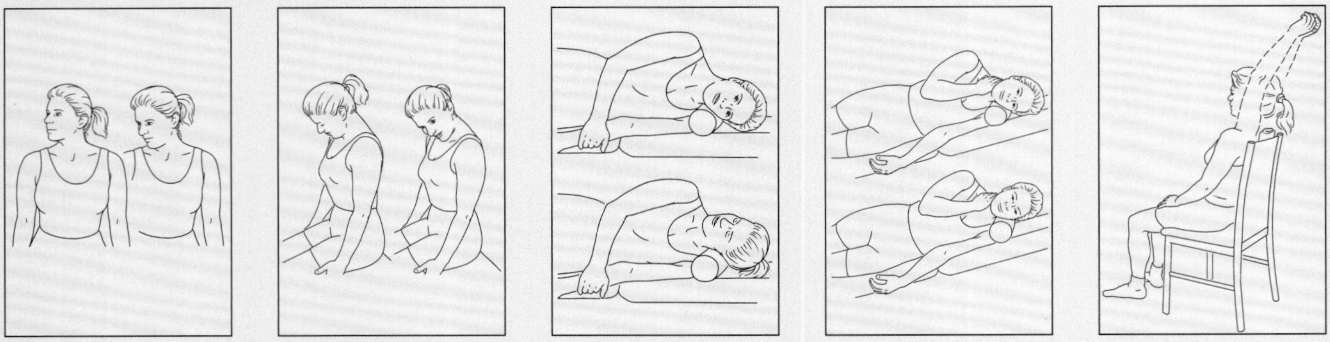

C0/1 Flexion – Extension: ligamentäres Stabilisieren („Verriegeln") der unteren HWS durch Einstellung in Rotation und Flexion. *Tipp:* Bewegungsachse für das Segment C0/1 als durch beide Ohren verlaufend vorstellen.

C1/2 Rotation: Stabilisieren („Verriegeln") der unteren HWS durch Einstellen in maximaler Flexion. Das Segment C1/2 ist bezüglich Flexion-Extension in Ruhestellung und kann betont rotieren.

C1/2 Rotation: Stabilisieren („Verriegeln") der unteren HWS durch Einstellen in Seitneigung links und gekoppelte Rotation links. Das Segment C1/2 ist in der Ruhestellung und kann nach rechts rotieren.

C2/3 Seitneigung: Stabilisieren („Verriegeln") der HWS unterhalb C3 in Seitneigung nach links. Das Segment C2/3 kann betont nach rechts seitneigen.

C7-T3 Extension: Stabilisieren der BWS unterhalb von T4 mittels einer Handtuchrolle oder der Kante der Stuhllehne, um mit Hilfe der Armelevation den zervikothorakalen Übergang zu extendieren.

Rivard J., Grimsby O. Therapievorschlag 1: Gewebespezifisch dosieren und gezielt steigern. Manuelle Therapie 2013; 17: 14–18

Motorische Leistung verbessern

Sobald die passive Beweglichkeit wiederhergestellt ist mit Bewegungen/Mobilisationen und/oder Manipulationen, verlagert sich die Betonung der Übungen zur motorischen Leistung hin. Dabei gehen die Übungen von der Bewegungskontrolle kontinuierlich zur Koordination sowie zu Ausdauer und Krafttraining über (▶ **Abb. 1**). Das Training der Koordination für die Bewegungskontrolle und zeitliche Aktivierung (timing) verlangt eine spezifische Dosierung (▶ **Tab. 1**).

Widerstand dosieren

Am Anfang des Trainings der motorischen Leistung setzt man oft isometrische Übungen ein, weil sie für die beteiligten Gewebe schonender sind. Für das Training der Koordination und für das Bewegungslernen sind isometrische Übungen jedoch weitgehend unwirksam.

Bei zu hohem Widerstand nutzen Patienten oft kompensatorische Bewegungsmuster, um die Bewegung vollständig durchzuführen. Ist in Rücken- oder Bauchlage das Gewicht des Kopfes zu schwer im Vergleich zur motorischen Leistungsfähigkeit, treten unnormale Bewegungen auf. In Rücken- und Bauchlage liegt das Kopfgewicht für die HWS rechtwinklig zur Schwerkraftlinie. So entsteht der größtmögliche Widerstand durch das Eigengewicht des Kopfes. Ändert man die Ausgangsstellung des Körpers zur Schwerkraft, beispielsweise durch das Liegen auf einem Schrägbrett, vermindert sich das Kopfgewicht entsprechend für die HWS. Bringt man in der aufrechten Haltung Widerstände am Kopf an, lässt sich der Widerstand noch spezifischer einstellen, um bestimmte Qualitäten zu trainieren (▶ **Tab. 1**). Oft werden die Übungen für die HWS anfangs mit leichten Widerständen und nicht mehr als 10 Wiederholungen durchgeführt. Leichter Widerstand bedeutet: unter 50 Prozent des Einwiederholungsmaximums (1WM).

Der Therapeut erfasst eventuelle, nach den Übungen auftretende Symptome wie Schwindel, Übelkeit und/oder Kopfschmerzen. Zeigt der Patient keine erhöhte Empfindlichkeit auf das Training, setzt der Therapeut zunehmend die klassischen Widerstände mit den entsprechenden Wiederholungszahlen ein – wie in jedem anderen Gelenksystem des Körpers.

Widerstand durch Seilzüge

Als Widerstandsart eignen sich Seilzüge. Sie erlauben eine reibungsfreie Bewegung, weil die Ebene der Bewegung rechtwinklig zur Schwerkraftlinie liegt. Einen Seilzug zu bauen, ist einfach. Man befestigt an der Decke ein Seil mit einer Art Schlinge oder Gurt zum Tragen des Körperteils. Der Therapeut lagert den Patienten so, dass sich der Fixationspunkt des Seils an der Decke oder einem Gerät direkt über der Bewegungsachse des zu bewegenden Gelenkes befindet. In dieser Stellung ist das Gelenk axial aufgehängt [6]. Der Patient kann das Körperteil frei vor- und zurückschwingen ohne den bremsenden Widerstand der Schwerkraft oder Reibung. Er muss nur den Widerstand der Trägheit überwinden (▶ **Abb. 2**).

Korrekte Längen-Spannungskurve beachten

In der Rehabilitation nutzt man allgemein elastische Widerstände. Sie folgen allerdings nicht der normalen Längen-Spannungskurve des Muskels. Bei maximaler Verlängerung des elastischen Bandes nimmt die Spannung zu, während der Muskel angenähert und schwächer wird [10]. Einige Studien zeigten, wie wichtig eine korrekte Längen-Spannungskurve und folglich die Drehmomente bei Seilzugübungen für die Schulter sind [9, 8]. Wählt man einen Widerstand, der mit der physiologischen Bewegung nicht übereinstimmt, lassen sich koordinierte Bewegungsmuster nicht optimal wieder auftrainieren (▶ **Abb. 3**).

Tab. 1 S.T.E.P. Prinzipien: Zusammenfassende Empfehlungen für das Widerstandstraining [3, 7, 12, 13]

Qualität	Widerstand	Umfang	Pausenzeit	Frequenz
Gewebeheilung Schmerz- und Ödemreduktion	von assistiven Bewegungen zu Bewegungen mit Null Widerstand bis hin zu 50% des 1WM	1–5 Serien 10–60 Wiederholungen	≥ 1 Minute	1–5 x täglich bis 7 x pro Woche
Mobilisierung	assistive Bewegungen bis hin zu 50% des 1WM	1 Serie 10–60 Wiederholungen	keine bei 1 Serie	1-3 x täglich bis 7 x pro Woche
Koordination	assistive Bewegungen bis hin zu 50% des 1WM	2–5 Serien 30–50 Wiederholungen	1 Minute	1-3 x täglich Bis 7 x pro Woche
Vaskularisation	55–65% des 1WM	1–3 Serien 25–30 Wiederholungen	bis Normalisierung der Atmung oder bis zu 60 Sekunden	1 x täglich bis 6–7 x pro Woche
Ausdauer	60–70 des 1WM	2–3 Serien 24–30 Wiederholungen	1 Minute	2–3 x pro Woche
Kraft	80–90 des 1WM	1–3 Serien 8–12 Wiederholungen	1–2 Minuten	2–3 x pro Woche

1WM = Einwiederholungsmaximum

Abb. 2 Übungsbeispiele zum Training mit Schlingen, elastischen Widerständen für das statische Training und dem Schrägbrett [7].

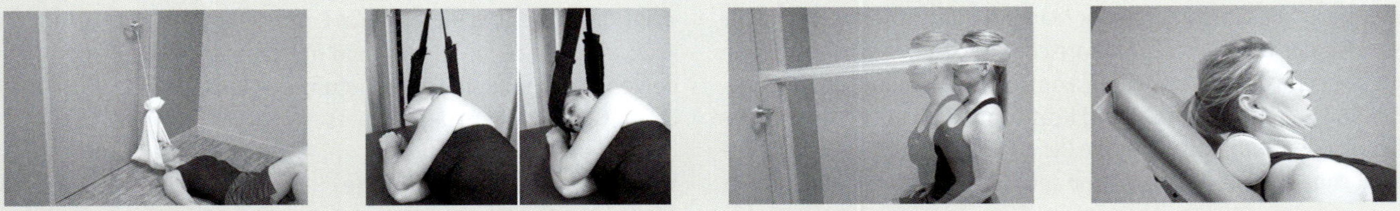

Schlinge und HWS Seitneigung: Ein Handtuch ist mit einem Seil an einem Türgriff befestigt. Der Patient liegt mit unterstütztem Kopf und kann ohne Widerstand Seitneigen. ***Tipp***: Zuerst die Tür abschließen!

Schlinge und HWS Flexion-Extension: Ein Gurt hängt von einem Seilzuggerät, in dem alle Gewichte eingesteckt sind. So entsteht eine feste Aufhängung. Flexion und Extension sind ohne Widerstand möglich.

Elastischer Widerstand und isometrische Extension: Der Patient hält die HWS in neutraler Stellung, während er den Rumpf gegen Widerstand in Extension zurücklehnt. ***Tipp***: Ebenso mit Flexion und Seitneigung möglich.

Schrägbrett: Die veränderte Körperstellung verringert das Kopfgewicht und damit auch das Kraftmoment durch die Schwerkraft.

Abb. 3 Freikörperübungen für die HWS, manueller Widerstand und indirektes Training über die Schulter [19].

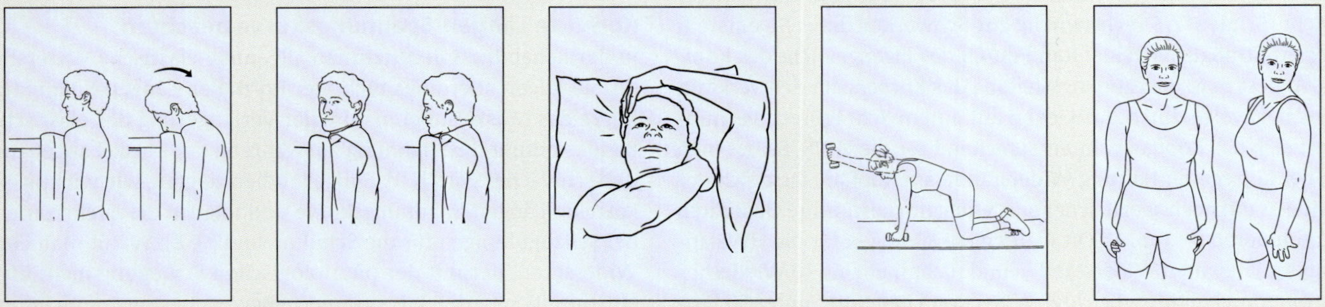

HWS Extension: Streckung der HWS mit Beibehalten der neutralen Stellung der oberen HWS mit teilweisem Doppelkinn und Vermeiden von Scherbewegungen.

HWS Rotation: Rotation im schmerzfreien Bewegungsausmaß mit Beibehalten der neutralen Stellung der oberen HWS mit teilweisem Doppelkinn.

Isometrisches Rotationstraining (Rückenlage): Manueller Widerstand für Rechtsrotation mit der linken Hand, während die rechte den Nacken stützt.

Isometrisches HWS Extensionstraining: im Vierfüßlerstand mit Elevation des Arms gegen Widerstand.

Untere HWS Rotation: mit betontem Bewegungsausmaß in Rotation und/oder Stabilisierung der Kopfposition.

Abb. 4. Beispiele für zervikales Widerstandstraining mit dem Seilzug und freien Gewichten [19].

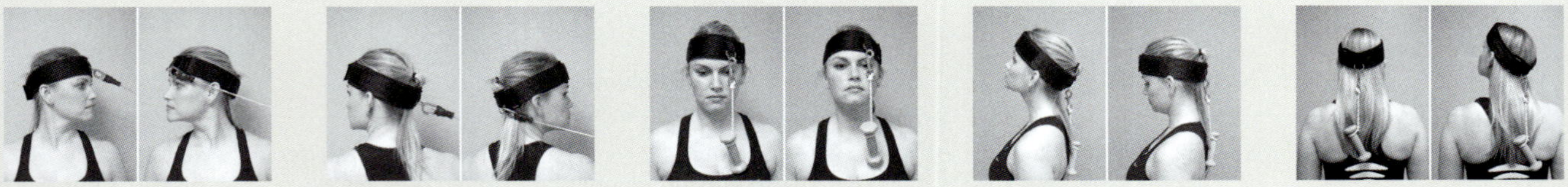

HWS Rotation: mit Befestigung des Seilzuges vorne zur Betonung der Multifidi durch Rotationstraining.

HWS Rotation: mit Befestigung des Seilzuges hinten zur Betonung der tiefen Flexoren durch Rotationstraining.

Obere HWS Extension: mit freiem Gewicht. Optional bringt man das Gewicht asymmetrisch an, um die kontralateralen Extensoren zu betonen.

Obere HWS Flexion: mit freiem Gewicht und Betonung auf dem Longus capitis.

Exzentrisches Quadrantentraining: am Ende der Stabilisation mit Betonung auf der exzentrischen Extension und Rotation.

Wand- und Türseilzug

Ein Seilzug an der Wand liefert einen isotonischen Widerstand, der ein normales Beschleunigen und Abbremsen erlaubt sowie multidirektionale Bewegungen und fein abgestimmte Widerstände. Durch Höhenverstellung ist die Zugrichtung des Seilzuges in jeden Winkel einstellbar. Mit einem Gurt lässt sich der Seilzug am Kopf befestigen sowie an Schulter und Hand für zusätzliche Widerstände. Am Kopfgurt können auch direkt Gewichte angebracht werden, um die zervikale Flexion, Extension und Seitneigung in vertikaler Haltung zu trainieren (► **Abb. 4**). Der Seilzug an der Wand oder ein selbstgebauter Seilzug zu Hause bieten Rotationswiderstände in vertikaler Haltung. Für Letzteren befestigt man eine Wasserflasche an einem Seil, das über einen Türgriff läuft. Der davor sitzende Patient nutzt das Seil als Seilzug. Das Training in vertikaler Haltung verbessert die motorische Kontrolle der HWS, weil der Haltungstonus beteiligt ist und Schermomente in der mittleren HWS vermindert sind. Am Türseilzug kann man die Widerstände über das frei hängende Gewicht niedrig einstellen, bis 100 Gramm (► **Abb. 5**).

Übungsintensität steigern

Die Übungssteigerung erfordert einen durchdachten Prozess statt eines festen Protokolls. Jeder Patient hat eine spezifische Gewebeverletzung, eine Liste von Funktionsstörungen und funktionellen Anforderungen. Die logische Reihenfolge für das Training der einzelnen Funktionsstörungen strukturiert das Training: Anfangs werden die Übungen geordnet nach der Normalisierung der Gelenkbeweglichkeit, der Verminderung von Schwellungen/Ödemen und dem Erzeugen von Reizen, die die Gewebeheilung stimulieren und den erhöhten Muskeltonus normalisieren. Dann folgen Übungen für die Bewegungskontrolle, Koordination, Ausdauer, Kraft und Leistung. Die Steigerung innerhalb dieser zusammenhängenden Folge ist also patientenabhängig, weil die Patienten diese Qualitäten zu unterschiedlichen Zeitpunkten erreichen.

Training bei hypermobiler HWS

Eine größere Herausforderung für jedes Gelenk ist das Schaffen einer dynamischen Stabilität für ein hypermobiles Gelenksystem. Schäden im Gelenkgewebe führen zur passiven Hypermobilität und betreffen auch die Mechanorezeptoren. Die veränderten Afferenzen führen zu unnormaler Haltung und Bewegungskontrolle mit eventuell Muskelatrophie und Funktionsstörungen. Wie kann man ein Stabilisationstraining erreichen? Durch neurologische Anpassung mittels Sensibilisierung der Muskelspindeln auf Längen- und Spannungsänderungen. So entsteht ein Feedback für die Propriozeption und Kinästhesie.

FAZIT

Ein genaues Verstehen der Gewebeheilung und Biomechanik, der Arbeitsphysiologie, Bewegungskontrolle und Pathologie ermöglicht, Übungen adäquat zu dosieren und zu gestalten. Ein logisches Vorgehen, das die Gewebeläsion des Patienten, die Liste der Funktionsstörungen und funktionellen Anforderungen aufeinander abstimmt, leitet den Kliniker in der Auswahl, Gestaltung und Dosierung der Übungen. In der Therapieeinrichtung und für zu Hause sollte der Physiotherapeut die Übungen so auswählen, dass er die Dosierung der physiologischen Widerstände vom akuten bis zum funktionellen Stadium angepasst dosieren kann. Um die spezifischen Bewegungsqualitäten der HWS zu verbessern, ist ein direktes Trainieren der HWS erforderlich – statt nur indirekt über den Schultergürtel zu üben.

Abb. 5 Beispiele des indirekten Trainings über den Schultergürtel sowie zervikaler multidirektionaler isometrischer Übungen für den Schultergürtel [19].

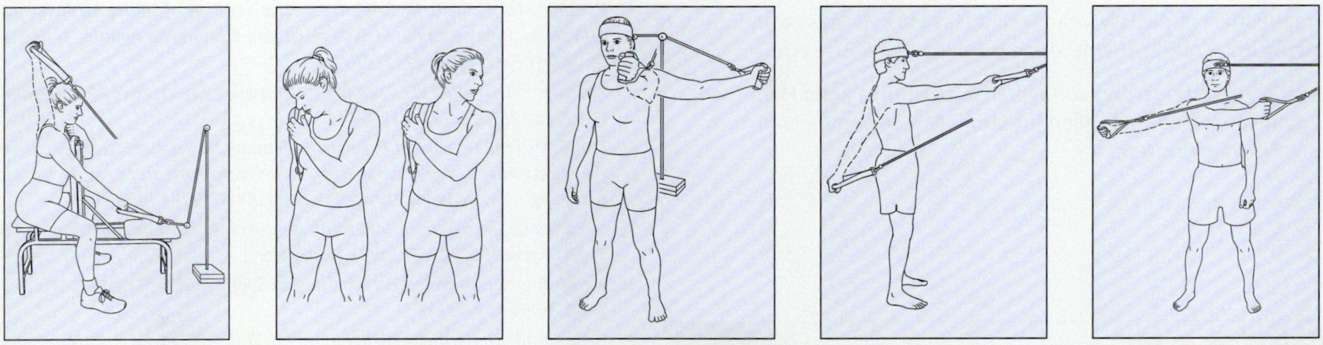

Elevation der Schulter zur Rekrutierung der zervikalen Extension: Der Kopf ist unterstützt während der Schulterelevation gegen Widerstand.

Schulterheben gegen Widerstand: Der Gurt des Seilzugs erlaubt eine konzentrische Elevation-Protraktion des Schultergürtels (mit Beteiligung der Mm. scaleni) und exzentrische Depression-Retraktion.

Isometrische HWS Flexion: mit horizontaler Adduktion im Schultergelenk.

Isometrische HWS Extension: mit Extension im Schultergelenk.

Isometrische HWS Rotation: mit horizontaler Abduktion im Schultergelenk.

Rivard J., Grimsby O. Therapievorschlag 1: Gewebespezifisch dosieren und gezielt steigern. Manuelle Therapie 2013; 17: 14–18

BEISPIEL: C5-6 HYPERMOBIL

Bei einem Patienten mit in Rechtsrotation hypermobilen C5-6-Segment stabilisiert die arthrokinematische Funktion des zervikalen Multifidius den Abschnitt. Obwohl der Multifidus bilateral eine synergistische Stabilisation bewirkt, funktioniert der rechte Multifidus exzentrisch. So stabilisiert er das Segment gegen eine pathologisch vergrößerte Rechtsrotation. Hides et al. zeigten, dass eine einseitige Hemmung des lumbalen Multifidus sich nicht spontan mit dem Schmerz zurückbildet [11]. Beispielhafte Übungsschritte sind:

Motorisches Lernen rechter Multifidus: Der Patient trainiert die HWS Rotation mit einem Kopfgurt und Widerstand. Anfangs betont er den rechten Multifidus von der neutralen Stellung aus in die Linksrotation. Das Betonen der konzentrischen Phase nutzt man zum motorischen Lernen, um den Muskel mit niedrigen Lasten zu rekrutieren (3 x 25 < 50 Prozent des Einwiederholungsmaximums). Dies vermeidet ein kompensatorisches Rekrutieren bei höheren Lasten.

Isometrisches Training der Linksrotation: Es verbessert die neurologische Adaptation für die Rekrutierung des Multifidus. Der Patient kann jetzt höhere Lasten koordinieren als beim konzentrischen Training (1–3 Wiederholungen, 75 Prozent des Einwiederholungsmaximums).

Exzentrisches Training mit höheren Widerständen: Je nach Patient bietet sich ein exzentrisch betontes Training mit höheren Widerständen zur Sensibilisierung der Muskelspindeln an. Es unterstützt den afferenten Input für eine dynamische Stabilisierung des Segmentes. Dazu rotiert der Patient die HWS aus maximaler Linksrotation bremsend nach rechts. Der rechte exzentrische Multifidi erreicht dabei kein pathologisches Bewegungsausmaß. Danach dreht der Patient seinen Kopf konzentrisch in die Linksrotation zurück (3 x 15, 80 Prozent des Einwiederholungsmaximums)

Rechtsrotation linke Multifidi: Abschließend rotiert der Patient nach rechts und betont die linken Multifidi. Aus der Linksrotation heraus rotiert er die HWS nach rechts bis kurz vor das pathologische Ausmaß und legt eine kurze isometrische Pause ein.

Diese Übungssteigerung können Therapeuten in jeder Hauptbewegungsebene sowie in allen funktionellen Bewegungsmustern der HWS durchführen.

AUTOREN

Jim Rivard

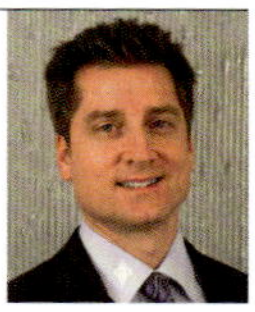

Ola Grimsby

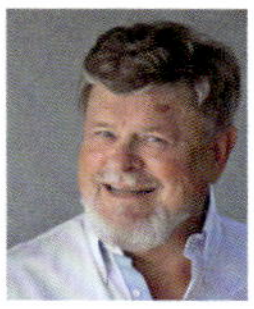

BIBLIOGRAFIE

DOI 10.1055/s-0033-1334132
manuelletherapie 2013; 17: 14–18

Stuttgart · New York · ISSN 1433-2671

Literatur

1. *Beazell JR, Magrum EM. Rehabilitation of head and neck injuries in the athlete. Clin Sports Med 2003. 22(3): 523–57*
2. *Bronfort G, Evans R, Nelson B, Aker PD, Goldsmith CH, Vernon H. A randomized clinical trial of exercise and spinal manipulation for patients with chronic neck pain. Spine 2001. 26(7): 788–97*
3. *Deschenes MR, Kraemer WJ. Performance and physiologic adaptations to resistance training. Am J Phys Med Rehabil 2002. 81(11 Suppl): S3–16*
4. *Evans R. Some observations on whiplash injuries. The Neurology of Trauma 1992. 10(4): 975–997*
5. *Faugli HP. Medical Exercise Therapy. Laerergruppen for Medisnsk Treningsterapi. Norway: AS; 1996*
6. *Gardiner MD. The Principles of Exercise Therapy. London: G. Bell and Sons; 1954*
7. *Grimbsy O, Rivard J. Science, Theory and Clinical Application in Orthopaedic Manual Physical Therapy: Applied Science and Theory. The Academy of Graduate Physical Therapy, Inc. Raleigh: lulu.com; 2008*
8. *Harms-Ringdahl K, Arborelius UP, Ekholm J, Nemeth G, and Schuldt K. Shoulder externally rotating exercises with pulley apparatus. Joint load and EMG. Scand J Rehabil Med 1985. 17: 129–140*
9. *Harms-Ringdahl K, Ekholm J, Arborelius UP, Nemeth G, and Schuldt K. Load moment, muscle strength and level of muscular activity during internal rotation training of the shoulder. Scand J Rehabil Med Suppl 1983. 9: 125–135*
10. *Harms-Ringdahl K. Muscle Strength: International perspectives in physical therapy. Vol 8. Philadelphia: W.B. Saunders Company; 1993*
11. *Hides JA, Richardson CA, Jull GA. Multifidus muscle recovery is not automatic after resolution of acute, first-episode low back pain. Spine 1996. 21(23): 2763–9*
12. *Kraemer WJ, Adams K, Cafarelli E, Dudley GA, Dooly C, Feigenbaum MS, Fleck SJ, Franklin B, Fry AC, Hoffman JR, Newton RU, Potteiger J, Stone MH, Ratamess NA, Triplett-McBride T. American College of Sports Medicine position stand. Progression models in resistance training for healthy adults. Med Sci Sports Exerc 2002. 34(2): 364–80*
13. *Kraemer WJ, Newton RU. Training for muscular power. Phys Med Rehabil Clin N Am 2000. 11(2): 341–68*
14. *Magee DJ, Osborn-Barrett E, Turner S, Fenning N. A systematic overview of the effectiveness of physical therapy intervention on soft tissue neck injury following trauma. Physiotherapy Canada 2000. 111–130, Spring*
15. *Malanga G. The diagnosis and treatment of cervical radiculopathy. Med Sci Sports Exerc 1997. 29(7 Suppl): S236–245*
16. *McCormaack BM, Weinstein PR. Cervical Spondylosis: an update. West J Med 1996. 165(1–2): 43–49*
17. *Nederhand MJ, Hermens HJ, IJzerman MJ, Turk DC, Zilvold G. Chronic neck pain disability due to an acute whiplash injury. Pain 2003. 102: 63–71*
18. *Olson KA, Joder D. Diagnosis and treatment of cervical spine clinical instability. J Orthop Sports Phys Ther 2001. 31(4): 194–206*
19. *Rivard J, Grimsby O. Volume 2: Scientific Therapeutic Exercise Progressions (STEP): The Neck and Upper Extremity. The Academy of Graduate Physical Therapy, Inc. Raleigh: lulu.com; 2008*
20. *Rivard J, Grimsby O. Volume 3: Scientific Therapeutic Exercise Progressions (STEP): The Back and Lower Extremity. The Academy of Graduate Physical Therapy, Inc. Raleigh: lulu.com; 2009*
21. *Saal JS, Saal JA, Yurth EF. Nonoperative management of herniated cervical intervertebral disc with radiculopathy. Spine 1996. 21(16): 1877–1883*

Therapievorschlag 2: Spezifisch stabilisieren und kontrolliert bewegen

MANUELLE THERAPIE kann nicht nur passiv mobilisieren, sondern auch mit manuellen Widerständen und Führungen gezielt zum spezifischen Training anleiten. Allein und/oder in Kombination mit Geräten lernt der Patient, gezielt und wohl dosiert seine Schwachpunkte zu überwinden.

Die ständig wachsende Anzahl an Studien erschwert Klinikern den Überblick und erhöht das Risiko, sich an ausgewählten, aber nur Teilaspekte aufzeigenden Arbeiten zu orientieren. Übersichtsarbeiten wie der Einführungsartikel von Deborah Falla helfen aus dem Dilemma, „evidence-based" arbeiten zu wollen und es zeitlich nicht zu schaffen, alle Artikel zu lesen und auszuwerten. Und oft, wie auch zum Training der HWS, hat die Wissenschaft noch längst nicht alles erforscht. Eine rein evidenzbasierte Vorgehensweise ist (noch) nicht möglich. Ein ergänzender Weg ist die klinische Evidenz. Sie ermöglicht Praktikern, sich an klinisch erfassbaren und mit den Beschwerden korrelierenden Funktionsstörungen zu orientieren. Dieser Ansatz wird hier dargestellt.

Wirksamkeit des Trainings

Kurzzeitiges Training wirkt vor allem über neurologische Anpassung. Morphologische und folglich länger anhaltende Veränderungen erfordern ein Training über längere Zeit [75]. Sogenannte „high-load" Übungen (gegen hohen Widerstand) wirken positiv auf Schmerz und Funktion in der HWS, sowohl als Krafttraining [6, 13, 16, 21, 65, 78, 79] als auch als Kraftausdauertraining [21, 56]. Für die Wirkung eines reinen Ausdauertrainings mit vielen Wiederholungen bzw. langer Dauer finden sich keine Angaben.

„Low-load" Übungen (gegen niedrigen Widerstand) zielen vor allem auf die Aktivierung von Muskeln. Ihre Wirksamkeit ist bisher erst bei der kraniozervikalen Flexion untersucht und nachgewiesen worden. Trainieren Patienten die kraniozervikale Flexion gegen niedrigen Widerstand, stellt dies die physiologische Aktivierung der tiefen und oberflächlichen HWS-Flexoren wieder her [72, 31] und reduziert den Schmerz [32, 55]. Unklar bleibt: Welche weiteren Übungen sind die besten? [34, 75]

Fazit für die Praxis: Verschiedene Trainingsformen von „low-load" zu „high-load" sind wirksam und können angewandt werden.

Große Variabilität der Messwerte

Bei Patienten mit Nackenschmerzen ist beispielsweise die Kraft der Extensoren je nach Studie um 18 Prozent [43], 22,6 [44], 25,9 [9], 29 [76], 66 [62] und 90 Prozent [64] geringer als bei Gesunden. Bei einer hohen Probandenzahl von 746 Patienten und 3547 Gesunden waren sogar keine Unterschiede in der Kraft und im Bewegungsausmaß in allen Richtungen zu finden [33]. Die negative Korrelation zwischen Schmerz und Kraft lässt vermuten, dass Krafttests eher die Fähigkeit prüfen, den Schmerz beim Test auszuhalten als die wirkliche maximale Kraft [77].

Auch die Ausdauerleistungsfähigkeit der HWS-Flexoren [26] ist bei Patienten geringer als bei Gesunden. Zwischen den Individuen und zwischen verschiedenen Studien ist die Ausdauerleistungsfähigkeit aber sehr variabel [7, 63]. Die bei Patienten geringere Ausdauerleistungsfähigkeit der HWS-Extensoren zeigt ebenfalls eine große interindividuelle Variabilität [41].

Fazit für die Praxis: Es gibt es kaum Normwerte für die „wünschenswerte" Kraft, Ausdauer, Beweglichkeit usw. der Patienten. Therapeuten müssen bei jedem Patienten individuell entscheiden, welchen Aspekt der motorischen Fähigkeiten sie wie trainieren wollen (Beweglichkeit, Koordination, Ausdauer, Kraft und Schnelligkeit).

Unspezifisch gegen Schmerz

Nackenschmerzen sind oft verbunden mit emotionalen Komponenten und entstehen gewöhnlich im Nervensystem nach einem nozizeptiven Auslöser. Im chronischen Stadium kann die eigentliche Schmerzursache nicht mehr relevant sein [36, 8]. Besonders das Einwirken von Afferenzen auf das schmerzverarbeitende System erklärt die schmerzlindernde Wirkung der Bewegungstherapie[52, 53, 47, 66]. Eine spezifische Bewegungstherapie für die Linderung von Nackenschmerzen scheint nicht notwendig zu sein. Verschiedene Studien zeigten dies sowohl für die Mobilisation [2, 67] als auch für die Manipulation [11, 12, 25, 27] und für Übungen [1, 20].

Fazit für die Praxis: Wollen Therapeuten „nur" Schmerzen lindern, können sie zwischen vielen Techniken und Übungen frei wählen.

Spezifisch gegen Funktionsstörungen

Bewegungsstörungen erfordern hingegen eine spezifische Behandlung. Diese Annahme beruht auf der Beobachtung, dass me-

Schomacher J. Therapievorschlag 2: Spezifisch stabilisieren und kontrolliert bewegen. Manuelle Therapie 2013; 17: 19–24 chanische Dysfunktionen in ausgewählten Segmenten stattfinden und nicht generell in der gesamten HWS, wie zervikale Hypermobilitäten [37] und eine aufgehobene zervikale Lordose [24, 48, 57].

Wie wirken Übungen auf segmentale Hypo- oder Hypermobilitäten? Leider fehlen hierzu Studien, weil man unter anderem kleinere Instabilitäten der HWS nicht valide und reliabel klinisch diagnostizieren kann [10, 58]. Es besteht lediglich ein Konsens zu typischen klinischen Befunden einschließlich ihrer segmentalen Lokalisation [49]. Zervikale muskuläre Dysfunktionen zeigen hingegen, dass nur spezifische Techniken sie korrigieren können. Das ist unter anderem elektromyographisch nachweisbar [21, 23].

Fazit für die Praxis: Während Therapeuten verschiedenste Übungen zur Schmerzlinderung anwenden können, sollten sie mechanische Funktionsstörungen inklusive muskulärer Dysfunktionen mit spezifischen Übungen behandeln.

Das mechanische Denkmodell

Als mechanisch nozizeptiven Reiz betrachtet man seit langem die Spannung in den Strukturen des Bewegungssystems. Sie ist erhöht und/oder trifft auf sensibilisiertes Gewebe [14, 59]. Dies kann bei Verletzungen geschehen und wenn eine klinisch instabile (hier gleichbedeutend mit hypermobile) Wirbelsäule die Beweglichkeit des Wirbelsegmentes nicht mehr innerhalb der physiologischen Grenzen halten kann [60]. Das mechanische Ziel der Behandlung ist daher die Kontrolle von (schmerzhaften) Bewegungen, um unnötige Spannungserhöhungen zu vermeiden.

Diese Kontrolle liefern größtenteils die Muskeln, die für circa 80 Prozent der zervikalen Stabilität sorgen [61]. Dies gelingt mit ihrem passiven Muskeltonus [39, 35] und der aktiven Anspannung [15].

Die tiefen HWS-Flexoren und -extensoren bilden eine die HWS umschließende und stabilisierende muskuläre Hülle [45]. Aufgrund ihrer Ansätze an den Wirbeln eignen sie sich, die segmentalen Bewegungen zu kontrollieren und zu stabilisieren [4, 71]. Muskuläre Insuffizienz erhöht die Belastung und das Risiko von Mikro-/Makrotraumen, die Nackenschmerz verursachen und unterhalten [5, 62, 74]. Muskeltraining reduziert diese Belastung und das Risiko. Dies ist eine zumindest partielle mechanische Erklärung für die nachgewiesene Wirksamkeit der Übungen [34, 40].

Fazit für die Praxis: Aus mechanischer Sicht sollten Therapeuten vor allem die tiefen HWS-Muskeln aktivieren. So vermindern oder vermeiden sie Spannungserhöhungen in einzelnen Segmenten.

Struktur- oder funktionsorientiert?

Mechanisch können Übungen aus struktureller und funktioneller Sicht betrachtet werden.

Strukturorientierter Ansatz: Er zielt auf einzelne Muskeln mit nachgewiesener Dysfunktion, wie die niedrig aktivierten, tiefen HWS-Flexoren [19] und HWS-Extensoren [68]. Wahrscheinlich kompensiert die höhere Aktivierung der oberflächlichen HWS-Flexoren [17] oder HWS-Extensoren [29, 38, 73] die geringere Aktivierung der tiefen Muskeln.

Übungsvorschläge zur Behandlung sind: die kraniozervikale Flexion für die tiefen Flexoren besonders der oberen HWS [18, 22] und individuell maximaler statischer Widerstand auf Höhe des Wirbelbogens für die tiefen HWS-Extensoren [70].

Funktionsorientierter Ansatz: Er richtet sich vorwiegend nach der klinisch einfacher erfassbaren Funktion. Der Unterschied liegt vor allem in der Sichtweise. Beispielsweise testet ein Therapeut die kraniozervikale Flexion als Funktion und trainiert sie bei Insuffizienz. Dabei beabsichtigt er nicht, betont auf die tiefen kraniozervikalen Flexoren einzuwirken, sondern lediglich die Funktion wiederherzustellen. Letztendlich ergänzen sich beide Sichtweisen. An der sicht- und klinisch messbaren Funktion können Therapeuten sich auch dann orientieren, wenn die wissenschaftliche Evidenz fehlt, was ja leider (noch) für viele physiotherapeutische Techniken zutrifft.

Fazit für die Praxis: Zur Übungsauswahl können sich Therapeuten sowohl an der wissenschaftlich aufgezeigten Struktur als auch an der klinisch oft einfacher erfassbaren Funktion orientieren. Beide Sichtweisen ergänzen einander.

Das Übungsprinzip

Basierend auf dem Konzept der klinischen Instabilität [60] lernt der Patient, das Wirbelsäulensegment innerhalb der neutralen Zone stabil zu halten (Übungen zur Stabilisation) und es innerhalb der neutralen Zone kontrolliert zu bewegen, ohne exzessive Spannung der umliegenden Strukturen (Übungen zur Bewegungskontrolle).

Dazu führt er die Bewegungen der HWS möglichst segmentspezifisch durch, weil man Hypermobilitäten klinisch vorwiegend in einzelnen Segmenten findet, wie in der unteren HWS (circa C5 und C6). Zwar geschehen dabei wahrscheinlich keine selektiven Bewegungen in einzelnen Segmenten [42, 46, 69], doch der Patient empfindet sie lokaler. Bei Übungen zur Stabilisation fordert der Therapeut den Patienten auf, die jeweiligen Bewegungen zu verhindern. Bei den Übungen zur Bewegungskontrolle macht der Patient diese Bewegungen einfach mit und führt sie schließlich alleine aus. Da auch Augenbewegungen die Aktivierung von einigen HWS-Muskeln beeinflussen (Beispiel: M. multifidus) [3], schaut der Patient während der Übungen in die Bewegungsrichtung.

Fazit für die Praxis: Therapeuten sollten die „schwachen" und zu trainierenden Bewegungen durchführen, die Patienten verhindern sie (statische Übung) oder machen mit (dynamische Übung).

„Allein die Dosis macht, dass ein Ding kein Gift ist"

Nach diesem Ausspruch von Paracelsus (1493 bis 1541) ist die Dosierung wahrscheinlich viel wichtiger als die Art der Übung. Dies erklärt möglicherweise, weshalb so viele unterschiedliche Übungen erfolgreich praktiziert werden: Alle folgen weitgehend den gleichen Dosierungsprinzipien. Diese richten sich selbstverständlich nach den Phasen der physiologischen Wundheilung und den Schmerzen: Die Steigerung der Intensität muss schmerzfrei geschehen [50, 51] und die schmerzlindernde Wirkung sollte zunehmen. Statt „high-load" Übungen für Ausdauer und Kraft empfehlen Forscher deshalb zu Beginn der Rehabilitation, die HWS-Muskeln, insbesondere die tiefen, mit „low-load" Übungen gegen kleinen oder keinen Widerstand zu aktivieren [30, 54], obwohl beide wirksam Schmerzen lindern [32, 65]. Da die Dosierung individuell an den Patienten angepasst werden muss, kann sie schlecht standardisiert und folglich in Studien nur schwer untersucht werden.

Fazit für die Praxis: Gemäß der Wundheilung passen Therapeuten die schmerzfreie Dosierung individuell den Patienten an mit dem Ziel, die schmerzlindernde Wirkung stetig zu steigern.

Segmental betonte Übungen

Der folgende Vorschlag eines Übungsprogramms für die hypermobile untere HWS basiert auf dem Denkmodell, dass Übungen zum einen das schmerzmodulierende System allgemein beeinflussen (schmerzlindernde Wirkung) und zum anderen die mechanische Spannung reduzieren, die die Nozizeptoren aktiviert (mechanische Wirkung). Hinzu kommen allgemeine Trainingseffekte, wie eine progressive Steigerung der Gewebebelastbarkeit. Diese Effekte sind jedoch klinisch schwer erfassbar.

Die Gestaltung der Übungen orientiert sich an der Mechanik mit dem primären Ziel, lokale Spannungsspitzen zu verhindern beziehungsweise zu vermindern und progressiv die Stabilisations- und Bewegungsfähigkeiten sowie die Gewebebelastbarkeit zu steigern. Die Grundprinzipien der Übungen (► **Tab. 1**) erlauben schmerzfreie Dosierungssteigerungen mit vielfältigen Variationen. Einige Beispiele zeigen die ► **Abb. 1** bis ► **Abb. 14.** Abwandlungen der Übungen sind selbstverständlich möglich. Ursprünglich stammt dieser Übungsaufbau aus dem OMT Kaltenborn-Evjenth Konzept und der medizinischen Trainingstherapie [28].

Spezifische Übungen zur Stabilisation und zum kontrollierten Bewegen der HWS

Beispiel: Hypermobilität untere HWS circa C5. Alle Segmentbezeichnungen in diesem Beispiel sind realistischerweise ungefähre Angaben. Circa bedeutet, sie sind plus/minus ein Segment genau. Unterstreichungen und Kursivstellungen kennzeichnen die statischen und *dynamischen* Übungen.

Tab. 1 Allgemeine Grundprinzipien für Übungen zur Stabilisation und Bewegungskontrolle: Aus ihnen wählt der Therapeut aus, was für den individuellen Patienten am besten ist.

Statisch	**Dynamisch**
Grundprinzipien - Stabilisation gegen axiale Zug- und Druckwiderstände (spezifisch bzw. segmental) - Stabilisation gegen Gleitwiderstände (spezifisch bzw. segmental)	Grundprinzip passiv bewegen → assistiv → aktiv → und schließlich gegen Widerstand bewegen
Möglichkeiten der Progression - Variation der Widerstandsintensität - Ändern der Ausgangsstellung - Applikation zusätzlicher statischer langhebliger Widerstände - Applikation zusätzlicher dynamischer langhebliger Widerstände	Möglichkeiten der Progression - Ändern der Widerstandsintensität und -richtung - Ändern der Ausgangsstellung - Erhöhen der Anzahl der beteiligten Gelenke - parallele (geschlossene) und serielle (offene) Bewegungskette
Hauptziel	
Integration der statischen Stabilisation und der kontrollierten dynamischen Bewegung in globale und funktionelle Bewegungsabläufe (funktionelle Übungen)	

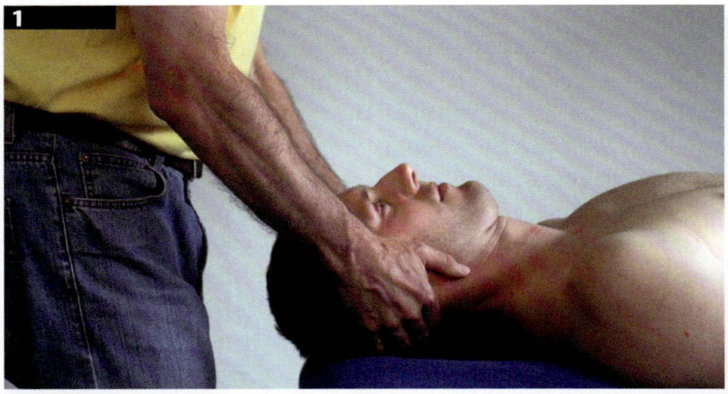

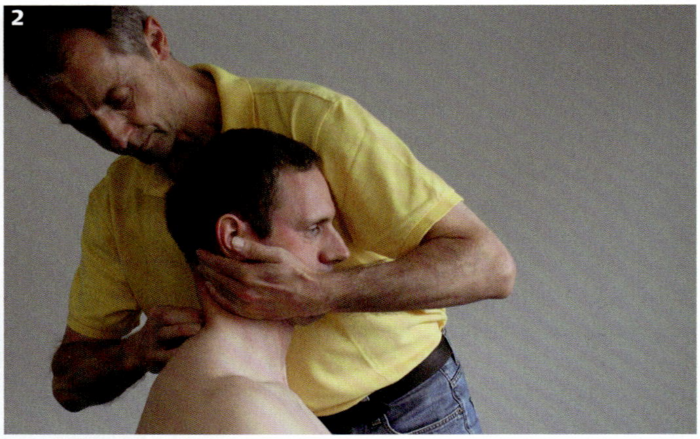

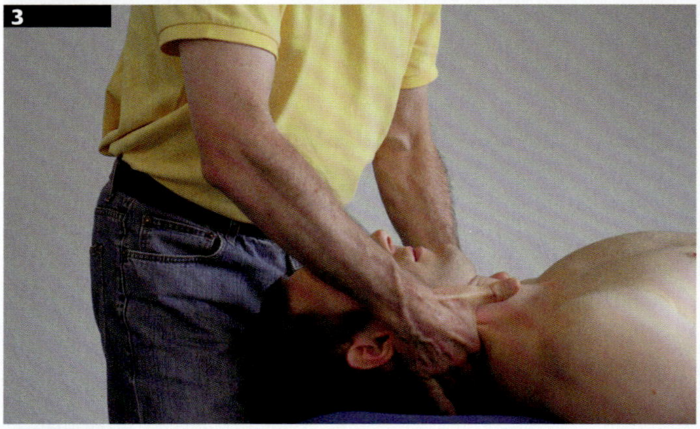

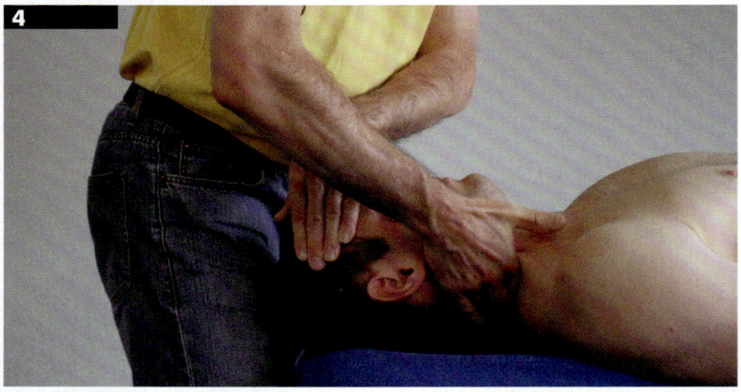

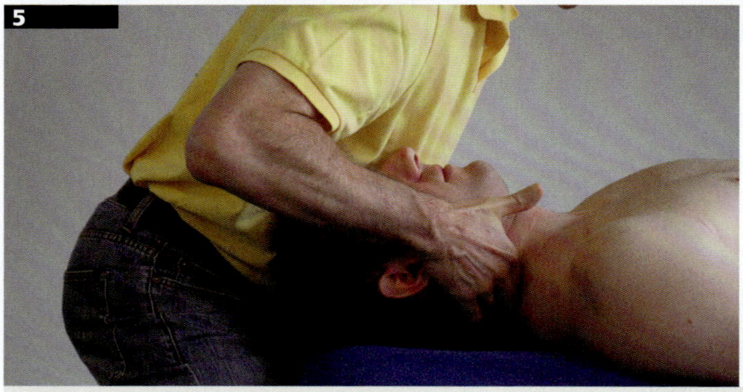

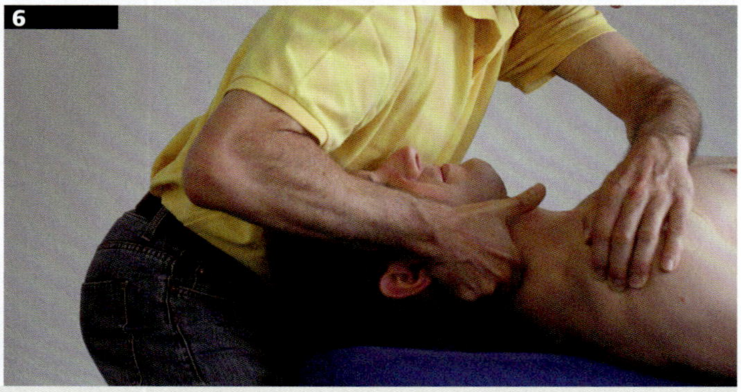

Abb. 1 Traktionsimpuls generell: Der Therapeut lässt den Patienten die Traktion spüren und fordert ihn dann auf, sie zu verhindern. Alternativ kann der Therapeut mit beiden radialen Zeigefingerkanten auf Höhe der Wirbelbögen von circa C5 fassen, um den Traktionsimpuls betont in der unteren HWS zu applizieren. Dies ist beispielsweise indiziert, wenn in der oberen HWS Zugspannung vermieden werden sollte, wie bei einer erhöhten neurovegetativen Erregbarkeit.

Abb. 2 Segmental betonter Traktionsimpuls in einer funktionelleren Ausgangsstellung: Der Therapeut fixiert circa C6 mit der dorsalen Hand auf Höhe des Wirbelbogens und bewegt mit der ventralen Hand am Wirbelbogen ungefähr auf Höhe von C5 sowie mit seinem Rumpf am Kopf in Richtung Traktion. Der Traktionsimpuls wird erst in einem „guten" Segment wie C2 zum Erlernen gezeigt und dann im hypermobilen Segment, hier etwa C5, geübt. Der Patient soll die Bewegung jeweils spüren und dann dagegen halten.

Abb. 3 Gleitimpuls wie für Flexion an circa C5: Der Therapeut fixiert mit der linken Hand auf Höhe des Wirbelbogens von circa C6 und zieht mit der rechten Hand den rechten Wirbelbogen von circa C5 nach kranial-ventral. Der Patient soll die Bewegung spüren und dann dagegen halten bzw. *mitbewegen*. Die Technik kann vorab in einem „guten" Segment erlernt werden.

Abb. 4 Gleitimpuls wie für Flexion an circa C5 mit zusätzlichen Widerständen: Der Therapeut beginnt wie in ► **Abb. 3** und gibt dann mit der linken Hand zusätzliche Widerstände, beispielsweise am Kopf und am Arm, gegen die der Patient halten soll.

Abb. 5 Gleitimpuls wie für Extension an circa C5: Der Therapeut fixiert mit der linken Hand den Wirbelbogen von circa C6 und schiebt mit der rechten Hand auf Höhe des rechten Wirbelbogens von circa C5 nach kaudal-dorsal. Mit der rechten Rumpfseite begleitet der Therapeut die Kopfbewegung in leichte Seitneigung und Rotation nach rechts. Der Patient soll die Bewegung spüren und dann dagegen halten oder *mitbewegen*. Die Technik kann vorab in einem „guten" Segment erlernt werden.

Abb. 6 Gleitimpuls wie für Extension an circa C5 mit zusätzlichen Widerständen: Der Therapeut beginnt wie in ► **Abb. 5** und gibt dann mit der linken Hand zusätzliche Widerstände, beispielsweise am Kopf und Arm, gegen die der Patient halten soll.

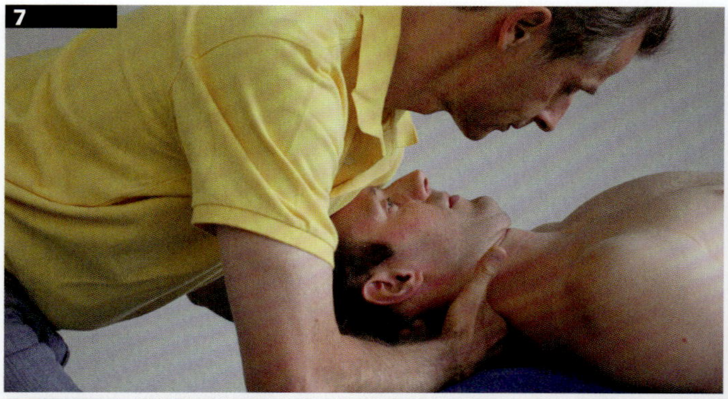

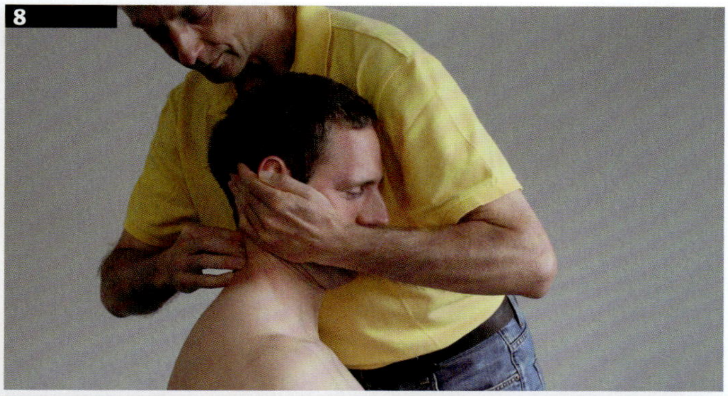

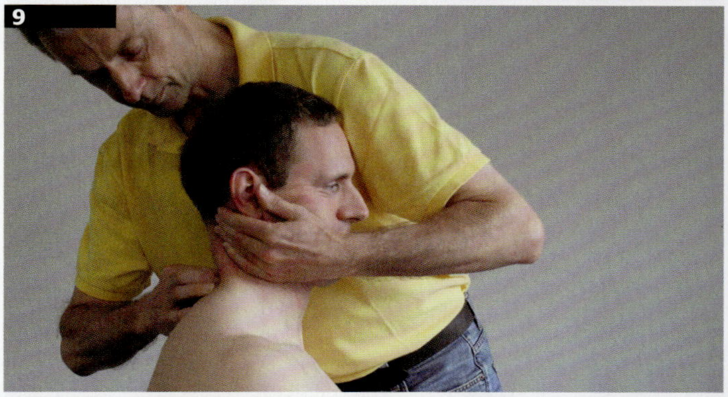

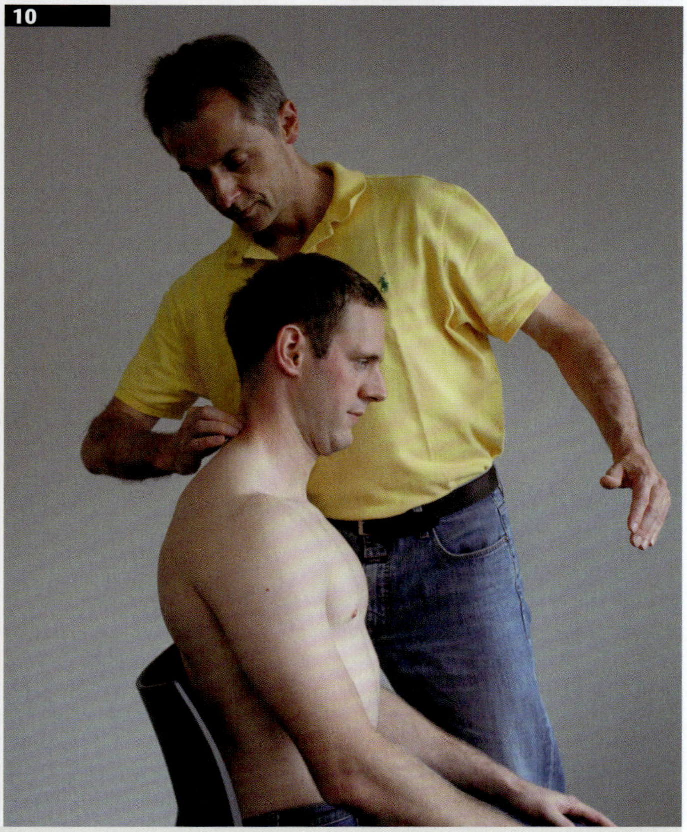

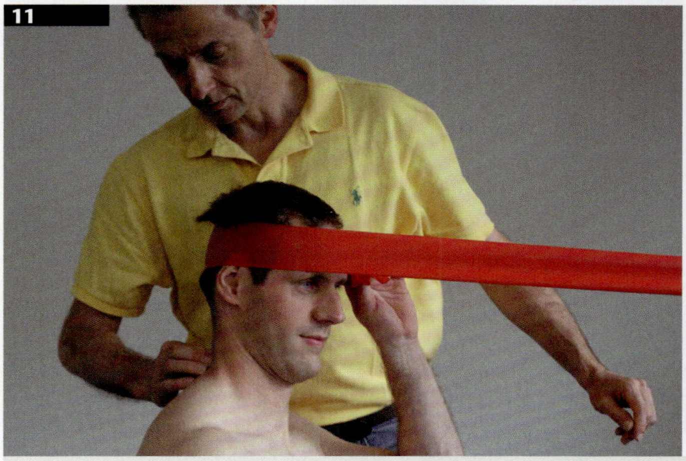

Abb. 7 Kraniozervikale Flexion (CCF) dynamisch-assistiv mit Fixation des Atlas: Die rechte Hand fixiert dorsal des Atlasbogens, während die linke unter dem Okziput und die linke Schulter auf der Patientenstirn den Kopf in die kraniozervikale Flexion bewegen. Der Patient soll die Bewegung spüren und dann *mitmachen*.

Abb. 8 Kraniozervikale Flexion in einer funktionelleren Ausgangsstellung: Der Therapeut fixiert mit der dorsalen Hand auf Höhe des Atlas von dorsal und bewegt mit der ventralen Hand und seinem Rumpf den Kopf in die kraniozervikale Flexion. Der Patient soll die Bewegung wieder spüren und dann *mitmachen*.

Abb. 9 Aktivierung der tiefen HWS-Flexoren auf Höhe von circa C5: Die dorsale Hand fixiert auf Höhe des Wirbelbogens circa C6, während die ventrale Hand von ventral gegen den rechten Proc. transversus von circa C5 in Richtung Extension schiebt, welche Bewegung der Therapeut mit seinem Rumpf am Kopf des Patienten unterstützt. Der Patient soll die Bewegung spüren und dann dagegen halten. Anmerkung: Die Handfassung ähnelt sehr der betonten Traktion circa C5, die Schubrichtung ist jedoch anders.

Abb. 10 Aktivierung der tiefen HWS-Extensoren auf Höhe circa C5: Der Therapeut schiebt mit der dorsalen Hand auf Höhe des Wirbelbogens von circa C5 in Richtung Flexion. Der Patient soll die Bewegung spüren und dann dagegen halten. Als Heimübung ersetzt der Patient die Therapeutenhand durch einen Gurt oder ein Handtuch, die nach ventral gezogen einen ähnlichen Widerstand geben.

Abb. 11 Dito mit zusätzlichem Widerstand in Rotation: Wie in ► **Abb. 10**, doch zusätzlich hält oder bewegt der Patient gegen den Rotationswiderstand am Kopf in Form eines Therabandes oder Ähnlichem. Dies kann der Patient analog zu ► **Abb. 10** auch als Heimübung durchführen. Statt der zusätzlichen Kopfbewegung kann der Patient mit seinem Arm Bewegungen gegen Widerstand durchführen. Anmerkung: Damit das Theraband einen möglichst gleichbleibenden Widerstand bietet, muss es ausreichend lang gewählt werden. So ähnelt es einem Seilzug.

Schomacher J. Therapievorschlag 2: Spezifisch stabilisieren und kontrolliert bewegen. Manuelle Therapie 2013; 17: 19–24

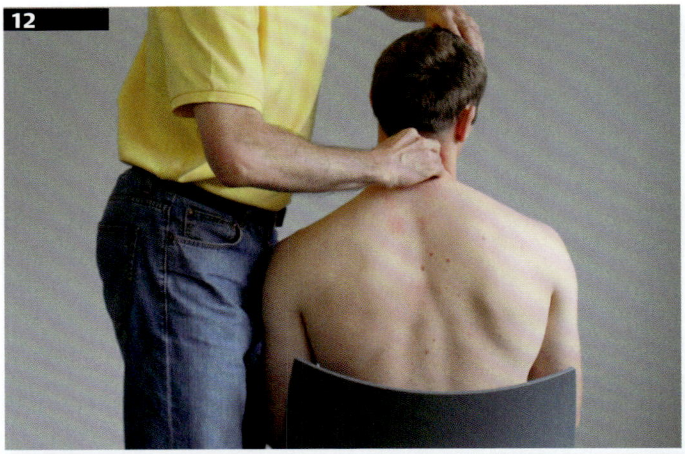

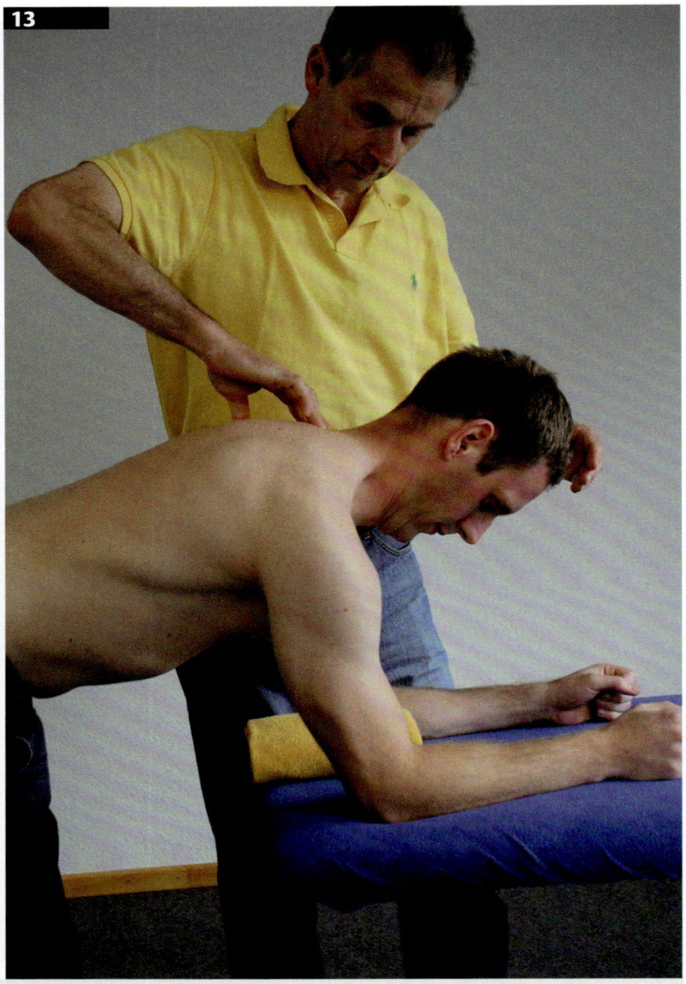

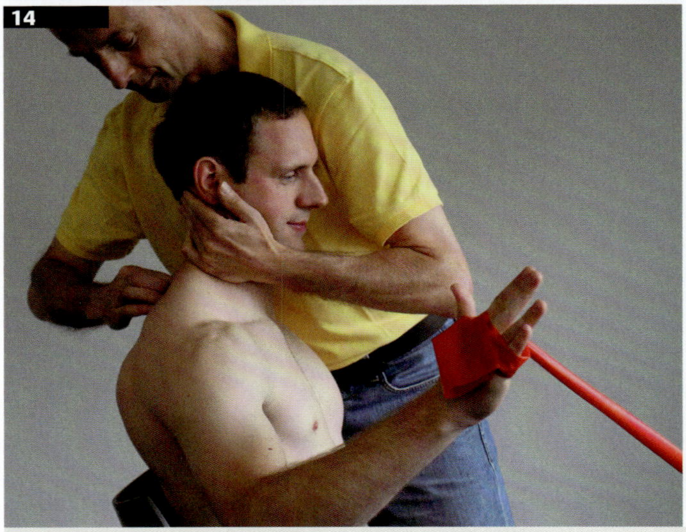

Abb. 12 Dynamisches Bewegen von ca. C2 auf ca. C3 in Seitneigung und Rotation nach rechts: Der Therapeut fixiert mit der dorsalen Hand auf Höhe ca. C3 und führt mit der ventralen Hand die Bewegung der oberen HWS inklusive ca. C2 in Seitneigung und Rotation rechts. Der Patient soll die Bewegung spüren und dann *mitbewegen*. Das Ziel ist, im hypomobilen kranialen Bereich mehr Mobilität zu erreichen zur Entlastung des unteren hypermobilen. Entsprechend sollte in vielen Fällen auch die BWS passiv und aktiv mobilisiert werden.

Abb. 13 Aktivierung der Extension im zervikothorakalen Übergang mit kutaner Stimulation: Während der Patient den Kopf in Richtung Decke hebt, soll er kontinuierlich das Handtuch anschauen, um die Extension betont im zervikothorakalen Übergang geschehen zu lassen. Für das motorische Lernen ist es vorteilhaft, eine rotatorische Extension durchführen zu lassen, statt einer Translationsbewegung des Kopfes im Raum. Der Therapeut kann dies fördern durch Zusammenziehen der Haut im zervikothorakalen Übergang oder auch durch Schub von ventral auf den **Proc. transversus von circa C7 in Extension mit einer ähnlichen Fassung wie in ► Abb. 14.**

Abb. 14 Dynamische Extension im zervikothorakalen Übergang mit zusätzlichem Widerstand: Der Therapeut schiebt mit der ventralen Hand den Proc. transversus von circa C7 in Extension. Der Patient soll die Bewegung spüren und dann *mitbewegen*. Einmal gelernt kann die Übung kombiniert werden mit zusätzlicher dynamischer Arbeit des Armes gegen den Widerstand des Therabandes oder Ähnliches.

AUTOR

Unser Herausgeber Jochen Schomacher

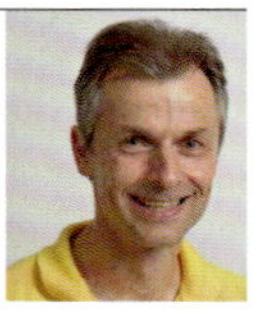

BIBLIOGRAFIE

DOI 10.1055/s-0033-1334133
manuelletherapie 2013; 17: 19–24

Stuttgart · New York · ISSN 1433-2671

Literatur

1. Andersen LL, Christe KB, Holtermann A et al. Effect of physical exercise interventions on musculoskeletal pain in all body regions among office workers: A one-year randomized controlled trial. Manual Therapy 2010; 15(1): 100-104
2. Aquino RL, Caires PM, Furtado FC et al. Applying joint mobilization ad different cervical vertebral levels does not influence immediate pain reduction in patients with chronic neck pain: a randomized clinical trial. Journal of Manual & Manipulative Therapy 2009; 17(2): 95-100
3. Bexander CSM, Mellor R, Hodges PW. Effect of gaze direction on neck muscle activity during cervical rotation. Experimental Brain Research 2005; 167: 422-432
4. Blouin JS, Siegmund GP, Carpenter MG, Inglis JT. Neural control of superficial and deep neck muscles in humans. Journal of Neurophysiology 2007; 98: 920-928
5. Bogduk N, McGuirk B. Management of acute and chronic neck pain, An evidence-based approach. Edinburgh: Elsevier; 2006
6. Bronfort G, Evans R, Nelson B et al. A randomized clinical trial of exercise and spinal manipulation for patients with chronic neck pain. Spine 2001; 26: 788-797
7. Cagnie B, Dickx N, Peeters I et al. The use of functional MRI to evaluate cervical flexor activity during different cervical flexion exercises. Journal of Applied Physiology 2008; 104: 230-235
8. Calvino B. Les bases neurales de la douleur. Psychologie & neuropsychiatrie du vieillissement 2006; 4(1): 7-20
9. Chiu TTW, Lo SK. Evaluation of cervical range of motion and isometric neck muscle strength: reliability and validity. Clinical Rehabilitation 2002; 16: 851-858
10. Cleland JA, Childs JD, Fritz JM, Whitman JM. Interrater reliability of the history and physical examination in patients with mechanical neck pain. Archives of Physical Medicine and Rehabilitation 2006; 87: 1388-1395
11. Cleland JA, Childs JD, McRae M, Palmer JA, Stowell T. Immediate effects of thoracic manipulation in patients with neck pain: a randomized clinical trial. Manual Therapy 2005; 10: 127-135
12. Cleland JA, Glynn P, Whitman JM et al. Short-term effects of thrust versus nonthrust mobilization/manipulation directed at the throacic spine in patients with neck pain: a randomized clinical trial. Physical Therapy 2007; 87(4): 431-440
13. Conley MS, Stone MH, Nimmons M, Dudley GA. Resistance training and human cervical muscle recruitment plasticity. Journal of Applied Physiology 1997; 83: 2105-2111
14. Cyriax J. Textbook of Orthopaedic Medicine. Vol. 1. London: Ballière Tindall; 1982
15. Danna-Dos-Santos A, Degani AM, Latash ML. Anticipatory control of head posture. Clinical Neurophysiology 2007; 118: 1802-1814
16. Evans R, Bronfort G, Nelson B, Goldsmith CH. Two-year folow-up of a randomized clinical trial of spinal manipulation and two types of exercise for patients with chronic neck pain. Spine 2002; 27(21): 2383-2389
17. Falla D, Bilenkij G, Jull G. Patients with chronic neck pain demonstrate altered patterns of muscle activation during performance of a functional upper limb task. Spine 2004a; 29(13): 1436-1440
18. Falla D, Jull G, Dall'Alba P, Rainoldi A, Merletti R. An electromyographic analysis of the deep cervical flexor muscles in performance of craniocervical flexion. Physical Therapy 2003; 83(10): 899-906
19. Falla D, Jull G, Hodges PW. Patients with neck pain demonstrate reduced electromyographic activity of the deep cervical flexor muscles during performance of the craniocervical flexion test. Spine 2004b; 29(19): 2108-2114
20. Falla D, Jull G, Hodges PW. Training the cervical muscles with prescribed motor tasks does not change muscle activation during a functional activity. Manual Therapy 2008; 13: 507-512
21. Falla D, Jull G, Hodges PW, Vicenzino B. An endurance-strength training regime is effective in reduction manifestations of cervical flexor muscle fatigue in females with chronic neck pain. Clinical Neurophysiology 2006a; 117: 828-837
22. Falla D, Jull G, O'Leary S, Dall'Alba P. Further evaluation of an EMG technique for assessment of the deep cervical flexor muscles. Journal of Elektromyography and Kinesiology 2006b; 16: 621-628
23. Falla D, Jull G, Russell T, Vicenzino B, Hodges PW. Effect of neck exercise on sitting posture in patients with chronic neck pain. Physical Therapy 2007; 87(4): 408-417
24. Ferrara LA. The biomechanics of cervical spondylosis. Advances in Orthopedics 2012; 2012: 1-5
25. Flynn TW. Spinale Manipulation funktioniert - nur wie? Manuelle Therapie 2012; 16: 163-169
26. Grimmer KA. Measuring the endurance capacity of the cervical short flexor muscle group. Australian Journal of Physiotherapy 1994; 40(4): 251-254
27. Haas M, Groupp E, Panzer D et al. Efficacy of cervical endplay assessment as an indicator for spinal manipulation. Spine 2003; 29(11): 1091-1096
28. Jacobsen F. Medical Exercise Therapy. Fisioterapeuten 1992; 7: 19-22
29. Johnston V, Jull G, Souvlis T, Jimmieson N. Neck movem Jacobsen F. Medical Exercise Therapy. Fisioterapeuten 1992; 7: 19-22ent and muscle activity characteristics in female office workers with neck pain. Spine 2008; 33(5): 555-563
30. Jull G. Übungsansatz bei HWS-Störungen: Wie fließen die Ergebnisse der Forschung in die Praxis ein? . Manuelle Therapie 2009; 13(3): 110-116
31. Jull G, Falla D, Treleaven J, Sterling M, O'Leary S. A therapeutic exercise approach for cervical disorders. In: Boyling JD, Jull G editors, Grieve's modern manual therapy: the vertebral column, Edinburgh: Elsevier; 2004
32. Jull G, Trott P, Potter H et al. A randomized controlled trial of exercise and manipulative therapy for cervicogenic headache. Spine 2002; 27: 1835-1843
33. Kauther MD, Piotrowski M, Hussmann B, Lendemans S, Wedemeyer C. Cervical range of motion and strength in 4,293 young male adults with chronic neck pain. European Spine Journal 2012: [Epub ahead of print]
34. Kay TM, Gross A, Goldsmith C et al. Exercise for mechanical neck disorders. Cochrane Database of Systematic Reviews 2005; (3. Art. No.: CD004250)
35. Keshner EA. Head-trunk coordination during linear anterior-posterior translations. Journal of Neurophysiology 2003; 89: 1891-1901
36. Kramis RC, Roberts WJ, Gillette RG. Non-nociceptive aspects of persistent musculoskeletal pain. Journal of Orthopaedic & Sports Physical Therapy 1996; 24(4): 255-267
37. Kristjansson E, Leivseth G, Brinckmann P, Frobin W. Increased sagittal plane segmental motion in the lower cervical spine in women with chronic whiplash-associated disorders, grades I-II. Spine 2003; 28(19): 2215-2221
38. Kumar S, Narayan Y, Prasad N, Shuaib A, Siddiqui ZA. Cervical electromyogram profile differences between patients of neck pain and control. Spine 2007; 32(8): E246-E253
39. Laube W, Müller K. Muskeltonus als biophysikalische und neurophysiologische Zustandsgröße – Passiver Muskeltonus. Manuelle Therapie. Manuelle Therapie 2002; 6(1): 21-30
40. Leaver AM, Refshauge KM, Maher CG, McAuley JH. Conservative interventions provide short-term relief for non-specific neck pain: a systematic review. Journal of Physiotherapy 2010; 56: 73-85
41. Lee H, Nicholson LL, Adams RD. Neck muscle endurance, self-report, and range of motion data from subjects with treated and untreated neck pain. Journal of Manipulative and Physiological Therapeutics 2005a; 28: 25-32
42. Lee RYW, McGregor AH, Bull AMJ, Wragg P. Dynamic response of the cervical spine to posteroanterior mobilisation. Clinical Biomechanics 2005b; 20: 228-231
43. Lindstroem R, Falla D. Current pain and fear of pain contribute to reduced maximum voluntary contraction of neck muscles in patients with chronic neck pain. Archives of Physical Medicine and Rehabilitation 2012
44. Lindstrøm R, Schomacher J, Farina D, Rechter L, Falla D. Association between neck muscle coactivation, pain, and strength in women with neck pain. Manual Therapy 2011; 16(1): 80-86
45. Mayoux-Benhamou MA, Revel M, Vallee C. Selective electromyography of dorsal neck muscles in humans. Experimental Brain Research 1997; 113: 353-360

46. McGregor AH, Wragg P, Gedroyc WMW. Can interventional MRI provide an insight into the mechanics of a posterior-anterior mobilisation? Clinical Biomechanics 2001; 16: 926-929

47. Melzack R, Wall PD. The challenge of pain. Harmondsworth (England): Penguin Books; 1996

48. Miyazaki M, Hymanson HJ, Morishita Y et al. Kinematic analysis of the relationship between sagittal alignment and disc degeneration in the cervical spine. Spine 2008; 33(23): E870-E876

49. Niere KR, Torney SK. Clinicians' perceptions of minor cervical instability. Manual Therapy 2004; 9: 144-150

50. Nijs J, Daenen L, Cras P et al. Nociception affects motor output: A review on sensory-motor interaction with focus on clinical implications. Clinical Journal of Pain 2012a; 28: 175-181

51. Nijs J, Kosek E, Oosterwijck JV, Meeus M. Dysfunctional endogenous analgesia during exercise in patients with chronic pain: to exercise or not to exercise? Pain Physician 2012b; 15: ES205-ES213

52. Nijs J, Van Houdenhove B. From acute musculoskeletal pain to chronic widespread pain and fibromyalgia: Application of pain neurophysiology in manual therapy practice. Manual Therapy 2009; 14: 3-12

53. Nijs J, Van Houdenhove B, Oostendorp RAB. Recognition of central sensitization in patients with musculoskeletal pain: Application of pain neurophysiology in manual therapy practice. Manual Therapy 2010; 15: 135-141

54. O'Leary S, Falla D, Elliott JM, Jull G. Muscle dysfunction in cervical spine pain: implications for assessment and management. Journal of Orthopaedic & Sports Physical Therapy 2009; 39(5): 324-333

55. O'Leary S, Falla D, Hodges PW, Jull G, Vicenzino B. Specific therapeutic exercise of the neck induces immediate local hypoalgesia. The Journal of Pain 2007a; 8(11): 832-839

56. O'Leary S, Jull G, Kim M, Vicenzino B. Specifity in retraining craniocervical flexor muscle performance. Journal of Orthopaedic & Sports Physical Therapy 2007b; 37(1): 3-9

57. Oktenoğlu T, Ozer AF, Ferrara LA et al. Effects of cervical spine posture on axial load bearing ability: a biomechanical study. Journal of Neurosurgery 2001; 94(1 Suppl): 108-114

58. Olson KA, Joder D. Diagnosis and treatment of cervical spine clinical instability. Journal of Orthopaedic & Sports Physical Therapy 2001; 31(4): 194-206

59. Panjabi MM. The stabilizing system of the spine. Part I. Function, dysfunction, adaptation, and enhancement. Journal of spinal disorders & techniques 1992a; 5(4): 383-389

60. Panjabi MM. The stabilizing system of the spine. Part II. Neutral zone and instability hypothesis. Journal of spinal disorders & techniques 1992b; 5: 390-397

61. Panjabi MM, Cholewicki J, Nibu K et al. Critical load of the human cervical spine: an in vitro experimental study. Clinical Biomechanics 1998; 13(1): 11-17

62. Pearson AM, Ivanicic PC, Ito S, Panjabi MM. Facet joint kinematics and injury mechanisms during simulated whiplash. Spine 2004; 29(4): 390-397

63. Piper A. Vergleich der Ausdauerleistungsfähigkeit der vorwiegend tiefen Flexoren der Halswirbelsäule (HWS) zwischen Gesunden und Probanden mit HWS-Schmerz. Manuelle Therapie 2009; 13(5)

64. Prushansky T, Gepstein R, Gordon C, Dvir Z. Cervical muscles weakness in chronic whiplash patients. Clinical Biomechanics 2005; 20: 794-798

65. Sarig-Bahat H. Evidence for exercise therapy in mechanical neck disorders. Manual Therapy 2003; 8(1): 10-20

66. Schmid A, Brunner F, Wright A, Bachmann LM. Paradigm shift in manual therapy? Evidence for a central nervous system component in the response to passive cervical joint mobilisation. Manual Therapy 2008; 13: 387-396

67. Schomacher J. The Effect of an Analgesic Mobilization Technique when Applied at Symptomatic or Asymptomatic Levels of the Cervical Spine in Subjects with Neck Pain: A Randomized Controlled Trial. Journal of Manual & Manipulative Therapy 2009; 17(2): 101-108

68. Schomacher J, Farina D, Lindstroem R, Falla D. Chronic trauma-induced neck pain impairs the neural control of the deep semispinalis cervicis muscle. Clinical Neurophysiology 2012a; 123(7): 1403-1408 [Epub 2011 Dec 27]

69. Schomacher J, Learman K. Symptom Localization Tests in the Cervical Spine: A Descriptive Study using Imaging Verification. Journal of Manual & Manipulative Therapy 2010; 18(2): 97-101

70. Schomacher J, Petzke F, Falla D. Localised resistance selectively activates the semispinalis cervicis muscle in patients with neck pain. Manual Therapy 2012b; Jun 22: [Epub ahead of print]

71. Sommerich CM, Joines SMB, Hermans V, Moon SD. Use of surface electromyography to estimate neck muscle activity. Journal of Elektromyography and Kinesiology 2000; 10: 377-398

72. Sterling M, Jull G, Wright A. Cervical mobilisation: concurrent effects on pain, sympathetic nervous system activity and motor activity. Manual Therapy 2001; 6(^2): 72-81

73. Szeto GPY, Straker LM, O'Sullivan PB. A comparison of symptomatic and asymptomatic office workers performing monotonous keyboard work – 1: Neck and shoulder muscle recruitment patterns. Manual Therapy 2005; 10: 270-280

74. Wen N, Lavaste F, Santin JJ, Lassau JP. Three-dimensional biomechanical properties of the human cervical spine in vitro, II. Analysis of instability after ligamentous injuries. European Spine Journal 1993; 2: 12-15

75. Ylinen J. Physical exercises and functional rehabilitation for the management of chronic neck pain. Europa Medicophysica 2007; 43: 119-132

76. Ylinen J, Salo PK, Nykänen M, Kautiainen H, Häkkinen AH. Decreased isometric neck strength in women with chronic neck pain and the repeatability of neck strength measurements. Archives of Physical Medicine and Rehabilitation 2004a; 85: 1303-1308

77. Ylinen J, Takala E-P, Kautiainen H et al. Association of neck pain, disability and neck pain during maximal effort with neck muscle strength and range of movement in women with chronic non-specific neck pain. European Journal of Pain 2004b; 8: 473-478

78. Ylinen J, Takala E-P, Kautiainen H et al. Effect of long-term neck muscle training on pressure pain threshold: A randomized controlled trial. European Journal of Pain 2005; 9: 673-681

79. Ylinen J, Takala E-P, Nykänen M et al. Active neck muscle training in the treatment of chronic neck pain in women. JAMA (The journal of the American Medical Association) 2003; 289(19): 2509-2516

Zervikogene Kopfschmerzen: Klassifikationen sinnvoll einsetzen

Möglichkeiten und Grenzen: Muss man bei Patienten mit Kopfschmerzen in der Diagnostik und Therapie zwischen den verschiedenen Kopfschmerzarten unterscheiden oder nicht? Professor Harry von Piekartz von der Osnabrücker Hochschule meint, ja. Trotz vieler Gemeinsamkeiten lässt sich zervikogener Kopfschmerz von anderen Kopfschmerzarten unterscheiden. Was Klassifikationen dabei leisten können und was nicht und welche Rolle die Neuroanatomie dabei spielt, erfahren Sie hier.

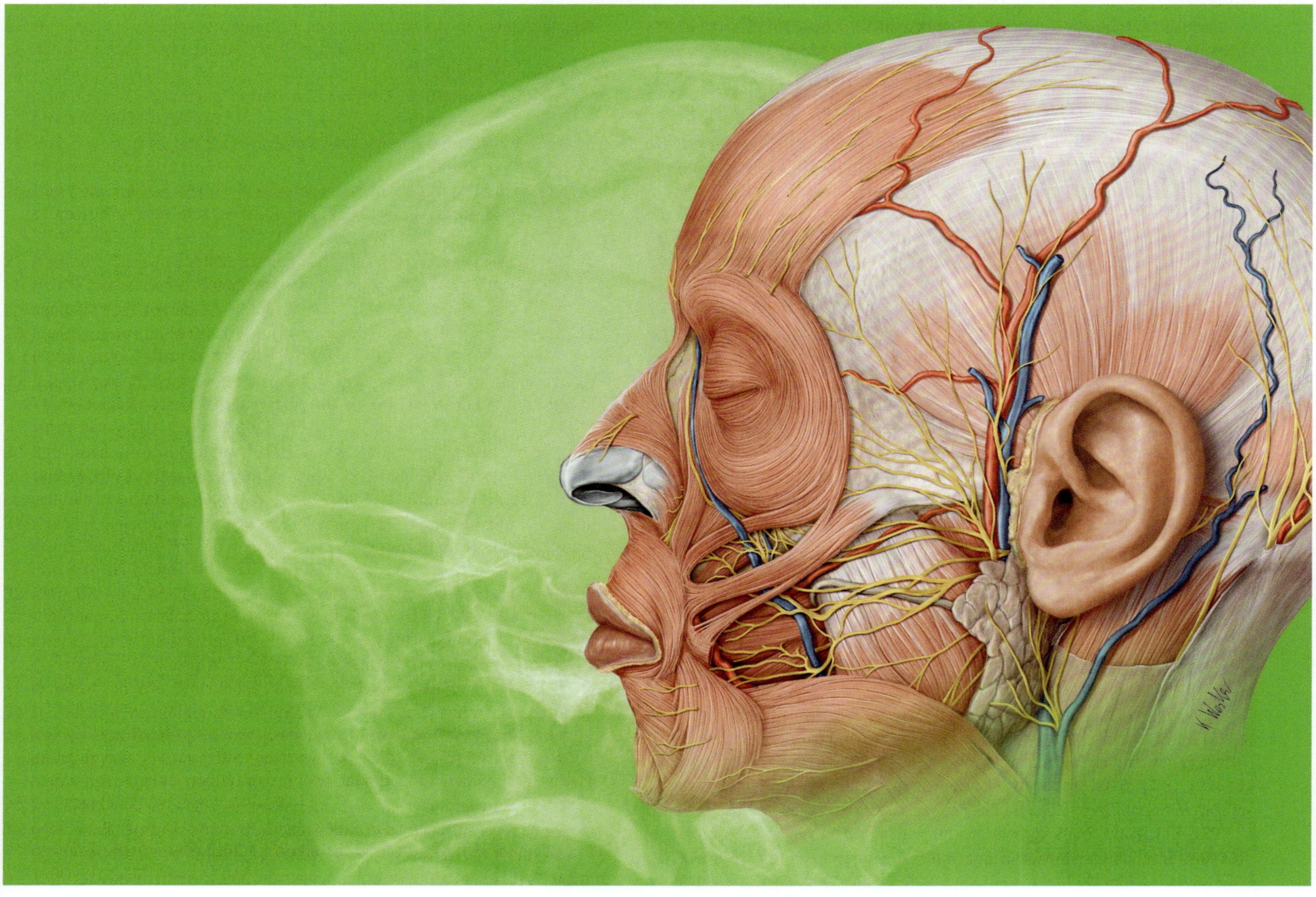

von Piekartz H. Zervikogene Kopfschmerzen: Klassifikationen sinnvoll einsetzen. Manuelle Therapie 2014; 18: 159–165

Kopfschmerz ist ein dem spezialisierten Physiotherapeuten regelmäßig begegnendes Beschwerdebild [34]. Der Anteil der zervikogenen Kopfschmerzen liegt bei 15 bis 20 Prozent aller wiederkehrenden Kopfschmerzen [66]. Zervikogene Kopfschmerzen limitieren die soziale Partizipation und verursachen emotionalen Disstress, Alltagsaktivitäten sind nur noch eingeschränkt möglich [67]. Kopfschmerzen gehören zu den häufigsten zehn Ursachen für Behinderungen [75] und können gravierende finanzielle und soziale Folgen haben [41]. Sie verursachen enormen psychologischen Stress [70], der sich vor allem in einem Verlust an Lebensqualität manifestiert (► **Abb. 1**).

Zervikogener Kopfschmerz oder Migräne – oder Spannungskopfschmerz?

Eine klare Differenzierung zwischen zervikogenem Kopfschmerz, Spannungskopfschmerz und Migräne ist nicht immer eindeutig möglich, aus mehreren Gründen: Viele Symptome sind identisch [61, 73], die Kopfschmerzart kann sich im Lauf der Zeit verändern [40] und manche Patienten leiden unter mehreren Kopfschmerzarten [36, 44, 57]. Hinzu kommt, dass Fachgruppen und Organisationen die Kopfschmerzarten unterschiedlich definieren, was die Kommunikation untereinander erschwert und ebenso ein einheitliches Assessment und Management.

Laut populationsbasierter Studien leiden zwischen 45 bis 60 Prozent an benignen Kopfschmerzen, wobei die Prävalenz des zervikogenen Kopfschmerzes auf 2,5 bis 4,1 Prozent geschätzt wird [21, 59, 60]. Die Werte für „klassische" Spannungskopfschmerzen und Migräne [65] liegen deutlich höher, bei bis zu 20 Prozent für Migräne und 60 Prozent für Spannungskopfschmerzen [61, 64]. Insbesondere die Symptome von Migräne und zervikogenem Kopfschmerz ähneln sich stark, trotz unterschiedlicher pathophysiologischer Mechanismen [59]. Laut einer Studie erfüllen mehr als 30 Prozent der Patienten mit zervikogenem Kopfschmerz die Kriterien der International Headache Society (IHS) für Migräne [72]. Diese beiden Kopfschmerzarten zu unterscheiden, ist die größte diagnostische Herausforderung [48, 53].

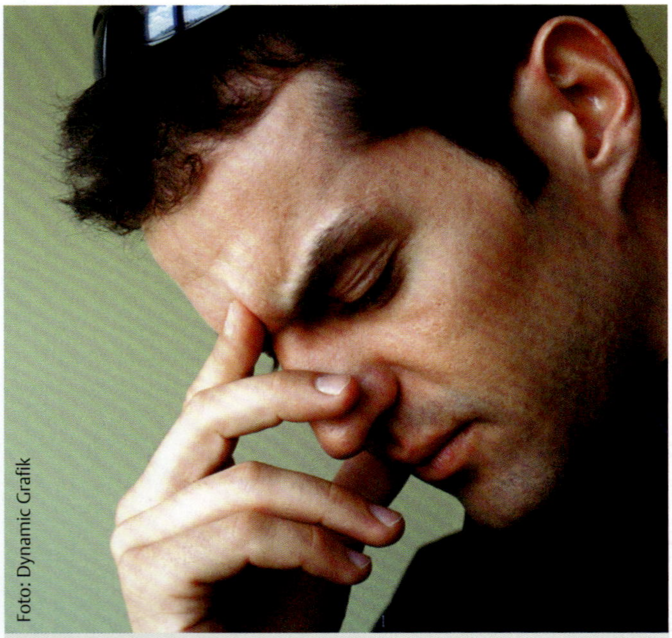

Abb. 1 Kopfschmerzen gehören zu den zehn häufigsten Ursachen für Behinderungen.

Tab. 1 International Headache Society: IHS Classification ICDH-II.

Internationale Klassifikation von Kopfschmerzerkrankungen (2. Auflage) [32]	
Teil 1 Primäre Kopfschmerzerkrankungen	
1.	Migräne
2.	Kopfschmerz vom Spannungstyp
3.	Clusterkopfschmerzen und andere trigeminoautonome Kopfschmerzerkrankungen
4.	andere primäre Kopfschmerzen
Teil 2 Sekundäre Kopfschmerzerkrankungen	
5.	Kopfschmerz zurückzuführen auf ein Kopf- und/oder HWS-Trauma
6.	Kopfschmerz zurückzuführen auf Gefäßstörungen im Bereich des Kopfes oder des Halses
7.	Kopfschmerz zurückzuführen auf nichtvaskuläre intrakraniale Störungen
8.	Kopfschmerz zurückzuführen auf eine Substanz oder deren Entzug
9.	Kopfschmerz zurückzuführen auf eine Infektion
10.	Kopfschmerz zurückzuführen auf eine Störung der Homöostase
11.	Kopf- oder Gesichtsschmerzen zurückzuführen auf eine Erkrankung des Schädels sowie von Hals, Augen, Ohren, Nase, Nebenhöhlen, Zähnen, Mund oder anderen Gesichts- oder Schädelstrukturen
12.	Kopfschmerzen zurückzuführen auf psychiatrische Störungen
Teil 3 Kraniale Neuralgien, zentraler und primärer Gesichtsschmerz und andere Kopfschmerzen	
13.	kraniale Neuralgien und zentrale Ursachen von Gesichtsschmerzen
14.	andere Kopfschmerzen, kraniale Neuralgien, zentrale und primäre Gesichtsschmerzen

Anmerkung: Subkategorien zu 1.–14. siehe http://ihs-classification.org/de/

von Piekartz H. Zervikogene Kopfschmerzen: Klassifikationen sinnvoll einsetzen. Manuelle Therapie 2014; 18: 159–165

Eine Therapie für alle drei Kopfschmerzarten?

Obwohl Migräne, Spannungs- und zervikogener Kopfschmerz zu verschiedenen diagnostischen Kategorien (*Entitäten*) gehören, ähneln sich ihre pathophysiologische Mechanismen [59]. Es wurde deshalb vorgeschlagen, die drei Kopfschmerzkategorien durch manualtherapeutische Desensibilisierungen des trigeminozervikalen Nukleus zu behandeln. Andere Autoren meinen dagegen, dass die manualtherapeutischen Ansätze für Patienten mit Migräne, Spannungs- oder zervikogenem Kopfschmerz unterschiedlich sein sollten. Sie begründen dies mit den unterschiedlichen Ätiologien [15, 16]. Eine genaue Untersuchung dieser Frage steht noch aus.

:: Die Diagnose zervikogener Kopfschmerz basiert auf den Ergebnissen der subjektiven und physischen Untersuchung.

Klassifikationen

Kopfschmerzen sind ein Symptom und ein eigenständiges Krankheitsbild. Das Klassifizieren von Kopfschmerzen ist daher wesentlich für die richtigen Behandlungsentscheidungen [12]. Die International Headache Society (IHS) klassifiziert Kopfschmerzen grob als primär oder sekundär (► **Tab. 1**). Gibt es keinen anderen auslösenden Faktor, ist der Kopfschmerz primär. Er ist die Erkrankung selbst. Tritt der Kopfschmerz zeitnah mit einer anderen Störung auf, verursacht durch eine andere Pathologie, gehört er zu den sekundären Kopfschmerzerkrankungen [32]. ► **Tab. 2** zeigt die Klassifikation der International Association for the Study of Pain (IASP). Die international renommierte Organisation formulierte die Definitionen und Kriterien übereinstimmend mit Expertenmeinungen [46].

Antonaci plädiert dafür, Kopfschmerzen als „wahrscheinlich zervikogenen Kopfschmerz" zu definieren, wenn diese Kriterien zutreffen: unilateraler oder seitendominanter Kopfschmerz (ohne Seitenwechsel), assoziierter Nackenschmerz oder -steifheit, Schmerzzunahme bei bestimmten Nackenbewegungen und -positionen, Nackensymptome, durchschnittlich mindestens einmal pro Woche Kopfschmerzen, Vorgeschichte mit (teilweise) kontinuierlichen Kopfschmerzen [3]. Trotz der teilweise gleichen Eigenschaften verschiedener Kopfschmerzarten gilt:

:: Zervikogener Kopfschmerz unterscheidet sich von anderen Kopfschmerzarten durch nicht pochende, meist im Nacken beginnende Schmerzen – mit unterschiedlich langen Episoden [62].

Pathophysiologische Unterschiede

Zervikogene Kopfschmerzen entstehen aufgrund konvergenter Prozesse [7]. Dabei „verschmilzt" der afferente Input aus dysfunktionalen neuromuskuloskeletalen Strukturen der drei oberen HWS-Segmente mit dem Input trigeminaler Afferenzen des trigeminozervikalen Nukleus [14]. Der Input aus den sensorischen Afferenzen der drei oberen zervikalen Nervenwurzeln kann deshalb als projizierter Schmerz im Kopf wahrgenommen werden [7]. Auch die pathophysiologischen Mechanismen der Migräne wurden untersucht. Hier deuten die Ergebnisse dagegen eher auf abnormal veränderte Aktivitäten in der subkortikalen Region und eine Dysbalance des ausgeschütteten Neurotransmitters hin. Viele verschiedene beitragende Faktoren, eine Sensibilisierung der trigeminalen Nozizeptoren und weitere periphere Ereignisse sind daran beteiligt [9, 20, 52].

Fazit: Nur aufgrund der Symptome zu klassifizieren, ist problematisch. Als Ganzes betrachtet bedeuten die Ergebnisse der subjek-

Tab. 2 **Kopfschmerzen: Klassifizierung nach der International Association for the Study of Pain (IASP) [46].**

Art	diagnostische Kriterien
zervikogener Kopfschmerz	▪ Attacken von moderatem oder mittelmäßig starkem unilateralem Kopfschmerz ohne Seitenwechsel, gewöhnlich einschließlich des gesamten Hemikraniums; normalerweise im Nacken oder subokzipital beginnend und eventuell den vorderen Kopf und die Schläfengegend (häufig Ort der maximalen Schmerzlokalisation) mit einschließend ▪ in der frühen Phase Kopfschmerzepisoden mit variabler Dauer; mit der Zeit zunehmend permanenter Charakter des Kopfschmerzes, mit phasenweiser Verschlimmerung oder Rückbildung ▪ Symptome und Zeichen wie zum Beispiel mechanische Auslösbarkeit deuten auf Nackenbeteiligung hin
(klassische) Migräne	▪ Attacken mit pochendem Kopfschmerz, oft mit vorausgehendem kennzeichnenden (prodromalem) Zustand: meist eine einleitende Aura mit visuellen Phänomenen ▪ typischerweise unilateraler Schmerz, auch bilateral möglich ▪ häufig Übelkeit, Erbrechen, Photo- und Phonophobie während des Schmerzes ▪ klar dominant bei Frauen
Spannungskopfschmerz	▪ nahezu ununterbrochener Kopfschmerz, dumpf und weh, gewöhnlich symmetrisch und häufig global; häufig aber nicht in allen Fällen mit Muskel-„Spannung" ▪ „Spannung" auch im Sinne von Stress, Belastung, Angst und emotionaler „Spannung" ▪ häufige Verbindung zwischen den psychoemotionalen Faktoren, wie auch zu depressiven Zuständen und Spannungskopfschmerz ▪ in späteren Stadien gelegentliche Verschlimmerungen mit leicht hämmerndem Kopfschmerz und Übelkeit (selten mit Erbrechen); allerdings weniger typisch und mit geringerer Intensität als bei klassischer Migräne

von Piekartz H. Zervikogene Kopfschmerzen: Klassifikationen sinnvoll einsetzen. Manuelle Therapie 2014; 18: 159–165

tiven Untersuchung, dass es sich möglicherweise um zervikogenen Kopfschmerz handeln könnte. Eine weitere, physische Untersuchung ist nötig, um den Nacken als Schmerzquelle zu bestätigen (► **Tab. 3**).

Neuroanatomie: Nozizeptive Quellen zervikogener Kopfschmerzen

Zervikale Kopfschmerzen können entstehen, wenn die Afferenzen einer Struktur oder mehrerer sich überlagern (Interferenz) und einen deutlich nozizeptiven Impuls zum Ncl. trigeminocervicalis senden. Zu diesen Strukturen gehören: die Segmente C1–3, autonomes und/oder kraniales Nervensystem. Die zentrale Rolle übernimmt dabei der Ncl. trigeminocervicalis.

Nucleus trigeminocervicalis

Afferente Informationen passieren die oberen drei zervikalen Spinalnerven im Hinterhorn des Rückenmarks und verschmelzen weiter kranial mit der Pars caudalis des N. trigeminus [8, 29]. Das bedeutet: Zervikaler Input konvergiert mit dem Input des N. trigeminus. Auf dieser Konvergenz basiert der projizierte Schmerz [8, 74]. Im Ncl. trigeminocervicalis (► **Abb. 2**) werden Reize der primären afferenten Neurone auf die sekundären spinothalamischen Neurone übertragen. Von dort aus verlaufen die Fasern des Tractus spinothalamicus gemeinsam mit den efferenten Impulsen des Ncl. spinalis trigemini zum Thalamus. In der Pars caudalis sind vor allem die Fasern des N. ophthalmicus vertreten.

Klinik: Dies könnte erklären, warum zervikale Kopfschmerzen meist in das Innervationsgebiet des N. ophthalmicus projiziert werden.

:: Theoretisch könnten alle durch die oberen drei Spinalnerven innervierten Strukturen potenziell Kopfschmerzen auslösen.

Segmente C1–3

Potenziell Kopfschmerzen verursachende Strukturen sind: die Rr. ventrales, Nn. sinuvertebrales und Rr. dorsales, jeweils C1–3, sowie der N. occipitalis major. Die R. ventrales C1–3 innervieren die Art. atlantooccipitalis, Art. atlantoaxialis lateralis, die prävertebrale Muskulatur, den M. trapezius, M. sternocleidomastoideus und die A. vertebralis. Die Nn. sinuvertebrales C1–3 versorgt das mediale atlantoaxiale Gelenk und dessen Ligamente, die Dura mater des zervikalen Rückenmarks, den Clivus am Okziput und die Bandscheibe im Segment C2/3. Die zygapophysialen Gelenke C2/3 und C3/4 sowie die tiefen dorsalen subokzipitalen Muskeln werden durch die Rr. dorsales innerviert [8]. Im weiteren Verlauf wird der mediale Ast des Ramus dorsalis C2 als N. occipitalis major bezeichnet. Er ist außerdem mit den Rr. dorsales aus C1 und C3 verbunden, zieht unter dem M. obliquus capitis inferior hindurch und anschließend nach dorsal kranial zum Okziput hoch.

Tab. 3 Subjektive Diagnosekriterien zur Unterscheidung zwischen Migräne und zervikogenen Kopfschmerzen (modifiziert nach Sjaastad und Bakketeig [59, 60]).

	Migräne	zervikogener Kopfschmerz
Geschlechterverhältnis (weiblich/männlich)	1,69	0,71
Alter bei Krankheitsbeginn (Jahre)	18	33
Ausgangspunkt der Kopfschmerzen	Kopf anterior	Hinterkopf, Nacken
Schmerzbereich	50 % unilateral	überwiegend unilateral
Übelkeit	häufig	sporadisch
Photo-, Phonophobie	sehr häufig	sporadisch
pochender Schmerz	häufig	sporadisch
schmerzbedingte Kopfvorbeugung (Anteroposition)	sehr häufig	sporadisch
Migränemedikation	sehr hilfreich	nicht hilfreich
Schmerz bei Nackenpositionen	selten	universell

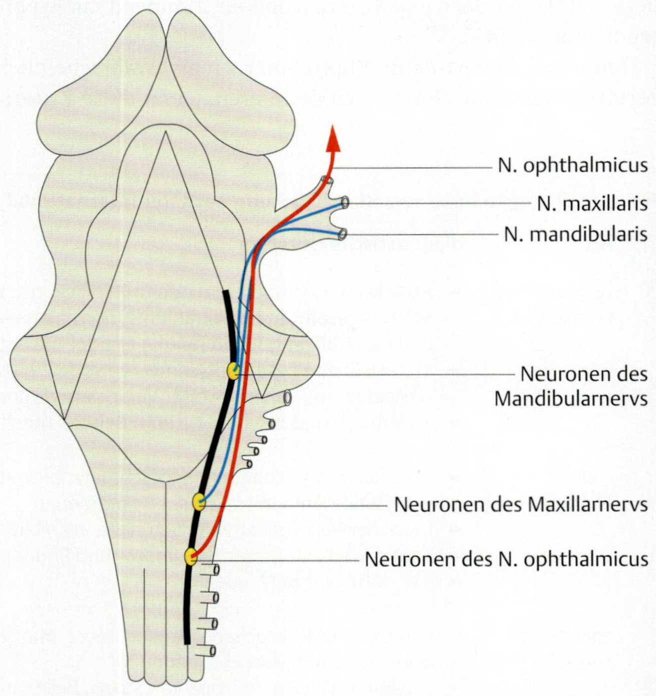

Abb. 2 Ncl. trigeminocervicalis und seine Verbindungen zu den Ästen des N. trigeminus.

Klinik: Aufgrund dieser einzigartigen Anatomie beeinflussen die hochzervikale Flexion und Rotation die Neurodynamik des N. occipitalis major sehr stark [56] (▶ **Abb. 3**).

Autonomes Nervensystem

Die postganglionären Fasern des sympathischen Grenzstrangs Th1–4 verlaufen hauptsächlich gemeinsam mit der A. carotis interna. Sie innervieren die intrakraniellen Strukturen und die A. vertebralis, die unter anderem für die intrakranielle Blutversorgung zuständig ist [7].

Klinik: Aufgrund des starken arthrokinematischen Einflusses der kraniozervikalen Segmente, könnten Gelenkdysfunktionen der tiefen und mittleren zervikalen Wirbelsäule ein relevanter beitragender Faktor für wiederkehrende Kopfschmerzen sein [28, 46].

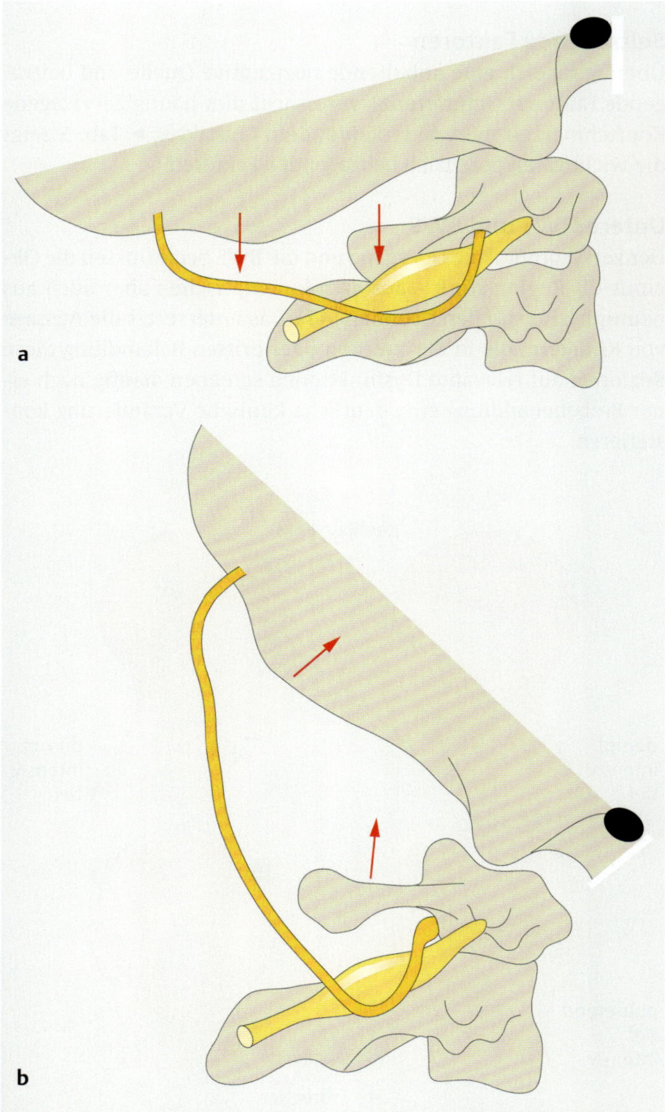

Abb. 3 N. occipitalis major von lateral. **a** Hochzervikale Extension: Das Okziput komprimiert den Nerv. **b** Hochzervikale Flexion: Die Bewegung verlagert, dehnt den Nerv und beeinflusst seine Neurodynamik. Er hat dabei Kontakt mit dem M. obliquus capitis inferior.

Kraniales Nervensystem

Das kraniale Nervensystem ist nicht nur neurophysiologisch direkt mit den ersten drei Spinalnerven verbunden, sondern kann auch neurodynamisch ein beitragender Faktor für Nozizeption im Ncl. trigeminocervicalis sein. Direkt mit den drei Spinalnerven verbunden sind zum Beispiel die Hirnnerven N. trigeminus (V.), N. vagus (X.), N. accessorius (XI.) und N. hypoglossus (XII.).

Das periphere Nervensystem ist ein Kontinuum und reich innerviert. Im Wirbelkanal innerviert der N. sinuvertebralis des Spinalnerven die Dura mater. Außerdem ist die kraniale Dura im Vergleich zur spinalen Dura durch ein Vielfaches an C-Fasern versorgt. Wahrscheinlich ist die kraniale Dura, als neurale Struktur, stark mechanosensitiv [13, 38].

:: Aufgrund der starken strukturellen Vernetzungen und multiplen nozizeptiven Informationen zum Ncl. trigeminocervicalis kann man nicht anhand der Schmerzlokalisation feststellen, welche Strukturen die Symptome hauptsächlich verursachen.

Klinische Präsentation

Viele Studien und klinische Beobachtungen beschreiben das klinische Bild von Patienten mit zervikogenem Kopfschmerz [35, 46, 61, 63].

Anamnese

Aufgrund der Informationen entscheidet man, ob der Zustand des Patienten sich für die nächsten Schritte, Assessment und Behand-

RED FLAGS

- Kopfschmerzen nach (aktuellem) Trauma
- Kopfschmerzen in Kombination mit Systemerkrankung
- aktueller, unerklärlicher Gewichtsverlust
- plötzlicher Beginn der Kopfschmerzen
- konstanter Schmerz (auch in Ruhe oder bei Positionswechseln unverändert)
- Karzinom in der Vorgeschichte
- allgemeines Unwohlsein
- nächtliche Schmerzen
- lokale neurologische Zeichen und Symptome
- Beginn der Kopfschmerzen ab 50 Jahre
- mentale Veränderungen, Gedächtnisprobleme, Verwirrtheit
- Bewusstseinsveränderungen, erhöhte Reizbarkeit und Müdigkeit
- veränderte Kopfschmerzen und Kopfpositionsänderung in Intensität und Frequenz in Intensität und Frequenz veränderte Kopfschmerzen bei veränderter Kopfposition
- neurologischer Ausfall und/oder ausgedehnte neurologische Zeichen
- retroorbitale Schmerzen, Übelkeit und Erbrechen, visuelle Zeichen wie verschwommenes oder punktuell eingeschränktes Sehen

von Piekartz H. Zervikogene Kopfschmerzen: Klassifikationen sinnvoll einsetzen. Manuelle Therapie 2014; 18: 159–165

lung, eignet. Obwohl Red Flags relativ selten auftreten [39], müssen erkannte, auf ernst zu nehmende Pathologien hinweisende Anzeichen von Fachärzten genauer untersucht werden.

Körpertabelle

Typische Symptombereiche von Patienten mit zervikogenem Kopfschmerz zeigt die Körpertabelle (► **Abb. 4**, ► **Tab. 4**).

24-Stunden-Verhalten

Dauerhaft gehaltene Nackenpositionen oder wiederholte Nackenaktivitäten (häufiges Überstrecken der HWS, Computerarbeit, Schlafen in Bauchlage, Stricken und so weiter) können die Symptome verstärken. Wie bei anderen Kopfschmerzarten kann Stress ein auslösender Faktor sein (► **Abb. 5**). Manchmal lindern Ruhe und Liegen die Kopfschmerzen. Häufig bei Migräne eingesetzte Arzneistoffe wie Indomethacin zeigen keinen oder nur einen bedingten Effekt. Wirken die Medikamente schmerzlindernd, ist die Diagnose zervikogene Kopfschmerzen unwahrscheinlich [57].

Tab. 4 Zervikogener Kopfschmerz: Symptome.

Symptome	Symptombeschreibung
Unilateralität	Patienten beschreiben häufig einen einseitigen oder beidseitigen Schmerz mit einer dominanten Seite. Der unilaterale Schmerz wechselt nicht. Die Seitenkonstanz ist ein entscheidender Hinweis zur Differenzialdiagnose klassische Migräne, bei der häufig Seitenwechsel auftreten.
Lokalisation des Ursprungsschmerzes	Der Schmerz beginnt in der Nacken-/Okzipitalregion. Auch die Intensität der Kopfschmerzen ist in der kraniozervikalen Region deutlich höher. Bei der klassischen Migräne setzen die Attacken überwiegend im anterioren Bereich ein. Zervikogene Kopfschmerzen strahlen erst im Verlauf nach anterior aus [64].
Dauer	Die Schmerzperioden sind unterschiedlich lang, möglich sind nur einige Stunden oder sogar Wochen.
Stärke	Die Schmerzintensität variiert zwischen mäßiger bis starker Intensität. Auf der visuellen Analogskala (VAS) geben die Patienten meist eine Schmerzintensität über 5 an.
Schmerzen in anderen Regionen	Orbitaler Schmerz (Augenschmerz) kommt häufig als sekundäres Symptom vor. Selten treten ipsilaterale, diffuse, nicht radikuläre Schulter- und Armschmerzen auf.
assoziierte Symptome	Übelkeit, Erbrechen, Licht- und Geräuschempfindlichkeit, Schwindel, Schluckbeschwerden und ipsilaterale visuelle Störungen (verschwommenes Sehen) treten häufig zusammen mit Kopfschmerzattacken auf. Im Vergleich zur klassischen Migräne sind solche Symptome jedoch weniger häufig, kürzer und geringer ausgeprägt.

Geschichte

Retrospektive Studien zeigen, dass zervikogene Kopfschmerzen in jedem Alter auftreten, häufig nach einem Trauma, degenerativen Gelenkerkrankungen und typischen Arbeits- oder Haltungsbelastungen [5]. Die Dauer der Schmerzgeschichte dieser Patientengruppe ist variabel und oft durchmischt mit anderen Kopfschmerzarten sowie beitragenden Faktoren.

Bereits im Säuglingsalter können pathophysiologische Ursprünge für zervikale Kopfschmerzen entstehen, die später als beitragende Faktoren wirken. Während der Geburt oder im Alltag beeinflussen zum Beispiel (leichte) Nackentraumata einen nicht ausgereiften Okziput-C3-Komplex negativ. Anhaltende Dysfunktionen in der Kindheit sind mögliche Ursachen für später beginnende Kopfschmerzen, etwa ab dem 7. Lebensjahr [5, 56].

Beitragende Faktoren

Überlagern sich eine anhaltende nozizeptive Quelle und beitragende Faktoren (Interferenz), verursacht dies häufig zervikogene Kopfschmerzen mit wiederkehrendem Charakter. ► **Tab. 5** zeigt die wichtigsten potenziell beitragenden Faktoren.

Untere HWS und BWS

Der zervikothorakale Übergang und die BWS beeinflussen die Okziput-C3-Region stark – aus artrokinematischen aber auch aus neurophysiologischen Gründen [47]. Das unterstützt die Aussage von Klinikern, die in der zweiten oder dritten Behandlung diese Regionen auf relevante Dysfunktionen screenen, häufig nach einer Probebehandlung eine deutliche klinische Veränderung konstatieren.

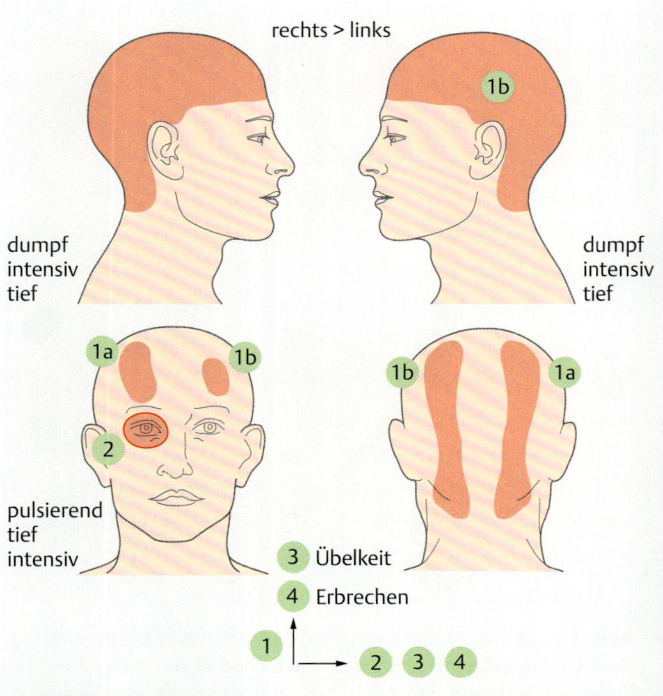

Abb. 4 Körpertabelle: Patient mit zervikogenem Kopfschmerz.

Tab. 5 Beitragende Faktoren zervikaler Kopfschmerzen.

beitragende Faktoren	Anmerkungen und Beispiele
körperliche Anstrengung	- Hinweis auf vaskuläre Komponente
psychischer Stress	- Arbeitsbelastungen - Beziehungsprobleme und anderes
hormonelle Einflüsse	- Menstruation - Ovulation
visuelle Störung	- falsche Bildschirmbelichtung - keine oder mäßig angepasste Sehhilfe
Wetterwechsel	- deutlich ansteigende Temperaturen - Luftdruckabfall
Schlafen	- zu wenig Schlaf - veränderter Schlafrhythmus
Diäten und Ernährungsgewohnheiten	- Alkohol - Hartkäse (Tyramine) - Kaffee - Schokolade (Phenylethylamine) - chinesisches Essen (Geschmacksverstärker Natriumglutamat) - geräuchertes Fleisch (Nitrit in Farbstoffen) - Süßstoff (Aspartam) und vieles anderes mehr [11]

Foto: MEV

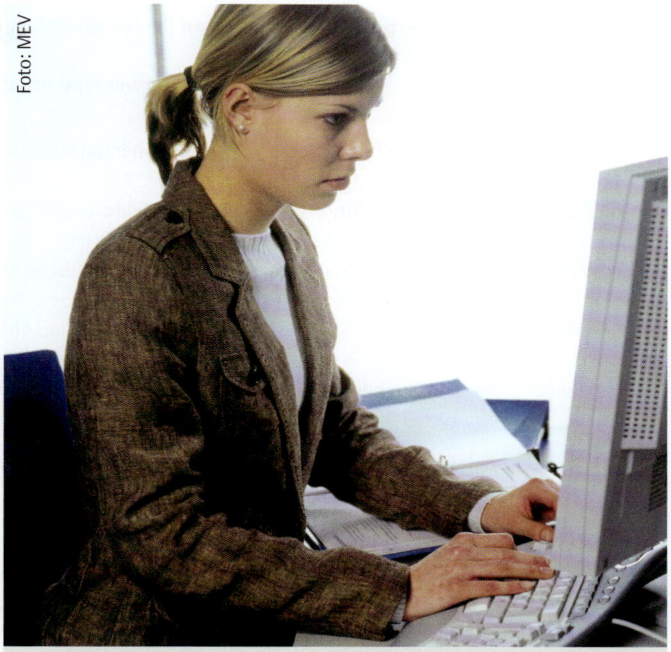

Abb. 5 Langanhaltende, ungünstige Nackenhaltungen und Stress können die Beschwerden aufrechterhalten oder verstärken.

Zervikogene Kopfschmerzen: Tipps zur Kommunikation mit Schmerzpatienten

Tab. 1 Schmerzschwerpunkte differenzieren (leicht verändert nach Adler 1996)

Kennzeichen	Überwiegend organischer Schwerpunkt	Überwiegend funktioneller (nichtorganischer) Schwerpunkt
Schmerzlokalisation	eindeutig lokalisiert, klar beschrieben	vage, unklar wechselnd
geäußerte Emotionen/Affekte des Patienten	passen zum geschilderten Schmerz	inadäquat, unangemessen
zeitlicher Verlauf	Phasen mit präsenten, abnehmenden oder fehlenden Schmerzen	ständige Schmerzen mit etwa gleichbleibender Intensität
Abhängigkeit von der Willkürmotorik	vorhanden	kaum vorhanden oder ganz fehlend
Reaktionen auf Schmerzmedikamente	pharmakologisch nachvollziehbar	nicht verständlich

von Piekartz H. Zervikogene Kopfschmerzen: Klassifikationen sinnvoll einsetzen. Manuelle Therapie 2014; 18: 159–165

Tab. 1 Schmerzschwerpunkte differenzieren (leicht verändert nach Adler 1996)

Kennzeichen	Überwiegend organischer Schwerpunkt	Überwiegend funktioneller (nichtorganischer) Schwerpunkt
Schmerz und soziale Beziehungen	unabhängig voneinander	miteinander verbunden
bildhafte Schilderung der Schmerzen	geschildertes Bild passt	inadäquate Schilderung, zum Teil dramatisch
vom Patienten betonte Krankheitsursache	betont psychische Ursachen	betont organische Ursachen
Sprache des Patienten	einfach, klar und nüchtern	ärgerlich, wütend, gelangweilt, ungeduldig
Gefühle des Therapeuten beim Zuhören	ruhig, aufmerksam, einfühlend	Ärger, Wut, Langeweile, Ungeduld, Lächeln, Hilflosigkeit, Verwirrung

Tab. 2 Fragen zur Vereinbarung des Behandlungsvertrages: „Kosten-Nutzen-Analyse" Schmerzschwerpunkte differenzieren (leicht verändert nach Adler 1996)

	...das Problem bestehen bleibt, das Ziel nicht erreicht wird?	... das Problem gelöst wird, das Ziel erreicht wird?
Was gewinnen Sie, wenn...	▪ Was ist das Gute am Problem? ▪ Was ist das Gute am jetzigen Zustand?	▪ Was ist das Gute am Ziel? ▪ Was können Sie tun, wenn Sie das Ziel erreicht haben?
Was verlieren Sie, wenn...	▪ Was ist das Schlimmste, das passieren kann, wenn das Problem bestehen bleibt? ▪ Was ist das Gute daran?	▪ Was ist der Nachteil am Ziel? ▪ Was verlieren Sie, wenn Sie Ihr Ziel erreicht haben? ▪ Was müssen Sie aufwenden, um Ihr Ziel zu erreichen? ▪ Was müssen Sie tun, wenn Sie Ihr Ziel erreicht haben?
Was gewinnen andere Menschen, wenn...	Wer hat etwas davon, wenn Sie Ihr Ziel nicht erreichen?	Wer hat sonst noch etwas davon, wenn Sie Ihr Ziel erreichen?
Was verlieren andere Menschen, wenn...	Wer verliert auch etwas, wenn Sie Ihr Ziel nicht erreichen?	Wer verliert etwas, wenn Sie Ihr Ziel erreichen?

Tab. 3 Fragenschema im Kontext zur Veränderung von Schmerzzuständen

Wahrnehmungsbereich	Geeignete Fragestellung
Körpergefühl	▪ Wie groß ist der schmerzende Bereich? ▪ Wo sind die Grenzen? ▪ Wie würden Sie dieses Gefühl beschreiben (zum Beispiel eher stechend, ziehend, drückend,...)? ▪ Wann ist es eher stärker – wann (lässt) es etwas nach? ▪ Wie stark ist der Schmerz jetzt auf einer Skala von 1–10? – Wenn Sie sich ganz auf den Schmerz konzentrieren, können Sie ihn dann etwas verstärken? (Sogenannte „Überzeuger-Frage": Wenn der Patient den Schmerz selber verstärken kann, heißt das, dass er den Schmerz verändern kann!) ▪ Wenn Sie das Gebiet in Ihrer Vorstellung berühren würden, wäre es eher hart oder weich, eher rau oder glatt, eher warm oder kühl...?

Tab. 3 Fragenschema im Kontext zur Veränderung von Schmerzzuständen

Wahrnehmungsbereich	Geeignete Fragestellung
bildliche Vorstellungswelt, Imagination	▪ Wenn des Schmerz eine Farbe hätte, welche wäre das? ▪ Gibt es Farbveränderungen in diesem Gebiet? Wo ist es heller oder dunkler? ▪ Ist es matt oder glänzend? ▪ Wie sehen die Grenzen aus -- eher scharf begrenzt, eher auslaufend ohne klare Grenze?
akustische Vorstellungen	▪ Wenn der Schmerz einen Klang hätte, wie würde er klingen? ▪ Klingt das eher laut oder eher leise? ▪ Ist das Geräusch gleichbleibend oder an- und abschwellend, rhythmisch oder unrhythmisch?
Literaturtipps ▪ Anke Handrock. Therapeutische Kommunikation bei der Behandlung kraniofazialer Schmerzzustände. In: Harry J.M. von Piekartz, Hrsg. Kiefer, Gesichts- und Zervikalregion. Stuttgart: Thieme; 2005 ▪ Anke Handrock. Sprache und Verständlichkeit: Die NLP-Mehtode für die Praxis. 2. Auflage. Berlin: Quintessenz; 2005	

FAZIT

Um Patienten mit Kopfschmerzen erfolgreich zu behandeln, ist eine sorgfältige Differenzierung zwischen Migräne, Spannungs- und zervikogenem Kopfschmerz notwendig. Zervikogener Kopfschmerz unterscheidet sich unter anderem durch die konvergenten pathophysiologischen Prozesse im Ncl. trigeminocervicalis von anderen Kopfschmerzarten. Die Patienten benötigen deshalb eine spezifische manualtherapeutische Diagnostik und kausale Therapie, um die zervikale Komponente der Kopfschmerzen klinisch zu beweisen.

AUTOR

Harry von Piekartz

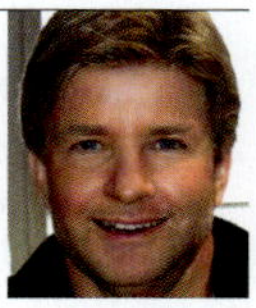

BIBLIOGRAFIE

DOI 10.1055/s-0034-1390145
manuelletherapie 2014; 18: 159–165

Stuttgart · New York · ISSN 1433-2671

Literatur

1. *Agince M, Hall T, Robinson K, Blackmore A. The diagnostic validity of the cervical flexion-rotation test in C1-2 related cervicogenic headache. Manual Therapy 2007; 12: 256–262*
2. *Amiri M, Jul G, Bullock-Saxton J, Darnell R, Lander C. Cervical musculoskeletal impairment in frequent intermittent headache. Part 2: subjects with concurrent headache types. Cephalalgia 2007; 27(8): 891–898*
3. *Antonaci F, Fredriksen TA, Sjaastad O. Cervicogenic headache: clinical presentation, diagnostic criteria and differential diagnosis. Current Pain and Headache Reports 2001; 5: 387–92*
4. *Bevilaqua-Grossi D, Pegoretti KS, Gonçalves MC et al. Cervical mobility in women with migraine. Headache 2009; 49(5): 726–731*
5. *Biedermann H. Manual Therapy in children. London: Churchill Livingstone; 2004*
6. *Bigal ME, Lipton RB. The differential diagnosis of chronic daily headaches: An algorithm-based approach. J Headache Pain 2007; 8: DOI 10.1007/s10194-007-0418-3*
7. *Bogduk N, Govind J. Cervicogenic headache: An assessment of the evidence on clinical diagnosis, invasive tests and treatment. Lancet Neurol 2009; 8(10): 959–968*
8. *Bogduk N. The anatomical basis for cervicogenic headache. Journal of Manipulative and Physiological Therapeutics 1992; 1: 67–70*
9. *Buzzi M, Moskowitz M. The pathophysiology of migraine: Year 2005. Journal of Headache Pain 2005; 6: 105–111*
10. *Calandre EP, Hidalgo J, Garcia-Leiva JM et al. Myofascial trigger points in cluster headache patients: A case series. Head Face Med 2008; 4: 32*
11. *Diamond M, Freitag S. The mixed headache syndrome: A review. Clin J Pain 1988; 4: 67– 74*
12. *Dodick DW. Pearls: Headache. Semin Neurol 2010; 30(1): 74–81*
13. *Doursonian L, Alfonso J, Iba-Zizen M et al. Dynamics of the junction between the medulla and the cervical spinal cord: An in vivo study in the sagittal plane by magnetic resonance imaging. Surg. Radiol. Anat. 1989; 11: 313–322*
14. *Edmeads J. Disorders of the neck: Cervicogenic headache. Wolff's Headache and Other Head Pain. Silberstein SD, Lipton RB, Dalessio DJ. Oxford, Oxford University Press 2001: 447–458*
15. *Fernández-de-Las-Peñas C, Alonso-Blanco C, Cuadrado ML, Pareja JA. Myofascial trigger points in the suboccipital muscles in episodic tension-type headache. Man Ther 2006; 11: 225–230*
16. *Fernández-de-Las-Peñas C, Alonso-Blanco C, Cuadrado ML et al. Are manual therapies effective in reducing pain from tension-type headache? A systematic review. Clin J Pain 2006; 22(3): 278–285*
17. *Fernández-de-las-Peñas C, Cleland JA, Palomeque-del-Cerro L et al. Development of a clinical prediction rule for identifying women with tension-type headache who are likely to achieve short-term success with joint mobilization and muscle trigger point therapy. Headache 2011; 51(2): 246–261*
18. *Fernández-de-Las-Peñas C, Cuadrado ML, Pareja JA. Myofascial trigger points, neck mobility and forward head posture in episodic tension-type headache. Headache 2007; 47(5): 662–672*
19. *Florencio LL Chaves TC, Carvalho GF. Neck pain disability is related to the frequency of migraine attacks: A cross-sectional study. Headache 2014; (ahead of print)*

20. Goadsby PJ, Charbit AR, Andreou AP, Akerman S, Holland PR. Neurobiology of migraine. Neuroscience 2009; 161(2): 327–341
21. Haldeman S, Dagenais S. Cervicogenic headaches: A critical review. Spine 2001; 1(1): 31–46
22. Hall T. Cervicogenic headache: More than just a pain in the neck? Physioscience 2011; 7: 1–8
23. Hall T, Briffa K, Hopper D. The influence of lower cervical joint pain on range of motion and interpretation of the flexion-rotation test. J Man Manip Ther 2010; 18(3): 126–131
24. Hall T, Briffa K, Hopper D, Robinson K. Long-term stability and minimal detectable change of the cervical flexion-rotation test. J Orthop Sports Phys Ther 2010; 40(4): 225–229
25. Hall T, Briffa K, Hopper D, Robinson K. Reliability of manual examination and frequency of symptomatic cervical motion segment dysfunction in cervicogenic headache. Man Ther 2010; 15(6): 542–546
26. Hall T, Robinson K. The flexion-rotation test and active cervical mobility – a comparative measurement study in cervicogenic headache. Manual Therapy 2004; 9(4): 197–202
27. Hall T, Briffa K, Hopper D, Robinson K. Comparative analysis and diagnostic accuracy of the cervical flexion-rotation test. J Headache Pain 2010; 11(5): 391–397
28. Hall T, Briffa K, Hopper D, Robinson K. The relationship between cervicogenic headache and impairment determined by the flexion-rotation test. J Manipulative Physiol Ther 2010; 33(9): 666–671
29. Hu JW, Vernon H, Tatourian I. Changes in neck electromyography associated with meningeal noxious stimulation. J Manipu Physiolog Therapy1995; 18: 577–581
30. IHC IHSCS. International Classification of Headache Disorders. The international classification of headache disorders: 2nd edition. Cephalalgia. 2004; 24 :1–160
31. International Headache Society Headache Classification Subcommittee. The International Classification of Headache Disorders, 2nd edition. Cephalalgia 2004; 24 (Suppl 1)
32. International Headache Society. IHS Classification ICDH-II. Internationale Klassifikation von Kopfschmerzerkrankungen (2. Auflage). http://www.ihs-classifikation.org/de; Stand: 20.06.2014
33. Jull G, Amiri M, Bullock-Saxton J, Darnell R, Lander C. Cervical musculoskeletal impairment in frequent intermittent headache. Part 1: Subjects with single headaches. Cephalalgia 2007; 27(7): 793–802
34. Jull G, Barrett C, Magee R et al. Further clinical clarification of the muscle dysfunction in cervical headache. Cephalalgia 1999; 19: 179–185
35. Jull G. The cervical spine and headache. Grieve's Modern Manual Therapy. 3rd rev. ed. Oxford: Elsevier Churchill Livingstone; 2005
36. Jull G, Zito G, Trott P et al. Inter-examiner reliability to detect painful upper cervical joint dysfunction. Australian Journal of Physiotherapy 1997; 43: 125–129
37. Kulkarni V, Chandy MJ, Babu KS. Quantitative study of muscle spindles in suboccipital muscles of human foetuses. Neurology India 2001; 355–359
38. Kumar R, Berger RJ, Dunsker SB, Keller JT. Innervation of the spinal dura: Myth or reality? Lippencott-Raven Publishers. Spine 1996; 21(1): 18–26
39. Landtblom AM, Fridriksson S, Boivie J et al. Sudden onset headache: A prospective study of features, incidence and causes. Cephalalgia 2002; 22(5): 354–360
40. Langemark M, Olesen J. Pericranial tenderness in tension headache. Cephalalgia 1987; 7: 249–255
41. Lipton RB, Bigal ME, Kolodner K et al. The family impact of migraine: Population-based studies in the USA and UK. Cephalalgia 2003; 23(6): 429–440
42. Maitland GD, Banks K, English K, Hengeveld H. Maitland's vertebral manipulation. 6th ed. London: Butterworth-Heinemann; 2000
43. Maitland GD, Hengeveld E, Banks K, English K. Maitland's vertebral manipulation. London: Butterworth Heinemann; 2001
44. Marcus DA. Migraine and tension-type headaches: The questionable validity of current classification systems. The Clinical Journal of Pain 1992; 8: 28–36
45. Marcus DA, Scharff L, Mercer S, Turk DC. Musculoskeletal abnormalities in chronic headache: A controlled comparison of headache diagnostic groups. Headache 1999; 39(1): 21–27
46. Merskey H, Bogduk N. Classification of chronic pain. 2nd ed. Seattle: IASP Press; 1994
47. Michler RP, Bovim G, Sjaastad O. Disorders in the lower cervical spine. A cause of unilateral headache? A case report. Headache 1991; 31: 550–551
48. MoellerJJ, Kurniawan J, Gubitz GJ et al. Diagnostic accuracy of neurological problems in the emergency department. Can J Neurol Sci 2008; 35(3): 335–341
49. Mulligan B. Manual therapy: NAGS, SNAGS, MWMS etc. Wellington: Plane View Services; 2010
50. Nayak SR, Swamy R, Krishnamurthy A, Dasgupta H. Bilateral anomaly of rectus capitis posterior muscles in the suboccipital triangle and its clinical implication. Clin Ter 2011; 162(4): 355–6
51. Oksanen A, Metsahonkala L, Viander S et al. Strength and mobility of the neck-shoulder region in adolescent headache. Physiother Theory Pract 2006; 22(4): 163–174
52. Olesen J. Are headache disorders caused by neurobiological mechanisms? Curr Opin Neurol 2006; 19(3): 277–280
53. Pfaffenrath V, Kaube H. Diagnostics of cervicogenic headache. Functional Neurology 1990; 5: 159–164
54. Piekartz von HJM, Hall T. Orofacial manual therapy improves cervical movement impairment associated with headache and features of temporomandibular dysfunction: A randomized controlled trial. Manual Therapy 2013; 345–50
55. Piekartz von HJM, Ludtke K. Effect of treatment of temporomandibular disorders (TMD) in patients with cervicogenic headache: A single-blind, randomized controlled study. Cranio: The Journal of Craniomandibular Practice 2011; 29(1): 43–56
56. Piekartz von HJM. Untersuchung und Behandlung des kranialen Nervengewebes Kiefer-, Gesichts- und Zervikalregion. Piekartz von HJM, Hrsg. Stuttgart: Thieme: 2005; 347–422
57. Pollmann W, Keidel M, Pfaffenrath V. Headache and the cervical spine. A critical review. Nervenarzt 1996; 67: 821–836
58. Roth JK, Roth RS, Weintraub JR, Simons DG. Cervicogenic headache caused by myofascial trigger points in the sternocleidomastoid: A case report. Cephalalgia 2007; 27(4): 375–380
59. Sjaastad O, Bakketeig LS. Migraine without aura: Comparison with cervicogenic headache. Vaga study of headache epidemiology. Acta Neurol Scand; 2007
60. Sjaastad O, Bakketeig LS. Prevalence of cervicogenic headache: Vaga study of headache epidemiology. Acta Neurol Scand; 2007
61. Sjaastad O, Bovim G. Cervicogenic headache: The differentiation from common migraine. An overview. Funct Neurol 1991; 6: 93–100
62. Sjaastad O, Fredriksen TA, Pfaffenrath V. Cervicogenic headache: Diagnostic criteria. The Cervicogenic Headache International Study Group. Headache 1998; 38(6): 442–445
63. Sjaastad O, Joubert J, Elas T et al. Hemicrania continua and cervicogenic headache. Separate headache or two faces of the same headache? Funct Neurol 1993; 8: 79–83
64. Sjaastad O. Laterality of pain and other migraine criteria in common migraine: A comparison with cervicogenic headache. Funct Neurol 1992; 7: 289–294
65. Stovner L, Hagen K, Jensen R et al. The global burden of headache: A documentation of headache prevalence and disability worldwide. Cephalalgia 2007; 27: 193–210
66. Stovner LJ, Hagen K. Prevalence, burden and cost of headache disorders. Current Opinion in Neurology 2006; 19: 281–285
67. Suijlekom van HA, De Vet HC, Van Den Berg SG et al. Interobserver reliability in physical examination of the cervical spine in patients with headache. Headache 2000; 40: 581–586

68. *Suijlekom van HA, Lame I, Stomp-van den Berg SG et al. Quality of life of patients with cervicogenic headache: A comparison with control subjects and patients with migraine or tension-type headache. Headache 2003; 43(10): 1034–1041*

69. *Takasaki H, Hall T, Oshiro S et al. Normal kinematics of the upper cervical spine during the Flexion-Rotation Test: In vivo measurements using magnetic resonance imaging. Man Ther 2010; 167–71*

70. *Tenhunen K, Elander J. A qualitative analysis of psychological processes mediating quality of life impairments in chronic daily headache. J Health Psychol 2005; 10(3): 397–407*

71. *Treleaven J, Jull G, Atkinson L. Cervical musculoskeletal dysfunction in post-concussional headache. Cephalalgia 1994; 14(4): 273–279; discussion 257*

72. *Vincent M B, Luna RA. Cervicogenic headache: a comparison with migraine and tension-type headache. Cephalalgia 1999; 19 Suppl 25: 11–16*

73. *Watson DH, Trott PH. Cervical headache. An investigation of natural head posture and upper cervical flexor muscle performance. Cephalalgia 1993; 13: 272–284*

74. *Westerhuis P. Zervikogene Kopfschmerzen: Perspektive eines Klinikers. In: Kraniofaziale Dysfunktionen und Schmerzen. von Piekartz H, Hrsg. Stuttgart: Thieme; 2000*

75. *World Health Organization. World Health Report 2001. Geneva, WHO: 28*

76. *Zito G, Jull G, Story I. Clinical tests of musculoskeletal dysfunction in the diagnosis of cervicogenic headache. Manual Therapy 2006; 11(2): 118–129*

77. *Zwart JA. Neck mobility in different headache disorders. Headache 1997; 37(1): 6–11*

Zervikogene Kopfschmerzen: Diagnosekriterien im „Praxistest“

Querdenker: Der Australier Dean Watson arbeitet seit fast 25 Jahren mit Kopfschmerzpatienten. Seine Beobachtungen und klinischen Erfahrungen mit diesen Patienten machten ihn stutzig und ließen ihn an den gängigen Diagnosekriterien zweifeln. Er wagte alternative Wege, kritisierte und führte schließlich eigene Studien durch. Follow him...

Aktuelle Situation

Ein Review der aktuellen Fachliteratur bestätigt: Das Thema zervikogene Kopfschmerzen polarisiert noch immer. Verschiedene Erklärungsmodelle werden nach wie vor kontrovers diskutiert [6, 16, 59]. Selbst diejenigen, die zervikogene Kopfschmerzen als „echte“, eigene Kopfschmerzkategorie anerkennen, sind sich in puncto Krankheitshäufigkeit uneinig: Die Einschätzungen reichen von „unter ein Prozent“ [33, 52] bis zu „extrem weit verbreitet“ [49]. Die Unterschiede beruhen auf unterschiedlichen Studiendesigns und -populationen [33], unterschiedlichen Klassifikationssystemen [27, 54, 55] oder dem gleichzeitigen Auftreten mit primären Kopfschmerzsyndromen [18, 53] (▶ **Abb. 1**).

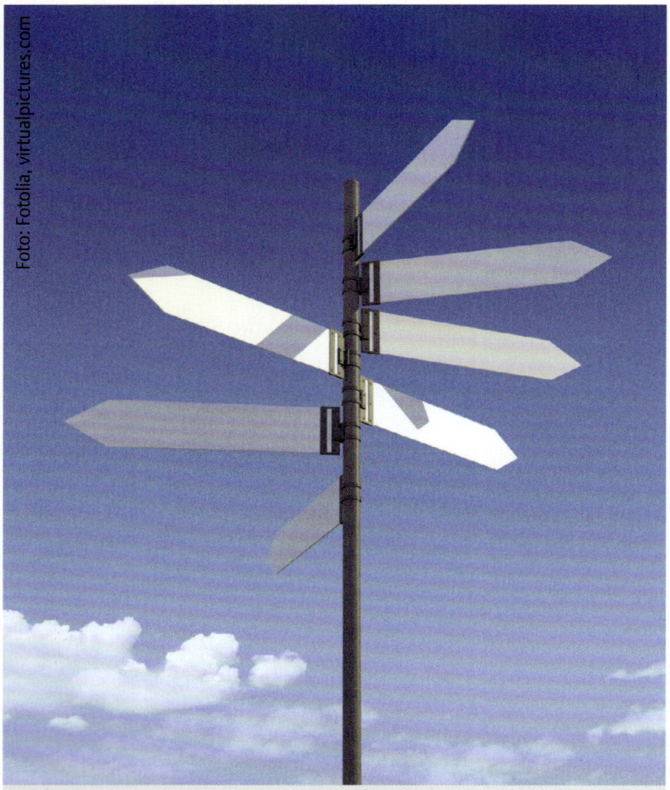

Foto: Fotolia, virtualpictures.com

Abb. 1 Zervikogener Kopfschmerz: Wo geht es lang? Was stimmt, was stimmt nicht?

Durch die Annahme, dass zervikale Afferenzen keine kausale Rolle bei primären Kopfschmerzen spielen, entsteht Uneinigkeit [21]. Außerdem sollen zervikogene Kopfschmerzen per Definition ein muskuloskeletaler Zustand sein. Die (nicht spezifischen) Diagnosekriterien stellten mit muskuloskeletalen Erkrankungen unerfahrene Personen auf. Ebenso häufig stellen Personen die Diagnose, die keine Experten für die Untersuchung der oberen HWS sind [6]. Die für zervikogene Kopfschmerzen maßgeblichen Diagnosekriterien stammen von der Cervicogenic Headache International Study Group (CHISG) [27] und der International Headache Society [55].

Ein klinisches Diagnosekriterium ist die Präzipitation des bekannten Kopfschmerzes durch Nackenbewegungen oder ständige ungünstige Nackenhaltungen oder durch äußeren Druck auf die ipsilaterale obere zervikale oder okzipitale Region, unilateral ohne seitliche Verschiebung. Dieses Diagnosekriterium scheint am einflussreichsten zu sein. Weitere Kriterien sind verminderte zervikale Bewegung, ipsilaterale Nacken-, Schulter- oder Armschmerzen und verzögertes Einsetzen der Kopfschmerzen.

Nichtdestotrotz basiert der Nachweis, dass Kopfschmerzen ihren Ursprung in einer relevanten nachgewiesenen Nackenstörung mit entsprechenden klinischen Zeichen haben, ausschließlich auf der Reaktion auf lokale anästhetische Blockaden [6, 27]. Der Zweck dieses Artikels ist es, die Diagnosekriterien aus klinisch manualtherapeutischer Perspektive zu kritisieren (unter Einbeziehung eigener Forschungsarbeiten). Dabei gehe ich von der Annahme aus, dass die unmittelbare Quelle zervikogener Kopfschmerzen im C0–C3-Komplex zu finden ist [5, 7, 8].

Klinische Zeichen

Präzipitation des bekannten Kopfschmerzes:

- durch Nackenbewegungen oder dauerhaft ungünstige Nackenhaltungen. Nach meiner Erfahrung sind bewegungs- oder haltungsbedingte Kopfschmerzen kaum verbreitet. Stellt man sie jedoch fest, sind sie ein belastbares Indiz für zervikogenen Kopfschmerz.
- und/oder durch Druck von außen auf die obere zervikale oder okzipitale Region auf der betroffenen Seite. Die Reproduzierbarkeit des Kopfschmerzes durch Palpation der oberen zervikalen Region plus unilaterale Kopfschmerzen wurde als diagnostisches Schlüsselkriterium für zervikogene Kopfschmerzen befürwortet [27, 55]. Diese Argumentation ist anfechtbar.

Das Reproduktionsdilemma

Nach meiner klinischen Erfahrung können Kopfschmerzen bei ungefähr 90 Prozent der Patienten reproduziert werden, deren Symptome mehreren unterschiedlichen Diagnosen zugeordnet werden können. Außerdem zeigten wir vor kurzem, dass der bekannte Kopfschmerz bei 100 Prozent der Patienten mit Spannungskopfschmerzen und bei 95 Prozent der Patienten mit Migräne reproduzierbar ist [60].

Daraus ergibt sich ein Dilemma: Wenn die Reproduktion des Kopfschmerzes ein diagnostisches Schlüsselkriterium für zervikogene Kopfschmerzen ist, müsste eine zervikale Pathologie eine wesentliche Komponente primärer Kopfschmerzen sein. Hält man jedoch an der Annahme fest, dass an primären Kopfschmerzen keine zervikale Pathologie beteiligt ist, kann die Reproduktion des Kopfschmerzes kein diagnostisches Merkmal zervikogener Kopfschmerzen sein.

Die Rolle des Ncl. trigeminocervicalis

Das Dilemma lässt sich jedoch leicht auflösen, wenn man die bidirektionale Natur des Ncl. trigeminocervicalis berücksichtigt [4, 5]. Wird der untere Hirnstamm/der Ncl. trigeminocervicalis sensibilisiert, kann das verstärkte zervikale afferente Input Kopfschmerzen auslösen. Daher weist die Reproduktion des Kopfschmerzen bestenfalls die obere HWS als einen „Verdächtigen" aus – ohne eine relevante zervikale Beteiligung an den Kopfschmerzen zu bestätigen. Um den „Verdächtigen" dingfest zu machen, suchten wir nach weiterer Evidenz für eine zervikale Beteiligung und untersuchten ein klinisch verwandtes Phänomen [60] (► **Abb. 2**).

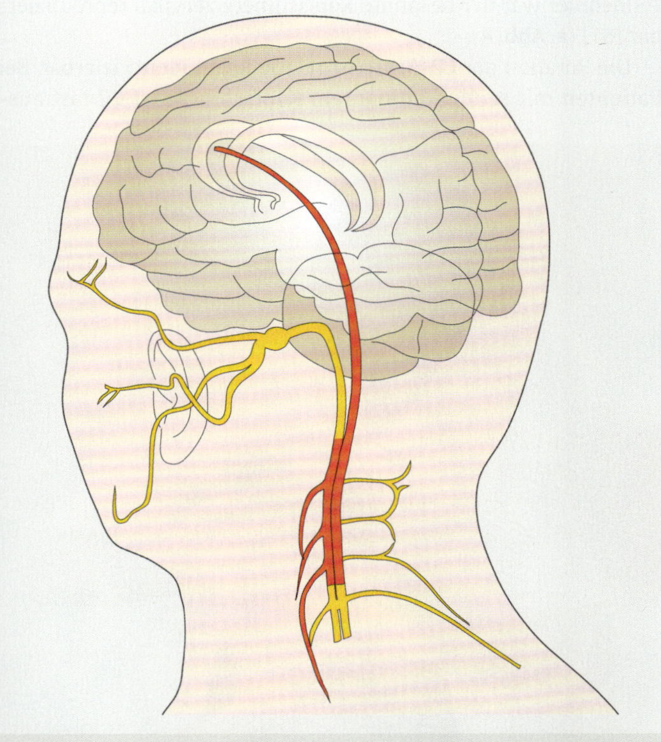

Abb. 2 Als Ergebnis verstärkter trigeminaler afferenter Information sensibilisieren noxische zervikale Afferenzen den Hirnstamm.

Per Untersuchungstechnik HWS-Beteiligung eruieren

Bei vielen meiner Patienten nimmt der ausstrahlende Schmerz ab, wenn die Position der Untersuchungstechnik in einem oder mehreren Segmenten der oberen HWS gehalten wird. Bei 90 Prozent der Patienten nehmen die Schmerzen innerhalb von 90 Sekunden allmählich ab und verschwinden schließlich ganz. Die wiederholt gehaltene Untersuchungstechnik ließ außerdem die Schmerzen rascher abklingen. Patienten mit Allodynie berichten häufig, dass die Allodynie sich verringert oder ganz verschwindet, wenn der ausstrahlende Schmerz abnimmt. Eventuell, weil eine bereits bestehende zentrale Sensibilisierung reduziert wurde [15, 34, 36].

Ältere Studien mit Migränepatienten untersuchten anhand des nozizeptiven Lidschlagreflexes (trigeminofazialer Hirnstammreflex R2) die trigeminale nozizeptive Signalweiterleitung. Sie bestätigen die Sensibilisierung des Hirnstamms (Fazilitation von R2) zwischen den Kopfschmerzattacken [30, 31].

Ungeachtet des Reproduktionsdilemmas kann die extrem häufige Kopfschmerzreproduktion bei Migränepatienten [61] so interpretiert werden, dass die zentrale Sensibilisierung nozizeptiver Neuronen zweiter Ordnung im Ncl. trigeminocervicalis zervikal begründet ist [40].

Für unsere Kohorte von 15 Migränepatienten wiesen wir nach, dass der manualtherapeutische HWS-Input den ausstrahlenden Kopfschmerz verringert und zur Inhibition von R2 beiträgt (Desensibilisierung) [60]. Diese Ergebnisse sprechen für das Konzept, dass bei Migränepatienten noxische zervikale Afferenzen den Ncl. trigeminocervicalis sensibilisieren können. Das Resultat untermauert frühere Untersuchungsergebnisse zur anatomischen und funktionalen Konvergenz von trigeminalen und zervikalen afferenten Nervenleitungsbahnen bei Tieren und Menschen. Zusätzlich lässt es darauf schließen, dass reproduzierbarer Kopfschmerz *und* abnehmender Schmerz (bei gehaltener Untersuchungstechnik) ein aussagekräftigeres Diagnosekriterium für zervikogenen Kopfschmerz ist (als nur die Reproduktion). Der Effekt lässt außerdem vermuten, dass die manuelle Modulation der zervikalen Leitungsbahn Migränepatienten therapeutisch nutzt.

:: Seit 1991 vertrete ich die Ansicht, dass die Reproduktion und Auflösung des Kopfschmerzes (bei gehaltener Untersuchungstechnik) das wichtigste Argument für eine zervikale Beteiligung ist.

Unabhängig von der jeweiligen Diagnose ist dieses Phänomen bei 90 Prozent der Patienten zu beobachten. Trifft die Annahme zu, dass Reproduktion und Auflösung typischer Kopfschmerzen die zervikale afferente Beteiligung an Kopfschmerzen nachweisen, würde dies bedeuten, dass zervikogene Kopfschmerzen extrem weit verbreitet sind [49].

Watson D. Zervikogene Kopfschmerzen: Diagnosekriterien im „Praxistest". Manuelle Therapie 2014; 18: 166–170

Dieser Ansatz ermöglicht außerdem das selektive Belasten eines Segments, ohne die benachbarten zu beeinträchtigen. Das Identifizieren des oder der beteiligte(n) zervikale(n) Segment(e) erhöht die Erfolgswahrscheinlichkeit der Behandlung [44]. Diese Behandlungsoption ist von allergrößter Bedeutung.

Den Erfahrungen des Autors zufolge haben ausstrahlende Kopfschmerzen in den meisten Fällen ihren Ursprung im Segment C2/3. Zu diesem Resultat kamen auch schon frühere Untersuchungen [14]. Darüber hinaus hat sich gezeigt, dass bei 90 Prozent der Patienten mit von C2/3 ausstrahlenden Schmerzen auch eine Ausstrahlung aus dem atlantookzipitalen Segment (AO) stattfindet. Diese Erkenntnisse konnten wir vor kurzem durch eine Studie bestätigen, in der bei 100 Prozent der Studienteilnehmer die Ausstrahlung von C2/3 von einer Ausstrahlung von C0/1 begleitet wurde [61]. Dieses Resultat belegt auch, dass bei zervikogenen Kopfschmerzen in den meisten Fällen mehrere Segmente beteiligt sind.

Im Gegensatz zur Erfahrung anderer Autoren [2, 26, 62] ist meiner Meinung nach das Segment C1/2 wesentlich seltener an zervikogenen Kopfschmerzen beteiligt als die benachbarten Segmente [14].

:: C1/2 ist eher bei Patienten mit traumatischer Vorgeschichte beteiligt.

Warum ist die kombinierte Störung von C2/3 und C0/1 so häufig zu beobachten? Die Rotation bei C1/2 (45–50 Grad) ist mindestens fünf Mal so groß wie die Rotation von C0/1 und C2/3 (7–8 Grad), was eine relativ lockere Kapsel erfordert. Deshalb ist eine Dysfunktion von 5 Grad (oder 10 Prozent) bei C1/2 als minimal (und wahrscheinlich als unbedeutend) zu bewerten. Bei C0/1 und/oder C2/3 machen 5 Grad dagegen mehr als 50 Prozent des Bewegungsumfangs aus, haben daher eher symptomatische Konsequenzen und sind als äußerst signifikant zu bewerten (► **Abb. 3**).

Unilateralität

Lange hielt man unilaterale Schmerzen für ein wesentliches Merkmal zervikogener Kopfschmerzen [27, 56]. Mittlerweile wurde jedoch eingeräumt, dass ausschließliche Unilateralität sehr selten ist [56]. Deshalb ist Bilateralität kein Ausschlusskriterium für zervikogene Kopfschmerzen [28]. Aktuelle Untersuchungen zeigen: Zervikale Interventionen verbessern Spannungskopfschmerzen signifikant. Was vermuten lässt, dass die bilateralen Kopfschmerzen eine zervikale Ursache hatten [58]. 2012 führten wir eine Studie [61] mit Patienten mit bilateralen Spannungskopfschmerzen durch. Bei allen Teilnehmern waren die bekannten Schmerzen durch manuelle zervikale Palpation reproduzierbar.

:: Unilateralität ist kein grundsätzliches Merkmal zervikogener Kopfschmerzen [6].

Einseitig auftretende unilaterale Schmerzen

Wechselseitig auftretende unilaterale Kopfschmerzen schließen zervikogene Kopfschmerzen aus [27, 56]. Meine Erfahrungen legen eine andere Schlussfolgerung nahe: Alternierende Kopfschmerzen sind zervikogene Kopfschmerzen. Vor kurzem führten wir eine Studie mit Migränepatienten durch. Alle litten unter wechselseitig auftretenden Kopfschmerzen. Bei 95 Prozent der Teilnehmer war der bekannte Kopfschmerz zervikal reproduzierbar [61] (► **Abb. 4**).

Die Rotation der C2-Achse ist relativ leicht identifizierbar. Bei Patienten mit seitendominantem Kopfschmerz ist C2 fast aus-

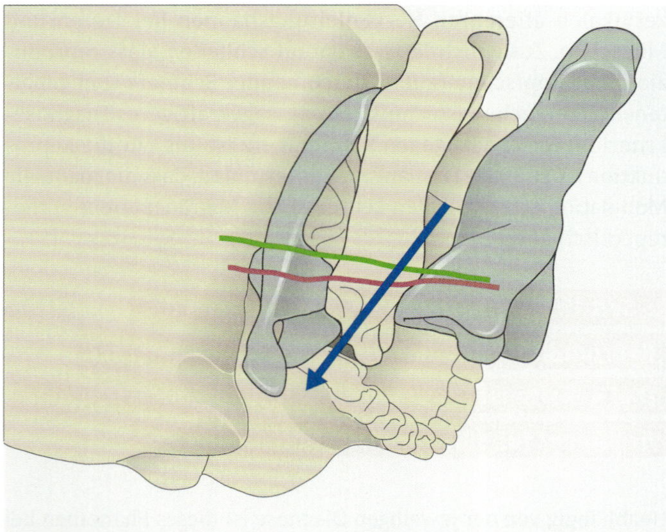

Abb. 3 In 20 bis 30 Grad Rechtsrotation des Kopfes reproduziert ein unilateraler, posterior-anteriorer Druck auf C2 den Kopfschmerz. Der reproduzierte Schmerz bestätigt somit die C2/3-Beteiligung und schließt C1/2 aus.

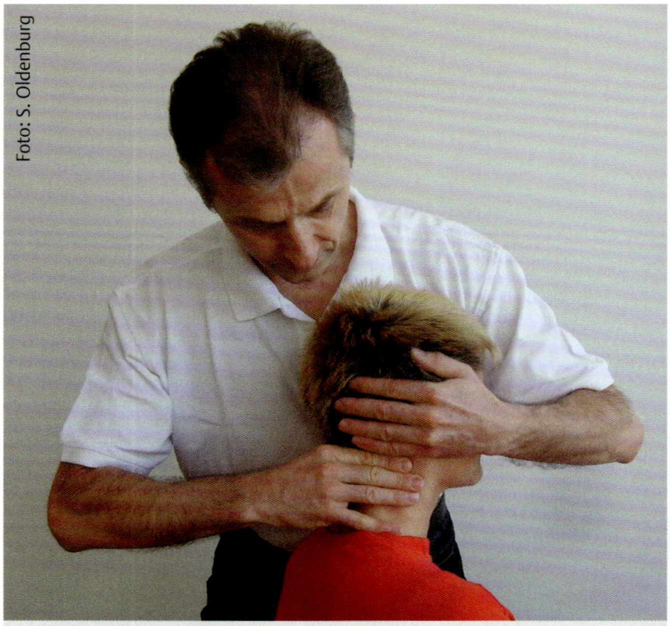

Abb. 4 Untersuchung C2: Mobilisation.

nahmslos von der schmerzenden Seite weggedreht. Der Dornfortsatz C2 ist zur schmerzenden Seite verschoben, während und zwischen den Attacken.

Bei Patienten mit alternierendem Kopfschmerz ist der Dornfortsatz C2 zur schmerzenden Seite verschoben, unabhängig davon, auf welcher Seite der Kopfschmerz während der Attacke auftritt. Bei Schmerzen auf der linken Kopfseite ist der Dornfortsatz nach links verschoben. Hat derselbe Patient rechts Kopfschmerzen, verschiebt er sich nach rechts.

Untersucht man einen Patienten mit alternierenden Kopfschmerzen, die auf einer Seite häufiger auftreten als auf der anderen, ist der Dornfortsatz C2 zu der Seite verschoben, auf der die Kopfschmerzen öfter auftreten. Treten beispielsweise sieben von zehn Kopfschmerzattacken rechts auf, ist der Dornfortsatz nach rechts verschoben.

:: Alternierendes oder seitenwechselndes Verhalten ist ein signifikantes Merkmal zervikogener Kopfschmerzen. Das Merkmal allein reicht aus, um zervikogene Kopfschmerzen zu diagnostizieren.

Eingeschränkter Bewegungsumfang

Bei Patienten mit zervikogenem Kopfschmerz beobachtet man häufig eine eingeschränkte Beweglichkeit des Nackens [29, 55, 63]. Trotzdem muss nicht zwangsläufig ein Zusammenhang zwischen Kopfschmerz und Bewegungseinschränkung bestehen. Auch Patienten ohne Kopfschmerzen weisen oft eine eingeschränkte Nackenbeweglichkeit auf. Sind die drei oberen Segmente dysfunktionell, erhöht sich jedoch die Wahrscheinlichkeit eines Zusammenhangs [26].

Nichtdestotrotz wird im Allgemeinen anerkannt, dass die zervikale Beweglichkeit sehr variabel ist [13] und somit auch die Bewegungseinschränkungen (dies entspricht meinen Erfahrungen). Deshalb kann die Schlussfolgerung, dass die HWS an den Kopfschmerzen beteiligt ist, falsch sein.

:: Bei vielen Kopfschmerzpatienten sind die physiologischen HWS-Bewegungen vollkommen unauffällig.

Auftreten von Nacken-, Schulter oder Armschmerzen

Träfe die Prämisse zu, dass Störungen in C1–3 zervikogene Kopfschmerzen verursachen [5, 7, 8], dann müssten die distalen Ausstrahlungen am oberen medialen Schulterblatt und/oder in der Fossa supraspinata am stärksten sein. Unter diesen Umständen ist es schwierig zu beurteilen, wie relevant echte Schulter- und Armschmerzen sind.

Bei primären Kopfschmerzsyndromen treten häufig Nackenschmerzen auf [12, 17, 19, 32, 24]. Weil der Ncl. trigeminocervicalis bidirektional ist [3, 5], nimmt man an, dass es sich dabei um die Folgen der (unbekannten) Pathophysiologie der primären Kopfschmerzen handelt. Diese Annahme ist ebenso plausibel wie das Gegenteil. Nämlich: Die Nackenschmerzen repräsentieren die kausale Rolle der noxischen Afferenzen der oberen HWS.

Meine Erfahrung ist jedoch: Symptome der HWS, der oberen medialen Schulterblätter oder der Fossa supraspinata deuten zwar auf eine zervikale Beteiligung hin, das Fehlen dieser Symptome schließt aber einen Zusammenhang nicht aus. Als Manualtherapeuten sind wir oft mit ausstrahlenden Symptomen konfrontiert (zum Beispiel in die Wade oder Hand), ohne dass eine lokale Manifestation (zum Beispiel in der LWS oder unteren HWS) vorliegt.

Im Nacken oder Hinterkopf einsetzende Schmerzen

Meiner Erfahrung nach ist dieses Kriterium signifikant. Ein frontales Einsetzen der Schmerzen schließt aber zervikogene Kopfschmerzen nicht aus – so wie Symptome der Wade oder der Hand eine Pathologie der Lenden- oder unteren HWS nicht ausschließen.

Zurzeit gibt es keine validierten klinischen Zeichen für zervikogene Kopfschmerzen. Die klinischen Zeichen können auch bei anderen primären Kopfschmerzarten auftreten [6, 18]. Dieser Sachverhalt basiert auf der nicht erwiesenen Annahme, dass zervikale Afferenzen nicht an der Pathophysiologie von primären Kopfschmerzen beteiligt sein können [21]. Möglicherweise deuten bei primären Kopfschmerzarten im Nacken oder Hinterkopf einsetzende Schmerzen darauf hin, dass der zugrunde liegende sensibilisierte Hirnstamm durch die Afferenzen der oberen HWS sensibilisiert wird. Denn: Warum ist das Profil chronischer, mit einem Schleudertrauma assoziierter Kopfschmerzen (angeblich durch eine zervikale Verletzung) dem von primären Kopfschmerzen täuschend ähnlich [23, 43]?

Validierte Störung oder Läsion

Zurzeit gibt es keine validierten Störungen oder Läsionen [6]. Die Beschreibung des Kriteriums legt nahe, dass „Pathologien wie Spondylose und myofasziale Triggerpunkte nicht als valide Ursachen für zervikogene Kopfschmerzen anerkannt werden" [27] … und das sollten sie auch nicht. Darüber hinaus werden auch Infektionen, Tumore, Frakturen und rheumatische Arthritis als Möglichkeiten erwähnt [27]. Aber: Wie häufig kommen diese Erkrankungen vor?

Interessanterweise schenkt man substanziellen Forschungsarbeiten über die lokale anästhetische Blockade verschiedener Strukturen der oberen HWS wenig Glauben [2, 14, 35]. Die Blockade medialer Nervenäste in C2 lindert beispielsweise Kopfschmerzen und demonstriert klar die zervikale Beteiligung [7].

Statische medizinische Bildgebungsverfahren können Abnormalitäten nicht aufspüren [11, 45]. Vielleicht wird eine Dysfunktion der oberen HWS als Ursache von Kopfschmerzen deshalb nicht akzeptiert. Aber auch Gelenke, die bei bildgebenden Untersuchungen normal erscheinen, können schmerzhaft sein [11, 14]. MRI und Computertomografie sind nicht empfindlich genug, um relevante kapsuläre und intraartikuläre Pathologien oder noxische zervikale Afferenzen aus dysfunktionalen Segmenten der

Watson D. Zervikogene Kopfschmerzen: Diagnosekriterien im „Praxistest". Manuelle Therapie 2014; 18: 166–170 oberen HWS abzubilden. Diese Tatsache ist allgemein akzeptiert [6, 11].

Hochentwickelte computergestützte Analysen funktioneller Röntgenaufnahmen bestätigten jedoch Bewegungsabnormalitäten des C0–C3-Komplexes bei Patienten mit zervikogenen Kopfschmerzen [45]. Berücksichtigt man, dass Bewegungsabnormalitäten nicht zwangsläufig relevant sein müssen, scheint diese Untersuchungsform die zuverlässigste Informationsquelle zu sein. Aufgrund der hohen Kosten und der Strahlenbelastung kann man die Verfahren jedoch nicht routinemäßig einsetzen.

:: Meistens gibt es keine „Labor- oder Imaging-Evidenz", um Kopfschmerzursachen in der oberen HWS zu identifizieren.

Deshalb gibt es auch keine validierten klinischen Zeichen oder Störungen zur Bestätigung beteiligter zervikaler Afferenzen. Zurzeit hängen der Nachweis klinischer Zeichen und Störungen der oberen HWS und die Bestätigung zervikogener Kopfschmerzen von lokalen anästhetischen Blockaden ab [27].

Lokale anästhetische Blockaden

Lokale anästhetische Blockaden gelten als erfolgreich und bestätigen die Diagnose zervikogener Kopfschmerz, wenn die Kopfschmerzen um mindestens 90 Prozent abnehmen und innerhalb von drei Monaten völlig verschwinden [27].

Mit unserer aktuellen Studie [61] weisen wir nach, dass multisegmentale Beteiligungen bei Kopfschmerzen sehr häufig sind und dass C2/3 und das atlantookzipitale Segement bemerkenswert eng verbunden sind. Diese Ergebnisse sind wichtig für die erste Voraussetzung (die 90-prozentige Reduzierung der Kopfschmerzen).

Lindert eine lokale anästhetische Blockade von C2/3 Kopfschmerzen teilweise, sollte man annehmen, dass die Anästhesie eines weiteren Gelenks die Schmerzen vollständig lindert [9, 8]. Die Aufmerksamkeit richtet sich dann auf C3/4 und/oder C1/2. C3/4 zu untersuchen ist fragwürdig. Eine Beteiligung des Segments ist eher unwahrscheinlich [22]. C1/2 zu blockieren, ist dagegen angemessen [2, 26, 62]. Unsere Studie legt den Schluss nahe, dass es sich bei dem „weiteren Gelenk" um das Atlantookzipitalgelenk handelt [60]. Vernachlässigt man es, reduzieren sich die Kopfschmerzen wahrscheinlich nicht um 90 Prozent.

Lässt die anästhetische Wirkung nach, werden die Kopfschmerzen wahrscheinlich zurückkehren, da die Identifikation und Behandlung der zervikalen Dysfunktion fehlen – also wäre keine der beiden Voraussetzungen für eine erfolgreiche Blockade erfüllt.

FAZIT

Untersuchungen lassen vermuten, dass es sich bei den verschiedenen primären Kopfschmerzarten nicht um eigenständige Krankheitsbilder handelt, sondern um unterschiedliche Präsentationen einer gemeinsamen zugrunde liegenden Störung und dass es sich bei dieser Störung um einen sensibilisierten Hirnstamm handelt. Trifft dies zu, verringert sich die Bedeutung der Diagnose – Migräne wäre nur eine andere Art von Kopfschmerz (wenn auch eine sehr schwere). Vielleicht sollte für uns das Identifizieren der Sensibilisierungsursache wichtiger sein als die Diagnosestellung. Zervikale Afferenzen im Sensibilisierungsprozess zu ignorieren, ist eigentlich verantwortungslos und im schlechtesten Fall fahrlässig. Ihre potenzielle Rolle nicht zu berücksichtigen ist pseudowissenschaftlich.
Die aktuellen klinischen Kriterien, aufgestellt von Personen ohne muskuloskeletale Erfahrung, sind obskur, widersprechen den bekannten muskuloskeletalen Prinzipien und sind unnötig kompliziert. Die Bestätigung durch invasive anästhetische Blockaden ist eigentlich überflüssig.
Die klinische Erfahrung lässt vermuten: Alternierende Kopfschmerzen sowie Reproduktion und Auflösung von typischen Kopfschmerzen (bei gehaltener Untersuchungstechnik) sind die subjektiven beziehungsweise objektiven Merkmale, um an Kopfschmerzen beteiligte zervikale Afferenzen zu bestätigen.

AUTOR

Dean Watson

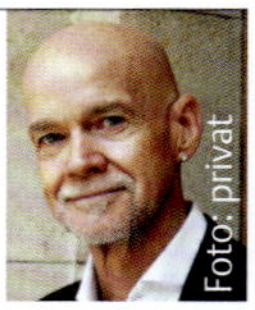

BIBLIOGRAFIE

DOI 10.1055/s-0034-1390146
manuelletherapie 2014; 18: 166–170

Stuttgart · New York · ISSN 1433-2671

Literatur

1. *Antonaci F, Bono G, Mauri M, Drottning M, Buscone S. Concepts leading to the definition of the term cervicogenic headache: A historical overview. J Headache Pain 2005; 6(6): 462–6*
2. *Aprill C, Axinn MJ, Bogduk N. Occipital headaches stemming from the lateral atlanto-axial (C1-2) joint. Cephalalgia 2002; 22(1): 15–22*
3. *Bartsch T, Goadsby P. Increased responses in trigeminocervical nociceptive neurons to cervical input after stimulation of the dura mater. Brain 2003; 126: 1801–3*
4. *Bartsch T, Goadsby P. Stimulation of the greater occipital nerve induces increased central excitability of dural afferent input. Brain 2002; 125: 1496–509*
5. *Bartsch T, Goadsby P. The trigeminocervical complex and migraine. Current concepts and synthesis. Curr Pain Headache Rep 2003; 7: 371–6*
6. *Becker WJ. Cervicogenic headache: Evidence that the neck is a pain generator. Headache 2010; 50: 699–705*
7. *Bogduk N, Govind J. Cervicogenic headache: An assessment of the evidence on clinical diagnosis, invasive tests and treatment. Lancet Neurol 2009; 8(10): 959–968*
8. *Bogduk N. Cervicogenic headache. Cephalalgia 2004; (24)10: 819–820*
9. *Bogduk N. International spinal injection society guidelines for the performance of spinal injection procedures. Part 1: Zygapophysial joint blocks. Clin J Pain 1997; 13: 285–302*
10. *Bogduk N. The neck and headaches. Neurol Clin N Am 2004; 22: 151–71*

11. Bogduk N. Whiplash can have lesions. Pain Res Manag 2006; 11(3): 155
12. Calhoun AH, Ford S, Millen C, Finkel AG, Truong Y, Nie Y. The prevalence of neck pain in migraine. Headache 2010; 50: 1273–1277
13. Chen J, Solinger AB, Poncet JF, Lantz CA. Meta-analysis of normative cervical motion. Spine 1999; 24: 1571–8
14. Cooper G, Bailey B, Bogduk N. Cervical zygapophysial joint pain maps. Pain Med 2007; 8: 344–353
15. Coronado RA, Gay CW, George SZ. Changes in pain sensitivity following spinal manipulation: A systematic review and meta-analysis. J Electromyogr Kinesiol 2012; 22(5): 752–767
16. Evers S. Introduction: Comparison of cervicogenic headache with migraine. Cephalalgia 2008; 28 (Suppl. 1): 16–17
17. Fishbain D, Cutler R, Cole B, Rosomoff H, Rosomoff R. International Headache Society headache diagnostic patterns in pain facility patients. Clin J Pain 2001; 17: 78–93
18. Fishbain DA, Lewis J, Cole B, Cutler RB, Rosomoff RS, Rosomoff HL. Do the proposed cervicogenic headache diagnostic criteria demonstrate specificity in terms of separating cervicogenic headache from migraine? Curr Pain Headache Rep 2003; 7(5): 387–94
19. Ford S, Calhoun A, Kahn K, Mann J, Finkel A. Predictors of disability in migraines referred to a tertiary clinic: Neck pain, headache characteristics and coping behaviors. Headache 2008; 48: 523–528
20. Gillan MG, Ross JC, McLean IP, Porter RW. The natural history of trunk list, its associated disability and the influence of McKenzie management. Eur Spine J 1998; 7: 480–483
21. Goadsby PJ, Bartsch T. Introduction: On the functional neuroanatomy of neck pain. Cephalalgia 2008; 28(1): Suppl. 1–7
22. Goadsby PJ. Cervicogenic headache: A pain in the neck for some neurologists? Lancet Neurol 2009 Oct; 8(10): 875–7
23. Haas DC. Chronic post-traumatic headaches classified and compared with natural headaches. Cephalalgia 1996; 16: 486–93
24. Hagen K, Einarsen C, Zwart J, Svebak S, Bovim G. The co-occurrence of headache and musculoskeletal symptoms amongst 51.050 adults in Norway. Eur J Neurol 2002; 9: 527–33
25. Haldeman S, Dagenais S. Cervicogenic headaches: A critical review. The Spine Journal 2001; (1)1: 31–46
26. Hall T, Robinson K. The flexion-rotation test and active cervical mobility: A comparative measurement study in cervicogenic headache. Man Ther 2004; 9: 197–202
27. Headache Classification Subcommittee of the International Headache Society. The International Classification of Headache Disorders, 2nd edn. Cephalalgia 2004; 24 (Suppl. 1): 1–151
28. Jansen J, Sjaastad O. Cervicogenic headache. Smith/Robinson approach in bilateral cases. Funct Neurol 2006; 21: 205–210
29. Jull G, Amiri M, Bullock-Saxton J, Darnell JR, Lander C. Cervical musculoskeletal impairment in frequent intermittent headache. Part 1: Subjects with single headaches. Cephalalgia 2007; 27(7): 793–802
30. Katsarava Z, Giffin N, Diener HC, Kaube H. Abnormal habituation of „nociceptive" blink reflex in migraine – evidence for increased excitability of trigeminal nociception. Cephalalgia 2003; 23: 814–819
31. Kaube H, Katsarava Z, Przywara S, Drepper J, Ellrich J, Diener HC. Acute migraine headache: Possible sensitization of neurons in the spinal trigeminal nucleus? Neurology 2002; 58: 1234–8
32. Kitaj MB, Klink M. Pain thresholds in daily transformed migraine versus episodic migraine headache patients. Headache 2005; 45: 992–998
33. Knackstedt H, Bansevicius D, Aaseth K, Grande RB, Lundqvist C, Russell MB. Cervicogenic headache in the general population: The Akershus study of chronic headache. Cephalalgia 2010; (30)12: 1468–1476
34. La Touche R, Fernández-de-las-Peñas C, Fernández-Carnero J, Escalante K, Angulo-Díaz-Parreño S, Paris-Alemany A, Cleland JA. The effects of manual therapy and exercise directed at the cervical spine on pain and pressure pain sensitivity in patients with myofascial temporomandibular disorders. J Oral Rehabil 2009; 36(9): 644–52
35. Lord SM, Barnsley L, Wallis BJ, Bogduk N. Chronic cervical zygapophysial joint pain after whiplash. A placebo-controlled prevalence study. Spine 1996; 21: 1737–1744
36. Mansilla-Ferragut P, Fernández-de-Las Peñas C, Alburquerque-Sendín F, Cleland JA, Boscá-Gandía JJ. Immediate effects of atlanto-occipital joint manipulation on active mouth opening and pressure pain sensitivity in women with mechanical neck pain. J Manipulative Physiol Ther 2009; 32(2): 101–6
37. Matsui H, Ohmori K, Kanamori M, Ishihara H, Tsuji H. Significance of sciatic scoliotic list in operated patients with lumbar disc herniation. Spine 1998; 23: 338–342
38. McKenzie RA, May S. Mechanical diagnosis and therapy: The lumbar spine. 2nd ed. Waikanae, NZ: Spinal Publications; 2003
39. McKenzie RA. Manual correction of sciatic scoliosis. New Zealand Med J 1972; 484: 194–199
40. McMahon SB, Lewin GR, Wall PD. Central hyperexcitability triggered by noxious inputs. Curr Opin Neurobiol 1993; 3: 602–10
41. Mercer S, Bogduk N. The ligaments and anulus fibrosus of human adult cervical intervertebral discs. Spine 1999; 24: 619–626
42. Mercer SR, Jull GA. Review: Morphology of the cervical intervertebral disc: Implications for McKenzie's model of the disc derangement syndrome. Manual Therapy 1996; 2: 76–81
43. Obermann M, Holle D, Katsavara Z. Post-traumatic headache. Expert Rev Neurother 2009; 9(9): 1361–70
44. Ogince M, Hall T, Robinson K, Blackmore. The diagnostic validity of the cervical flexion–rotation test in C1/2-related cervicogenic headache. Manual Therapy 2007; (12)3: 256-262
45. Pfaffenrath V, Dandekar R, Mayer ET, Hermann G, Pöllmann W. Cervicogenic headache: Results of computer-based measurements of cervical spine mobility in 15 patients. Cephalalgia 1988; 8(1): 45–48
46. Pfaffenrath V, Kaube H. Diagnostics of cervicogenic headache. Funct Neurol 1990; 5(2): 159–64
47. Porter RW, Miller CG. Back pain and trunk list. Spine 1986; 11: 596–600
48. Radanov BP, Di Stefano G, Augustiny KF. Symptomatic approach to posttraumatic headache and its possible implications for treatment. Eur Spine J. 2001; 10(5): 403–7
49. Rothbart P. The cervicogenic headache: A pain in the neck. Can J Diagnos 1996; 13: 64–71
50. Schrader H, Stovner LJ, Obelieniene D, Surkiene D, Mickeviciene D, Bovim G, Sand T. Examination of the diagnostic validity of „headache attributed to whiplash injury": A controlled, prospective study. Eur J Neurol 2006; 13: 1226–32
51. Sizer PS, Phelps V, Azevedo E, Haye A, Vaught M. Diagnosis and management of cervicogenic headache. Pain Practice 2005; 5: 255
52. Sjaastad O, Bakketeig LS. Prevalence of cervicogenic headache: Vågå study of headache epidemiology. Acta Neurol Scand 2008; 117(3): 173–80. Epub 2007 Nov 20
53. Sjaastad O, Fredriksen T, Pareja JA, Stolt-Nielsen A, Vincent M. Coexistence of cervicogenic headache and migraine without aura. Funct Neurol 1999; 14(4): 209–18
54. Sjaastad O, Fredriksen TA, Pfaffenrath V. Cervicogenic headache: Diagnostic criteria. Headache 1990; 30: 725–726
55. Sjaastad O, Fredriksen TA, Pfaffenrath V. Cervicogenic headache: Diagnostic criteria. Headache1998; 38: 442–5
56. Sjaastad O1, Fredriksen TA. Cervicogenic headache: Criteria, classification and epidemiology. Clin Exp Rheumatol 2000; 18(2 Suppl 19): S3–6
57. Suk KS, Lee HM, Moon SH, Kim NH. Lumbosacral scoliotic list by lumbar disc herniation. Spine 2001; 26: 667–671
58. van Ettekoven H, Lucas C. Efficacy of physiotherapy including a craniocervical training programme for tension-type headache: A randomized clinical trial. Cephalalgia 2006; 26(8): 983–991
59. Vincent MB. Cervicogenic headache: The neck is a generator: Con. Headache 2010; 50: 706–709
60. Watson DH, Drummond PD. Cervical referral of head pain in migraineurs: Effects on the nociceptive blink reflex. Headache 2014; Mar (in press) [Epub]
61. Watson DH, Drummond PD. Head pain referral during examination of the neck in migraine and tension-type headache. Headache 2012; 52(8): 1226–35
62. Zito G, Jull G, Story I. Clinical tests of musculoskeletal dysfunction in the diagnosis of cervicogenic headache. Manual Therapy 2006; 11(2): 118–129
63. Zwart JA. Neck mobility in different headache disorders. Headache 1997; 37: 6–11

Evidenzbasierte Praxis: Patient mit Kopfschmerzen

Erkrankung *und* Symptom: Das trifft auf Kopfschmerzen zu und macht ihre Diagnose und Behandlung zu einer komplexen Herausforderung. Physiotherapeuten können zwischen verschiedenen Kopfschmerzarten differenzieren – und Patienten identifizieren, denen Manuelle Therapie helfen wird. Die aktuelle Evidenz bestätigt das [20]. Dr. Toby Hall zeigt, wie's funktioniert.

Anamnese

Peter ist 37 Jahre alt und leidet seit sieben Jahren zunehmend an okzipitalen Kopfschmerzen. Die Schmerzen treten kontinuierlich, vor allem auf der rechten Seite auf (► **Abb. 1**). Bevor die Kopfschmerzen begannen, hatte er bereits zwei Jahre lang Nackenschmerzen. Inzwischen treten Kopf- und Nackenschmerzen gemeinsam auf. Letztes Jahr erreichten die Symptome ein stabiles Niveau, das sein Neurologe auf dem Headache Disability Index mit 56/100 bewertete [3]. Die Symptome belasten ihn also substanziell.

Vor vier Jahren gründete Peter eine Familie. Seitdem ist er nur noch selten körperlich aktiv. Da seine Kinder zuerst Schlafprobleme hatten, verschlechterte sich sein Schlafrhythmus. Peter hat eine Vollzeitstelle am Schreibtisch, die kaum Arbeitspausen zulässt. Er stellte fest, dass das Sitzen am Schreibtisch seine Kopfschmerzen auslöst. Schon nach zwanzig Minuten nehmen die Kopfschmerzen zu und halten meist bis zum nächsten Morgen an. Deshalb und um eine Symptomverschlimmerung zu verhindern, begann er im Stehen zu arbeiten. Autofahren löst die Schmerzen ebenfalls aus. Auch wenn er Sitzphasen meidet, treten die Kopfschmerzen täglich auf, jedoch weniger intensiv. Begleiterscheinungen wie Aura, Übelkeit oder Lichtempfindlichkeit gibt es nicht. Der Neurologe untersuchte Peter unter anderem mit bildgebenden Verfahren für Nacken und Kopf. Er stellte nur bei C5/6 eine leichte degenerative Veränderung fest.

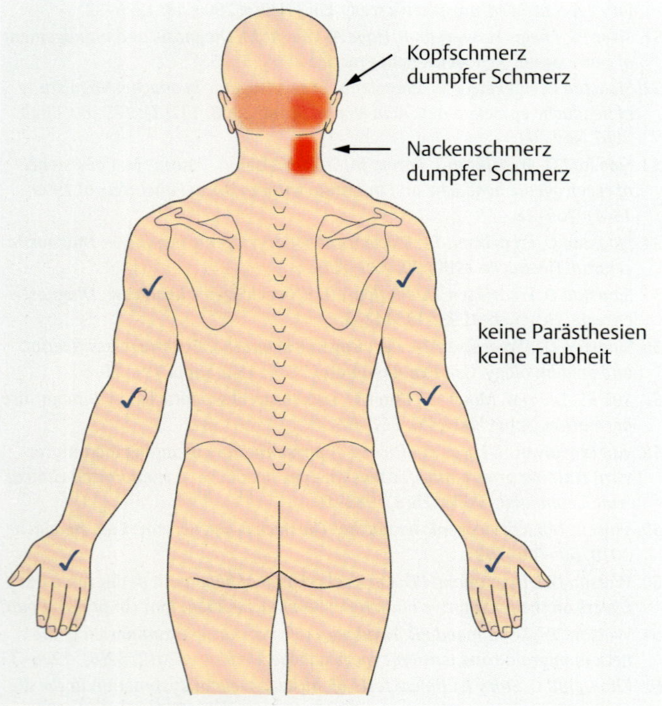

Abb. 1 Körperdiagramm.

Evidenz: Frühere Studien ergaben keinen Zusammenhang zwischen durch bildgebende Verfahren ermittelten Veränderungen und zervikalen Kopfschmerzen [4, 12, 35].

Bei Peter schlugen verschiedene Medikamente (darunter Triptane) nicht an. Er kann seine Symptome am besten kontrollieren, indem er längeres Sitzen vermeidet und täglich Paracetamol nimmt. Nichtsdestotrotz treten die Kopfschmerzen weiterhin täglich auf, mit einer Intensität von 4/10. Peter ist ansonsten gesund. Es gibt keine Hinweise auf Red oder Yellow Flags.

Erste Hypothese

Anhand der Diagnosekriterien der Cervicogenic Headache International Study Group (CHISG) [48] stuft der Therapeut Peters Kopfschmerzen als „wahrscheinlich zervikal" ein [4]. Für seine Bewertung spricht: Die Kopfschmerzen treten unilateral auf ohne Verschiebung zur anderen Seite; den Kopfschmerzen gehen assoziierte Nackenschmerzen voraus; es treten moderate nicht pochende Symptome auf, und bestimmte Nackenhaltungen verschlimmern sie; Dauer und Intensität der Symptome variieren; assoziierte Merkmale treten nicht auf (► **Tab. 1**).

Evidenz: Die Diagnosekriterien der CHISG wurden auf ihre Reliabilität und Validität untersucht [52] und sind umfassender als die von der International Headache Society (IHS) veröffentlichten Kriterien [26]. Der IHS ist jedoch wichtig, dass die Symptome nach einer Nackenbehandlung abnehmen. Dieser Standpunkt eröffnet einen gewissen Spielraum: Spricht der Patient auf die Nackenbehandlung an, können auch zervikal verursachte Kopfschmerzen in die Klassifikation aufgenommen werden.

Tab. 1 Zervikogener Kopfschmerz: Diagnosekriterien der Cervicogenic Headache International Study Group (CHISG) [48]

Hauptkriterien	I. Symptome und Zeichen für eine Beteiligung des Nackens a. Präzipitation von vergleichbaren Symptomen bei: – Nackenbewegung und/oder dauerhafter ungünstiger Kopfpositionierung und/oder – äußerem Druck auf die obere Halswirbelsäule oder die Okzipitalregion b. Einschränkung des Bewegungsumfangs des Nackens c. ipsilateraler Nacken, Schulter- oder Armschmerzen II. bestätigende Evidenz durch diagnostische anästhetische Blockade III. Unilateralität der Kopfschmerzen ohne seitliche Verschiebung
Merkmale des Kopfschmerzes	IV. moderate bis schwere, nicht pochende Schmerzen, die normalerweise im Nacken beginnen Schmerzepisoden unterschiedlicher Dauer oder fluktuierende, kontinuierliche Schmerzen
andere wichtige Merkmale	V. Indomethacin hat keine oder nur geringe Wirkung – Ergotamin und Sumatriptan haben keine oder nur geringe Wirkung – weiblich – in vielen Fällen vorausgehendes Kopf- oder indirektes HWS-Trauma, üblicherweise von mehr als mittlerer Schwere
weniger wichtige Merkmale	VI. verschiedene schmerzanfallsbedingte Phänomene, nur gelegentlich und/oder mit moderater Schwere auftretend: a. Übelkeit b. Licht- und Geräuschempfindlichkeit c. Schwindel d. ipsilaterale verschwommene Sicht e. Schwierigkeiten beim Schlucken f. ipsilaterales Ödem, hauptsächlich im Augenbereich

Pathophysiologie

Evidenz: Die diagnostischen Merkmale zervikogener Kopfschmerzen treffen auch auf die Migräne zu. Da die Merkmale beider Kopfschmerzarten fast identisch sind, erhalten bis zu 50 Prozent aller Patienten eine falsche Diagnose [38, 46]. Um dies zu erklären, postulierte man, dass die verschiedenen Arten primärer Kopfschmerzen ein Spektrum bilden und ihnen dieselben pathophysiologischen Mechanismen zugrunde liegen [10]. Man vermutete außerdem, dass zervikogene Kopfschmerzen zu diesem Spektrum gehören und dem gleichen pathophysiologischen Prozess unterliegen [54].

Typisch für die Pathophysiologie zervikogener Kopfschmerzen ist die Konvergenz: Afferenzen der oberen drei zervikalen Nervenwurzeln konvergieren im trigeminozervikalen Kern mit trigeminalen Afferenzen [7]. Daher wird der zervikale afferente Input häufig als Kopfschmerz fehlinterpretiert. Der sensibilisierte trigeminozervikale Kern ist bei Migräne [1] und bei zervikalen Kopfschmerzen [11, 40] wesentlich für die Schmerzentstehung. Eine aktuelle Studie vergleicht Patienten mit schmerzhaften zervikalen Facettengelenken mit und ohne Kopfschmerzen. Die Forscher stellten jedoch unterschiedliche sensorische Verarbeitungen fest. Die Sensibilisierung des trigeminozervikalen Kerns könnte eine Schlüsselkomponente zervikogener Kopfschmerzen sein [11].

Ist die Sensibilisierung des trigeminozervikalen Kerns tatsächlich die Hauptursache für Kopfschmerzsymptome, wäre die Reduzierung der Sensitivität des Kerns der Schlüssel zur Behandlung von Patienten mit Kopfschmerzen. Obwohl den verschiedenen Kopfschmerzarten ähnliche Mechanismen zugrunde liegen, wirkt die physische Behandlung bei jeder Kopfschmerzart unterschiedlich [6, 8]. Dies unterstreicht die Bedeutung einer korrekten Untersuchung und Klassifikation von Kopfschmerzen.

Physische Untersuchung

In der physischen Untersuchung fällt Peters ungewöhnliche Sitzhaltung auf. Die Wirbelsäule ist stark abgeflacht, das Becken nach hinten gekippt und der Kopf deutlich retrahiert (► **Abb. 2**). Im Stehen nimmt Peter dagegen die Sway-back-Haltung ein: Er schiebt das Becken vor, zieht Brustkorb und Schultergürtel nach hinten und translatiert die HWS mit dem Kopf nach vorne. Bei der Befragung gibt er an, im Internet eine Sitzempfehlung gefunden zu haben: Man solle beim Sitzen eine Art Standhaltung einnehmen. Obwohl diese Haltung Kopfschmerzen auslöste und er sie nur kurz beibehalten konnte, überzeugte ihn diese „gute" Körperhaltung. Seine Sitzhaltung durch eine veränderte Becken-, Wirbelsäulen- und Kopfposition zu korrigieren, fand er jedoch „angenehmer und einfacher". Die Kopf-/Nackenschmerzen ließen sofort nach, verschwanden aber nicht vollständig.

Evidenz: Frühere Studien gingen der Frage nach, ob zwischen der Hals-/Nackenposition und Kopfschmerzen ein Zusammenhang besteht. Einige Studien postulierten den Zusammenhang [9, 55], andere bestätigten ihn jedoch nicht [13, 51, 57]. Auch bei gesunden Menschen variiert die Halshaltung stark. Dies erklärt eventuell die unterschiedlichen Ergebnisse [37]. Es ist eher unwahrscheinlich, dass es eine typische, Kopfschmerzen verursachende Haltungsabnormalität gibt.

Peters Fall spiegelt dies wider. Seine Haltung entspricht keiner stereotypen Haltungsabweichung, aber seine Symptome hängen eindeutig mit seiner Körperhaltung zusammen. Vermeidet er die Haltung, nehmen die Schmerzen ab. Derartige Probleme entstehen, wenn man Evidenz blindlings auf alle Patienten mit einem bestimmten Zustand anwendet. Möglicherweise zeigen weitere Untersuchungen, dass die verschiedenen Kopfschmerzarten mit einem ganzen Spektrum von Haltungsabnormalitäten assoziiert sind.

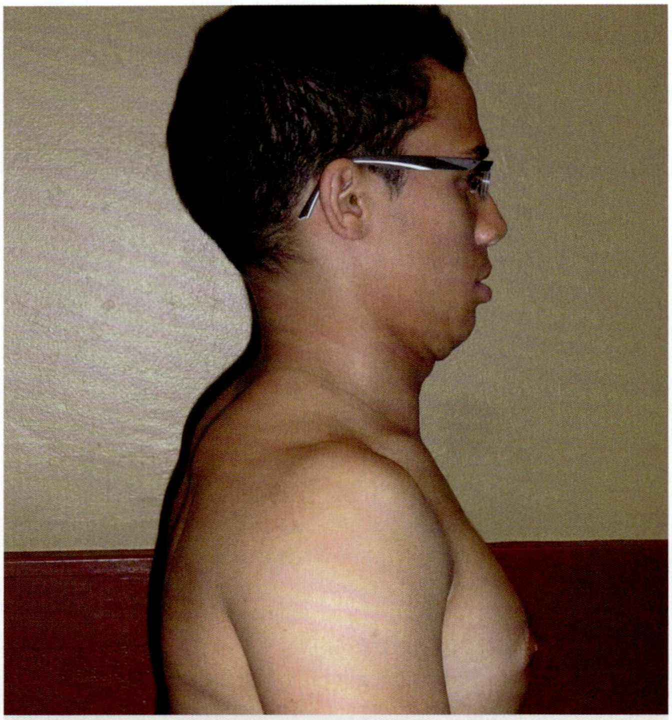

Abb. 2 Auffällige Sitzposition mit retrahiertem Kopf.

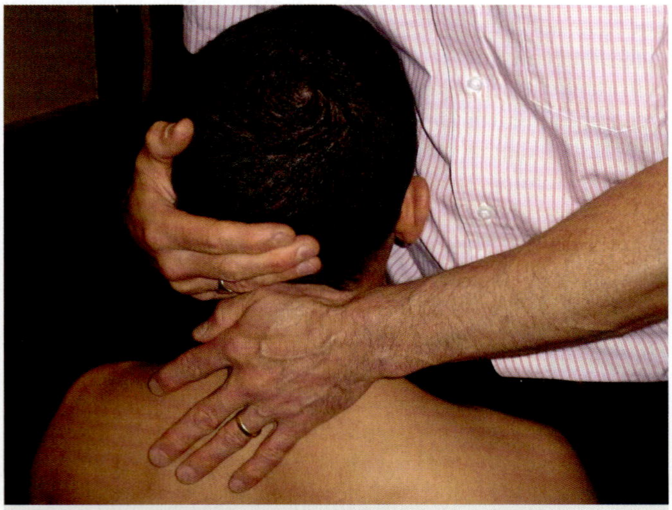

Abb. 3 Kopfschmerz-SNAG.

Headache SNAG

Aufgrund der Haltungsabnormalität entscheidet der Therapeut, einen Mulligan Headache SNAG (Sustained Natural Apophyseal Glide; gehaltenes physiologisches Gleiten in den Facettengelenken) [39] zu probieren. Er fixiert den Wirbel C2 posterior und retrahiert den Kopf (► **Abb. 3**). Die Technik verstärkt die Symptome sofort. Dagegen reduziert die umgekehrte Richtung die Symptome unmittelbar (Reverse Headache SNAG, ► **Abb. 4**).

Die Reaktionen deuten darauf hin, dass wahrscheinlich zumindest die Gelenke zwischen Okziput und C2 an der Schmerzentstehung beteiligt sind. Kopfretraktion und -protraktion bewirken nachweislich eine maximale Bewegung bei C0–2 [43], ohne die Gelenke unterhalb von C2 maximal endgradig zu belasten. Die mit Retraktion und Protraktion assoziierte Symptomzunahme (im Vergleich zur Flexion und Extension der gesamten Halswirbelsäule) lässt vermuten, dass die Wirbelsegmente oberhalb von C2 wahrscheinlich symptomatisch sind.

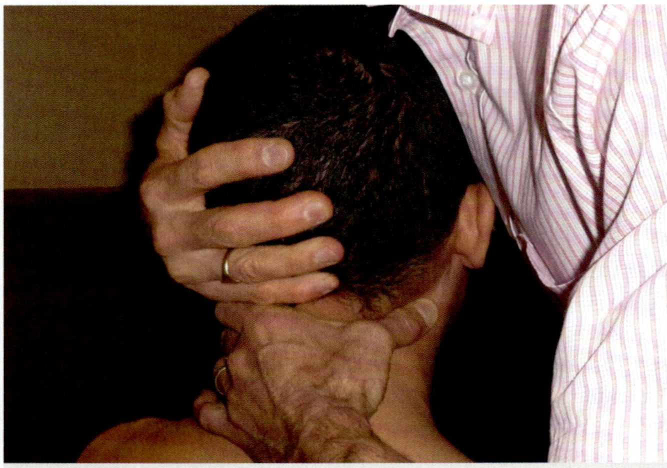

Abb. 4 Umgekehrtes Kopfschmerz-SNAG.

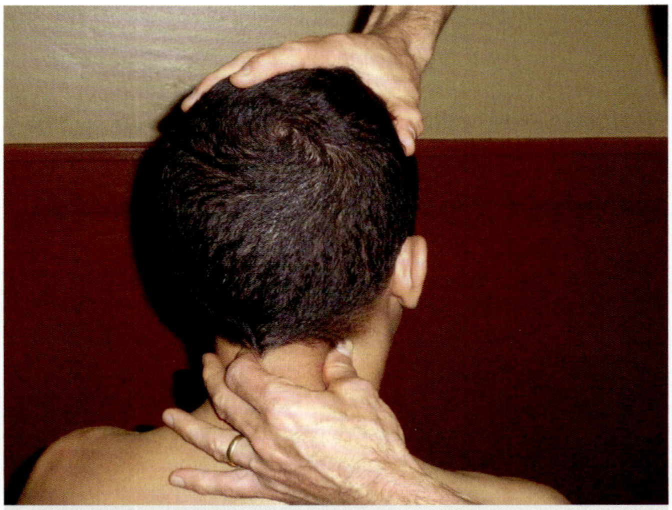

Abb. 5 C1/2-Rotationstest im Sitzen.

Beweglichkeit der Halswirbelsäule

Bei der Untersuchung des Bewegungsumfangs der Halswirbelsäule treten lokalisierte Nackenschmerzen auf. Außerdem stellt der Therapeut eine leichte eingeschränkte zervikale Flexion fest. Die Retraktion der oberen Halswirbelsäule verstärkt die Symptome und löst Kopfschmerzen aus. Der Bewegungsumfang beträgt nur die Hälfte der erwarteten 15 Grad [45]. Die anderen Bewegungen der Halswirbelsäule sind unproblematisch. Die Rotation der oberen Halswirbelsäule bei fixiertem C2 ist normal (▶ **Abb. 5**).

Evidenz: Laut einer aktuellen Studie beträgt bei gesunden Menschen die Rechtsrotation in Rückenlage 11 Grad (MRT-Messung) [44]. Stellt man bei diesem Test einen eingeschränkten Bewegungsumfangs fest, weist dies auf eine wahrscheinlich beeinträchtigte C1/2-Bewegung hin. Der C1/2-Flexions-Rotations-Test kann den Befund gegebenenfalls bestätigen [23]. Bei C1/2 finden in erster Linie Rotationsbewegungen statt [50], verbunden mit einer minimalen Rotation bei C0/1 [34].

Peters Rotation ist normal. Deshalb ist es unwahrscheinlich, dass C1/2 die Symptomquelle ist. Zusammen mit der Einschränkung und der schmerzhaften Retraktion deutet der Befund eher darauf hin, dass die Symptomquelle bei C0/1 liegt.

Evidenz: Eines der wichtigsten Diagnosekriterien für zervikogene Kopfschmerzen ist der eingeschränkte zervikale Bewegungsumfang [48]. Einige [32, 57], aber nicht alle Studien [13, 23] weisen die Bewegungseinschränkung bei zervikalen Kopfschmerzen nach. Darüber hinaus gibt es auch Berichte über einen reduzierten zervikalen Bewegungsumfang bei Migräne [5] und Spannungskopfschmerzen [17]. Allerdings ist dies nicht zwangsläufig der Fall [2, 28, 42]. Eine mögliche Erklärung für die Bewegungseinschränkung bei primären Kopfschmerzen ist: Die Sensibilisierung des trigeminozervikalen Kerns beeinflusst den Muskeltonus in den zervikalen Segmenten und beeinträchtigt so möglicherweise den Bewegungsumfang. Ein gutes Beispiel dafür sind Patienten mit temporomandibulären Störungen. Für sie sind Bewegungseinschränkungen in der oberen Halswirbelsäule typisch [18, 53].

Die Untersuchung der einzelnen Segmente ergibt eine Hypomobilität von C0/1 und C2/3. Der Flexions-Rotations-Test fällt negativ aus (▶ **Abb. 6**).

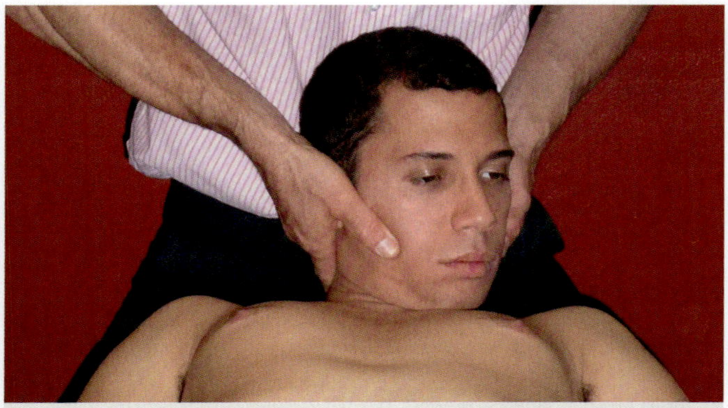

Abb. 6 C1/2-Flexions-Rotations-Test in Rückenlage.

Evidenz: Der beidseitige Bewegungsumfang von 44 Grad ist mehr oder weniger normal [22]. Der Test ist positiv, wenn der Bewegungsumfang maximal ungefähr 33 Grad beträgt. Ein positives Ergebnis verweist auf einen engen Zusammenhang zwischen der Schwere der Kopfschmerzen und dem Bewegungsumfang [21, 24, 25, 41]. Der Test ist hilfreich, um zwischen Migräne und zervikalen Kopfschmerzen zu differenzieren [24]. Die durch diesen Test feststellbare Beeinträchtigung tritt jedoch nicht bei allen Patienten mit zervikalen Kopfschmerzen und Nackenschmerzen auf [20]. Einer entsprechenden Untersuchung zufolge fällt der Test bei 72 Prozent aller Patienten mit zervikalen Kopfschmerzen positiv aus [25]. Der Test gilt zwar als ein valider Marker für die Bewegung im C1/2-Segment [50], aber eine veränderte Ausgangsposition von C2 (rotiertes Segment) kann die Testergebnisse beeinflussen und den Eindruck einer C1/2-Dysfunktion vermitteln.

Dies ist bei Peter jedoch nicht der Fall. Sein Dornfortsatz von C2 befindet sich eindeutig in einer zentralen Position.

Palpation

Evidenz: Ob Kopfschmerzen eine zervikale Komponente haben, erkennt man vor allem daran, dass die Palpation der Halswirbelsäule Hinweise auf eine Bewegungseinschränkung liefert und Schmerzen auslöst [28] beziehungsweise bestimmte Kopfschmerzen reproduziert [54]. Durch Palpation lässt sich auch feststellen, welches Segment wahrscheinlich beteiligt ist [22].

Palpiert der Therapeut bei flektierter und nach rechts rotierter HWS den rechten hinteren Bogen von C1, reproduziert dies Peters Kopfschmerzen [15]. Lokale Nackenschmerzen lassen sich nur durch die Palpation des rechten C2/3-Facettengelenks reproduzieren.

Evidenz: Beeinträchtigungen der Muskelfunktion sind ein weiteres wesentliches Merkmal zervikogener Kopfschmerzen [28, 29, 55, 57]. Häufig verbessert das Wiederherstellen des Muskelsystems die Kopfschmerzsymptome langfristig [33]. Typische Beeinträchtigungen sind der Verlust der Körperausrichtung und der neuromuskulären Kontrolle sowie Muskelschwäche und verminderte Muskelausdauer und -dehnbarkeit [33]. Störungen der tiefen Nackenflexoren kennzeichnen im Nacken entstehende Kopfschmerzen [29, 55, 56]. In einer Studie wurden keine vergleichbaren Beeinträchtigungen bei Migräne und Spannungskopfschmerzen beobachtet [28], eine andere Studie stellte jedoch einen Zusammenhang zwischen solchen Beeinträchtigungen und Spannungskopfschmerzen her [16]. Weitere mögliche Veränderungen des Muskelsystems bei Patienten mit zervikalen Kopfschmerzen sind Muskelverspannungen [57] und Triggerpunkte [47].

Peters kraniozervikale Flexion (Test zur Bewertung der Funktion der tiefen Nackenflexoren) ist stark eingeschränkt (▶ **Abb. 7**). Gleichzeitig fällt dem Therapeuten die ausgeprägte Substitution der oberflächlichen Muskeln auf. Die Muskellänge ist zwar normal, aber der Therapeut findet mit zervikalen Kopfschmerzen assoziierte Triggerpunkte.

Evidenz: Betrachtet man alle Untersuchungsergebnisse, gibt es deutliche Hinweise auf eine zervikale Komponente bei der Schmerzentstehung. Jull et al. [32] meinen, dass sich zervikogene Kopf-

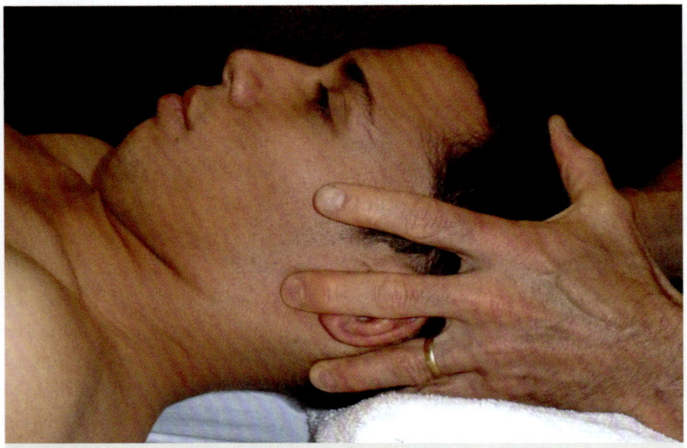

Abb. 7 Kraniozervikaler Flexionstest.

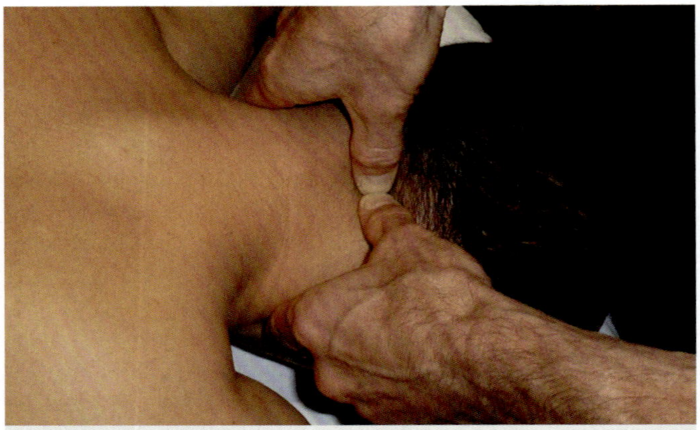

Abb. 8 Rechtseitiger unilateraler posterior-anteriorer Druck auf C1 bei Flexion-Rechtsrotation.

schmerzen sehr genau und spezifisch von primären Kopfschmerzen unterscheiden lassen. Und zwar anhand dieser Kombination: schlechte Kontrolle der tiefen Nackenflexoren, eingeschränkter zervikaler Bewegungsumfang und Schmerzen während der Palpation der oberen Halswirbelsäule. Bei Peter finden sich alle drei Zeichen, was für die Diagnose zervikogener Kopfschmerz spricht.

Reflexion

Peters Symptome beginnen, als er von einer körperlich aktiven zu einer sitzenden Tätigkeit wechselt. Den Symptomen gehen bereits bestehende Nackenprobleme voraus, die eine falsche Sitzhaltung, schlechte Muskelkontrolle, Bewegungsmangel und schlechte Schlafgewohnheiten verschlimmern. All diese Faktoren könnten zur Sensibilisierung des trigeminozervikalen Kerns beigetragen, ebenso wie die tägliche Einnahme ungeeigneter Medikamente [49]. Deshalb ist ein mehrdimensionaler Behandlungsansatz erforderlich.

Therapie

Der erste Behandlungsschritt ist die Wiederherstellung der Haltungskontrolle. Für den Therapeuten ist die maladaptive Kontrolle der wichtigste Auslöser. Dieser Schritt beinhaltet die Korrektur der Becken-, Kopf- und Wirbelsäulenposition, sodass Peter zunehmend länger sitzen kann. Nach kurzer Zeit wird die Behandlung um die akzessorische Mobilisation der beeinträchtigten Gelenke erweitert, insbesondere um die Richtung Flexion-Rechtsrotation im Segment C0/1 (► **Abb. 8**). Sobald die Flexion der oberen Halswirbelsäule verbessert ist, initiiert der Therapeut Übungen zur Verbesserung der Kontrolle der tiefen Nackenflexoren [31].

Evidenz: Spezifische Übungen verbessern die Aktivierung der tiefen Nackenflexoren stärker als Mobilisationen [36]. Noch besser ist die Kombination von spezifischen Übungen und Mobilisation [33].

Zusätzlich wird Peter detailliert über den Zusammenhang zwischen der Sensibilisierung des trigeminozervikalen Kerns und seinen Kopfschmerzen aufgeklärt, vor allem in Bezug auf ausreichend Schlaf und körperliche Betätigung und die Einnahme von Medikamenten. Im Verlauf von acht Behandlungen macht Peter gute Fortschritte. Die Bewertung seiner Nackenprobleme fiel auf 8/100, viel mehr also als der Rückgang um 30 Punkte, der üblicherweise als langfristige Verbesserung gilt [27]. Bei seiner Arbeit sitzt er längere Zeit, und die Kopfschmerzen treten durchschnittlich nur noch einmal pro Woche mit einer Intensität 3/10 auf. Er nimmt keine Medikamente mehr, hat sein Schlafverhalten verbessert und geht täglich spazieren als Ausgleich für seine sitzende Tätigkeit.

FAZIT

Das Fallbeispiel illustriert den Wert eines evidenzbasierten, klinisch durchdachten und begründeten Ansatzes für die Untersuchung und Behandlung von Patienten mit Kopfschmerzen. Suchen Patienten einen erfahrenen Manualtherapeuten auf, vertrauen sie darauf, dass die Manuelle Therapie ihre Kopfschmerzsymptome und die damit verbundenen Beeinträchtigungen effektiv reduziert. Immer mehr Evidenz spricht für dieses Vertrauen, das Patienten Physiotherapeuten entgegenbringen [19].

AUTOR

Toby Hall

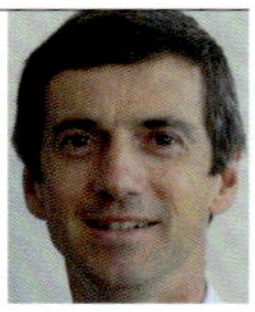

BIBLIOGRAFIE

DOI 10.1055/s-0034-1390147
manuelletherapie 2014; 18: 171–175

Stuttgart · New York · ISSN 1433-2671

Literatur

1. *Akerman S, Romero-Reyes M. Insights into the pharmacological targeting of the trigeminocervical complex in the context of treatments of migraine. Expert Rev Neurother 2013; 13: 1041–59*
2. *Amiri M, Jull G, Bullock-Saxton J, Darnell R, Lander C. Cervical musculoskeletal impairment in frequent intermittent headache. Part 2: subjects with concurrent headache types. Cephalalgia 2007; 27: 891–8*

3. *Andrasik F, Lipchik GL, McCrory DC, Wittrock DA. Outcome measurement in behavioral headache research: Headache parameters and psychosocial outcomes. Headache 2005; 45: 429–37*
4. *Antonaci F, Ghirmai S, Bono G, Sandrini G, Nappi G. Cervicogenic headache: Evaluation of the original diagnostic criteria. Cephalalgia 2001; 21: 573–83*
5. *Bevilaqua-Grossi D, Pegoretti KS, Goncalves MC, Speciali JG, Bordini CA, Bigal ME. Cervical mobility in women with migraine. Headache 2009; 49: 726–31*
6. *Biondi DM. Physical treatments for headache: A structured review. Headache 2005; 45: 738–46*
7. *Bogduk N, Govind J. Cervicogenic headache: An assessment of the evidence on clinical diagnosis, invasive tests, and treatment. Lancet Neurol 2009; 8: 959–68*
8. *Bronfort G, Haas M, Evans R, Leiniger B, Triano J. Effectiveness of manual therapies: The UK evidence report. Chiropr Osteopat 2010; 18: 3*
9. *Budelmann K, von Piekartz H, Hall T. Is there a difference in head posture and cervical spine movement in children with and without pediatric headache? European Journal of Pediatrics 2013*
10. *Cady R, Schreiber C, Farmer K, Sheftell F. Primary headaches: A convergence hypothesis. Headache 2002; 42: 204–16*
11. *Chua NH, van Suijlekom HA, Vissers KC, Arendt-Nielsen L, Wilder-Smith OH. Differences in sensory processing between chronic cervical zygapophysial joint pain patients with and without cervicogenic headache. Cephalalgia 2011; 31: 953–63*
12. *Coskun O, Ucler S, Karakurum B, Atasoy HT, Yildirim T, Ozkan S et al. Magnetic resonance imaging of patients with cervicogenic headache. Cephalalgia 2003; 23: 842–5*
13. *Dumas JP, Arsenault AB, Boudreau G, Magnoux E, Lepage Y, Bellavance A et al. Physical impairments in cervicogenic headache: Traumatic vs. nontraumatic onset. Cephalalgia 2001; 21: 884–93*
14. *Edeling J. Migraine and other chronic headaches. Preliminary report on experimental physical treatment. South African Journal of Physiotherapy. 1974; 30: 2–3*
15. *Edwards B. Manual of Combined Movements: Their use in the examination and treatment of mechanical vertebral column disorders. Edinburgh: Churchill Livingstone; 1992*
16. *Fernández-de-las-Peñas C, Perez-de-Heredia M, Molero-Sánchez A, Miangolarra-Page JC. Performance of the craniocervical flexion test, forward head posture, and headache clinical parameters in patients with chronic tension-type headache: A pilot study. J Orthop Sports Phys Ther 2007; 37: 33–9*
17. *Fernández-Mayoralas DM, Fernández-de-las-Peñas C, Palacios-Ceña D, Cantarero-Villanueva I, Fernández-Lao C, Pareja JA. Restricted neck mobility in children with chronic tension type headache: A blinded, controlled study. J Headache Pain 2010; 11: 399–404*
18. *Grondin F, Hall TM. Upper cervical range of motion is impaired in patients with temporomandibular disorders. Cranio 2014; accepted for publication*
19. *Hall T. Cervicogenic headache: More than just a pain in the neck. Physioscience 2011; 7: 1–8*
20. *Hall T, Briffa K, Hopper D. Clinical evaluation of cervicogenic headache: A clinical perspective. J Man Manip Ther 2008; 16: 73–80*
21. *Hall T, Briffa K, Hopper D. The influence of lower cervical joint pain on range of motion and interpretation of the flexion-rotation test. J Man Manip Ther 2010a; 18: 126–31*
22. *Hall T, Briffa K, Hopper D, Robinson K. Reliability of manual examination and frequency of symptomatic cervical motion segment dysfunction in cervicogenic headache. Man Ther 2010b; 15: 542–6*
23. *Hall T, Robinson K. The flexion-rotation test and active cervical mobility – A comparative measurement study in cervicogenic headache. Man Ther 2004; 9: 197–202*
24. *Hall TM, Briffa K, Hopper D, Robinson K. Comparative analysis and diagnostic accuracy of the cervical flexion-rotation test. J Headache Pain 2010c; 11: 391–7*
25. *Hall TM, Briffa K, Hopper D, Robinson KW. The relationship between cervicogenic headache and impairment determined by the flexion-rotation test. J Manipulative Physiol Ther 2010d; 33: 666–71*
26. *Headache Classification Committee of the International Headache S. The International Classification of Headache Disorders, 3rd edition (beta version). Cephalalgia 2013; 33: 629–808*
27. *Jacobson GP, Ramadan NM, Aggarwal SK, Newman CW. The Henry Ford Hospital Headache Disability Inventory (HDI). Neurology. 1994; 44: 837–42*
28. *Jull G, Amiri M, Bullock-Saxton J, Darnell R, Lander C. Cervical musculoskeletal impairment in frequent intermittent headache. Part 1: Subjects with single headaches. Cephalalgia 2007a; 27: 793–802*
29. *Jull G, Barrett C, Magee R, Ho P. Further clinical clarification of the muscle dysfunction in cervical headache. Cephalalgia. 1999; 19: 179–85*
30. *Jull G, Niere K. The cervical spine and headache. In: Boyling G, Jull G, editors. Grieves Modern Manual Therapy. 3rd ed: Churchill Livingstone; 2004: 291–309*
31. *Jull G, Sterling M, Falla D, Treleaven J, O'Leary S. Whiplash, headache, and neck pain: Churchill Livingstone; 2008*
32. *Jull G, Sterling M, Kenardy J, Beller E. Does the presence of sensory hypersensitivity influence outcomes of physical rehabilitation for chronic whiplash? A preliminary RCT. Pain 2007b; 129: 28–34*
33. *Jull G, Trott P, Potter H, Zito G, Neire K, Shirley D et al. A randomized controlled trial of exercise and manipulative therapy for cervicogenic headache. Spine (Phila Pa 1976). 2002; 27: 1835–43*
34. *Karhu JO, Parkkola RK, Komu ME, Kormano MJ, Koskinen SK. Kinematic magnetic resonance imaging of the upper cervical spine using a novel positioning device. Spine (Phila Pa 1976). 1999; 24: 2046–56*
35. *Knackstedt H, Krakenes J, Bansevicius D, Russell M. Magnetic resonance imaging of craniovertebral structures: clinical significance in cervicogenic headaches. Journal of Headache and Pain 2012; 13: 5*
36. *Lluch E, Schomacher J, Gizzi L, Petzke F, Seegar D, Falla D. Immediate effects of active cranio-cervical flexion exercise versus passive mobilisation of the upper cervical spine on pain and performance on the cranio-cervical flexion test. Man Ther 2014; 19: 25–31*
37. *Miyazaki M, Hymanson HJ, Morishita Y, He W, Zhang H, Wu G et al. Kinematic analysis of the relationship between sagittal alignment and disc degeneration in the cervical spine. Spine (Phila Pa 1976) 2008; 33: E870–6*
38. *Moeller JJ, Kurniawan J, Gubitz GJ, Ross JA, Bhan V. Diagnostic accuracy of neurological problems in the emergency department. Can J Neurol Sci 2008; 35: 335–41*
39. *Mulligan B. Manual therapy – „NAGS", „SNAGS", „MWMS" etc. 6th ed. Wellington: Plane View Services; 2010*
40. *Niere K. Central nervous system processing in cervicogenic headache. In: Selvaratnam PJ, Niere K, Zuluaga M, editors. Headache, orofacial pain and bruxism. Edinburgh: Elsevier; 2009: 95–114*
41. *Ogince M, Hall T, Robinson K, Blackmore AM. The diagnostic validity of the cervical flexion-rotation test in C1/2-related cervicogenic headache. Man Ther 2007; 12: 256–62*
42. *Oksanen A, Metsahonkala L, Viander S, Jappila E, Aromaa M, Anttila P et al. Strength and mobility of the neck-shoulder region in adolescent headache. Physiother Theory Pract 2006; 22: 163–74*
43. *Ordway NR, Seymour RJ, Donelson RG, Hojnowski LS, Edwards WT. Cervical flexion, extension, protrusion, and retraction. A radiographic segmental analysis. Spine (Phila Pa 1976). 1999; 24: 240–7*
44. *Osmotherly PG, Rivett D, Rowe LJ. Toward understanding normal craniocervical rotation occurring during the rotation stress test for the alar ligaments. Phys Ther 2013; 93: 986–92*
45. *Panjabi M, Dvorak J, Duranceau J, Yamamoto I, Gerber M, Rauschning W et al. Three-dimensional movements of the upper cervical spine. Spine (Phila Pa 1976). 1988; 13: 726–30*
46. *Pfaffenrath V, Kaube H. Diagnostics of cervicogenic headache. Functional Neurology. 1990; 5: 159–64*

47. *Roth JK, Roth RS, Weintraub JR, Simons DG. Cervicogenic headache caused by myofascial trigger points in the sternocleidomastoid: A case report. Cephalalgia 2007; 27: 375–80*
48. *Sjaastad O, Fredriksen TA, Pfaffenrath V. Cervicogenic headache: Diagnostic criteria. The Cervicogenic Headache International Study Group. Headache. 1998; 38: 442–5*
49. *Srikiatkhachorn A, le Grand SM, Supornsilpchai W, Storer RJ. Pathophysiology of medication overuse headache – An update. Headache 2014; 54: 204–10*
50. *Takasaki H, Hall T, Oshiro S, Kaneko S, Ikemoto Y, Jull G. Normal kinematics of the upper cervical spine during the flexion-rotation test – In vivo measurements using magnetic resonance imaging. Man Ther 2011; 16: 167–71*
51. *Treleaven J, Jull G, Atkinson L. Cervical musculoskeletal dysfunction in post-concussional headache. Cephalalgia. 1994; 14: 273–9; discussion 57*
52. *Vincent MB, Luna RA. Cervicogenic headache: A comparison with migraine and tension-type headache. Cephalalgia. 1999; 19 Suppl 25: 11–6*
53. *von Piekartz H, Hall T. Orofacial manual therapy improves cervical movement impairment associated with headache and features of temporomandibular dysfunction: A randomized controlled trial. Man Ther 2013; DOI doi.org/10.1016/ j.math.2012.12.005*
54. *Watson DH, Drummond PD. Head pain referral during examination of the neck in migraine and tension-type headache. Headache 2012*
55. *Watson DH, Trott PH. Cervical headache: An investigation of natural head posture and upper cervical flexor muscle performance. Cephalalgia. 1993; 13: 272–84; discussion 32*
56. *Zito G, Jull G, Story I. Clinical tests of musculoskeletal dysfunction in the diagnosis of cervicogenic headache. Manual Therapy 2006a; 11: 118–29*
57. *Zito G, Jull G, Story I. Clinical tests of musculoskeletal dysfunction in the diagnosis of cervicogenic headache. Man Ther 2006b; 11: 118–29*

Schwerpunkt
Schwindel

Ist zervikogener Schwindel eine eigenständige muskuloskeletale Entität?

Ob eine muskuloskeletale Dysfunktion der Halswirbelsäule tatsächlich Schwindel auslösen kann, wird kontrovers diskutiert. Zu dieser Fragestellung existieren verschiedene Erklärungsmodelle. Unter anderem könnte eine Störung der propriozeptiven Information aus den oberen Segmenten oder den tiefen Flexoren der Halswirbelsäule eine Rolle bei der Entstehung des Schwindels spielen. Der Artikel gibt einen Überblick über die bestehenden Hypothesen und stellt Tests zur Differentialdiagnostik vor.

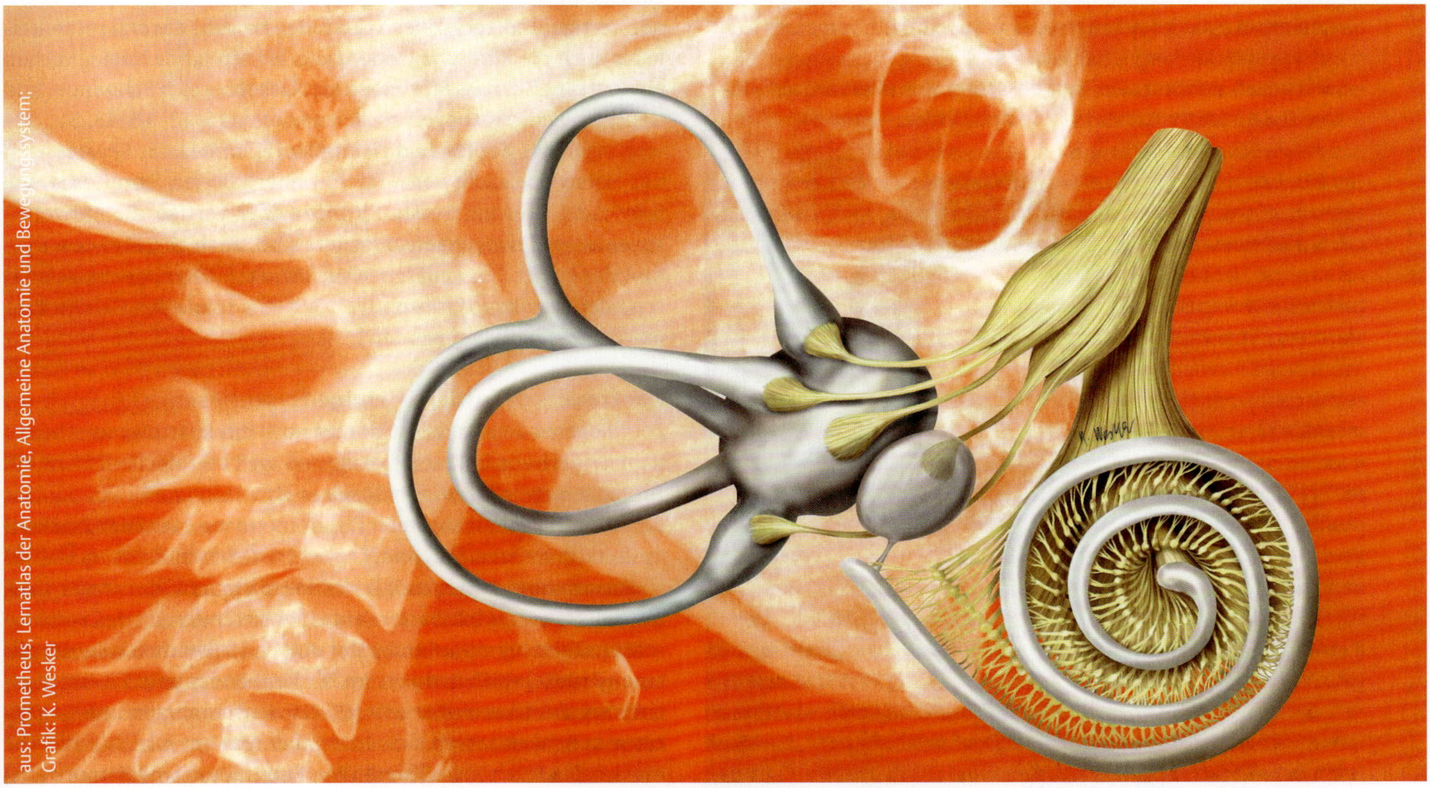

aus: Prometheus, Lernatlas der Anatomie, Allgemeine Anatomie und Bewegungssystem; Grafik: K. Wesker

Anmerkung der Redaktion: Der Artikel ist aus dem Englischen übersetzt. In der englischen Sprache wird zwischen Vertigo und Dizziness unterschieden. Diese Unterscheidung gibt es in der deutschen Sprache üblicherweise nicht – im Deutschen existiert nur der Begriff Schwindel. In dem Artikel wird Dizziness, was eher ein Überbegriff ist und oft Vertigo miteinbezieht, mit Schwindel übersetzt und der Begriff Vertigo, der eher den vestibulären Schwindel meint, aus dem Englischen übernommen.

Thoomes-de Graaf M, Thoomes E. Ist zervikogener Schwindel eine eigenständige muskuloskeletale Entität? Manuelle Therapie 2016; 20: 109–115

Schwindel fühlt sich beunruhigend an. Bei einer Schwindelattacke dreht sich die Umwelt, der Boden schwankt, die räumliche Orientierung geht verloren. Schwindel ist eine unangenehme Empfindung scheinbarer Bewegung. Die Diagnostik und Therapie des Schwindels fallen im Allgemeinen in den Aufgabenbereich der primärärztlichen Versorgung [19]. Die Prävalenz schwankt in der Literatur zwischen 11,1 und 28,9 Prozent [44]. Für klinische Zwecke wird der Schwindel in zwei Gruppen unterteilt: zum einen in ein karusellartiges, rotierendes Gefühl mit scheinbaren Drehbewegungen der Umwelt, das meistens als Vertigo bezeichnet wird, und zum anderen in ein vorwärts-rückwärts gerichtetes oder seitliches Schwankgefühl, das eher als Schwindel, Benommenheit oder Unsicherheitsgefühl beschrieben wird. In den USA zählten Vertigo und Schwindel 2007 zu den zwanzig häufigsten Gründen, die Erwachsene für einen Hausarztbesuch nannten [42]. In 80 Prozent dieser Fälle waren die Symptome schwer genug, um eine medizinische Intervention zu rechtfertigen. Schwindel betraf 2007 in den USA mehr als 50 Prozent der über 65-Jährigen und war bei den über 75-Jährigen der häufigste Grund für einen Arztbesuch [42]. Schätzungsweise 50 Prozent der Patienten, die wegen Schwindels überwiesen werden, leiden an Vertigo.

Ätiologie des Schwindels

Schwindel kann verschiedene Ursachen haben:

- Störungen im Hals-Nasen-Ohren-Bereich, zum Beispiel können oto-nasale Infektionen oder Grippeanfälle von einer Neuritis vestibularis begleitet werden,
- Störungen im zentralen Nervensystem wie Migräne, autonome Dysfunktionen oder endolymphatischer Hydrops,

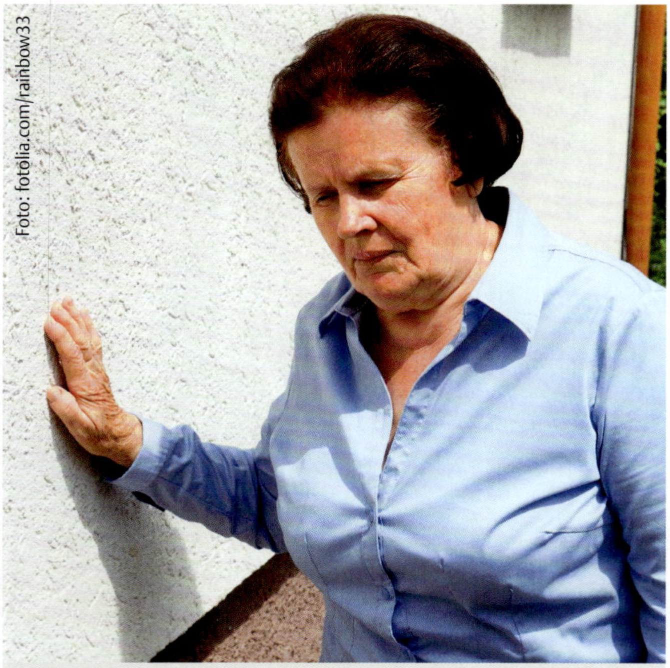

Foto: fotolia.com/rainbow33

Abb. 1 Schwindel ist eine unangenehme Empfindung scheinbarer Bewegung und kann den Alltag erheblich einschränken.

- Störungen im Herz-Kreislauf-System (Dekompensation) und
- benigner paroxysmaler Lagerungsschwindel (BPLS) (BPPV – Benign Paroxysmal Positional Vertigo) [35].

Die häufigsten Diagnosen, die bei Patienten mit Schwindelsymptomen gestellt werden, sind: BPLS, endolymphatischer Hydrops, Migräne, zentrale Dekompensation oder akute Vestibulopathie [2]. Schwindel tritt auch häufig nach einem HWS-Beschleunigungstrauma auf: 20–58 Prozent aller Patienten mit Flexions-Extensions-Verletzungen leiden unter Schwindel [9, 17, 19, 28, 47, 49, 51]. Zudem ist es auch nicht ungewöhnlich, dass Patienten mit Schwindel mehr als eine Diagnose haben [4, 45, 46]. Colledge und Kollegen kamen in ihrer Studie aus dem Jahr 1996 zu dem Ergebnis, dass Vertigo bei älteren Menschen in 65 Prozent der Fälle auf eine zervikale Spondylose zurückzuführen ist [12]. Außerdem konnten sie die Symptome Schwindel und Schmerzen bei diesen Patienten durch Injektion eines Anästhetikums in die hintere Nackenmuskulatur reduzieren. Die Hypothese der Autoren lautete daher, dass zervikaler Vertigo durch ein Beschleunigungstrauma, andere Dysfunktionen der Halswirbelsäule oder Spasmen der Halsmuskeln verursacht werden könnte.

Zervikogener Schwindel

Eine spezifische Form des Schwindels ist der zervikogene Schwindel (CGD – Cervicogenic Dizziness). Diese Störung beschrieben Ryan und Cope erstmals 1955 als zervikalen Vertigo [41]. Andere gängige Bezeichnungen sind propriozeptiver Vertigo, zervikogener Vertigo und zervikaler Schwindel. Sowohl die experimentelle als auch die klinische Evidenz der letzten Jahrzehnte sprechen eindeutig dafür, dass Störungen im Nackenbereich Schwindel und Gleichgewichtsstörungen auslösen können [5, 13, 18, 48, 51]. Bewegungen des Kopfes sind zwangsläufig immer mit Bewegungen der Halswirbelsäule verbunden. Daher können Symptome wie Schwindel, Gleichgewichtsstörungen oder Vertigo, die mit zervikozephalen Bewegungen assoziiert sind, auch bestehenden Dysfunktionen des vestibulären, visuellen, vaskulären, neurovaskulären oder zervikopropriozeptiven Systems sowie des Halsrückenmarks zugeschrieben werden [51].

Kontrovers diskutiert – einige Hypothesen

Zervikogener Schwindel ist immer noch ein kontroverses Thema, da nach wie vor unklar ist, aufgrund welcher Mechanismen die zervikale Region Schwindel auslösen kann. Ein großer Teil der Evidenz, die für einen kausalen Zusammenhang zwischen Nackendysfunktionen und Schwindel spricht, ist eher indirekt.

Somatosensoren Ein möglicher Mechanismus, der in der Literatur diskutiert wird, basiert auf einer Veränderung des somatosensorischen Inputs auf Höhe der oberen Halswirbelsäule, die mit einer Druckempfindlichkeit im Nackenbereich und Bewegungseinschränkungen einhergeht [9]. Nackenschmerzen und Druckempfindlichkeit lassen sich unter anderem auf interstitielle, die Muskelspindeln sensibilisierenden Entzündungsmediatoren [25] und auf myofasziale Trigger-Punkte, die eine spontane EMG-Aktivität induzieren, zurückführen [23]. Wenn die zervikalen Somatosensoren dann aufgrund von Nackenschmerzen anormale Impulse abgeben, entsteht eine sensorische Diskrepanz zwischen vestibulären und zervikalen Inputs, die letztendlich zu zervikogenem Schwindel führen könnte [8, 9, 32].

Als pathophysiologische Quellen sind eine Irritation des Truncus sympathicus, eine Kompression der Arteria vertebralis und ein abnormaler sensorischer Input der Propriozeptoren der oberen Halswirbelsäule (C0-C3) in Diskussion [19, 27]. In Tierversuchen konnte gezeigt werden, dass die Injektion lokaler Anästhetika in die Zervikalregion mit dem Ziel, die propriozeptiven Rezeptoren im Nacken zu beeinflussen, tatsächlich einen vorübergehenden Nystagmus oder eine Ataxie verursachen kann [5, 10, 11, 13]. Zudem zählen die zervikalen Zygapophysealgelenke zu den am stärksten innervierten Wirbelsäulengelenken. Man geht davon aus, dass 50 Prozent der gesamten Propriozeption aus den Gelenkkapseln der Facettengelenke C1 bis C3 stammen [1, 6, 15, 24, 50]. Bereits 1951 konnte nachgewiesen werden, dass die elektrische Stimulation der zervikalen Muskulatur Gleichgewichtsstörungen hervorrufen kann [48].

:: Aus den Gelenkkapseln der Zwischenwirbelgelenke C1–C3 stammt ein großer Teil der gesamten Propriozeption.

Tiefe zervikale Flexoren Ebenfalls nachgewiesen ist, dass die propriozeptive Information der tiefen zervikalen Flexoren zum Gleichgewichtssinn beiträgt [16]. Studien zeigten, dass Patienten mit Schwindel und/oder Gleichgewichtsstörungen aufgrund eines Beschleunigungstraumas (WAD – Whiplash Associated Disorders) signifikant größere Gelenkpositionsfehler (JPE – Joint Position Error) und einen höheren Nackenschmerz-Index zeigen als Probanden einer Kontrollgruppe. Dies deutet daraufhin, dass die Symptome wahrscheinlich durch eine Dysfunktion der zervikalen Mechanorezeptoren ausgelöst werden [28, 47]. Störungen des afferenten Inputs aus der Zervikalregion könnten also tatsäch-

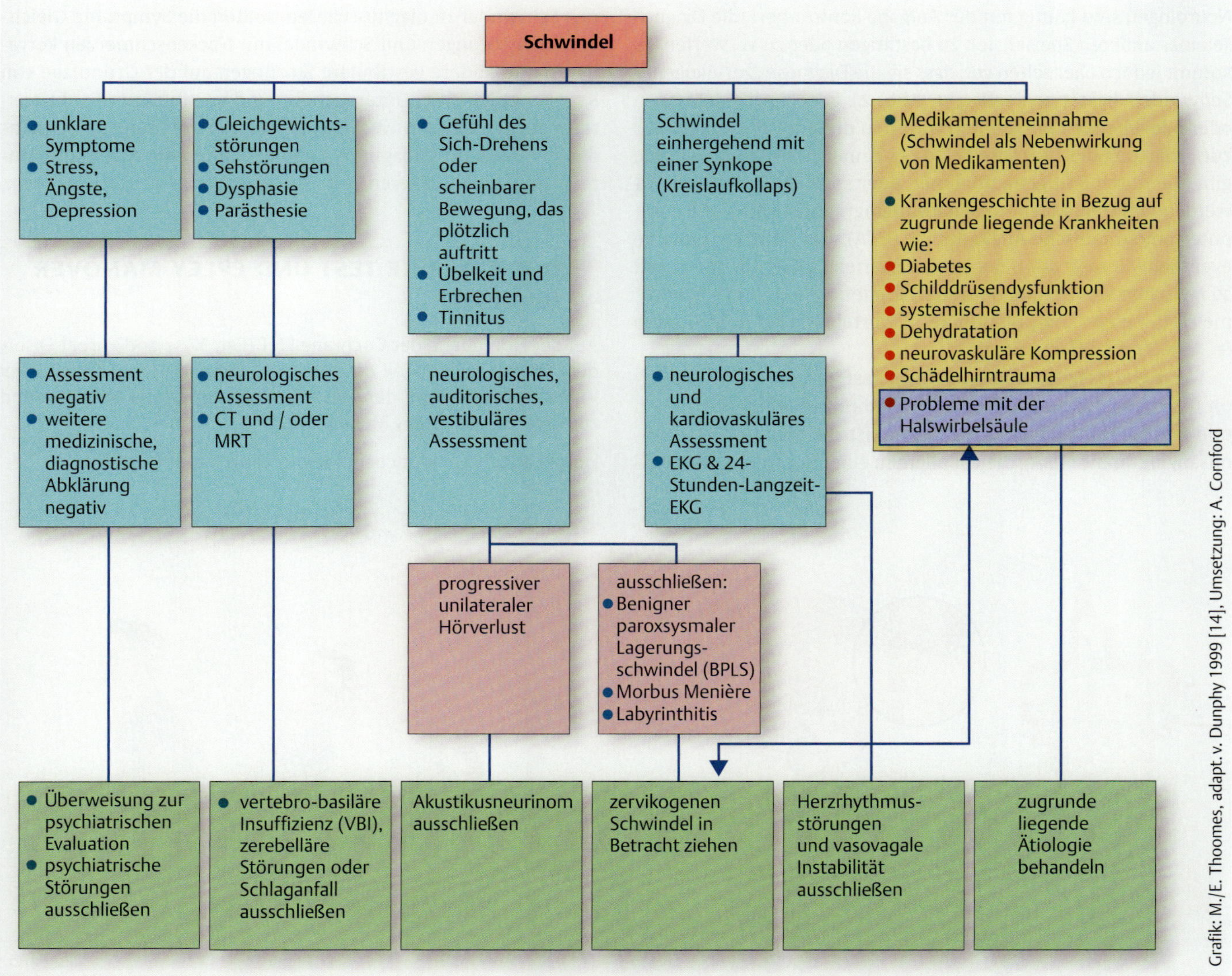

Abb. 2 Differenzialdiagnose Schwindel.

lich eine Veränderung der posturalen Stabilität, der zervikalen Propriozeption und der Kontrolle von Kopf- und Augenbewegungen verursachen [22, 28, 31, 35, 49]. Jüngere Forschungsarbeiten etablierten außerdem die Vorstellung einer bidirektionalen Interaktion zwischen Afferenzen der drei oberen Zervikalnerven und trigeminalen Afferenzen im trigeminozervikalen Nukleus [3, 7, 26]. ***Angesichts einer so engen Verbindung zwischen den zervikalen Rezeptoren und der Gleichgewichtsfunktion lässt sich leicht nachvollziehen, dass traumatische, degenerative, entzündliche oder mechanische Störungen der Halswirbelsäule das mechanorezeptive System beeinflussen und Schwindel verursachen können.*** Diese Evidenz führt daher zu der aktuellen Theorie, dass der zervikogene Schwindel auf einen anormalen Input der Propriozeptoren der oberen Nackenregion in die vestibulären Nuklei zurückzuführen ist.

Diagnostik

Bildgebung

Neurologen sind häufig mit der Aufgabe konfrontiert, die Diagnose eines anderen Spezialisten zu bestätigen oder zu verwerfen. Es kommt jedoch eher selten vor, dass sie die Diagnose „zervikogener Schwindel" bestätigen sollen (▶ **Abb. 2**). Laboruntersuchungen oder bildgebende Maßnahmen tragen in diesem Fall kaum etwas zur Erhärtung der Diagnose bei, da es keine spezifischen Befunde gibt, die durch Röntgenaufnahmen oder spezielle Tests entdeckt werden könnten. Magnetresonanzangiographie (MRA) und computertomographische Angiographie (CTA) sind hilfreich, um eine eventuelle Kompression der Wirbelarterien zu identifizieren und so zwischen Vertigo und dem sogenannten Bow Hunter's Syndrome (BHS), einer Kompression der A. vertebralis bei Kopfrotation (▶ **Abb. 3**), zu differenzieren.

Der zuverlässigste und wichtigste Test, um die exakte Position der mechanischen Wirbelarterienkompression festzustellen und eine OP-Entscheidung zu treffen, ist die digitale Subtraktionsangiographie (DSA), die vor allem in einer Kopfrotationsposition aussagekräftig ist. Es handelt sich dabei jedoch um eine invasive Methode, bei der ein Kontrastmittel mit einem recht hohen Jodanteil verwendet wird, und sollte daher nur angewandt werden, wenn der Verdacht auf eine Kompression schon sehr hoch ist [51]. Durch eine nicht-invasive Technik wie eine zervikale MRA können die Risiken einer Angiographie und die Strahlungsbelastung einer CTA vermieden werden. Eine dynamische MRA oder CTA kann allerdings problematisch sein, weil der Patient dabei mehrere Minuten lang die symptomatische Position einnehmen muss und dies bis zur Bewusstlosigkeit führen kann. Andererseits kann mit beiden Methoden der stenotische Bereich sogar auch ohne Rotation des Kopfes identifiziert werden [33, 34].

Ausschlussdiagnose

Trotz der kontroversen Diskussionen wird die Existenz des zervikogenen Schwindels in physiotherapeutischen Settings nicht in Frage gestellt, möglicherweise aufgrund der zu diesem Thema existierenden umfangreichen Fachliteratur [35]. Um zervikogenen Schwindel zu diagnostizieren, sollten die Symptome Gleichgewichtsstörungen und Schwindel mit Nackenschmerzen korrelieren und andere vestibuläre Störungen auf der Grundlage von Krankengeschichte, Untersuchung und vestibulären Funktionstests ausgeschlossen werden [49]. Da der zervikogene Schwindel eine Ausschlussdiagnose darstellt, sollten die Anamnese, Untersuchung und weiteren Tests zunächst darauf ausgerichtet sein,

DIX HALLPIKE TEST UND EPLEY MANÖVER IM VIDEO

Auf der Homepage der Cochrane ENT (Ear, Nose and Throat Disorders Group), einem Teil der Cochrane Organisation, können zwei Videos aufgerufen werden, die zum einen den Dix Hallpike Test und zum anderen das Epley Manöver zeigen.

Homepage: http://ent.cochrane.org/tools-support-reviews

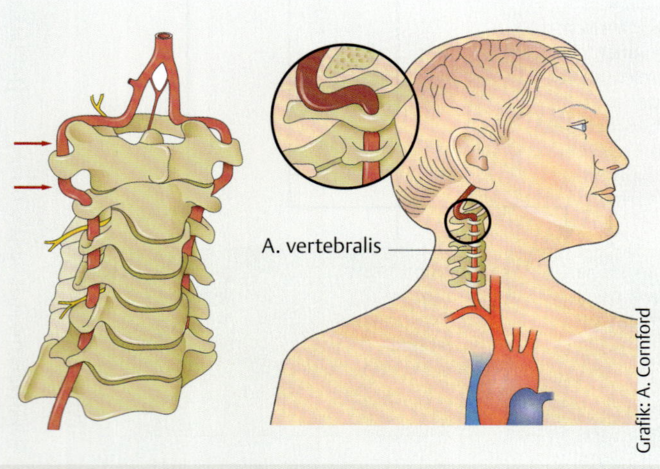

Abb. 3 Bow Hunter's Syndrome (BHS).

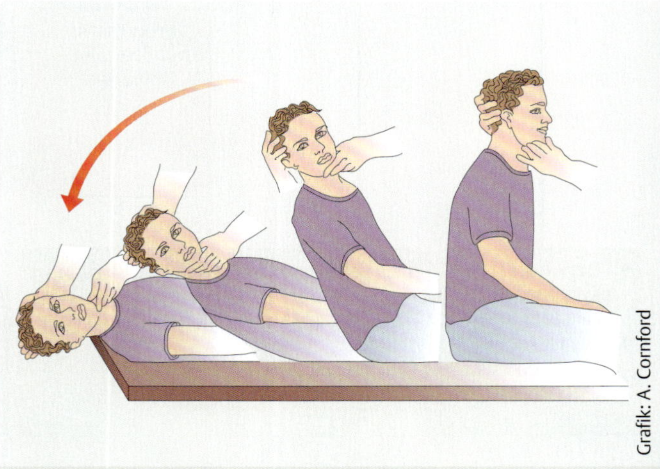

Abb. 4 Dix Hallpike Test bei rechtsseitigem BPLS.

andere Pathologien auszuschließen (▶ **Abb. 2**). Dies ist vor allem deshalb wichtig, weil Erkrankungen wie die vertebrobasilare Insuffizienz (VBI) und zervikale Arteriendissektion in ihren Symptomen denen des zervikogenen Schwindels ähneln können. Beide Pathologien äußern sich im Anfangsstadium nach einem Trauma als Vertigo oder Nackenschmerzen [4]. Der benigne paroxysmale Lagerungsschwindel (BPLS) wird ebenfalls oft als zervikogener Schwindel fehldiagnostiziert. Daher ist bei Patienten mit Vertigo der Dix Hallpike Test (▶ **Abb. 4**) notwendig [9] (siehe Hintergrundkasten).

:: Bei Patienten mit Vertigo ist der Dix Hallpike Test notwendig, um BPLS auszuschließen.

Klinisches Bild des zervikogenen Schwindels

Typischerweise tritt zervikogener Schwindel in Schüben auf, die Minuten, aber auch Stunden andauern können [49, 51]. Nackenbewegungen und Nackenschmerzen verstärken die Schwindel-Symptome, schmerzlindernde Interventionen reduzieren sie [49]. Zervikogener Schwindel kann Tage, Monate oder noch länger nach einer Kopf- und/oder Nackenverletzung auftreten [4, 9, 19]. Patienten mit zervikogenem Schwindel ähneln sich in manchen muskuloskeletalen Befunden [31]. Viele klagen über Nackenschmerzen, auch wenn manche Patienten sich dieser Schmerzen weniger bewusst sind, da sie durch den Schwindel in stärkerem Maße beeinträchtigt werden. In zwei aktuellen randomisierten kontrollierten Studien wurde Nackenschmerz als Kriterium für zervikogenen Schwindel eingeschlossen [36, 37]. Patienten mit Nackenschmerzen weisen häufig eine posturale Instabilität auf, vor allem wenn die Beschwerden in der oberen HWS liegen [17]. Es ist nicht ungewöhnlich, dass Patienten mit zervikogenem Schwindel Schmerzen angeben bei Palpation der subokzipitalen Region, der Processus transversi C1/2, der Processus spinosi C2/3 und der Insertionen diverser Muskeln (M. levator scapulae, M. trapezius pars descendens, M. splenius, M. rectus und/oder Semispinalmuskeln (▶ **Abb. 5**) [20, 29, 35].

Nach Konkussion im Sport – Ergebnis einer Delphi-Studie

Zervikogener Schwindel (CGD – Cervicogenic Dizziness) tritt oft nach Beschleunigungs- oder auch Schädel-Hirntraumen (zum Beispiel beim Sport) auf. In einer internationalen Delphi-Studie wurde versucht, einen Konsens über aussagekräftige klinische Tests und Messungen zu etablieren, um besser zwischen zervikogenen und anderen Ursachen für Schwindel nach einer Konkussion im Sport differenzieren zu können. Nach drei Runden bescheinigten die Teilnehmer der Delphi-Studie zehn klinischen Tests einen „hohen klinischen Nutzen" für die Differentialdiagnose bei Schwindel nach einer Konkussion [40].

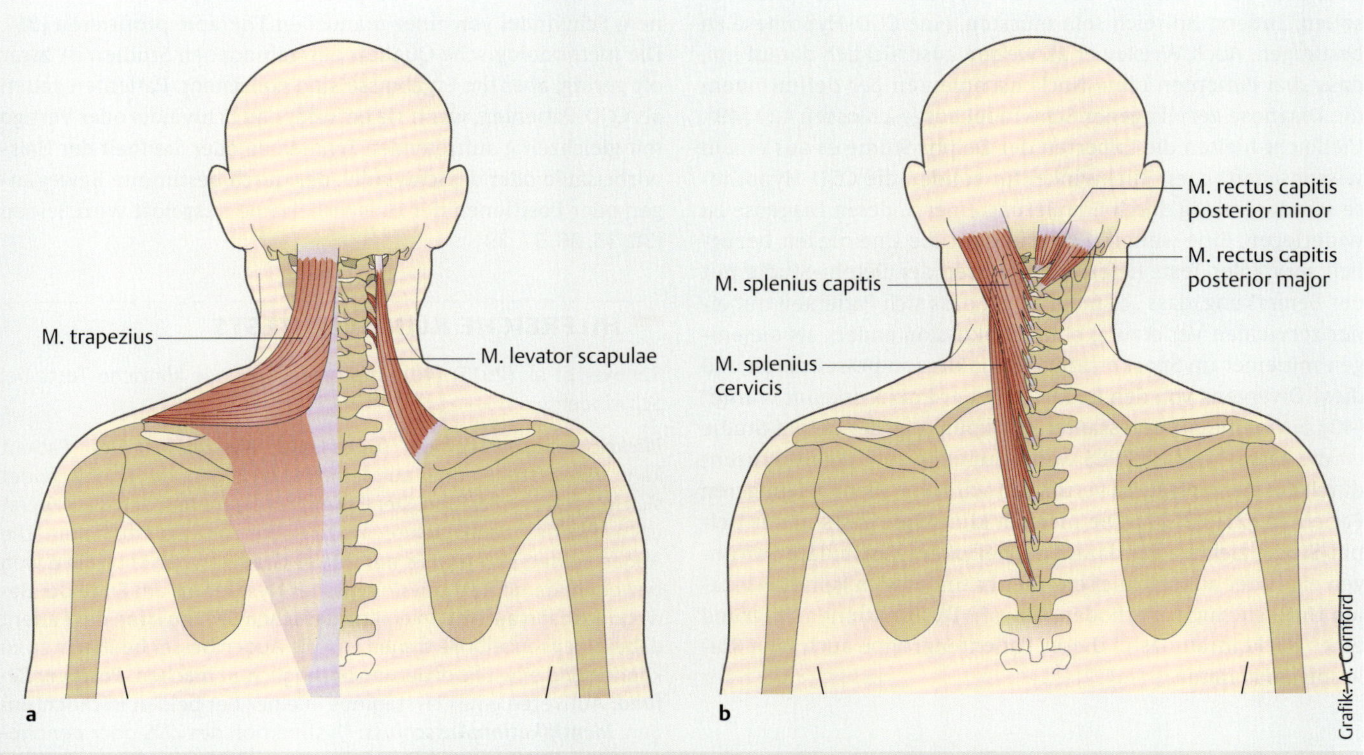

Abb. 5 Palpation der subokzipitalen Region, der Proc. transversi C1/2, Proc. spinosi C2/3 und der Insertionen verschiedener Muskeln kann schmerzhaft sein bei Patienten mit zervikogenem Schwindel.

Die zehn Tests [40]:
- Dix Hallpike Test
- Test auf orthostatische Hypotension
- Spontaner Nystagmus (Spontaneous Nystagmus)
- Kopfimpulstest (Head Impulse Test)
- Rolltest
- Gaze Hold Nystagmus (Blickrichtungs-Nystagmus)
- Sakkadentest (Saccade Testing)
- Ausfall des vestibulookulären Reflexes
- Kopfschütteltest (Head Shake Test)
- Gleichmäßiger Blickfolgetest (Smooth Pursuit Test)

Interessanterweise konnten die Experten sich nicht darüber einigen, ob sie weitere klinische Tests, die häufig zur Bewertung von zervikalen Dysfunktionen eingesetzt werden, in diese Liste aufnehmen sollten. Zu diesen Tests zählen: Reproduktion des Schwindels durch manuelle passive Gelenktestung, Gelenkpositionsfehler-Test (JPE – Joint Position Error), Nackenschmerzen verbunden mit Schwindel, Reproduktion des Schwindels durch Palpation der zervikalen Muskulatur, zervikaler Flexions-Rotations-Test, Blickfolgetest in Rotation (PNT – Pursuit Neck Torsion Test), Kopf-Nacken-Differenzierungstest und Assessment der motorischen Kontrolle der tiefen zervikalen Flexoren und Extensoren (oder kraniozervikaler Flexionstest – CCFT) [40] (siehe Zusatzmaterial online). Eigentlich sollte man davon ausgehen, dass Tests, die eine zervikale Dysfunktion identifizieren sollen, äußerst hilfreich sein müssten, eine CGD-Hypothese zu bestätigen. Auch Wrisley et al. weisen ausdrücklich darauf hin, dass „bei Patienten ohne Nackenschmerzen per definitionem die Diagnose zervikogener Schwindel ausgeschlossen ist“ [49]. Vielleicht hielten die Experten der Delphi-Studie es aus einem wissenschaftlichen Blickwinkel für solider, die CGD-Hypothese standardmäßig durch Etablierung einer anderen Diagnose zu widerlegen. Eine weitere Erklärung für die Uneinigkeit bezüglich zervikaler Tests liefern die Autoren der Delphi-Studie mit der Bemerkung, dass „es möglich ist, dass sich Patienten mit einer zervikalen Verletzung ohne Konkussion anders als diejenigen mit einer im Sport erlittenen Konkussion präsentieren und diese Divergenz von den Experten in der Praxis erkannt wurde“ [40]. Ein weiterer interessanter Kritikpunkt an der Delphi-Studie ist die Tatsache, dass BPLS wahrscheinlich zu zirka 50 Prozent durch ein Nackentrauma verursacht wird, vor allem bei jüngeren Patienten [21, 22, 27]. Die meisten klinischen Tests in der Delphi-Studie zielen zwar darauf ab, periphere vestibuläre Störungen ein- oder auszuschließen, aber es finden sich keine zervikalen Untersuchungsmethoden, obwohl Dysfunktionen aufgrund eines Nackentraumas in dieser Patientengruppe auch eine Rolle spielen könnten.

:: „Bei Patienten ohne Nackenschmerzen ist per definitionem die Diagnose zervikogener Schwindel ausgeschlossen“ Wrisley et al. 2000 [49].

Eine andere aktuelle Studie zielte darauf ab, den diagnostischen Nutzen von drei einfachen paraklinischen Tests zu bestimmen, die sich nach Meinung der Autoren in einem klinischen Setting einfach durchführen lassen [29]:
1. Videonystagmographie (VNG) mit zervikalen Manövern zur Messung der Kontrolle über Kopf- und Augenbewegungen,
2. zervikaler Relokalisationstest zur Evaluierung der zervikalen Propriozeption,
3. dynamische Gleichgewichtsevaluation, die eine Bewertung der posturalen Stabilität ermöglicht.

Sie kamen zu dem Schluss, dass CGD-Patienten mit größerer Wahrscheinlichkeit folgende Kriterien aufweisen:
- Sie spüren ein Gefühl der Betrunkenheit und Benommenheit.
- Sie haben Schmerzen während der physischen Untersuchung der oberen Halswirbelsäule.
- Sie weisen einen erhöhten Gelenkpositionsfehler von 4,5 Grad während des zervikalen Relokalisationstestes auf.
- Sie zeigen einen Nystagmus von mehr als zwei Grad pro Sekunde während des zervikalen Rotationstestes [29].

Manuelle Therapie – Evidenz

Es gibt eine Level-2-Evidenz dafür, dass Patienten mit zervikogenem Schwindel von einer manuellen Therapie profitieren [35]. Die methodologische Qualität der gefundenen Studien ist zwar oft gering, aber die Ergebnisse sind konsistent. Patienten gelten als CGD-Patienten, wenn sie entweder an Schwindel oder Vertigo mit gleichzeitig auftretenden Schmerzen oder Steifheit der Halswirbelsäule oder an Schwindel, der durch bestimmte Bewegungen oder Positionen der Halswirbelsäule ausgelöst wird, leiden [30, 35, 36, 37, 39].

HILFREICHE KLINISCHE TESTS

Reneker et al. (2015) [40] empfehlen folgende klinische Tests bei Schwindel:

Blickrichtungsnystagmus (Gaze-Hold Nystagmus) Der Patient kann sitzen, stehen oder auf dem Rücken liegen, der Kopf befindet sich in neutraler Position. Der Patient wird gebeten, den Blick zuerst nach links und dann nach rechts zu richten und dort zu halten. Die Augen sollten sich jeweils nur 20–30 Grad von der Mittellinie weg bewegen, damit kein physiologischer Nystagmus am Ende der Bewegungsbahn auftritt. In einem klinischen Setting kann der Patient dabei eine Frenzelbrille tragen, um die Augen besser beobachten zu können und eine Blickfixierung unmöglich zu machen. ***Positiver Befund:*** Auftreten eines Nystagmus in einer der beiden Blickrichtungen; ***Identifikation/Ausschluss:*** Dysfunktion des ZNS oder periphere vestibuläre Störung (abhängig vom Verhalten des Nystagmus)

Dix Hallpike Test Der Patient sitzt mit gestreckten Beinen auf einem Behandlungstisch. Der Kopf wird um ungefähr 45 Grad rotiert.

Der Patient legt sich schnell mit Hilfe des Untersuchers auf den Rücken und extendiert den Kopf um ungefähr 30 Grad. Diese Position sollte ungefähr eine Minute lang beibehalten werden. In einem klinischen Setting kann der Patient eine Frenzelbrille tragen, um die Augen besser beobachten zu können und eine Blickfixierung unmöglich zu machen. ***Positiver Befund:*** Auftreten eines rotatorisch-vertikalen Nystagmus und Reproduktion des Schwindels; ***Identifikation/Ausschluss:*** periphere vestibuläre Störung wie BPLS

Dynamischer Sehschärfetest (Dynamic Visual Acuity Test) Es gibt mehrere Methoden, den Test durchzuführen, je nachdem welche Sehtafel verwendet wird. Eine Möglichkeit: Zunächst wird mit Hilfe einer Sehtafel, die zwei oder vier Meter vom Patienten entfernt aufgestellt wird, die statische Sehschärfe des Patienten ermittelt. Dann versucht der Patient, die Zeichen auf der Tafel zu lesen, während der Untersucher seinen Kopf passiv nach links und rechts rotiert (mit einer Frequenz von 2 Hz) oder auf und ab bewegt (Kopfnicken). ***Positiver Befund:*** Differenz zwischen statischer und dynamischer Sehschärfe größer als zwei Zeilen; ***Identifikation/Ausschluss:*** periphere vestibuläre Störung

Gelenkpositionsfehler-Test (Joint Position Error Test) Der Patient sitzt mit geschlossenen Augen. Getestet wird seine Fähigkeit, den Kopf nach aktiven zervikalen Bewegungen (Rotation nach links/rechts und Flexion/Extension) wieder in seine natürliche Position zurück zu führen. In einem klinischen Setting können ein Laser und ein kalibriertes Ziel (90 Zentimeter von der Achse der Kopfrotation entfernt positioniert) zur Messung des Gelenkpositionsfehlers eingesetzt werden. ***Positiver Befund:*** Gelenkspositionsfehler mit mehr als 4,5 Grad Abweichung von der natürlichen Kopfhaltung; ***Identifikation/ Ausschluss:*** zervikogener Schwindel

Gleichmäßiger Blickfolgetest (Smooth Pursuit Testing) Der Patient wird gebeten, durch alle vier Augenquadranten hindurch einem Objekt mit den Augen zu folgen (innerhalb von 30 Grad der Mittellinie), ohne den Kopf zu bewegen. ***Positiver Befund:*** Unfähigkeit, dem Objekt gleichmäßig, ohne sakkadische Augenbewegungen zu folgen; ***Identifikation/Ausschluss:*** Dysfunktion des ZNS

Gleichmäßiger Blickfolgetest in Rotation (Smooth Pursuit Neck Torsion Test) Der Patient sitzt auf einem Stuhl. Zuerst muss der Proband mit Kopf und Körper in neutraler Position mit den Augen einem Objekt folgen, das sich auf einer horizontalen Linie bewegt. Die Weite der Blickfolge wird gemessen. Dann wird der Test wiederholt, indem der Proband mit dem Oberkörper in 45 Grad Rotation (jeweils links/rechts) zum Objekt sitzt. In einem klinischen Setting werden keine speziellen Geräte oder Instrumente verwendet, um die Sensitivität des Tests zu erhöhen. ***Positiver Befund:*** Reduktion der Blickfolge-Weite bei Rotation im Vergleich zu neutraler Position; Abnahme der Gleichmäßigkeit der Blickfolge; Patient berichtet, dass es ihm unterschiedlich schwer fällt, den Blick zu lenken und zu fixieren; ***Identifikation/Ausschluss:*** zervikogener Schwindel

Konvergenz (Convergence) Der Patient wird gebeten, ein Objekt, das sich auf seinen Nasenrücken zubewegt, mit beiden Augen zu verfolgen. ***Positiver Befund:*** Unfähigkeit der Augen zu konvergieren; Doppeltsehen; Unfähigkeit, den Fokus jenseits von 10–15 cm Abstand vom Nasenrücken aufrechtzuerhalten; ***Identifikation/Ausschluss:*** Dysfunktion des ZNS

Kopf-Nacken-Differenzierungstest (Head-Neck Differentiation Test) Der Patient sitzt auf einem sich drehenden Stuhl und versucht, den Kopf ruhig zu halten, während der Körper unterhalb des Kopfes rotiert wird. ***Positiver Befund:*** Reproduktion des Schwindels; ***Identifikation/Ausschluss:*** zervikogener Schwindel

Kopfimpulstest (Head Impulse Test) Der Patient sitzt, sein Kopf wird in 20–30 Grad Flexion positioniert. Der Untersucher hält den Kopf mit beiden Händen und rotiert ihn plötzlich und schnell ungefähr 20 Grad nach links bzw. rechts. Der Patient soll währenddessen seinen Blick auf die Nase des Untersuchers fixiert halten. ***Positiver Befund:*** Unfähigkeit, während der Rotation nach links oder rechts den Blick auf die Nase des Untersuchers fixiert zu halten; ***Identifikation/Ausschluss:*** periphere vestibuläre Störung

Kopfschütteltest (Head Shake Test) Der Untersucher hält den Kopf des Patienten mit beiden Händen. Der Patient schließt die Augen und der Untersucher schüttelt den Kopf 20 Mal nach hinten und nach vorne (mit einer Frequenz von 2 Hz). Dann wird der Patient gebeten, die Augen zu öffnen. In einem klinischen Setting kann der Patient dabei eine Frenzelbrille tragen, um die Augen besser beobachten zu können und eine Blickfixierung unmöglich zu machen. ***Positiver Befund:*** Auftreten eines Nystagmus; ***Identifikation/Ausschluss:*** periphere vestibuläre Störung oder Dysfunktion des ZNS (abhängig vom Verhalten des Nystagmus)

Motorische Kontrolle der tiefen zervikalen Flexoren und Extensoren Flexoren: Der Patient liegt auf dem Rücken und wird gebeten, das Kinn anzuziehen und den Kopf ungefähr 2,5 Zentimeter vom Behandlungstisch abzuheben. Dies kann mit einem Stabilizer oder einer Blutdruckmanschette ausgeführt werden. ***Extensoren:*** Der Patient liegt auf dem Bauch und stützt sich auf den Ellbogen auf. Er führt eine Retraktion aus und hält den Kopf in neutraler oder extendierter Position. ***Positiver Befund:*** Unfähigkeit, Kopf- und Nackenbewegungen zu trennen; Auftreten einer Überaktivität des M. sternocleidomastoideus; mangelnde Ausdauer; Schwindel mit der Bewegung; ***Identifikation/ Ausschluss:*** zervikogener Schwindel.

Nackenschmerzen verbunden mit Schwindel ***Positiver Befund:*** zervikale Schmerzen und begleitender Schwindel; ***Identifikation/ Ausschluss:*** zervikogener Schwindel

Orthostatische Hypotension (Orthostatic Hypotension Testing) Messung der Blutdruckwerte in Rückenlage, im Sitzen und Stand; ***positiver Befund:*** Abfall des systolischen Drucks um mehr als 20 mmHg oder Abfall des diastolischen Drucks um 10 mmHg innerhalb von drei Minuten Stehen (nach fünf Minuten Rückenlage); ***Identifikation/Ausschluss:*** Unfähigkeit des Herz-Kreislauf-Systems, sich an Änderungen der Körperhaltung anzupassen

Reproduktion des Schwindels durch manuelle passive Gelenktestung Der Patient liegt auf dem Rücken oder sitzt. Der Untersucher führt passive manuelle Gelenkbewegungen in posterior-anteriorer und lateraler Richtung aus. ***Positiver Befund:*** manueller Befund von Gelenkdysfunktionen mit begleitendem Einsetzen oder Veränderung des Schwindels; ***Identifikation/ Ausschluss:*** zervikogener Schwindel

Reproduktion des Schwindels durch Palpation der zervikalen Muskulatur Der Untersucher palpiert die subokzipitale Region, posteriore und anteriore zervikale Muskulatur. ***Positiver Befund:*** Reproduktion oder Veränderung des Schwindels während der Palpation; ***Identifikation/ Ausschluss:*** zervikogener Schwindel

Rolltest Der Patient liegt auf dem Rücken, sein Kopf wird in 20–30 Grad Flexion positioniert. Der Untersucher rotiert den Kopf schnell zur Seite und hält ihn in dieser Position. In einem klinischen Setting kann der Patient eine Frenzelbrille tragen, um die Augen besser beobachten zu können und eine Blickfixierung unmöglich zu machen. ***Positiver Befund:*** Auftreten eines geotropen oder ageotropen Nystagmus und Reproduktion des Schwindels; ***Identifikation/ Ausschluss:*** periphere vestibuläre Störung

Sakkadentest (Saccade Testing) Der Patient wird gebeten, den Blick schnell von einem Zielpunkt auf einen anderen zu richten (innerhalb von 30 Grad der Mittellinie), ohne den Kopf zu bewegen. ***Positiver Befund:*** „über das Ziel hinaus schießen" oder Notwendigkeit von mehr als zwei sakkadischen Korrekturen; ***Identifikation/ Ausschluss:*** Dysfunktion des ZNS

Spontaner Nystagmus (Spontaneous Nystagmus) Der Patient wird gebeten, geradeaus zu blicken, während der Untersucher nach Anzeichen für einen Nystagmus sucht. In einem klinischen Setting kann der Patient dabei eine Frenzelbrille tragen, um die Augen besser beobachten zu können und eine Blickfixierung unmöglich zu machen. ***Positiver Befund:*** Auftreten eines Nystagmus in Ruhe; ***Identifikation/Ausschluss:*** Dysfunktion des ZNS oder periphere vestibuläre Störung (abhängig vom Verhalten des Nystagmus)

Statische und dynamische Gleichgewichtstests Für diese Untersuchungen kommen alle validen und zuverlässigen Tests zur Bewertung des Gleichgewichts in Frage. ***Positiver Befund:*** Unfähigkeit, den Test innerhalb der Norm zu absolvieren; ***Identifikation/Ausschluss:*** relativer Beitrag und sensorische Integration des visuellen, vestibulären und somatosensorischen Inputs für die posturale (Gleichgewichts-) Kontrolle

Verlust des vestibulookulären Reflexes (Vestibulo-Ocular Reflex Cancellation) Der Patient sitzt auf einem sich drehenden Stuhl und soll ein Objekt mit den Augen fixieren. Das Objekt und der sitzende Patient werden dann gleichzeitig von Seite zu Seite rotiert (dabei findet keine Nackenrotation statt). ***Positiver Befund:*** Unfähigkeit, die Fixierung aufrechtzuerhalten; ***Identifikation/Ausschluss:*** Dysfunktion des ZNS

Vibrationstest I Ein Vibrationsstimulus wird an den Knochenvorsprüngen hinter dem Ohr (z. B. Proc. mastoideus) angebracht. ***Positiver Befund:*** Reproduktion des Schwindels und/oder Erzeugung eines Nystagmus; ***Identifikation/ Ausschluss:*** periphere vestibuläre Störung

Vibrationstest II Während der Patient steht, wird ein Vibrationsstimulus an die zervikale Nackenmuskulatur und die zervikalen Dorn- und Quer-Fortsätze angebracht. ***Positiver Befund:*** Veränderung der Fähigkeit, das Gleichgewicht zu halten, und/oder Verlust der Haltungskontrolle; ***Identifikation/ Ausschluss:*** zervikogener Schwindel

Zervikaler Flexions-Rotations-Test (Cervical Flexion-Rotation Test) In Rückenlage wird der Kopf des Patienten passiv bis ans Ende der Bewegungsbahn flektiert, dort gehalten und dann passiv nach links und rechts rotiert. Alle Kopfbewegungen müssen sehr langsam ausgeführt werden. Dieser Test gilt als äußerst spezifisch und sensitiv bei der Diagnose zervikogener Kopfschmerzen. ***Positiver Befund (für zervikogenen Schwindel):*** Reproduktion des Schwindels durch zervikale Rotation; ***Identifikation/ Ausschluss:*** zervikogener Schwindel

Die Autoren erklären, dass kein Interessenkonflikt vorlag, auch nicht in Bezug auf die in dieser Studie verwendeten Instrumente.

FAZIT

Die Diagnose zervikogener Schwindel findet sich in der sekundären Gesundheitsversorgung nicht oft [20]. Meistens wird zervikogener Schwindel aus Mangel an Alternativen diagnostiziert, nachdem andere, ernstere pathologische Hypothesen ausgeschlossen wurden. Zum Teil läßt sich diese Tatsache dadurch erklären, dass zervikogener Schwindel eher einem funktionellen Modell, das die Symptome zu erklären versucht, entspricht als einer medizinischen Diagnose. In der primären Gesundheitsversorgung, und hier vor allem in paramedizinischen und physiotherapeutischen klinischen Settings, ist diese Diagnose „beliebter", da Patienten mit Nackenschmerzen öfters auch an Schwindel leiden [46, 49]. Die dokumentierte Effektivität der manuellen Physiotherapie mag dazu beigetragen haben [28, 30, 35–39]. Bei Patienten mit zervikogenem Schwindel sollte es möglich sein, während des Assessment der Halswirbelsäule Schwindelsymptome auszulösen. Bis heute mangelt es jedoch an überzeugender Evidenz im Hinblick auf den zugrunde liegenden Mechanismus.

AUTOREN

Marloes Thoomes-de Graaf

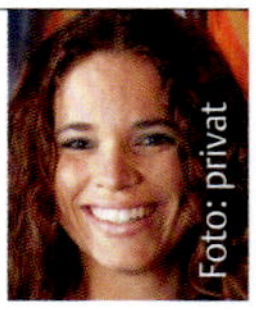

Erik Thoome

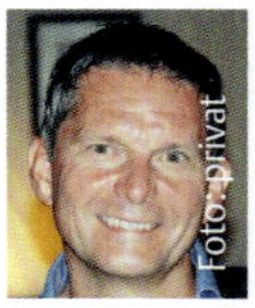

BIBLIOGRAFIE

DOI 10.1055/s-0042-108661
manuelletherapie 2016; 20: 109–115
© Georg Thieme Verlag KG
Stuttgart · New York · ISSN 1433-2671

Literatur

1. Aprill C, Dwyer A, Bogduk N. Cervical zygapophyseal joint pain patterns. II: A clinical evaluation. Spine 1990; 15(6): 458–61
2. Ardic FN, Topuz B, Kara CO. Impact of multiple etiology on dizziness handicap. Otology & neurotology: official publication of the American Otological Society, American Neurotology Society [and] European Academy of Otology and Neurotology 2006; 27(5): 676–80
3. Baron EP, Cherian N, Tepper SJ. Role of greater occipital nerve blocks and trigger point injections for patients with dizziness and headache. The neurologist 2011; 17(6): 312–7
4. Bhattacharyya N, Baugh RF, Orvidas L et al. Clinical practice guideline: benign paroxysmal positional vertigo. Otolaryngology – head and neck surgery: official journal of American Academy of Otolaryngology-Head and Neck Surgery 2008; 139(5 Suppl 4): 47–81
5. Biemond A, De Jong JM. On cervical nystagmus and related disorders. Brain 1969; 92(2): 437–58

6. Bogduk N, Marsland A. The cervical zygapophysial joints as a source of neck pain. Spine 1988; 13(6): 610–7
7. Bogduk N. The anatomical basis for cervicogenic headache. Journal of manipulative and physiological therapeutics 1992; 15(1): 67–70
8. Bracher ES, Almeida CI, Almeida RR et al. A combined approach for the treatment of cervical vertigo. Journal of manipulative and physiological therapeutics 2000; 23(2): 96–100
9. Brandt T, Bronstein AM. Cervical vertigo. Journal of neurology, neurosurgery, and psychiatry 2001; 71(1): 8–12
10. Brown JE, Card JP, Yates BJ. Polysynaptic pathways from the vestibular nuclei to the lateral mammillary nucleus of the rat: substrates for vestibular input to head direction cells. Experimental brain research 2005; 161(1): 47–61
11. Cohen LA. Role of eye and neck proprioceptive mechanisms in body orientation and motor coordination. Journal of neurophysiology 1961; 24: 1–11
12. Colledge NR, Barr-Hamilton RM, Lewis SJ et al. Evaluation of investigations to diagnose the cause of dizziness in elderly people: a community based controlled study. BMJ (Clinical research ed.) 1996; 28; 313(7060): 788–92
13. de Jong PT, de Jong JM, Cohen B, Jongkees LB. Ataxia and nystagmus induced by injection of local anesthetics in the Neck. Annals of neurology 1977; 1(3): 240–6
14. Dunphy LH. Management Guidelines for Adult Nurse Practitioners. Philadelphia Pa. F. A.: Davies Company; 1999
15. Dwyer A, Aprill C, Bogduk N. Cervical zygapophyseal joint pain patterns. I: A study in normal volunteers. Spine 1990; 15(6): 453–7
16. Falla D, Jull G, Hodges PW. Feedforward activity of the cervical flexor muscles during voluntary arm movements is delayed in chronic neck pain. Experimental brain research 2004; 157(1): 43–8
17. Field S, Treleaven J, Jull G. Standing balance: a comparison between idiopathic and whiplash-induced neck pain. Manual therapy 2008; 13(3): 183–91
18. Freppel S, Bisdorff A, Colnat-Coulbois S et al. Visuo-proprioceptive interactions in degenerative cervical spine diseases requiring surgery. Neuroscience 2013; 255: 226–32
19. Hain TC. Cervicogenic causes of vertigo. Current opinion in neurology 2015; 28(1): 69–73
20. Heidenreich KD, Beaudoin K, White JA. Cervicogenic dizziness as a cause of vertigo while swimming: an unusual case report. American journal of otolaryngology 2008; 29(6): 429–31
21. Hilton M, Pinder D. Benign paroxysmal positional vertigo. BMJ (Clinical research ed.) 2003; 29; 326(7391): 673
22. Hilton MP, Pinder DK. The Epley (canalith repositioning) manoeuvre for benign paroxysmal positional vertigo. Cochrane database of systematic reviews (Online) 2014; 12:CD003162
23. Hubbard DR, Berkoff GM. Myofascial trigger points show spontaneous needle EMG activity. Spine 1993; 18(13): 1803–7
24. Huise M. Disequilibrium caused by a functional disturbance of the upper cervical spine, clinical aspects and differential diagnosis. Manual Medicine 1983; (1): 18–23
25. Johansson H, Sojka P. Pathophysiological mechanisms involved in genesis and spread of muscular tension in occupational muscle pain and in chronic musculoskeletal pain syndromes: a hypothesis. Medical hypotheses 1991; 35(3): 196–203
26. Jull G, Amiri M, Bullock-Saxton J et al. Cervical musculoskeletal impairment in frequent intermittent headache. Part 1: Subjects with single headaches. Cephalalgia: an international journal of headache 2007; 27(7): 793–802
27. Kaski D, Bronstein AM. Epley and beyond: an update on treating positional vertigo. Practical neurology 2014; 14(4): 210–21
28. Kristjansson E, Treleaven J. Sensorimotor function and dizziness in neck pain: implications for assessment and management. The Journal of orthopaedic and sports physical therapy 2009; 39(5): 364–77
29. L'Heureux-Lebeau B, Godbout A, Berbiche D et al. Evaluation of paraclinical tests in the diagnosis of cervicogenic dizziness. Otology & neurotology: official publication of the American Otological Society, American Neurotology Society [and] European Academy of Otology and Neurotology 2014; 35(10): 1858–65
30. Lystad RP, Bell G, Bonnevie-Svendsen M, Carter CV. Manual therapy with and without vestibular rehabilitation for cervicogenic dizziness: a systematic review. Chiropractic & manual therapies 2011; 19(1): 21
31. Malmström E-M, Karlberg M, Melander A, et al. Cervicogenic dizziness – musculoskeletal findings before and after treatment and long-term outcome. Disability and rehabilitation 2007; 29(15): 1193–205.
32. Michels T, Lehmann N, Moebus S. Cervical vertigo--cervical pain: an alternative and efficient treatment. Journal of alternative and complementary medicine (New York, NY) 2007; 13(5): 513–8
33. Ogino M, Kawamoto T, Asakuno K et al. Proper management of the rotational vertebral artery occlusion secondary to spondylosis. Clinical neurology and neurosurgery 2001; 103(4): 250–3
34. Petridis AK, Barth H, Buhl R et al. Vertebral artery decompression in a patient with rotational occlusion. Acta neurochirurgica 2008; 150(4): 391–4
35. Reid SA, Rivett DA. Manual therapy treatment of cervicogenic dizziness: a systematic review. Manual therapy 2005; 10(1): 4–13
36. Reid SA, Rivett DA, Katekar MG et al. Sustained natural apophyseal glides (SNAGs) are an effective treatment for cervicogenic dizziness. Manual therapy 2008; 13(4): 357–66
37. Reid SA, Callister R, Katekar MG et al. Effects of cervical spine manual therapy on range of motion, head repositioning, and balance in participants with cervicogenic dizziness: a randomized controlled trial. Archives of physical medicine and rehabilitation 2014; 95(9): 1603–12
38. Reid SA, Rivett DA, Katekar MG et al. Comparison of mulligan sustained natural apophyseal glides and maitland mobilizations for treatment of cervicogenic dizziness: a randomized controlled trial. Physical therapy 2014; 94(4): 466–76
39. Reid SA, Callister R, Snodgrass SJ et al. Manual therapy for cervicogenic dizziness: Long-term outcomes of a randomised trial. Manual therapy 2015; 20(1): 148–56
40. Reneker JC, Clay Moughiman M, Cook CE. The diagnostic utility of clinical tests for differentiating between cervicogenic and other causes of dizziness after a sports-related concussion: An international Delphi study. Journal of science and medicine in sport / Sports Medicine Australia 2015; 18(4): 366–72
41. Ryan GM, Cope S. Cervical vertigo. Lancet 1955; 31; 269(6905): 1355–8
42. Schappert SM, Rechtsteiner EA. Ambulatory medical care utilization estimates for 2007. Vital and health statistics Series 13, Data from the National Health Survey 2011; 169: 1–38
43. Sutton DA, Cote P, Wong JJ et al. Is multimodal care effective for the management of patients with whiplash-associated disorders or neck pain and associated disorders? A systematic review by the Ontario Protocol for Traffic Injury Management (OPTIMa) Collaboration. Spine J 2014; Jul 8
44. Stevens KN, Lang IA, Guralnik JM et al. Epidemiology of balance and dizziness in a national population: findings from the English Longitudinal Study of Ageing. Age and ageing 2008; 37(3): 300–5
45. Thompson TL, Amedee R. Vertigo: A Review of Common Peripheral and Central Vestibular Disorders. The Ochsner Journal 2009; 9(1): 20–6
46. Thoomes-de Graaf M, Schmitt MS. The effect of training the deep cervical flexors on neck pain, neck mobility, and dizziness in a patient with chronic nonspecific neck pain after prolonged bed rest: a case report. The Journal of orthopaedic and sports physical therapy 2012; 42(10): 853–60
47. Treleaven J, Jull G, Sterling M. Dizziness and unsteadiness following whiplash injury: characteristic features and relationship with cervical joint position error. Journal of rehabilitation medicine : official journal of the UEMS European Board of Physical and Rehabilitation Medicine 2003; 35(1): 36–43
48. Wapner S, Werner H, Morant RB. Experiments on sensory-tonic field theory of perception. III. Effect of body rotation on the visual perception of verticality. Journal of experimental psychology 1951; 42(5): 351–7
49. Wrisley DM, Sparto PJ, Whitney SL et al. Cervicogenic dizziness: a review of diagnosis and treatment. The Journal of orthopaedic and sports physical therapy 2000;30(12): 755–66
50. Wyke B. Neurology of the cervical spinal joints. Physiotherapy 1979; 65(3): 72–6
51. Yacovino DA, Hain TC. Clinical characteristics of cervicogenic-related dizziness and vertigo. Seminars in neurology 2013; 33(3): 244–55

Zervikogener Schwindel – ein Überblick zu Diagnose und evidenzbasierter Therapie

Zervikogener Schwindel ist eine Ausschlussdiagnose. Ein verlässlicher Test für eine Diagnose existiert nicht, sodass der Therapeut sich mit Hilfe eines Flussdiagrammes und eines klaren Clinical Reasonings bewegt, um Hypothesen zu verwerfen und zu bestätigen. Lautet die Behandlungshypothese dann zervikogener Schwindel, ist die Evidenz für Manuelle Therapie gut – sie bewegt sich immerhin auf Level 2 [31].

Anmerkung der Redaktion: Der Artikel ist aus dem Englischen übersetzt. In der englischen Sprache wird zwischen Vertigo und Dizziness unterschieden. Diese Unterscheidung gibt es in der deutschen Sprache üblicherweise nicht – im Deutschen existiert nur der Begriff Schwindel. In dem Artikel wird Dizziness, was eher ein Überbegriff ist und oft Vertigo miteinbezieht, mit Schwindel übersetzt und der Begriff Vertigo, der eher den vestibulären Schwindel meint, aus dem Englischen übernommen.

Zervikogener Schwindel ist eine Form des Schwindels, die mit einer Dysfunktion der Halswirbelsäule (zum Beispiel Nackenschmerzen oder -steifheit) einhergeht. Der Schwindel wird dabei durch Nackenbewegungen, meistens durch Extension, ausgelöst. Wissenschaftliche Untersuchung und Behandlung des zervikogenen Schwindels gewinnen innerhalb der Physiotherapie zunehmend an Bedeutung. Immer mehr Evidenz spricht dafür, dass zervikogener Schwindel durch Manuelle Therapie der Halswirbelsäule behandelt werden kann. Dies wiederum bestätigt, dass eine Dysfunktion der Halswirbelsäule bei der Entstehung des Schwindels mitwirken kann. Trotz dieser Evidenz bleibt zervikogener Schwindel ein kontroverses Thema. Infolgedessen erhalten viele Menschen mit dieser Form von Schwindel keine adäquate Behandlung und manche Kliniker erkennen die Existenz dieser Erkrankung nicht an [6, 29].

Schwindel – Subgruppen

Unter Schwindel versteht man eine unangenehme Störung der räumlichen Orientierung – ein weitgefasster Begriff, der ein breites Spektrum von Symptomen abdeckt [3]. Weltweit gibt es pro Jahr mehr als 200 Millionen Arztbesuche aufgrund von Schwindel und Vertigo [14]. Bei den über 60-Jährigen beträgt die Prävalenz ungefähr 30 Prozent [11]. Neben emotionalen, sozialen und finanziellen Schwierigkeiten kann Schwindel auch zu körperlichen Problemen wie Stürzen und unfallbedingten Todesfällen führen [4, 28].

Drachman und Hart (1972) unterteilten Schwindel in vier Subgruppen bezüglich Symptome und möglicher Ursachen (▶ **Tab. 1**) [7].

Diese Klassifikation kann natürlich keinen Anspruch auf perfekte Genauigkeit erheben – es gibt Überschneidungen zwischen den verschiedenen Gruppen. Außerdem variieren die Beschreibungen der Schwindelanfälle durch Patienten und sind daher eher unzuverlässig [39]. Newman-Toker schlägt daher einen Ansatz vor, bei dem eher das „Timing" und die Auslöser des Schwindels und begleitender Symptome im Mittelpunkt stehen [40].

Zervikogener Schwindel

Menschen mit Nackenschmerzen sind eher von Schwindel betroffen als die Allgemeinbevölkerung [21, 49]. Die Inzidenz von Schwindel nach einem Beschleunigungstrauma wird auf bis zu

Tab. 1 Schwindel-Subkategorien (Drachman und Hart 1972 [7]).

Symptome	mögliche Ursache
Vertigo (Drehschwindel)	Störungen des ZNS oder des peripheren vestibulären Systems, zum Beispiel benigner paroxysmaler Lagerungsschwindel (BPLS), vestibuläre Neuritis, Vestibulopathie, Morbus Menière
Unsicherheit, Gleichgewichtsstörung, Gangunsicherheit mit Stolpern	zervikogener Schwindel, muskuloskeletale, sensorische Defizite, vestibuläre oder neuromuskuläre Probleme (zum Beispiel periphere Neuropathie)
Benommenheit, Kreislaufinstabilität (Präsynkope)	kardiovaskuläre Ursachen, zum Beispiel posturale Hypotension, vasovagale Anfälle, Herzrhythmusstörungen, Anämie, reduzierte Herzleistung
Desorientierung, Verwirrtheit, Gefühl des „Weggetretenseins", das mit Depressionen und Angstzuständen verbunden ist	psychogener Schwindel

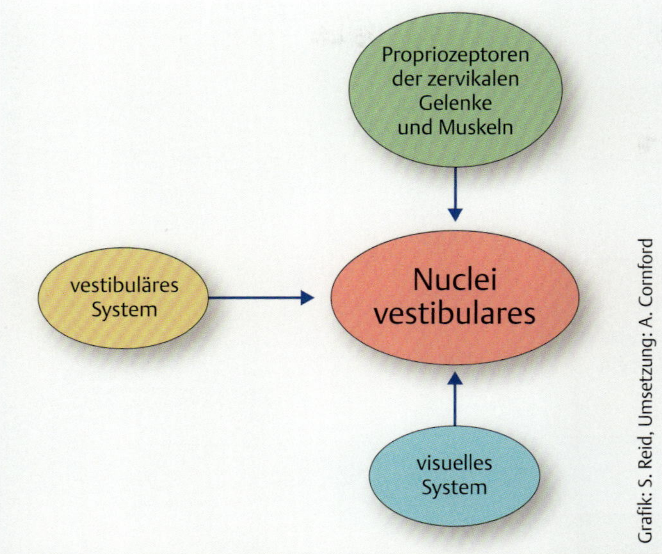

Abb. 1 Die Nuclei vestibulares integrieren Signale aus verschiedenen Quellen.

80–90 Prozent geschätzt [16, 17, 20]. Hulse (1983) vermutet, dass ein Drittel der Fälle zervikogenen Schwindels aufgrund eines Traumas, ein Drittel schleichend aufgrund einer Degeneration der Wirbelsäule und ein Drittel aufgrund anderer Ursachen (inklusive Manipulation) entstehen [19].

Gleichgewicht, Balance und räumliche Orientierung kommen durch die Integration unterschiedlicher Signale aus verschiedenen Systemen zustande:

- aus den Propriozeptoren in zervikalen Gelenken und Muskeln,
- dem vestibulären Labyrinth als räumlicher Propriozeptor und
- dem visuellen System.

Das sensorische Integrationszentrum für diese Signale sind die Nuclei vestibulares im Hirnstamm [12] (► **Abb. 1**).

Normalerweise wird das Gleichgewicht auf unbewusster Ebene kontrolliert. Wenn es jedoch zu einem abweichenden Impulsfluss kommt oder die Integration der verschiedenen afferenten Inputs aus den drei oben genannten Systemen gestört ist, erreicht die neurale Aktivität das Bewusstsein und der Betroffene empfindet Schwindel.

Es wird vermutet, dass beim zervikogenen Schwindel die Inputsignale aus den Propriozeptoren der oberen zervikalen Gelenke und Muskeln verändert sind [29, 42, 43]. Für gewöhnlich können die beiden anderen Systeme diese Veränderungen ausgleichen, aber nach einem Trauma oder bei degenerierten Gelenken kann es vorkommen, dass dieser Ausgleich nicht gelingt. Eine große Rolle spielt dabei, dass die zervikalen Zygapophysealgelenke stark innerviert sind und 50 Prozent der gesamten Propriozeption aus den Z-Gelenkkapseln C1 bis C3 stammen [5, 19, 54].

Bei älteren Menschen sind mehrere Faktoren bei der Entstehung des Schwindels beteiligt. Mit zunehmendem Alter nehmen sowohl die afferente Aktivität aus propriozeptiven und vestibulären Systemen als auch die zentrale Integration dieser Inputs aufgrund degenerativer Prozesse ab [11, 30, 54].

Zervikogener Schwindel – Diagnose

Bisher sind alle Versuche, einen akkuraten diagnostischen Test für zervikogenen Schwindel zu entwickeln, fehlgeschlagen [23, 48]. Da es keinen klinischen Test für die Diagnose gibt, wurde stattdessen ein diagnostischer Prozess etabliert (► **Abb. 2**). Indem andere mögliche Ursachen wie vestibuläre, visuelle, zentralnervöse, kardiovaskuläre und psychosomatische Störungen ausgeschlossen werden, ist zervikogener Schwindel häufig eine „Ausschlussdiagnose" [52].

Zu Beginn steht die Frage, ob der Patient an einem nicht-rotatorischen Schwindel leidet, der als Unsicherheit, Gleichgewichtsstörung oder fehlende Balance beschrieben werden kann. Außerdem sollte der Schwindel durch Nackenbewegungen ausgelöst werden und der Patient unter Nackenproblemen leiden: Schmerzen, Steifheit, okzipitale Schmerzen und/oder Kopfschmerzen. Danach wird die Charakteristik der Schwindelanfälle erfragt: Treten sie in Episoden oder konstant auf, wie oft treten sie auf und wie lange halten sie an? Typischerweise ist zervikogener Schwindel episodisch oder intermittierend und von kurzer Dauer. Allerdings kann die Dauer der Anfälle variieren – ein Anfall kann minuten- oder stundelang anhalten [26, 52].

Weitere Fragen während der Anamnese beziehen sich darauf, ob parallel andere Arten an Schwindel auftreten, zum Beispiel Vertigo, Benommenheit, Migräne oder Angstzustände. Es ist nicht ungewöhnlich, dass ein Patient an zwei Schwindel-Arten gleichzeitig leidet [38]; dies bedeutet jedoch nicht, dass er nicht durch Manuelle Therapie behandelt werden kann. Für eine vollständige Genesung ist es allerdings erforderlich, dass alle Probleme adäquat therapiert werden.

:: Auch wenn ein Patient an mehreren Schwindelformen leidet, kann Manuelle Therapie indiziert sein.

Rote Flaggen

Rote Flaggen wie plötzliche, schwere Nacken- oder Kopfschmerzen, abnormale Vitalzeichen, ständiger Schwindel (länger als 24 Stunden), Verwirrtheit, neurologische Symptome (Dysphagie, Diplopie, Dysarthrie) oder kardiovaskuläre Symptome (Dyspnoe, Ohnmachtsanfälle, Brustschmerzen) erfordern eine medizinische Untersuchung.

Vertebrobasiläre Insuffizienz (VBI)

Um eine vertebrobasiläre Insuffizienz zu entdecken, gilt es, als Therapeut die Symptome entsprechend der klassischen „fünf Ds und drei Ns" zu erkennen oder zu erfragen [1, 32].

Die fünf Ds:

1. Dizziness
2. Dysphagia
3. Diplopia
4. Drop attacks
5. Dysarthria

Die drei Ns:

1. Numbness
2. Nystagmus
3. Nausea

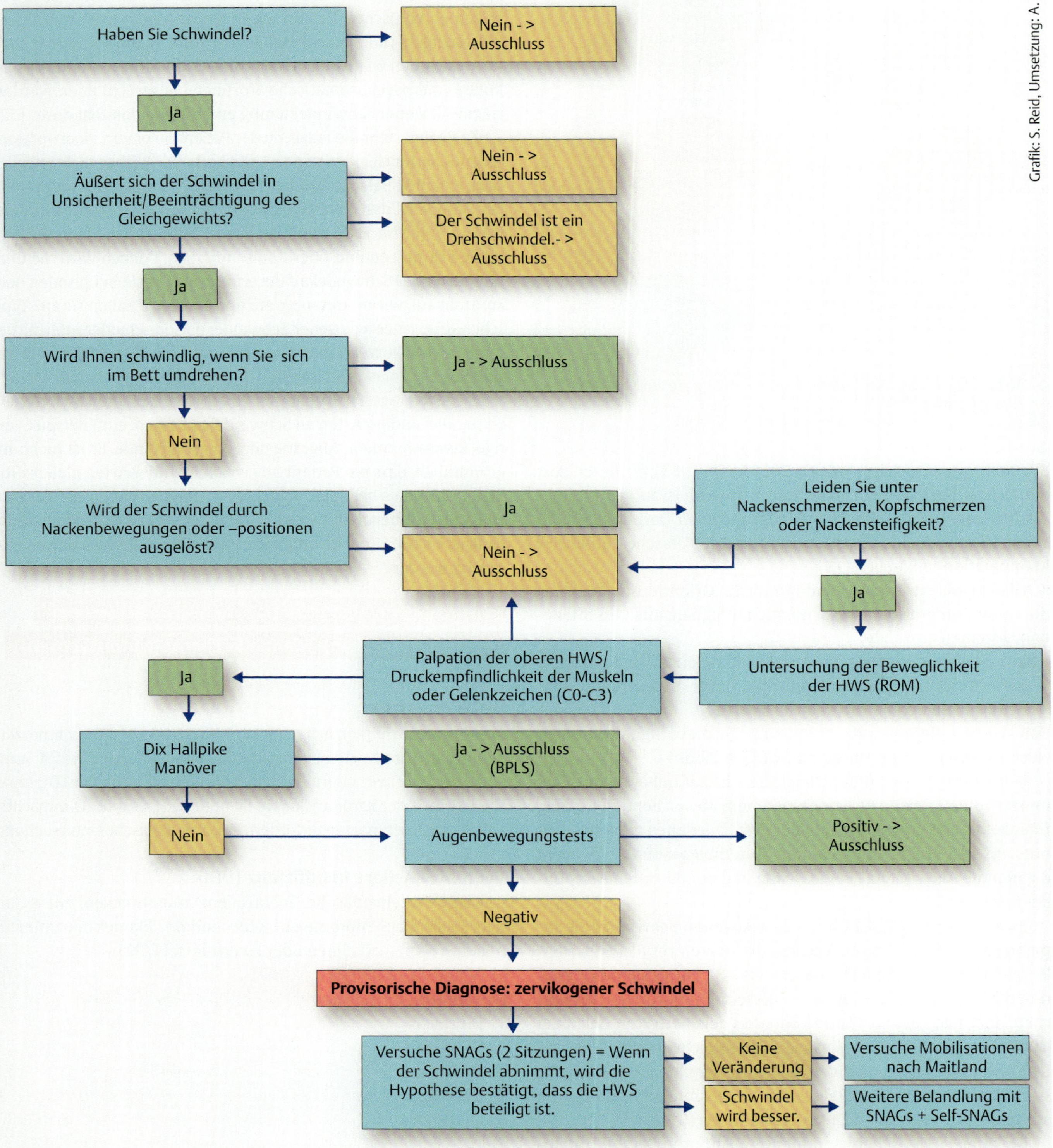

Grafik: S. Reid, Umsetzung: A. Cornford

Abb. 2 Flussdiagramm für die Diagnose des zervikogenen Schwindels.

VBI zeigt sich nur selten in Form eines einzelnen Symptoms, für gewöhnlich treten mehrere Symptome gleichzeitig auf (Symptom-Cluster) [25]. Es ist daher unwahrscheinlich, dass VBI einen reinen Schwindel ohne weitere Symptome verursacht.

:: Eine vertebrobasiläre Insuffizienz (VBI) zeigt sich meist durch einen Cluster an Symptomen. Es ist eher unwahrscheinlich, dass eine VBI reinen Schwindel ohne zusätzliche Symptome verursacht.

Zentrale Ursachen

Schwindel, der eine zentrale Ursache hat (zum Beispiel vestibuläre Migräne, Schlaganfall, neurodegenerative Störungen), ist meist ein konstanter Schwindel (länger als 24 Stunden). Anzeichen sind ein Spontannystagmus, Blickrichtungsnystagmus (Gaze-Hold Nystagmus) und Konvergenz Insuffizienz [41]. Geeignete Tests sind der gleichmäßige Blickfolgetest, der Blickhalte-Test und der Kopfimpulstest, um den vestibulookulären Reflex (VOR) zu untersuchen. Wenn im physiotherapeutischen Setting eine zentrale Ursache vermutet wird, muss der Patient zur weiteren Untersuchung an einen Arzt überwiesen werden.

Zervikogener Schwindel – Untersuchung

Wenn der Verdacht auf einen zervikogenen Schwindel besteht, sollte die obere Halswirbelsäule auf Dysfunktionen überprüft werden (► **Abb. 2**).

Aktive zervikale Bewegungen

Der Untersucher testet die zervikale Flexion, Extension, Rotation und Lateralflexion des Patienten, um das Bewegungsausmaß festzustellen und eine eventuell bestehende Dysfunktion der Halswirbelsäule aufzudecken. Der Therapeut beobachtet dabei, ob bei diesen Beweglichkeitstests Schwindel und/oder Schmerzen auftreten. Manche Autoren berichten von zervikalen Bewegungseinschränkungen bei Patienten mit zervikogenem Schwindel [4, 42, 44], wohingegen Malmström et al. (2007) einen normalen oder sogar größeren Bewegungsumfang als bei einer gleichaltrigen Kontrollgruppe feststellten [36].

Palpation und Untersuchung der akzessorischen Bewegungen der Halswirbelsäule

Durch Palpation der Muskeln und Weichteilgewebe der oberen Halswirbelsäule können lokale Druckschmerzempfindlichkeit, Schmerzen oder Spasmen entdeckt werden. Mm. trapezius, levator scapulae, splenius, semispinalis und rectus können schmerzhaft auf die Palpation reagieren. Lokale Druckschmerzempfindlichkeit oder Verspannung der dorsalen Nackenmuskeln passen ebenfalls zu der Diagnose zervikogener Schwindel [17, 26, 36, 52].

Die passiven akzessorischen intervertebralen Bewegungen (wie von Maitland 1977 beschrieben [34]) sollten von C0 bis C3 sowohl zentral über den Dornfortsatz als auch unilateral über die artikuläre Säule getestet werden (PAIVMs – Passive Accessory Intervertebral Movements). Die Reproduktion von Schwindel oder Schmerzen oder der Befund einer eingeschränkten Gelenkbewegung gelten als positive Zeichen und passen zu der Diagnose zervikaler Schwindel [36, 42].

Smooth Pursuit Neck Torsion Test (SPNT)

Der SPNT – zu Deutsch: der gleichmäßige Blickfolgetest in Rotation – wird in der Literatur als Test für die Diagnose des zervikogenen Schwindels vorgeschlagen. Bei diesem Test werden die Augenbewegungen zunächst bei neutraler Kopfposition mit geradeaus gerichtetem Blick gemessen und anschließend in einer Position, in welcher der Körper unterhalb des Kopfes rotiert ist [47, 50]. Wrisley et al. (2000) schätzen jedoch, dass der Test bei 50 Prozent der Patienten ohne zervikale Dysfunktion ebenfalls positiv ausfällt [52]. Der Test ist demnach nicht spezifisch. Außerdem ist der Test nur dann hilfreich, wenn der Schwindel durch zervikale Rotation und nicht durch Extension ausgelöst wird. Nach den Erfahrungen der Autorin löst Rotation aber nur in ungefähr 20 Prozent der Fälle den Schwindel aus und ist eher HWS-Extension die provokativste Bewegungsrichtung.

Dix Hallpike Manöver

Das Dix Hallpike Manöver identifiziert Patienten mit BPLS [15, 52]. Bei Patienten mit zervikogenem Schwindel kann der Test durch die zervikale Bewegung zwar Schwindel auslösen, erzeugt jedoch keinen Nystagmus [15]. Patienten mit BPLS werden mit dem Epley Manöver behandelt, das einfach und gefahrlos durchgeführt werden kann.

Tests der Augenbewegungen

Um Ursachen des peripheren oder zentralen Nervensystems auszuschließen, können verschiedene Augenbewegungstests wie der gleichmäßige Blickfolgetest, die Prüfung des vestibulookulären Reflexes, der dynamische Sehschärfetest und der Kopfschütteltest durchgeführt werden [2, 3]. Asymmetrie der Augenbewegungen oder das Auftreten von sogenannten Catch-up-Sakkaden beim gleichmäßigen Blickfolgetest können Anzeichen einer Dysfunktion des ZNS sein, zum Beispiel einer Kleinhirnläsion [18].

Weitere Tests

Das Gleichgewicht kann mit dem modifizierten Romberg Test überprüft werden. Falls erforderlich, können Tests zur Propriozeption anhand des Gelenkpositionstests (Joint Position Error) oder Tests zur orthostatischen Hypotonie durchgeführt werden.

Zervikogener Schwindel – Evidenzbasierte Behandlung

Manuelle Therapie

Verschiedene Autoren schlagen zur Behandlung des zervikalen Schwindels manualtherapeutische Interventionen vor [8, 9, 10, 13, 16, 24, 31, 36, 42, 43, 44, 53, 55]. Manuelle Therapie wird eingesetzt, um die normale Bewegung wiederherzustellen, Triggerpunkte der zervikalen Muskulatur zu lösen und den propriozeptiven Input zu normalisieren [52]. Man geht davon aus, dass diese Effekte der Manuellen Therapie den zervikogenen Schwindel beeinflussen [52].

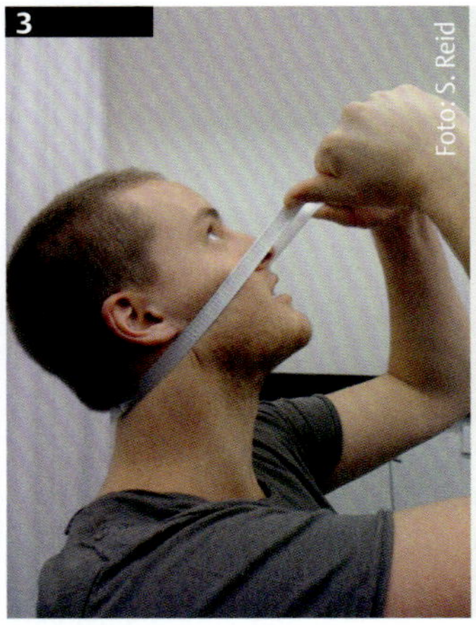

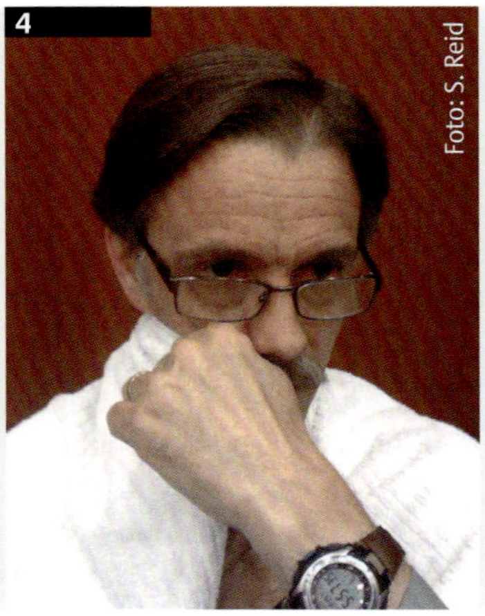

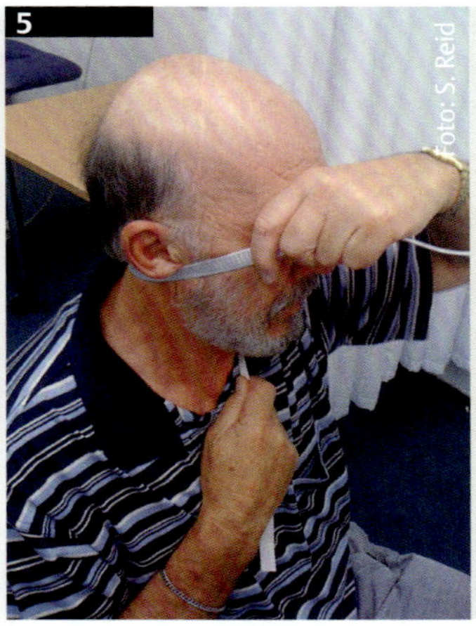

Abb. 3 Self-SNAG bei Extension auf C2 mit Gurt.

Abb. 4 Self-SNAG unilateral auf C1 mit Handtuch für Rotation rechts.

Abb. 5 Self-SNAG unilateral auf C1 mit Gurt für Rotation rechts.

Lystad et al. kommen in ihrem systematischen Review „Manual therapy with and without vestibular rehabilitation for cervicogenic dizziness“ aus dem Jahr 2011 zu dem Schluss, dass eine moderate Evidenz (Level 2) für die Manuelle Therapie zur Behandlung des zervikogenen Schwindels vorliegt [31]. In sechs Studien [22, 27, 33, 42, 51, 53], darunter zwei randomisierte kontrollierte Studien [22, 42], wurde spinale Manipulation und/oder Mobilisation eingesetzt. In weiteren Untersuchungen, darunter drei RCTs [8, 9, 24], wurde ein multimodaler Ansatz verfolgt, der mehrere unterschiedliche Interventionen umfasste (spinale Manipulation und Mobilisation, Weichteiltherapie, Haltungskorrektur, Elektrotherapie, Eigenübungsprogramme).

SNAGs oder passive Gelenkmobilisation nach Maitland

Mehrere Arbeiten von Reid et al. [42, 43, 44, 45] mit Follow-ups von drei und zwölf Monaten lieferten die Evidenz dafür, dass SNAGs (Sustained Natural Apophyseal Glide = gehaltenes natürliches Facettengelenkgleiten) und passive Gelenkmobilisation nach Maitland effektive und langfristig wirksame Methoden zur Behandlung des zervikogenen Schwindels sind. Im Vergleich zu einer Placebo-Behandlung verringerten diese Interventionen die Intensität und Häufigkeit der Schwindelanfälle, die zervikalen Schmerzen und körperlichen Einschränkungen nach zwei bis sechs Behandlungen substantiell.

Behandlung mit SNAGs

Wenn die aktive Extension (oder Flexion) der Halswirbelsäule Schwindel auslöst, sollte mit SNAGs am Dornfortsatz C2 behandelt werden. Wie von Mulligan empfohlen, führt der Physiotherapeut dabei ein nach anterior gerichtetes gehaltenes Gleiten aus, während der Patient den Kopf aktiv in die Extension (oder Flexion) bewegt [37]. Wenn Rotation den Schwindel auslöst, wird ein nach anterior gerichtetes gehaltenes Gleiten am ipsilateralen C1-Querfortsatz ausgeführt, während der Patient den Kopf in die provozierende Richtung rotiert. Die SNAGs, die immer ohne Symptomprovokation ausgeführt werden, werden sechs Mal wiederholt mit einem Überdruck am Ende der aktiven Bewegung. Außerdem sollte der Patient lernen, einen Self-SNAG mit den Fingern oder mit Hilfe eines Gurtes oder Handtuchs auszuführen (sechs Wiederholungen, einmal pro Tag) (► **Abb. 3**/► **Abb. 4**/► **Abb. 5**) [37].

Behandlung durch passive Gelenkmobilisation nach Maitland

Die passive Gelenkmobilisation nach Maitland wird bei bis zu maximal drei hypomobilen und/oder schmerzhaften Gelenken der oberen Halswirbelsäule angewandt [35]. Dabei führt der Therapeut für gewöhnlich drei Sätze an Oszillationsbewegungen von jeweils 30–45 Sekunden Dauer auf jedem zu behandelnden Wir-

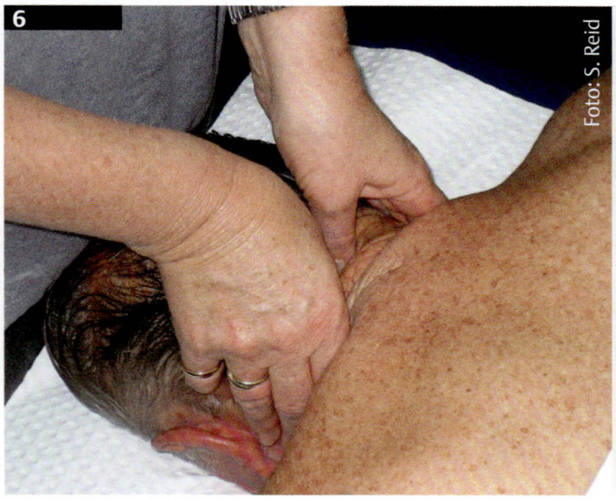

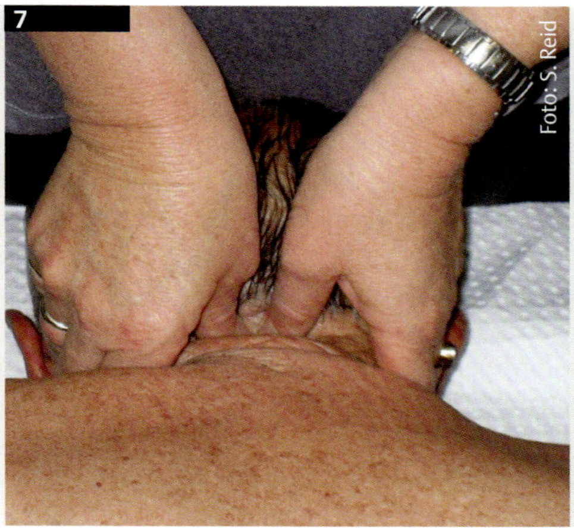

Abb. 6 Passive Gelenkmobilisation nach Maitland – unilateraler PA-Druck (posteroanteriorer Druck) C1 links.

Abb. 7 Passive Gelenkmobilisation nach Maitland – zentraler PA-Druck (posteroanteriorer Druck) auf Proc. spinosus C2.

belsäulensegment aus. Bei der Mobilisation kann es sich um eine unilaterale Mobilisation über die artikuläre Säule (▶ **Abb. 6**) oder einen zentralen Druck auf den Dornfortsatz (▶ **Abb. 7**) handeln. Der Patient wird instruiert, Beweglichkeitsübungen (Flexion, Extension, Rotation und laterale Flexion) auszuführen (drei Mal in jede Richtung, einmal pro Tag).

Multimodaler Ansatz

Manche Autoren befürworten einen multimodalen Ansatz zur Behandlung des zervikogenen Schwindels [8, 9, 23], während andere empfehlen, die sensomotorischen Defizite zu behandeln [31]. Vestibuläre Rehabilitation wurde ebenfalls zur Therapie des zervikogenen Schwindels vorgeschlagen [52]. Lystad et al. (2011) vertreten die Ansicht, dass zusätzlich zur manuellen Therapie eine vestibuläre Rehabilitation bei zervikogenem Schwindel sinnvoll sein kann, da ein effektives, gesundes Vestibularsystem möglicherweise den abnormen zervikalen sensorischen Input ausgleichen kann [31]. Eine Fallstudie berichtete von positiven Ergebnissen durch die Kombination von Manueller Therapie und vestibulärer Rehabilitation bei zervikogenem Schwindel [46]. Weitere Untersuchungen sind jedoch erforderlich, um dies zu bestätigen.

FAZIT

Es gibt starke Evidenz dafür, dass Manuelle Therapie bei zervikogenem Schwindel effektiv ist. Reid et al. wiesen in ihrer randomisierten kontrollierten Studie nach, dass nur vier Behandlungen der oberen Halswirbelsäule mit SNAGs plus Self-SNAGs oder Maitland-Mobilisation in Kombination mit einem Eigenübungsprogramm auch nach zwölf Monaten noch einen positiven Effekt zeigten [45].

AUTORIN

Sue Reid

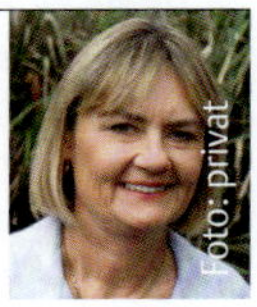

BIBLIOGRAFIE

DOI 10.1055/s-0042-108662
manuelletherapie 2016; 20: 116–121

Stuttgart · New York · ISSN 1433-2671

Literaturverzeichnis

1. *Aspinall W. Clinical testing for cervical mechanical disorders which produce ischemic vertigo. The Journal of Orthopaedic and Sports Physical Therapy 1989; 11: 176–182*
2. *Baloh RW, Halmagyi GM. Disorders of the vestibular system. New York: Oxford University Press; 1996*
3. *Bisdorff A, Von Brevern M, Lempert T et al. Classification of vestibular symptoms: towards an international classification of vestibular disorders. J Vestib Res 2009; 19(1–2): 1–13*
4. *Bjorne A, Agerberg G. Reduction in sick leave and costs to society of patients with Menieres disease after treatment of temperomandibular and cervical disorders. Cranio 2003; 21(2): 136–143*
5. *Bogduk N. Cervical causes of headache and dizziness. In: Grieve G, ed. Modern manual therapy of the vertebral column. New York: Churchill Livingstone; 1986: 289–302*
6. *Brandt T. Cervical vertigo--reality or fiction? Audiology & Neuro-Otology 1996; 1(4): 187–196*
7. *Drachman D, Hart C. An approach to the dizzy patient. Neurology 1972; 22: 323–334*
8. *Du HG, Wei H, Huang MZ et al. Randomized controlled trial on manipulation for the treatment of cervical vertigo of high flow velocity type. Zhongguo Gushang 2010; 23(3): 212–215*
9. *Fang J. Observation of curative effect on fixed-point spin reduction of spinal manipulation therapy for cervical vertigo. Zhongguo Gushang 2010; 23(2): 99–101*
10. *Fattori B, Ursino F, Cingolani C et al. Acupuncture treatment of whiplash injury. International Tinnitus Journal 2004; 10(2): 156–160*
11. *Fernández L, Breinbauer HA, Delano PH. Vertigo and Dizziness in the Elderly. Frontiers In Neurology 2015; 6: 144–144*
12. *Furman J, Whitney S. Central causes of dizziness. Physical Therapy 2000; 80(2): 179–187*
13. *Galm R, Rittmeister M, Schmitt E. Vertigo in patients with cervical spine dysfunction. European Spine Journal 1998; 7: 55–58*
14. *Gopinath B, McMahon CM, Rochtchina E et al. Dizziness and vertigo in an older population: the Blue Mountains prospective cross-sectional study. Clinical Otolaryngology 2009; 34(6): 552–556*
15. *Halker RB, Barrs DM, Wellik KE et al. Establishing a diagnosis of benign paroxysmal positional vertigo through the dix-hallpike and side-lying maneuvers: a critically appraised topic. Neurologist 2008 14(3): 201–204*
16. *Heikkila H, Johansson M, Wenngren BI. Effects of acupuncture, cervical manipulation and NSAID therapy on dizziness and impaired head repositioning of suspected cervical origin: A pilot study. Manual Therapy 2000; 5(3): 151–157*
17. *Hinoki M. Vertigo due to whiplash injury: A neurotological approach. Acta Otolaryngologica (Stockholm) Supplementum 1985; 419: 9–29*
18. *Huijbregts P, Vidal P. Dizziness in Orthopaedic Physical Therapy Practice: Classification and Pathophysiology. Journal of Manual & Manipulative Therapy 2004; 12(4): 199–214*
19. *Hulse M. Disequelibrium caused by a functional disturbance of the upper cervical spine, clinical aspects and differential diagnosis. Manual Medicine 1983; 1(1): 18–23*
20. *Humphries B, Bolton J, Peterson C et al. A cross-sectional study of the association between pain and disability in neck pain patients with dizziness of suspected cervical origin. Journal of Whiplash and Related Disorders 2002; 1(2): 63–73*
21. *Humphreys BK, Peterson C. Comparison of outcomes in neck pain patients with and without dizziness undergoing chiropractic treatment: a prospective cohort study with 6 month follow-up. Chiropr Man Therap 2013; 21(1): 3*
22. *Kang F, Wang QC, Ye YG. A randomised controlled trial of rotatory reduction manipulation and acupoint massage in the treatment of younger cervical vertigo. Zhongguo Gu Shang 2008: 21: 270–2.*
23. *Karlberg M, Johansson M, Magnussen M et al. Dizziness of suspected cervical origin distinguished by posturographic assessment of human postural dynamics. Journal of Vestibular Research 1996; 6(1): 37–47*
24. *Karlberg M, Magnusson M, Malmstrom EM et al. Postural and symptomatic improvement after physiotherapy in patients with dizziness of suspected cervical origin. Archives of Physical Medicine & Rehabilitation 1996; 77(9): 874–882*
25. *Kerry R, Taylor A, Mitchell J et al. Cervical artery dysfunction and manual therapy: a critical literature review to inform professional practice. Manual Therapy 2008; 13: 278–288*

26. Kondratek M, Creighton D, Krauss J. Use of translatoric mobilization in a patient with cervicogenic dizziness and motion restriction: A case report. Journal of Manual and Manipulative Therapy 2006; 14(3): 140–151
27. Konrad K, Gereneser F. Manuelle Therapie bei Schwindelpatienten [Manual treatment in patients with vertigo]. Manual Medicine 1990; 28(4): 62–64
28. Kristjansson E, Treleaven J. Sensorimotor function and dizziness in neck pain: implications for assessment and management. Journal of Orthopaedic & Sports Physical Therapy 2009; 39(5): 364–377
29. Li Y, Peng B. Pathogenesis, Diagnosis, and Treatment of Cervical Vertigo. Pain Physician 2015; 18(4): E583-E595
30. Luxon LM, Vertigo in old age. Vertigo. Chichester: Wiley and Sons; 1984
31. Lystad RP, Bell G, Bonnevie-Svendsen M et al. Manual therapy with and without vestibular rehabilitation for cervicogenic dizziness: a systematic review. Chiropr Man Therap 2011; 19(1): 21–23
32. Magarey M, Rebbeck T, Coughlan B et al. Pre-manipulative testing of the cervical spine review, revision and new clinical guidelines. Manual Therapy 2004; 9: 95–108
33. Mahlstedt K, Westhofen M, König K. Zur Therapie funktioneller Kopfgelenksstörungen bei Vestibularisaffektionen. Therapy of Disorders of the Craniovertebral Joints – Combined with Vestibular Disorders. Laryngo-Rhino-Otol 1992; 71(5): 246–250
34. Maitland G. Vertebral manipulation. London: Butterworth Heineman; 1977
35. Maitland G. Vertebral manipulation. 6th ed. Oxford: butter worth Heineken; 2001
36. Malmström EM, Karlberg M, Melander A et al. Cervicogenic dizziness – musculoskeletal findings before and after treatment and long-term outcome. Disability And Rehabilitation 2007; 29(15): 1193–1205
37. Mulligan B. Manual therapy NAGS, SNAGS and MWMs etc. 5th ed. Wellington New Zealand: Plane View Services; 2004
38. Newman-Toker DE. Charted records of dizzy patients suggest emergency physicians emphasize symptom quality in diagnostic assessment. Annals of Emergency Medicine 2007; 50(2): 204–205
39. Newman-Toker DE, Cannon LM, Stofferahn ME et al. Imprecision in patient reports of dizziness symptom quality: a cross-sectional study conducted in an acute care setting. Mayo Clinic Proceedings 2007; 82(11): 1329–1340
40. Newman-Toker DE. A New Approach to the Dizzy Patient. Spencer S. Eccles Health Sciences Library, University of Utah; 2010
41. Ozono Y, Kitahara T, Fukushima M et al. Differential diagnosis of vertigo and dizziness in the emergency department. Acta Oto-Laryngologica 2014; 134(2): 140–145
42. Reid SA, Rivett DA, Katekar MG et al. Sustained natural apophyseal glides (SNAGs) are an effective treatment for cervicogenic dizziness. Manual Therapy 2008; 13(4): 357–366
43. Reid SA, Rivett DA, Katekar MG et al. Comparison of mulligan sustained natural apophyseal glides and maitland mobilizations for treatment of cervicogenic dizziness: a randomized controlled trial. Physical Therapy 2014; 94(4): 466–476
44. Reid SA, Callister R, Katekar MG et al. Effects of cervical spine manual therapy on range of motion, head repositioning, and balance in participants with cervicogenic dizziness: A randomized controlled trial. Archives of Physical Medicine and Rehabilitation 2014; 95(9): 1603–1612
45. Reid S, Callister R, Snodgrass S et al. Manual therapy treatment of cervicogenic dizziness: long-term outcomes of a randomised controlled trial. Manual Therapy 2015; 20: 148–156
46. Schenk R, Coons L, Bennett S et al. Cervicogenic dizziness: a case report illustrating orthopaedic manual and vestibular physical therapy co-management. The Journal of Manual and Manipulative Therapy 2006; 14(3): 56–68
47. Tjell C, Rosenhall U. Smooth pursuit neck torsion test: a specific test for cervical dizziness. Am J Otol 1998; 19(1): 76–81
48. Tjell C. Cervicogenic vertigo: With special emphasis on whiplash-associated disorder. In: H. Vernon, ed. The Cranio-cervical Syndrome. Toronto: Butterworth-Heinemann; 2001
49. Treleaven J, Jull G, Sterling M. Dizziness and unsteadiness following whiplash injury: characteristic features and relationship with cervical joint position error. Journal of Rehabilitation Medicine 2003; 35(1): 36–43
50. Treleaven J, Jull G, LowChoy N. Smooth pursuit neck torsion test in whiplash-associated disorders: relationship to self-reports of neck pain and disability, dizziness and anxiety. Journal of Rehabilitation Medicine 2005; 37(4): 219–223
51. Uhlemann C, Gramowski KH, Endres U et al. (1993). Manuelle Diagnostik und Therapie beim halsbedingtem Schwindel [Manual diagnosis and therapy in cervical giddiness]. Manual Medicine 1993; 31(4): 77–81
52. Wrisley D, Sparto P, Whitney S et al. Cervicogenic dizziness: A review of diagnosis and treatment. Journal of Orthopaedic and Sports Physical Therapy 2000; 30(12): 755–766
53. Wu JR, Fang M, Hu J et al. Effects of manipulation on head repositioning skill in patients with cervical vertigo. Journal of Chinese Integrative Medicine 2006; 4(1): 76–78
54. Wyke B. Cervical articular contributions to posture and gait: Their relation to senile disequilibrium. Age and Ageing 1979; 8: 251–258
55. Zhou W, Jiang W, Li X et al. Clinical study on manipulative treatment of derangement of the atlantoaxial joint. Journal of Traditional Chinese Medicine 1999; 19(4): 273–278

„Wie auf einem schwankenden Schiff" – ein Fallbeispiel

Frau Meier[1] stürzt vom Rad. Zuerst scheint außer einer Fingerfraktur alles in Ordnung zu sein. Doch nach zwei Wochen treten mehrmals täglich Schwindelattacken auf, die Frau Meier sehr im Alltag einschränken. Eine multimodale physiotherapeutische Therapie, die auf klaren, einem Clinical Reasoning Prozess folgenden Hypothesen aufbaut, verringert den Schwindel zu 100 Prozent.

Vorgeschichte

Frau Meier, 59 Jahre alt, stellt sich auf Empfehlung ihrer Tochter zur Physiotherapie vor. Sie war vor einem Jahr mit dem Fahrrad gestürzt und hatte sich dabei eine offene Finger-Luxationsfraktur und ein Hämatom über dem linken Auge zugezogen. Nachdem der Finger sofort nach dem Unfall erfolgreich operiert worden war, trat zwei Wochen posttraumatisch plötzlich ein anfallsartiger Schwankschwindel mit einer Dauer von je drei bis fünf Sekunden auf. Da der Schwindel sich nicht verbesserte, suchte Frau Meier nach einem halben Jahr ihren Hausarzt auf. Dieser überwies sie nach Abklärung möglicher medizinischer Ursachen an den Hals-Nasen-Ohren Arzt, der durch Tests einen Lagerungsschwindel ausschloss und Medikamente verordnete, welche die Durchblutung des Innenohrs verbessern und so den Schwindel unspezifisch beeinflussen sollten. Der Schwindel reduzierte sich durch diese medikamentöse Behandlung jedoch nicht. Frau Meier nimmt diese Medikamente trotzdem weiterhin und hat inzwischen Angst, dass der Schwindel andere, gefährliche Ursachen haben könnte. Der Schwindel hat sich in letzter Zeit nicht verändert und tritt nun täglich mindestens achtmal auf. Frau Meier kommt mit dem Anliegen in die Physiotherapie, abzuklären, ob der Schwindel eventuell durch eine Therapie des Nackens beeinflusst werden kann.

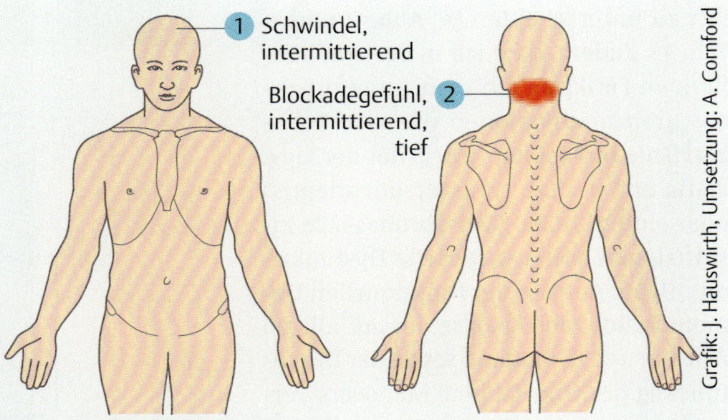

Abb. 1 Körpertabelle.

Subjektiver Befund

Hauptproblem

Frau Meier gibt den anfallsartigen Schwindel bei verschiedenen Kopfbewegungen und Lageveränderungen als ihr Hauptproblem an. Ihr Schwindel fühlt sich so an, als ob sie auf einem schwankenden Schiff sei.

Symptomauslösung/24-Stunden-Verhalten

- Schnelles Hinlegen und Aufsitzen aus der Rücken- und Seitlage sowie Drehen im Bett lösen sofort den Schwindel für eine Dauer von drei bis fünf Sekunden aus (► **Abb. 1** ①).
- Nach unten und nach oben Schauen lösen manchmal den Schwindel aus (► **Abb. 1** ①).
- Im Stand das Fahrradschloss Öffnen (Kopf nach unten und gedreht) löst sofort den Schwindel für drei bis fünf Sekunden aus (► **Abb. 1** ①).
- Der Schulterblick nach rechts im Auto löst sofort den Schwindel für drei bis fünf Sekunden aus (► **Abb. 1** ①).
- Der Schwindel wird bei körperlich anspruchsvollen Tätigkeiten wie Bergauffahren mit dem Fahrrad oder Hausarbeiten wie Staubsaugen verstärkt (► **Abb. 1** ①).
- Frau Meier vermeidet das Wandern in den Bergen sowie steile Treppen, da sie Angst hat, aufgrund des Schwindels zu stürzen. Ausserdem fühlt sie sich in ihrer beruflichen Tätigkeit in der Erwachsenenbildung beim schnellen Aufstehen vom Sitz beeinträchtigt, da dies auch den Schwindel auslösen kann.

Zusätzliche Symptome

- Gefühl von Steifigkeit bei unterschiedlichen Bewegungen des Nackens seit dem Unfall (► **Abb. 1** ②)
- unspezifische Nackenschmerzen dreimal pro Monat für je zwei Tage, die schon vor dem Fahrradunfall auftraten (► **Abb. 1** ②)
- migräneartige Kopfschmerzen ein- bis zweimal pro Monat, die schon vor dem Fahrradunfall auftraten

Spezielle Fragen

- keine Übelkeit, Seh-, Schluck- oder Sprachprobleme, kein plötzliches Einsinken der Beine
- keine Taubheit oder Kribbeln im Gesichtsbereich und keine subjektive Muskelschwäche
- kein Übergewicht; stabile Gewichtssituation

1 *Name von der Redaktion geändert*

- Blutdruck normal
- Nichtraucherin
- Medikamente: nur durchblutungssteigerndes Medikament für Innenohr vom HNO-Arzt
- keine weiteren Erkrankungen
- keine frühere Tumorerkrankung
- keine Osteoporose
- Röntgen nach dem Unfall zeigte keine Fraktur der HWS oder des Schädels.

Erste Hypothesenbildung

Nach dem subjektiven Befund versuche ich, zwischen drei möglichen Hypothesen zu unterscheiden (▸ **Abb. 2** und ▸ **Tab. 1**). Zudem kläre ich in der anschließenden Funktionsuntersuchung mögliche Kontraindikationen wie eine hochzervikale Instabilität (Integrität der Ligg. alaria und des Lig. transversum atlantis) oder eine VBI/CAD (Vertebrobasiläre Insuffizienz/Cerviko-Arterielle Dysfunktion) [9] ab. Anhand der funktionellen Demonstration, der Analyse der auffälligen Zeichen und Symptome sowie der Durchführung des Dix Hallpike Manövers versuche ich, zwischen zervikogener und vestibulärer Schwindelursache zu differenzieren.

Funktionsuntersuchung:
Inspektion

- Kopf steht in einer leichten ventralen Translation. Korrektur der Position reproduziert keine Symptome.
- prominenter C7 mit vermehrter Kyphose BWS
- sichtbare Faltenbildung auf Höhe C5

Funktionelle Demonstration

Der Transfer aus der Rückenlage in den Sitz löst den Schwindel bei Frau Meier sofort für fünf Sekunden mit einer Intensität von 5/10 VAS aus [5, 16]. Während des Transfers tritt weder ein Nystagmus auf noch sind sonstige zusätzliche Symptome zu erkennen. Eine zusätzliche manuelle Stabilisation der HWS verbessert den Schwindel auf 2/10 VAS (▸ **Abb. 3**).

Hochzervikale Instabilitätstests

Nach einem Sturz vom Fahrrad mit anschließendem Schwindel ist es sinnvoll, zuerst die obere HWS bezüglich einer ligamentären Instabilität zu untersuchen.

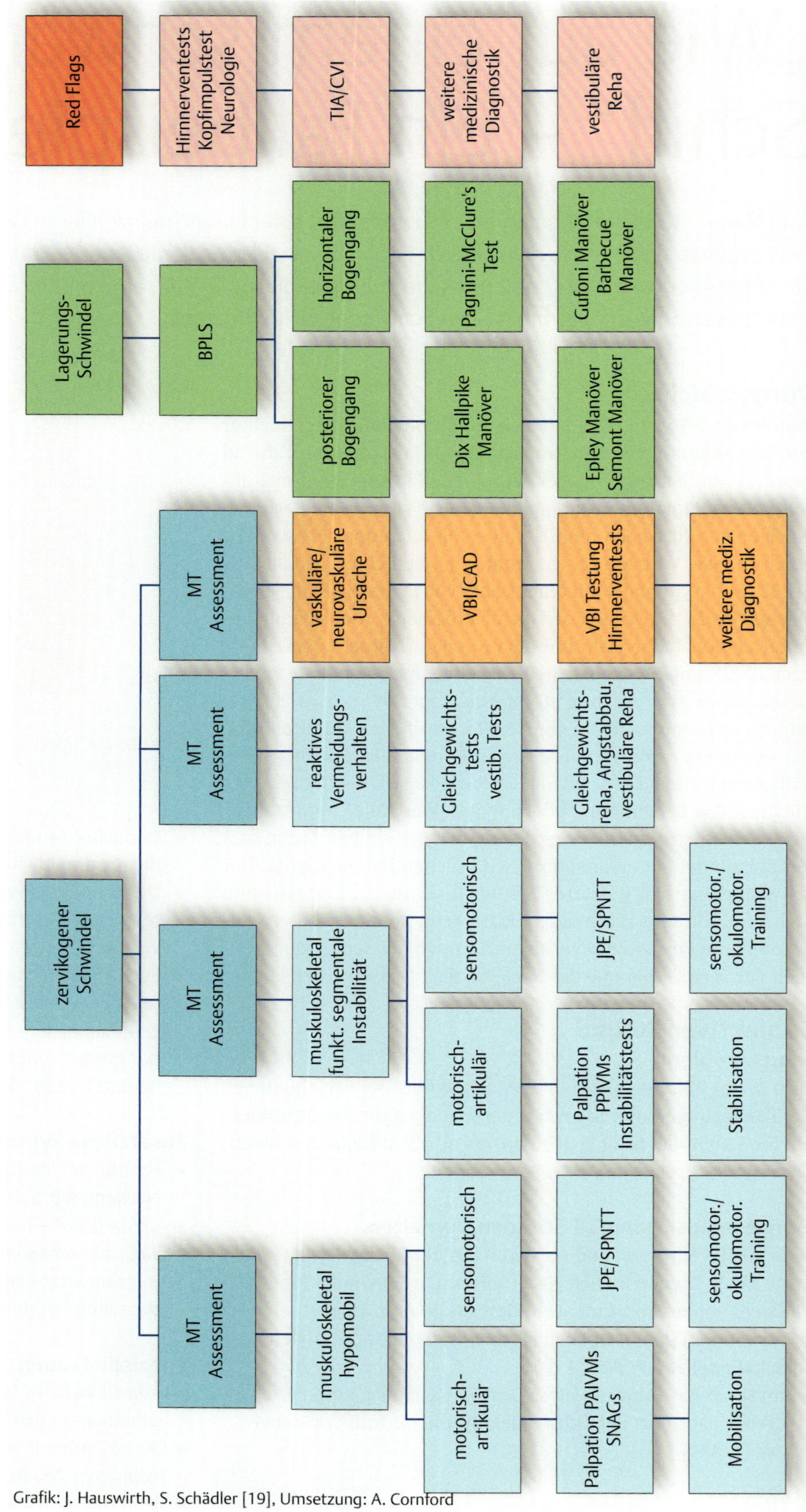

Grafik: J. Hauswirth, S. Schädler [19], Umsetzung: A. Cornford

Hauswirth J. „Wie auf einem schwankenden Schiff" – ein Fallbeispiel. Manuelle Therapie 2016; 20: 122–127

Tab. 1 Differentialdiagnostik.

	Pro	Kontra
Lagerungsschwindel BPLS (Benigner Paroxysmaler Lagerungsschwindel)/vestibulär	▪ lagewechselabhängig ▪ Ermüdbarkeit des Schwindels	▪ sofort bei Bewegung ▪ kein Drehschwindel ▪ auftretend ohne kurze Verzögerung ▪ HNO Abklärung
Zervikogener Schwindel	▪ Schwankschwindel ▪ bewegungsabhängig ▪ Beginn nach Trauma ▪ Nackenschmerzen in Anamnese	▪ kurze Attacken von Schwindel
VBI (Vertebrobasiläre Insuffizienz) als Red Flag	▪ Zunahme bei körperlicher Aktivität	▪ keine Blutdruckprobleme ▪ keine zusätzlichen Probleme wie Übelkeit, Visus- oder Schluckprobleme, Taubheit usw. ▪ keine Veränderung über ein Jahr: z. B. keine neurologischen Zeichen ▪ Schwindel verstärkt sich nicht, wenn Position gehalten wird ▪ kein Hinweis auf eine vorliegende bekannte Gefässpathologie

3
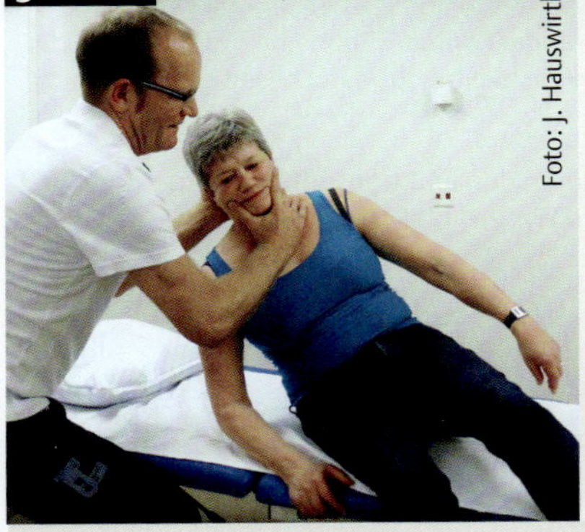

4
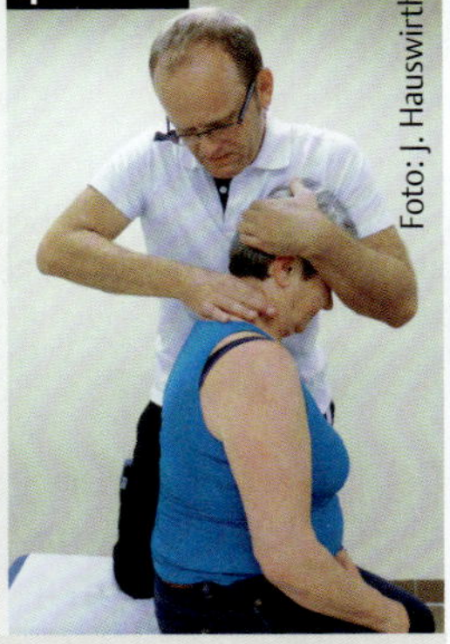

Abb. 3 Transfer aus Rückenlage in den Sitz mit manueller Stabilisation der HWS.

Abb. 4 Sharp-Purser Test in Flexion im Sitz.

5
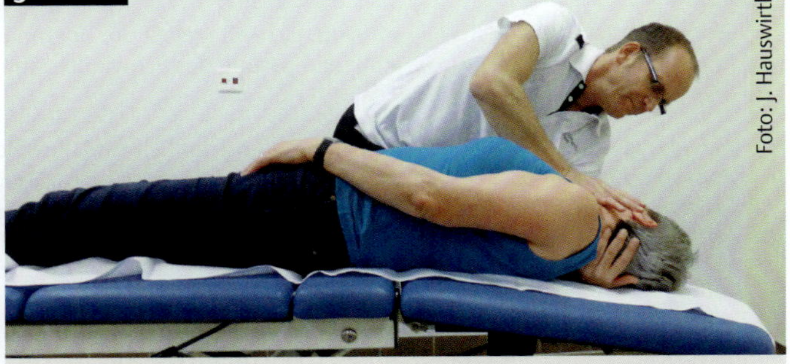

Abb. 5 Dix Hallpike Manöver mit zusätzlicher Stabilisation der HWS.

Tab. 2 Aktive Bewegungen HWS.

Bewegungsrichtung	Range of Motion, Symptome
Flexion	40°,① +
Extension	20°, ①, Knick in der mittleren HWS
Rotation links	70°,☑
Rotation rechts	50°,①
Lateralflexion links	10°,② + Diff.: obere Cx② +
Lateralflexion rechts	30°,☑

Der Sharp-Purser Test [25] untersucht die Integrität des Lig. transversum. Die Flexion der Halswirbelsäule löst bei Frau Meier den typischen Schwindel aus. Ich fixiere in der Flexionsposition der HWS den Dornfortsatz des Axis und schiebe das Occiput nach dorsal. Den Test führe ich nochmals in Rückenlage aus. Frau Meier spürt keine Veränderung des Schwindels – weder im Sitz noch in Rückenlage. Das Endgefühl ist hart. Diese Resultate sprechen gegen eine Insuffizienz des Lig. transversum (► **Abb. 4**).

Die Integrität der Ligg. alaria untersuche ich, indem ich den Dornfortsatz des Axis fixiere und gleichzeitig die Halswirbelsäule rotiere und lateral flektiere [25]. Die Lateralflexion läuft sofort auf den Dornfortsatz weiter, was für eine gute Integrität der Ligg. alaria spricht. Somit besteht kein Verdacht auf eine hochzervikale ligamentäre Instabilität. Eine Untersuchung der oberen Halswirbelsäule mit PPIVMs in Lateralflexion bestätigt diese Hypothese zusätzlich.

Differenzierung zervikale und vestibuläre Schwindelursache

Das Dix Hallpike Manöver verursacht bei Frau Meier einen Schwindel, jedoch ohne Übelkeit und Nystagmus. Bei guter manueller Stabilisation des Nackens verbessert sich der Schwindel deutlich (► **Abb. 5**). Mit Wiederholung des Tests verbessert sich der Schwindel ebenfalls. Die vestibuläre Hypothese ist dadurch noch nicht ganz ausgeschlossen, da eine Verbesserung des Schwindels bei Wiederholung des Tests bei einer vestibulären Ursache möglich ist. Die Verbesserung durch manuelle Stabilisation und das Fehlen eines Nystagmus deuten aber eher auf ein zervikales Instabilitätsproblem.

Differenzierung obere/mittlere/untere HWS

Nach den aktiven HWS Bewegungen besteht die Hypothese, dass eher die obere HWS betroffen ist, da Frau Meier ein gegensinnig gekoppeltes Bewegungsmuster zeigt, das für die obere HWS als Ursache spricht. Zusätzlich wird bei der Differenzierung in Lateralflexion die obere HWS als symptomverstärkend angezeigt (► **Tab. 2**).

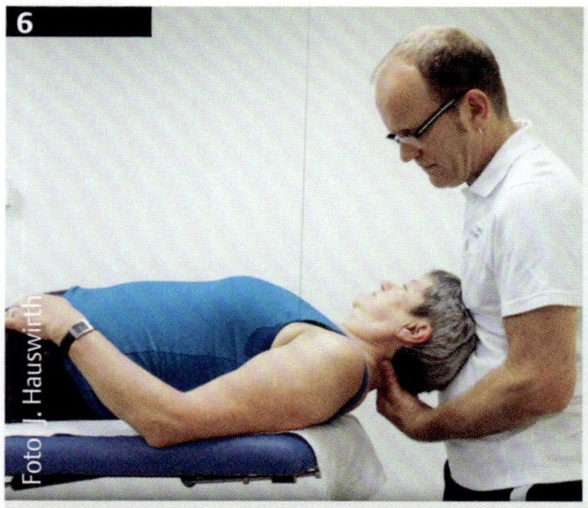

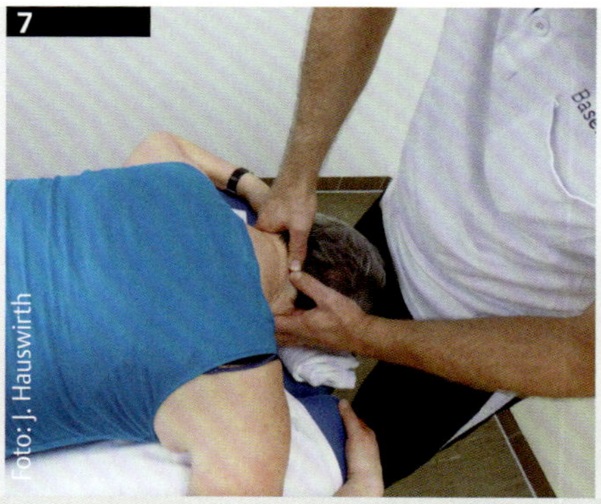

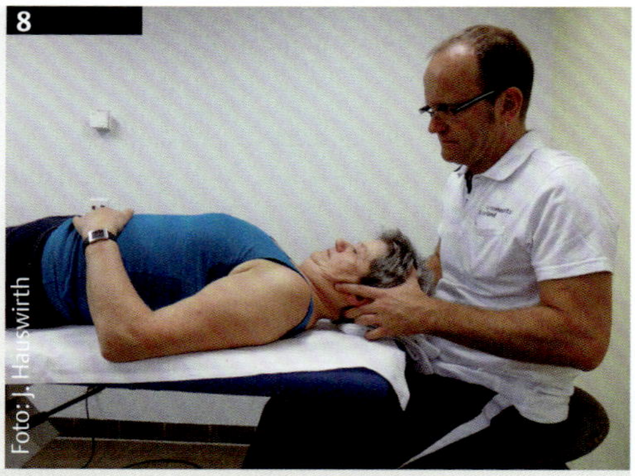

Abb. 6 Passive Physiological Intervertebral Movements (PPIVMs nach Maitland et al. 2001 [12]) für Rotation zwischen Okziput und C2.
Abb. 7 Posterior-anteriore Bewegung unilateral C1 rechts.
Abb. 8 Kraniozervikaler Flexionstest (CCFT).

Tab. 3 Ursachen-Hypothesenbildung vor der weiteren Behandlung

	Pro	Kontra
Zervikogener Schwindel muskuloskeletal hypomobile Ursache	▪ Beweglichkeitsdefizit der oberen HWS ▪ Beeinflussung des Schwindels durch Mobilisation C1-C3	Schwindel konnte durch eine Veränderung der Beweglichkeit nicht ganz beseitigt werden
Zervikogener Schwindel muskuloskeletal hypermobil/funktionelle segmentale Instabilität	▪ Verbesserung der Schwindelproblematik in der funktionellen Demonstration und beim Dix Hallpike Manöver durch manuelle Stabilisation der HWS durch den Therapeuten ▪ Knick bei C5 in der Inspektion und bei HWS Extension	bisher in der Funktionsuntersuchung noch keine Hypermobilität aufgefunden

Folgende Tests unterstützen diese Hypothese zusätzlich:

- Passive Rotation C0/C1 bei manuell fixiertem Axis: PROM (Passive Range of Motion) nach rechts nur fünf Grad, nach links 25 Grad (► **Abb. 6**). Dies bestätigt die Hypothese, dass ein grosser Anteil des Rotationsdefizits durch die obere HWS verursacht wird [25].
- Flexionsrotationstest: In Flexion rotiert die HWS nach links um 20 Grad und nach rechts um fünf Grad [2].

Erste Behandlung

In der ersten Behandlung überprüfe ich die obere HWS mittels Palpation und passiver Untersuchung weiter auf Symptome und Zeichen und verfolge das Ziel, mit einer Probebehandlung die vorläufige Hypothese zu bestätigen oder zu verwerfen.

Passive Untersuchung der oberen HWS

Palpation in Bauchlage inklusive PAIVMs (Passive Accessory Intervertebral Movements nach Maitland et al. 2001 [12]):

- Haut-Abhebbarkeit im Bereich von C1 verringert
- subokzipitale Muskulatur rechts sehr fest
- C1 posterior-anteriore Gleitbewegung unilateral rechts mit sehr viel Widerstand im Seitenvergleich und schmerzhaft:② auslösbar (► **Abb. 1**)
- C2 posterior-anteriore Gleitbewegung unilateral rechts sehr steif ohne Symptome
- C3 symptomfrei und deutlich bessere Beweglichkeit

Probebehandlung

- C1-C2 rechts unilaterale posterior-anteriore Gleitbewegung mit Grad III nach Maitland [12] in den Widerstand und mit leichter Schmerzauslösung (► **Abb. 1** ②) für 3 Minuten (► **Abb. 7**)

Der Wiederbefund der Beweglichkeit zeigt eine verbesserte HWS Beweglichkeit in Flexion und in Rotation nach rechts um 20 Grad und einen verringerten Schwindel auf 3/10.

Hypothese nach der Probebehandlung. Durch die erste Probebehandlung der oberen HWS unilateral rechts kann das einseitig vorhandene Beweglichkeitsdefizit der HWS verbessert werden. Gleichzeitig verändert sich das Hauptsymptom der Patientin, der Schwindel (► **Abb. 1** ①), und das Blockadegefühl subokzipital (► **Abb. 1** ②). Somit bestätigt diese Probebehandlung, dass der Schwindel zum Teil zervikogen verursacht wird.

Nach der Probebehandlung füllt Frau Meier den Schwindelfragebogen Dizziness Handicap Inventory-German Version (DHI-G) aus [18]. Die Auswertung dieses Fragebogens, der die Auswirkung des Schwindels auf funktionelle, emotionale und physische Aspekte des Alltags erfasst [11], ergibt bei Frau Meier eine Alltagseinschränkung von 32/100 Punkten.

Therapieplanung und -verlauf

1. Weiterbehandlung des Bewegungsdefizits hochzervikal
2. Ursachen-Hypothesenbildung vor der weiteren Behandlung (► **Tab. 3**)
3. Untersuchung der mittleren/unteren HWS bezüglich funktioneller Instabilität

Zweite und dritte Behandlung

Weiterhin mobilisiere ich manuell C1-C2 mit steigender Intensität und mittels Vorpositionierung des Kopfes in Rotation nach rechts. Zudem untersuche ich die segmentale Beweglichkeit der mittleren/unteren HWS (C3-C7) mittels Passive Physiological Intervertebral Movements (PPIVMs) und überprüfe so eine denkbare Hy-

9
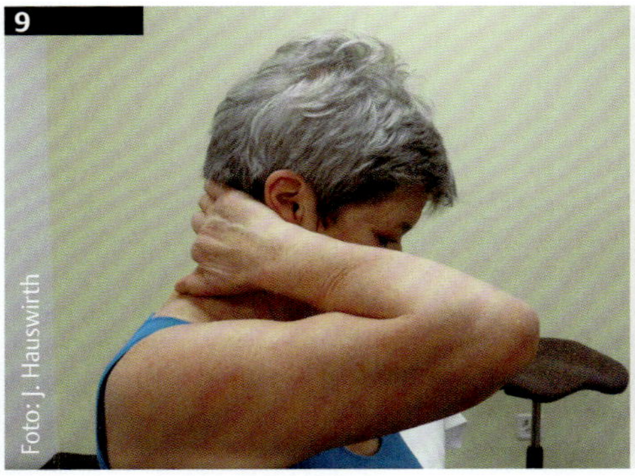

10
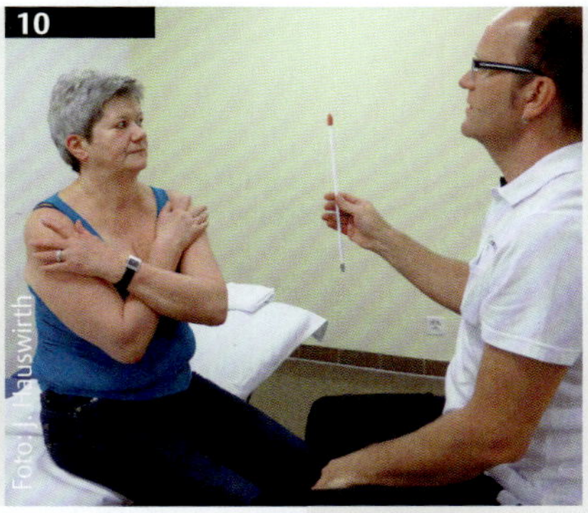

11
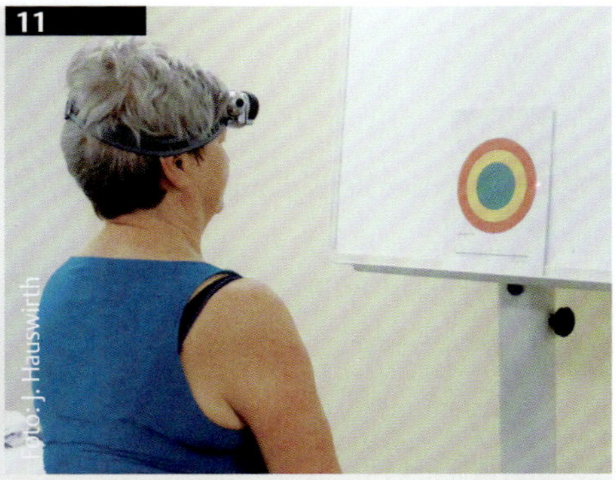

12
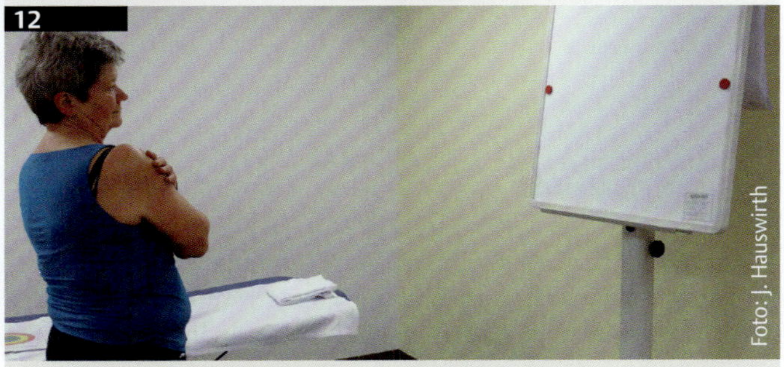

Abb. 9 SNAG Eigenmobilisation in Flexion C2.
Abb. 10 SPNT – Smooth Pursuit Neck Torsion Test.
Abb. 11 JPE – Joint Position Error Test.
Abb. 12 Okulomotorische Augenkontrollübungen in Rumpfrotation als Heimprogramm.

permobilität oder Instabilität. Die Untersuchung ergibt ein hypermobiles Segment in Flexion auf Höhe C5/6. Zudem setzt Frau Meier beim kraniozervikalen Flexionstest (CCFT) [8] anstatt der tiefen Nackenflexoren die oberflächliche Muskulatur, insbesondere den M. sternocleidomastoideus, exzessiv ein (► **Abb. 8**).

Hypothesenbildung nach drei Behandlungen. Durch die hochzervikalen Behandlungstechniken ist die Rotations- und Lateralflexionsbewegung im Seitenvergleich nun ausgeglichen und die Schwindelhäufigkeit im Alltag um 40 Prozent reduziert. Auch die Intensität des Schwindels ist positiv verändert auf 2/10. Um das nach der Behandlung verbesserte Bewegungsausmaß längerfristig zu erhalten, erhält die Patientin ein Heimprogramm mit gehaltenen natürlichen Gleitbewegungen auf Höhe C2 von posterior nach anterior (Mobilisation mit Bewegung: SNAGs [14]) (► **Abb. 9**). Die Patientin führt diese Eigenmobilisationen sechsmal nacheinander mindestens dreimal am Tag in Kombination mit zervikaler Flexion konsequent zu Hause aus und kann die Schwindelhäufigkeit dadurch nochmals um 20 Prozent reduzieren.

In der funktionellen Demonstration zu Beginn konnte der Schwindel beim Aufsitzen durch manuelle Stabilisation der HWS reduziert werden. Dieser Befund sowie die vergrößerte passive segmentale Beweglichkeit auf Höhe C5/6 und das motorische Kontrolldefizit beim CCFT verstärken die Hypothese einer verringerten Stabilisationsfähigkeit der HWS, die möglicherweise zum Schwindel beiträgt.

Vierte bis sechste Behandlung

Aufgrund der Hypothese der verringerten Stabilisationsfähigkeit der HWS trainiert Frau Meier in der vierten, fünften und sechsten Behandlung die tiefen Nackenflexoren in Rückenlage und beim Transfer vom Liegen ins Sitzen. Nach dieser Behandlungsserie sind nur noch 20 Prozent der Schwindelsymptomatik im Alltag vorhanden.

Um das okulomotorische System zu testen, eignet sich der Smooth Pursuit Neck Torsion Test (SPNT), der gleichmäßige Blickfolge Test in Rotation [21, 22]. Dabei zeigt Frau Meier bei rotiertem Rumpf und neutral gehaltener Kopfposition eine verlangsamte Augenbewegung und einen verstärkten Schwindel. Dies unterstützt die Hypothese des zervikogenen Schwindels und weist auf einen möglichen beitragenden Faktor des okulomotorischen Kontroll-Systems hin. Der SPNT scheint eine gewisse diskriminative Validität zur Unterscheidung zwischen zervikogener und vestibulärer Schwindelursache zu haben [23].

Auch die Joint Position Error Testung [21] mittels eines Laserpointers im Abstand von einem Meter zeigt im Sitzen ein Abweichen vom Startpunkt von über zehn Zentimeter in Rotations- sowie in Flexions- und Extensionsrichtung [23] (► **Abb. 11**). Dieser Test sollte normalerweise keine Abweichungen über fünf Zentimeter zeigen.

Die Standsicherheit untersuche ich mit dem Romberg Test (Füsse zusammen) und im Tandem-Stand nach Treleaven et al. (2008) [23]. Beide Tests zeigen deutlich ein verstärktes laterales und sagittales Schwanken mit geschlossenen Augen.

Hypothesenbildung. Da der SPNT eine Veränderung der Augenbewegung zeigt, erhält Frau Meier zusätzlich eine Heimübung für die Augenbewegung. JPE und Rombergtest dienen als Verlaufszeichen.

Sechste bis neunte Behandlung

Diese vorläufig letzten Behandlungen beinhalten vor allem okulomotorische Kontrollübungen mittels Augenbewegungen im Stand. Frau Meier hat die Aufgabe, sprunghafte Augenbewegungen in verschiedenen Rotationsstellungen des Rumpfes auszuführen. Zur Hilfe klebt sie sich dazu zwei rote Punkte zu Hause an die Wand.

Da der JPE grösser als fünf Zentimeter Abweichung in Rotation und Flexion/Extension zeigte, ist die zweite Heimübung in dieser Phase eine Repositionsübung mit dem Laser zu Hause.

Befund nach neun Behandlungen

Die Beweglichkeit der HWS ist deutlich verbessert und ohne Schwindelreproduktion (► **Tab. 4**).

Die Schwindelhäufigkeit hat sich von täglich auf zweimal pro Woche, die Schwindelintensität auf VAS 1/10 verringert. Die Verbesserung des Schwindels gibt Frau Meier mit 90 Prozent an.

Der DHI ist weitgehend normalisiert auf 8/100.

Tab. 4 Aktive Bewegungen HWS – alle ohne Schwindelauslösung.

Bewegungsrichtung	Range of Motion
Flexion	50 ° ☑
Extension	50 ° ☑, Knick in der mittleren HWS
Rotation links	70 ° ☑
Rotation rechts	70 ° ☑
Lateralflexion links	30 ° ☑
Lateralflexion rechts	30 ° ☑

Frau Meier zeigt eine sehr gute Adhärenz, übt weiterhin selbstständig ihr Heimprogramm und kann dadurch drei Wochen nach Behandlungsabschluss ihren Schwindel vollständig eliminieren.

FAZIT

Bei Frau Meier bestätigte sich die Hypothese des zervikogenen Schwindels, der durch ein multimodales Behandlungsmanagement beseitigt werden konnte. Eine hochzervikale manuelle Mobilisation verbesserte den muskuloskeletalen Anteil des Schwindels. Sensomotorisches Training und ein gezielter Muskelaufbau der tiefen Nackenflexoren eliminierten die funktionelle Instabilität der mittleren HWS, die ein beitragender Faktor war. Ein okulomotorisches Training und das konsequente Üben zu Hause beseitigten letztendlich den Schwindel ganz. Ein Jahr nach der Therapie berichtete Frau Meier am Telefon, dass dieses positive Ergebnis immer noch besteht.

AUTOR

Jürg Hauswirth

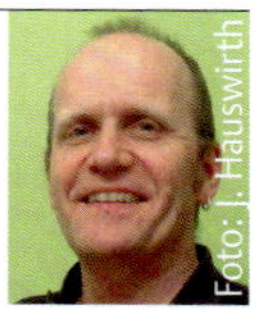

BIBLIOGRAFIE

DOI 10.1055/s-0042-108663
manuelletherapie 2016; 20: 122–127

Stuttgart · New York · ISSN 1433-2671

Literaturverzeichnis

1. *Gloor-Juzi T, Kurre A, Straumann D et al. Translation and Validation of the Vertigo Symptom Scale into German: A Cultural Adaption to a Wider German-Speaking Population. BMC Ear Nose Throat Disord 2012; 12: 7*
2. *Hall TM, Briffa K, Hopper D et al. Comparative Analysis and Diagnostic Accuracy of the Cervical Flexion-Rotation Test. J Headache Pain 2010; 11(5): 391–7*
3. *Hauswirth J. Zervikogener Schwindel : Diagnose und manualtherapeutische Behandlung. manuelletherapie 2008; 12(2): 80–93*
4. *Jacobson GP, Newman CW. The development of the Dizziness Handicap Inventory. Arch Otolaryngol Head Neck Surg 1990; 116(4): 424–7*
5. *Heikkilä HV, Wenngren BI. Cervicocephalic kinesthetic sensibility, active range of cervical motion, and oculomotor function in patients with whiplash injury. Arch Phys Med Rehabil 1998; 79: 1089–1094*
6. *Jull G, Bogduk N, Marsland A. The Accuracy of Manual Diagnosis for Cervical Zygapophysial Joint Pain Syndromes. Med J Aust 1988; 148(5): 233–6*
7. *Jull G, Kristjansson E, Dall´Alba P. Impairment in the Cervical Flexors: A Comparison of Whiplash and Insidious Onset Neck Pain Patients. Man Ther 2004; 9(2): 89–94*
8. *Jull GA, O'Leary SP, Falla DL. Clinical Assessment of the Deep Cervical Flexor Muscles: The Craniocervical Flexion Test. J Manipulative Physiol Ther 2008; 31(7): 525–33.*
9. *Kerry R, Tylor AJ, Mitchell J et al. Manual therapy and cervical arterial dysfunction, directions for the future: a clinical perspective. J Man Manip Ther 2008;16(1): 39–48*
10. *Kristjansson E, Treleaven J. Sensorimotor Function and Dizziness in Neck Pain: Implications for Assessment and Management. J Orthop Sports Phys Ther 2009; 39(5): 364–77*
11. *Kurre A, Bastiaenen C, van Gool C et al. 010. Exploratory factor analysis of the Dizziness Handicap Inventory (German version). BMC Ear, Nose and Throat disorders 2010; 10: 3*
12. *Maitland GD, Hengeveld E, Banks K, English K. Maitland's vertebral manipulation. 6th ed. London: Butterworth Heinemann; 2001*
13. *Maitland GD, Hengeveld E, Banks K, English K. Manipulation der Wirbelsäule. 4. Aufl. Berlin Heidelberg: Springer; 2008*
14. *Mulligan B. Manual Therapy-NAGS, SNAGS MWMS etc. 5th ed. Wellington: Plane View services; 2006*
15. *Ogince M, Hall T, Robinson K et al. The Diagnostic Validity of the Cervical Flexion-Rotation Test in C1/2-Related Cervicogenic Headache. Man Ther 2007; 12(3): 256–62*
16. *Reid SA, Rivett DA, Katekar MG et al. Sustained natural apophyseal glides (SNAGs) are an effective treatment for cervicogenic dizziness. Man Ther 2008; 13(4): 357–66*
17. *Reid SA, Callister R, Snodgrass SJ et al. Manual Therapy for Cervicogenic Dizziness: Long-Term Outcomes of a Randomised Trial. Man Ther 2015; 20(1): 148–56*
18. *Schädler S, Kurre A. Dem Schwindel auf die Schliche kommen – Dizziness Handicap Inventory. physiopraxis 2015; 13(10): 35–37*
19. *Schädler. Gleichgewicht und Schwindel. 1. Aufl. München: Elsevier GmbH, Urban & Fischer; 2016*
20. *Sterling M, Jull G, Vicenzino B et al. Development of motor system dysfunction following whiplash injury. Pain 2003; 103(1–2): 65–73*
21. *Tjell C, Rosenhall U. Smooth Pursuit Neck Torsion Test: A Specific Test for Cervical Dizziness. Am J Otol 1998; 19(1): 76–81*
22. *Tjell C, Tenenbaum A, Sandström S. Smooth pursuit neck torsion test-a specific test for whiplash associated disorders? Journal of Whiplash & Related Disorders 2002; 1(2): 9–24*
23. *Treleaven J. Sensorimotor Disturbances in Neck Disorders Affecting Postural Stability, Head and Eye Movement Control--Part 2: Case Studies. Man Ther 2008; 13(3): 266–75*
24. *Volz-Sidiropoulou E, TakahamaJ, Gauggel S et al. Das „Dizziness Handicap Inventory": Erste psychometrische Kennwerte einer Deutschen Version. Laryngo-Rhino-Otol 2010; 89(7): 418–423*
25. *Westerhuis P, Wiesner R. Klinische Muster in der Manuellen Therapie: IMTA-Kurshandbuch Level 2a und b. 1. Aufl. Stuttgart: Thieme; 2011*

Schwerpunkt
KIEFERGELENK

Diagnostik und Therapie von schmerzhaften Myoarthropathien

Myalgien der Kaumuskulatur sind die am häufigsten beklagten nicht-infektiösen Beschwerden in der orofazialen Region [29]. Zusammen mit den Arthralgien werden sie unter dem Begriff „Myoarthropathien" (MAP) [42] zusammengefasst [41] . Etwa 75 Prozent der Patienten mit schmerzhafter MAP leiden unter Muskelschmerzen [30, 68]. Frauen sind – bevorzugt in der vierten Lebensdekade – wesentlich häufiger betroffen (bis zu viermal) als Männer [32].

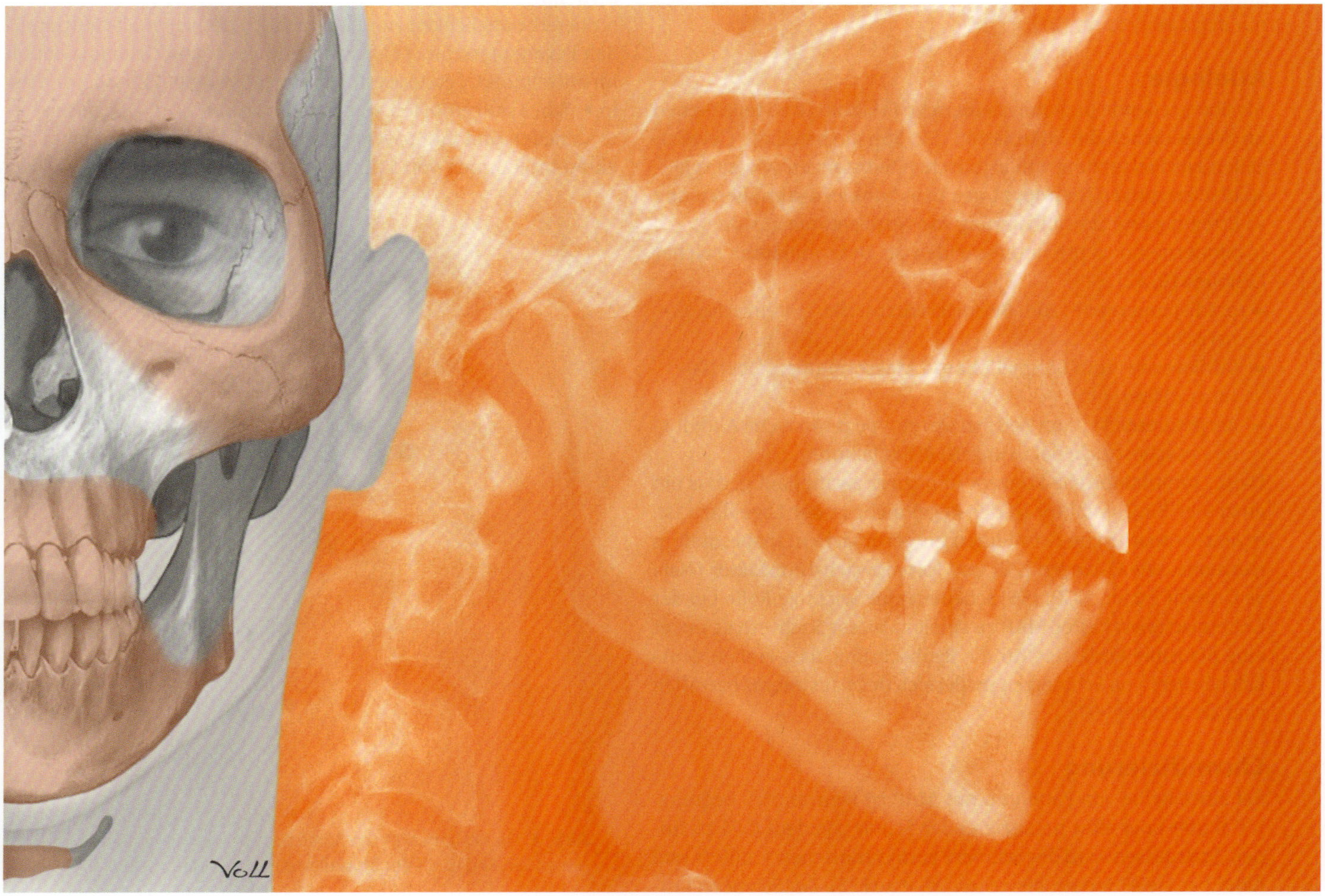

Schindler H.J, Hellmann D. Diagnostik und Therapie von schmerzhaften Myoarthropathien. Manuelle Therapie 2015; 19: 111–116

Im Gegensatz zur Arthralgie sind Muskelschmerzen eher schlecht lokalisierbar und zeichnen sich durch einen dumpf-drückenden oder ziehenden Charakter aus. Die Schmerzen bei MAP sind in der Regel von geringer bis mittlerer Intensität und werden bei aktiven und passiven Muskelbelastungen und bei Unterkieferbewegungen (zum Beispiel beim Kauen) verstärkt wahrgenommen. Schmerzbedingte Bewegungseinschränkungen und Schonhaltungen des Unterkiefers werden beobachtet. Nicht selten wird der Muskelschmerz in andere Bereiche übertragen und dort vom Patienten wahrgenommen (Zähne, Zahngruppen, Kiefergelenke, Mittelohr, Schläfe, Auge) [72]. Hier stimmt die Schmerzlokalisation nicht mit der Schmerzquelle überein, und eine Abgrenzung zu anderen Schmerzbildern kann schwierig werden. Die schmerzhaften MAPs sind überwiegend gut behandelbar und oft episodischer Natur. Zu einem nicht unwesentlich Anteil bleiben sie jedoch trotz therapeutischer Interventionen über lange Zeit bestehen. In diesen Fällen sind oft gleichzeitig auch in anderen Körperbereichen Schmerzen vorhanden [62]. Über einen längeren Zeitraum anhaltende Beschwerden können bei den Betroffenen zu erheblichen psychosozialen Belastungen und Reaktionen führen [63]. In Einrichtungen der zweiten und dritten Versorgungsstufe zählen etwa 30 Prozent und mehr der Patienten [11] zu dieser Kategorie; in der zahnärztlichen Praxis beträgt dieser Anteil jedoch nur etwa 10 Prozent [27].

Ätiologie

Als übergreifende pathophysiologische Erklärungsmodelle dienen im Wesentlichen die Mikroläsion [52, 36], die beteiligte Gewebszellen zur Freisetzung von algetischen Substanzen wie zum Beispiel nozizeptiven Neuropeptiden und Zytokinen stimulieren und so Erregung und Sensibilisierung von Nozizeptoren auslösen.

Moderne Konzepte unterscheiden als Determinanten solcher Läsionen [9, 42]

- prädisponierende (zum Beispiel strukturelle, systemische, genetische),
- initiierende (zum Beispiel Mikro-, Makrotraumen, Überlastungen) und
- perpetuierende (zum Beispiel stereotype motorische Aktivitäten, psychosoziale Belastungen) Risikofaktoren.

Dieses multifaktorielle Konzept impliziert zwangsläufig, dass ein einzelner Einflussfaktor in der Regel nicht in der Lage dazu ist, myoarthropathische Schmerzen zu verursachen. Insbesondere Hormone, wie Östrogen [28] und Nervenwachstumsfaktor (Nerve Growth Factor, NGF) [56] scheinen eine wichtige Rolle bei der Genese schmerzhafter MAP zu spielen. Dieser Sachverhalt bietet eine plausible Erklärung für die Beobachtung, dass Frauen deutlich häufiger von Schmerzen im Bereich des Kausystems betroffen sind als Männer [60].

Chronifizierung

Bei einer Reihe von Patienten mit MAP ist kein zeitlich begrenzter akuter oder akut persistierender Schmerzverlauf [58] zu finden. Stattdessen wird der Schmerz zum chronischen Schmerz und hält über viele Monate, bisweilen Jahre an [22]. Zur Schmerzchronifizierung – das heißt der Entwicklung akuter oder akut persistierender zu chronischen Schmerzen [19] – tragen periphere und zentrale neuroplastische Veränderungen bei [58]. Lang anhaltende nozizeptive Impulszuflüsse aus der Peripherie führen nach aktueller Vorstellung insbesondere im zentralen Nervensystem zu einer Reihe langfristiger Funktionsänderungen und Sensibilisierungen (funktioneller respektive struktureller Plastizität) [45]. Diese Vorgänge spielen eine entscheidende Rolle bei der Entstehung der sog. Allodynie, die bei chronischen Schmerzen auch ohne wesentliche nozizeptive Information aus der Peripherie aufrechterhalten werden kann [58].

Diagnostik

Neben dem ärztlichen Gespräch ist der Einsatz valider Diagnose- und Klassifikationsschemata unerlässlich. Die Diagnostic Criteria for Temporomandibular Disorders (DC/TMD) – ein zweiachsiges (somatische Achse-I; psychometrische Achse-II) [10] System hat in diesem Kontext weltweit Anerkennung gefunden.

Die Diagnostik von schmerzhafter MAP erfolgt entsprechend der RDC/TMD Taxonomie ausschließlich symptomorientiert auf der Grundlage

4. der von den Patienten angegebenen Symptomatik sowie
5. der klinischen Befunderhebung [10]

Im Rahmen der klinischen Befundung stehen die Messung der Unterkieferbeweglichkeit (und dem dabei gegebenenfalls auftretenden Bewegungsschmerz) sowie die Muskel- und Gelenkpalpation im Mittelpunkt. Letztere erfolgt manuell (► **Abb. 1**). Es werden die in ► **Tab. 1** aufgeführten vier schmerzhaften MAP Diagnosen unterschieden und ihre psychosozialen Auswirkungen auf den Patienten im Rahmen von Schmerzchronifizierung erfasst (eine ak-

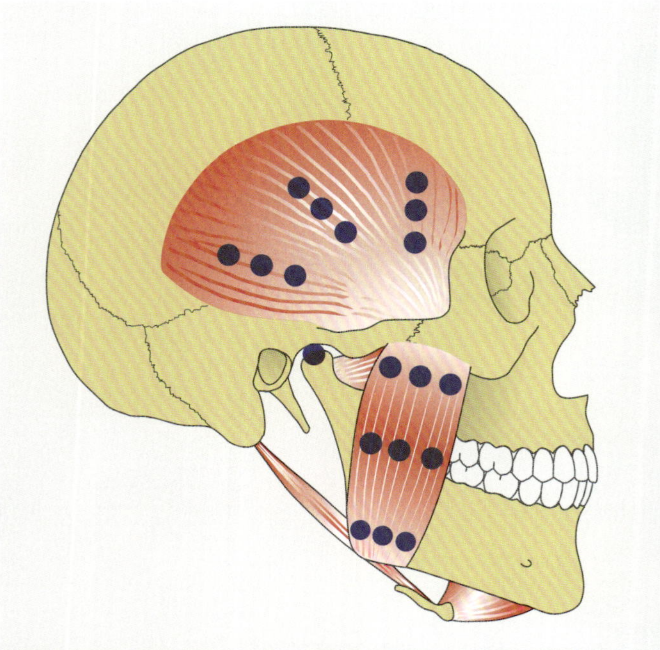

Abb. 1 Die blau markierten Bereiche repräsentieren die zu palpierenden Regionen der Muskulatur und der Kiefergelenke.

tuelle Variante, die DC/TMD Kriterien [48] wird in dieser Arbeit nicht thematisiert, da sie sich erst noch in der klinischen Praxis bewähren muss. Ebenfalls nicht diskutiert werden die als nicht behandlungsbedürftig betrachteten schmerzfreien Kiefergelenkgeräuschphänomene und Diskusverlagerungen). Eine Ganzkörperschmerzzeichnung gibt darüber hinaus wichtige differenzialdiagnostische Anhaltspunkte (zum Beispiel Fibromyalgie-Syndrom) und eine obligatorische Panoramaschichtaufnahme (PSA) dient dem Erkennen auffälliger Gelenkbefunde ► **Tab. 1**.

DIFFERENZIALDIAGNOSEN

Erkrankungen, die mit Muskel- oder Gelenkschmerzen verbundenen sein können, werden differenzialdiagnostisch berücksichtigt:

- Fibromyalgie-Syndrom
- episodischer Spannungskopfschmerz
- Lupus erythematodes
- Schilddrüsenunterfunktion
- neuropathische Schmerzen
- Sklerodermie
- Arteriitis temporalis
- Morbus Parkinson, Hirntumoren
- rheumatoide Arthritis
- juvenile rheumatoide Arthritis
- Arthritis psoriatica
- posttraumatische/postinfektiöse Arthritis

Komorbidität

Es gibt gute Belege dafür, dass sich Patienten mit MAP durch eine hohe Prävalenz (70 Prozent) für Kopfschmerzen auszeichnen [40] und umgekehrt, dass bei Kopfschmerzpatienten (50 Prozent) [50] häufig Symptome für eine MAP zu finden sind. Ähnliche Hinweise gibt es für die Komorbidität zwischen Fibromyalgie und MAP Schmerzen [7]. Allerdings stellt sich hier generell die Frage, ob dies in der Tat die Koexistenz unterschiedlicher Leiden repräsentiert oder ob nicht möglicherweise die geringe Trennschärfe der diagnostischen Instrumentarien oder gemeinsame pathogenetische Wegstrecken diese hohen Prävalenzen verursachen.

Therapie

Unter Beachtung der Therapieempfehlungen der Arzneimittelkommission der deutschen Ärzteschaft (Empfehlungen zur Therapie von Kreuzschmerzen, Sonderheft Juli 2000), von Übersichtsarbeiten für das Kausystem [15] und für andere Bereiche des muskuloskeletalen Systems [37] sowie unter Einschluss von Lehrbüchern, die sich umfassend mit den verschiedenen Therapieansätzen bei MAP des Kausystems beschäftigen [40, 43], können derzeit folgende orientierende Aussagen im Rahmen der Behandlung von schmerzhafter MAP getroffen werden:

- In jedem Falle sollte eine rasche Schmerzlinderung angestrebt werden, um periphere und zentrale Chronifizierungsphänomene (funktionelle und strukturelle neuroplastische Veränderungen) zu minimieren [73]. Im Falle manifester Schmerz-

Tab. 1 Taxonomie nach RDC/TMD, die als wesentliches Kriterium den vom Patienten selbst reklamierten Schmerz beinhaltet [10].

<table>
<tr><th colspan="4">Achse I: Diagnostische Kriterien der Kiefermuskel- und Kiefergelenkschmerzen</th></tr>
<tr><td>a</td><td>b</td><td>c</td><td>d</td></tr>
<tr><td>Myofaszialer Schmerz</td><td>Myofaszialer Schmerz mit eingeschränkter Kieferöffnung</td><td>Periartikuläre Arthralgie</td><td>Aktivierte Arthrose</td></tr>
<tr><td colspan="2">a
1. Vom Patienten beklagte Schmerzen im Bereich von Kiefer, Gesicht oder Schläfe in Ruhe oder bei Funktion; plus
2. Schmerzen bei Palpation von zwei der folgenden bilateralen 12 Muskeltaststellen:
– Temporalis (anteriore, mittlere, posteriore Region)
– Masseter (Ursprung, Bauch, Ansatz des Muskels)</td><td colspan="2">c
1. Vom Patienten beklagte Kiefergelenkschmerzen in Ruhe oder bei Funktion; plus
2. Schmerzen in einem oder beiden Kiefergelenken bei lateraler und/oder posteriorer Palpation</td></tr>
<tr><td colspan="2">b
1. Myofaszialer Schmerz; plus
2. Eingeschränkte Kieferöffnung < 40 mm
3. Maximale passive Kieferöffnung mindestens 5 mm größer als schmerzfreie aktive Öffnung</td><td colspan="2">d
1. Arthralgie; plus
2. a) Krepitationsgeräusche und/oder
b) auffällige Befunde im Kiefergelenktomogramm wie: Randzacken, Entrundungen der Kondylen, Erosionen der Kortikalis, subchondrale Sklerosierungen</td></tr>
<tr><th colspan="4">Achse II: Erfassung der psychosozialen Beeinträchtigung</th></tr>
<tr><td colspan="4">Instrument: Graduierung chronischer Schmerzen GCPS-D [64]
Eine dysfunktionale psychosoziale Beeinträchtigung erlaubt (neben frustraner Behandlung) Rückschlüsse auf das Ausmaß der Chronifizierung der MAP-Schmerzen</td></tr>
<tr><td colspan="4">Ganzkörperschmerzzeichnung</td></tr>
<tr><td colspan="4">Erfassen möglicher systemischer Schmerzerkrankungen (zum Beispiel Fibromyalgie-Syndrom) sowie prognostisch ungünstiger multilokulärer Schmerzen (Wide Spread Pain)</td></tr>
</table>

Schindler H.J, Hellmann D. Diagnostik und Therapie von schmerzhaften Myoarthropathien. Manuelle Therapie 2015; 19: 111–116

chronifizierung ist eine interdisziplinäre multimodale Therapie unerlässlich. Ziel der Behandlung ist hier nicht mehr die Schmerzbeseitigung, sondern eine angemessene Schmerzlinderung.
- Die schmerzhafte MAP hat im Allgemeinen eine gute Prognose. Die Schmerzen verbessern sich beziehungsweise verschwinden oft spontan im Laufe einer mehr oder weniger langen Zeitperiode [42] durch funktionelle oder strukturelle Anpassungen in den betroffenen Geweben. Dieser Sachverhalt liefert jedoch keine Begründung für eine Therapiekarenz, sondern Schmerzbeseitigung ist in jedem Falle primäres Therapieziel, insbesondere unter dem Gesichtspunkt, dass ungeklärt ist, unter welchen Randbedingungen bei Patienten eine Schmerzchronifizierung eintritt. Schmerzlinderung beziehungsweise Schmerzfreiheit kann bei der Mehrzahl der Patienten mit noninvasiven reversiblen Maßnahmen erreicht werden [43]. Im Kurz- und Langzeitvergleich ergeben verschiedene Behandlungsverfahren bei der Mehrzahl der Patienten gleich gute Ergebnisse.

Definition der Empfehlungsklassen

In Anlehnung an die Empfehlungen von Schindler 2007 [50] und Hugger 2007 [21] werden folgende modifizierte Empfehlungsklassen verwendet:

Unbedingt empfehlenswert: Wenn die Wirksamkeit bei MAP durch Metaanalysen, systematische Reviews oder mehrere im Ergebnis übereinstimmende RCTs belegt ist.

Empfehlenswert: Wenn die Wirksamkeit durch mindestens eine RCT bei MAP belegt ist oder wenn beim Vorliegen mehrerer kontroverser RCTs der überwiegende Teil eine Wirkung belegt.

Eingeschränkt empfehlenswert: Wenn kein Beleg (unter den festgelegten Kriterien) für die in der Literatur empfohlenen Intervention gefunden werden konnte oder die Datenlage unschlüssig ist, die Maßnahme jedoch nach klinischer Erfahrung und Expertenmeinung als wirksam gilt.

Empfehlenswerte Therapieelemente

Folgende Therapieelemente (► **Tab. 2**) – auch in Anlehnung an muskuloskeletale Beschwerden in anderen Körperregionen – kommen bei der Behandlung von myofaszialen Schmerzen der Kiefermuskulatur in der Regel in Betracht und/oder können empfohlen werden:

Patientenaufklärung [35, 66]: Information des Patienten über Diagnose und vermutete Ätiologie, über die gute Prognose, über schmerzunterhaltende Faktoren (zum Beispiel durch Parafunktionen) und über eine adäquate, d. h. zahnkontaktfreie Unterkiefer-Ruhelage. Sensibilisierung des Patienten über Fehlhaltungen und stereotype orale (einschließlich okklusale) Gewohnheiten, die an der Schmerzgenese beteiligt sind, sowie deren aktive Vermeidung.

Selbsttherapie [5, 34]: häuslicher Einsatz physikalischer Hilfsmittel (Hitze, Wärme) und Kieferübungen (► **Tab. 2** ff.).

Entspannungstherapie [6, 37]: zum Beispiel autogenes Training, progressive Muskelentspannung nach Jakobson und Biofeedback. Für Biofeedback ist eine deutlich bessere Reduktion myoarthropathischer Schmerzen im Vergleich zu Plazebo feststellbar [6].

Physikalische Therapie (Wärme- , Kälte-, Stoßwellentherapie), Physio-/Manualtherapie [2, 8, 15, 17, 37, 54, 67]: In Anlehnung an Feine und Lund [15] können zur Wirksamkeit bei muskuloskeletalen Schmerzen folgende Aussagen getroffen werden:
- Patienten erzielen kurz- und mittelfristig Verbesserung, wenn diese Therapieformen Anwendung finden [8, 17, 67], wobei alle Therapieformen als symptomatische Interventionen zu bewerten sind [37].
- Patienten, bei denen gleichzeitig verschiedene Formen von physikalischer Therapie zur Anwendung kommen, erzielen bessere Ergebnisse als Patienten, die nur eine Therapieform erhalten.
- Der Therapieerfolg nimmt mit der Zahl der Therapiesitzungen in einem Zeitraum von vier Wochen (bei drei Sitzungen pro Woche) zu; darüber hinaus bleibt er trotz weiterer Interventionen stabil [8].
- Der Therapieerfolg dürfte insbesondere auch durch die Verminderung von Angstgefühlen und Depression bestimmt sein. Patienten, die besser informiert und betreut sind und für die Zukunft weniger Furcht empfinden, dürften sich weniger auf die Wahrnehmung des Schmerzes konzentrieren.

Insbesondere physiotherapeutische Interventionen zeichnen sich durch eine Reihe unterschiedlicher „Schulen“ und somit modifizierter Techniken aus. Die gemeinsame neurobiologische Endstrecke [26] und das Fehlen wissenschaftlicher Daten für die physiologischen, das heißt sensorisch-reflektorischen Unterschiede in ihrer Wirkung [69] lassen es gerechtfertigt erscheinen, sie unter einem weitgehend integrierten Aspekt zu bewerten.

Transkutane elektrische Nervenstimulation (TENS) [1, 54]: Unter den physikalischen Interventionen nimmt TENS eine Sonderstellung ein. Trotz zahlreicher RCTs und tierexperimenteller Studien ist die Datenlage insgesamt unschlüssig; dennoch bleibt TENS eine vielversprechende und somit empfehlenswerte Intervention, die als komplementäre Therapie neben den analgetischen Effekten [1] zu erheblicher Reduktion des Medikamenteneinsatzes [54] führen kann.

Akupunktur [18, 23, 31]: Akupunktur ist in gleichem Maße wirksam wie Okklusionsschienen oder Scheinakupunktur [18, 23, 31]. Dies lässt den Schluss zu, dass die Wirkung von Akupunktur nicht ausschließlich auf die klassischen Akupunkturpunkte beschränkt ist.

Therapie mit intraoralen Okklusionsschienen [3, 13, 24, 44, 61, 67]: Okklusionsschienen sind wirksam bei der Behandlung von MAP [16, 24]. Eine nächtliche Tragedauer scheint für die therapeutischen Effekte ausreichend zu sein. Für die Wirkungsweise von Okklusionsschienen gibt es diverse Hypothesen: u. a. Induktion einer Verhaltens- und Bewusstseinsänderung [24], funktionelle Neuor-

EIGENTRAINING: BEISPIELÜBUNGEN FÜR DAS KAUSYSTEM [4]

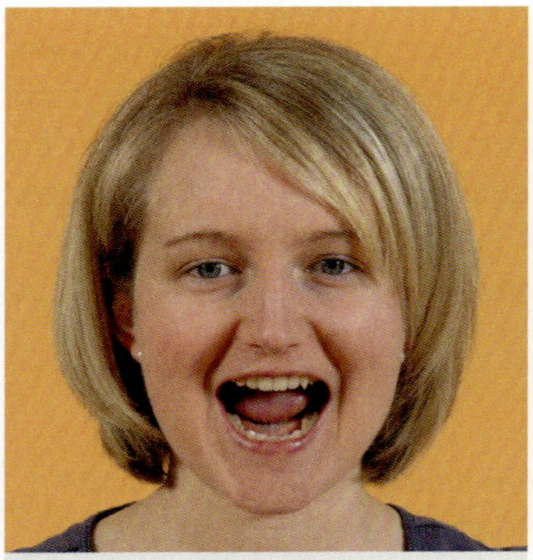

Abb. 2 Mobilisation: Mundöffnung.

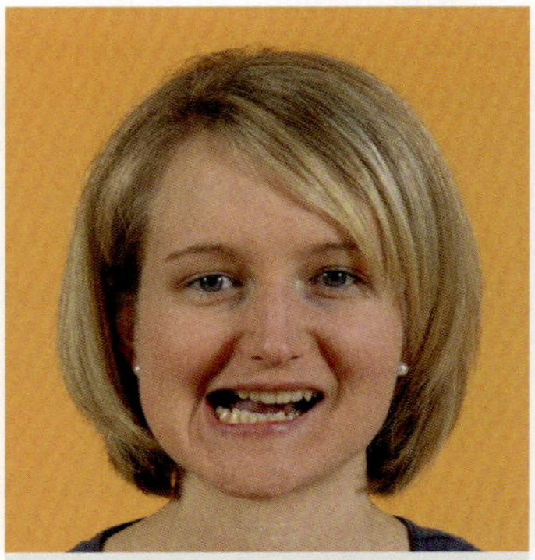

Abb. 3 Mobilisation: Laterotrusion nach rechts.

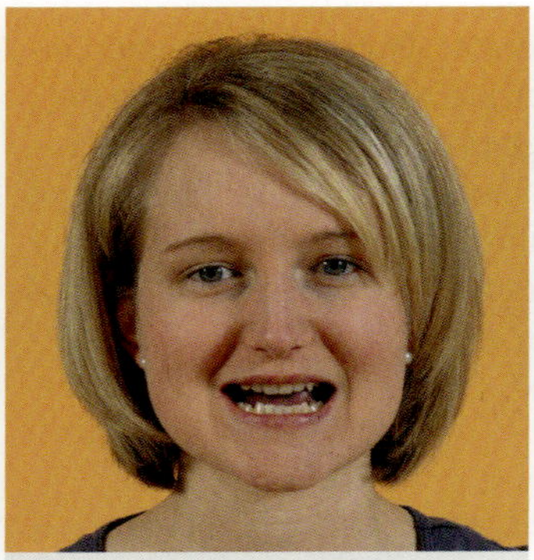

Abb. 4 Mobilisation: Protrusion.

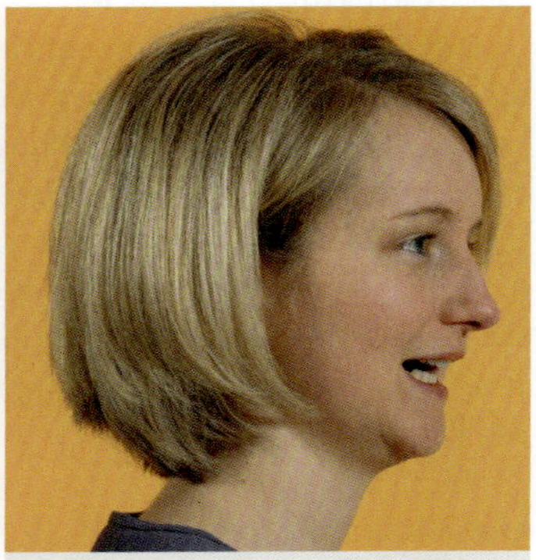

Abb. 5 Mobilisation: Retrusion.

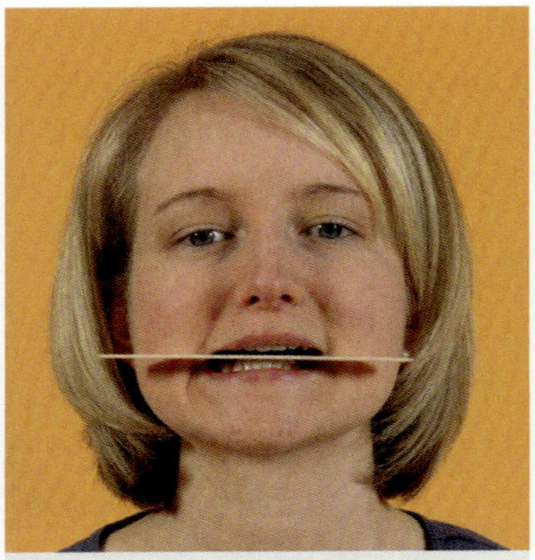

Abb. 6 Koordination: Laterotrusion nach rechts.

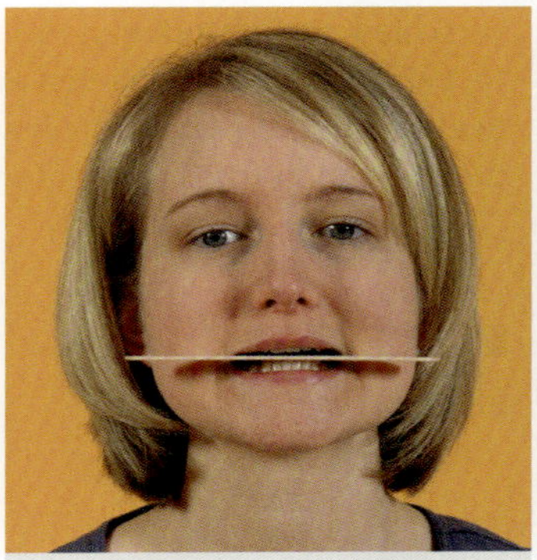

Abb. 7 Koordination: Protrusion und Retrusion.

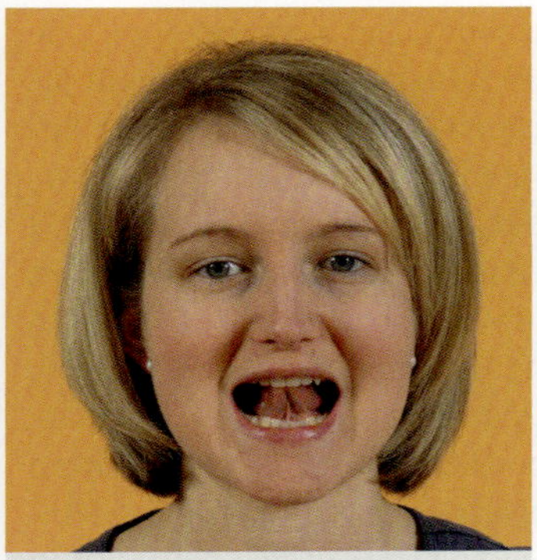

Abb. 8 Koordination: Mundöffnung mit gehaltenem Zungenkontakt an den oberen Schneidezähnen. Die Bewegungsamplitude verkleinert sich.

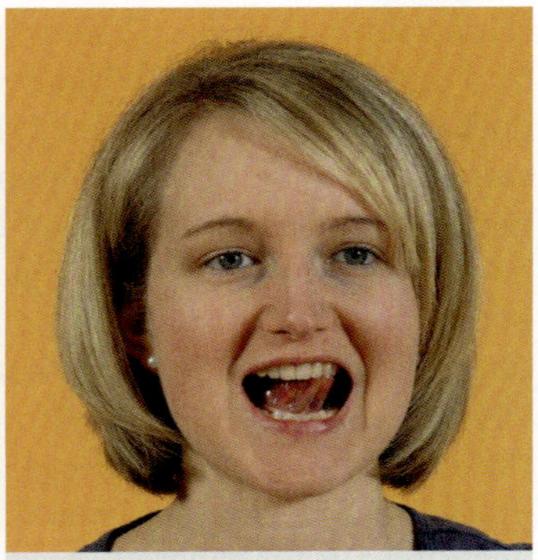

Abb. 9 Koordination: Steigerung Mundöffnung mit Zungenkontakt am oberen linken Eckzahn.

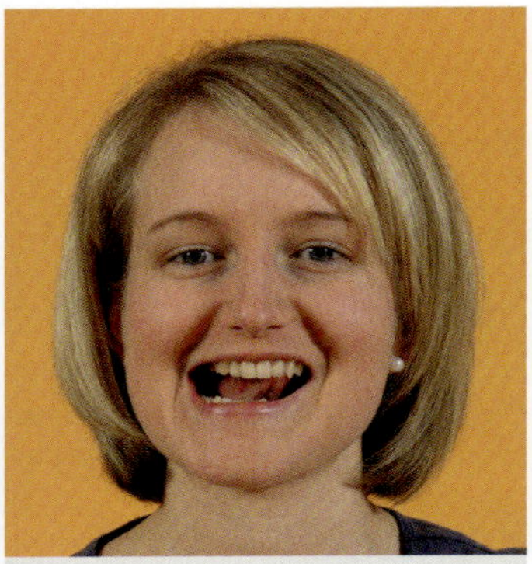

Abb. 10 Koordination: Steigerung Laterotrusion nach rechts mit kontralateralem Zungenkontakt am linken oberen Eckzahn.

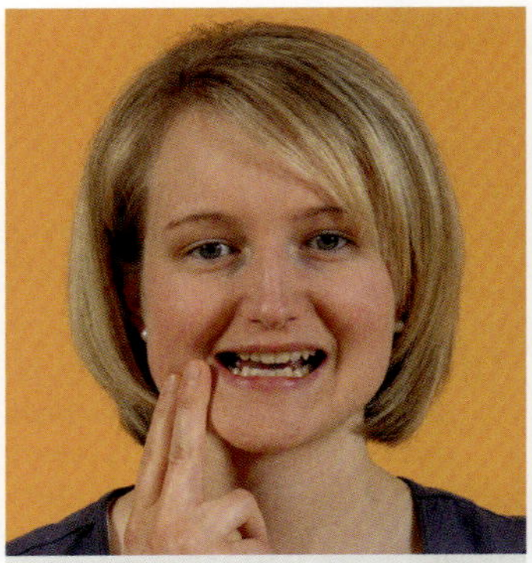

Abb. 11 Mit Widerstand: Laterotrusion nach rechts.

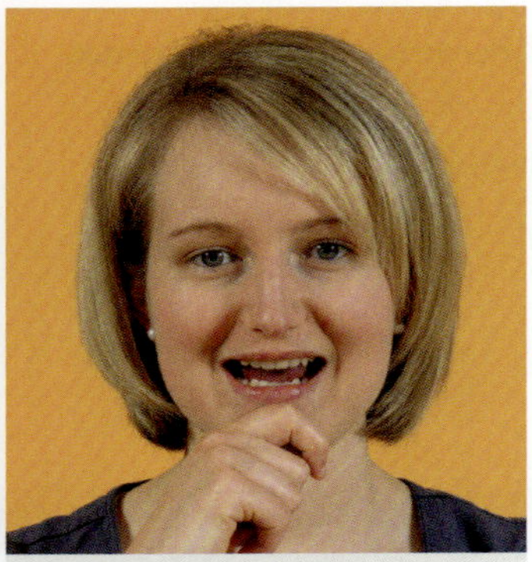

Abb. 12 Mit Widerstand: Mundöffnung, Protrusion oder Retrusion.

Fotos: Oskar Vogel

Schindler H.J, Hellmann D. Diagnostik und Therapie von schmerzhaften Myoarthropathien. Manuelle Therapie 2015; 19: 111–116

ganisation intramuskulärer und intraartikulärer Funktionsmuster und dadurch bewirkte Entlastung lädierter Muskelregionen und Gelenkstrukturen [14, 49, 64].

Die Tatsache, dass Schienentherapie, Physiotherapie und Einschleifmaßnahmen an Zähnen gleich gute Ergebnisse liefern [67], belegt, dass für einen Behandlungserfolg keine invasive Interventionen notwendig sind. Darüber hinaus sind im schmerzenden System irreversible Lageveränderungen der Kiefer zueinander bedenklich, da schmerzbedingte motorische Anpassungen [33] sowohl die habituelle Kieferrelation als auch die der Neuorientierung zugrunde gelegte Referenzposition des Unterkiefers verzerren können [39].

Medikamentöse Therapie [20, 38, 46, 55, 57, 70, 71]: Die Gabe von nichtsteroidalen Antiphlogistika (NSA beziehungsweise nichtsteroidale Antirheumatika, NSAR) ist erwägenswert, um Entzündungen zu unterdrücken. Bei der unklaren Genese von Muskelschmerzen (mögliches Fehlen entzündlicher Komponenten [25, 53]) und dem bekannten Nebenwirkungspotential erscheint jedoch Flupirtin (Katadolon, Tolperison) [71] ein nach kritischer Bewertung geeignetes Medikament. Bei lange anhaltenden chronischen Schmerzverläufen sind trizyklische Antidepressiva [46] oder Anxiolytika [57] wirksame Basistherapie. Der Einsatz von Botulinum-Toxin ist unschlüssig, da hier gegensätzliche Berichte über eine therapeutische Wirkung im Kausystem vorliegen [38, 70]. Die schmerzlindernde Wirkung therapeutischer Lokalanästhesie als zeitlich begrenzte ad hoc Maßnahme ist unbestritten und hilfreich. Studien, die eine längerfristige Wirkung zeigen können, sind nur für andere Körperregionen belegt [3]; dies trifft in gleichem Maße für sogenannte Triggerpunktinjektionen zu.

Verhaltenstherapie [12, 59]: Bei chronischen Verläufen mit ausgeprägter psychosozialer Beeinträchtigung ist neben der Standardtherapie die Betreuung durch einen klinischen Psychologen conditio sine qua non [12, 59].

Abschließend ist es unerlässlich darauf hinzuweisen, dass die wissenschaftliche Beweislage (externe Evidenz) bei Therapieempfehlungen in der Regel überproportional in den Vordergrund gestellt wird. Zu wenig herausgestellt wird die Tatsache, dass die Expertise des Behandlers (interne Evidenz) und die Präferenzen des Patienten gleichberechtigte klinische Pfeiler evidenzbasierten therapeutischen Handelns darstellen [47].

Tab. 2 Zuordnung der verschiedenen Interventionen zu den Empfehlungsklassen.

Intervention	Empfehlungsklasse		
	unbedingt empfehlenswert	*empfehlenswert*	*eingeschränkt empfehlenswert*
Aufklärung	X		
Okklusionsschiene	X		
Physiotherapie, Heimtraining	X		
Physikalische Therapie		X	
Akupunktur	X		
Pharmakotherapie		X	
Verhaltenstherapie, Biofeedback, Entspannung		X	

FAZIT

Myoarthropathien des Kausystems sind die häufigsten nichtinfektiösen Beschwerden in der Kiefer-Gesichtsregion. Bei der Mehrzahl der Patienten kann mit nicht-invasiven reversiblen Maßnahmen Schmerzlinderung beziehungsweise Schmerzfreiheit erreicht werden. Im Kurz- und Langzeitvergleich ergeben verschiedene Behandlungsverfahren vergleichbar gute Resultate. Bei chronischen Verläufen mit ausgeprägter psychosozialer Beeinträchtigung ist neben der Standardtherapie die Betreuung durch einen Psychotherapeuten conditio sine qua non.

AUTOREN

Hans J. Schindler

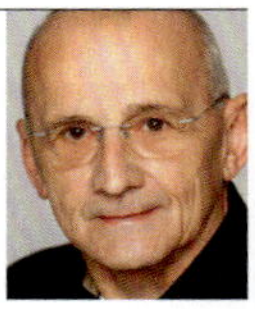

Daniel Hellmann

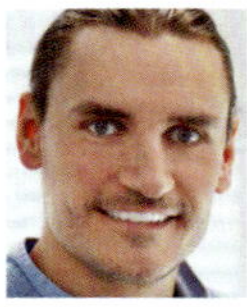

BIBLIOGRAFIE

DOI 10.1055/s-0035-1557153
manuelletherapie 2015; 19: 111–116

Stuttgart · New York · ISSN 1433-2671

Literatur

1. *Ainsworth L, Budelier K, Clinesmith M et al. Transcutaneous electrical nerve stimulation (TENS) reduces chronic hyperalgesia induced by muscle inflammation. Pain 2006; 120: 182–187*
2. *Ainsworth L, Budelier K, Clinesmith M et al. Transcutaneous electrical nerve stimulation (TENS) reduces chronic hyperalgesia induced by muscle inflammation. Pain 2006; 120: 182–187*
3. *Alvarez CM, Litchfield R, Jackowski D, Griffin S, Kirkley A. A prospective, double-blind, randomized clinical trial comparing subacromial injection of betamethasone and xylocaine to xylocaine alone in chronic rotator cuff tendinosis. Am J Sports Med 2005; 33: 255–262*
4. *Bartrow K. Physiotherapie am Kiefergelenk. Stuttgart: Thieme; 2011*
5. *Carlson CR, Bertrand PM, Ehrlich AD, Maxwell AW, Burton RG. Physical self-regulation training for the management of temporomandibular disorders. J Orofac Pain 2001; 15: 47–55*

6. Crider AB, Glaros AG. A meta-analysis of EMG biofeedback treatment of temporomandibular disorders. J Orofac Pain 1999; 13: 29–37
7. Dao TT, Reynolds WJ, Tenenbaum HC. Comorbidity between myofascial pain of the masticatory muscles and fibromyalgia. J Orofac Pain 1997; 11: 232–241
8. De Laat A, Stappaerts K, Papy S. Counseling and physical therapy as treatment for myofascial pain of the masticatory system. J Orofac Pain 2003; 17: 42–49
9. DeBoever JA, Carlson GE. Etiology and differential diagnosis. In: Zarb GA, Carlsson GE, Sessle BJ, Mohl ND, Hrsg. Temporomandibular joint and masticatory muscle disorders. Copenhagen: Munksgaard; 1994: 171–187
10. Dworkin S, LeResche L. Research diagnostic criteria for temporomandibular disorders: Review, criteria, examinations and specifications, critique. J Craniomandib Disord Facial Oral Pain 1992; 6: 301–355
11. Dworkin SF. Behavioral characteristics of chronic temporomandibular disorders: Diagnosis and assessment. In: Sessle BJ, Bryant PS, Dionne RA, Hrsg. Temporomandibular disorders and related pain conditions. Seattle: IASP; 1995: 175–180
12. Dworkin SF, Turner JA, Mancl L et al. A randomized clinical trial of a tailored comprehensive care treatment program for temporomandibular disorders. J Orofac Pain 2002; 16: 259–276
13. Ekberg E, Vallon D, Nilner M. The efficacy of appliance therapy in patients with temporomandibular disorders of mainly myogenous origin. A randomized, controlled, short-term trial. J Orofac Pain 2003; 17: 133–139
14. Ettlin DA, Mang H, Colombo V, Palla S, Gallo LM. Stereometric assessment of TMJ space variation by occlusal splints. J Dent Res 2008; 87: 877–881
15. Feine JS, Lund JP. An assessment of the efficacy of physical therapy and physical modalities for the control of chronic musculoskeletal pain. Pain 1997; 71: 5–23
16. Fricton J, Look JO, Wright E et al. Systematic review and meta-analysis of randomized controlled trials evaluating intraoral orthopedic appliances for temporomandibular disorders. J Orofac Pain 2010; 24: 237–254
17. Furlan AD, Brosseau L, Imamura M, Irvin E. Massage for low-back pain (Cochrane Review). The Cochrane Library; 2005
18. Goddard G, Karibe H, McNeill C, Villafuerte E. Acupuncture and sham acupuncture reduce muscle pain in myofascial pain patients. J Orofac Pain 2002; 16: 71–76
19. Hasenbrink M. Prozesse der Chronifizierung von Schmerzen. In: Basler HD, Franz C, Kröner-Herwig B, Rehfisch HP, Seemann H, Hrsg. Psychologische Schmerztherapie. Berlin: Springer; 1999: 161–176
20. Herman CR, Schiffman EL, Look JO, Rindal DB. The effectiveness of adding pharmacologic treatment with clonazepam or cyclobenzaprine to patient education and self-care for the treatment of jaw pain upon awakening: A randomized clinical trial. J Orofac Pain 2002; 16: 64–70
21. Hugger A, Schindler HJ, Bohner W et al. [Therapy of temporomandibular joint pain: Recommendations for clinical management]. Schmerz 2007; 21: 116–130
22. Huggins KH, Dworkin SF, LeResche L, Truelove E. Five-year course for temporomandibular disorders using RDC/TMD. J Dent Res (special issue) 1996; 75: 352 (abstr 2678)
23. Johansson A, Wenneberg B, Wagersten C, Haraldson T. Acupuncture in treatment of facial muscular pain. Acta Odontol Scand 1991; 49: 153–158
24. Kreiner M, Betancor E, Clark GT. Occlusal stabilization appliances. Evidence of their efficacy. J Am Dent Assoc 2001; 132: 770–777
25. Lam DK, Sessle BJ, Cairns BE, Hu JW. Neural mechanisms of temporomandibular joint and masticatory muscle pain: A possible role for peripheral glutamate receptor mechanisms. Pain Res Manag 2005; 10: 145–152
26. Le Bars D. The whole body receptive field of dorsal horn multireceptive neurones. Brain Res Brain Res Rev 2002; 40: 29–44
27. eResche L. Research diagnostic criteria for temporomandibular disorders. In: Fricton JR, Dubner R, Hrsg. Orofacial pain and temporomandibular disorders. New York: Raven; 1995: 189–195
28. LeResche L, Saunders K, von Korff MR, Dworkin SF. Use of exogenous hormones and risk of temporomandibular disorder pain. Pain 1997; 69: 153–160
29. Lipton JA, Ship JA, Larach-Robinson D. Estimated prevalence and distribution of reported orofacial pain in the United States. J Am Dent Assoc 1993; 124: 115–121
30. List T, Dworkin SF. Comparing TMD diagnoses and clinical findings at Swedish and US TMD centers using research diagnostic criteria for temporomandibular disorders. J Orofac Pain 1996; 10: 240–253
31. List T, Helkimo M, Andersson S, Carlsson GE. Acupuncture and occlusal splint therapy in the treatment of craniomandibular disorders. Part I. A comparative study. Swed Dent J 1992; 16: 125–141
32. List T, Wahlund K, Wenneberg B, Dworkin SF. TMD in children and adolescents: Prevalence of pain, gender differences, and perceived treatment need. J Orofac Pain 1999; 13: 9–20
33. Lund J, Donga R, Widmer C, Stohler C. The pain-adaptation model: A discussion of the relationship between chronic musculoskeletal pain and motor activity. Can J Physiol Pharmacol 1991; 69: 683–694
34. Magnusson T, Syren M. Therapeutic jaw exercises and interocclusal appliance therapy. A comparison between two common treatments of temporomandibular disorders. Swed Dent J 1999; 23: 27–37
35. Michelotti A, Steenks MH, Farella M, Parisini F, Cimino R, Martina R. The additional value of a home physical therapy regimen versus patient education only for the treatment of myofascial pain of the jaw muscles: Short-term results of a randomized clinical trial. J Orofac Pain 2004; 18: 114–125
36. Milam SB. Pathogenesis of degenerative temporomandibular joint arthritides. Odontology 2005; 93: 7–15
37. Nachemson AL, Jonsson E. Neck and back pain. The scientific evidence of causes, diagnosis, and treatment. Philadelphia: Lippincott Williams & Wilkins; 2000
38. Nixdorf DR, Heo G, Major PW. Randomized controlled trial of botulinum toxin A for chronic myogenous orofacial pain. Pain 2002; 99: 465–473
39. Obrez A, Türp JC. The effect of musculoskeletal facial pain on registration of maxillomandibular relationships and treatment planning: A synthesis of the literature. J Prosthet Dent 1998; 79: 439–445
40. Okeson JP. Orofacial pain. Guidelines for assessment, diagnosis and management. Chicago: Quintessence; 1996
41. Okeson JP. Management of temporomandibular disorders and occlusion. St. Lousis: Mosby; 2003
42. Palla S. Myoarthropathien des Kausystems. In: Palla S, Hrsg. Myoarthropathien des Kausystems und orofaziale Schmerzen. Zürich: Klinik für Kaufunktionsstörungen und Totalprothetik, Zentrum für Zahn-, Mund- und Kieferheilkunde der Universität Zürich; 1998: 3–16
43. Palla S. [Principles on therapy of myoarthropathic pain]. Schmerz 2002; 16: 373–380
44. Raphael KG, Marbach JJ. Widespread pain and the effectiveness of oral splints in myofascial face pain. J Am Dent Assoc 2001; 132: 305–316
45. Ren K, Dubner R. Central nervous system plasticity and persistent pain. J Orofac Pain 1999; 13: 155–163
46. Rizzatti-Barbosa CM, Nogueira MT, de Andrade ED, Ambrosano GM, de Barbosa JR. Clinical evaluation of amitriptyline for the control of chronic pain caused by temporomandibular joint disorders. Cranio 2003; 21: 221–225
47. Sackett DL. Was ist Evidenz-basierte Medizin? In: Perleth M, Antes G, Hrsg. Evidenz-basierte Medizin. München: MMV Medizin Verlag; 1998: 9–12
48. Schiffman E, Ohrbach R, Truelove E et al. Diagnostic criteria for Temporomandibular Disorders (DC/TMD) for clinical and research applications: Recommendations of the International RDC/TMD Consortium Network* and Orofacial Pain Special Interest Groupdagger. J Oral Facial Pain Headache 2014; 28: 6–27
49. Schindler HJ, Stengel E, Spieß WEL. Die neuromuskuläre Wirkung von Aufbissschienen. Dtsch Zahnärztl Z 1999; 54: 332–338
50. Schindler HJ, Türp JC, Sommer C, Kares H, Nilges P, Hugger A. [Therapy of masticatory muscle pain: Recommendations for clinical management]. Schmerz 2007; 21: 102–115
51. Schokker RP, Hansson TL, Ansink BJ. Craniomandibular disorders in patients with different types of headache. J Craniomandib Disord 1990; 4: 47–51

52. Sessle BJ. The neural basis of temporomandibular joint and masticatory muscle pain. J Orofac Pain 1999; 13: 238–245
53. Singer E, Dionne R. A controlled evaluation of ibuprofen and diazepam for chronic orofacial muscle pain. J Orofac Pain 1997; 11: 139–146
54. Sluka KA, Walsh D. Transcutaneous electrical nerve stimulation: Basic science mechanisms and clinical effectiveness. J Pain 2003; 4: 109–121
55. Sommer C. Pharmakologische Behandlung orofazialer Schmerzen. Schmerz 2002; 16: 381–388
56. Stohler CS. Masticatory myalgias. Emphasis on the nerve growth factor-estrogen link. Pain Forum 1997; 6: 176–180
57. Todorov AA, Kolchev CB, Todorov AB. Tiagabine and gabapentin for the management of chronic pain. Clin J Pain 2005; 21: 358–361
58. Treede RD. Entstehung der Schmerzchronifizierung. In: Baron R, Koppert W, Strumpf M, Willweber-Strumpf A, Hrsg. Praktische Schmerztherapie. Berlin: Springer; 2011, 3–13
59. Turk DC, Rudy TE, Kubinski JA, Zaki HS, Greco CM. Dysfunctional patients with temporomandibular disorders: Evaluating the efficacy of a tailored treatment protocol. J Consult Clin Psychol 1996; 64: 139–146
60. Türp JC. Temporomandibular pain. Clinical presentation and impact. Berlin: Quintessenz; 2000
61. Türp JC, Komine F, Hugger A. Efficacy of stabilization splints for the management of patients with masticatory muscle pain: A qualitative systematic review. Clin Oral Investig 2004; 8: 179–195
62. Türp JC, Kowalski CJ, O'Leary N, Stohler CS. Pain maps from facial pain patients indicate a broad pain geography. J Dent Res 1998; 77: 1465–1472
63. Türp JC, Kowalski CJ, Stohler CS. Greater disability with increased pain involvement, pain intensity and depressive preoccupation. Eur J Pain 1997; 1: 271–277
64. Türp JC, Schindler HJ. Zum Zusammenhang zwischen Okklusion und Myoarthropathien: Einführung eines integrierenden neurobiologischen Modells. Schweiz Monatsschr Zahnmed 2003; 113: 964–977
65. Türp JC, Strub JR. Der Freiburger Funktionsbogen für Patienten mit Funktionsstörungen des Kausystems. Quintessenz 1994; 45: 1583–1596
66. Vallon D, Nilner M, Soderfeldt B. Treatment outcome in patients with craniomandibular disorders of muscular origin: A 7-year follow-up. J Orofac Pain 1998; 12: 210–218
67. van der Glas HW, Buchner R, van Grootel RJ. [Comparison of treatment options for myogenous temporomandibular dysfunction]. Ned Tijdschr Tandheelkd 2000; 107: 505–512
68. Vollaro S, Michelotti A, Cimino R, Farella M, Martina R. [Epidemiologic study of patients with craniomandibular disorders. Report of data and clinical findings]. Minerva Stomatol 2001; 50: 9–14
69. von Heymann W, Böhni U, Locher H. Grundlagenforschung trifft Manualmedizin. Manuelle Medizin 2005; 6: 385–394
70. von Lindern JJ, Niederhagen B, Berge S, Appel T. Type A botulinum toxin in the treatment of chronic facial pain associated with masticatory hyperactivity. J Oral Maxillofac Surg 2003; 61: 774–778
71. Worz R, Bolten W, Heller B, Krainick JU, Pergande G. [Flupirtine in comparison with chlormezanone in chronic musculoskeletal back pain. Results of a multicenter randomized double-blind study]. Fortschr Med 1996; 114: 500–504
72. Wright EF. Referred craniofacial pain patterns in patients with temporomandibular disorder. J Am Dent Assoc 2000; 131: 1307–1315
73. Ziegelgänsberger W. Der chronische Schmerz. Jatros Neurologie 1996; 1: 25–29

Schienentherapie in der Behandlung von Myoarthropathien des Kauorgans

Neben der Aufklärung und der Physiotherapie gehört die Therapie mit Okklusionsschienen zu den unbedingt empfehlenswerten Maßnahmen bei der Behandlung der Myoarthropathie (MAP) des Kauorgans [34]. Orale Schienen sind in Deutschland unter den zur Verfügung stehenden Optionen die am häufigsten eingesetzten Therapiemittel bei der Behandlung von MAP [24].

Ziel dieses Beitrages ist es, die Bedeutung der Schienentherapie bei der Behandlung von MAP darzustellen und die Wirkmechanismen der Okklusionsschienen anhand der aktuellen und wissenschaftlich untermauerten Vorstellungen der Physiologie von Kiefermuskulatur und Kiefergelenken zu erörtern.

Physiologie des Kauorgans

Muskulatur

Im Gegensatz zu den Muskeln der Extremitäten mit großflächig über den Muskelquerschnitt verteilten Territorien einzelner motorischer Einheiten, weisen die Kaumuskeln eine besondere Zusammensetzung ihrer Muskelfasern auf, bei der auf engstem Raum gepackte Muskelfaserbündel einzelner motorischer Einheiten mit unterschiedlichen Zugrichtungen [22, 36] zu finden sind. Funktionell hat dies zur Folge, dass innerhalb des individuellen Kaumuskels örtlich sehr unterschiedliche Kraftvektoren erzeugt werden können. Die Kaumuskulatur zeigt zudem eine differenzierte Aktivierbarkeit. Dies bedeutet, dass der individuelle Kaumuskel regional unterschiedlich stark aktiviert werden kann. Vereinfacht lässt sich dieses Prinzip mit dem Zusammenwirken von vielen kleinen „Müskelchen" in einem großen Muskel beschreiben. Die Kaumuskulatur zeigt, wie die Muskulatur im Allgemeinen, eine hervorragende „Lernfähigkeit" [25], so dass bereits durch kurzzeitiges Training die funktionellen Eigenschaften langfristig modifiziert werden können. Einfaches Beißen unter veränderten Zahnkontakten oder in einer veränderten räumlichen Position der Kiefer zueinander kann solche Trainingseffekte bewirken [15].

Kiefergelenke

Früher wurden den Kiefergelenken bedeutende propriozeptive Eigenschaften bei der Steuerung der Bewegung des Unterkiefers zugeschrieben. Nach aktuellem Stand des Wissens wird jedoch klar, dass sich die Funktion der Gelenke im Wesentlichen auf biomechanische Führungseigenschaften beschränkt [41]. Dabei ist die Vorstellung von starrem Gleiten der Gelenkköpfe entlang des Tuberculum articulare aber eine unzulässige Vereinfachung. Zwischen Kondylus und Fossa liegt der Diskus eingebettet. Durch die Verlagerung seiner verschieden dicken Anteile und seine elastische Verformbarkeit ergibt sich so ein zusätzlicher Freiheitsgrad der Kiefergelenke. Dieser erweiterte Bewegungsraum wird in der Literatur als „artikuläres Disklusionspotenzial" beschrieben [17]. Die Größe dieser zusätzlichen Bewegungsmöglichkeit, die orthogonal zur Gleitbahn liegt, ist zusätzlich von den individuell vorliegenden geometrischen Verhältnissen sowie den momentan auf den Kondylus ausgeübten Kraftbetrag, der Kraftrichtung und seiner rotativen und translatorischen Bewegungskomponente abhängig. Die Menge an Synovialflüssigkeit in den Gelenkspalten gesunder Kiefergelenke ist so gering, dass diese nicht zu punktieren ist [21]. Die Flüssigkeit gibt dem System jedoch die Möglichkeit sich unter der Einwirkung von Zug- oder Druckkräften relativ zueinander zu bewegen. Diese Eigenschaften führen bei der Inkorporation von Schienen zu variablen Kondylenpositionen und veränderten intraartikulären Funktionswegen. Genau dieser Effekt kann während einer Schienentherapie für eine Reorganisation der Belastungsverteilung in den Kiefergelenken beitragen.

Wirkmechanismen von Okklusionsschienen

Klassische Hypothesen

Eine klassische, immer noch häufig zitierte Untersuchung [4], geht von folgenden Wirkmechanismen der Schienentherapie aus:

- Repositionierung der Kiefergelenke
- Aktivitätsreduktion der Muskulatur durch Veränderung der Vertikaldimension
- Beseitigung okklusaler Störungen und Reduzierung von Parafunktionen
- Entlastung der Kiefergelenke
- Unspezifische verhaltenstherapeutische Wirkung und Plazebo

Vor dem Hintergrund der bereits dargestellten Fakten zum Kiefergelenk, der hohen Variabilität der zahnärztlichen Techniken zur therapeutischen Kieferpositionierung und der prinzipiellen Unkenntnis bezüglich der individuellen physiologischen Position erscheint die Vorstellung einer „idealen" gelenkorientierten Repositionierung des Unterkiefers durch den Zahnarzt zur

Hellmann D, Schindler H.J. Schienentherapie in der Behandlung von Myoarthropathien des Kauorgans. Manuelle Therapie 2015; 19: 117–120

Beseitigung pathophysiologischer Funktionsmuster wenig plausibel. Ebenso ist die Annahme, dass hypertone Aktivierungszustände (Schmerz-Spasmus-Schmerz-Hypothese) der Muskulatur die Quelle schmerzhafter MAP sei, durch experimentelle Befunde weitgehend widerlegt [23]. Daher ist auch die Hypothese, Schienen würden eine lange anhaltende Reduktion der Muskelaktivität durch zum Beispiel Veränderung der Vertikaldimension induzieren, für eine Erklärung der Therapieeffekte unwahrscheinlich. Ebenso wenig haltbar ist die Behauptung, dass Abweichungen von Zahnstellungen von der idealisierten Norm für die Entstehung von MAP relevant seien und im Umkehrschluss, die Beseitigung selbiger zur Beschwerdereduktion führten, da analytische Studien keine wesentlichen pathophysiologischen Zusammenhänge zwischen okklusalen „Störfaktoren" und MAP aufdecken konnten. Ebenso unwahrscheinlich ist eine Reduktion einer parafunktionellen Überaktivierung der Kaumuskeln, sofern diese mit Unstimmigkeiten im Bereich der Zähne in Verbindung gebracht wird [5].

Die Vorstellung, dass es durch die Schieneninkorporation zu absoluten Entlastungen von Reaktionskräften in den Kiefergelenken käme, ist auf der Basis der bekannten Aktivierungszustände nicht plausibel, da sich die Wirkungslinien der Muskulatur bei leichter Veränderung der Vertikaldimension nur unbedeutend verändern [28]. Eher wahrscheinlich sind relative Entlastungen, die in einem späteren Abschnitt erläutert werden.

Plazeboeffekte [16] sind bekanntermaßen bei jeder ärztlichen und physiotherapeutischen Intervention Wirkparameter, die sich bei keiner spezifischen Intervention verhindern lassen. Zahlreiche kontrollierte Studien konnten ein Plazebo als Haupteffekt der Schienentherapie jedoch ausschließen [32].

Aktuelle Hypothesen

Die aktuellen Hypothesen über die Wirkung von Schienen gehen von folgenden Wirkmechanismen aus [33]:

- Temporäre Reorganisation muskulärer Funktionsmuster und Gelenkbelastungen
- Hemmung der Muskelaktivität durch Nozizeption und Feedbackreduktion
- Lange anhaltende neuromuskuläre „Trainingseffekte" nach kurzzeitiger Intervention

Aktuelle Studien mit myofaszialen Schmerzpatienten konnten spezifische Wirkungen von Okklusionsschienen nachweisen [8, 9, 12, 27, 37, 47]. Die therapeutischen Effekte sind jedoch unabhängig vom Schienendesign. Zudem scheint der nächtliche Gebrauch in der Regel ausreichend zu sein, um die gewünschte therapeutische Wirkung zu erzielen [8, 27].

Die neurobiologischen Mechanismen, die für die guten Ergebnisse der Schienentherapie verantwortlich sind, sind höchstwahrscheinlich durch strukturelle und funktionelle Besonderheiten der Kaumuskulatur begründet, wie sie bereits im Abschnitt zur Kaumuskulatur beschrieben wurden. Veränderungen des Abstands zwischen Ober- und Unterkiefer verändern die Position der Mandibula und dadurch die dreidimensionalen intermaxillären Beziehungen. Orale Schienen, systematische okklusale Adjustierung durch Einschleifen der Zahnoberflächen und prothetische oder kieferorthopädische Behandlungen verändern den peripheren sensorischen Input der Rezeptoren der Kaumuskulatur, des Zahnfleisches, der Mundschleimhaut und der Gesichtshaut [39] und führen wie die eingangs genannte Änderung der vertikalen Kieferrelation zwangsläufig zu motorischen Reorganisationen innerhalb der Kaumuskulatur [29] und geringen Lageveränderungen der Kiefergelenke [3, 6, 10]. Dadurch werden überbeanspruchte, überlastete und schmerzhafte Muskelareale entlastet [30, 31, 42, 45]. Eine weitere Bestätigung dieses Erklärungsmodells für die Kiefergelenke liefert eine Studie aus jüngerer Zeit [10], die zeigen konnte, dass Schienen vom Michigan-Typ zu kleinen, aber signifikanten Veränderungen der räumlichen Kondylus-Fossa-Beziehung führen. Diese Neupositionierung kann ebenfalls mit der temporären Entlastung lädierter intraartikulärer Gewebe interpretiert werden.

In diesem Zusammenhang ist es wichtig zu betonen, dass der Einsatz von oralen Schienen und invasiver okklusaler Einschleiftherapie vergleichbare Ergebnisse zur Linderung von myofaszialen Schmerzen haben [44]. Daher ist die Durchführung von invasiven, irreversiblen Maßnahmen für die Behandlung von Patienten mit MAP nicht empfehlenswert [38].

In den meisten Fällen kann durch die Verwendung einer oralen Schiene eine statistisch signifikante und klinisch relevante Abnahme der MAP-Schmerzen erreicht werden, unabhängig vom okklusalen Design der Schiene [1, 11, 16, 43]. Patienten mit lokalen myofaszialen Schmerzen erfahren durch die Schienentherapie eine deutliche Linderung ihrer Beschwerden, im Gegensatz zu chronischen MAP-Patienten, die kaum von dieser Intervention profitieren [27].

Der therapeutische Erfolg einer temporären okklusalen Behandlung überdauert in der Regel die Zeit, in der die Schiene getragen wird. Ein unbewusster koordinativer Trainingseffekt mit motorischer Adaptation der inter- und intramuskulären Rekrutierungsmuster, welche ebenfalls mit Veränderung im zentralen Nervensystem einhergehen, könnte diese verlängerte therapeutische Wirkung erklären. Diese Hypothese wird durch mehrere Studien gestützt, deren Ergebnisse eine langfristige neuroplastische Veränderung und kortikale Reorganisation im motorischen Kortex als Folge von aktivem und passivem körperlichen Training über die Trainingsperiode hinaus nachgewiesen haben [7, 18, 40]. Darüber hinaus konnten bildgebende Studien zeigen, dass prämotorische Neurone („Spiegelneurone") auch während des Zeitraumes der reinen Beobachtung aktiv werden und nicht nur während der praktischen Durchführung motorischer Aufgaben [2]. Diese neuronalen Mechanismen könnten die vorübergehenden und lang anhaltenden Veränderungen der Rekrutierungsmuster der Kaumuskulatur und die Veränderung des motorischen Verhaltens erklären.

Praxis der Schienentherapie

Michigan-Schiene

In den 1960er Jahren führten Ramfjord und Ash (University of Michigan, Ann Arbor, USA) eine Schiene ein, die später als Michigan-Schiene bekannt wurde [13] (► **Abb. 1**). Sie wurde als Stabilisierungsschiene bezeichnet, da simultane Kontakte der gegenüberliegenden Zähne mit der Oberfläche der Schiene als eine okklusal

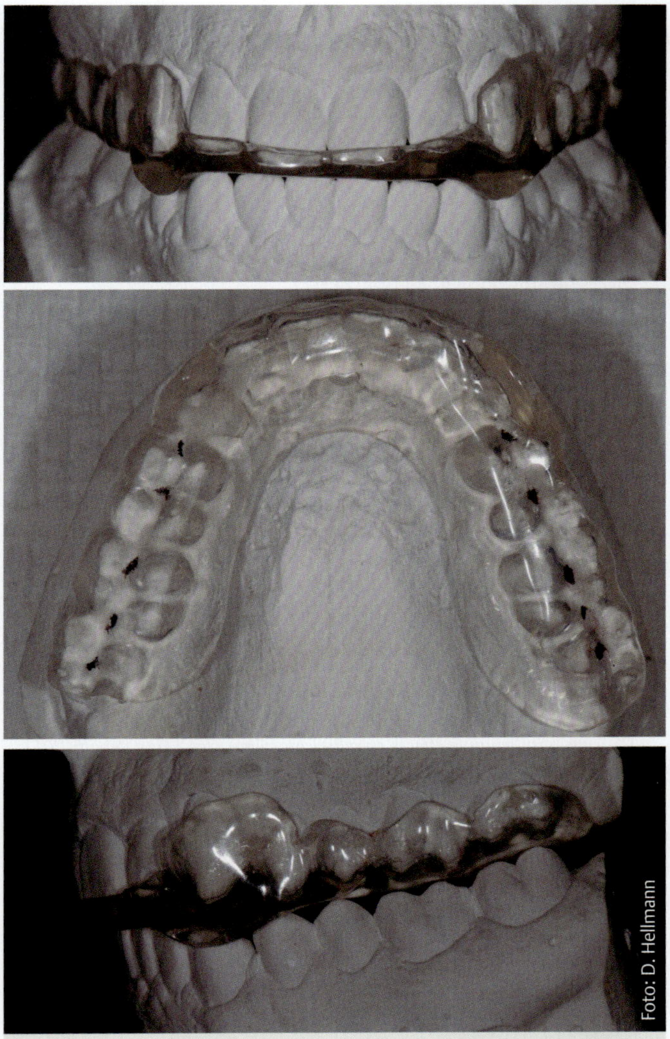

Abb. 1 Michigan-Schiene in der Modellsituation: Die für den Oberkiefer angefertigte Schiene nach dem Michigan Konzept bedeckt alle Zähne des Kiefers und hat plane Flächen im Seitenzahngebiet. Die äußere Höckerreihe der unteren Seitenzähne beißt in Form kleiner Stopps auf diese Flächen auf. Die exzentrische Belastung der unteren Zähne führt reflektorisch über entsprechende Sensoren des Zahnhalteapparates zu einer Aktivitätsminderung innerhalb der Kaumuskulatur.

stabile Position interpretiert wurden [26]. Die Michigan-Schiene ist die bekannteste Schienenform. Unter Zahnärzten und Spezialisten in Deutschland stellt sie die am häufigsten verwendete Schienenart in der Behandlung von MAP-Schmerzen dar [24].

Die Michigan-Schiene wird durch folgende Eigenschaften und Funktionen gekennzeichnet [26]:

- Herstellung aus hartem Acrylat.
- Anfertigung für den Oberkiefer (maxilläre Schiene).
- Bedeckung aller Zähne des Kiefers.
- Flache okklusale Oberfläche mit „zentrischen Stopps" zwischen den Höckerspitzen der unteren Zähne und der Oberfläche der Schiene.

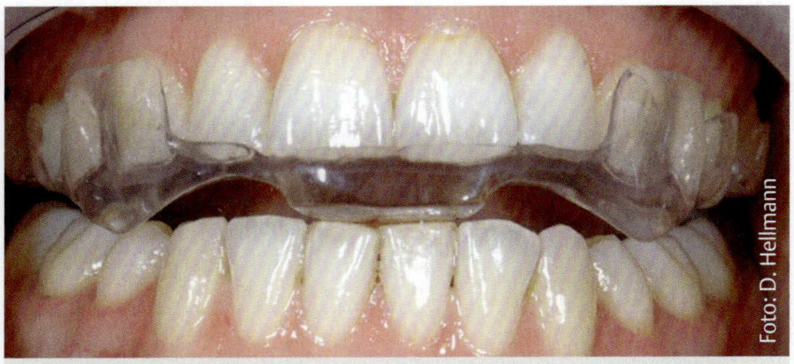

Abb. 2 Anteriorer Aufbiss: Bei dieser Schienenform haben lediglich die Schneidezähne des Unterkiefers Kontakt zu der Funktionsfläche der im Oberkiefer befindlichen Schiene. Die reflektorische Aktivitätsminderung der Kaumuskulatur ist bei Belastungen der unteren Schneidezähne besonders ausgeprägt.

- Ein flacher Bereich von bis zu einem Millimeter ermöglicht horizontale Bewegungen des Unterkiefers ohne eine vertikale Komponente (Freedom in Centric") [35].
- Eine geführte Laterotrusion und Protrusion in Form einer Eckzahnführung, beginnend einen Millimeter nach Ausschöpfung der Freedom in Centric, bewirkt eine sofortige Trennung (Disklusion) der restlichen Zähne und verhindert so störende Kontakte.

Nach der labortechnischen Herstellung der Schiene ist eine Anpassung der okklusalen Kontakte am Behandlungsstuhl notwendig. Ein erster Kontrolltermin sollte nach wenigen Tagen und ein weiterer nach ein oder zwei Wochen erfolgen. Die Schiene wird in der Regel nachts getragen, kann aber zusätzlich in Phasen mit hohem Stressaufkommen auch tagsüber inkorporiert werden. Um unerwünschte Wirkungen (wie zum Beispiel Verschiebungen einzelner Zähne oder des Unterkiefers) zu verhindern, sollten regelmäßige Kontrollen stattfinden (mindestens alle sechs Monate), um die Passform und die Kontakte auf der Schiene zu überprüfen.

Anteriorer Aufbiss

Bei dieser Schienenform haben lediglich die Schneidezähne des Unterkiefers Kontakt zu der Funktionsfläche der im Oberkiefer befindlichen Schiene (► **Abb. 2**). Neben verschiedenen Formen von präfabrizierten anterioren Schienen (zum Beispiel Best Bite Discluder, Anterior Midline Point Stop Device (AMPS), Nociceptive Trigeminal Inhibition Tension Suppression System (NTI-tss), kann jede Oberkieferschiene mit einem anterioren Aufbiss versehen werden. Ein systematischer Review [37] zeigte, dass das NTI-tss erfolgreich für die Behandlung von MAP eingesetzt werden kann. Um mögliche Nebenwirkungen (zum Beispiel eine erhöhte Beweglichkeit der Frontzähne oder okklusale Veränderungen) zu vermeiden, sollten regelmäßige Kontrollen erfolgen. Der anteriore Aufbiss kann zur Behandlung von akuten und starken MAP-Schmerzen, mit und ohne eingeschränkte Kieferöffnung, eingesetzt werden. Eine Kontraindikation besteht bei Vorliegen einer akuten, degenerativen Erkrankung der Kiefergelenke.

Okklusale Therapie bei Bruxismus

Bruxismus stellt einen Risikofaktor für MAP dar [14, 20, 46]. Obwohl ein Cochrane-Review keine ausreichenden Belege für die Wirksamkeit von oraler Schienenbehandlung für Bruxismus feststellt [19], gibt es ausreichende Nachweise dafür, dass orale Schienen die Zähne wirksam vor vorzeitigem Verschleiß durch Bruxismus schützen können.

FAZIT

Die Therapie von MAP mit oralen Schienen repräsentiert die am besten untersuchte Therapieoption der ersten Wahl. Diese intraoralen Behelfe führen, insbesondere durch neuromuskuläre Besonderheiten des Kausystems begründbare Phänomene ausgelöst, bei der überwiegenden Zahl der Patienten mit akuten oder akut persistierenden Schmerzen zu zufriedenstellender Schmerzlinderung bzw. Schmerzfreiheit im Kurz- und Langzeitverlauf. Die Wirkung ist nicht abhängig vom Schienendesign, jedoch sind die hier dargestellten Schienenformen aus klinischer Sicht bewährte und empfehlenswerte Varianten. Bei Chronifizierung der Schmerzen, die durch ausgeprägte psychosoziale Beeinträchtigungen gekennzeichnet sind, ist die Therapie mit Schienen nicht oder nur eingeschränkt wirksam.

AUTOREN

Daniel Hellmann

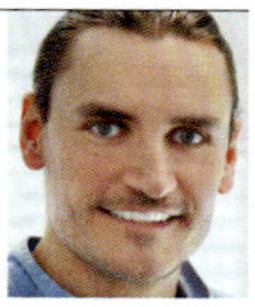

Hans J. Schindler

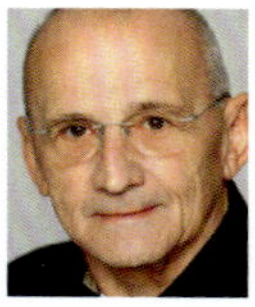

BIBLIOGRAFIE

DOI 10.1055/s-0035-1557154
manuelletherapie 2015; 19: 117–120

Stuttgart · New York · ISSN 1433-2671

Literatur

1. *Al-Ani MZ, Davies SJ, Gray RJM, Sloan P, Glenny AM. Stabilisation splint therapy for temporomandibular pain dysfunction syndrome. Cochrane Database Syst Rev Issue 2004; 1: CD002778*
2. *Buccino G, Solodkin A, Small SL. Functions of the mirror neuron system: Implications for neurorehabilitation. Cogn Behav Neurol 2006; 19(1): 55-63*
3. *Chu SA, Suvinen TI, Clement JG, Reade PC. The effect of interocclusal appliances on temporomandibular joints as assessed by 3D reconstruction of MRI scans. Aust Dent J 2001; 46(1): 18–23*
4. *Dao TT, Lavigne GJ, Charbonneau A, Feine JS, Lund JP. The efficacy of oral splints in the treatment of myofascial pain of the jaw muscles: A controlled clinical trial. Pain 1994;56(1): 85–94*
5. *Dao TT, Lavigne GJ. Oral splints: The crutches for temporomandibular disorders and bruxism? Crit Rev Oral Biol Med 1998; 9(3): 345–361*
6. *Demling A, Fauska K, Ismail F, Stiesch M. A comparison of change in condylar position in asymptomatic volunteers utilizing a stabilization and a pivot appliance. Cranio 2009; 27(1): 54–61*
7. *Duchateau J, Semmler JG, Enoka RM. Training adaptations in the behavior of human motor units. J Appl Physiol 2006; 101(6): 1766–1775*
8. *Ekberg E, Vallon D, Nilner M. The efficacy of appliance therapy in patients with temporomandibular disorders of mainly myogenous origin. A randomized, controlled, short-term trial. J Orofac Pain 2003; 17(2): 133–139*
9. *Ekberg EC, Nilner M. Treatment outcome of short- and long-term appliance therapy in patients with TMD of myogenous origin and tension-type headache. J Oral Rehabil 2006; 33(10): 713–721*
10. *Ettlin DA, Mang H, Colombo V, Palla S, Gallo LM. Stereometric Assessment of TMJ Space Variation by Occlusal Splints. J Dent Res 2008; 87(9): 877–881*
11. *Forssell H, Kalso E. Application of principles of evidence-based medicine to occlusal treatment for temporomandibular disorders: Are there lessons to be learned? J Orofac Pain 2004; 18(1): 9–22; discussion 23–32*
12. *Fricton J, Look JO, Wright E, Alencar FG, Jr., Chen H, Lang M et al. Systematic review and meta-analysis of randomized controlled trials evaluating intraoral orthopedic appliances for temporomandibular disorders. J Orofac Pain 2010; 24(3): 237–254*
13. *Geering AH, Lang NP. Die Michigan-Schiene, ein diagnostisches und therapeutisches Hilfsmittel bei Funktionsstörungen im Kausystem. I. Herstellung im Artikulator und Eingliederung am Patienten. Schweiz Monatsschr Zahnmed 1978; 88(32–38*
14. *Glaros AG, Burton E. Parafunctional clenching, pain, and effort in temporomandibular disorders. J Behav Med 2004; 27(1): 91–100*
15. *Hellmann D, Giannakopoulos NN, Blaser R, Eberhard L, Rues S, Schindler HJ. Long-term training effects on masticatory muscles. J Oral Rehabil 2011; 38(12): 912–920*
16. *Kreiner M, Betancor E, Clark GT. Occlusal stabilization appliances. Evidence of their efficacy. J Am Dent Assoc 2001; 132(6): 770–777*
17. *Kubein-Meesenburg D. Die kraniale Grenzfunktion des stomatognathen Systems des Menschen. München: Carl Hanser; 1985*
18. *Lotze M, Braun C, Birbaumer N, Anders S, Cohen LG. Motor learning elicited by voluntary drive. Brain 2003; 126(Pt 4): 866–872*
19. *Macedo CR, Silva AB, Machado MA, Saconato H, Prado GF. Occlusal splints for treating sleep bruxism (tooth grinding). 2007; Cochrane Database Syst Rev 2007; 4: CD005514*
20. *Magnusson T, Egermarki I, Carlsson GE. A prospective investigation over two decades on signs and symptoms of temporomandibular disorders and associated variables. A final summary. Acta Odontol Scand 2005; 63(2): 99–109*
21. *Mahan PE. The temporomandibular joint in function and pathofunction. Chicago: Quintessence; 1980*
22. *McMillan AS, Hannam AG. Motor-unit territory in the human masseter muscle. Arch Oral Biol 1991; 36(6): 435–441*
23. *Mense S. Neurobiologische Grundlagen von Muskelschmerz. Schmerz 1999; 13: 3–17*
24. *Ommerborn MA, Kollmann C, Handschel J, Depprich RA, Lang H, Raab WH. A survey on German dentists regarding the management of craniomandibular disorders. Clin Oral Investig 2010; 14(2): 137–144*
25. *Peck CC, Wirianski A, Murray GM. Jaw motor plasticity in health and disease. Comput Methods Biomech Biomed Engin 2010; 13(4): 455–458*
26. *Ramfjord SP, Ash MM. Reflections on the Michigan occlusal splint. J Oral Rehabil 1994; 21(5): 491–500*
27. *Raphael KG, Marbach JJ. Widespread pain and the effectiveness of oral splints in myofascial face pain. J Am Dent Assoc 2001;132(3): 305–316*
28. *Rues S, Lenz J, Turp JC, Schweizerhof K, Schindler HJ. Muscle and joint forces under variable equilibrium states of the mandible. Clin Oral Investig 2011; 15: 737-747*
29. *Schindler HJ, Rong Q, Spieß WEL. Der Einfluss von Aufbissschienen auf das Rekrutierungsmuster des Musculus temporalis. Dtsch Zahnärztl Z 2000; 55: 575–581*

30. *Schindler HJ, Turp JC, Blaser R, Lenz J. Differential activity patterns in the masseter muscle under simulated clenching and grinding forces. J Oral Rehabil 2005; 32(8): 552–563*
31. *Schindler HJ, Rues S, Turp JC, Lenz J. Heterogeneous activation of the medial pterygoid muscle during simulated clenching. Arch Oral Biol 2006; 51(6): 498–504*
32. *Schindler HJ, Türp JC, Sommer C, Kares H, Nilges P, Hugger A. [Therapy of masticatory muscle pain: Recommendations for clinical management]. Schmerz 2007; 21(2): 102–115*
33. *Schindler HJ, Türp JC, Hugger A. Therapie von Kaumuskelschmerzen mit Okklusionsschienen. Z Evid Fortbild Qual Gesundhwes 2013a; in Druck*
34. *Schindler HJ, Turp JC, Nilges P, Hugger A. [Clinical management of masticatory muscle pain: An update of the recommendations]. Schmerz 2013b; 27(3): 243–252*
35. *Schuyler CH. Freedom in centric. Dent Clin North Am 1969; 13(3): 681–686*
36. *Stalberg E, Eriksson PO. A scanning electromyographic study of the topography of human masseter single motor units. Arch Oral Biol 1987; 32(11): 793–797*
37. *Stapelmann H, Türp JC. The NTI-tss device for the therapy of bruxism, temporomandibular disorders, and headache - where do we stand? A qualitative systematic review of the literature. BMC Oral Health 2008; 8: 22*
38. *Stohler CS. Management of persistent orofacial pain. In: Orofacial Pain From Basic Science to Clinical Management 2nd ed. BJ Sessle, GJ Lavigne, JP Lund and R Dubner editors. Chicago: Quintessence; 2008:153–160*
39. *Svensson P, Sessle B. Orofacial pain. In: Clinical Oral Physiology. TS Miles, B Nauntofte and P Svensson editors. Kopenhagen: Quintessence; 2004: 93–139*
40. *Svensson P, Romaniello A, Wang K, Arendt-Nielsen L, Sessle BJ. One hour of tongue-task training is associated with plasticity in corticomotor control of the human tongue musculature. Exp Brain Res; 2006 173(1): 165–173*
41. *Türker K. Reflex control of human jaw muscles. Crit Rev Oral Biol Med 2002; 13(1): 85–104*
42. *Türp JC, Schindler HJ. Zum Zusammenhang zwischen Okklusion und Myoarthropathien: Einführung eines integrierenden neurobiologischen Modells. Schweiz Monatsschr Zahnmed 2003; 113: 964–977*
43. *Türp JC, Komine F, Hugger A. Efficacy of stabilization splints for the management of patients with masticatory muscle pain. A qualitative systematic review. Clin Oral Invest 2004; 8:179–194*
44. *van der Glas HW, Buchner R, van Grootel RJ. Vergelijking tussen behandelingsvormen bij myogene temporomandibulaire dysfunctie. Ned Tijdschr Tandheelkd 2000; 107(12): 505–512*
45. *van Eijden TMGV, Blanksma NG, Brugman P. Amplitude and timing of EMG activity in the human masseter muscle during selected motor tasks. J Dent Res 1993; 72(3): 599–606*
46. *Velly AM, Gornitsky M, Philippe P. Contributing factors to chronic myofascial pain: A case-control study. Pain 2003; 104(3): 491–499*
47. *Wright E, Anderson G, Schulte J. A randomized clinical trial of intraoral soft splints and palliative treatment for masticatory muscle pain. J Orofac Pain 1995; 9(2): 192–199*

Kiefer- und Gesichtsschmerz – ein Fallbeispiel

Die funktionellen Zusammenhänge bei Patienten mit kraniomandibulären Beschwerden sind sehr komplex. Bei Frau G. löst eine vorbereitende Behandlung für eine Zahnkrone diffuse Schmerzen und Störungen aus. Ihre Manualtherapeutin fühlt ihr nicht nur auf den Zahn, sondern auch auf den N. maxillaris – und wandelt Dysfunktion in Funktion.

Subjektiver Befund

Frau G. ist 61 Jahre alt. Sie klagt über Schmerzen im rechten Kieferbereich und in der rechten Gesichtshälfte sowie über Ohren- und Zahnschmerzen. Insbesondere ihr oberer hinterer Molar und das Gebiet über dem rechten Arcus zygomaticus schmerzen (► **Abb. 1**). Außerdem flimmert ihr rechtes Auge, zeitweise tränt es auch. Die Beschwerden bestehen schon seit längerem. Ihre Schmerzmedikamente wirken inzwischen nicht mehr.

Die Beschwerden sind der Patientin bereits aus der Vergangenheit bekannt. Nach einer Zahnarztbehandlung vor vier Monaten traten sie wieder auf. Dort wurde sie auf das Einsetzen einer neuen Krone, 7. Molar oben rechts, vorbereitet.

Die Schmerzqualität beschreibt sie als scharf, brennend, ziehend und manchmal dumpf. Beginnen die Schmerzen, ist ihr Gesichtsbereich mitunter auch heiß. Auf der visuellen Analogskala stellt sie eine Schmerzintensität von 8,5 ein. Ihre Hobbys sind Wassergymnastik, Tennis und Walken. Die Patientin ist nicht berufstätig.

Schmerzverhalten

Bei äußeren Reizen wie Kälte und Wind nehmen die Schmerzen zu und entsprechen dann einer Neun auf der visuellen Analogskala. Das Gleiche gilt für Stress. Vor allem in stressigen Zeiten neigt die Patientin dazu, tagsüber die Zähne aufeinanderzupressen (Bracing) und nachts zu knirschen (Bruxismus). Deshalb trägt sie nachts eine orale Schiene.

Auf die Frage, ob es irgendetwas gibt, was den Schmerz reduzieren kann, gibt die Patientin an, dass Druck auf den Arcus zygomaticus die Schmerzen kurz lindert, insbesondere im Ohr. Gängige Schmerzmittel lindern die Beschwerden nicht. Bis vor kurzem war jedoch ein US-amerikanisches Rheumamittel hilfreich. Zum 24-Stunden-Verhalten: Der Schmerz tritt zwar nicht täglich auf, kann aber bis zu vier Tagen anhalten. Tageszeitliche Abhängigkeiten gibt es nicht.

Vorgeschichte

Die Patientin erinnert sich, dass sie sich als Kind den Kiefer „ausrenkte" und danach den Mund nicht mehr so weit öffnen sollte. Mit etwa 25 Jahren begann eine massive Migräne, die sich vor allem auf die rechte Kopfseite konzentrierte. Hinzu kamen rechts Kiefer-, Ohr- und Zahnschmerzen, die den jetzigen Beschwerden entsprechen. Aufgrund der Beschwerden wurden die Weisheitszähne gezogen, was aber die Symptome nicht beeinflusste. Einige Jahre später zu Beginn der Wechseljahre nahmen die Beschwerden ab, und die Migräne trat nicht mehr auf.

Physikalische Untersuchung: Inspektion

Bei erster Betrachtung der Patientin vermutet die Therapeutin eine Gesichtsasymmetrie, im Sinne einer Konvergenz auf der rechten Seite. Bei näherer Betrachtung und Messung bestätigt sich dies jedoch nicht (► **Abb. 2**). Die Patientin weist keine relevanten Gesichtsasymmetrien auf. Den ersten Eindruck einer anscheinend bestehenden Auffälligkeit löste eine HWS-Seitneigung nach rechts aus, ca. fünf Grad (► **Abb. 3**). Außerdem hat die Patientin einen Schultertiefstand rechts. Der kraniozervikale Winkel beträgt 49 Grad (► **Abb. 4**, ► **Abb. 5**).

Neuromuskuläre Untersuchung: Kraniomandibuläre Region

In der Untersuchung der kraniomandibulären Region fällt auf, dass die endgradige Depression mit 35 Millimetern und die Laterotrusion nach links mit 6 Millimetern eingeschränkt und schmerzhaft sind. Dagegen ist die Laterotrusion nach rechts mit 12 Millimetern unauffällig. Beim Blick in den Mund zeigen sich an den Zähnen Abrasionen, besonders rechts. Während der Palpation spürt die Therapeutin rechts lokale schmerzhafte Verhärtungen im M. masseter

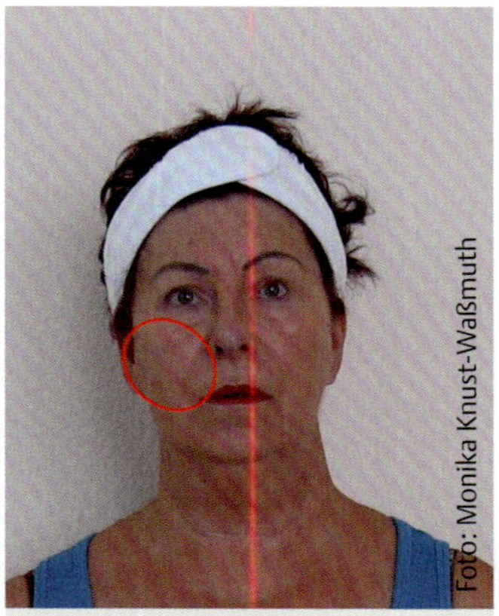

Abb. 1 Körpertabelle.

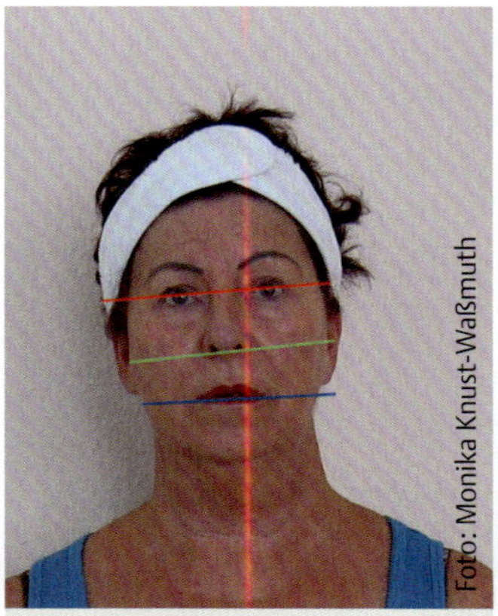

Abb. 2 Gesichtsmessung.

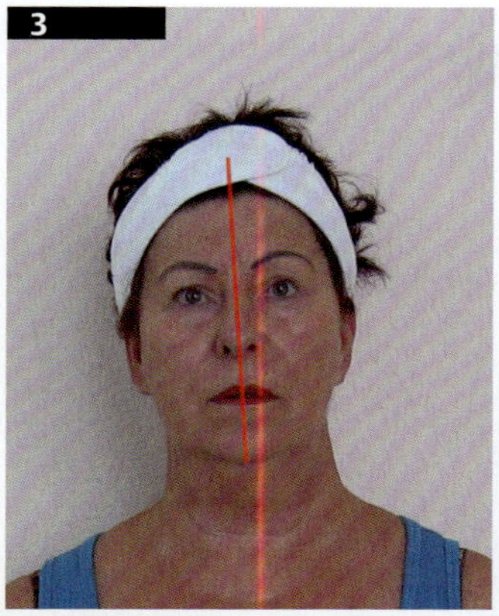

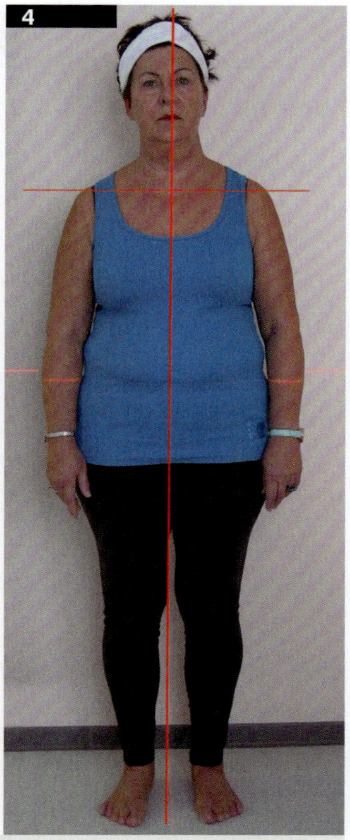

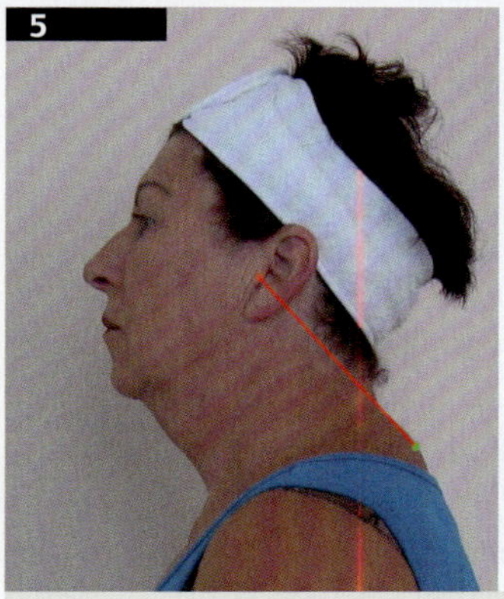

Fotos: Monika Knust-Waßmuth

Abb. 3 HWS Seitneigung nach rechts.
Abb. 4 Leichter Schultertiefstand rechts.
Abb. 5 Kraniozervikaler Winkel.
(Alle Messungen per CRAFTA-Klinimetrieprogramm.)

(Pars superficialis und profundus), M. temporalis anterior und M. pterygoideus medialis.

Clinical Reasoning: Vor allem Pressaktivitäten erhöhen die Aktivität der Kaumuskeln, des M. temporalis, M. masseter und des M. pterygoideus medialis [12]. Die abnormale Belastung kann auf Dauer lokale Entzündungsreaktionen in den Muskelfasern auslösen, die Travell und Simon als Triggerpunkte definieren [18]. Schmerztriggerpunkte enthalten eine erhöhte Konzentration verschiedener Neuropeptide wie die Substanz P (SP), den Tumor-Nekrose-Faktor α (TNF-α), Interleukin-1β (IL-1 β) und viele weitere. Der pH-Wert ihres Gewebes ist deutlich erniedrigt [16] und sie verursachen ausstrahlende Schmerzen. In diesem Fall strahlen die Triggerpunkte des M. masseter (Pars superficialis) in die Prämolaren und die Molaren des Oberkiefers aus sowie in den Sinus maxillaris. Die Triggerpunkte des M. pterygoideus medialis strahlen unter anderem zum Ohr und zum Kiefergelenk aus [18]. Es könnte ein Zusammenhang bestehen zwischen den Triggerpunkten der Patientin und ihren Schmerzen (Kiefer, Ohr, Jochbogen, Zähne).

Beim Blick in den Mund fallen rechts fehlende Zähne auf. Oben und unten sind jeweils der 7. und 8. Molar nicht (vollständig) vorhanden. Dies reduziert die Stützzone auf der rechten Seite. Die Patientin kaut feste Nahrung vorwiegend links.

Clinical Reasoning: Die Ausrichtung der maxillaren Okklusionsebene ist wesentlich für das kraniomandibuläre, -faziale und -zervikale Gleichgewicht. Erklärbar wird dies an den einwirkenden Kräften der Kaumuskulatur auf das Kranium. Der Unterkiefer ist kranial beidseits mit dem Os temporale verknüpft und ebenso mit dem Os parietale, Os zygomaticus, Os sphenoidale und der Maxilla. Über das Hyoid ist er kaudal mit Brustkorb und Schultergürtel verbunden. Man nimmt an, dass eine unsymmetrische Kraftübertragung der Kaumuskulatur aufgrund einer schiefen Okklusionsebene die Funktion neuraler Strukturen stört. Eine unphysiologische Belastung der Schädelbasis und die damit verbundene Beweglichkeitseinschränkung der Suturen beeinträchtigen die Liquorzirkulation im Gehirn- und Rückenmark [20]. Nach dem kranioosteopathischen Modell unterstützen die Kräfte der Kaumuskulatur die Flexions- und Extensionsbewegung der sphenobasillären Synchondrose. Sie tragen so zu einer Stabilisierung des harmonischen kranialen Bewegungsrhythmus bei [3, 17]. Die fehlende Stützzone könnte somit das neurale, kraniale und mandibuläre System der Patientin beeinflussen und ihre Dysfunktionen auslösen oder unterhalten.

Neuromuskuläre Untersuchung: Kraniofaziale Region

In der allgemeinen Untersuchung des Viszerokraniums ist das Os zygomaticum auffällig. Die spezifische Untersuchung des Os zygomaticum mit dem Os temporale reproduziert die Beschwerden der Patientin (► **Abb. 6**). Dabei kann der Schmerz durch einen Bewegungsimpuls des Os zygomaticum mit dem kranial bei fixiertem Os temporale wiederholt werden – und umgekehrt mit einem Bewegungsimpuls des Os temporale nach kaudal bei fixiertem Arcus zygomaticus.

Neurodynamische Untersuchung: Kraniales Nervensystem

Während der passiven hochzervikalen Nackenflexion (erste Kategorie; ► **Tab. 1**, ► **Abb. 7**) beziffert die Patientin ihren Schmerz mit 8,5 auf der visuellen Analogskala. Beim Test der zweiten Kategorie ist der N. maxillaris auffällig: Die Fingerrollbewegung kaudal des

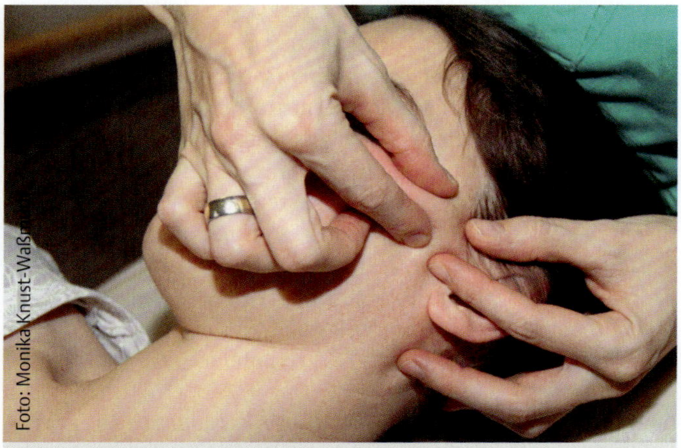

Abb. 6 Spezifische Untersuchung des Os zygomaticum mit dem Os temporale.

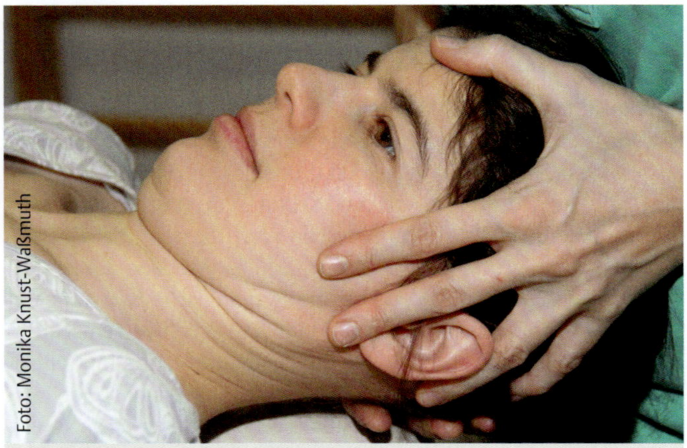

Abb. 7 Hochzervikale Nackenflexion.

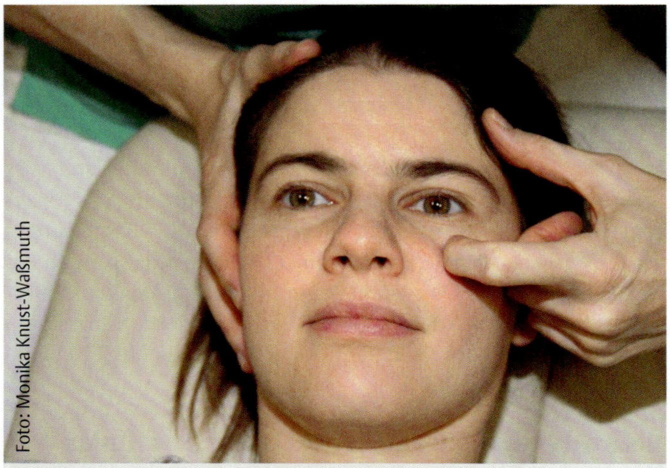

Abb. 8 Palpation N. infraorbitalis am Foramen infraorbitalis.

rechten Auges nach kranial reproduziert den Schmerz der Patientin und ebenso die Palpation des N. infraorbitalis am Foramen infraorbitale (► **Abb. 8**).

Clinical Reasoning: Für die Untersuchung und Behandlung des kranialen Nervensystems ist eine spezielle Ausbildung erforderlich. Die dort vermittelten manualtherapeutischen Verfahren eignen sich insbesondere für die Therapie von Patienten mit Kiefer-, Kopf- und Gesichtsschmerzen. Gesichtsschmerzen verursacht meistens der N. trigeminus (V. Hirnnerv), der gegebenenfalls untersucht und behandelt wird. In diesem Fall sind die Beschwerden vor allem im Versorgungsgebiet des N. maxillaris lokalisiert (► **Tab. 2**). Deshalb beschließt die Therapeutin ihn in Anlehnung an den standardisierten neurodynamischen Test des N. mandibularis [19] zu untersuchen.

Untersuchung N. maxillaris: Die Therapeutin kombiniert eine hochzervikale Flexion der HWS mit einer Lateroflexion, kontralateral zu der zu untersuchenden Seite, und erhöht so die Spannung des Nervenursprungs in Hirnstammnähe. Augenbewegungen nach kranial und medial erhöhen die Belastung des zygomatikotemporalen Astes. Kraniale Bewegungen am Os zygomaticum bringen die zygomatikofazialen Äste unter Spannung. Bewegungen der Maxilla belasten die infraorbitalen Äste und Bewegungen am Palatinum die palatinen Äste [20].

Tab. 1 Kraniale Nerven: Untersuchung der Neurodynamik nach drei Hauptkategorien [20].

Kategorie	Test
1	▪ Nackenflexion und -extension
2	▪ N. trigeminus (V2 N. maxillaris) ▪ N. facialis ▪ N. accessorius ▪ N. hypoglossus
3	▪ N. olfactorius ▪ N. opticus ▪ N. oculomotorius ▪ N. trochlearis ▪ N. abducens ▪ N. vestibulocochlearis ▪ N. glossopharyngeus ▪ N. vagus

Tab. 2 N. maxillaris.

Äste	Versorgungsgebiet
Rr. ganglionares ad ganglion pterygopalatinum	▪ Schleimhaut der Nasenmuscheln, der Siebbeinzellen, des harten und weichen Gaumens
N. zygomaticus	▪ Haut über dem Jochbein und im vorderen Schläfenbein ▪ viszeromotorische Tränendrüse über parasympathische Fasern aus dem N. facialis, die er zum N. lacrimalis abgibt
N. infraorbitalis	▪ Wange zwischen Unterlid und Oberlippe ▪ Schleimhaut des Sinus maxillaris ▪ Oberkieferzähne

Behandlung

Zunächst behandelt die Therapeutin die kraniofaziale Region und das kraniale Nervensystem, da die neurodynamische Untersuchung hier die Schmerzen der Patientin reproduzierte.

Kraniofaziale Region: Die Therapie beinhaltet kraniofaziale Techniken der mechanischen Berührungsflächen des N. maxillaris. Durchgeführt werden schwerpunktmäßig Techniken des Os zygomaticum kombiniert mit dem Os temporale. Zusätzlich führt die Therapeutin faziale Techniken der Maxilla mit dem Os sphenoidale und des Os zygomaticum aus, einseitige Maxillatechniken, Behandlungen des Os zygomaticum mit dem Os frontale sowie des Os sphenoidale mit dem Os palatinatum und Os sphenoidale mit dem Os occipitale.

Kraniales Nervensystem: hochzervikale Nackenflexion zur neuralen Mobilisation des N. maxillaris und Palpationstechniken für den N. infraorbitale [5].

Kraniomandibuläre Region: Die Behandlung umfasst Techniken zur Wiederherstellung der gestörten Kieferfunktion sowie funktionelle Weichteiltechniken für die hypertone Kaumuskulatur rechts [7, 11]. Die verminderte Kiefergelenkbeweglichkeit rechts in Richtung Depression und Laterotrusion wird mit Traktion und Translation behandelt (► **Abb. 9**).

Clinical Reasoning: Die Traktion des Kiefergelenks ist eine bewährte Technik in der CMD-Therapie [6, 9, 13]. Sie separiert die Gelenkpartner [14, 15] und zielt auf den Erhalt oder die Verbesserung der Gelenkbeweglichkeit ab sowie auf die Schmerzlinderung im Gelenk [4]. Die Wirkung der Traktion und Translation besteht aus einer Dehnung bei Schrumpfungen des Kapsel-Band-Apparates und Muskelverkürzungen und entlastet die Gelenkflächen [8].

Kaumuskeln: Auf den Triggerpunkten werden transversale Bewegungen durchgeführt – mit und ohne Bewegung des jeweiligen Muskels (► **Abb. 10** – ► **Abb. 12**). Ziel dieser Weichteiltechniken ist, die afferenten Inputs und Verarbeitungsprozesse zu verbessern [2].

Information und Eigentraining

Die Patientin erhält eine Einweisung in das Habit Reversal Training, ein verhaltenstherapeutisches Verfahren gegen unphysiologische, nervöse Gewohnheiten [1]. Sie verringert so die Bruxismusaktivität. Außerdem lernt sie, wie sie die hypertone Kaumuskulatur selbstständig behandelt und erhält koordinative Übungen, um die Kiefermotorik zu verbessern [7, 11].

Verlauf

Es folgen acht Behandlungseinheiten im wöchentlichen Abstand. Im Laufe der Behandlungszeit sinkt der anfängliche Schmerz auf der visuellen Analogskala von 8,5 auf null. Um den langfristigen Behandlungserfolg zu prüfen, wird die Patientin zwei Monate nach der letzten Behandlungseinheit angerufen. Ihre Beschwerden sind immer noch deutlich reduziert. Der Schmerz trat nur zweimal unterschwellig auf.

Reflexion

Für ein positives Testergebnis einer neurogenen Quelle sprechen: Symptomreproduzierbarkeit, ein Rechts-links-Unterschied in der strukturellen Differenzierung sowie übereinstimmende subjektive und physikalische Daten [2]. In diesem Fall reproduzierten kraniofaziale Techniken der zygomatischen Region sowie allgemeine neurale und spezifische Tests des N. maxillaris die Symptome. Ein Rechts-links-Unterschied war vorhanden, die subjektiven und physikalischen Daten wie Vorgeschichte, Schmerzverhalten und -qualität passten zu einer neurogenen Quelle, sodass die Therapeutin die Hypothese einer Funktionsstörung des N. maxillaris aufstellte. Auch das retrospektive Assessment untermauerte diese Hypothese. Möglicherweise bildeten sich durch die Zahnextraktion des 7. und 8. Molaren rechts AIGS (Abnormal Impulse Generating Sites) des N. maxillaris. Reize wie Kälte, Wind und Stress aktivierten sie und verursachten den Schmerz.

Die kraniomandibuläre Region ist eine weitere Quelle. Durch die Luxation des rechten Kiefergelenkes im Kindesalter und die anschließende Angst, den Kiefer maximal zu öffnen, könnte sich eine kraniomandibuläre Dysfunktion entwickelt haben. Die extrahierten Molaren beziehungsweise die fehlende Stützzone und die Bruxismusaktivität unterhielten sie. Aufgrund der funktionel-

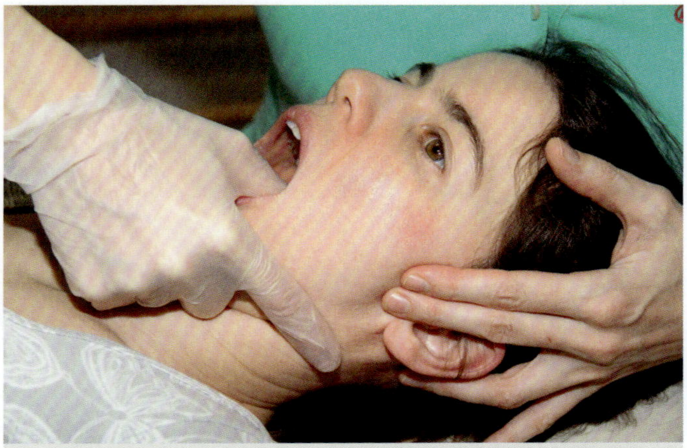

Abb. 9 Traktion des Kiefergelenks bei maximaler Mundöffnung.

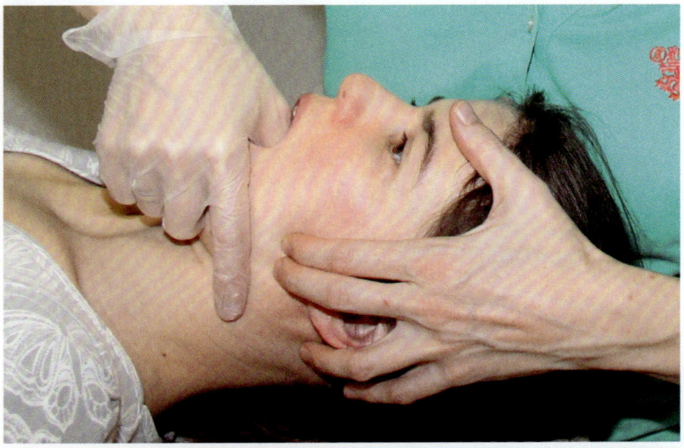

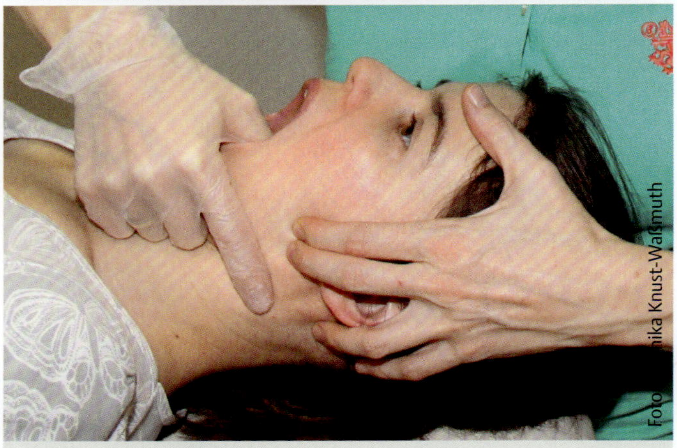

Abb. 10 Triggerpunktbehandlung der Pars superficialis des M. masseter mit Bewegung.

len Verbindungen, unter anderem mit dem kraniofazialen System, könnte die kraniomandibuläre Dysfunktion ein beitragender Faktor zu den migräneartigen Beschwerden gewesen sein. Peripher neurogene Störungen verknüpfen sich oft mit früheren neuropathischen Störungen. Die Zahnarztbehandlung wirkte wahrscheinlich als wiederauslösender Faktor.

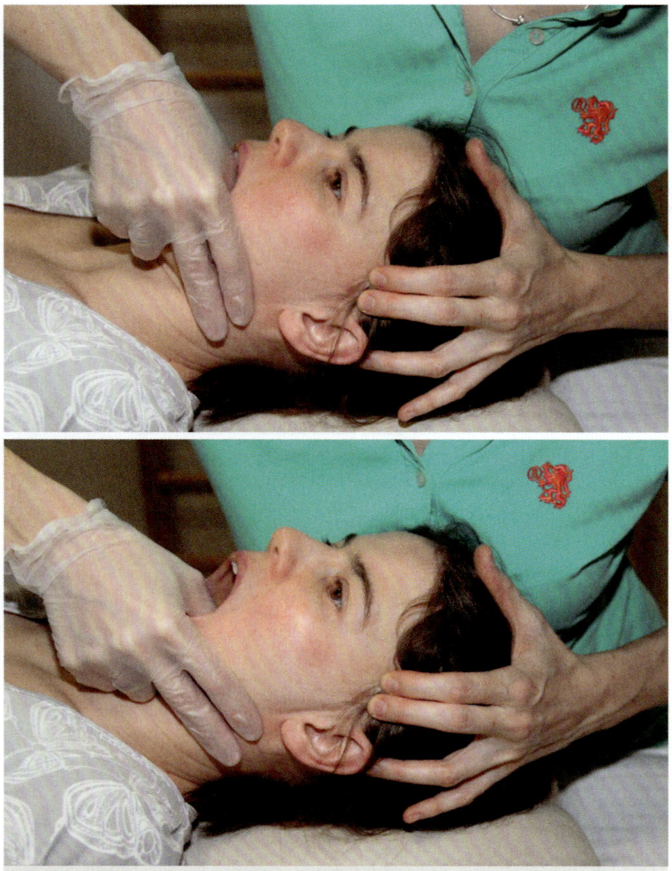

Abb. 11 Triggerpunktbehandlung der Pars anterior des M. temporalis mit Bewegung.

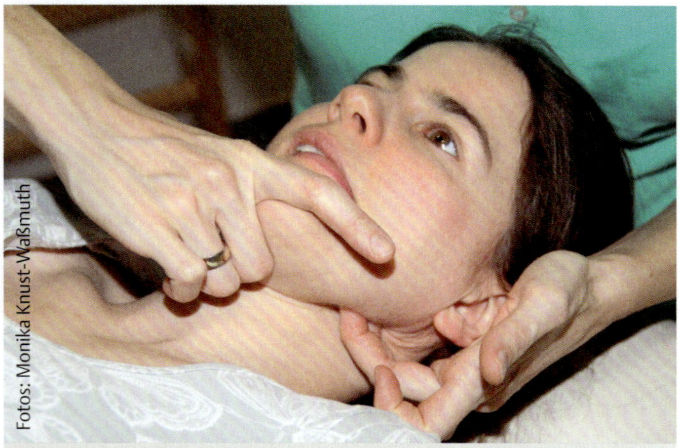

Abb. 12 Triggerpunktbehandlung M. pterygoideus medialis.

HABIT REVERSAL TRAINING: BEISPIEL BRUXISMUS UND BRACING

Diese verhaltenstherapeutische Methode nach Azrin und Nunn zielt darauf ab, gewohnheitsmäßige, unbewusste Verhaltensketten zu unterbrechen. Zunächst informiert der Therapeut die Patientin über die mechanischen Folgen des Bruxismus und Bracings wie Zahnschäden, Überlastungen des Halteapparates, der Kaumuskulatur, Schmerzen und so weiter. Ist der Patient zur Verhaltensänderung motiviert, wird seine Selbstbeobachtung gefördert. Er zeichnet das unerwünschte Verhalten in Tagebüchern oder Protokollen auf und notiert Situationen, in denen er knirscht oder presst. Als Nächstes übt der Patient eine alternative Handlung ein. Beispiel: Die Faust unter das Kinn halten und in die Mundöffnung, gegen die Faust, anspannen – so lange, bis das Gefühl, die Zähne zusammenbeißen zu müssen, verschwunden ist. Diese Handlungsalternative setzt der Patient so oft wie möglich in den von ihm beschriebenen Situationen ein. Nach und nach ersetzt das neue Verhalten das unphysiologische. Das Training ergänzt die orale Schiene, die meist nachts getragen wird.

FAZIT

Aufgrund der langen Vorgeschichte ist neben der kraniofazialen Behandlung die Therapie auf der Verarbeitungsebene ein wesentlicher Baustein. Daher erlernte die Patientin das Habit Reversal Training. Auch der durch die muskulären Weichteiltechniken geänderte afferente Input und bewusste koordinative Kieferbewegungen sind wesentlich für die Reorganisation der kraniomandibulären Region im sensomotorischen Kortex. Auf die zervikale Region wurde bei dieser Patientin nicht näher eingegangen, da sie keine schmerzauslösenden oder -reproduzierenden Zeichen aufwies.

AUTORIN

Monika Knust-Waßmuth

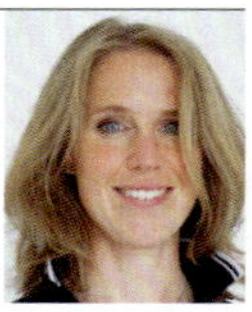

BIBLIOGRAFIE

DOI 10.1055/s-0035-1557155
manuelletherapie 2015; 19: 121–125

Stuttgart · New York · ISSN 1433-2671

Literatur

1. *Azrin NH, Nunn RG. Habit reversal: A method of eliminating nervous habits and tics. Behavior Research and Therapy 1973; 11: 619–628*
2. *Butler D. The Sensitive Nervous System. Adelaide, Australia: Noigroup Pubilcation; 2000*
3. *Carlson JE. Accu Liner Indroductory Manual. Bellevue WA. 1994; 45–48*
4. *Dahl H, Rößler A. Grundlagen der Manuellen Therapie. Stuttgart: Thieme; 1999*

5. Ellis RF, Hing WA. Neurale Mobilisation: Systematischer Review randomisierter kontrollierter Studien mit einer Analyse der therapeutischen Wirksamkeit. manuelletherapie 2009; 13(2): 47–57
6. Festa F, Galluccio G. Clinical and experimental study of TMJ distraction: Preliminary results. Cranio 1998; 16(1): 26–34
7. Gunsch MD. Evidenzbasierte physiotherapeutische Behandlung bei craniomandibulärer Dysfunktion. Zeitschrift für Physiotherapeuten 2007; 2: 96–110
8. Heimann D. Leitfaden manuelle Therapie. 2. Auflage. München: Urban & Fischer; 2001
9. Knust M, von Piekartz H, Zalpour C. Wirkung von Manueller Therapie im Vergleich zu einem multimodalen Physiotherapieprogramm bei Patientinnen mit kraniomandibulärer Dysfunktion. physioscience 2007; 3: 109–116
10. Linsen S, Grüner M, Schmidt-Beer U, Koeck B. Veränderung der Kondylenposition unter Einsatz verschiedener Schienentypen mit und ohne Kopf-Kinnkappe. Deutsche Zahnärztliche Zeitschrift 2008; 64: 755–761
11. Müssig M. Wirkung von Manueller Therapie bei craniomandibulärer Dysfunktion. Zeitschrift für Physiotherapeuten 2014; 10: 19–27
12. Naeije M, van Loon LAJ. Craniomandibulaire functie en disfunctie. Houten/Diegem: Bohn Stafleu Van Loghum; 1998
13. Nicolakis P, Erdogmus B, Kopf A, Ebenbichler G, Kollmitzer J, Piehslinger E, Fialka-Mose V. Effectiveness of exercise therapy in patients with internal derangement of the temporomandibular joint. Journal of Oral Rehabilitation 2001; 28: 1158–1164
14. Schmitz AM, von Piekartz H. Einmalige manuelle Traktion bei Patienten mit kraniomandibulären Dysfunktionen. manuelletherapie 2012; 16: 34–41
15. Schomacher J. Selbsttraktion des Kiefergelenks führt zur Separation zwischen Kondylus und Fovea articularis im CT. manuelletherapie 2011; 15: 105–108
16. Shah JP, Phillips TM, Danoff JV, Gerber LH. An in vivo microanalytical technique for measuring the local biochemical milieu of human skeletal muscle. J Appl Physiol 1985. 2005; 99(5): 1977–84. Epub 2005 Jul 21
17. Stelzenmüller W, Wiesner J. Therapie von Kiefergelenkschmerzen – ein Behandlungskonzept für Zahnärzte, Kieferorthopäden und Physiotherapeuten. Stuttgart: Thieme; 2004
18. Travell JG, Simons DG. Handbuch der Muskel-Triggerpunkte, obere Extremität: Kopf und Thorax. 2. Auflage. München: Elsevier, Urban & Fischer; 2002
19. von Piekartz H, Doppelhofer D. Gesichtsschmerzen und der neurodynamische Test des N. mandibularis. Physiotherapie 2007; 2
20. von Piekartz H. Kiefer, Gesichts- und Zervikalregion. Stuttgart: Thieme; 2005

Schwerpunkt
SCHULTERINSTABILITÄT

Instabilität des Schultergelenks

ÜBERBLICK: Das Schultergelenk ist das beweglichste Kugelgelenk im menschlichen Körper. Geht die erforderliche Stabilität verloren, unterscheidet man aktuell drei große Typen der Instabilität: die statischen, die dynamischen und die willkürlichen. Unser Züricher Autorenteam stellt sie vor und zeigt die jeweils geeigneten Therapiemöglichkeiten auf.

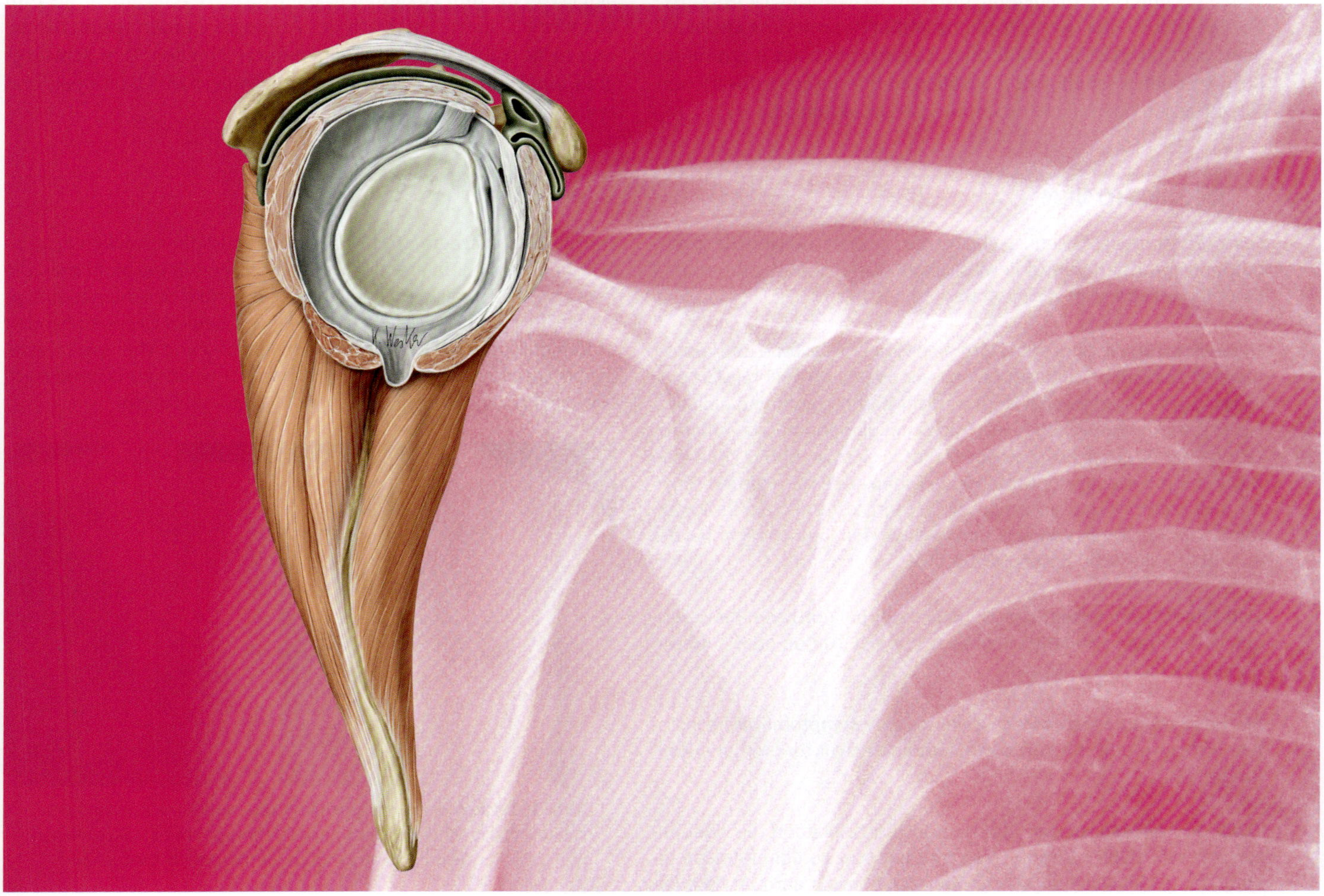

Meyer DC, Gautier L. Instabilität des Schultergelenks. Manuelle Therapie 2014; 18: 9–15

Mobilität versus Stabilität

Die Anatomie des Schultergelenks mit großem Kopf und kleiner Pfanne ermöglicht den großen Bewegungsumfang des Schultergelenks. In endgradigen Gelenkpositionen ist die Kapsel gespannt, in mittleren Positionen ist sie schlaff. Ohne Anspannung trägt sie kaum zur Stabilität bei. Der wichtigste ligamentäre Stabilisator ist das inferiore glenohumerale Ligament. Es besteht einer Hängematte gleich aus einem anterioren und einem posterioren Bündel. In Abduktion und Außenrotation verhindert der anteriore Anteil die Luxation nach vorne. Der posteriore Anteil stabilisiert das Schultergelenk nach hinten, vor allem in Innenrotation und Flexion. Umgeben werden die kapsulären Bänder von der Rotatorenmanschette. Sie stabilisiert das Gelenk zusätzlich dynamisch über das gesamte Bewegungsausmaß.

Epidemiologie

Die glenohumerale Instabilität ist ein sehr häufiges klinisches Problem und meistens durch eine Schulterluxation verursacht. Die primäre vordere Schulterluxation kommt mit einer jährlichen Inzidenz von 8,2 pro 100.000 Personen (Prävalenz 1,7 Prozent) vor [29, 35] (ohne Subluxationen). Die Inzidenz nimmt mit steigendem Alter ab. Nur etwa 20 Prozent der Schulterluxationen entstehen bei Patienten über 60 Jahre [29]. Männer sind dreimal häufiger betroffen als Frauen [18, 32]. Insgesamt gibt es drei Luxationsrichtungen, wobei die anteriore Dislokation die weitaus häufigste ist [4]. Ungefähr 15- bis 20-mal weniger häufig kommen posteriore Dislokationen vor. Epileptische Anfälle oder Starkstromschläge lösen sie aus [28]. Besonders selten sind die isolierten inferioren Dislokationen. Sie entstehen durch eine forcierte Hyperabduktionskraft [1].

Klassifikation

Für die Klassifikation der Schulterinstabilität gibt es keinen medizinischen Konsens, obwohl es sich um ein häufiges und komplexes medizinisches Problem handelt. Die Literatur beschreibt verschiedene Klassifikationssysteme, sodass ein Gemisch aus verschiedenen Begriffen die glenohumerale Instabilität „definiert".

So kann eine Schulterinstabilität nach dem Grad eingeteilt werden in Luxation, Subluxation oder Apprehension (muskuläres Anspannen bei Vorahnung der Luxation). Ein weiterer Aspekt beinhaltet die Richtung, die Symptomdauer, akut versus chronisch und die Häufigkeit. Komplizierend kann zusätzlich eine gleichzeitige Hyperlaxizität vorliegen oder auch nicht. Als weitere eigene Untergruppe gibt es die willkürlichen Luxationen.

Klassifikation nach Gerber

Gerber fasst die Schulterinstabilität in drei Gruppen zusammen: statische und dynamisch Instabilitäten sowie willkürliche Luxationen. Ziel dieser Klassifikation ist es, eine einheitliche Einteilung zu definieren [10]. Die dynamische Schulterinstabilität beschreibt man oft mit den Kriterien: Häufigkeit, Ätiologie, Richtung und Schweregrad (FEDS-System). Die Häufigkeit ist ein indirektes Zeichen des Schweregrades. Eine Luxation kann solitär, gelegentlich (zwei bis fünf Luxationen) oder rezidivierend (mehr als fünf Luxationen) auftreten. Nach der Ätiologie werden traumatische und nicht traumatische Ursachen unterschieden. Den Schweregrad unterteilt man in nicht selbst reponierbare Luxationen und selbstständig reponierbare [25].

DEFINITIONEN

Laxizität: normales Gelenkspiel, also die normale individuelle glenohumerale Translation und Beweglichkeit. Gelenkkonfiguration und Kapselbandapparat bestimmen sie.

Hyperlaxizität: die über dem Normalen liegende Laxizität. Sie kommt bilateral an beiden Schultergelenken vor oder kann generalisiert auftreten. Diese Überbeweglichkeit ist nicht pathologisch und üblicherweise symptomlos. Klinisch zeigt sich eine glenohumerale Außenrotation über 90 Grad, ein positives Sulkuszeichen (► **Abb. 1**) und eine mögliche passive, asymptomatische Subluxation des Humeruskopfes nach anterior und posterior. Die Hyperlaxizität ist ein Risikofaktor für das Auftreten von Schulterbeschwerden, jedoch nicht für das Auftreten einer Schulterinstabilität [10].

Instabilität: Unfähigkeit, den Humeruskopf bei normalen Bewegungen in der Pfanne zu zentrieren. Es tritt eine Luxation oder Subluxation des Schultergelenks auf.

Multidirektionale Instabilität: mehr als eine ***symptomatische*** instabile Richtung und mit zugrunde liegenden strukturellen Veränderungen [10].

TUBS und AMBRII: In den 90er-Jahren führte Matson die zwei Akronyme ein. TUBS stand für eine traumatische, unidirektionale Instabilität mit Bankartläsion und operativer Versorgung. AMBRII bezeichnete ein atraumatisches auf einer multidirektionalen Instabilität beruhendes, bilaterales Geschehen. Primär empfahl man die konservative Therapie (Rehabilitation), sekundär den inferioren Kapseltransfer mit Intervallverschluss. Bei den beiden Gruppen handelt es sich also um zwei isolierte Krankheitsbilder und Therapieansätze. Sie beschreiben das klinische Problem aber weder umfassend noch allgemeingültig und eignen sich nicht zur Klassifikation.

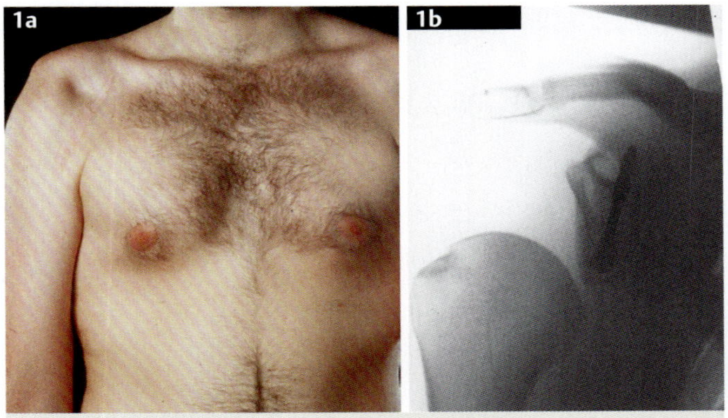

Abb. 1 Zeichen der Hyperlaxizität: Sulkuszeichen. **a** Zug am Arm subluxiert das Schultergelenk nach inferior: positives Sulkuszeichen mit typischer Delle im ventralen Schulterbereich. **b** Röntgenbild.

Statische Instabilität

Die statischen Instabilitäten sind vergesellschaftet mit Rotatorenmanschettenläsionen oder degenerativen Gelenkerkrankungen. Dabei liegt der Humeruskopf radiologisch nicht mehr zentriert in der Gelenkpfanne, sondern ist permanent nach superior, inferior, anterior oder posterior subluxiert. Diese Patientengruppe hat keine klassischen Instabilitätssymptome, sondern klinische Zeichen der zugrunde liegenden Erkrankung. Oft bleiben die Patienten lange Zeit komplett asymptomatisch. Es handelt sich in erster Linie um eine radiologische, nicht um eine klinische Diagnose.

Bei einer statischen superioren Subluxation ist in einer anterior-posterioren Röntgenaufnahme der Abstand vom Humeruskopf zum Akromion vermindert. Eine akromiohumerale Distanz unter sieben Millimeter ist beweisend für eine Rotatorenmanschettenläsion [2]. Bei einer posterioren Subluxation liegt beispielsweise eine dysplastische Retroversion des Glenoides oder eine Omarthrose vor [37]. Eine inferiore statische Subluxation hingegen ist oft durch ein Trauma verursacht. Sie kann aber auch bei einer Nervenschädigung, einer septischen Arthritis oder initial nach Implantation einer Schultertotalprothese vorkommen und ist häufig reversibel [34, 36].

Dynamische Instabilität

Unter dynamischen Instabilitäten versteht man alle nicht statischen Instabilitäten, die nicht absichtlich provoziert werden können. Meistens ist ein Trauma oder Überlastung die Ursache. Dabei kann es sich um ein isoliertes Makrotrauma oder um ein Mikrotrauma handeln aufgrund repetitiver Überlastungsreaktionen der Schulter. Glenoidrand-, Labrum- und Kapselläsionen oder Humeruskopfimpressionsfrakturen können als strukturelles Korrelat auftreten. Die Einteilung der dynamischen Instabilität erfolgt nach Gerber in sechs Gruppen (► **Tab. 1**).

Typ I

Die chronisch verhakten Luxationen kommen vor allem bei epileptischen Anfällen und bei schweren Polytraumata vor, bei denen die Luxation aufgrund der schweren begleitenden Verletzungen übersehen wird [9, 37]. Am Humeruskopf zeigen sich mitunter große knöcherne Defekte wie Impressionsfrakturen, korrespondierende glenoidale Defekte sind weniger häufig. Die Beweglichkeit des Schultergelenks ist bei einer hinteren Luxation überraschend wenig eingeschränkt. Nur die aktive und passive Außenrotation sind weitgehend aufgehoben. Häufig muss das Schultergelenk chirurgisch reponiert werden. Ist das Gelenk nicht stabil und sind mehr als 25 bis 45 Prozent der Humeruskopf-Zirkumferenz betroffen, wird die Gelenkfläche mittels Allograft aufgefüllt (zum Beispiel Femurkopf), oder es erfolgen ein Transfer und die Fixation des Tuberculum minus oder der Subskapularissehne in den Defekt. Noch größere humerale Destruktion können das Implantieren einer Schulterprothese erfordern [15].

Typ II

Mit 60 Prozent bilden die unidirektionalen Instabilitäten ohne Hyperlaxizität die größte Gruppe. Ursächlich ist in über 90 Prozent eine anteriore Schulterluxation. Die charakteristische Läsion ist die Hill-Sachs-Delle, auch Malgaigne-Läsion genannt. Dabei handelt es sich um eine Humeruskopfimpressionsfraktur am oberen posterior-lateralen Kopf, verursacht durch eine anteriore Luxation. Bei einer posterioren Luxation kommt es zu einer Reversed-Hill-Sachs-Delle oder McLaughlin-Läsion. Sie befindet sich anterior-medial am Humeruskopf.

Die entsprechenden kapsulolabralen Schäden am Glenoid fallen bei großen knöchernen Defekten am Humeruskopf eher klein aus – und umgekehrt [5]. Hierzu gehört die Bankartläsion, der Abriss des vorderen Labrums. Sie tritt bei einer vorderen Schulterluxation auf.

Frakturiert das Glenoid mit dem Labrum, entsteht eine knöcherne Bankartläsion. Im Röntgenbild zeigt sich die fehlende subchondrale Sklerosezone und auch im Arthro-CT wird die Läsion sichtbar (► **Abb. 2**) [22].

Tab. 1 Einteilung der dynamischen Schulterinstabilitäten [10]

Typ	Beschreibung
I	chronische Luxation
II	unidirektionale Instabilität ohne Hyperlaxizität
III	unidirektionale Instabilität mit multidirektionaler Hyperlaxizität
IV	multidirektionale Instabilität ohne Hyperlaxizität
V	multidirektionale Instabilität mit multidirektionaler Hyperlaxizität
VI	uni- oder multidirektionale willkürliche Luxation

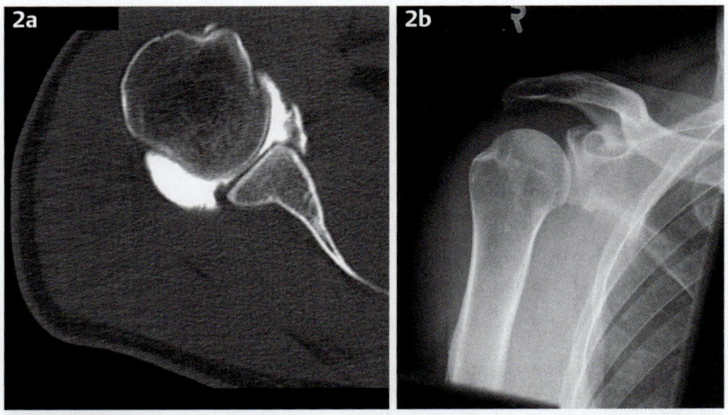

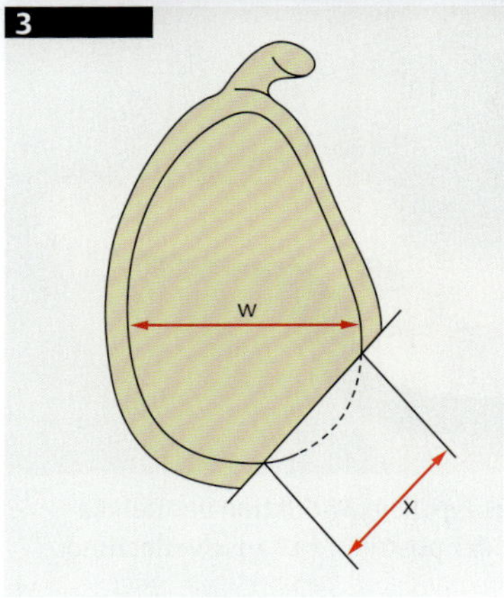

Abb. 2 Dynamische Instabilität Typ II: Knöcherne Bankartläsion. **a** Kontrastmittel-CT-Untersuchung: abgeflachter Glenoidrand. **b** Anterior-posteriores Röntgenbild: aufgehobene Sklerosezone.
Abb. 3 Verhältnis des glenoidalen Defektes (x) zum anterior-posterioren Durchmesser des Glenoides (w).

Meyer DC, Gautier L. Instabilität des Schultergelenks. Manuelle Therapie 2014; 18: 9–15

Die Größe des Defektes bestimmt die übrigbleibende Gelenkstabilität. Ist der glenoidale Defekt (x, ► Abb. 3) größer als 50 Prozent des anterior-posterioren Glenoiddurchmessers (w), sinkt die experimentelle Dislokationsresistenz auf unter 70 Prozent. Das bedeutet: Die chirurgische Stabilisation mit einer knöchernen Rekonstruktion ist einem Weichteilverfahren vorzuziehen [10].

Klinisch zeigen die Patienten Symptome der Instabilität in die Richtung des Knochendefektes, zumeist nach vorne. Der vordere oder hintere Apprehensiontest ist positiv [11]. Aufgrund der bei diesen Patienten meist fehlenden geringen Laxizität sind das Sulkuszeichen und der Schubladentest meist negativ [8]. Ist bei einer anterioren Luxation der Hyperabduktionstest, die Abduktion des Armes über 105 Grad, positiv, deutet dies auf eine Mitbeteiligung des inferioren glenohumeralen Ligamentes [7].

Typ III

Die zweitgrößte Gruppe der dynamischen Instabilitäten ist die unidirektionale Instabilität mit Hyperlaxizität. Bei dieser Instabilitätsform hat der Patient meist beidseitig hyperlaxe Schultergelenke. Die Symptome treten aber nur auf der betroffenen Seite in Richtung der Instabilität auf. In der klinischen Untersuchung zeigt sich entweder ein positiver vorderer oder hinterer Apprehensiontest [11]. Aufgrund der Hyperlaxizität lassen sich die Schultergelenke passiv subluxieren, was aber vom Patienten nicht als unangenehm empfunden wird und nicht als pathologisch zu betrachten ist [8]. Weiter zeigt sich ein positives Sulkuszeichen, also eine passive inferiore Luxation des Kopfes bei Zug am Arm nach unten. Bei einer anterioren Instabilität ist der Hyperabduktionstest positiv, bei einer posterioren Instabilität ist bei Abduktion die Innenrotation vermehrt aufgrund der mitbeteiligten posterior-inferioren Kapsel. Sie ist erweitert (► Abb. 4).

Meistens zeigen sich nur leichte korrelierende anatomische Veränderungen. In der Bildgebung sind sie häufig schlecht sichtbar, da das lockere Gelenk bei der Luxation ohne viel Widerstand ausweichen kann. Klassischerweise zeigen sich in Kontrastmitteluntersuchungen wie im CT oder MRI ein relativ großes Kapselvolumen und ein erweitertes Rotatorenmanschettenintervall zwischen den Sehnen des M. supraspinatus und M. subscapularis. Das heißt, die Zone der vorderen oberen Schulterkapselregion zwischen den beiden Sehnen ist verbreitert.

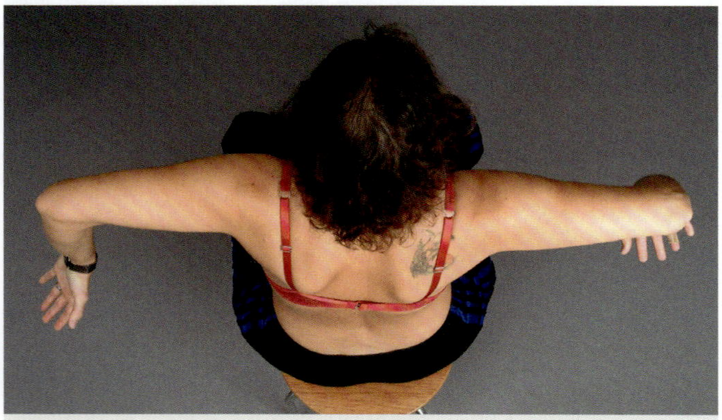

Abb. 4 Dynamische Instabilität Typ III: in Abduktion vermehrte Innenrotation links als Zeichen der posterioren Kapselverletzung.

Typ IV

Eine sehr seltene Form ist die multidirektionale Instabilität ohne Hyperlaxizität. Der Patient hat Symptome und klinische Zeichen der Instabilität in mehr als eine Richtung. Mindestens zwei unterschiedliche traumatische oder belastende Ereignisse gehen voraus. In der Bildgebung gleichen die klassischen korrespondierenden strukturellen Läsionen der unidirektionalen Instabilität ohne Hyperlaxizität.

Typ V

Ebenso wie die oben genannte Pathologie handelt es sich bei der multidirektionalen Instabilität mit Hyperlaxizität um eine seltene Erkrankung. Es liegt meistens eine generalisierte Hyperlaxizität vor. Besonders Knie-, Ellbogen- und Daumengrundgelenke sind überstreckbar. Die Patienten haben Symptome in mehr als eine Richtung. Oft sind Frauen betroffen, in deren Kindheit Sportarten wie Turnen, Schwimmen oder Tennisspielen die Schultergelenke repetitiv überlasteten. Klinisch haben die Patienten keine Kontrolle mehr über den Humeruskopf. Er luxiert in unterschiedliche Richtungen. Die Luxationen oder Subluxationen sind schmerzfrei. In der Bildgebung zeigen sich nur subtile Veränderungen.

Typ VI

Diese Patienten erleiden Luxationen oder mehrheitlich Subluxationen, ohne es zu merken. Nachdem das Schultergelenk unwillkürlich subluxiert ist, reponierten die Patienten es willkürlich. Mit der Zeit lernen die Patienten, in welcher Position das Gelenk luxiert. Oft sind beide Schultergelenke betroffen. Die Luxation ist schmerzfrei, die Reposition ist meist leicht schmerzhaft.

Willkürliche Luxation

Die letzte Gruppe sind die willkürlichen Schulterluxationen. Man unterscheidet wiederum drei Gruppen.

Reposition ohne Stabilitätsverlust: Das Gelenk ist in der normalen und in der willkürlich luxierten Stellung stabil (► Abb. 5). Somit handelt es sich nicht um eine Instabilität, sondern um den höchsten Grad der Stabilität einer Schulter. Meistens benötigen die Patienten keine Therapie und entwickeln keine Arthrose.

Patienten der Gruppe VI: Die Patienten mit dynamischer Instabilität können das Schultergelenk positionell luxieren und wieder aktiv reponieren.

Psychiatrische Vorerkrankung: Die Patienten missbrauchen die Luxation, um Aufmerksamkeit zu erregen oder um einen sekundären Krankheitsgewinn zu erzielen. Die Betreuung dieser Patienten gehört in die Hände eines erfahrenen Psychiaters. Operationen sind nicht indiziert.

Klinik

Die genaue Anamnese des Traumahergangs und eine exakte Funktionsuntersuchung des Schultergelenkes bilden die klinische Untersuchung. Zuerst demonstriert der Patient die typische symptomauslösende Armstellung. Meist beschreiben die Patienten ein

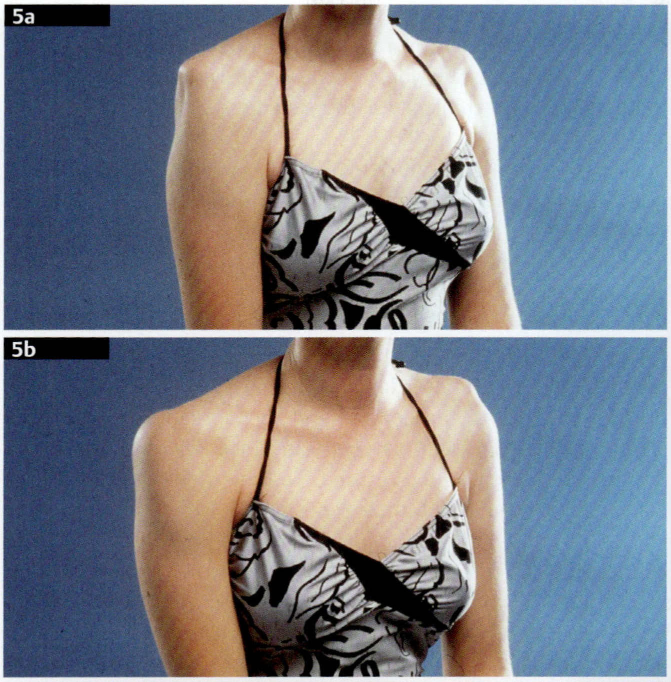

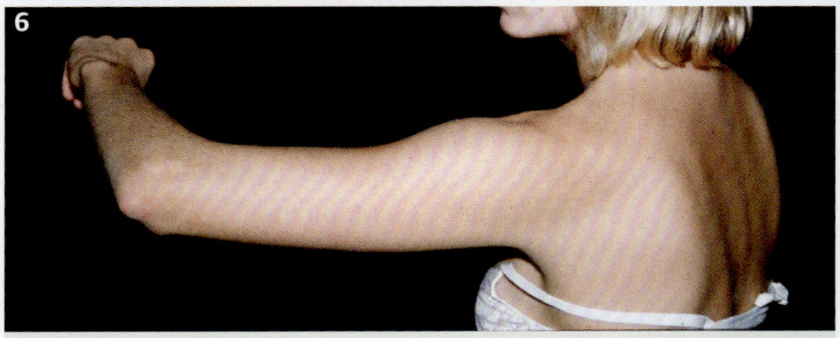

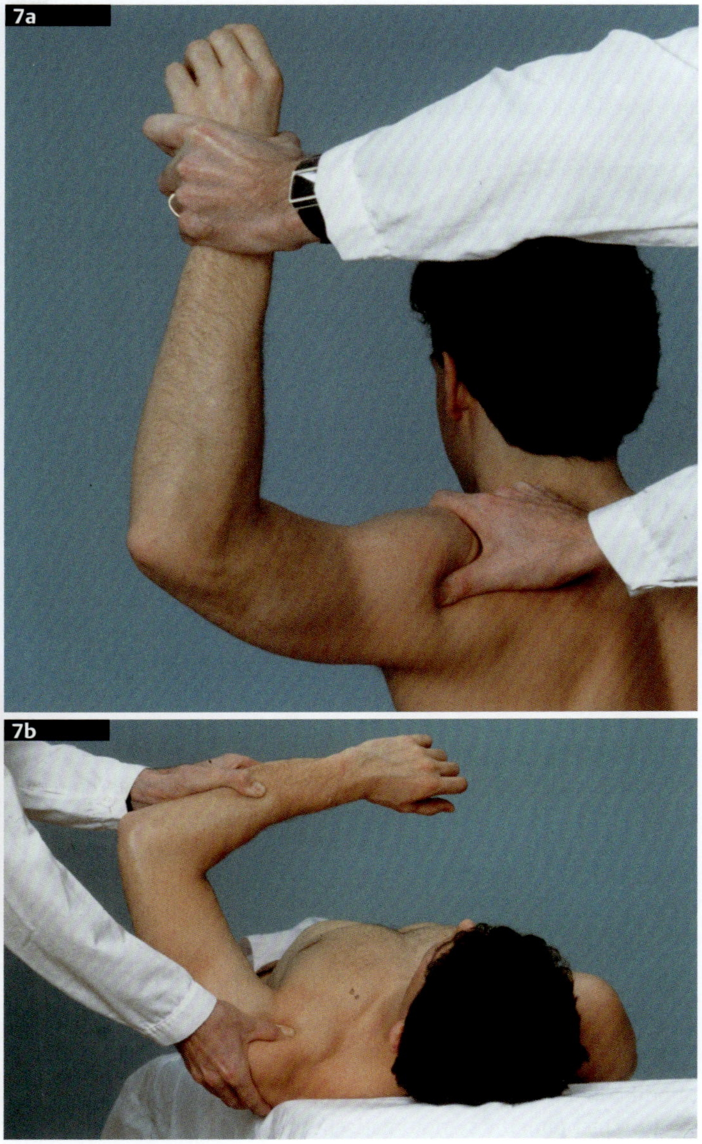

Abb. 5 Willkürliche schmerzfreie Schulterluxation und -Reposition. **a** Luxation. **b** Reposition.
Abb. 6 Typische Armposition, bei der es zur hinteren Luxation des Schultergelenks kommen kann.
Abb. 7 **a** Vorderer Apprehensiontest. **b** Hinterer Apprehensiontest.

unangenehmes Gefühl in der Schulter (mit oder ohne Schmerzen) und haben das Gefühl, das Gelenk könne luxieren. Um die Diagnose und die Richtung der Instabilität zu erhärten, werden verschiedene Provokationstests durchgeführt. Die Beweglichkeit des Schultergelenks wird nach der Neutral-Null-Methode seitenvergleichend erfasst.

Fühlt sich der Patient in der Werferposition, also in Abduktion-Außenrotation, instabil, liegt eine vordere Instabilität vor. Stellen sich Beschwerden bei Bewegungen vor dem Körper ein, wenn sich der Arm in Flexion-Innenrotation befindet (► **Abb. 6**), handelt es sich eher um eine hintere Instabilität.

Apprehensiontest

Einer der wichtigsten Tests ist der Apprehensiontest: Bei der Prüfung nach vorne (► **Abb. 7a**) wird das Schultergelenk in 90 und 135 Grad abduziert und außenrotiert und ein axialer Druck nach vorne unten auf den Humeruskopf ausgeübt. Der Test ist positiv beim muskulären Anspannen aus Angst vor einer Luxation oder Subluxation. Schmerzen können zwar auftreten, gelten aber nicht als relevanter Indikator für eine vorhandene Instabilität. Der hintere Test wird analog durchgeführt (► **Abb. 7b**), wobei der Arm 90 Grad flektiert und innenrotiert wird und gegen Widerstand eleviert wird. Ein nach hinten gerichteter axialer Druck auf den Humeruskopf testet zusätzlich eine Subluxation. Dabei wird die Translation des Kopfes ertastet.

Stellenwert der konservativen Therapie

In welcher Position und wie lange eine Schulter nach einer Luxation ruhig gestellt werden soll, wird unterschiedlich beurteilt. Als traditioneller Goldstandard gilt die Ruhigstellung des Armes in Innenrotation. Bezüglich der Langzeitprognose konnte jedoch kein Unterschied gezeigt werden, ob eine Schulter in Innenrotation für 3 bis 4 Wochen ruhig gestellt wurde oder ob der Patient direkt ein physiotherapeutisches Training zur Mobilisation der Innen- und Außenrotoren bekam oder nicht [17]. Von der Hypothese ausgehend, dass nach primären Luxationen eine dreiwöchige Außenrotationsposition von 5 bis 10 Grad die Heilung des kapsulolabralen Komplexes fördert, testeten mehrere Studien diese Maßnahme mit Anlage einer Außenrotationsschiene [20]–[24]. Erste positive Erfahrungen konnten größere randomisierte Studien leider nicht bestätigen, da sich kein signifikanter Unterschied zur Ruhigstellung in Innenrotation zeigte, was wohl auch mit dem Ausmaß und der konsequenten Einhaltung der Position zusammenhängt [6, 27].

Rezidivwahrscheinlichkeit

Ob eine erstmalige Luxation wegen der Rezidivwahrscheinlichkeit direkt operativ stabilisiert werden soll oder nicht, hängt vom Alter ab. Vor dem 25. Lebensjahr rezidivieren über 70 Prozent der Schulterluxationen, wobei das Risiko bei älteren Patienten rasch unter 45 Prozent sinkt. Bei einer Gruppe von unter 40-Jährigen sind nach einem Beobachtungszeitraum von 25 Jahren über 50 Prozent der konservativ behandelten Luxationen stabil geblieben oder stabil geworden [17]. Zusätzlich zum Alter berücksichtigt man die zugrunde liegenden ossären oder kapsulolabralen Schäden und den Anspruch oder Wunsch des Patienten, um die geeignete Therapie einzuleiten.

Fazit: Außer bei ganz jungen, sportlich ambitionierten Patienten sollte man zuerst konservativ therapieren und nur bei wiederholten Subluxationen oder Luxationen eine operative Versorgung erwägen.

Operative Therapie

Die operative Stabilisierung des Schultergelenks ist generell bei Patienten mit einer symptomatischen Instabilität aufgrund einer strukturellen Läsion indiziert, die durch eine versuchte konservative Therapie nicht behandelbar ist. Das operative Ziel ist es, die strukturelle Läsion zu behandeln, die die Instabilität verursacht. Willkürliche, nicht positionelle Instabilitäten sind operative Kontraindikationen, auch wenn strukturelle Veränderungen vorliegen.

Wird nicht nur die symptomatische Instabilität behandelt, sondern darüber hinaus auch die für den Patienten normale und benötigte Laxizität operativ reduziert, kann eine Arthrose entstehen. Der unphysiologisch erhöhte Druck verursacht den vorzeitigen Gelenkverschleiß.

Zur Behandlung der Schulterinstabilität eignen sich offene und arthroskopische Verfahren. Am verbreitetsten sind zwei grundsätzliche Behandlungsansätze: einerseits ossär korrigierende Operationen wie die Stabilisation nach Latarjet oder die Augmentation der Pfanne mit einem Knochenblock, andererseits die Weichteilverfahren zur Stabilisation der Kapsel und des Labrums („Bankartrepair").

Weichteilverfahren

Bankartrepair

Die Refixation des Labrums ist eine der Standardoperationen in der Behandlung der Schulterinstabilität. Die Bankartrekonstruktion kann offen oder arthroskopisch durchgeführt werden. 1982 führten Chirurgen die erste arthroskopische Schulterstabilisation durch. Sie verwendeten noch Metallklammern zur Kapselraffung und beschrieben eine Reluxationsrate von 16 Prozent sowie eine relativ hohe Komplikationsrate, vor allem durch Ausriss der Klammern [3]. Neue Operationstechniken verbesserten diese Resultate deutlich.

Arthroskopie: Man befreit den Glenoidrand mit dem abgerissenen Labrum vom Narbengewebe und frischt ihn an. Der Kapsellabrumkomplex wird mobilisiert und über drei bis fünf Fadenanker fixiert, bei einem rechten Schultergelenk zwischen der 2- und 5-Uhr-Position.

Offene Operation: Vom Korakoid in Richtung Axilla wird eine etwa acht bis zehn Zentimeter lange Hautinzision durchgeführt. Der Chirurg durchtrennt temporär lateral die Subskapularissehne und eröffnet so das Gelenk. Auch hier wird der Glenoidrand von Narbengewebe befreit, und es erfolgt die beschriebene Fixation des Labrums über mehrere Nahtanker.

Nachteile: Nach offenen Verfahren ist die Außenrotation durchschnittlich 10 Grad geringer im Vergleich zum arthroskopischen Verfahren. Weiter zeigte sich eine etwas erhöhte Reluxationsrate von 15 Prozent in der arthroskopischen Gruppe im Gegensatz zu 10 Prozent in der offenen Gruppe [23]. Neuere Studien untersuchten den offenen und arthroskopischen Bankartrepair. Sie konnten keinen signifikanten Unterschied zwischen der Rate der Reluxationen, dem klinischen Outcome und dem Wiederbeginn der sportlichen Aktivität feststellen [14]. Weitere Nachteile des offenen Verfahrens sind die längere Operation und Hospitalisation sowie der größere Blutverlust [12].

Kapseltransfer (Capsular Shift)

Der inferiore Kapseltransfer ist eine typische, historisch offene Behandlungsmöglichkeit einer multidirektionalen Instabilität. Über einen anterioren oder posterioren Zugang wird die Kapsel T-förmig inzidiert, sodass zwei Kapsellappen entstehen. Sie werden über Kreuz vernäht und minimieren so das Kapselvolumen in zwei Richtungen [33, 31].

Kapselraffung

Bei Patienten mit einer pathologisch elongierten Gelenkkapsel ohne Labrumabriss kann die Kapselraffung erwogen werden. Dabei verringern mehrere raffende, zur Instabilität gerichtete Nähte das Kapselvolumen. Eine Hyperlaxizität wird nicht korrigiert, um das Auftreten einer Arthrose zu verhindern.

Knöcherne Operation: Latarjet

1958 beschrieb Helfet eine Variante dieser Operationstechnik erstmals als Bristow-Verfahren. Bei der offenen Stabilisierung nach Latarjet wird das Korakoid abgetrennt und mit den daran verbundenen Sehnen des M. biceps brachii und M. coracobrachialis durch den längsgespaltenen M. subscapularis mit zwei Schrauben am anterioren unteren Glenoidhals befestigt. Knochen und Sehnen bilden so ein Widerlager für den Humeruskopf (▸ **Abb. 8**) [16, 26]. Diese Operationstechnik wird bevorzugt bei Patienten mit einem ossären Defekt am Labrum oder bei Revisionseingrif-

Tab. 2 Operative Versorgung.

Diagnose	Technik	übliche Verfahrensweise
Bankartläsion	Bankartrepair	arthroskopisch
knöcherner Defekt	Latarjet oder Knochenblock	offen, arthroskopisch möglich
zu weite Kapsel	Kapselraffung	offen oder arthroskopisch
multidirektionale Instabilität	Kapsel-Labrum-Rekonstruktion in alle betroffenen Richtungen	arthroskopisch

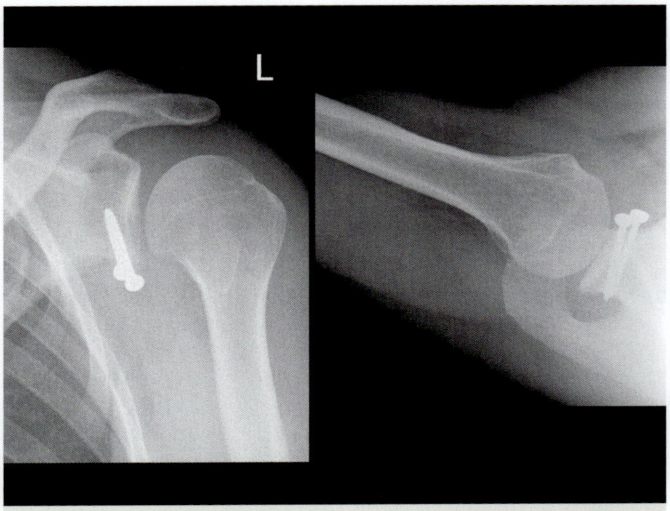

Abb. 8 Operationstechnik nach Latarjet: Radiologische postoperative Stellungskontrolle.

fen. Mit drei Prozent ist die Reluxationsrate sehr gering [13] im Gegensatz zum Bankartrepair mit einer Reluxationsrate von zehn Prozent beim offenen Verfahren und 15 Prozent beim arthroskopischen Verfahren [23] (► **Tab. 2**).

Postoperative Physiotherapie

Die physiotherapeutische Behandlung gliedert sich abhängig vom Verfahren in mehrere Teilschritte.

Bankartrepair: Nach der operativen Versorgung wird die Schulter zum Beispiel in einer Mitellaschlinge ruhiggestellt. Die Physiotherapie beginnt direkt postoperativ. Dabei ist die passive und aktiv-assistierte Elevation in Innenrotation freigegeben. Die Außenrotation ist auf null Grad begrenzt. Kombinationen von Außenrotation und Abduktion sollten vermieden werden. Der Patient erlernt die Aktivierung der Handpumpe und die aktive Ellbogenflexion und -extension.

In den ersten sechs Wochen ist es das Ziel, die Beweglichkeit zu erhalten oder zu verbessern und die Schwellung zu verringern. Die physiotherapeutische Mobilisation sollte schmerzfrei und ohne Widerstand erfolgen. Zudem wird der Patient mit Elevations- oder Pendelübungen zur Selbstmobilisation angeleitet. Ein weiterer therapeutischer Pfeiler ist eine intensive physiotherapeutische Mobilisation im Wasser. Auch hier gelten die Bewegungslimits und das schmerzfreie Bewegen. Nach sechs Wochen kann die aktive Mobilisation erfolgen, jedoch weiterhin ohne Außenrotation kombiniert mit Abduktion. Der Kraftaufbau beginnt nach drei Monaten.

Latarjet: Die physiotherapeutische Mobilisation nach der offenen Stabilisierung mittels Latarjet gliedert sich ganz ähnlich im Ablauf aber mit schnellerer Steigerung der Belastung. Die Mitellaschlinge wird vier Wochen getragen. Die passive und aktiv-assistierte Elevation ist frei, die Außenrotation auf 20 Grad begrenzt. Auch hier sollen kombinierte Abduktions-Außenrotations-Bewegungen sechs Wochen vermieden werden. Danach kann das Bewegungsausmaß freigegeben werden und mit sanftem Kraftaufbau begonnen werden, wobei bis drei Monate postoperativ insbesondere die Flexion im Ellbogen nur leicht erfolgen soll.

AUTOREN

Dominik C. Meyer

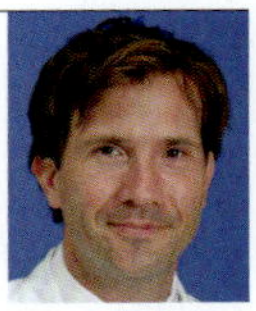

Lucienne Gautier

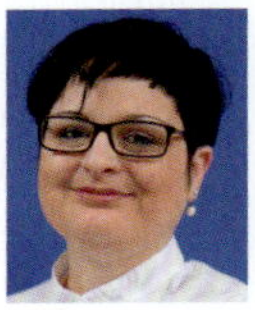

BIBLIOGRAFIE

DOI 10.1055/s-0034-1366906
manuelletherapie 2014; 18: 9–15

Stuttgart · New York · ISSN 1433-2671

Literatur

1. *Beeson MS. Complications of shoulder dislocation. Am J Emerg Med 1999; 17(3): 288–95*
2. *Cotty P et al. [Rupture of the rotator cuff. Quantification of indirect signs in standard radiology and the Leclercq maneuver]. J Radiol 1988; 69(11): 633–8*
3. *Detrisac DA, Johnson LL. Arthroscopic shoulder capsulorrhaphy using metal staples. Orthop Clin North Am 1993; 24(1): 71–88*
4. *Dodson CC, Cordasco FA. Anterior glenohumeral joint dislocations. Orthop Clin North Am 2008; 39(4): 507–18, VII*

5. Field LD, Bokor DJ, Savoie FH 3rd, Humeral and glenoid detachment of the anterior inferior glenohumeral ligament: a cause of anterior shoulder instability. J Shoulder Elbow Surg 1997; 6(1): 6–10
6. Finestone A et al. Bracing in external rotation for traumatic anterior dislocation of the shoulder. J Bone Joint Surg Br 2009; 91(7): 918–21
7. Gagey OJ, Gagey N. The hyperabduction test. J Bone Joint Surg Br 2001; 83(1): 69–74
8. Gerber C, Ganz R. Clinical assessment of instability of the shoulder. With special reference to anterior and posterior drawer tests. J Bone Joint Surg Br 1984; 66(4): 551–6
9. Gerber C, Lambert SM. Allograft reconstruction of segmental defects of the humeral head for the treatment of chronic locked posterior dislocation of the shoulder. J Bone Joint Surg Am 1996; 78(3): 376–82
10. Gerber C, Nyffeler RW. Classification of glenohumeral joint instability. Clin Orthop Relat Res 2002; 400: 65–76
11. Gerber C. Les Instabilités d l'Épaule. Paris: Cahiers d'Enseignement de la Sofcot; 1988
12. Green MR, Christensen KP. Arthroscopic versus open Bankart procedures: a comparison of early morbidity and complications. Arthroscopy 1993; 9(4): 371–4
13. Griesser MJ et al. Complications and re-operations after Bristow-Latarjet shoulder stabilization: a systematic review. J Shoulder Elbow Surg 2013; 22(2): 286–92
14. Harris JD et al. Long-term outcomes after Bankart shoulder stabilization. Arthroscopy 2013; 29(5): 920–33
15. Hawkins RJ et al. Locked posterior dislocation of the shoulder. J Bone Joint Surg Am 1987; 69(1): 9–18
16. Helfet AJ. Coracoid transplantation for recurring dislocation of the shoulder. J Bone Joint Surg Br 1958; 40-B(2): 198–202
17. Hovelius L et al. Nonoperative treatment of primary anterior shoulder dislocation in patients forty years of age and younger. a prospective twenty-five-year follow-up. J Bone Joint Surg Am 2008; 90(5): 945–52
18. Hovelius L. Incidence of shoulder dislocation in Sweden. Clin Orthop Relat Res 1982; 166: 127–31.
19. Itoi E et al. Immobilization in external rotation after shoulder dislocation reduces the risk of recurrence. A randomized controlled trial. J Bone Joint Surg Am 2007; 89(10): 2124–31
20. Itoi E et al. Position of immobilization after dislocation of the shoulder. A cadaveric study. J Bone Joint Surg Am 1999; 81(3): 385–90
21. Itoi E et al. Position of immobilization after dislocation of the glenohumeral joint. A study with use of magnetic resonance imaging. J Bone Joint Surg Am 2001; 83-A(5): 661–7
22. Jankauskas L et al. Loss of the sclerotic line of the glenoid on anteroposterior radiographs of the shoulder: a diagnostic sign for an osseous defect of the anterior glenoid rim. J Shoulder Elbow Surg 2010; 19(1): 151–6
23. Karlsson J et al. Comparison of open and arthroscopic stabilization for recurrent shoulder dislocation in patients with a Bankart lesion. Am J Sports Med 2001; 29(5): 538–42
24. Konigshausen M et al. Evaluation of immobilization in external rotation after primary traumatic anterior shoulder dislocation: 5-year results. Musculoskelet Surg; 2013
25. Kuhn JE. A new classification system for shoulder instability. Br J Sports Med 2010; 44(5): 341–6
26. Latarjet M. [Treatment of recurrent dislocation of the shoulder]. Lyon Chir 1954; 49(8): 994–7
27. Liavaag S et al. Immobilization in external rotation after primary shoulder dislocation did not reduce the risk of recurrence: a randomized controlled trial. J Bone Joint Surg Am 2011; 93(10): 897–904
28. Mc Laughlin LH. Posterior dislocation of the shoulder. J Bone Joint Surg Am 1952; 24-A-3: 584–90
29. Murthi AM, Ramirez MA. Shoulder dislocation in the older patient. J Am Acad Orthop Surg 2012; 20(10): 615–22.
30. Neer CS 2nd, Foster CR. Inferior capsular shift for involuntary inferior and multidirectional instability of the shoulder. A preliminary report. J Bone Joint Surg Am 1980; 62(6): 897–908
31. Neer CS 2nd. Involuntary inferior and multidirectional instability of the shoulder: etiology, recognition, and treatment. Instr Course Lect 1985; 34: 232–8
32. Nordqvist A, Petersson CJ. Incidence and causes of shoulder girdle injuries in an urban population. J Shoulder Elbow Surg 1995; 4(2): 107–12
33. Pollock RG et al. Operative results of the inferior capsular shift procedure for multidirectional instability of the shoulder. J Bone Joint Surg Am 2000; 82-A(7): 919–28
34. Pritchett JW. Inferior subluxation of the humeral head after trauma or surgery. J Shoulder Elbow Surg 1997; 6(4): 356–9
35. Simonet WT et al. Incidence of anterior shoulder dislocation in Olmsted County, Minnesota. Clin Orthop Relat Res 1984; 186: 186–91
36. Thomas E et al. [Inferior glenohumeral subluxation: an indirect sign of sepsis of the shoulder]. Rev Rhum Ed Fr 1994; 61(5): 349–52
37. Walch G et al. [Unreduced posterior luxations and fractures-luxations of the shoulder. Apropos of 30 cases]. Rev Chir Orthop Reparatrice Appar Mot 1990; 76(8): 546–58

Strukturelle und funktionelle Instabilitäten erkennen und differenzieren

PASSIVES, AKTIVES UND NEURONALES SYSTEM sorgen für ein harmonisches Zusammenspiel im Schultergelenk und ermöglichen die virtuose Beweglichkeit der oberen Extremität. Ist das komplexe Zusammenspiel gestört, sind Therapeuten gefordert. Beispielsweise, wenn sie „versteckte" Instabilitäten aufspüren.

Das Schultergelenk ermöglicht Gesunden sehr viele Funktionen. Es verschafft der Hand einen enormen Bewegungsradius im Raum. Wir greifen zum Beispiel weit nach oben und zur Seite oder kratzen uns auf dem Rücken, lehnen uns auf die Hände oder hängen uns an unsere Arme – das Schultergelenk macht alles mit. Es kombiniert hohe Stabilität mit großer Mobilität. Dies bedingt ein komplexes Zusammenspiel des Gelenks mit den Muskeln und dem koordinativen System. Panjabi [31] beschrieb diese Strukturen als passives, aktives und regulierendes Subsystem. Ein gestörtes Zusammenspiel kann eine Instabilität im Gelenk verursachen.

Klassifikationen und Subgruppen der Instabilität

Viele verschiedene Faktoren sorgen für Stabilität im Schultergelenk. Die zahlreichen unterschiedlichen Definitionen und Einteilungen der Instabilität reflektieren diese Tatsache [20, 38]. ▶ **Tab. 1** zeigt die klassische Systematik zur Instabilität nach O'Brien [30]. In den späten 80er-Jahren erkannte man, dass die Einteilung in Luxation und Subluxation für die Klinik unzureichend ist. Man untergliederte die Subluxationsgruppe weiter in eine Subgruppe mit klarer und eine Gruppe mit geringer struktureller Instabilitätskomponente.

Tab. 1 Klassifikation der Instabilität [30].

Kategorien	Merkmale
Häufigkeit	▪ akut ▪ rezidivierend ▪ chronisch (fixiert)
Richtung	▪ anterior ▪ posterior ▪ inferior ▪ superior ▪ multidirektional
Ausmaß/ Schweregrad	▪ Luxation ▪ Subluxation
Ursache	▪ traumatisch ▪ atraumatisch – wiederholte Mikrotraumata – kein Trauma – gewollte Subluxation (selbstschädigendes Verhalten) – ungewollte Subluxation (Wurfbewegung oder Ähnliches) ▪ kongenital ▪ neuromuskulär (Beispiel: Lähmungen)

Klare und geringe strukturelle Instabilitätskomponente

Patienten mit klarer struktureller Instabilitätskomponente spüren meist selber, dass ihr Schultergelenk nicht stabil ist. Die Subluxation ist klar und evident. Bei Patienten mit geringer struktureller Instabilitätskomponente ist die Subluxation eher subtil und „versteckt". Der Patient nimmt sie eher nicht wahr. In der Literatur bezeichnen Autoren diese Subgruppe beispielsweise als Subtle, Occult oder Minor Instability [23]. Instabilitäten können andere Strukturen wie die Rotatorenmanschette überlasten und Symptome auslösen. Die Patienten präsentieren beispielsweise eine Supraspinatusproblematik mit versteckter Instabilitätskomponente.

Überkopfsportler

Jobe [15] beschreibt das Internal Impingement bei Überkopfsportlern. Bei Aktivitäten oberhalb des Kopfes mit leicht hypermobiler Außenrotation und subtiler Laxität nach anterior stößt das Tuberculum majus gegen den posterior-superioren Rand des Glenoids („Kissing Lesion"). Die Strukturen klemmen die Supraspinatussehne ein. Da dies primär die gelenknahe Sehne irritiert, spricht man von einem Internal Impingement (▶ **Abb. 1**). Glousman [9] beschreibt, dass Überkopfsportarten bei einer anterioren Instabilität die lange Bizepssehne übermäßig beanspruchen. Eine Tendinitis kann folgen.

In einem späteren Artikel beschreibt Jobe [16] ein Kontinuum aus Instabilität und Impingement. Bei einem instabilen Schultergelenk wird der Humeruskopf inadäquat zentriert, was wiederum die Rotatorenmanschette überlastet und/oder einklemmt. Die damit verbundenen Schmerzen hemmen die muskuläre Aktivität. Schmerzinhibierte Muskeln führen den Humeruskopf unzureichend und mikrotraumatisieren die passiven Stabilisatoren rezidivierend. Der Humeruskopf überdehnt die Kapsel und Bänder – und unterhält die Instabilität (▶ **Abb. 2**).

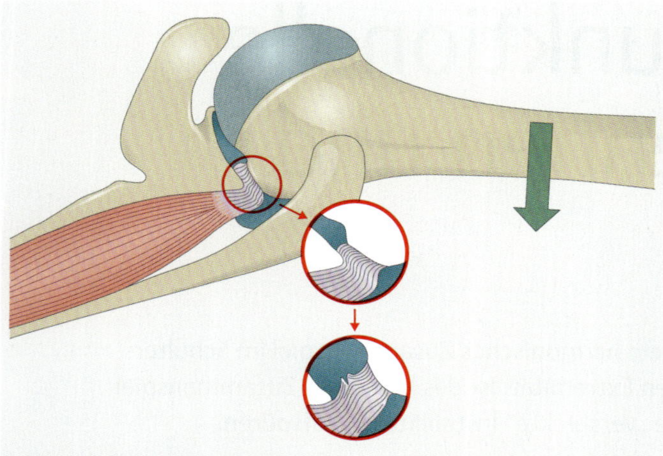

Abb. 1 Internal Impingement im Schultergelenk während eines Wurfes mit 90 Grad Abduktion und maximaler Außenrotation: Für die Ausholbewegung wird der Humerus weiter nach dorsal geführt (großer Pfeil rechts). Folge: Irritation der Supraspinatussehne (linke Kreise). Weitere potenzielle Folge: partielle Sehnenruptur (rechter Kreis).

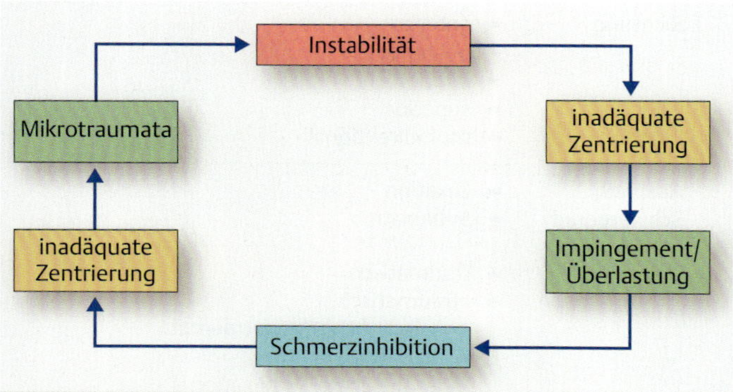

Abb. 2 Kontinuum-Modell der Instabilität modifiziert nach Jobe und Pink [16].

Ein erfolgreiches Management beschränkt sich nicht nur auf die sekundär symptomatische Sehne, sondern umfasst auch die primär ursächliche Instabilität. Die wesentlichen Fragen sind: Welche Faktoren tragen zur Stabilität des Schultergelenkes bei und wie definiert man Instabilität? Es gibt viele verschiedene Begriffsbestimmungen zur Instabilität. Die Auswahl der Definition hängt davon ab, welchen Teilaspekt des Instabilitätsproblems der Untersucher betont. Man unterscheidet zwischen struktureller und funktioneller Instabilität.

Strukturelle Instabilität

Sind das passive Subsystem, die ossäre Konfiguration, Kapsel und/oder Ligamente, dysfunktionell, führt dies zu einer strukturellen Instabilität.

Definition: Strukturelle Instabilität ist definiert als eine überdurchschnittlich bewegliche Zusatzbewegungsrichtung mit einem abnormalen Widerstand (vergrößerte neutrale Zone und verringerte Steifigkeit).

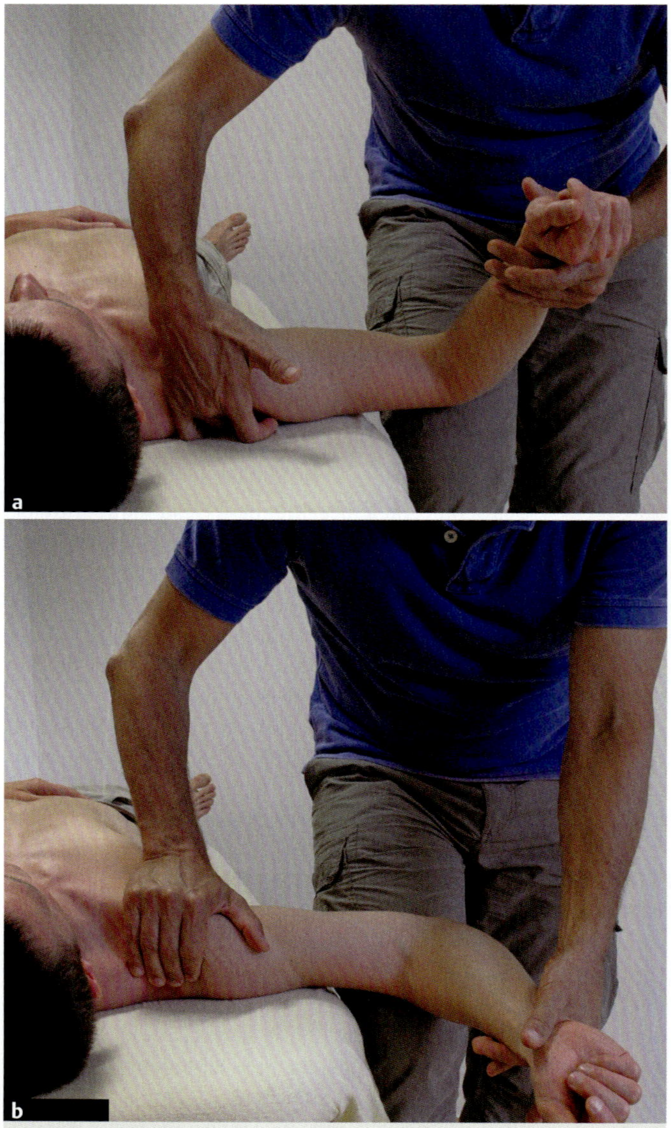

Abb. 3 Relokationstest: In Rückenlage mit dem Arm in 90° Abduktion führt der Therapeut die Außenrotation passiv durch.
a Erste Durchführung: Der Therapeut stabilisiert das Akromion von vorne mit dem Hypothenar und gibt mit dem Mittelfinger von dorsal einen anterioren Schub. Er beurteilt die Symptome und das Bewegungsausmaß in der Außenrotationsrichtung.
b Zweite Durchführung: In der rotatorischen Neutralstellung stabilisieren zuerst die Finger das Akromion von dorsal. Mit dem Handballen erzeugt der Therapeut einen leichten anterior-posterioren Druck. Der Arm wird erneut außenrotiert, das Bewegungsausmaß und die Symptome werden beurteilt. Haben die Symptome deutlich abgenommen und kann der Arm mehr als 10 Grad weiter nach außen rotieren, spricht dies für eine anteriore Laxität.

Die Literatur beschreibt über 50 verschiedene Tests mit unzähligen Variationen zur Beurteilung der strukturellen Stabilität [12, 27, 40] (► **Abb. 3**). Unterschiedliche Kriterien sind aufgeführt, um zu beurteilen, ob ein Test positiv oder negativ ist. Deshalb existieren sehr unterschiedliche Sensitivitäts- und Spezifizitätswerte. Ein isolierter Test ist wenig aussagekräftig. Testergebnisse interpretiert man besser im Kontext des Befundes [26, 33] (siehe Patientenbeispiele S. 21 ff.).

HINWEIS Es gibt keinen direkten Zusammenhang zwischen dem Ausmaß der Verschieblichkeit des Humeruskopfes und der Symptomatik [44]. Aktives und regulierendes Subsystem kompensieren wahrscheinlich teilweise Dysfunktionen im passiven Subsystem.

Funktionelle Instabilität

Arbeiten die drei Subsysteme dysfunktional zusammen, zentrieren sie bei einer funktionellen Belastung den Humeruskopf nicht genügend in der Gelenkpfanne, was man als funktionelle Instabilität bezeichnet [6].

Definition: Funktionelle Instabilität bedeutet, in einer normalen physiologischen Ausgangsstellung und bei normaler physiologischer Belastung kann der Humeruskopf nicht immer so in der Gelenkpfanne zentriert werden, dass der Patient symptomfrei Positionen halten oder bewegen kann.

Das bedeutet: Individuen mit positivem Instabilitätstest sind trotzdem funktionell stabil, solange sie unter funktioneller Belastung den Humeruskopf zentrieren. Umgekehrt gilt: Patienten mit negativem Instabilitätstest sind funktionell instabil, wenn sie den Kopf nicht zentrieren können (► **Abb. 4**).

Ursachen einer funktionellen Instabilität

Die Liste der möglichen Ursachen einer funktionellen Instabilität ist lang (siehe Box). Die häufigsten fünf sind: arthrogen-myogene Inhibition, muskuläre Dysbalancen, posteriore Kapselstraffung, dysfunktionelle Nachbargelenke und nervale Einklemmungen.

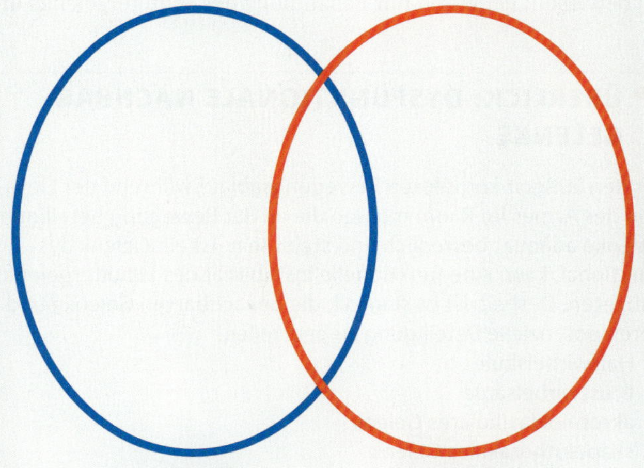

Abb. 4 Strukturelle und funktionelle Instabilität überlappen sich bei manchen Patienten.

Arthrogen-myogene Inhibition (AMI)

Ein zentrales manualtherapeutisches Behandlungskonzept ist, dass ein dysfunktionales Gelenk seine kontrollierenden Muskeln inhibiert [13]. Da dies häufig mit Schmerzen einhergeht, verwenden Autoren älterer Publikationen den Begriff Schmerzinhibition [10]. Neuere Studien zeigten jedoch, dass es auch Inhibitionen ohne Schmerzprovokation gibt. Daher verwendete man anfänglich den Begriff Disorder Inhibition und in letzter Zeit den Begriff arthrogen-myogene Inhibition [35, 41].

Gelenkdysfunktionen therapiert man am besten vor der muskulären Rehabilitation – zur Vorbereitung. Wang et al. [42] zeigten, nach der Mobilisation eines dysfunktionalen Gelenks im Segment C5–6 nahm die Kraft der Außenrotatoren zu [39].

Muskuläre Dysbalancen

Normalerweise beteiligen sich alle Schultermuskeln mehr oder weniger an Aktivitäten im Schultergelenk. Eine arthrogen-myogene Inhibition kann jedoch tief liegende, neurophysiologisch eng mit dem Gelenk verbundene Muskeln hemmen. Der Körper versucht, diesen „Ausfall“ über nicht gehemmte Muskeln zu kompensieren. Er trägt so zur Dysbalance bei (► **Abb. 5**).

Werfer: Bereits 1988 zeigte Glousman [9], bei Werfern mit Schulterinstabilitäten besteht eine Dysbalance zwischen M. pectoralis major und M. subscapularis.

Einseitiges Training: Manche Patienten trainieren sich durch einseitige und/oder falsche Belastungen bestimmte Dysbalancen an. Häufig an Kraftgeräten trainierende Patienten haben oft eine Pars ascendens (M. trapezius) mit zu wenig Aktivität und kompensierende, übermäßig aktive Mm. rhomboidei. Bei Überkopfaktivitäten findet daher zu wenig Aufwärtsrotation statt, was wiederum ein Impingement bewirken kann. Ist bei diesen Patienten die Supraspinatussehne symptomatisch, verbessert der Therapeut zunächst die Dysbalance zwischen der Pars ascendens und den Mm. rhomboidei.

Unterbelastung: Ungenügende Aktivität in der Pars ascendens protrahiert den Schultergürtel, was wiederum den M. pectoralis mi-

ÜBERBLICK: URSACHEN

Mögliche Verursacher einer funktionellen Instabilität sind:

- Hypomobilität im glenohumeralen Gelenk (siehe posteriore Kapselstraffung)
- arthrogen-myogene Inhibition
  - Dead-Arm-Syndrom [36]
  - Impingements
  - Labrumpathologie [32]
- zu starke strukturelle Instabilität
- verminderte Propriozeption aufgrund einer Hyperlaxität oder zu starker struktureller Instabilität
- muskuläre Dysbalance
- Verlust an Kraft und/oder Ausdauer
- Dysfunktion benachbarter Gelenke
- nervale Einklemmungen wie Nervus-suprascapularis-Entrapment
- Durchblutungsstörungen

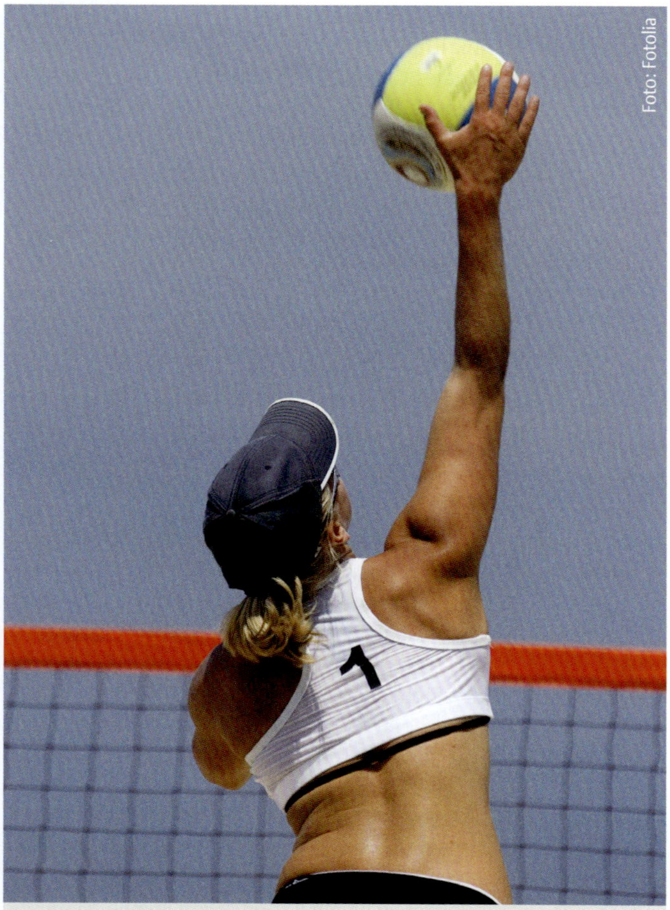

Abb. 5 Regelmäßige Überkopfaktivitäten und einseitiges Training fördern glenohumerale Instabilitäten.

nor verkürzt und zu einer ungenügenden Aufwärtsrotation der Skapula beiträgt.

Manchmal ist nicht klar feststellbar, ob eine vorhandene Dysbalance primär ursächlich ist oder sekundär der arthrogen-myogenen Inhibition folgt. Wesentlich ist das therapeutische Wissen, dass bei Patienten mit Dysbalance der Humeruskopf ungenügend zentriert wird und eine funktionelle Instabilität verursachen kann.

Posteriore Tightness

Vermehrter mechanischer Stress in eine Richtung muss nicht immer auf einer Laxität in dieser Richtung beruhen. Harryman [11] zeigte, dass bei Patienten mit straffen hinteren Kapselanteilen (posteriore Tightness) während der Flexion der Humeruskopf übermäßig nach ventral-kranial translatiert. Das bedeutet: Eine hypomobile Bewegungsrichtung kann zu einer abnormalen Beweglichkeit einer anderen Bewegungsrichtung führen. Bei Patienten mit einem subakromialen Impingement findet man häufig ein sogenanntes glenohumerales Internal Rotation Deficit (GIRD). Es weist auf eine eingeschränkte dorsale Kapsel hin [28, 37].

ÜBERLICK: MUSKULÄRE DYSBALANCEN

Für die klinische Praxis sind vier muskuläre Ungleichgewichte typisch:

- M. subscapularis – M. pectoralis major
- Außenrotatoren – M. pectoralis major und M. latissimus dorsi
- M. serratus anterior – M. pectoralis major
- Pars ascendens (M. trapezius) – Mm. rhomboidei

Dysfunktionen benachbarter Gelenke

Es gibt zahlreiche potenzielle Störungen durch Nachbargelenke – zwei Beispiele.

Skapulothorakales Gelenk: Bereits 1981 beschrieb Rowe [36] die zentrale Bedeutung des skapulothorakalen Gelenks für die glenohumerale Stabilität und Funktion. Für eine 180-Grad-Elevation des Armes im Raum rotiert die Skapula um 60 Grad. So verhindert sie ein Impingement und übermäßige Translationen im glenohumeralen Gelenk. Eine leichte Elevation, Außenrotation und ein posteriorer Tilt des Schulterblattes bilden die aufwärtsgerichtete Rotation. Eine ungenügende Rotation der Skapula stresst die glenohumeralen Kapsel-Band-Strukturen [8]. Eine hypomobile Skapula aufgrund eines verkürzten M. pectoralis minor oder insuffiziente „Aufwärtsrotatoren" (M. serratus anterior, Pars descendens und ascendens des M. trapezius) schränken die Skapularotation ein. Klinisch fällt häufig die kompensierende hyperaktive Pars descendens auf. Sie gleicht eine Unterfunktion der Pars ascendens und/oder des M. serratus anterior aus [3, 19, 24].

HWS und BWS: Crawford und Jull [5] beschrieben die wesentliche Rolle der unteren Hals- und Brustwirbelsäule. Für eine Elevation des Armes im Raum muss die Wirbelsäule circa 17 Grad extendieren. Führt ein asymptomatischer Proband die Flexion im Schultergelenk in einer kyphosierten Ausgangsstellung durch, reduziert sich die glenohumerale Flexion exakt um 17 Grad [2]. Beim Management von Patienten mit dysfunktionellen Schultergelenken lohnt es sich, die Wirbelsäule mit einzubeziehen. Bergman et al. [1] bewiesen: Patienten mit Behandlung des Schultergelenks und

ÜBERLICK: DYSFUNKTIONALE NACHBARGELENKE

Für den äußerst komplexen Bewegungsablauf während der Elevation des Armes im Raum müssen die an der Bewegung beteiligten Gelenke adäquat beweglich und stabil sein. Ist ein Gelenk dysfunktional, kann eine funktionelle Instabilität des Schultergelenks auftreten. Deshalb ist es sinnvoll, die benachbarten Gelenke und deren potenzielle Beteiligung zu beurteilen.

- Halswirbelsäule
- Brustwirbelsäule
- akromioklavikulares Gelenk
- skapulothorakales Gelenk
- kostovertebrale Gelenke
- sternoklavikulares Gelenk

Dass die Behandlung von Bewegungsdysfunktionen in benachbarten Gelenken die Symptomatik positiv beeinflusst, ist klinisch belegt [1, 25].

manueller Therapie im zervikothorakalen Bereich erreichen bessere Resultate als Patienten mit alleiniger Behandlung des Schultergelenks.

Nervale Einklemmungen

Viele verschiedene Nerven sind an der Innervation der Schultermuskulatur beteiligt. Je nach Lokalisation der Beeinträchtigung findet man unterschiedliche Muskelschwächen. In der Incisura scapulae kann zum Beispiel der N. suprascapularis eingeklemmt werden, was den M. supra- und M. infraspinatus schwächt. Bei einer Einklemmung in der Incisura spinoglenoidalis ist nur der M. infraspinatus betroffen [21]. Spezifische Muskelfunktionstests, das Beurteilen der Reflexe und der Sensibilität ermöglichen differenzialdiagnostische Ergebnisse [22].

ÜBERLICK: NERVENKOMPRESSIONEN

Häufige nervale Einklemmungen und deren Folgen sind:

- N. thoracicus longus: Schwäche des M. serratus anterior
- N. suprascapularis: Schwäche des M. supraspinatus und/oder des M. infraspinatus
- N. axillaris: Schwäche des M. deltoideus, M. teres minor mit sensorischem Ausfall des N. cutaneus brachii lateralis superior
- Nervenwurzel C5: Schwäche des M. deltoideus, M. supraspinatus, abgeschwächter Bizepssehnenreflex mit sensorischem Ausfall im Dermatom C5

FAZIT

Man unterscheidet strukturelle Instabilitäten mit dysfunktionalen passiven Strukturen und funktionelle Instabilitäten. Bei Letzteren zentriert das sensomotorische System den Humeruskopf nicht in der Gelenkpfanne. Der Patient kann eine Position nicht stabilisieren, Bewegungen sind symptomatisch. Eine arthrogen-myogene Inhibition, muskuläre Dysbalancen, gestraffte dorsale Kapselanteile, dysfunktionale Nachbargelenke oder Nervenkompressionen können die Ursache sein.

AUTOR

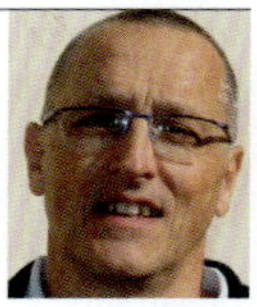

Pieter Westerhuis

BIBLIOGRAFIE

DOI 10.1055/s-0034-1366907
manuelletherapie 2014; 18: 16–20

Stuttgart · New York · ISSN 1433-2671

Literatur

1. *Bergman GJD, Winters JC, Groenier KH et al. Manipulative therapy in addition to usual medical care for patients with shoulder dysfunction and pain. A randomized, controlled trial. Ann Intern Med. 2004; 141: 432–439*
2. *Bullock MP, Foster NE, Wright CC. Shoulder impingement: the effect of sitting posture on shoulder pain and range of motion. 2005; 10: 28–37*
3. *Burgdorfer P. Einfluss der Schulterblattkinematik beim Impingement-Syndrom des Glenohumeralgelenks. Manuelle Therapie 2010; 14: 213–24*
4. *Cools AM, Dewitte V, Lanszweert LA et al. Rehabilitation of scapular muscle balance: which exercises to prescribe? Am J Sports Med 2007; 35: 1744–51*
5. *Crawford HJ, Jull GA. The influence of thoracic posture and movement on range of arm elevation. Physiotherapy, Theory and Practice 1993; 9: 143–8*
6. *von Eisenhart-Rothe A, Jager A, Englmeier KH. Relevance of arm position and muscle activity on 3-dimensional glenohumeral translation in patients with traumatic and atraumatic shoulder instability. Am J Sports Med 2002; 30: 514–22*
7. *Ellenbecker TS, Cools A. Rehabilitation of shoulder impingement syndrome and rotator cuff injuries: an evidence based review. Br J Sports Med 2010; 44: 319–27*
8. *Farber AJ, Castillo R, Clough M et al. Clinical assessment of three common tests for traumatic anterior shoulder instability. J Bone Joint Surg Am 2006; 88: 1467–74*
9. *Glousman R, Jobe F, Tibone J, et al Dynamic electromyographic analysis of the throwing shoulder with glenohumeral instability. Journal of Bone and Joint Surgery 1988; 70-A: 220–226*
10. *Graven-Nielsen T, Svensson P, Arendt-Nielsen L. Effects of experimental muscle pain on muscle activity and coordination during static and dynamic muscle function. Electroencephalography and Clinical Neurophysiology 1997; 105: 156–64*
11. *Harryman DT, Sidles JA, Clark JM et al. Translation of the humeral head on the glenoid with passive glenohumeral motion. J Bone Joint Surg Am 1990; 72: 1334–43*
12. *Hegedus EJ, Goode A, Campbell S et al. Physical examination tests of the shoulder: a systematic review with meta-analysis of individual tests. Br J Sports Med 2008; 42: 80–92*
13. *Horre T. Einfluss von Gelenkdysfunktionen auf die Muskelfunktion. Manuelle Therapie 2008; 12: 60–71*
14. *Jaggi A, Lambert S. Rehabilitation der Schulterinstabilität. Manuelle Therapie 2011; 15: 153–62*
15. *Jobe FW, Kvitne RS, Giangarra CE. Shoulder pain in the overhand or throwing athlete. The relationship of anterior instability and rotator cuff impingement. Orthop Rev 1989; 18: 963–75*
16. *Jobe FW, Pink MS. Classification and treatment of shoulder dysfunction in the overhead athlete. Journal of Orthopaedic and Sports Physical Therapy 1993; 18: 427– 432*
17. *Kelly BT, Kadrmas WR, Speer KP. The manual muscle examination for rotator cuff strength. The American Journal of Sports Medicine 1996; 5(24): 581–588*
18. *Kibler WB, Sciascia A. Rehabilitation of the athlete's shoulder. Clin Sports Med 2008; 27: 821–31*
19. *Kibler WB. The role of the scapula in athletic shoulder function. Am J Sports Med 1998; 26: 325–37*
20. *Kuhn JE. A new classification system for shoulder instability. Br J Sports Med 2010; 44: 341–346*
21. *Lanz-Preusser M. Klinische Muster des N. Suprascapularis Syndroms. Ätiologie, Befunderhebung und physiotherapeutische Behandlung. Manuelle Therapie 2012; 16: 236–41*
22. *Lichtenberg S, Habermeyer P. Nervenkompressionssyndrome der Schulter. Orthopädie 2011; 40: 70–78*
23. *Magarey ME, Jones MA. Clinical diagnosis and management of minor shoulder instability. Australian Journal of Physiotherapy 1992; 38: 269–280*
24. *McClure PW, Michener LA, Sennett BJ et al. Direct 3-dimensional measurement of scapular kinematics during dynamic movements in vivo. J Shoulder Elbow Surg 2001; 10: 260–77*

25. Michener LA, Walsworth MK, Burnet EN. Effectiveness of rehabilitation for patients with subacromial impingement syndrome: a systematic review. J Hand Ther 2004; 17: 152–64
26. Michener LA, Walsworth MK, Doukas WC. Reliability and diagnostic accuracy of 5 physical examination tests and combination of tests for subacromial impingement. Arch Phys Med Rehabil 2009; 90: 1898–1903
27. Moen MH, de Vos RJ, Ellenbecker TS et al. Clinical tests in shoulder examination: how to perform them. Br J Sports Med 2010; 44: 370–375
28. Myers JB, Oyama S, Wassinger CA et al. Reliability, precision, accuracy and validity of posterior shoulder tightness assessment in overhead athletes. Am J Sports Med 2007; 35: 1922–30
29. Myers JB, Wassinger CA, Lephart SM. Sensorimotor contribution to shoulder stability: effect of injury and rehabilitation. Manual Therapy 2006; 11: 197–201
30. O'Brien SJ, Warren RF, Schwartz E. Anterior shoulder instability. Orthopaedic Clinics of North America 1987; 18: 395–408
31. Panjabi MM. The stabilising system of the spine. Part I: Function, dysfunction, adaptation and enhancement. J Spin Disord 1992; 5: 383–89
32. Pappas AM, Goss TP, Kleinman PK. Symptomatic shoulder instability due to lesions of the glenoid labrum. American Journal of Sports Medicine 1993; 11: 279–288
33. Parentis MA et al. An evaluation of the provocative tests for superior labral anterior posterior lesions. Am J Sports Med 2006; 34: 265–268
34. Reinold MM, Escamilla R, Wilk KE. Current concepts in the scientific and clinical rationale for glenohumeral and scapulothoracic musculature. JOSPT 2009; 39: 106–17
35. Rice DA, McNair PJ. Quadriceps arthrogenic muscle inhibition: Neural mechanisms and perspectives. Semin Arthritis Rheum 2010; 40: 250–66
36. Rowe CR, Zarins B. Recurrent transient subluxation of the shoulder. Journal of Bone and Joint Surgery 1981; 63 A: 863–871
37. Salamh PA, Corrao M, Hanney WJ et al. The reliability and validity of measurements designed to quantify posterior shoulder tightness. Physical Ther Rev 2011; 16: 347–55
38. Spath C. Operative versus konservative Behandlung der posttraumatischen Schulterluxation. Manuelle Therapie 2011; 15: 205–210
39. Sterling M, Jull GA, Wright A. Cervical mobilisation: current effects on pain, sympathetic nervous system and motor activity. Man Ther 2001; 6: 72–81
40. Tennent TD, Beach WR, Meyers JF. A review of the special tests associated with shoulder examination. Part II: laxity, instability and superior labral anterior posterior lesions. Am J Sports Med 2003; 31: 301–7
41. Voigt M, Jakobsen J, Sinkjaer T. Non-noxious stimulation of the glenohumeral joint capsule elicits strong inhibition of active shoulder muscles in conscious human subjects. Neuroscience Letters 1998; 254: 105–8
42. Wang SS, Meadows J. Immediate carryover changes of C5–6 joint mobilization on shoulder external rotator muscle strength. J Manip Physiol Ther 2010; 33: 102–8
43. Warner JJ, Boardman ND. Anatomy, biomechanics and pathophysiology of glenohumeral instability. In: Warren RF, Craig EV, Altchek DW, eds. The unstable shoulder. Philadelphia: Lippincott-Raven; 1999
44. Warner JJ, Micheli LJ, Arslanian LE et al. Patterns of flexibility, laxity, and strength in normal shoulders and shoulders with instability and impingement. Am J Sports Med 1990; 18: 366–75
45. Westerhuis P. Kursskript funktionelle Schulterinstabilität, Level 3. Zurzach: 1992
46. Westerhuis P. Läsion des N. suprascapularis in der Incisura spinoglenoidalis. Manuelle Therapie 2012; 16: 242–44
47. Wilk KE, Meister K, Andrews JR. Current concepts in the rehabilitation of the overhead throwing athlete. Am J Sports Med 2002; 30: 136–51

Patientenbeispiele: Den klinischen Beweis für den richtigen Behandlungsweg finden

VIER FÄLLE: Eine Volleyballspielerin, ein Schwimmer, ein Bürokaufmann und eine Kletterin haben eins gemeinsam – ein instabiles Schultergelenk. Ansonsten ist alles anders. Schauen Sie Pieter Westerhuis über die Schulter – hier und in den Videos, die zum Download für Sie bereitstehen.

Die körperliche Befunderhebung berücksichtigt, dass viele Faktoren zur funktionellen Instabilität beitragen können. Kontinuierlich analysierte Daten der Befunderhebung ermöglichen eine erste Hypothese. Anhand spezifischer Tests lässt sich die Richtigkeit der Hypothese beurteilen. Letztlich ist der verbesserte Wiederbefund nach einer entsprechenden Behandlung der „klinische Beweis" für die korrekte Arbeitshypothese. Die Patientenbeispiele zeigen die Prinzipien der Befunderhebung und der Behandlung [14, 18, 29, 47].

Volleyballspielerin mit posteriorer Tightness und anteriorer Laxität

Subjektive Befunderhebung

Die 24-Jährige beschreibt dumpfe, anterior-laterale Schmerzen im Deltoideusbereich und ein „Schweregefühl" im rechten, dominanten Arm. Hauptsächlich Volleyballspielen, nächtliches Liegen auf dem Arm und das Föhnen der Haare lösen die Symptome aus. Vor circa vier Monaten blockte sie einen Schmetterschlag. „Mein Arm wurde forciert nach hinten gestoßen und schmerzte so stark, dass ich nicht mehr weiterspielen konnte." Sie hatte bereits drei- bis viermal ähnliche Episoden. Nach kurzer Pause vergingen die Beschwerden von selbst.

Körperliche Befunderhebung

Die Patientin hat keinen Ruheschmerz. Bei der Inspektion scheint der Humeruskopf leicht nach ventral zu stehen, was die Palpation bestätigt. Tuberculum majus und Lig. coracoacromiale sind schmerzhaft. Dies deutet auf ein subakromiales Impingement hin. Während der Flexion und Abduktion weicht der Arm leicht in der Skapulaebene aus (Drift), die Beweglichkeit ist leicht eingeschränkt und die Skapulabewegungen sind normal. In den verschiedenen abduktorischen Positionen ist das Ausmaß der Außenrotation normal. Bei der Außenrotation in 90 Grad Abduktion translatiert jedoch der Humeruskopf leicht nach ventral. Die Schmerzen sind so reproduzierbar. Anterior-posteriorer Druck gegen den Humeruskopf verringert die Symptome deutlich (Relokationstest in funktioneller Ausgangsstellung (► **Abb. 1**) [45]. „Ich fühle mich dabei sicherer.", bestätigt die Patientin. In 90 Grad Abduktion hat sie nur 20 Grad Innenrotation. Bei fixierter Skapula beträgt die horizontale Flexion bloß 5 Grad.

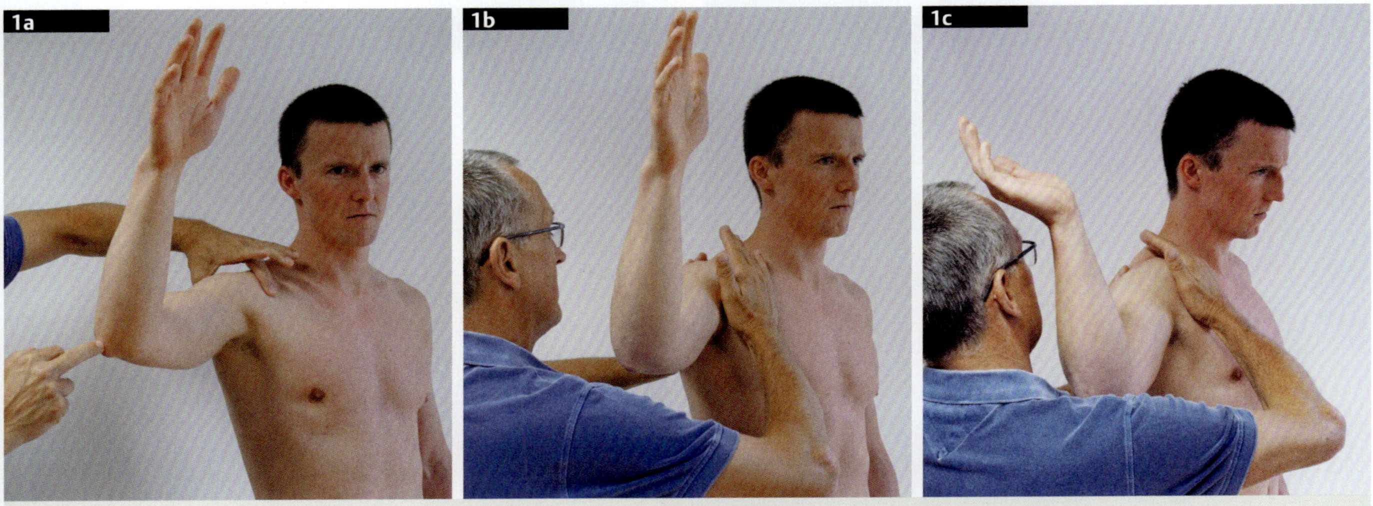

Abb. 1 Relokationstest in funktioneller Ausgangsstellung [45]: Patient mit symptomatischer Wurfbewegung rechts.

Westerhuis P. Patientenbeispiele: Den klinischen Beweis für den richtigen Behandlungsweg finden. Manuelle Therapie 2014; 18: 21–27

Beurteilung

Alter, Sport, Symptombeschreibung, das Trauma und der positive Relokationstest deuten auf eine anteriore Laxität hin. Der Drift bei der Abduktion und Flexion, die Bewegungseinschränkung in horizontaler Flexion und Innenrotation in 90 Grad Abduktion lassen auf eine posteriore Tightness oder ein glenohumerales Internal Rotation Deficit (GIRD) schließen. Letzteres könnte die Ursache für den Palpationsbefund sein.

Tests

Der Relokationstest im Liegen (► **Videoclip 1**) und der positive Test der vorderen Schublade (► **Videoclip 2**) bestätigen eine leichte anteriore Laxität (► **Abb. 2**, siehe auch S. 17, ► **Abb. 3**). Die passive physiologische Beweglichkeit bekräftigt den Befund der aktiven Bewegungen. Während der Innenrotation in 45 Grad Abduktion translatiert der Humeruskopf eindeutig nach anterior und bestätigt die posteriore Tightness. Auch die Bewegungseinschränkung bei der anterior-posterioren Bewegung auf dem Humeruskopf in 90 Grad Abduktion spricht dafür.

Beurteilung und Behandlungsplanung

Der Verdacht auf anteriore Laxität mit kombinierter posteriorer Tightness hat sich bestätigt. Laut Literatur ist es normal, dass ein Überkopfsportler im dominanten Arm nach anterior etwas beweglicher und nach posterior etwas weniger beweglich ist. Wiederholte Mikrotraumata beziehungsweise etwas mehr Muskeltonus oder -masse könnten die Ursachen sein. Bei dieser Patientin ist jedoch speziell die Hypomobilität nach posterior zu ausgeprägt. Deshalb mobilisiere ich in den ersten drei Behandlungen hauptsächlich die dorsale Kapsel. Erst nach einer deutlich verbesserten Mobilität darf die Patientin selber mittels Sleeper's Stretch die dorsalen Strukturen dehnen. Beginnen Patienten mit sekundärem Impingement zu früh mit der Automobilisation, laufen sie Gefahr, die Störung zu unterhalten. Ab der vierten Behandlung erlernt die Patientin Übungen zur Reaktivierung der Außen- und Innenrotatoren [7]. Anfänglich in 0 Grad Abduktion, ab Behandlung acht und neun übt sie, den Humeruskopf in 90 Grad Abduktion zu kontrollieren. Als die Patientin wieder schmerzfrei Volleyball spielt, benötigt sie keine weiteren Sitzungen.

Schwimmer mit posteriorer Instabilität und Infraspinatus-Lähmung

Subjektive Befunderhebung

Der 22-Jährige trainiert viermal pro Woche drei bis vier Kilometer. Er beschreibt stark ziehende bis leicht brennende posteriore Schmerzen mit gelegentlichen stark einschießenden, tiefen stechenden Schmerzen im linken, nichtdominanten Schultergelenk. Die einschießenden Schmerzen treten meistens zusammen mit einem Klicken auf. „Ich muss regelmäßig das Training abbrechen, weil die Beschwerden beim Kraulen kommen." Die einschießenden Schmerzen treten auch unvorhersehbar bei scheinbar nicht-belastenden Alltagsbewegungen auf. Häufig wacht er nachts mit Symptomen auf und muss den Arm zur Linderung bewegen. Die Beschwerden begannen ohne klaren Auslöser, langsam schleichend vor circa einem Jahr und

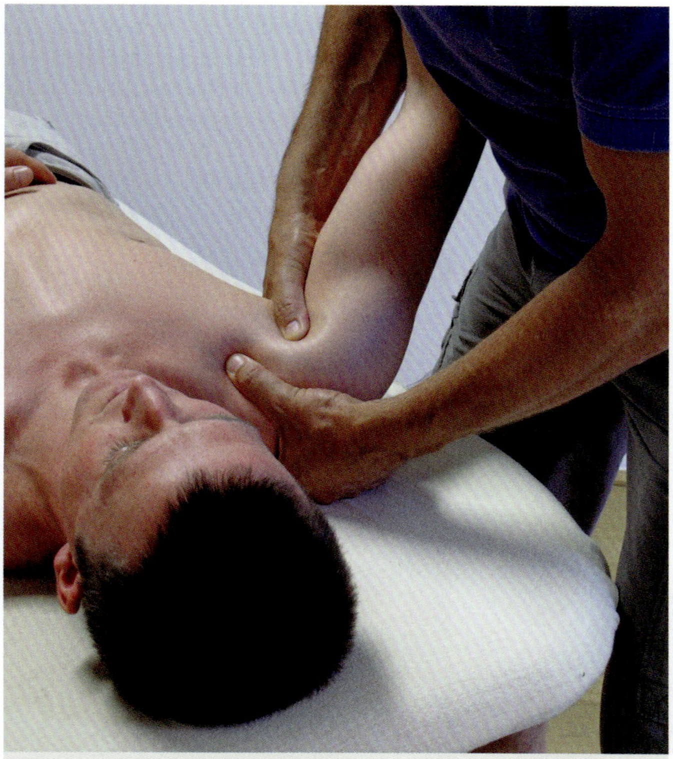

Abb. 2 Test: vordere Schublade.

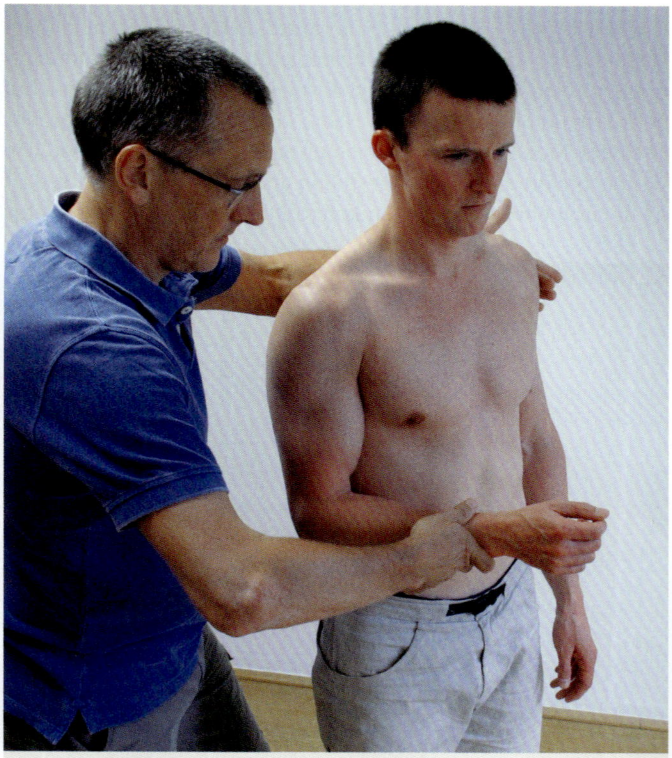

Abb. 3 Muskelfunktionstest: M. infraspinatus.

nahmen kontinuierlich zu. „Das Klicken kenne ich seit über fünf Jahren. Auch die andere Schulter ‚klickt', jedoch sehr viel weniger."

Körperliche Befunderhebung

Der Patient hat einen leichten Ruheschmerz. Bei der Inspektion fallen eine Atrophie des M. infraspinatus und der hypertrophe M. teres minor auf. Der sofort durchgeführte spezifische Muskelfunktionstest des M. infraspinatus ist positiv (► **Abb. 3**) [17]. Auch die Palpation des N. suprascapularis in der Incisura spinoglenoidalis bestätigt den Verdacht einer Nervenläsion. Bei den aktiven Bewegungen zeigt sich, dass der Patient relativ mobil ist. Die passive physiologische Beweglichkeit der Innenrotation in 90 Grad Abduktion beträgt 80 Grad und die horizontale Flexion bei fixierter Skapula 60 Grad. „Ich kann mich mit meinem Bizeps selber erwürgen."

Beurteilung

Viele Schwimmer haben hypermobile Schultergelenke. Die passiv physiologischen Bewegungen deuten auf eine posteriore Laxität hin. Der M. infraspinatus ist ein wichtiger stabilisierender Muskel auf der dorsalen Seite. Seine Schwäche trägt zur posterioren Laxität bei. Umgekehrt ist es jedoch auch möglich, dass sich aufgrund der primären posterioren Instabilität auf der dorsalen Gelenkseite ein Ganglion bildet. Es könnte die Nervenkompression verursachen [46].

Tests

Der positive Test der hinteren Schublade (► **Videoclip 3**) bestätigt die dorsale Laxität (► **Abb. 4**). Zusätzlich zeigen sich eine leichte inferiore Laxität (Sulcus Sign, ► **Abb. 5**) und eine anteriore. Beide Tests sind jedoch seitengleich.

Beurteilung und Behandlungsplanung

Häufig geht eine hintere Instabilität mit einer inferioren einher. Da bei dem Patienten die Tests zur inferioren Instabilität seitengleich sind, liegt eine Hypothese nahe: Wahrscheinlich verursacht die Reduktion von Masse und/oder Tonus der dorsalen Muskulatur die Symptome.

Da die Gelenke nicht hypomobil sind, erlernt der Patient primär Kräftigungsübungen für den M. infraspinatus [7]. Der N. suprascapularis tritt hauptsächlich aus den Segmenten C5 und C6 aus. In der zweiten Behandlung untersuche ich die Halswirbelsäule auf eine Beteiligung und finde keine Dysfunktionen. Dem Patienten empfehle ich, auf Stützaktivitäten in 90-Grad-Stellung zu verzichten, um Überlastungen des M. infraspinatus zu vermeiden. Günstig ist zum Beispiel, den Fahrradlenker höher zu stellen und eher breit zu greifen. In den nachfolgenden Behandlungen kann ich auch eine Beteiligung der Brustwirbelsäule und der ersten Rippe ausschließen. Die muskulären Übungen in verschiedenen Abduktions- und Flexionspositionen bleiben der Behandlungsschwerpunkt und werden weiter ausgebaut. Nach sechs Wochen sind zwar noch ein deutliches Kraftdefizit und Atrophie vorhanden, die Symptome haben sich aber deutlich gebessert. Der Patient möchte keine Magnetresonanztomografie zur weiteren Diagnostik einer potenziellen Nervenkompression.

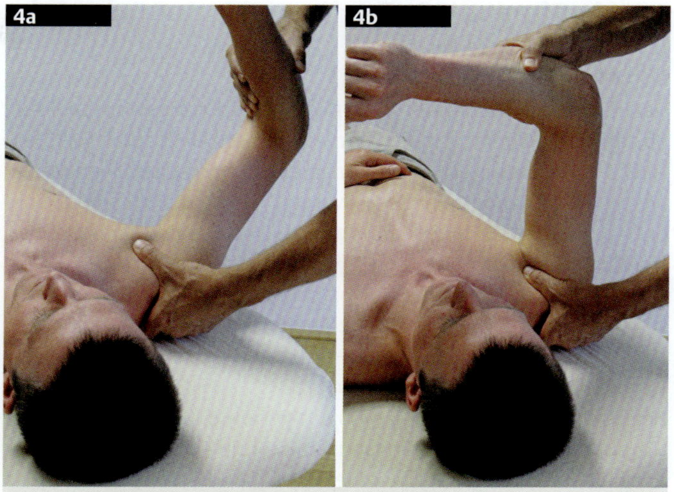

Abb. 4 Test: hintere Schublade. **a** Ausgangsstellung. **b** Endstellung.

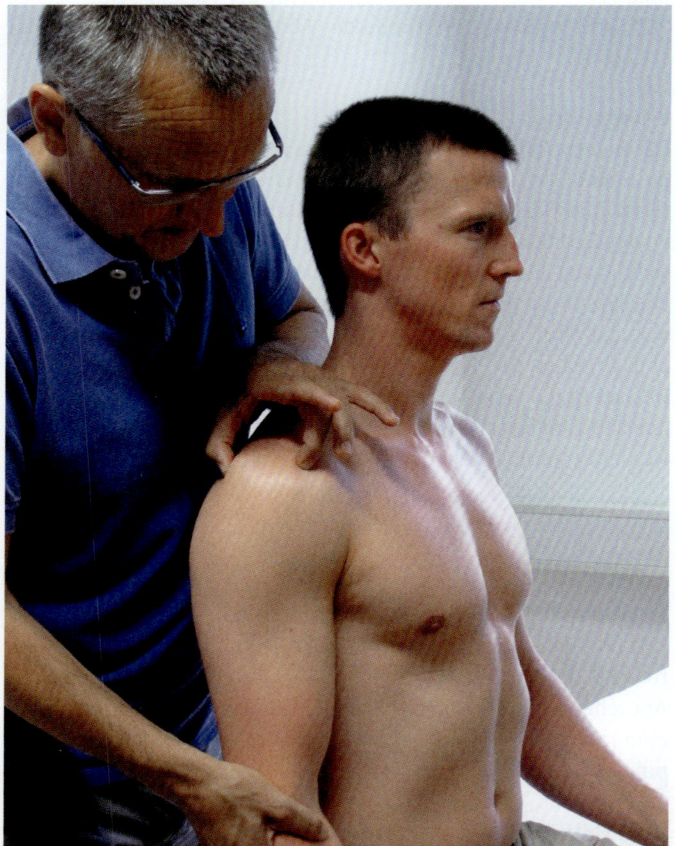

Abb. 5 Sulcus Sign.

Bürokaufmann mit Serratus-anterior-Schwäche und anteriorer Laxität

Subjektive Befunderhebung

Der 40-Jährige beschreibt ausstrahlende Schmerzen im rechten, dominanten Oberarm mit Kraftverlust bei Überkopfaktivitäten. Nachdem er drei Wochen im Kanadier auf finnischen Seen unterwegs war, begannen die Beschwerden langsam schleichend und entwickelten sich innerhalb von drei Monaten. Hauptsächlich Überkopfaktivitäten lösen die Symptome aus, sein gesunder Arm kompensiert dann vermehrt. Normalerweise ist der Patient nicht sportlich aktiv. Er hat seit über 20 Jahren Diabetes.

Körperliche Befunderhebung

Bei der Inspektion fällt auf, dass der gesamte Margo medialis der Skapula absteht, ohne Rotationsfehlstellung oder Elevation des Angulus inferior. Der aktiven Flexion fehlen 30 Grad, die Skapula „flügelt" stark, und die Schmerzen werden reproduziert. Bei leichtem Überdruck bewegt sich der Arm ohne Widerstand weiter. Unterstützt der Therapeut die Aufwärtsrotation der Skapula (Scapula-Assist-Test, SAT) [19, 45], erreicht der Patient symptomfrei 180 Grad (► **Tab. 1**). Während der Abduktion ist die Scapula alata gering.

Beurteilung

Der Inspektionsbefund und die Tatsache, dass die Flexion die Scapula alata verstärkt, deuten auf eine Schwäche des M. serratus anterior hin. Dass eine ungenügende Aufwärtsrotation der Skapula zu den Symptomen beiträgt, bestätigt die Tatsache, dass beim Scapula-Assist-Test problemlos mehr Beweglichkeit und eine deutliche Symptomreduktion erreicht werden. Der N. thoracicus longus verläuft oberflächlich über den M. serratus anterior. Ein plötzliches Erhöhen der Trainingsbelastung komprimiert ihn zwischen Muskel und Schulterblatt. Als beitragender Faktor wirkt die Diabeteserkrankung. Patienten mit Diabetes mellitus haben häufiger Nervendysfunktionen, eventuell aufgrund suboptimaler axonaler Transportsysteme.

Tests

Der formelle spezifische Muskelfunktionstest des M. serratus anterior bestätigt die Hypothese (► **Abb. 6**). Die passive Beweglichkeit des Schultergelenkes zeigt eine leichte Zunahme der Außenrotation in 90 Grad Abduktion, Flexion und Quadrant. Der positive Apprehension-Test und der Test der vorderen Schublade ergeben eine leichte anteriore Laxität. Die passive Beweglichkeit der Skapula ist unauffällig.

Beurteilung und Behandlungsplanung

Die Arbeitshypothese lautet: Eine primäre Schwäche des M. serratus anterior reduziert die Aufwärtsrotation der Skapula und überlastet bei Überkopfaktivitäten das glenohumerale Kapsel-Band-System.

Ich empfehle dem Patienten, vorübergehend auf andauernde Überkopfaktivitäten zu verzichten. Zusätzlich erlernt er Reaktivierungsübungen für den M. serratus anterior [4]. In der zweiten Behandlung stelle ich fest, dass der zervikothorakale Übergang nicht beteiligt ist. Eine deutliche Rotationseinschränkung der Brustwirbelsäule zeigt sich in der dritten Behandlung: 60 Grad Rotation nach rechts und 80 Grad nach links. Die Zusatzbewegungen der Rippengelenke III bis VII rechts sind unilateral posterior-anterior und anterior-posterior sehr eingeschränkt. Ich interpretiere dies als mögliche nervale Gleitstörung und entscheide mich für Mobilisationen und in der sechsten Behandlung für Manipulationen. Nach sechs Behandlungen in drei Wochen hat sich die Schmerzsymptomatik deutlich verbessert und die Kraft um ca. 50 Prozent zugenommen. In den nächsten zwei Monaten finden nur noch im zweiwöchigen Rhythmus Behandlungen mit Muskelübungen statt. Nach vier Monaten ist der Patient symptomfrei und die Kraft fast seitengleich.

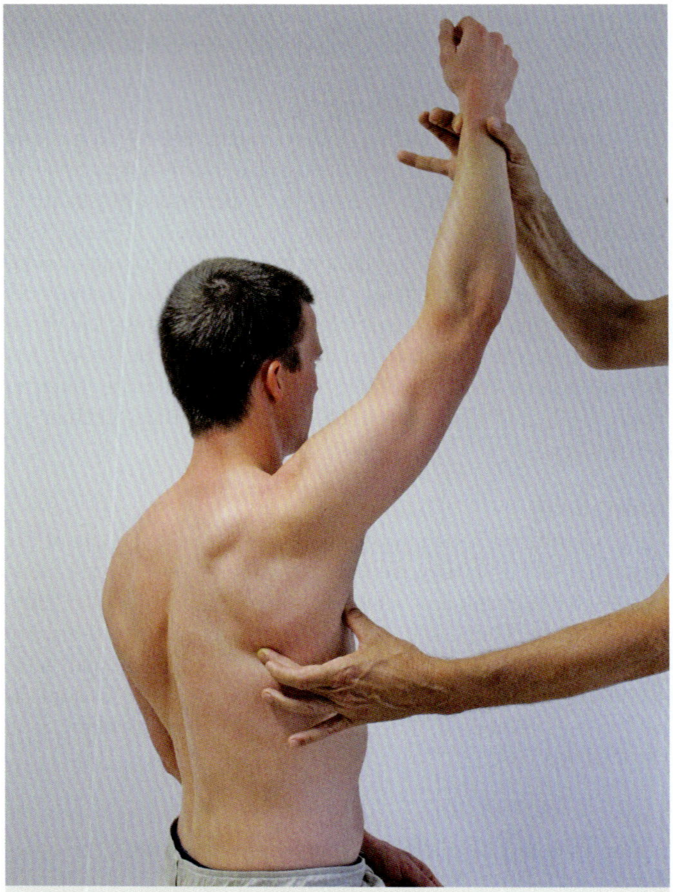

Abb. 6 Muskelfunktionstest: M. serratus anterior.

Kletterin mit schwacher Pars ascendens, kompensatorischen Mm. rhomboidei und verkürztem M. pectoralis minor

Subjektive Befunderhebung

Die 25-Jährige beschreibt Kraftlosigkeit und ein Müdigkeitsgefühl im rechten, dominanten Arm. Die Symptome treten ausschließlich beim Klettern mit weit hinaufreichenden Greifbewegungen auf. Die Symptome begannen langsam schleichend vor circa sechs Monaten unmittelbar nach vielen, intensiven Klettertouren.

Tab. 1 Beispiel Scapula-Assist-Test [19, 45]: Patient mit Symptomen bei einer Überkopfbewegung in der M.-deltoideus-Region.

	Schritt	Testdurchführung
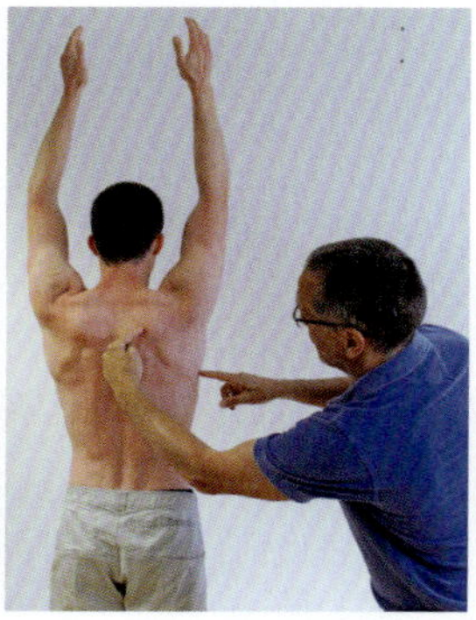	Analyse	Der Therapeut analysiert die Aufwärtsrotation der Skapula.
	Norm	Bei 180 Grad Flexion im Schultergelenk rotiert die Skapula etwa 60 Grad.
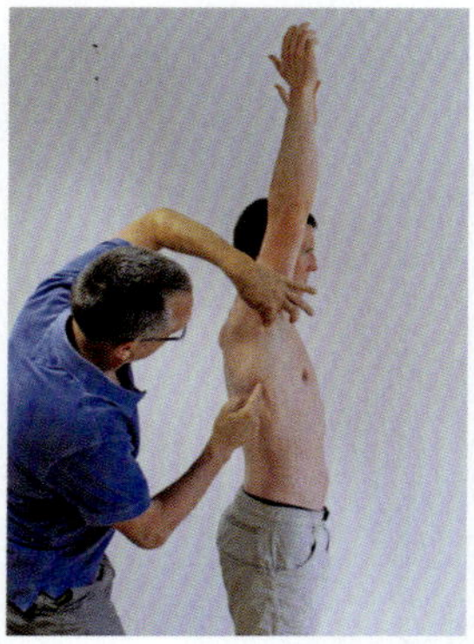	Beobachtung	Weiterer Referenzpunkt: Wie ändert sich die Distanz des Angulus inferior zur gedachten Senkrechten der dorsalen Achselgrenze?
	Norm	Der Angulus inferior bewegt sich minimal auf die Linie zu, bis zu einem Zentimeter.
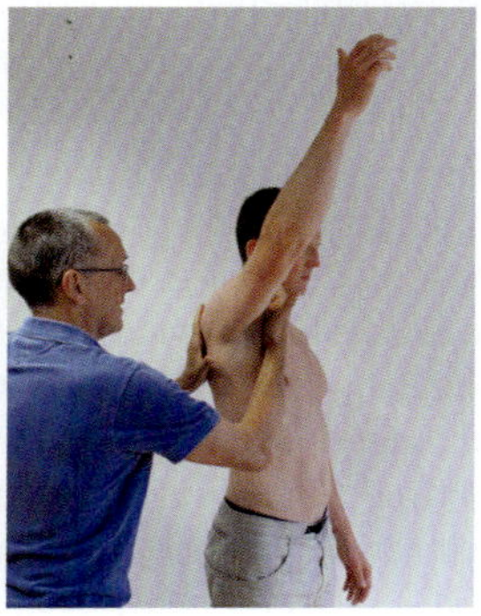	Beobachtungen	Die Skapula rotiert nur 40 Grad aufwärts. Der Angulus inferior ist drei Zentimeter von der Falllinie entfernt.
	Hypothese	Die ungenügende Skapulabewegung trägt zu den Symptomen bei.
	Testbewegung ohne Unterstützung	Während der Patient seinen Arm bis kurz vor die schmerzhafte Position bewegt, platziert der Therapeut seinen rechten Hypothenar ventral auf dem Proc. coracoideus und seine linke Handfläche dorsal auf der Skapula.
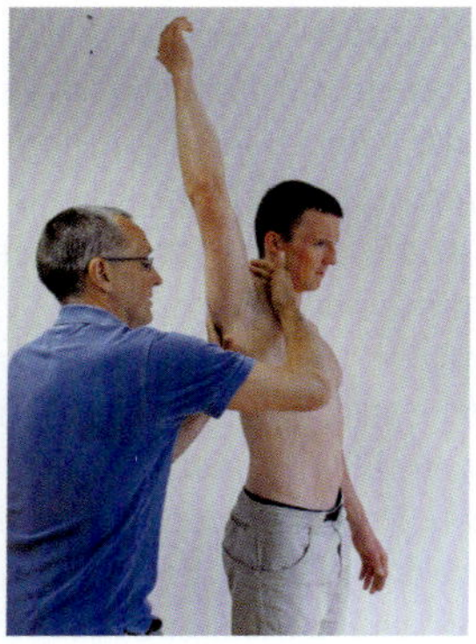	Testbewegung mit Unterstützung	Der Therapeut fordert den Patienten auf, die Flexionsbewegung zu wiederholen, und unterstützt die skapuläre Aufwärtsrotation.
	Auswertung	Abnehmende Symptome bestätigen die Hypothese.
	Beurteilung	Zusätzlich beurteilt der Therapeut den Widerstand während der Skapulabewegung.
	Auswertung	Geringer Widerstand: eventuelle muskuläre Schwäche, zum Beispiel des M. serratus anterior. Starker Widerstand: eventuell hypomobile Skapula, zum Beispiel durch Steifigkeit im skapulothorakalen Gleitlager oder verkürzten M. pectoralis minor. Entsprechende Tests folgen.

Westerhuis P. Patientenbeispiele: Den klinischen Beweis für den richtigen Behandlungsweg finden. Manuelle Therapie 2014; 18: 21–27

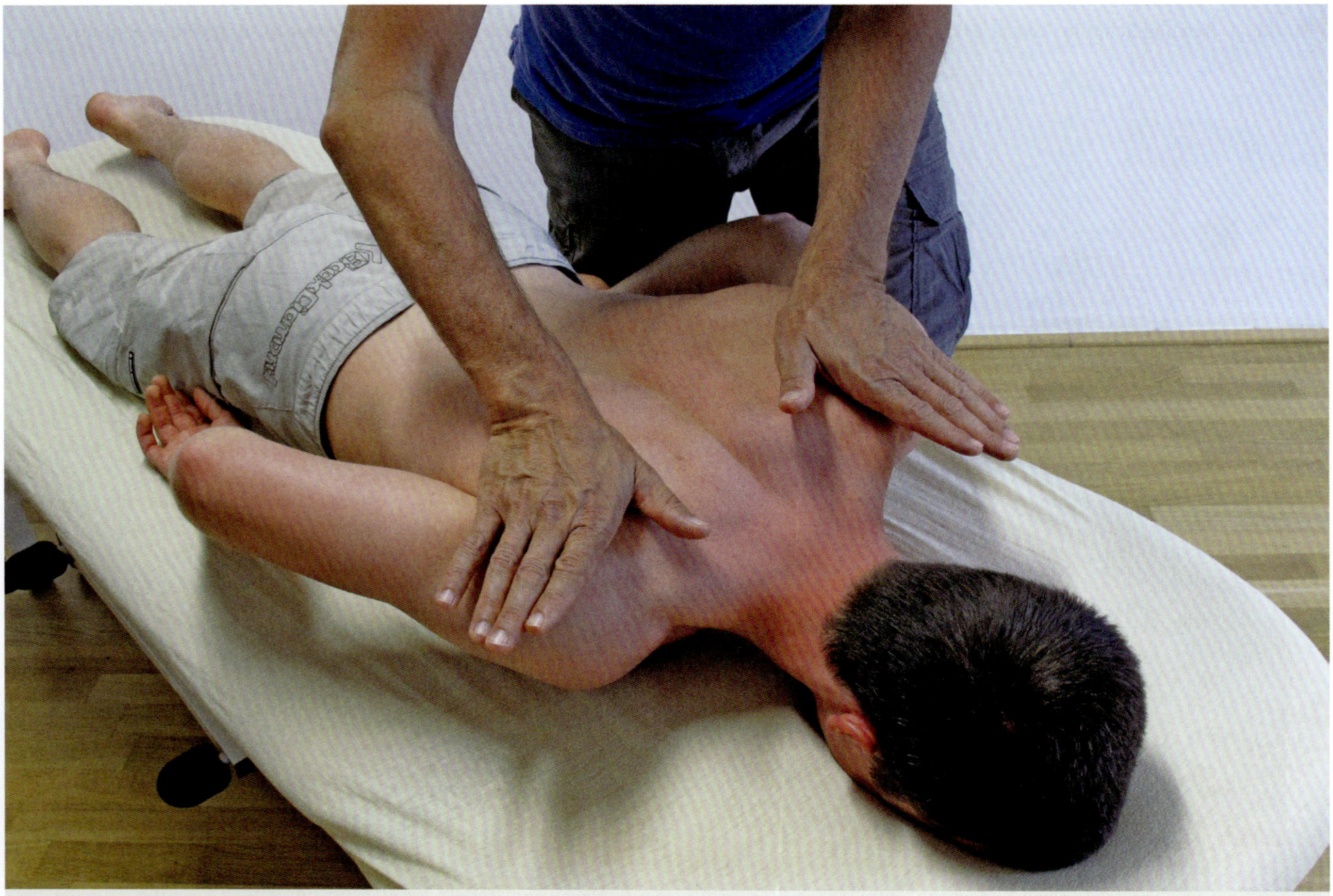

Abb. 7 Muskelfunktionstest: Pars ascendens des M. trapezius.

Körperliche Befunderhebung und Test

Bei der Inspektion fällt vor allem auf, dass der Angulus inferior nach medial, dorsal und leicht nach kranial steht, in einer kaudalgerichteten Rotation der Skapula. Zusätzlich ist der gesamte Schultergürtel etwas protrahiert. Während Abduktion und Flexion kommen beide Arme gleich weit im Raum mit 180 Grad im Schultergelenk. „Mit dem rechten Arm fühle ich mich jetzt nicht mehr wohl", kommentiert die Patientin die Endposition. Die Aufwärtsrotation der Skapula beträgt nur 45 Grad. Beim Scapula-Assist-Test nimmt das „Unwohlsein" zwar etwas ab, trotzdem kann sie den Arm nicht viel weiter bewegen.

Beurteilung

Der Inspektionsbefund lässt eine insuffiziente Pars ascendens (M. trapezius) und/oder einen verkürzten M. pectoralis minor vermuten. Dies erklärt, warum die Skapula nur unzureichend aufwärts rotiert und warum der Scapula-Assist-Test die Symptome reduziert. Die Tatsache, dass die Patientin beim Scapula-Assist-Test ihren Arm jedoch kaum weiter bewegen kann, deutet auf eine Bewegungseinschränkung der Skapula hin. Der verkürzte M. pectoralis minor kann die verminderte Beweglichkeit ebenfalls verursachen.

Tests

Der formelle Muskellängentest bestätigt die Verkürzung des M. pectoralis minor. Beim spezifischen Muskelfunktionstest der Pars ascendens (► **Videoclip 4**) fällt seine Schwäche auf und dass die Patientin mit übermäßiger Rhomboidei-Aktivität kompensiert (► **Abb. 7**). Die Außenrotation in 90 Grad Abduktion im Schultergelenk ist leicht hypermobil. Der Relokationstest und der Test der vorderen Schublade sind positiv.

Beurteilung und Behandlungsplanung

Der verkürzte M. pectoralis minor, die insuffiziente Pars ascendens und die Kompensation über die Rhomboidei führen dazu, dass die Skapula bei Überkopfbewegungen nicht genügend aufwärtsrotiert. Hängt die Patientin in dieser Position im Klettersteig, stresst dies das glenohumerale Gelenk übermäßig. Welche Faktoren primär oder sekundär sind, lässt sich meist nicht mehr feststellen. In der ersten Behandlung entscheide ich mich, den M. pectoralis minor passiv zu dehnen und Reaktivierungsübungen für die Pars ascendens zu zeigen [34]. In der zweiten Behandlung ergänze ich skapulothorakale aufwärtsgerichtete Rotationsmobilisationen. In der dritten Behandlung schließe ich eine Beteiligung des zervikothorakalen Übergangs aus, stelle jedoch eine leichte

Hypomobilität im Akromioklavikulargelenk fest. Nach fünf Behandlungen beträgt die Symptomreduzierung nur 20 Prozent, obwohl sich die Länge des M. pectoralis minor und die passive Skapulabeweglichkeit normalisiert haben. Die Funktion der Pars ascendens hat sich nur leicht verbessert. Ich entscheide mich, die kaudale Brustwirbelsäule bis Th 10 mittels Zusatzbewegungen zu untersuchen. In den Segmenten Th8–10 finde ich eine eindeutige Hypomobilität. Scharf stechende Schmerzen sind lokal produzierbar, was als mögliche Ursache für eine arthrogen-myogene Inhibition der Pars ascendens interpretierbar ist. Ich entscheide mich, das Gelenk zu manipulieren. (Eine angepasste Einstellung zur Manipulation schont das Schultergelenk.) Unmittelbar nach der Manipulation zeigt sich für die Pars ascendens eine markante Verbesserung im Muskelfunktionstest, was die Hypothese einer arthrogen-myogenen Inhibition unterstützt. In den Behandlungen sechs bis neun mobilisiere und manipuliere ich die untere Brustwirbelsäule und baue die Reaktivierungsübungen für die Pars ascendens in vermehrt funktionellen Positionen ein.

Obwohl bei Klimmzügen die Kraft im rechten Arm noch etwas reduziert ist, kann die Patientin wieder in ihrem normalen Schwierigkeitsgrad klettern. Sie beschließt von weiteren Behandlungen abzusehen.

FAZIT

Spätestens nach der Inspektion und Analyse der aktiven Bewegungen sollte man eine erste Hypothese aufstellen. Isolierte Testergebnisse sind wenig aussagekräftig. Erst das Kombinieren mehrerer Tests ermöglicht eine Arbeitshypothese. Bis die Befunde der aktiven Bewegungen, der passiv physiologischen Bewegungen und der Zusatzbewegungen schlüssig sind, kann einige Zeit vergehen. Befunde ziehen sich typischerweise über mehrere Sitzungen hin. Dabei entscheidet das Clinical Reasoning, in welcher Behandlung welche Struktur beurteilt wird. Kontinuierliche Wiederbefunde sind zentrale Entscheidungsparameter.

AUTOR

Pieter Westerhuis

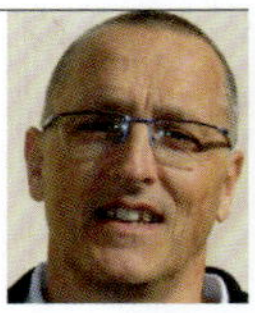

BIBLIOGRAFIE

DOI 10.1055/s-0034-1368803
manuelletherapie 2014; 18: 21–27

Stuttgart · New York · ISSN 1433-2671

Literatur

1. *Bergman GJD, Winters JC, Groenier KH et al. Manipulative therapy in addition to usual medical care for patients with shoulder dysfunction and pain. A randomized, controlled trial. Ann Intern Med. 2004; 141: 432–439*
2. *Bullock MP, Foster NE, Wright CC. Shoulder impingement: the effect of sitting posture on shoulder pain and range of motion. 2005; 10: 28–37*
3. *Burgdorfer P. Einfluss der Schulterblattkinematik beim Impingement-Syndrom des Glenohumeralgelenks. Manuelle Therapie 2010; 14: 213–24*
4. *Cools AM, Dewitte V, Lanszweert LA et al. Rehabilitation of scapular muscle balance: which exercises to prescribe? Am J Sports Med 2007; 35: 1744–51*
5. *Crawford HJ, Jull GA. The influence of thoracic posture and movement on range of arm elevation. Physiotherapy, Theory and Practice 1993; 9: 143–8*
6. *von Eisenhart-Rothe A, Jager A, Englmeier KH. Relevance of arm position and muscle activity on 3-dimensional glenohumeral translation in patients with traumatic and atraumatic shoulder instability. Am J Sports Med 2002; 30: 514–22*
7. *Ellenbecker TS, Cools A. Rehabilitation of shoulder impingement syndrome and rotator cuff injuries: an evidence based review. Br J Sports Med 2010; 44: 319–27*
8. *Farber AJ, Castillo R, Clough M et al. Clinical assessment of three common tests for traumatic anterior shoulder instability. J Bone Joint Surg Am 2006; 88: 1467–74*
9. *Glousman R, Jobe F, Tibone J, et al Dynamic electromyographic analysis of the throwing shoulder with glenohumeral instability. Journal of Bone and Joint Surgery 1988; 70-A: 220–226*
10. *Graven-Nielsen T, Svensson P, Arendt-Nielsen L. Effects of experimental muscle pain on muscle activity and coordination during static and dynamic muscle function. Electroencephalography and Clinical Neurophysiology 1997; 105: 156–64*
11. *Harryman DT, Sidles JA, Clark JM et al. Translation of the humeral head on the glenoid with passive glenohumeral motion. J Bone Joint Surg Am 1990; 72: 1334–43*
12. *Hegedus EJ, Goode A, Campbell S et al. Physical examination tests of the shoulder: a systematic review with meta-analysis of individual tests. Br J Sports Med 2008; 42: 80–92*
13. *Horre T. Einfluss von Gelenkdysfunktionen auf die Muskelfunktion. Manuelle Therapie 2008; 12: 60–71*
14. *Jaggi A, Lambert S. Rehabilitation der Schulterinstabilität. Manuelle Therapie 2011; 15: 153–62*
15. *Jobe FW, Kvitne RS, Giangarra CE. Shoulder pain in the overhand or throwing athlete. The relationship of anterior instability and rotator cuff impingement. Orthop Rev 1989; 18: 963–75*
16. *Jobe FW, Pink MS. Classification and treatment of shoulder dysfunction in the overhead athlete. Journal of Orthopaedic and Sports Physical Therapy 1993; 18: 427– 432*
17. *Kelly BT, Kadrmas WR, Speer KP. The manual muscle examination for rotator cuff strength. The American Journal of Sports Medicine 1996; 5(24): 581–588*
18. *Kibler WB, Sciascia A. Rehabilitation of the athlete's shoulder. Clin Sports Med 2008; 27: 821–31*
19. *Kibler WB. The role of the scapula in athletic shoulder function. Am J Sports Med 1998; 26: 325–37*
20. *Kuhn JE. A new classification system for shoulder instability. Br J Sports Med 2010; 44: 341–346*
21. *Lanz-Preusser M. Klinische Muster des N. Suprascapularis Syndroms. Ätiologie, Befunderhebung und physiotherapeutische Behandlung. Manuelle Therapie 2012; 16: 236–41*
22. *Lichtenberg S, Habermeyer P. Nervenkompressionssyndrome der Schulter. Orthopädie 2011; 40: 70–78*
23. *Magarey ME, Jones MA. Clinical diagnosis and management of minor shoulder instability. Australian Journal of Physiotherapy 1992; 38: 269–280*
24. *McClure PW, Michener LA, Sennett BJ et al. Direct 3-dimensional measurement of scapular kinematics during dynamic movements in vivo. J Shoulder Elbow Surg 2001; 10: 260–77*
25. *Michener LA, Walsworth MK, Burnet EN. Effectiveness of rehabilitation for patients with subacromial impingement syndrome: a systematic review. J Hand Ther 2004; 17: 152–64*
26. *Michener LA, Walsworth MK, Doukas WC. Reliability and diagnostic accuracy of 5 physical examination tests and combination of tests for subacromial impingement. Arch Phys Med Rehabil 2009; 90: 1898–1903*

27. Moen MH, de Vos RJ, Ellenbecker TS et al. Clinical tests in shoulder examination: how to perform them. Br J Sports Med 2010; 44: 370–375
28. Myers JB, Oyama S, Wassinger CA et al. Reliability, precision, accuracy and validity of posterior shoulder tightness assessment in overhead athletes. Am J Sports Med 2007; 35: 1922–30
29. Myers JB, Wassinger CA, Lephart SM. Sensorimotor contribution to shoulder stability: effect of injury and rehabilitation. Manual Therapy 2006; 11: 197–201
30. O'Brien SJ, Warren RF, Schwartz E. Anterior shoulder instability. Orthopaedic Clinics of North America 1987; 18: 395–408
31. Panjabi MM. The stabilising system of the spine. Part I: Function, dysfunction, adaptation and enhancement. J Spin Disord 1992; 5: 383–89
32. Pappas AM, Goss TP, Kleinman PK. Symptomatic shoulder instability due to lesions of the glenoid labrum. American Journal of Sports Medicine 1993; 11: 279–288
33. Parentis MA et al. An evaluation of the provocative tests for superior labral anterior posterior lesions. Am J Sports Med 2006; 34: 265–268
34. Reinold MM, Escamilla R, Wilk KE. Current concepts in the scientific and clinical rationale for glenohumeral and scapulothoracic musculature. JOSPT 2009; 39: 106–17
35. Rice DA, McNair PJ. Quadriceps arthrogenic muscle inhibition: Neural mechanisms and perspectives. Semin Arthritis Rheum 2010; 40: 250–66
36. Rowe CR, Zarins B. Recurrent transient subluxation of the shoulder. Journal of Bone and Joint Surgery 1981; 63 A: 863–871
37. Salamh PA, Corrao M, Hanney WJ et al. The reliability and validity of measurements designed to quantify posterior shoulder tightness. Physical Ther Rev 2011; 16: 347–55
38. Spath C. Operative versus konservative Behandlung der posttraumatischen Schulterluxation. Manuelle Therapie 2011; 15: 205–210
39. Sterling M, Jull GA, Wright A. Cervical mobilisation: current effects on pain, sympathetic nervous system and motor activity. Man Ther 2001; 6: 72–81
40. Tennent TD, Beach WR, Meyers JF. A review of the special tests associated with shoulder examination. Part II: laxity, instability and superior labarl anterior posterior lesions. Am J Sports Med 2003; 31: 301–7
41. Voigt M, Jakobsen J, Sinkjaer T. Non-noxious stimulation of the glenohumeral joint capsule elicits strong inhibition of active shoulder muscles in conscious human subjects. Neuroscience Letters 1998; 254: 105–8
42. Wang SS, Meadows J. Immediate carryover changes of C5–6 joint mobilization on shoulder external rotator muscle strength. J Manip Physiol Ther 2010; 33: 102–8
43. Warner JJ, Boardman ND. Anatomy, biomechanics and pathophysiology of glenohumeral instability. In: Warren RF, Craig EV, Altchek DW, eds. The unstable shoulder. Philadelphia: Lippincott-Raven; 1999
44. Warner JJ, Micheli LJ, Arslanian LE et al. Patterns of flexibility, laxity, and strength in normal shoulders and shoulders with instability and impingement. Am J Sports Med 1990; 18: 366–75
45. Westerhuis P. Kursskript funktionelle Schulterinstabilität, Level 3. Zurzach: 1992
46. Westerhuis P. Läsion des N. suprascapularis in der Incisura spinoglenoidalis. Manuelle Therapie 2012; 16: 242–44
47. Wilk KE, Meister K, Andrews JR. Current concepts in the rehabilitation of the overhead throwing athlete. Am J Sports Med 2002; 30: 136–51

Schwerpunkt
LATERALER ELLENBOGENSCHMERZ

Alles „Bio“, oder was?

NEUE STUDIENERGEBNISSE zeigen, dass der klassische „Tennisellenbogen“ eher auf degenerativen Prozessen als auf einer Entzündungsreaktion beruht. Durch Überforderungen entstehen strukturelle Veränderungen mit Gefäßeinsprossungen, die erweiterte therapeutische Herangehensweisen erfordern. Die Patienten benötigen mehr als eine rein biomechanisch-strukturell ausgerichtete Therapie.

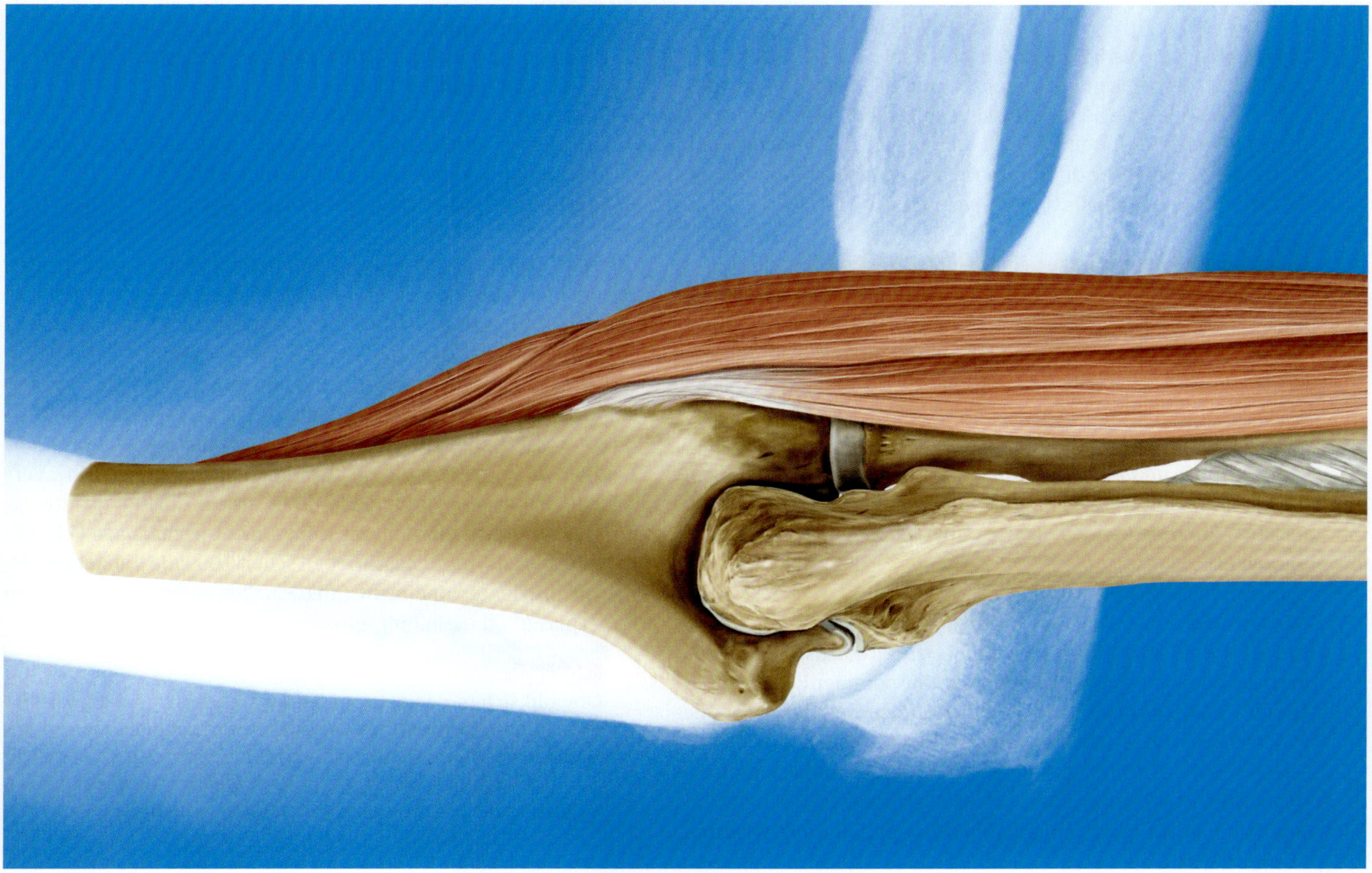

Kromer T O. Alles „Bio“, oder was? Manuelle Therapie 2012; 16: 61–66

Entzündung oder Degeneration?

Inzwischen ersetzen Begriffe, wie Epikondyalgie, Epicondylopathie lateralis, Tendinose oder Tendinopathie, die lange verwendete Bezeichnung „Epicondylitis humeri lateralis" immer häufiger. Denn anatomische Studien zeigen, dass es sich eher um einen degenerativen Prozess als um eine klassische Entzündungsreaktion handelt. Dabei scheint sich der Begriff „laterale Epicondylopathie" endgültig durchzusetzen [33]. Die in diesem Artikel verwendete Bezeichnung „lateraler Ellenbogenschmerz" hat den Vorteil, dass sie eine offenere Sichtweise ermöglicht.

Lokale Prozesse und Mechanismen

Bei Patienten mit lateralem Ellenbogenschmerz fanden Coombes et al. [9] drei relevante Komponenten:

- **(ungünstige)** anatomische Situation am Epicondylus lateralis,
- veränderter Schmerzmechanismus,
- motorisch-koordinative Änderungen.

Anatomische Situation am Epicondylus lateralis

Bei Patienten mit schmerzhaftem Ellenbogen sind in erster Linie die Insertionen des M. extensor carpi radialis brevis und des M. extensor digitorum betroffen. Die knöchernen Insertionen der beiden Muskeln liegen auf einem kleinen Plateau am lateralen Epikondylus [36] (▶ **Abb. 1**).

Die anatomischen Strukturen begünstigen das Entstehen von Überlastungen:

Enge anatomische Verhältnisse: Der proximale Teil der Fascia antebrachii, ein gemeinsamer Sehnenteil und das Septum intermuskulare verbinden die beiden Muskeln. Aufgrund dieser engen anatomischen Verbindung [15, 36] können sich z. B. Kontraktionskräfte des M. extensor digitorum zusätzlich auf die Insertion des M. extensor carpi radialis brevis übertragen.

Hypotrophe Strukturen: Laut einer Hypothese von Stoeckart et al. [36] nehmen bei einer schlecht entwickelten Facies antebrachii oder einem hypotrophen M. triceps brachii die Zugkräfte auf den Ansatz des M. extensor carpi radialis brevis zu. Die erhöhten Zugkräfte tragen zu einer Überlastung bei.

Hypovaskuläre Zonen: Im Insertionsgebiet des M. extensor carpi radialis brevis und 2–3 cm weiter distal, im tiefen Teil der gemeinsamen Extensorensehne, sind zwei hypovaskuläre Zonen nachweisbar. Auch sie können sich bei Überlastungen ungünstig auswirken [5].

Nervenkompression: Die Innervation des M. extensor carpi radialis brevis ist individuell unterschiedlich. Der N. radialis (11 Prozent), einer seiner posterioren Äste (50 Prozent) oder der Ramus superficialis des N. radialis (35 %) versorgen ihn. In ca. 40 Prozent aller Fälle verläuft ein tendinöser oder muskulärer Bogen um den posterioren Ast des N. radialis. Bei wiederholten Pro- und Supinationsbewegungen komprimiert dieser Bogen den nervalen Ast [23] und kann so zur Symptomatik des lateralen Ellenbogenschmerzes beitragen.

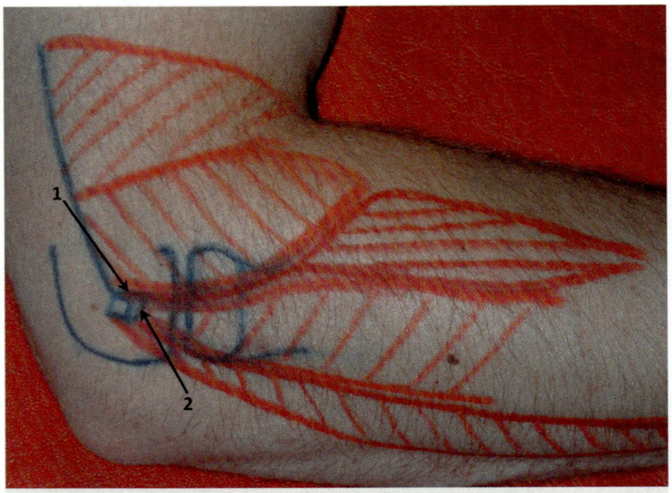

Abb. 1 Insertion des M. extensor carpi radialis brevis (1) und des M. extensor digitorum communis (2) am Epicondylus lateralis.

Veränderte Schmerzmechanismen

Wissenschaftler haben im schmerzhaften Gebiet der Patienten einen vaskuloneuralen Einwuchs nachgewiesen. Sie halten diese Aussprossungen für einen Reparationsversuch, der wahrscheinlich für die auftretenden Schmerzen mit verantwortlich ist [45]. Bei gesunden Vergleichspersonen konnte man die vaskuloneuronalen Strukturen nicht nachweisen.

Wachsen neue Blutgefäße ein, sind weitere zusätzliche physiologische Phänomene festzustellen:

- Die sensorische Substanz P (SP) tritt auf.
- Eine durch Calcitonin Gene-Related Peptid (CGRP) ausgelöste Innervation ergänzt die reguläre Innervation.
- Vegetativ-symphatische Fasern überwiegen.

Letzteres bewirkt eine neurogene Entzündung im Läsionsgebiet, die eine Regeneration erschwert. Mechanische Belastungen fördern anscheinend zusätzlich das Ausschütten der sensorischen Substanz und des Calcitonin Gene-Related Peptid.

Bei Patienten mit lateralem Ellenbogenschmerz produzieren außerdem Fibrozyten Katecholamine. Die nicht-neuronale Produktion von Katecholaminen beeinflusst die lokale Durchblutungs- und Schmerzsituation zusätzlich ungünstig [21, 44]. Verschiedene Autoren konnten allerdings die für einen Reparationsprozess typischen Entzündungszellen nicht nachweisen [21, 44]. Kraushaar und Nirschl beschrieben schon 1999 die Entstehung einer „insuffizienten und nicht-funktionellen angiofibroblastischen Hyperplasie" ohne Heilungsprozess.

Hinweis

Obwohl sich in der Akutphase wahrscheinlich ein klassischer Entzündungsprozess mit vaskulärer und zellulärer Phase abspielt, scheint dieser, in den beschriebenen degenerativen Prozess überzugehen. Inadäquates Verhalten mit weiterer (Über-) Belastung der Strukturen könnte die Ursache dafür sein.

Motorisch-koordinative Änderungen

Bei Patienten mit lateralem Ellenbogenschmerz verändert sich die Bewegungskette der oberen Extremität. Typische motorische Änderungen sind:

- Bewegungsausmaß und Kraft der Abduktion und Rotation im Schultergelenk nehmen ab [2].
- *Flexion* und Extension in den Fingergrundgelenken, die Handgelenkextension und -flexion sowie die Greifkraft sind reduziert [2].
- Verminderte Reaktions- und Bewegungsgeschwindigkeit, die auch bei wieder schmerzfreien Patienten bestehen bleiben [8].
- Feinmotorische Defizite sind erkennbar [28].

Psychische Faktoren

Neben den lokal-strukturellen Veränderungen konnten Alizadehkhaiyat et al. [2] einen erhöhten Angstlevel und depressive Zeichen bei Patienten mit lateralem Ellenbogenschmerz (> 3 Monate) nachweisen. Periphere Inputmechanismen beeinflussen die affektiv-kognitiven Verarbeitungsmechanismen, die wiederum das Verhalten des Patienten verändern und die Heilungssituation beeinträchtigen können [1].

Beitragende und prognostische Faktoren

Biopsychosoziale Faktoren tragen zum klinischen Bild des lateralen Ellenbogenschmerzes bei, indem sie die Dysfunktion fördern, aufrechterhalten oder provozieren. Unterschiedlichste Körperstrukturen und -funktion wirken ebenfalls als beitragende Faktoren. Die detaillierte Befundaufnahme liefert Anhaltspunkte für die Behandlung.

Prognostische Faktoren ergänzen die beitragenden Faktoren. Erkennt und kommuniziert der Therapeut ungünstige Faktoren rechtzeitig, verbessert er die Chancen einer erfolgreichen Therapie. Mehrere Faktoren, die nicht alle therapeutisch beeinflussbar sind, spielen eine Rolle: handwerkliche oder intensive physische Arbeit, starke Schmerzen zu Beginn und auf der dominanten Seite. Haahr und Andersen schätzen die Bedeutung dieser Faktoren für das Behandlungsergebnis höher ein als die Art der applizierten Therapie [16, 17]. Die drei Punkte verdeutlichen außerdem, wie wesentlich Verhaltens- und Belastungsmodifikationen im Alltag sind, insbesondere bei der Arbeit [16].

Als prognostisch eher günstig für eine Behandlung mit „Mobilisation with Movement"-Techniken und Übungstherapie geben Vicenzino et al. [41] an: älter als 49 Jahre, schmerzfreie Greifkraft von mehr als 336 N auf der gesunden und mehr als 112 N auf der betroffenen Seite.

WEITERE INFOS +

Risikofaktoren

- 36–50 Jahre
- weibliches Geschlecht
- geringe soziale Unterstützung am Arbeitsplatz
- Rauchen

Beitragende Faktoren

- hypovaskuläre Zone in der Sehne des M. extensor carpi radialis brevis
- belastende Haltungen oder Aktivitäten in Arbeit und Freizeit
- maladaptive Überzeugungen, Sicht- und Verhaltensweisen
- blockiertes Os naviculare in der aufsteigenden Funktionskette
- Fehlstellung des Os temporale mit entsprechender Konsequenz für die absteigende Funktionskette
- Störfelder im HNO-Bereich

Ungünstige prognostische Faktoren

- handwerkliche oder hohe physische Arbeitsbelastung
- intensive Schmerzen in der Anfangsphase
- dominante Seite betroffen

Günstige prognostische Faktoren

- älter als 49 Jahre
- schmerzfreie Greifkraft betroffene Seite > 112 N, gesunde Seite > 336 N

Kromer T O. Alles „Bio", oder was? Manuelle Therapie 2012; 16: 61–66

Implikationen für die Befunderhebung und Behandlung

Welche Konsequenzen haben die wissenschaftlichen Ergebnisse für die physiotherapeutische Befundaufnahme und Therapie von Patienten mit lateralem Ellenbogenschmerz?

Klinische Befunderhebung

In der Anamnese geben die Patienten häufig handwerkliche und repetitive Tätigkeiten mit kräftigen Pro- und Supinationsbewegungen oder belastenden Zwangshaltungen an.

Hinweis

Findet der Therapeut keinen klaren Auslöser in der Geschichte des Patienten, kann man Personen im Alter von ca. 40–55 Jahren von einem Missverhältnis zwischen Belastung und Belastbarkeit ausgehen. Neben einer nachvollziehbaren Überbelastung ist an eine mit dem Alter zunehmende verminderte Gewebebelastbarkeit zu denken. Bisher problemlose Belastungen verursachen plötzlich Beschwerden.

Typische Befunde

Für Patienten mit lateralem Ellenbogenschmerz sind in der physischen Untersuchung folgende Befunde typisch und wegweisend:

- Die Extension des Handgelenkes und/oder der Fingergelenke gegen Widerstand sind schmerzhaft.
- Druck auf das Insertionsgebiet des M. extensor carpi radialis brevis und/oder des M. extensor digitorum löst den typischen Schmerz aus.
- Das Ergreifen oder Heben von Gegenständen ist schmerzhaft.
- In der passiven Bewegungsprüfung ist das Ellenbogengelenk frei beweglich.

Je nach Schweregrad können zusätzlich folgende Tests schmerzhaft sein:

- Supination gegen Widerstand,
- passive Dehnung der Hand- und Fingerextensoren,
- passive Extension des Ellenbogens mit Dehnschmerz am Epicondylus lateralis.

Sind die genannten Hauptbefunde eindeutig und zeigt sich ein dominant nozizeptives Muster, bestätigt sich der laterale Ellenbogenschmerz als Haupthypothese für die Beschwerden des Patienten. Falls nicht, muss der Therapeut die Diagnose „Tennisarm" weiter hinterfragen.

Therapieplanung und Vorgehensweise

Nachdem der Therapeut den Befund erhoben und die pathologischen Strukturen eingegrenzt hat, stellt sich im zweiten Schritt die Frage, wie Patient und Therapeut die Situation am effektivsten positiv beeinflussen können. Meistens vereinbaren sie zwei Ziele:

- Schmerzen reduzieren und die funktionelle Alltags- und Arbeitsfähigkeit erhalten.
- Funktionelle Gesamtbelastbarkeit steigern und die motorischen Defizite ausgleichen.

Aufgrund der beschriebenen lokalen Situation sind diese Ziele mit den üblichen Strategien nicht erreichbar. Daher ist ein linear-kausales Denkmuster (Wenn-dann-Schlussfolgerungen) wenig hilfreich und eher einschränkend für die Therapie. Empfehlenswert ist ein systemischer, patientenzentrierter Behandlungsansatz, der alle Komponenten entsprechend ihrer Wichtigkeit einschließt und gezielt anspricht. Im weiteren Verlauf orientiert sich der Therapeut an den Wiederbefundergebnissen.

Schmerzen reduzieren, Heilungsvoraussetzungen verbessern, Alltags- und Arbeitsfähigkeit erhalten

Affektiv-kognitive Komponenten: Wertet der Therapeut die lokale Gewebe- bzw. Heilungssituation als vorübergehende Einschränkung, lernt der Patient zunächst, seinen Umgang mit dieser Restriktion auf verschiedenen Ebenen zu verbessern. Der verbesserte Umgang bewirkt letztendlich über komplexe neurophysiologische Prozesse eine Schmerzreduktion und optimiert die Heilungsvoraussetzungen. Geeignete Maßnahmen sind:

- Den Patienten über die Pathologie und deren Verlauf aufklären.
- Erwartungshaltungen des Patienten an die Behandlung erfragen und ggf. realistische Ziele nennen. Dabei kann der Therapeut z.B. auf die mittel- und langfristigen positiven Wirkungen physiotherapeutischer Maßnahmen im Vergleich zur Kortisoninjektionen hinweisen sowie deren Nebenwirkungen erläutern [6, 30].
- Den Patienten als „Co-Therapeuten" aktiv einbinden, indem dieser die Bedeutung seines Alltagsverhaltens für den Heilungsverlauf erkennt und versteht, wie er den Verlauf selbstständig beeinflussen kann.
- Die bisherigen Lösungsversuche des Patienten erfragen und entsprechend wertschätzen. Bewährte Maßnahmen beibehalten und optimieren.

Durch diese ersten Schritte kann der Therapeut den Patienten beruhigen, Geduld und Durchhaltevermögen positiv beeinflussen, seine Bereitschaft zur Mitarbeit fördern und Ressourcen nutzen. Kurz: Die affektiv-kognitive Komponente der Schmerzverarbeitung gezielt ansprechen und somit den gesamten Zyklus positiv beeinflussen. Bisset et al. [7] zeigten, dass die aktive Mitarbeit, Verhaltensanpassung und optimierte Haltung informierter Patienten, deren langfristige Genesung und die Rezidivrate positiv beeinflussen.

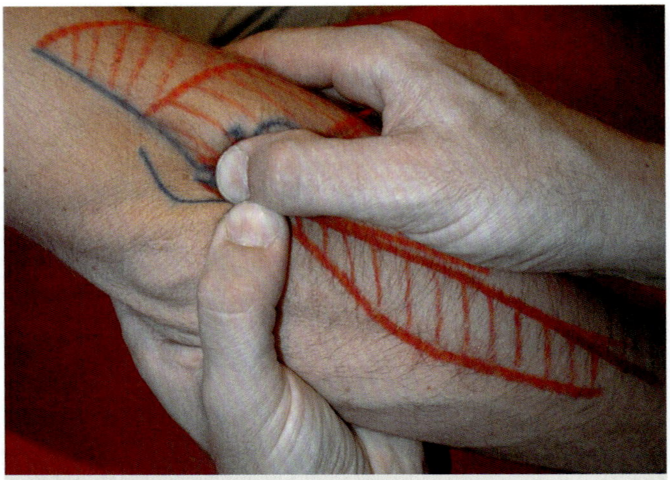

Abb. 2 Befundabhängiger Einsatz: Querfriktion der Insertion des M. extensor digitorum.

Beitragende Faktoren: Im nächsten Schritt ist es wichtig, konkrete Tätigkeiten aus Beruf oder Alltag zu definieren, von denen der Patient glaubt, dass sie die Symptomatik provozieren oder aufrechterhalten. Soweit es möglich ist, modifiziert der Patient diese Aktivitäten. Wie das geschieht, sollten Patient und Therapeut ebenfalls zusammen erarbeiten. Je mehr Ideen der Patient einbringt, desto besser.

Abbruchkriterium festlegen: Für die eindeutig provozierenden Aktivitäten bestimmen Therapeut und Patient ein klares Abbruchkriterium, meist eine bestimmte Schmerzgrenze. Der vereinbarte Schmerzlevel richtet sich nach der Irritierbarkeit der Struktur. Dieser Prozess ist zeitaufwendig. Provozierende Aktivitäten beeinflussen jedoch das Schmerzbild des Patienten wahrscheinlich stärker als eine lokale Behandlung von 15–20 min. Mittels Beobachtungs- und Aufmerksamkeitsübungen lernt der Patient, sich anbahnende Überlastungen frühzeitig zu bemerken und rechtzeitig Maßnahmen zu ergreifen. Das erfordert ebenfalls Zeit.

Kombinationsbehandlung: Zur lokalen Schmerzlinderung ist eine Kombinationsbehandlung aus Querfriktionen an den schmerzhaften Sehneninsertionen, Dehnungen und evtl. Ultraschall indiziert. Sobald die Schmerzsituation es zulässt, ergänzt ein Programm mit Kräftigungs- und Dehnübungen die Kombination. Alle genannten Maßnahmen wirken sich gut auf Schmerz, Funktion und Patientenzufriedenheit aus [26, 38]. Setzt man dagegen nur Querfriktionen ein, ist der Effekt laut Literatur unklar [32]. Ihr Einsatz ist daher vom jeweiligen Wiederbefund abhängig (▶ **Abb. 2**).

Effektiv üben: Laut einer Studie von Slater et al. [29] haben mit geringer Intensität durchgeführte Übungen einen schmerzlindernden Effekt. Übungen sind besonders effektiv, wenn

- Therapeuten sie regelmäßig kontrollieren und
- die Patienten unter Aufsicht trainieren (nicht **unbeaufsichtigt zu Hause) [34].**

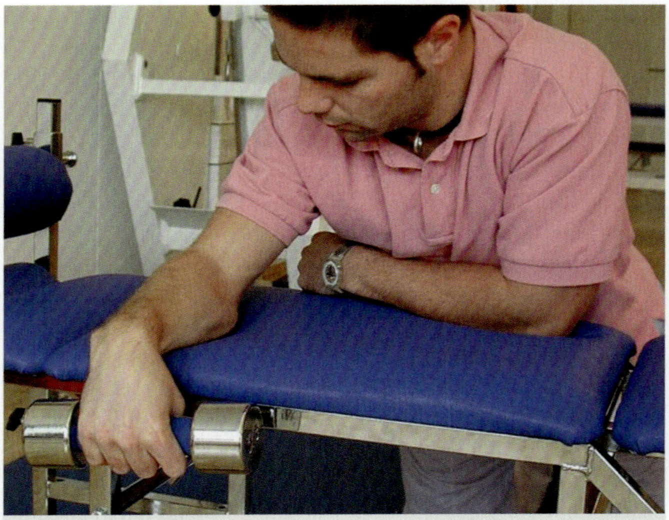

Abb. 3 Kräftigung der Handgelenkextensoren mit einer Kurzhantel.

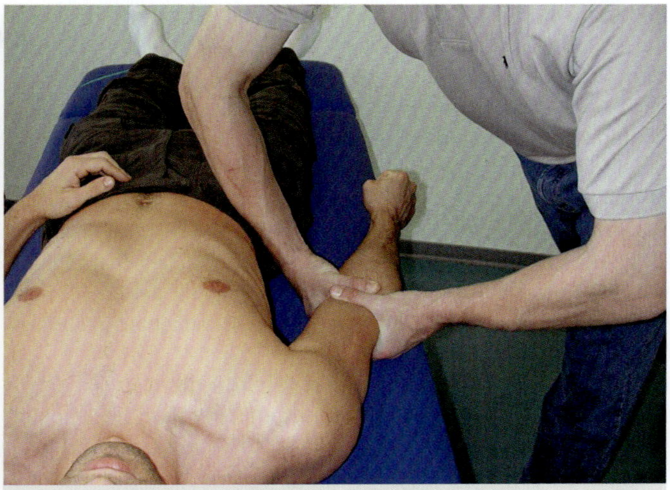

Abb. 4 „Mobilisation with Movement": laterale Gleittechnik nach Mulligan bei lateralen Ellenbogenschmerzen.

In der genannten Kombination scheinen exzentrische Übungen (► **Abb. 3**) anderen Übungen oder Dehnungen bezüglich deren zusätzlichen Effekt auf Funktion, Schmerz und Kraft überlegen zu sein [10],[39], was andere Autoren allerdings in Frage stellen [22].

Unterarmbandage testen: Unterarmbandagen können Alltagsaktivitäten verbessern [38]. Es lohnt sich, Bandagen für Handgelenk und Unterarm in der Praxis zu haben und sie den Patienten mitzugeben. Bei entsprechender Wirkung kann der behandelnde Arzt eine Bandage verordnen.

„Mobilisation with Movement": Kurzfristig besonders effektiv auf Schmerz und Greifkraft wirken „Mobilisation with Movement"-Techniken (Mobilisation mit Bewegung). Besonders, wenn die Schmerzen bei Greifaktivitäten dominieren (► **Abb. 4**). Fällt dagegen eher der Druckschmerz (Epicondylus lateralis) auf, hilft eine laterale Gleittechnik an der HWS [41].

Handgelenk berücksichtigen: Bei beteiligtem Handgelenk ist eine Manipulation kurzfristig effektiver als die erwähnte Maßnahmenkombination (Querfriktion, Dehnungen, Kräftigung und Ultraschall) [37]. Auch eine Handgelenkbandage scheint im direkten Vergleich effektiver zu sein als die typischerweise bei lateralem Ellenbogenschmerz verwendete Unterarmbandage und kann somit ein Indiz für eine Handgelenkbeteiligung sein [3, 14].

Funktionelle Gesamtbelastbarkeit steigern, motorische Defizite ausgleichen

Nachdem der Schmerz soweit reduziert ist, dass der Patient ein Übungsprogramm beginnen kann, ist es wichtig, die in der gesamten kinetischen Kette entstandenen motorischen und koordinativen Defizite zu beseitigen. Dieses Übungsprogramm umfasst Übungen zur Verbesserung der

- Feinmotorik,
- intermuskulären Koordination und der
- Kraft einzelner Muskelgruppen (siehe motorisch-koordinative Änderungen).

Verschiedenste Übungen in der offenen und geschlossenen Kette, mit und ohne Hilfsmittel bieten sich an. Recognise-Karten können das physische Training ergänzen [24].

Eindeutige Trainingsprinzipien: Entscheidend für den Erfolg des Programms ist die progressive, an die Irritierbarkeit der Strukturen angepasste, patientenzentrierte und genaue Instruktion der gewählten Übungen. Der Patienten erhält klare Kriterien, wie er mit dem Übungsprogramm umgeht, die Belastung dosiert und welche Abbruchkriterien gelten. Zunächst ist der Schmerz das Hauptkriterium. Der Patient übt, auch im eingeschränkten Bewegungsausmaß, solange er eine bestimmte Schmerzintensität nicht überschreitet. Allerdings soll er die Auswirkungen nicht nur während der Übungen beurteilen, sondern auch noch in den folgenden 1-2 h, am Abend und am nächsten Morgen. Danach richtet sich das weitere Vorgehen. Regelmäßige Kontrollen der Übungen durch den Therapeuten gehören ebenso zu den Grundprinzipien. Ist der Patient schmerfrei, führt er die aktiven Übungen noch 6–8 Wochen durch, um den Zustand zu stabilisieren.

Die therapeutische Herausforderung bleibt

Insgesamt bleiben Patienten mit lateralem Ellenbogenschmerz für Therapeuten eine echte Herausforderung, da der Behandlungser-

WEITERE INFOS

Recognise-Karten zeigen linke und rechte Körperabschnitte in verschiedenen Positionen, die der Patient entsprechend zuordnen muss. Diese neurowissenschaftliche Methode ist eine Form des mentalen Trainings. Ähnlich wie z. B. die Spiegeltherapie kann sie helfen, Schmerzen zu reduzieren und die Funktion wieder zu verbessern.

folg sehr von der Mitarbeit des Patienten abhängig ist – bzw. von der bisherigen Dauer der Beschwerden und den bereits verabreichten Kortisoninjektionen. Die momentane Evidenzlage lässt definitive Vorgehenseisen oder allgemeingültige Standardprotokolle nicht zu und zeigt im besten Falle Tendenzen auf. So bleiben die individuelle Situation des Patienten, die Befundergebnisse und die Effekte einzelner Therapiemaßnahmen weiterhin der Leitfaden für das anvisierte Ziel. Wesentlich ist, den Patienten in seiner Gesamtheit zu erfassen und aktiv in die Behandlung mit einzubeziehen. Umfassendes Clinical Reasoning [18], das WHO-Konzept der ICF [43] und das biopsychosoziale Modell bieten dafür eine adäquate Grundlage.

Biomechanische Aspekte allein reichen nicht

Sich in der Therapie von Patienten mit lateralem Ellenbogenschmerz ausschließlich auf die lokalen Gegebenheiten und lokalen Behandlungsmöglichkeiten zu beschränken, reicht nicht aus, um Patienten wirklich zu helfen. Ausführlich Aufklärung und Verhaltensinstruktion der Patienten sind notwendig. Ihre Bedeutung zeigt sich nicht nur in der Literatur, auch meine langjährige Erfahrung mit den Patienten bestätigt sie.

Die rein mechanisch strukturelle Sichtweise weicht einer immer komplexeren. Obwohl inzwischen viele physiotherapeutische Autoren das biopsychosoziale Modell in ihren Artikeln erwähnen, beschränkt sich die Therapie meist auf den „Bio-Anteil“.

Andere Behandlungsansätze übertragen und ausbauen

Im Gegensatz zu Patienten mit chronischen Rückenbeschwerden führt man Patienten mit chronischen lateralen Ellenbogenschmerzen nicht multidisziplinären Behandlungsansätzen zu, sodass die für die psychosozialen Anteile zuständigen Profis fehlen. Daher müssen Physiotherapeuten beginnen, psychosoziale Kompetenzen auszubauen.

Betrachtet man z. B. die Entwicklungen in der Behandlung von Patienten mit chronischen unspezifischen Rückenschmerzen, also einer physiotherapeutischen Domäne, so spielen hier aufgrund zahlreicher Forschungsergebnisse psychosoziale Faktoren eine immer wichtigere Rolle in der Therapie, z. B.:

- maladaptive kognitive und physische Verhaltens- und Bewegungsmuster,
- Lifestylefaktoren, wie Schlaf, Aktivitätslevel, Stress,
- kognitiv-affektive Faktoren, wie negative Glaubenssätze, reduzierte Stresstoleranz, Resilienzfähigkeit, Angst, Depression usw.

Das führt in der Behandlung dazu, dass die Gestaltung der Therapeuten-Patienten-Beziehung, die Art und Weise der Ziel- und Behandlungsplanung sowie der Einfluss auf Verhaltensfaktoren immer mehr zunehmen. Diese Entwicklungen sind auch für die Therapie von Patienten mit Dysfunktionen im Bereich der Extremitäten notwendig, wie z. B. für Patienten mit lateralem Ellenbogenschmerz.

AUTOR

Thilo Oliver Kromer

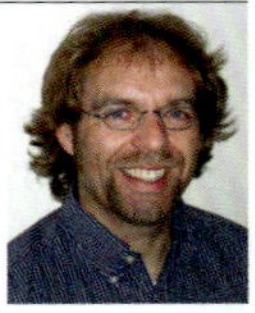

BIBLIOGRAFIE

DOI 10.1055/s-0032-1314424
manuelletherapie 2012; 16: 61–66

Stuttgart · New York · ISSN 1433-2671

Literatur

1. *Alizadehkhaiyat O, Fisher AC, Kemp GJ, Frostick SP. Pain, functional disability, and psychologic status in tennis elbow. Clinical Journal of Pain 2007; 23: 482-489*
2. *Alizadehkhaiyat O, Fisher AC, Kemp GJ, Vishwanathan K, Frostick SP. Upper limb muscle imbalance in tennis elbow: a functional and electromyographic assessment. Journal of Orthopaedic Research 2007; 25: 1651–1657*
3. *Altan L, Kanat E. Conservative treatment of lateral epicondylitis: comparison of two different orthotic devices. Clinical Rheumatology 2008; 27: 1015–1019*
4. *Attmanspacher W, Dittrich V, Stedtfeld HW. Humeroradiale Pathologie am Ellenbogengelenk. Arthroskopie 2002; 15: 11–16*
5. *Bales CP, Plazek JD, Malone KJ, Vaupel Z, Arnoczky SP. Microvascular supply of the lateral epicondyle and common extensor origin. Journal of Shoulder and Elbow Surgery 2007; 16: 497–501*
6. *Barr S, Cerisola F L, Blanchard V. Effectiveness of corticosteroid injections compared with physiotherapeutic interventions for lateral epicondylitis: a systematic review. Physiotherapy 2009; 95: 251–265*
7. *Bisset L, Beller E, Jull G, Brooks P, Darnell R, Vicenzino B. Mobilisation with movement and exercise, corticosteroid injection, or wait and see for tennis elbow: randomised trial. BMJ 2006; DOI:10.1136/bmj.38961.584653.AE*
8. *Bisset LM, Coppieters MW, Vicenzino B. Sensorimotor deficits remain despite resolution of symptoms using conservative treatment in patients with tennis elbow: a randomized controlled trial. Archives of Physial Medicine and Rehabilitation 2009; 90: 1–8*
9. *Coombes BK, Bisset L, Vicenzino B. A new integrative model of lateral epicondylalgia. British Journal of Sports Medicine 2009; 43: 252–258*
10. *Croisier JL, Foidart-Dessalle M, Tinant F, Crielaard JM, Forthomme B. An isokinetic eccentric programme for the management of chronic lateral epicondylar tendinopathy. British Journal of Sports Medicine 2007; 41: 269–275*
11. *Cyriax J. Textbook of orthopaedic medicine. London: Bailliere Tindall Verlag; 1982*
12. *De Smedt T, de Jong A, Van Leemput W, Lieven D, Van Glabbeek F. Lateral epicondylitis in tennis: update on aetiology, biomechanics and treatment. British Journal of Sports Medicine 2007; 41: 816–819*
13. *Fan ZJ, Silverstein BA, Bao S, Bonauto DK, Howard NL, Spielholz PO, Smith CK, Polissar NL, Viikari-Juntura E. Quantitative exposure-response relations between physical workload and prevalence of lateral epicondylitis in a working population. American Journal of Industrial Medicine 2009; 52: 479–490*
14. *Garg R, Adamson GJ, Dawson PA, Shankwiler JA, Pink MM. A prospective randomized study comparing a forearm strap brace versus a wrist splint for the treatment of lateral epicondylitis. Journal of Shoulder and Elbow Surgery 2010; 19: 508–51*

15. Greenbaum B, Itamura J, Vangsness CT, Tibone J, Atkinson R. Extensor carpi radialis brevis. An anatomical analysis of its origin. Journal of Bone and Joint Surgery Br 1999; 81: 926–929
16. Haahr JP, Andersen JH. Physical and psychosocial risk factors for lateral epicondylitis: a population based case-referent study. Occcupational and Environmental Medicine 2003a; 60: 322–329
17. Haahr J P, Andersen JH. Prognostic factors in lateral epicondylitis: a randomized trial with one-year follow-up in 266 new cases treated with minimal occupational intervention or the usual approach in general practice. Rheumatology 2003b; 42: 1216–1225
18. Jones MA, Rivett DA. Clinical Reasoning in der Manuellen Therapie. München: Urban&Fischer Verlag; 2006
19. Kraushaar BS, Nirschl RP. Current Concepts Review - Tendinosis of the Elbow (Tennis Elbow). Clinical Features and Findings of Histological, Immunohistochemical, and Electron Microscopy Studies. Journal of Bone and Joint Surgery (Am) 1999; 81: 259–278
20. Labelle H, Guibert R, Joncas J, Newman N, Fallaha M, Rivard CH. Lack of scientific evidence for the treatment of lateral epicondylitis of the elbow. An attempted meta-analysis. Journal of Bone and Joint Surgery Br 1992; 74: 646–651
21. Ljung BO, Alfredson H, Forsgren S. Neurokinin 1 -receptors and sensory neuropeptides in tendon insertions at the medial and lateral epicondyles of the humerus. Studies on tennis elbow and medial epicondylalgia Journal of Orthopaedic Research 2004; 22: 321–327
22. Martinez-Silvestrini JA, Newcomer KL, Gay RE, Schaefer MP, Kortebein P, Arendt KW. Chronic lateral epicondylitis: comparative effectiveness of a home exercise program including stretching alone versus stretching supplemented with eccentric or concentric strengthening. Journal of Hand Therapy 2005; 18: 411–420
23. Nayak SR, Ramanathan L, Krishnamurthy A, Prabhu LV, Madhyastha S, Potu BK, Ranade AV. Extensor carpi radialis brevis origin, nerve supply and its role in lateral epicondylitis. Surgical and Radiologial Anatomy 2010; 32: 207–211
24. noigroup (2011). http://recognise.noigroup.com/recognise/Accessed; Stand: 23.10.2011
25. Paul J, Siebenlist S, Hensler D, Wörtler K, Imhoff AB. Streckdefizit im Ellenbogen beim Sportler - Was kann dahinter stecken? Arthroskopie 2009; 22: 68–71
26. Pienimaki TT, Tarvainen TK, Siira PT, Vanharanta H. Progressive strengthening and stretching exercises and ultrasound for chronic lateral epicondylitis. Physiotherapy 1996; 82: 522–530
27. Rahman S, Viikari-Juntura E, Varonen H, Heliovaara M. Prevalence and determinants of lateral and medial epicondylitis: a population study. American Journal of Epidemiology 2006; 164: 1065–1074
28. Skinner DK, Curwin SL. Assessment of fine motor control in patients with occupation-related lateral epicondylitis. Manual Therapy 2007; 12: 249–255
29. Slater H, Theriault E, Ronningen BO, Clark R, Nosaka K. Exercise-induced mechanical hypoalgesia in musculotendinous tissues of the lateral elbow. Manual Therapy 2010; 15: 66–73
30. Smidt N, Assendelft WJ, van der Windt DA, Hay EM, Buchbinder R, Bouter LM. Corticosteroid injections for lateral epicondylitis: a systematic review. Pain 2002; 96: 23–40
31. Stanley J. Radial tunnel syndrome: a surgeon's perspective. Journal of Hand Therapy 2006; 19: 180–185
32. Stasinopoulos D, Johnson MI. Cyriax physiotherapy for tennis elbow / lateral epicondylitis. British Journal of Sports Medicine 2004; 38: 675–677
33. Stasinopoulos D, Johnson MI. Lateral elbow tendinopathy is the most appropriate diagnostic term for the condition commonly referred to as lateral epicondylitis. Medical Hypotheses 2006; 67: 1399–1401
34. Stasinopoulos D, Stasinopoulos I, Pantelis M, Stasinopoulou K. Comparison of effects of a home exercise programme and a supervised exercise programme for the management of lateral elbow tendinopathy. British Journal of Sports Medicine 2010; 44: 579–583
35. Steinert AF, Goebel S, Rucker A, Barthel T. Snapping elbow caused by hypertrophic synovial plica in the radiohumeral joint: a report of three cases and review of literature. Archives of Orthopaedic Trauma Surgery 2010; 130: 347–351
36. Stoeckart R, Vleeming A, Snijders CJ. Anatomy of the extensor carpi radialis brevis muscle related to tennis elbow Clinical Biomechanics 1989; 4: 210–212
37. Struijs PAA, Damen PJ, Bakker EWP, Blankevoort L, Assendelft WJJ, van Dijk CN. Manipulation of the wrist for management of lateral epicondylitis: a randomized pilot study. Physical Therapy 2003; 83: 608–616
38. Struijs PAA, Kerkhoffs GMMJ, Assendelft WJJ, van Dijk CN. Conservative treatment of lateral epicondylitis: brace versus physical therapy or a combination of both - a randomized clinical trial American Journal of Sports Medicine 2004; 32: 462–469
39. Tyler TF, Thomas GC, Nicholas SJ, McHugh MP. Addition of isolated wrist extensor eccentric exercise to standard treatment for chronic lateral epicondylosis: a prospective randomized trial. Journal of Shoulder and Elbow Surgery 2010; 19 917–922
40. van Rijn RM, Huisstede BMA, Koes BW, Burdorf A. Associations between work-related factors and specific disorders at the elbow: a systematic literature review. Rheumatology 2009; 48: 528–536
41. Vicenzino B, Smith D, Cleland J, Bisset LM. Development of a clinical prediction rule to identify initial responders to mobilisation with movement and exercise for lateral epicondylalgia. Manual Therapy 2009; 14: 550–554
42. Walton MJ, Mackie K, Fallon M, Butler R, Breidahl W, Zheng MH, Wang A. The reliability and validity of magnetic resonance imaging in the assessment of chronic lateral epicondylitis. Journal of Hand Surgery 2011; 36A: 475–479
43. WHO. ICF - Internationale Klassifikation der Funktionsfähigkeit, Behinderung und Gesundheit. Köln: Deutsches Institut für Medizinische Dokumentation und Information (DIMDI); 2005
44. Zeisig E, Ljung BO, Alfredson H, Danielson P. Immunohistochemical evidence of local production of catecholamines in cells of the muscle origins at the lateral and medial humeral epicondyles: of importance for the development of tennis and golfer's elbow? British Journal of Sports Medicine 2009; 43: 269–275
45. Zeisig E, Öhberg L, Alfredson H. Extensor origin vascularity related to pain in patients with tennis elbow Knee Surgery, Sports Traumatology, Arthroscopy 2006; 14: 659–663

Auf den Punkt gebracht: Triggerpunkt-Therapie bei lateralen Ellenbogenschmerzen

„TENNISELLENBOGEN SEIT 1,5 JAHREN" In solchen Fällen sieht man üblicherweise lokale Strukturen des Ellenbogens als Verursacher an: Stichwort „Insertionstendinopathie". Erfreuliche Resultate erzielen jedoch Therapeuten, die unabhängig von dieser Standardmeinung „therapieresistente" Patienten untersuchen und behandeln. Das Fallbeispiel zeigt Ihnen, wie Sie myofasziale Komponenten im Clinical-Reasoning-Prozess angemessen berücksichtigen.

Anamnese

Der 40-jährige B. A. mit Migrationshintergrund leitet eine Reinigungsfirma, in der er im Büro und als Reinigungsfachmann tätig ist. Er hat seit über 1,5 Jahren starke Ellenbogenschmerzen rechts. Die Schmerzen nahmen kontinuierlich über Monate zu, es gab kein akutes Trauma. Bisherige Therapien blieben ohne nachhaltige Wirkung: 5 Wochen Ruhigstellung im Gips, zweimalige Infiltration lokal an der Schmerzstelle, insgesamt 18-mal Physiotherapie mit lokalen Weichteiltechniken (Deep friction am Epicondylus lateralis), Mobilisation des Radiusköpfchens, Ultraschall, Haltungskorrektur (Rumpf- und Schulterblattstabilisatoren) sowie Dehnübungen. Aktuell ist B. A. zu 25 Prozent arbeitsunfähig. Überwiesen hat ihn ein orthopädischer Chirurg, den B. A. zwecks Prüfung einer evtl. Operationsindikation aufsuchte.

Zurzeit besteht ein invalidisierender Schmerz im lateralen Ellenbogenbereich rechts (VAS 8), gekoppelt mit Kraftlosigkeit und rascher Ermüdbarkeit (Ellenbogen und Hand) sowie ausstrahlenden Schmerzen und Dysästhesien (Ameisenlaufen) im rechten dorsalen Unterarm. Bei Belastungen nehmen die Schmerzen zu, z. B. beim Putzen und Tragen schwerer Gegenstände, insbesondere wenn er Gewichte mit proniertem Unterarm hält.

Untersuchung und Befund

Die Prüfung der aktiven und passiven Beweglichkeit von HWS, BWS, Schulter-, Ellenbogen- und Handgelenk sind in der Übersichtsuntersuchung unauffällig (Details zur Übersichtsuntersuchung **Zusatzinfo 1**). Ich prüfe die Kraft der Schulter-, Oberarm-, Unterarm- und Handmuskulatur mittels Widerstandstests im Seitenvergleich. Dabei löst der isometrische Widerstand für die Finger- und Handgelenkextensoren rechts die bekannten Symptome aus: Kraftlosigkeit (im Vergleich zur linken Seite) und Auftreten der Schmerzen im lateralen Ellenbogenbereich mit Ausstrahlung in den dorsalen Unterarm.

Arbeitshypothese

Vermutlich liegt ein myofasziales Schmerz- und Dysfunktionssyndrom bei arbeitsbedingter Überlastung der Finger- und Handgelenkextensoren rechts vor. Die anamnestischen Informationen weisen darauf hin, dass eine Überlastung myofaszialer Strukturen (dorsale Unterarm- und Schultermuskulatur) als mögliche Quelle der Symptome wahrscheinlich ist. Langdauernde repetitive Bewegungen (Putzen) und monotone Belastungen (Arbeit am PC) führen oft zu muskulärer Überlastung. Myofasziale Triggerpunkte entstehen oder werden aktiviert [3, 4, 7, 12].

Die Schmerzen nehmen bei klar definierten Belastungen zu (Putzen, Tragen eines schweren Gegenstandes) bzw. bei Entlastung ab. Es zeigt sich damit ein peripher ischämisch-nozizeptives Schmerzmuster. Aufgrund der langen Anamnese, der bisher erfolglosen Therapien und der Arbeitssituation des Patienten mit immer wiederkehrender Belastung der bereits überlasteten Strukturen, wird die Therapie des Ellenbogenproblems von B. A. voraussichtlich viel Zeit in Anspruch nehmen.

1. Behandlung

Da in der Übersichtsuntersuchung die Widerstandsprovokation der Finger- und Handgelenkextensoren die Symptome des Patienten deutlich reproduzierte, untersuche ich zunächst palpatorisch die Mm. extensor carpi radialis longus und brevis. Ich finde ausgeprägte Hartspannstränge und lokal klar begrenzte, deutlich druckschmerzhafte Stellen in den Mm. extensor carpi radialis longus und brevis. Mittels Druckprovokation an diesen Stellen kann ich ausstrahlende Schmerzen sowohl zum lateralen Ellenbogen als auch zum dorsalen Unterarm auslösen. Die manuelle Therapie dieser aktiven myofaszialen Triggerpunkte in den Mm. extensor carpi radialis longus und brevis sowie anschließend auch im M. supinator (oft auffällig bei Ellenbogenproblemen) löst nach der Behandlung eine deutliche Schmerzzunahme aus, die länger als eine Woche andauert. Danach gehen die Schmerzen zurück und pendeln sich schließlich wieder auf dem Niveau vor der Erstbehandlung ein. B. A. hat in der Zwischenzeit den Arm nicht zusätzlich belastet.

Clinical Reasoning: Die in der Erstbehandlung therapierten myofaszialen Triggerpunkte in den Mm. extensor carpi radialis longus

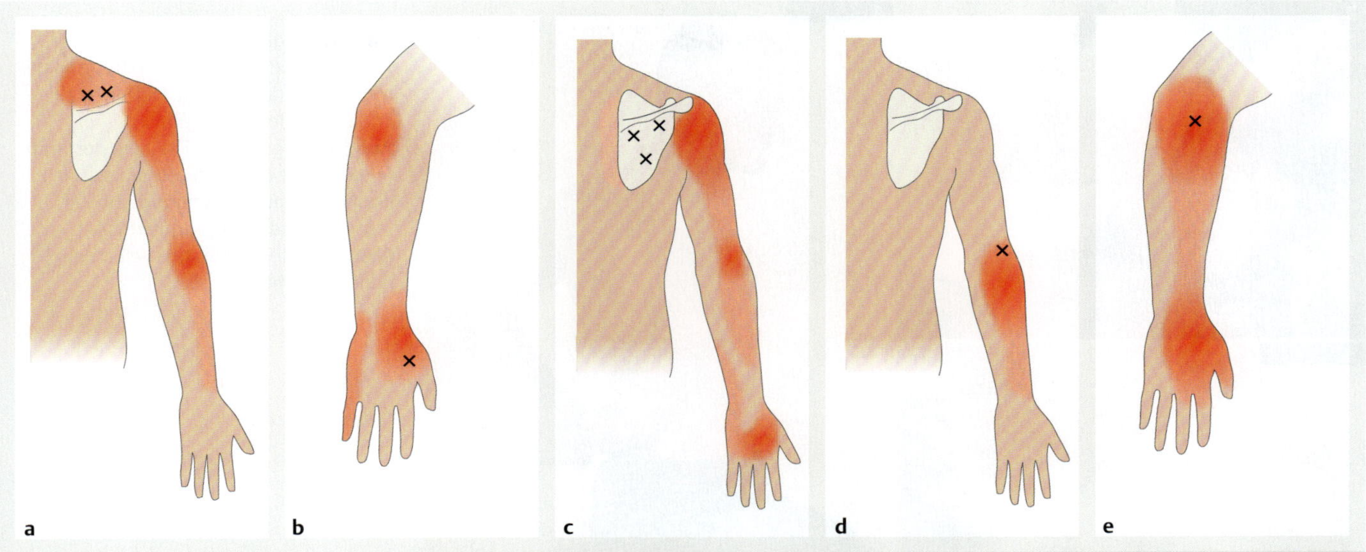

Abb. 1 Zusammengesetztes Schmerzmuster: Die den Ellbogenschmerz verursachenden Triggerpunkte des Fallbeispiels liegen in mehreren Muskeln – Triggerpunkte (x) und Referred Pain-Gebiet (rot) [7]. **a** M. supraspinatus, **b** M. adductor pollicis, **c** M. infraspinatus, **d** M. triceps brachii (Caput mediale), **e** M. supinator.

und brevis und im M. supinator sind vermutlich Satelliten-Triggerpunkte, das heißt sie liegen im Referred-Pain-Gebiet primärer Triggerpunkte, die zum lateralen Epikondylus ausstrahlen. Primäre Triggerpunkte wirken als Störfelder. Sie verändern im Referred-Pain-Gebiet die Trophik [12] und verhindern somit eine physiologische Gewebereaktion.

Behandelt man Satelliten-Triggerpunkte, kann das Gewebe die intensiven Reize der manuellen Triggerpunkt-Therapie nicht adäquat beantworten: Reduzierte Reaktionsfähigkeit und Belastbarkeit des Gewebes (infolge der Störimpulse von primären Triggerpunkten) bei gleichzeitig vermehrter Gewebebelastung (durch die Triggerpunkt-Therapie) überlasten die behandelten Strukturen. Das myofasziale System dekompensiert und die klinisch bekannten Schmerzen nehmen zu. Therapeutische Konsequenz: Primäre Triggerpunkte finden, also myofasziale Triggerpunkte, die schmerzhaft zum lateralen Epikondylus ausstrahlen.

Hinweis

Alle Muskeln, die erfahrungsgemäß regelmäßig zum Ellenbogen ausstrahlen, sind im sog. *Pain Guide* zusammengefasst. Die Liste des Pain Guides Ellenbogenschmerzen ist sehr lang und umfasst über 30 Muskeln (Zusatzinfo 2). Dies ist u. a. ein Grund, warum die Behandlung von Patienten mit chronischen Ellenbogenproblemen Therapeuten oft herausfordert und viel Zeit beansprucht (manchmal mehr als 12 Sitzungen).

2. Behandlung (3 Wochen später)

In der Übersichtsuntersuchung finde ich keinen Hinweis, in welcher Muskelgruppe die primären Triggerpunkte liegen könnten. Ich entschließ mich, zunächst im Bereich der Schultermuskulatur nach primären myofaszialen Triggerpunkten zu suchen.

Clinical Reasoning: Die Schmerzausstrahlung myofaszialer Triggerpunkte erfolgt bei über 85 Prozent von proximal nach distal. Mit großer Wahrscheinlichkeit liegen die primären Triggerpunkte demnach proximal, im Gebiet der Schulter-/Nackenmuskulatur. (Diese proximalen Triggerpunkte können also für den Ellenbogenschmerz verantwortlich sein bzw. für die Satelliten-Triggerpunkte in den Mm. extensor carpi radialis longus und brevis und im M. supinator.)

Da myofasziale Triggerpunkte im M. supraspinatus erfahrungsgemäß häufig zum Ellenbogen ausstrahlen und da B. A. aufgrund seiner Schultergürtel-/Thoraxproportionen ein leichtes Schulterabduktionssyndrom zeigt (was häufig eine chronische Überlastung des M. supraspiantus mit sich bringt), entschließe ich mich als Erstes diesen Muskel manuell zu untersuchen. Vorher will ich jedoch noch den M. trapezius (Pars descendens und transversus) palpatorisch prüfen. Obwohl ich aufgrund meiner Erfahrung nicht erwarte, im Trapezius descendens und transversus primäre Triggerpunkte für das Ellenbogenproblem zu finden, investiere ich diese Zeit aus zwei Gründen:

- Durch das gründliche Vorgehen bei diesem chronischen Problem vermeide ich, seltene klinische Zeichen zu übersehen.
- Die manuelle Kurzuntersuchung detonisiert den Trapezius reflektorisch und erleichtert die anschließende Untersuchung und Behandlung des vom Trapezius überdeckten M. supraspinatus.

Befund: Wie erwartet finde ich im Trapezius keine aktiven myofaszialen Triggerpunkte. Im M. supraspinatus identifiziere ich jedoch mehrere hochsensible aktive myofasziale Triggerpunkte mit Schmerzausstrahlung zum lateralen Epikondylus und in den dorsalen Unterarm (► **Abb. 1a**).

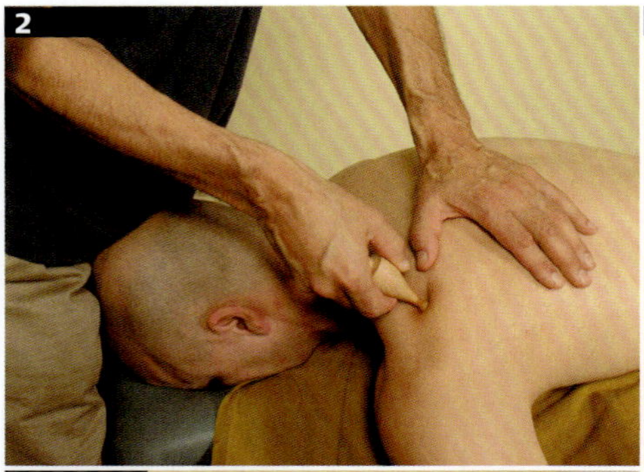

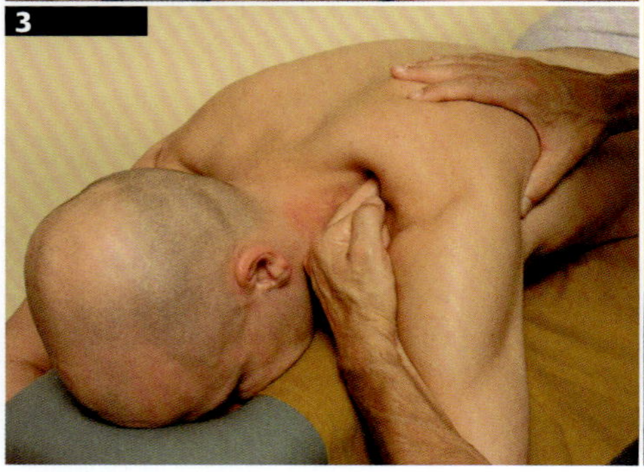

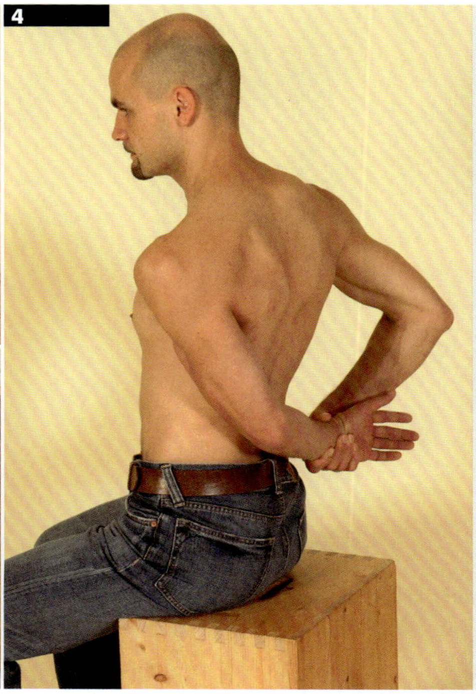

Abb. 2 Triggerpunkt-Therapie im M. supraspinatus (durch den M. trapezius): mit einem Triggerpunkt-Hölzchen zur Entlastung der Finger [7].
Abb. 3 Triggerpunkt-Therapie der ventralen Anteile des M. supraspinatus: inklusive Faszientrennung zwischen M. trapezius und M. supraspinatus [7].
Abb. 4 M. supraspinatus: Selbstdehnung mit Schürzengriff [7].

Therapeutische Maßnahmen: Gründliche manuelle Behandlung dieser für das Ellenbogenproblem primären Triggerpunkte: durch den Trapezius hindurch (► **Abb. 2**) und direkt die ventralen Anteile des M. supraspinatus (► **Abb. 3**); Instruktion der Selbstdehnung des Supraspinatus (Schürzengriff, ► **Abb. 4**).

Reaktion des Patienten: Lokal erhöhte Druckempfindlichkeit am Ort der Therapie (Schulter) für knapp 2 Tage, das klinische Schmerzbild bleibt unverändert.

Folgebehandlungen

3.–5. Behandlung: In der 3. Therapiesitzung (4 Wochen nach Erstbehandlung) identifiziere und behandle ich primäre Triggerpunkte im M. adductor pollicis (► **Abb. 1b**), im ersten dorsalen M. interosseus und in den Mm. extensor pollicis longus und brevis, 1 Woche später (4. Behandlung) im M. infraspinatus (► **Abb. 1c, Abb. 5**) sowie 3 Wochen später (5. Behandlung) im M. triceps brachii (Caput mediale; ► **Abb. 1d**) und M. anconeus. Die manuelle Therapie der Triggerpunkte reduziert die Schmerzen um ca. 10 Prozent. Im M. trapezius (Pars descendens, transversus, ascendens) und in den Mm. scaleni finde ich keine aktiven myofaszialen Triggerpunkte.

6. Behandlung: In dieser Sitzung (10 Wochen nach Erstbehandlung) behandle ich erneut die aktiven myofaszialen Triggerpunkte im M. supinator (► **Abb. 1e**) und M. infraspinatus. Die Ellenbogenschmerzen nehmen daraufhin um ca. 20 Prozent ab. Die manuelle Behandlung aktiver myofaszialer Triggerpunkte in den genannten Muskeln (inklusive Mm. extensor carpi radialis longus und brevis) setze ich fort. Sie umfasst auch die zusätzlich gefundenen aktiven myofaszialen Triggerpunkte im M. flexor carpi ulnaris, M. pronator teres, M. extensor digitorum communis und M. brachioradialis. B.A. erlernt ein Heimprogramm zur Dehnung von Supraspinatus, Infraspinatus, Hand-/Fingerextensoren und Flexoren, Adductor pollicis sowie die Selbstbehandlung des Supinator (► **Abb. 6**). Die Ausführung der Übungen kontrolliere ich regelmäßig.

13.–18. Behandlung: Nach insgesamt 13 Sitzungen sind die Schmerzen um 40 Prozent reduziert. Die Wiederaufnahme der vollen Arbeitsfähigkeit ist möglich. In Absprache mit dem zuweisenden Arzt und im Einverständnis mit dem Patienten setze ich die Behandlung fort. Neu ergänzt das Triggerpunkt-Dry Needling (Behandlung der Triggerpunkte mit Akupunkturnadeln) die manuelle Triggerpunkt-Therapie.

Zuerst erfolgt das Dry Needling aktiver myofaszialer Triggerpunkte im M. supraspinatus und später auch im M. infraspinatus. Nach dem Dry Needling (gekoppelt mit manueller Therapie) multipler aktiver myofaszialer Triggerpunkte im M. triceps brachii (Caput mediale) und M. anconeus treten für 3 Tage lokal vermehrt Schmerzen auf. Anschließend ist der Ellenbogen eine Woche völlig schmerzfrei (erstmals seit 2 Jahren). Nach einer Arbeitsüberlastung nehmen die Schmerzen wieder leicht zu.

Behandlungsabschluss

Nach insgesamt 18 Sitzungen (7 Monate nach der Erstbehandlung) ist die Therapie abgeschlossen: B.A. ist voll arbeitsfähig, gelegentlich treten noch mäßige belastungsabhängige Schmerzen auf, die aber nicht mehr invalidisierend sind. Ich empfehle B.A. das Heimprogramm für 3 Monate fortzusetzen.

Follow Up

3 Jahre nach der abgeschlossenen Behandlung meldet sich B.A. wieder. Seit einem Unfall mit einer Schneeschleuder vor 3 Mo-

Gautschi R. Auf den Punkt gebracht: Triggerpunkt-Therapie bei lateralen Ellenbogenschmerzen. Manuelle Therapie 2012; 16: 67–72

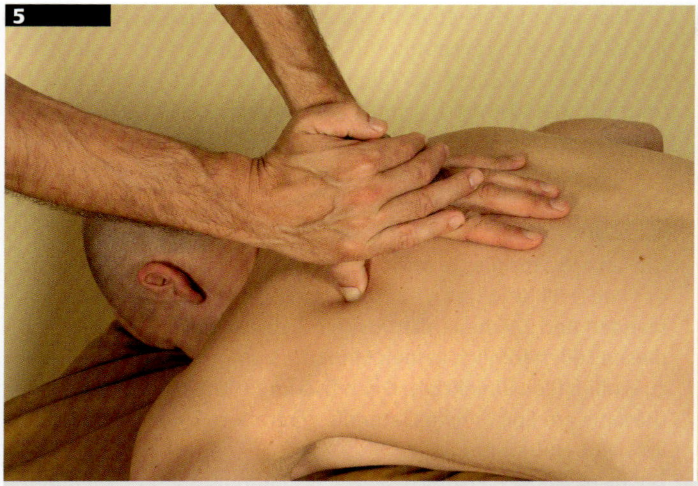

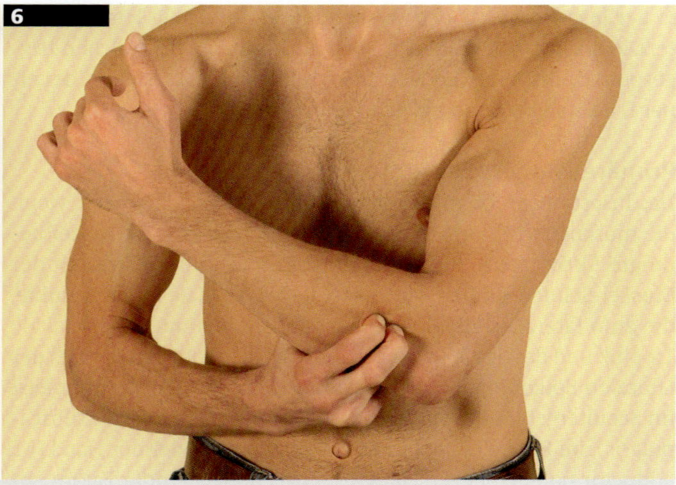

Abb. 5 M. infraspinatus: manuelles Aufdehnen der Triggerpunkt-Region [7].
Abb. 6 M. supinator: Selbstbehandlung myofaszialer Triggerpunkte [7].

naten persistieren thorakale Schmerzen rechts und Ellenbogenschmerzen links. Der rechte Ellenbogen ist seit der letzten Therapie vor 3 Jahren zu 95 Prozent in Ordnung.

Insertionstendinopathie: Ursache oder Folge?

Üblicherweise machen Ärzte und Therapeuten lokale Strukturen im Bereich des Ellenbogens für laterale Ellenbogenschmerzen verantwortlich: Radioulnar- oder Radiohumeralgelenk, Lig. annulare, Sehnenansätze der Extensorengruppen am Epicondylus lateralis (Insertionstendinopathie) oder neurale Strukturen (N. radialis, Zweige des N. musculocutaneus).

Diese Sichtweise ist zu ergänzen. Die klinische Erfahrung zeigt, dass es einerseits laterale Ellenbogenschmerzen gibt, die nicht mit einer pathologischen Veränderung einer lokalen Struktur einhergehen. Andrerseits weisen die meisten Patienten mit lateralen Ellenbogenschmerzen eine ausgeprägte erhöhte Druckempfindlichkeit im Bereich der tiefen Ellenbogenstrukturen auf (Lig. anulare radii, Gelenkkapsel des Radioulnar- und Radiohumerlgelenks) und/oder der oberflächlichen Strukturen (Insertionsstelle der Sehnen der Extensorenmuskulatur am Epicondylus lateralis).

Aufrechterhaltende (myofasziale) Faktoren erkennen

Manchmal verbessert die lokale Behandlung der Strukturen am Epicondylus lateralis die Beschwerden, z. B. Deep friction der Insertionsstellen, Behandlung myofaszialer Triggerpunkte in der Extensorengruppe, Mobilisation des Radiusköpfchens, Lokalinjektionen. Nicht selten aber verschlimmert sich die Symptomatik nach einer solchen Intervention (Fallbeispiel, Erstbehandlung) oder eine positive Wirkung hält nur für kurze Zeit an.

Dies kann als Zeichen dafür verstanden werden, dass es nichtlokale Primärfaktoren gibt, die zu einer lokalen Überlastung im Ellenbogenbereich führen bzw. eine solche Überlastung aufrechterhalten. Die Veränderungen der lokalen (muskulären, tendinösen, ligamentären, artikulären, neuralen) Strukturen sind in diesen Fällen sekundär. Dies ist bei Patienten mit sogenannten therapieresistenten Ellenbogenproblemen sehr häufig. Nur wenn Therapeuten die das Problem aufrechterhaltenden Faktoren erkennen und in die Therapie einbeziehen, kann eine Therapie nachhaltig erfolgreich sein.

Die Insertionstendinopathie: ein Symptom

Dies rückt die Bewertung einer Insertionstendinopathie in ein neues Licht: Eine Insertionstendinopathie ist bei chronischen Ellenbogenschmerzen in der Regel nicht als Ursache des Problems zu verstehen, sondern lediglich als Symptom. Sie ist das Zeichen für eine überlastete Insertionsstelle. Die Überlastung resultiert aus dem Missverhältnis zwischen Belastung und Belastbarkeit und hat meistens verschiedene Gründe, die zusammenwirken. In der Regel gehen eine erhöhte Belastung (repetitive oder monotone Belastung, akute Überlastung mit oder ohne Trauma) einher mit Faktoren, die eine verminderte Belastbarkeit bzw. eine verminderte Regenerationsfähigkeit bewirken. Denn die meisten akuten Überlastungen sind selbstlimitierend und erholen sich innerhalb von wenigen Tagen spontan. Tritt die Spontanremission nicht ein, müssen Therapeuten nicht nur den auslösenden Faktor (die Überlastung) erkennen. Mindestens ebenso wichtig ist die Antwort auf die Frage, was den spontanen Heilungsprozess behindert.

Konstante triggerpunktinduzierte Fehlspannungen verursachen die Insertionstendinopathie

Typischerweise sind in den Muskeln der Extensorengruppe, die am lateralen Epikondylus inserieren, aktive myofasziale Triggerpunkte zu finden. Die mit den myofaszialen Triggerpunkten assoziierten Hartspannstränge führen einerseits zu sensomotorischen Störungen der betreffenden Muskeln (was die reaktive Fehlbelastung von Synergisten bzw. Antagonisten nach sich zieht). Gleichzeitig bewirken Hartspannstränge und Muskelverkürzungen eine chronische Fehl- bzw. Überlastung der Muskel-Sehnen-Einheit. Infolge der andauernden Fehlspannungen bilden sich in der Muskel-Sehnen-Übergangszone oft myotendinöse Triggerpunkte und in der Insertionszone des Muskels tendo-periostale Triggerpunkte. Die Insertionstendinopathie ist als Zeichen eines solchen triggerpunktinduzierten andauernden Fehlzuges zu verstehen, der einer Dauerfehlbelastung gleichkommt.

Primäre Triggerpunkte stören zweifach

Das Insertionsproblem verschärft sich und wird chronisch, wenn die muskuläre Fehlbelastung weitergeht (arbeits- bzw. freizeitbedingte Aktivitäten) und wenn die lokale Erholungsfähigkeit der Muskel-Sehnen-Einheit reduziert ist. Myofasziale Triggerpunkte, die zum lateralen Ellenbogen ausstrahlen, verändern die lokale Trophik und damit die Regenerationsfähigkeit lokal im Bereich des lateralen Epikondylus. Solche primären Triggerpunkte, die meist im Schultergebiet (M. supraspinatus, M. infraspinatus, M. subscapularis), im Bereich des Nackens (Mm. scaleni) oder der Hand (M. adductor pollicis) liegen, sind als aufrechterhaltender Faktor sowohl für die myofaszialen Triggerpunkten in den Muskeln der Extensorengruppe als auch als aufrechterhaltender Faktor für die Insertionstendinopathie zu verstehen (siehe Fallbeispiel).

Zuerst die primären Triggerpunkte behandeln

Die Behandlung der primären Triggerpunkte im Schulter-/Nacken-/Handbereich ist in diesen Fällen die Voraussetzung für das Abklingen der Triggerpunktaktivität in den Muskeln der Extensorengruppe. Erst nach der Deaktivierung des Störpotenzials der primären Triggerpunkte (im Schulter-/Nacken-/Handbereich) ist die gezielte Therapie der aktiven myofaszialen Triggerpunkte in der ellenbogennahen Muskulatur möglich und nachhaltig wirksam (Fallbeispiel: Folgebehandlungen). Die Therapie dieser aktiven myofaszialen Triggerpunkte in Ellbogennähe ist relevant einerseits für das Abklingen der Ellenbogenschmerzen. Gleichzeitig detonisiert und löst die Triggerpunkt-Therapie die Hartspannstränge und entlastet somit die Insertionszone am Ellenbogen. Dies ist die Vorbedingung für die Beruhigung der Insertionsproblematik.

FAZIT

Die Ursache für die chronische Insertionstendinopathie liegt in der Regel nicht lokal an der Insertionsstelle; sie ist sekundär entstanden und Zeichen (nicht Ursache) des Problems. Es macht in diesen Fällen folglich keinen Sinn, das Symptom lokal behandeln zu wollen (Lokalinjektion, Deep friction, Ultraschall und Elektrotherapie am Epicondylus lateralis, operativer Eingriff z. B. nach Wilhelm-Hohmann).

Die nicht-lokalen Primärfaktoren für Ellbogenschmerzen können mannigfach sein (siehe Infobox). Bei Patienten mit chronischen Ellenbogenproblemen spielen häufig mehrere Faktoren zusammen. Es ist Aufgabe der Therapeuten im Clinical-Reasoning-Prozess herauszufinden, welche Faktoren im konkreten Fall mitbeteiligt sind, welche für die Chronifizierung des Problems dominant sind und wo man therapeutisch intervenieren kann. Die langjährige Erfahrung mit chronischen, als therapieresistent geltenden Ellenbogenschmerzen zeigt, dass eine gezielte Triggerpunkt-Therapie die meisten dieser Probleme günstig beeinflussen kann. Dies setzt fundierte Kenntnisse der Diagnostik und Therapie myofaszialer Schmerzen und Funktionsstörungen voraus.

TIPP FÜR DIE PRAXIS

Beispiele für nicht-lokale Primärfaktoren bei Patienten mit Ellenbogenschmerzen:

Myofasziale, vom Ellenbogen entfernt liegende Faktoren

- schmerzrelevante myofasziale Triggerpunkte
  - primäre Triggerpunkte mit Schmerzausstrahlung zum Ellenbogen
    - Fallbeispiel: myofasziale Triggerpunkte im M. supraspinatus, M. infraspinatus, M. triceps brachii (Caput mediale), M. anconeus, M. adductor pollicis, im ersten dorsalen M. interosseus und in den Mm. extensor pollicis longus und brevis).
  - lokal im Bereich des Ellenbogens gelegene myofasziale Triggerpunkte (auch als ***Satelliten-Triggerpunkte*** bezeichnet, da sie infolge von Triggerpunktaktivität in einem andern Muskel entstanden sind bzw. aufrechterhalten werden; durch die Beziehung primäre Triggerpunkte → Satelliten-Triggerpunkte können sogenannte ***Triggerpunktketten*** entstehen; siehe **Zusatzinfo 2**)
    - Fallbeispiel: myofasziale Triggerpunkte in den Mm. extensor carpi radialis longus und brevis, M. extensor digitorum communis
  - Das klinische Schmerzmuster im Fallbeispiel ist durch das Zusammenwirken und die Überlagerung von Referred Pain aus mehreren Muskeln entstanden und wird deshalb als ***zusammengesetztes Schmerzmuster*** bezeichnet (▶ **Abb. 1**).
- dysfunktionsrelevante myofasziale Triggerpunkte
  - Bezüglich Schmerz latente myofasziale Triggerpunkte in den Skapulastabilisatoren können die motorische Kontrolle der Skapula verändern und die optimale Skapulastabilisation beeinträchtigen [6, 7, 9, 11].
  - Mangelnde Bewegungskontrolle der Skapula bzw. des Schultergürtels kann ursächlicher bzw. unterhaltender Faktor für Ellenbogenschmerzen sein [1].

Artikuläre, vom Ellenbogen entfernt liegende Faktoren

- z. B. Dysfunktion der Zwischenwirbelgelenke, v. a. C5/6.

Neurale, vom Ellenbogen entfernt liegende Faktoren

- z. B. neuromuskuläres Entrapment mit Gleit- und/oder Kompressionsdysfunktion des Plexus brachialis durch die Mm. scaleni bzw. des N. musculocutaneus durch den M. coracobrachialis.

Haltungs- bzw. Bewegungsmuster

- ungünstige Position und mangelnde motorische Kontrolle von HWS, BWS und Skapula.

Repetitive bzw. monotone Belastung von Schulter-/Arm-/Handmuskeln

- arbeitsbedingt (Schreiner, Maurer, Schweißer, Elektriker, Musiker etc.).
  - Fallbeispiel: Reinigungs- und PC-Arbeit.
- freizeitbedingt: Stricken, Unkrautjäten, Handball, Tischtennis, Tennis, Golf, Klettern etc.).

AUTOR

Roland Gautschi

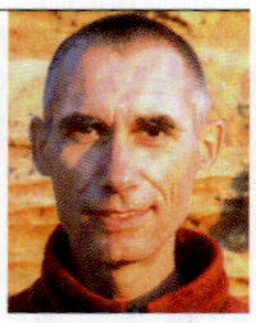

BIBLIOGRAFIE

DOI 10.1055/s-0032-1314425
manuelletherapie 2012; 16: 67–72

Stuttgart · New York · ISSN 1433-2671

Literatur

1. *Bakodi R. Symptome der medialen Epikondylopathie aufgrund von Schulterinstabilität im Kampfsport. Bedeutung der funktionellen Bewegungsanalyse anhand eines Fallbeispiels. Manuelle Therapie 2011; 15: 220–227*
2. *Dejung B. Nichtoperative Behandlung der lateralen Epicondylodynie. In: Meyer RP, Kappeler U, Hrsg. Ellenbogenchirurgie in der Praxis. Heidelberg: Springer; 1998*
3. *Dejung B. Triggerpunkt-Therapie: Die Behandlung akuter und chronischer Schmerzen im Bewegungsapparat mit manueller Triggerpunkt-Therapie und Dry Needling. 3. überarbeitete und erweiterte Auflage (Erstauflage 2003). Bern: Hans Huber; 2009*
4. *Dejung B, Strub M. Die Behandlung der lateralen Epicondylodynie. Physiotherapie 1994; 2: 4–7*
5. *Dommerholt J, Bron C, Franssen J. Myofasziale Triggerpunkte. Evidenzbasierter Review. Manuelle Therapie 2011; 15: 20–32*
6. *Gautschi R. Gelesen und kommentiert: Latente myofasziale Triggerpunkte: Ihre Wirkungen auf Muskelaktivität und Bewegungseffizienz. Manuelle Therapie 2007; 11: 32–34*
7. *Gautschi R. Manuelle Triggerpunkt-Therapie. Myofasziale Schmerzen und Funktionsstörungen erkennen, verstehen und behandeln. Stuttgart: Thieme; 2010*
8. *Gautschi R. Myofasziale Triggerpunkt-Therapie. In: van den Berg F, Hrsg. Angewandte Physiologie, Bd. 4: Schmerzen verstehen und beeinflussen. 2. erweiterte Auflage. Stuttgart: Thieme; 2008*
9. *Lucas K, Karen R, Polus B, Rich P. Latent myofascial trigger points: their effects on muscle activation and movement efficiency. J Bodywork Mov Ther 2004; 8: 160–166*
10. *Mense S, Simons DG, Russel IJ. Muscle Pain: Understanding its Nature, Diagnosis and Treatment. Philadelphia: Williams & Wilkins; 2001*
11. *Tanno H. Flügel außer Kontrolle. Skapulastabilität erkennen und behandeln. Physiopraxis 2011; 1: 26–29*
12. *Travell JG, Simons DG. Handbuch der Muskel-Triggerpunkte: Obere Extremität, Kopf und Rumpf. 2. Aufl. München: Urban & Fischer; 2002*

Clinical Reasoning mit Algorithmus und Achtsamkeit

EFFEKTIV PROBLEME LÖSEN: Physiotherapeuten sind täglich mit neuen Problemen konfrontiert, die sie zügig erkennen müssen, um wirksam therapieren zu können. Wie ein Algorithmus und kommunikative Achtsamkeit den Clinical-Reasoning-Prozess unterstützen, zeigt dieses Fallbeispiel. Auf den ersten Blick schien alles ganz eindeutig zu sein...

Anamnese

Fr. S., 43 Jahre alt, berufstätig beschreibt einen lateralen Ellenbogenschmerz links, seit ca. 4–6 Wochen. Sie zeigt direkt auf einen sehr berührungsempfindlichen Punkt. Der Schmerz strahlt in den Unterarm. Sie kann sich nicht genau erinnern, wann der Schmerz gekommen ist. Vor 6 Wochen hat sie sich am Ellenbogen gestoßen. Jetzt ist der Arm noch empfindlicher geworden. Berühren und Zugreifen sind unangenehm. Der bisher behandelnde Arzt hat ihr ein Schmerzmittel (nichtsteroidales Antirheumatikum) und eine Schmerzsalbe verschrieben. Beides hat am Anfang etwas geholfen. Zurzeit hilft es nicht: „Ich bin genervt von meinem Schmerz."

Frau S. arbeitet bei einem privaten Gesundheitsdienstleister unter anstrengenden Bedingungen, sitzend. Auf meine Frage, was sie zum Ausgleich macht, antwortet sie: „Spazieren gehen – Sport ist Mord! Sie arbeiten ja mit einem Fitnesstudio zusammen, das kommt für mich überhaupt nicht in Frage. Aber Sie sind ja ein Spezialist." Sie redet fast 10 Minuten ohne Unterbrechung. „Was ist los mit ihr?" Sie möchte den Schmerz schnell loswerden. Jetzt hat sie Tränen in den Augen. „Ach, die üblichen Nackenverspannungen habe ich auch noch. Kein Wunder , wenn man soviel sitzt." Der rechte Unterarm tut auch manchmal weh, aber das ist nicht so wichtig. Sie ist jetzt wegen des linken Ellenbogens hier. Meine ersten Antworten sind vorsichtiger Natur zur Untersuchung und Behandlung des linken Ellenbogens, ohne Prognose. Ich wecke ihr Interesse an einer genauen Untersuchung.

Meine Gedanken: Ah ja, einfache Diagnose, der linke Ellenbogen schmerzt bei Handgelenkextension. Ich schalte innerlich schon etwas ab und werde wieder wach. Sie spricht von „genervt". Hat sie etwas mit den Nerven? Eine periphere neurogene Ursache des Problems oder eine allgemeine Belastung des autonomen oder zentralen Nervensystems könnten in den Vordergrund treten. Das heißt für mich: Teste N. radialis mit ULNT2b (upper limb tension test 2b), Brustwirbelsäule, sympathisches Nervensystem. Was sagt das zentrale Nervensystem zu Stress? Ich gehe den Algorithmus zum Tennisellenbogen durch. Ich werde alle Strukturen der oberen Körperhälfte untersuchen. Ein Problem steht an. Frau S. von Eigenübungen zu überzeugen, scheint schwierig zu werden. Zitat: „Sport ist Mord". Wie kriege ich das hin?

Sie hat Interesse an einer schnellen Heilung und macht dabei einen „genervten" Gesichtsausdruck. Warum spricht sie so schnell und viel? Sie muss einen „Druck" in sich verspüren, das heißt für mich eventuell einige Behandlungen nur Gespräche über den Beruf und den persönlichen Umgang mit Stress. Was ist mit dem rechten Unterarm? War die Einschätzung von Frau S. richtig? Es wird vielschichtig. Ich muss auch Behandlungen zur Entspannung planen ohne Unterbrechung durch Telefon, eventuell mit autogenem Training, Atemtherapie.

Die Diagnose ist doch schwieriger, als zunächst gedacht. Es gibt Anzeichen für periphere und zentrale Schmerzmechanismen, lokale und entfernte Dysfunktionen. Red Flags, wie sehr starker Schmerz oder Kraftlosigkeit, sind nicht zu erkennen. Ich verzichte auf die Anwendung des Ellenbogenfragebogens (Patient-Related Tennis Elbow Evaluation Questionnaire, PRTEEQ), da die Ursachen und Quellen der Symptome auf der Hand liegen.

Geschichte

Wesentliche Daten im Krankheitsverlauf von Frau S. sind:

- 2000 erste Nackenschmerzen, kein HWS-Bandscheibenvorfall bzw. Schleudertrauma,
- Januar 2010 Sehnenscheidenentzündung (Tendovaginitis stenosans de Quervain), rechter Unterarm distal, 1. Sehnenfach,
- Mai 2011 Stoß linker Ellenbogen,
- keine Operation.

Meine Gedanken: Ist der rechte Unterarm nicht fast wichtiger zu befunden? Es muss auf jeden Fall in der 2. oder 3. Behandlung passieren. Dann muss ich auch in der 2. oder 3. Behandlung die HWS untersuchen.

Spezielle Fragen

Aus den Antworten von Frau S. ergibt sich dieses Bild:

- Größe 1,75 Meter, 65 Kilogramm, Labor okay, keine Medikamente.
- Röntgen: Hand rechts, Ellenbogen links ohne Befund, HWS nicht geröntgt.
- Sicherheitsfragen: kein Nachtschweiß, Fieber oder ungewollter Gewichtsverlust.
- Hobbys: etwas spazieren gehen.
- Beruf: sitzende Tätigkeit seit 30 Jahren, 40 Wochenstunden, Stress nimmt seit Jahren zu.
- Ergonomie: keine Schulung.
- Familie: verheiratet, keine Kinder.

Glatthaar P. Clinical Reasoning mit Algorithmus und Achtsamkeit. Manuelle Therapie 2012; 16: 74–79

Meine Gedanken: Wie soll es besser werden, wenn kein Bewusstsein für Bewegung vorhanden ist? Ich muss ganz von vorne anfangen. Was tut ihr gut? Ist ihr bewusst, wie Nacken- und Armprobleme sich bessern können? Stichwörter: dynamisches Sitzen, Ergonomie am Arbeitsplatz.

Inspektion

Steilstellung HWS, kurzer zervikothorakaler Übergang, Steilstellung BWS, Th2–6 abgeflacht, leicht hängender Unterbauch, vorgeschobener Schultergürtel, innenrotierte Schultergelenke, Protraktion des Kopfes.

Meine Gedanken: klassische „Schreibtisch-Haltung" mit Protraktion des Kopfes.

Linker Ellenbogen 24-h-Verhalten

Der Schmerz ist ziehend, mal tief, mal oberflächlich (**Abb. 1** ①). Der Ellenbogen ist dann sehr berührungsempfindlich. Es langt schon, mit dem Pullover darüber zu streichen. Beim Greifen, am PC, bleibt er kurz (Sekunden) oder auch mal etwas länger (1–2 Minuten). Der Schmerz wird besser durch Bewegen, Schütteln des linken Armes.

Meine Gedanken: Das wird schwierig werden, laut Literatur steht bei Berührungsempfindlichkeit die HWS im Vordergrund. Ich muss die HWS untersuchen und Frau S. den Zusammenhang erklären, um sie von der Notwendigkeit der Untersuchung zu überzeugen.

Rechter Unterarm distal, medial 24-h-Verhalten

Schmerzen seit 1,5 Jahren, mal brennend, ziehend, mal nicht, die jetzt etwas besser werden (**Abb. 1** ②). Zurzeit besteht eine dezente Schwellung. Anfangs trat eine kurzfristige Besserung durch ärztliche Injektionsbehandlungen ein (dreimal). Die Schmerzen sind mal abhängig vom Greifen und Bewegen. Manchmal tut es auch einfach so weh, über Tage, nicht stark. Sie hat sich daran gewöhnt.

Morgens, mittags, nachts: kein Unterschied. Der Schmerz wird besser durch Bewegen, Schütteln des rechten Unterarmes.

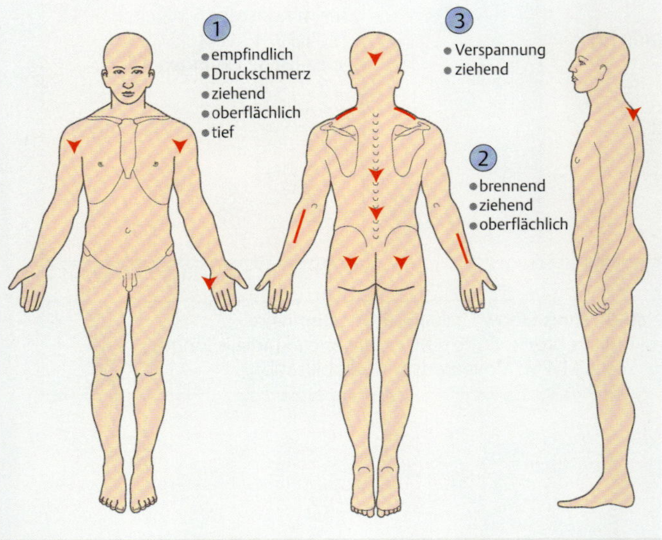

Abb. 1 Körpertabelle Frau S.

Meine Gedanken: Das ist komisch. Sie kommt wegen eines Tennisellenbogens links zu mir. Jetzt spricht sie von 1,5-jährigen Schmerzen im rechten Unterarm distal, radiale Seite. Hat sie das vergessen? Nein, ich mache ihr das durch gründliches Nachfragen wieder bewusst. Der Schmerz 2 könnte im Verlauf des N. radialis superficialis, der Unterarmfaszie des 1. Sehnenfaches am Handgelenk sein. Es könnte ein Double-Crush-Syndrom sein, an dem der rechte und linke N. radialis beteiligt sind. Teste: ULNT(upper limb neural tension test) 2b rechts und links, HWS ab C4–8, eventuell bis T4, BWS oder Rippen.

Nacken links und rechts 24-h-Verhalten

Leichte Verspannungen des Nackens seit mindestens 10 Jahren (**Abb. 1** ③). Der Schmerz nimmt bei beruflichem Stress zu. Manchmal hilft eine Massage. Er geht von alleine wieder.

Morgens, mittags, nachts: kein Unterschied. Bewegen verbessert den Schmerz.

Meine Gedanken: Die üblichen HWS-Probleme. Aber es ist etwas Widersprüchliches dabei. Fr. S. weiß, dass Bewegungen ihr helfen, sagt aber, Sport ist Mord. Ich muss ein vorsichtiges Gespräch über bewusstes Bewegen führen. Wieder ein Hinweis auf die HWS-Untersuchung.

Planung der 1. Untersuchung und Behandlung

Meine Gedanken: Mein Clinical-Reasoning-Prozess ergibt sich aus den Hypothesen, die ich nach der Anamnese aufgestellt habe. Um meine Überlegen zu prüfen, vergleiche ich meine Hypothesen mit den Hypothesen des Algorithmus (**Abb. 2**). Welches Krankheitsmuster, welchen Schmerzmechanismus hat Fr. S.? Welches Gewebe ist die Quelle?

Lokale Zeichen: Schmerz 1

- ***Lokale Dysfunktionen von Gelenk, Muskel, Faszie, Nerv***, da die Extension des Handgelenks Schmerzen verursacht. Untersuche Extension, Flexion, Supination und Pronation des Ellenbogens sowie die gleichzeitige Extension des Handgelenks und 3. Fingers.
- ***Ischämische Komponente***, da beispielsweise Schütteln und Bewegen die lokalen Beschwerden verbessern.

DOUBLE-CRUSH-SYNDROM

Schädigen Kompressionen einen Nerv an mindestens zwei Stellen, spricht man vom Double-Crush-Syndrom (***crush***, engl. Quetschung, Andrang). Das Zusammenwirken mehrerer Schädigungsorte führt zu einem Summationseffekt: Ein proximal mit geringer Intensität ausgeübter Druck, der normalerweise keine Symptome auslöst, erhöht die Sensibilität distaler Nervenabschnitte.

Glatthaar P. Clinical Reasoning mit Algorithmus und Achtsamkeit. Manuelle Therapie 2012; 16: 74–79

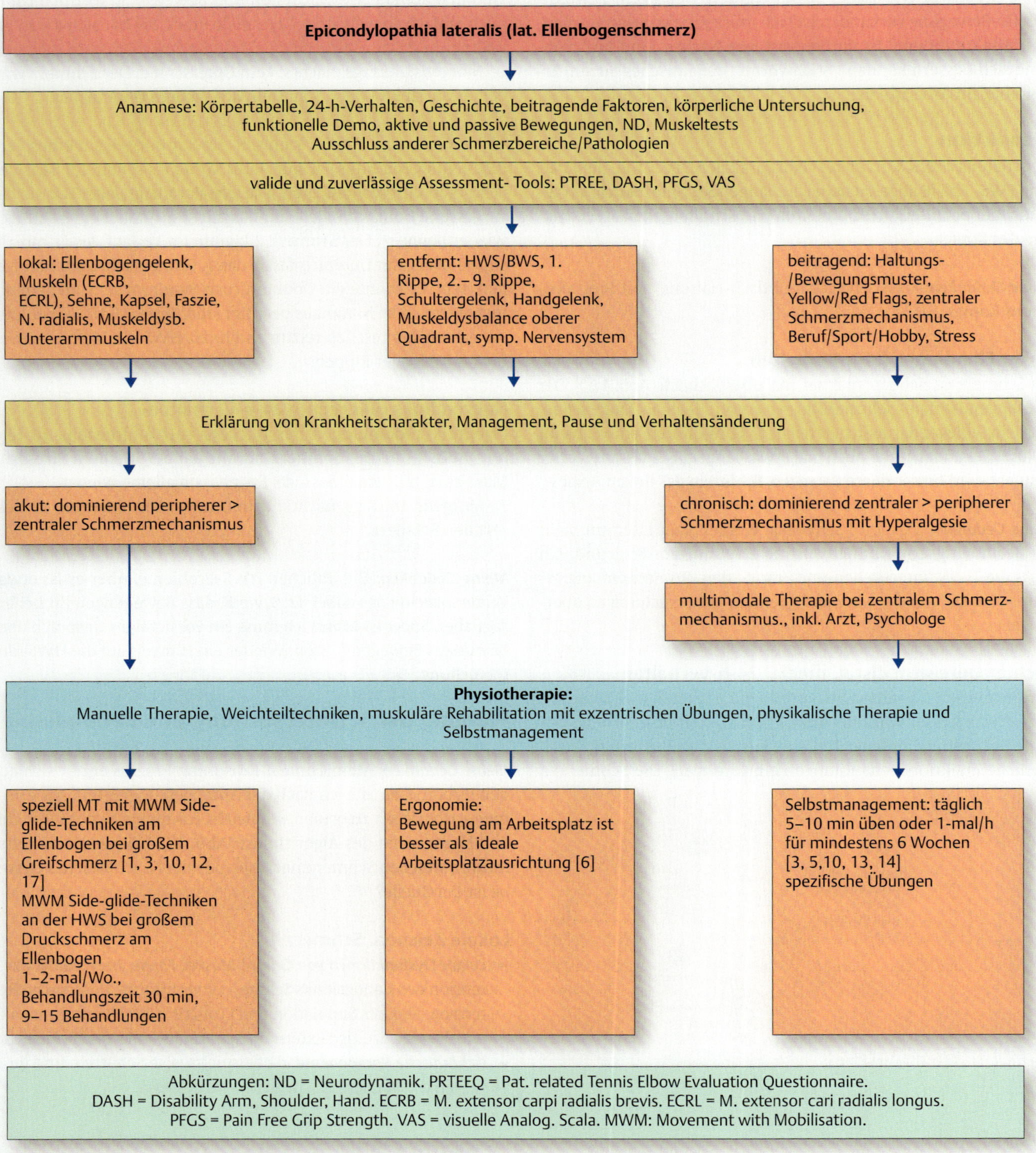

Abb. 2 Algorithmus lateraler Ellenbogenschmerz.

Glatthaar P. Clinical Reasoning mit Algorithmus und Achtsamkeit. Manuelle Therapie 2012; 16: 74–79

- ***Periphere neurogene Komponente*** aufgrund der Überempfindlichkeit am Ellenbogen links und des unklaren Schmerzes am rechten Unterarm. Liegt ein Double-Crush-Syndrom vor? Unterstützt eine Dysfunktion der HWS Höhe C5, 6 oder 7 ein Double-Crush-Syndrom mit Symptomen am N. radialis, rechts seit 2010 und links seit 2011?

Entfernte Zeichen

- Dysfunktionen: HWS, da die Nackenmuskulatur seit Jahren verspannt ist. Daraus folgt: Untersuchung der HWS Höhe C5, 6 oder 7 auch wegen des eventuellen Double-Crush-Syndroms.
- Ist das sympathische Nervensystem wegen des Arbeitsstresses überempfindlich oder das zentrale Nervensystem? Untersuchung der BWS, Rippen...

Beitragende Faktoren

- Beruf, Ergonomie, keine Bewegung, ablehnende Haltung zu Sport,
- 1,5-jährige Schmerzgeschichte des rechten Unterarms, durch ärztliche Behandlung nicht verbessert,
- zentraler Schmerzmechanismus in Folge der Hyperästhesie, durch Beruf, Stress,
- Nackenprobleme seit 10 Jahren,
- Skepsis („Werde ich hier, bei Herrn Glatthaar, ordentlich untersucht?"),
- wachsender Druck am Arbeitsplatz.

Alle Komponenten und Faktoren zeigen mir, ich muss vorsichtig untersuchen und sollte möglichst wenig in den Schmerz gehen. Statt „Schmerz" sage ich das „Komische" oder „Es". Muss ich andere Ärzte, Psychologen zu Rate ziehen?

Ich werde trotz der Schmerzen im rechten Unterarm und der Nackenprobleme mit der Untersuchung des linken Ellenbogens beginnen. Fr. S. ist deswegen zu mir gekommen. Die Untersuchungsintensität wird im 50-Prozent-Belastungsbereich liegen, da neurogene Komponenten beteiligt sein könnten. Die HWS und den rechten Unterarm werde ich in der 2. oder 3. Behandlung untersuchen und behandeln. Ich werde alles, was ich mache, laut und deutlich erklären. Fr. S. hat betont, sie möchte wissen, was los ist. Mit der Untersuchung und Interpretation der Ergebnisse kann ich Vertrauen schaffen.

Körperliche Untersuchung

Die körperliche Untersuchung ergibt:

Aktueller Schmerz (VAS): Schmerz 1 linker Ellenbogen (0/10), Schmerz 2 rechter Unterarm (2/10).

Meine Gedanken: Komisch, sie kommt doch wegen des linken Ellenbogens zu mir. Jetzt schmerzt der rechte Unterarm im Liegen. Liegt die beherrschende Schmerzproblematik doch im rechten Unterarm?

Auslösen der Schmerzen: Beim Händedruck mit links bei ein Drittel starker Druckintensität Schmerz 1 auf der VAS 5/10, keine Veränderung durch Elevation des Schultergürtels oder Lateralflexion der HWS; Druckschmerzmessung mit Fingerdruck am linken Epicondylus lateralis, mit ein Drittel starkem Druck (VAS 5/10); schmerzfreies Greifen mit Dynamometer (PFGS, pain free grip strenght): rechts 11 Kilogramm, links 14 Kilogramm.

Meine Gedanken: hoher Druckschmerz und schneller Schmerz bei geringer Greifkraft am linken Ellenbogen. Laut Literatur [7, 19] könnte dies die HWS in den Vordergrund der Behandlung rücken. Die Kraftwerte liegen ca. 70 Prozent unter vergleichbaren Werten ihrer Altersgruppe. Viel Kraft und Ausdauerarbeit werden nötig sein.

Aktive Bewegungen: Ellenbogen links: endgradig Flexion/Extension, Supination mit Schmerz 1, Pronation schmerzfrei.

Passive Bewegungen: bei endgradiger Extension steigt Schmerz 1, mit Kompression oder Distraktion am Humeroradialgelenk keine Veränderung; bei endgradiger Supination steigt Schmerz 1, mit radioulnarer Kompression keine Veränderung, mit Kompression am Radiusköpfchen und Lig. anulare steigt Schmerz 1.

Meine Gedanken: lokal betroffene Strukturen: Humeroradialgelenk, Radiusköpfchen und Lig. anulare. Vielleicht wurde der Schmerz durch den Stoß am Ellenbogen im Mai ausgelöst.

Palpation: Druckschmerz am linken Epikondylus bei ein Drittel starker Druckintensität (Schmerz 1 steigt); Muskelhartspann der Extensoren des Handgelenks; kein Druckschmerz entlang der Palpationspunkte des N. radialis.

Meine Gedanken: Hyperästhesie; ich werde das dominierende zentrale Schmerzmuster erfragen, um ein Gespräch über ihre Schmerzwahrnehmung zu führen. Noch Besser: Wie ist ihr Gesundheitserleben bei Problemen? Wie löst Fr. S. das für sich?

Muskeltests: 3. Finger Extension Schmerz 1 (VAS 5/10), gesamte Extensoren des Handgelenks Schmerz 1 (VAS 3/10).

Meine Gedanken: M. extensor carpi radialis brevis, lokales Geschehen, das heißt ich behandle mit Mobilization with Movement (MWM) am Ellenbogen, da hier eindeutig ein lokales Problem besteht.

Neurodynamik: ULNT2b links: bei 30 Grad Abduktion im Schultergelenk leichtes Ziehen an 1, mit Elevation des Schultergürtels nimmt Schmerz 1 ab; ULNT2b rechts: bei 10 Grad Abduktion im Schultergelenk stärkeres Ziehen an 2, mit Elevation des Schultergürtels nimmt Schmerz 2 ab.

Meine Gedanken: Sowohl der rechte als auch der linke N. radialis ist betroffen; der Rechte mehr als der Linke. Untersuche und behandle die mechanischen Kontaktflächen (Mechanical Interface), d.h. die möglichen Nervenkompressionsstellen des N. radialis: HWS, vordere Halsfaszie, Mm. scaleni, 1. Rippe, M. pectoralis minor. Jetzt habe ich genug Vergleichsparameter, um Wiederbefunde nach den Behandlungen durchzuführen. Aber für welche Behandlung entscheide ich mich? Behandlung des linken Ellenbogens, da Fr. S. seinetwegen zu mir kommt. Ich vermute eine lokale Komponente.

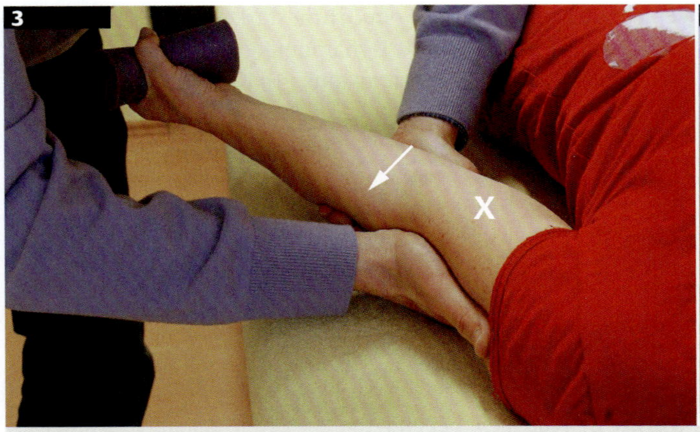

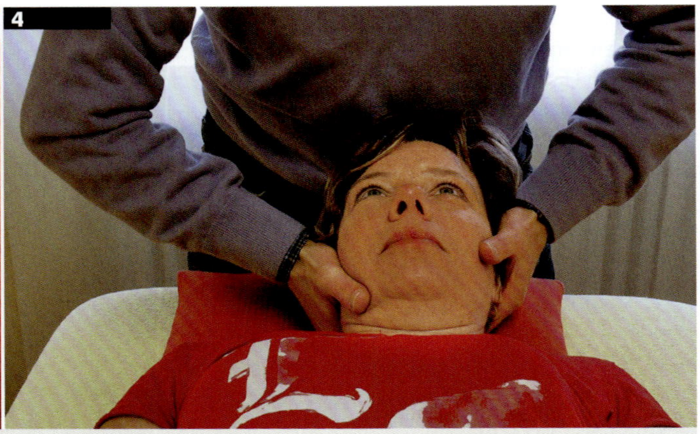

Abb. 3 Mobilization with Movement (MWM) am Ellenbogen: Kraftrichtung am medialen, proximalen Unterarm (weißer Pfeil), Humerusstabilisierung (X).
Abb. 4 HWS Side-Glide nach links.

Gelenktest und Extensionstest des 3. Fingers ergaben, dass das Humeroradialgelenk, Radiusköpfchen und M. extensor carpi radialis brevis mitbeteiligt sind. Auch der palpatorisch an den Handgelenkextensoren gefundene Muskelhartspann spricht dafür.

1. Behandlung

Ich führe MWM am Ellenbogen durch mit größtmöglicher Schmerzfreiheit für Fr. S. bei Handgelenkextension mit drei mal acht Wiederholungen (**Abb. 3**). Wiederbefund: schmerzfreies Greifen links circa 17 Kilogramm, Berührungsdruck am Ellenbogen links: gleich, ULNT2b links und rechts: gleich.

Eigentraining: dynamisches Dehnen 10–20-mal pro Stunde mit Wiederbefund. Das Ergebnis ist gleich. Am Ende der 1. Behandlung will Fr. S. mir um den Hals fallen, weil sie eine Erklärung für ihre Schmerzen und keine Spritzen bekam.

Meine Gedanken: Das ist mir zu schnell. Was ist, wenn sie mit mir nicht zufrieden ist? Werde ich dann verdammt? Es besteht eine lokale Komponente am linken Ellenbogen und ein kleiner Erfolg war zu erwarten. Warum gebe ich ihr eine kleine Übung für Zuhause? Sie sagt, Schütteln und Bewegen der linken Hand verbessert den Unterarm. Vor dem Hintergrund einer Ischämie, einer lokalen Muskel- und Gelenkdysfunktion und einem zentralen Schmerzmechanismus gebe ich dem ganzen einen zeitlichen und zahlenmäßigen Rahmen. Mein Ziel der 1. Behandlung: erklären, reden, Vertrauen schaffen

4. Behandlung (nach 15 Tagen)

Weiter Vertrauen aufbauen, andere Bereiche ausschließen, wie Schulter oder Hand, Vergessenes untersuchen. Ergebnis nach der 3. Behandlung:

- Rechte Hand: deutliche (70 Prozent) Besserung bei Bewegung des Handgelenkes in Flexion/Extension durch HWS Side-Glide-Techniken (**Abb. 4**).
- Linker Ellenbogen: keine Veränderung.
- Eigentraining: die Ellenbogenextensionsübungen selten gemacht, wenig Vertrauen in Bewegung, am besten funktioniert das dynamische Dehnen.

Meine Gedanken: Das Sport-ist-Mord-Motto ist noch da. Widersprüchliches Ergebnis für die 3. Behandlung. Mich überrascht, dass der Schmerz am rechten Handgelenk so stark zurückgegangen ist. Zum reduziertem Eigentraining: Hatte ich zu wenig erklärt? Ich lese meine Planung für die 1. Behandlung nochmals durch. Die erklärenden und vertrauensbildenden Maßnahmen muss ich in jede Behandlung einbeziehen. Ein zentrales Schmerzmuster braucht mehr als nur lokale oder entfernte Behandlungen.

- Wiederbefund: Schmerzbereich 1 linker Ellenbogen, Greifen (VAS 4/10); Druckschmerz linker Ellenbogen, ULNT2b: unverändert.
- Untersuchung rechte Hand: aktueller Schmerz im Schmerzbereich 2 rechts; Handgelenk in Ruhe (VAS 1/10).
- Inspektion: radialseitig keine Schwellung mehr.
- Funktionelle Demo: greifen rechte Hand (VAS 1/10), insgesamt freieres Bewegen.
- Palpation: Druckschmerzhaft radialseitig bei leichter Druckstärke (1/3).
- Neurodynamik:
  - ULNT2b links bei 20 Grad Abduktion im Schultergelenk: leichtes Ziehen an 1, mit Elevation des Schultergürtels wird 1 weniger.
  - ULNT2b rechts bei 30 Grad Abduktion im Schultergelenk: stärkeres Ziehen an 2, mit Elevation des Schultergürtels wird 2 weniger.

Meine Gedanken: Der N. radialis ist jetzt links auffälliger als rechts, das heißt die Arbeitshypothese des Double-Crush-Syndroms ist richtig. Außerdem: Die mechanischen Kontaktflächen der HWS erneut behandeln, Engstellen am vorderen Halsdreieck links, HWS von ventral, 1. Rippe und M. pectoralis minor untersuchen. Gespräch über Beruf, Belastungssituationen. Welche typische Körperhaltung würden Sie einnehmen bei Stress, in Ruhe? Damit möchte ich die klassischen Bewegungsmuster bewusst machen.

Untersuchung: Beim vegetativen Slump tritt ein „Ziehen" an der BWS auf mittig links, rechts; kein Schweiß, keine Gesichtsrötung.

Screening: 1. Rippe links auffällig; Handgelenk und Schulter links ohne Befund.

Therapie: Mobilisierung 1. Rippe links, kaudal. Wiederbefund: Druckschmerz links, Ellbogen sinkt bei Palpation, ULNT 2b bei 30 Grad Abduktion. Während der Therapie erkundige ich mich nach der beruflichen Situation. Es kommen Tränen wegen einer drohenden Entlassung und der Übernahme neuer Aufgaben ohne Zeit zu haben. Im Gespräch entsteht die Idee eine Auszeit, Urlaub zu nehmen; evtl. ein Angebot inklusive Entspannungs- und Atemübungen.

8. Therapieeinheit (nach 79 Tagen)

Hauptproblem: Nackenverspannung, Steifigkeit rechts stärker als links.

Ergebnis nach 7. Therapieeinheit: Frau S. ist zufrieden. Heute schmerzt der Nacken. Sie wollte sich noch einmal vorstellen und ihr Ergebnis zeigen. Die Schmerzen am linken Ellenbogen und an der rechten Hand sind fast weg. Sie spürt sie nur selten bei stärkeren Belastungen.

Der Urlaub war gut, von den „Hausaufgaben" hätte sie etliches vergessen. Am besten gefallen Fr. S. die BWS Rotationsübung und das dynamische Dehnen, circa 5–10-mal pro Stunde. Daher soll sie diese Übungen 10–20-mal pro Stunde machen. Die exzentrischen Übungen macht sie einmal pro Tag.

Der Stress im Beruf ist gleichbleibend, aber sie hat eine andere Haltung am Arbeitsplatz und kann häufiger die Ausgangsstellung beim Sitzen und Schreiben wechseln. Die Handballenauflage tut gut.

Meine Gedanken: Urlaub tut gut. Das zentrale Schmerzmuster ist durchbrochen. „Sport ist kein Mord.", in die steife BWS kommt Bewegung. Das Ellenbogengewebe benötigt weiter exzentrische Übungen.

Der Wiederbefund zeigt, alle Parameter haben sich verbessert. Therapie: Gespräch über regelmäßigen Urlaub, kleine geplante Auszeiten; 20 Minuten Massage der Nackenmuskulatur, Mobilisation 1. Rippe weich.

Wiederbefund der 10. Therapieeinheit

Nach zwei weiteren Behandlungen der HWS, BWS und Rippen dokumentiere ich:

- Wiederbefund: Schmerzbereich 1 links, Ellenbogen, Greifen (VAS 0-1/10).
- Schmerzbereich 2 rechtes Handgelenk: endgradig nur bei Überdruck in Flexion/Extension.
- HWS: freieres Gefühl.
- Wiederholung Hausaufgabe: Aufrichtung und Rotation der BWS im Sitz.
- Gewicht bleibt gleich bei den Ellenbogenextensions- und Pro-/Supinationsübungen.
- Weitere Prognose: sehr gut für den linken Ellenbogen und die rechte Hand; für die HWS nur bedingt gut, da Frau S. zu viel im Sitzen ohne Bewegung arbeitet.

FAZIT

Die bestimmenden Dysfunktionen waren das zentrale Schmerzmuster mit dem Double-Crush-Syndrom und den Hyperästhesien im linken, rechten Arm. Die Initiative ging von der Patientin aus, sie suchte das Gespräch. In den meisten Momenten gelang es, den Heilungsverlauf positiv zu unterstützen. Einmal wollte ich „zu viel", und das Gewebe reagierte unmissverständlich. Der Algorithmus zeigt, welche Untersuchung, Behandlung als nächstes empfehlenswert ist.
Hätte ich einen Depressionsskalafragebogen verwendet, wäre mir der zentrale Schmerzmechanismus schneller aufgefallen. Auch der im Algorithmus beschriebene Ellenbogenfragebogen (PRTEEQ) hätte mir die starke Betroffenheit der Patientin gezeigt. Mein Management mit lokalen und entfernten Weichteiltechniken, mit HWS Side-Glide-Techniken, der Behandlung der 1. Rippe, mit Gesprächsangeboten und das Vermitteln minimaler Bewegungen für den Arbeitsplatz förderten die Heilung. Die Sehnenverletzung des rechten Daumens stellte sich als ein Ursachenfaktor heraus. Eventuell verletzten vorausgegangene Behandlungsmaßnahmen oder eine der Injektionen den N. radialis superficialis rechts. Die langjährigen HWS-Probleme unterhielten die Beschwerden der rechten Hand und am linken Ellenbogen. Die sitzende Tätigkeit verursachte die neuromuskuloskeletale Dekompensation und mangelnde Bewegung unterstützte dies. Die Empfindsamkeit des nervalen Systems wurde erhöht. Stress am Arbeitsplatz und die angedrohte Kündigung taten ihr übriges. Die Gespräche darüber mit sanften Mobilisationen der HWS und der 1. Rippe lösten die Hyperästhesie an den Armen und die Spannungen im Nacken. Der Algorithmus ermöglichte mir während der zehn Behandlungen einen schnellen Überblick, welche Untersuchungen und Behandlungen noch anstanden.

AUTOR

Peter Glatthaar

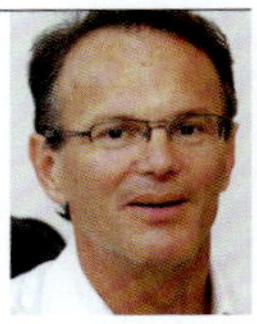

BIBLIOGRAFIE

DOI 10.1055/s-0032-1314426
manuelletherapie 2012; 16: 74–79

Stuttgart · New York · ISSN 1433-2671

Literatur

1. *Abbott JH. Mobilization with movement applied on the elbow effects shoulder range of movement in subject with lateral epicondylalgia. Manual Therapy 2001; 3: 170–177*
2. *Berglund KM, Persson BH, Denison E. Prevalence of pain and dysfunction in the cervical and thoracic spine in persons with and without lateral elbow pain. Manual Therapy 2008; 4: 295–299*

3. *Bisset L, Beller E, Jull G et al. Mobilisation with movement and exercise, corticosteroid injection, or wait and see for tennis elbow: randomised trial. BMJ 2006; 333: 939–45*
4. *Butler D, Moseley L. Schmerzen verstehen. Berlin: Springer; 2006*
5. *Cleland JA, Flynn TW, Palmer JA. Incorporation of Manual Theapy directed at the Cervicothoracic spine in Patients with LE: A Pilot Clinical Trial. JM&MT 2005; 3: 143–151*
6. *Delisle A, Larviere C, Plamondon A et al. Comparison of three computer office workstations offering forearm support: impact on upper limb posture and muscle activation. Ergonomics 2006; 2: 139–160*
7. *Glatthaar P, Morrison F, Wiesner R. Entwicklung eines Algorhythmus zur Behandlung der Epicondylopathia Lateralis (Tennisellenbogen) an Hand evidenzbasierter physiotherapeutischer Studien. Manuelle Therapie 2011; 15: 80–92*
8. *Khan MK, Cook JL, Kannus P et al. Time to abandon the „tendinitis" myth. BMJ 2002; 324*
9. *Kraushaar BS, Nirschl R. Current Concepts Review - Tendinosis of the Elbow. Journal of Bone & Joint Surgery 1999; 2: 259–278*
10. *Manchanda G, Grover D. Effectiveness of movement with mobilization compared with manipulation of wrist in case of lateral epicondylitis. Indian Journal of Physiotherapy and Occupational Therapy 2008; 1: 16–25*
11. *Pascarelli EM, Hsu JP. Understanding Work-related upper Extremity Disorders: Clinical Findings in 485 Computer Users, Musicians and Others. Journal of Occupational Rehabilitation 2001; 11: 1–21*
12. *Paungmali A, O'Leary S, Souvlis T et al. Hypoalgesic and Sympathoexcitatory Effects of Mobilization with Movement for Lateral Epiconylalgia. Physical Therapy 2003; 4: 374–383*
13. *Smidt N, Van der Windt DA, Devillé WLJM et al. Corticosteroid injections, physiotherapy, or a wait-and-see policy for lateral epicondylitis: a randomised controlled trial. Lancet 2002; 9307: 657–62*
14. *Struijs PAA, Kerkhoffs GMMJ, Assendelft WJJ et al. Conservative Treatment of Lateral Epiconylitis: Brace versus Physical Therapy or a Combination of Both - A Randomized Clinical Trial. American Journal of Sports Medcine 2004; 32: 462–469*
15. *Upton AR, Mc Comas AJ. The double crush in nerve entrapment syndromes. Lancet 1973; 2: 359–62*
16. *Vicenzino B, Collins D, Wright A. The initial effects of a cervical spine manipulative physiotherapy treatment on the pain and dysfunction of lateral epicondylalgia. Pain 1996; 1: 69–74*
17. *Vicenzino B, Paungmali A, Buratowski S et al. Specific manipulative therapy treatment for chronic lateral epicondylalgia produces uniquely characteristic hypoalgesia. Man Ther 2001; 4: 205–12*
18. *Walker-Bone K, Palmer K, Reading I et al. Prevalence and Impact of Musculoskeletal Disorders of the Upper Limb in the General Population. Arthritis & Rheumtism 2004; 4: 642–651 itgpAR*
19. *Yaxley G, Jull G. Adverse neural tension. Australian Physiotherapy 1993; 1: 15–22*

Glatthaar P. Clinical Reasoning mit Algorithmus und Achtsamkeit. Manuelle Therapie 2012; 16: 74–79

Schwerpunkt
Das instabile Handgelenk

Karpale Instabilitäten – Anatomie, Biomechanik und Pathologie

Die Hand ist komplex und sensibel. Durch diese Komplexität ist sie anfällig für Störungen. Handwurzelknochen können aufgrund von Bänderverletzungen verkanten, sich falsch drehen, subluxieren. Um solche Dysfunktionen zu entlarven, sind anatomische, biomechanische und pathophysiologische Kenntnisse dieses diffizilen Organs notwendig. Die Autoren Rainer Zumhasch und Cornelia Paries bieten einen Überblick über die differenzierte Funktionalität der Hand.

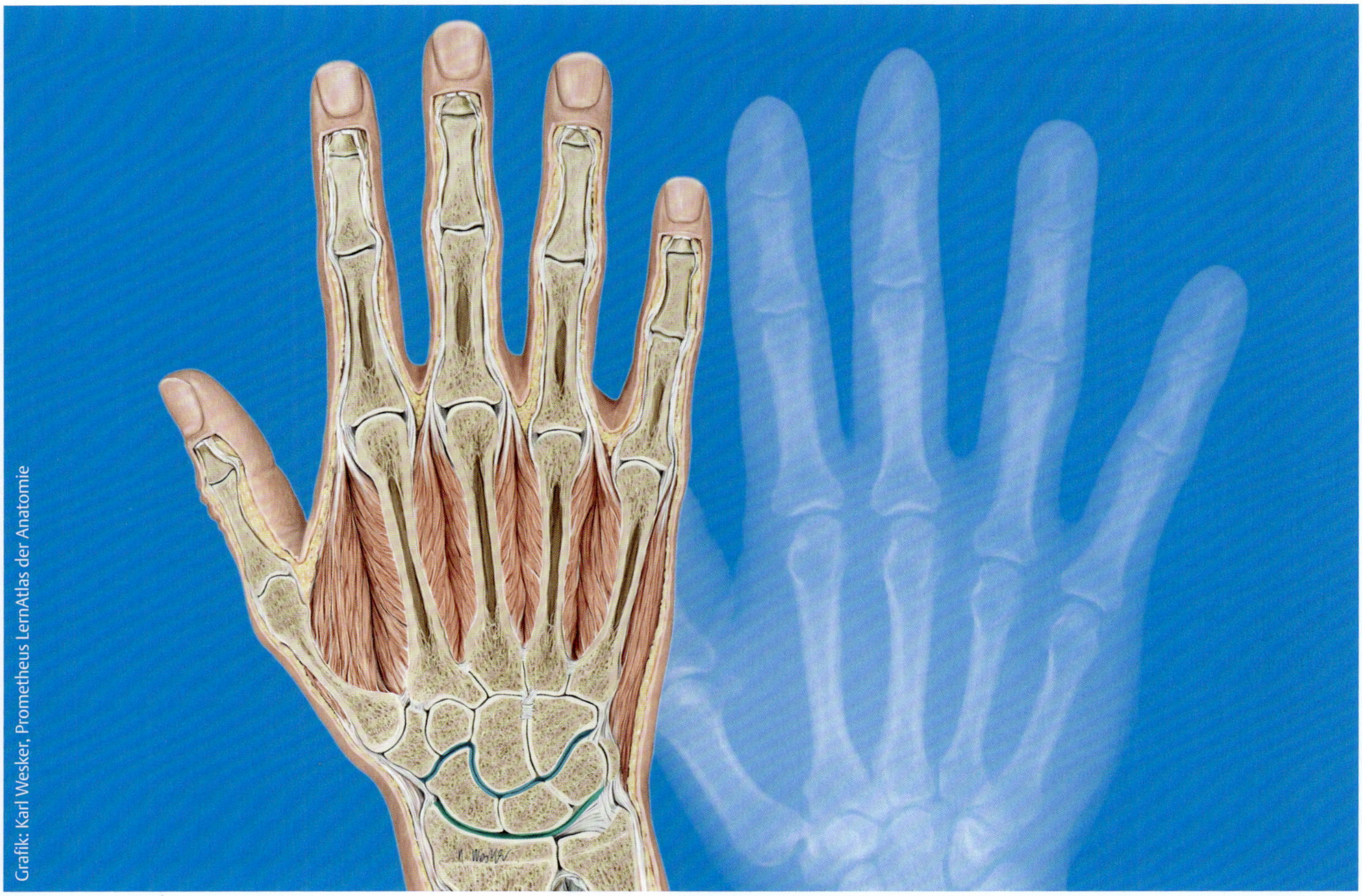

Zumhasch R, Paries C. Karpale Instabilitäten – Anatomie, Biomechanik und Pathologie. Manuelle Therapie 2016; 20: 63–69

Die Hand als Tast- und Greiforgan ist mit Abstand der differenzierteste Abschnitt des menschlichen Bewegungsapparates [4]. 19 Freiheitsgrade ermöglichen vielfältige Bewegungskombinationen bei gleichzeitiger Umsetzung von Kraft, Schnelligkeit und Leichtigkeit. Die Hand dient zudem als hoch spezifisches, sensibles Tastorgan, mit dessen Hilfe der Mensch sich und die Umwelt wahrnehmen und beurteilen kann. Diese Funktionalität ist nur durch ein intaktes Zusammenspiel der zentralen Steuerung mit stabilen anatomischen Strukturen möglich. Die Hand ist daher ein kompliziertes und anfälliges Organ [29].

Klagen über ein schmerzendes Handgelenk begegnen uns in der handtherapeutischen Praxis häufig. Die Schmerzen können belastungsabhängig, anhaltend oder akut auftreten, bereits seit längerer Zeit bestehen oder nach einem Handgelenktrauma persistieren. Zu den Ursachen dieser Schmerzen zählen unter anderem degenerative Veränderungen, Traumata oder Fehlbelastung. Um die oftmals unspezifischen Schmerzen zu differenzieren, ist es wichtig, die anatomischen, biomechanischen und pathophysiologischen Grundlagen genau zu kennen.

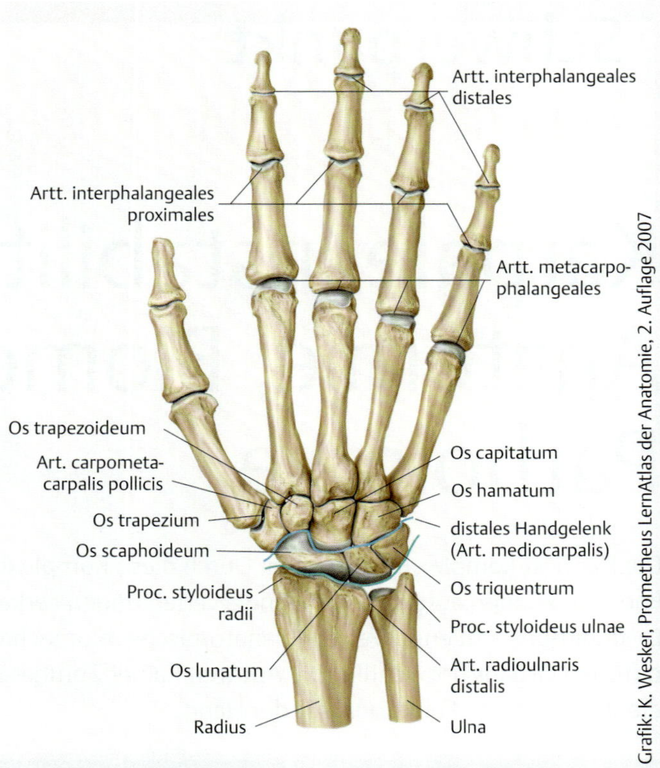

Abb. 1 Handwurzelknochen der rechten Hand in der Ansicht von dorsal. Art. radiocarpalis und Art. mediocarpalis sind farbig hervorgehoben.

Anatomie des Handgelenkes

Das Handgelenk stellt die Verbindung zwischen den distalen Gelenkflächen von Radius und Ulna, den Handwurzelknochen und den Basen der Ossa metacarpalia I-V dar.

Gelenkabschnitte

Es existieren mehr als 20 verschiedene Einzelgelenkabschnitte, die in vier wesentliche Gelenkabschnitte unterteilt werden [28]:

1. Radiokarpalgelenk (Art. radiocarpalis)
2. Mediokarpalgelenk (Art. mediocarpalis)
3. Karpometakarpalgelenke (Art. carpometacarpales)
4. Distales Radioulnargelenk (Art. radioulnaris distalis)

Bewegungsmöglichkeiten

Mögliche Bewegungen im Handgelenk sind die Palmarflexion und Dorsalextension in der Sagittalebene sowie die Radial- und Ulnarduktion in der Frontalebene. Eine Kombination der vier Bewegungsrichtungen wird als Zirkumduktion bezeichnet. Eine schräge Handgelenkbewegung, die sogenannte Dart Throwing Motion (DTM), verläuft von Radialextension (Kombination aus Radialduktion und Dorsalextension) zur Ulnarflexion (Kombination aus Ulnarduktion und Palmarflexion) und stellt die im Alltag am häufigsten ausgeführte Bewegung des Handgelenkes dar, zum Beispiel bei Aktivitäten wie Hämmern, Kämmen oder Binden der Schnürsenkel [15]. Biomechanische Studien zeigten, dass sich die DTM hauptsächlich im Mediokarpalgelenk vollzieht und die proximale Karpalreihe dabei relativ unbewegt bleibt [2]. Das für die karpale Stabilität wichtigste Band, das interossäre skapholunäre Ligament, wird während der DTM kaum gedehnt. Aufgrund dessen kann die DTM möglicherweise als die am besten stabilisierte und kontrollierte Handgelenkbewegung angesehen werden [7].

Ligamente

Die zahlreichen Ligamente des Handgelenkes haben die Aufgabe, die Knochen in der Bewegung zu führen und das Bewegungsausmaß zu begrenzen, und tragen somit maßgeblich zur karpalen Stabilität bei. Sie werden in einen extrinsischen und intrinsischen Teil gegliedert. Extrinsische Ligamente verlaufen zwischen Unterarmknochen, beziehungsweise Metakarpus und Karpus, während die intrinsischen Ligamente die Karpalknochen untereinander verbinden [17].

Oberflächliche Schicht. Die in der oberflächlichen Schicht gelegenen Retinacula flexorum (palmarseitig) und extensorum (dorsalseitig) sind extraartikuläre Stabilisatoren. Sie führen die extrinsischen Hand- und Fingersehnen am Handgelenk und tragen gemeinsam zur Rotationsstabilität des Karpus bei [25].

Mittlere Schicht. Die mittlere Schicht besteht proximal aus Bändern zwischen Unterarmknochen und Karpus (radiokarpale und V-Bänder, TFCC) und distal aus karpometakarpalen Bändern.

Die radiokarpalen Bänder verlaufen palmar- und dorsalseitig. Sie ziehen in ihrer Gesamtheit schräg von proximal-radial nach distal-ulnar, palmarseitig vorrangig zum Kapitatum und Lunatum (palmare V-Bänder) und dorsalseitig zum Os triquetrum (dorsales V-Band). Durch diesen Verlauf schützen sie den Karpus vor einer Translation nach ulnar. Das palmare Lig. radioscaphocapitatum (RSC) bildet zudem ein Widerlager für die Rotation des Skaphoids.

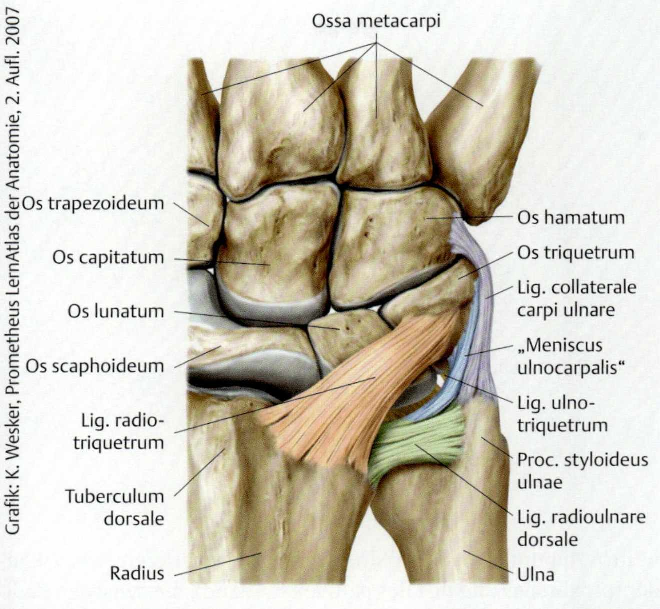

Abb. 2 Triangulärer fibrokartilaginärer Komplex (TFCC) einer rechten Hand, Ansicht von dorsal

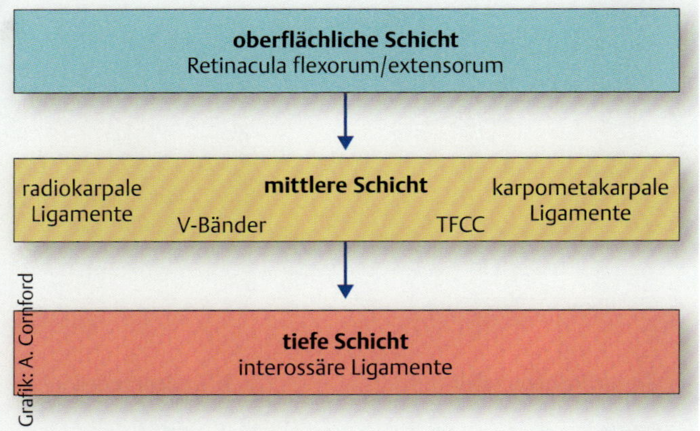

Abb. 3 Schichten der Ligamente des Handgelenkes

Zu den V-Bändern zählen das proximale und distale V-Band auf der palmaren Seite und das dorsale V-Band. Die Hauptfunktion der palmaren V-Bänder ist die Fixierung der Handwurzelknochen gegenüber einer Luxationstendenz nach palmar. Die dorsalen Ligamente sind fächerförmig angeordnet und wesentlich schwächer ausgebildet als die palmaren Bandstrukturen.

Der trianguläre fibrokartilaginäre Komplex (TFCC) ist auf der ulnaren Handgelenkseite lokalisiert und besteht aus ligamentären Strukturen (Ligg. radioulnare dorsale et palmare, Lig. ulnolunatum, Lig. ulnotriquetrum, Lig. collaterale ulnare), dem Discus ulnocarpalis, dem Meniscus homologe (ulnocarpalis) und der Sehnenscheide des M. extensor carpi ulnaris (ECU) (▶ **Abb. 2**). Er ist von bedeutender Wichtigkeit für die Stabilität des Hand- und distalen Radioulnargelenkes.

Die Ligg. carpometacarpalia ziehen von den distalen Karpalknochen zu den Metakarpalknochen.

Tiefe Schicht. Die interossären Bänder sind kurze Verbindungen zwischen benachbarten Handwurzelknochen. Lediglich zwischen Kapitatum und Lunatum besteht keine Bandverbindung. Die Knochen der distalen Handwurzelreihe sind untereinander durch kräftige Bänder verbunden, wodurch sie einen einheitlichen Block bilden. Die Ligamente der proximalen Reihe sind weniger fest, woraus eine größere Beweglichkeit der proximalen Karpalreihe resultiert. Skaphoid, Lunatum und Triquetrum können somit jeweils getrennt individuelle Drehbewegungen unter Führung und Zügelung der karpalen Bänder ausführen. Verlagert sich durch muskuläre Kontraktion oder passive Kompression die distale Karpalreihe nach proximal, übt sie Druck auf diese drei Knochen aus. Dies bewirkt einerseits eine Querdehnung, andererseits eine Verwringung dieser Reihe. Das Trapezium auf der radialen Seite wird nach palmar gezogen und bewirkt eine Flexion und Pronation des Skaphoids. Das ulnar gelegene Hamatum bewegt sich in eine dorsale Position und zieht das Triquetrum in Extension. Somit entstehen entgegengesetzte Bewegungen von Skaphoid und Triquetrum, wodurch das Lunatum zwei gegensätzlichen Kräften ausgesetzt ist. Sind die interossären Bänder Lig. scapholunatum (SL) und Lig. lunotriquetrum (LT) intakt, heben sie diese Kräfte auf, was zur einer Verwringung der proximalen Karpalreihe und Stabilitätszunahme führt [13]. SL- und LT-Band sind die zwei wichtigsten intrinsischen Bänder. Der kräftigste der drei Anteile des SL-Bandes ist der zirka drei Millimeter dicke dorsale Teil, der daher aufgrund seiner Festigkeit für die karpale Stabilität von großer Bedeutung ist [19]. Das SL-Band gilt als der primäre Stabilisator der Handwurzel [21].

:: Lig. scapholunatum und Lig. lunotriquetrum sind die zwei wichtigsten intrinsischen Bänder.

Muskulatur

Die auf das Handgelenk wirkenden Muskeln entspringen am Humerus und/oder den Unterarmknochen und ziehen mit ihren Ansatzsehnen zum Metakarpus oder den Phalangen. Besondere Bedeutung für die Stabilität des Handgelenkes haben folgende Muskeln:

- M. abductor pollicis logus (APL) spaltet sich im Ansatzbereich häufig in bis zu fünf Ansatzsehnen auf [10] und unterstützt mit diesen Sehnenzügeln die radialseitige Gelenkkapsel des Hand- und Daumensattelgelenkes. Der APL fixiert gemeinsam mit dem ECU das Handgelenk [26].
- M. extensor carpi radialis longus (ECRL) ist mit APL und M. flexor carpi ulnaris (FCU) ausführender Muskel der DTM [5].
- M. extensor carpi ulnaris (ECU) hat durch seine Verbindung zum TFCC eine besondere Bedeutung für die ulnare Handgelenkstabilität.

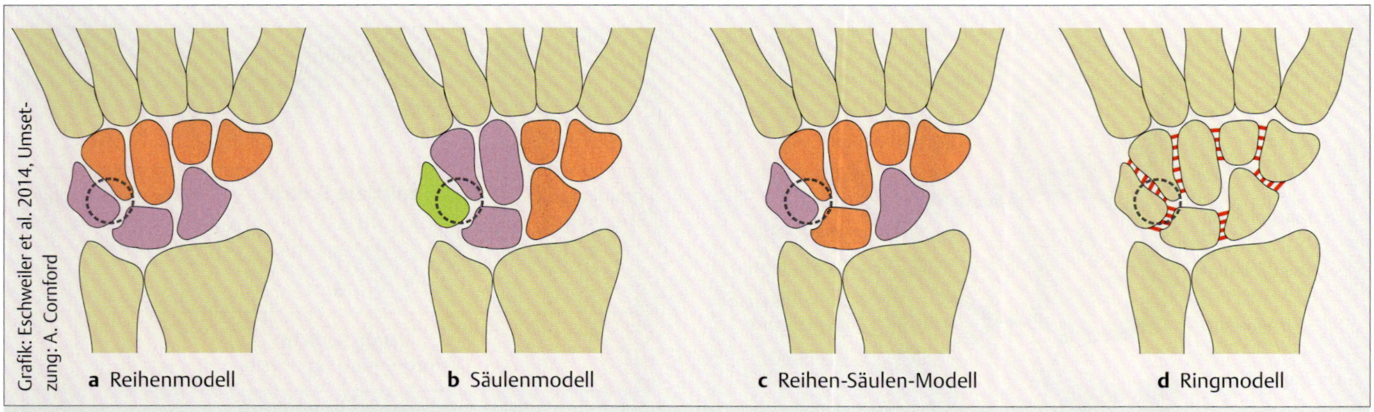

Abb. 4 Biomechanik-Modelle des Handgelenkes [4]

- M. flexor carpi ulnaris (FCU) ist der einzige Muskel mit knöchernem Kontakt am Karpus [29] und zählt zu den DTM ausführenden Muskeln.
- M. flexor carpi radialis (FCR) bremst gemeinsam mit RSC die palmare Kippung des Skaphoids [12]. Die Kräftigung dieses Muskels verbessert die Stabilität des Skaphoids und verhindert postoperativ ein Abkippen nach palmar.

Biomechanik des Handgelenkes

Reihenmodell

Das klassische, aus der Anatomie abgeleitete Reihenmodell unterteilt das Handgelenk in zwei horizontale Reihen, von der jede aus vier Karpalknochen besteht. Die mobilere proximale Reihe wird als zwischen Radius und distale Reihe geschaltetes Segment betrachtet und nur passiv mitbewegt [9]. Die distalen Karpalknochen bilden gemeinsam mit den Metakarpalknochen (mit Ausnahme des ersten Strahls) einen soliden Knochenblock. Um das Bewegungsverhalten der Karpalknochen bei Instabilitäten der Handwurzel zu erklären, müssen weitere Modelle berücksichtigt werden.

Säulenmodell (Navarro, 1937):

Das Säulenmodell teilt die Handwurzel in Bezug zur Extension und Flexion in drei vertikale Säulen auf [14]: Ossa lunatum, capitatum und hamatum bilden die zentrale, stabile Säule. Die mobile radiale Säule besteht aus Ossa scaphoideum, trapezium und trapezoideum. Die ulnare Säule, die weniger mobil ist als die radiale, wird aus Os triquetrum mit Os pisiforme gebildet.

Reihen-Säulen-Modell (Taleisnik, 1976):

Taleisnik modifizierte das Konzept von Navarro und schrieb der zentralen Säule die gesamte distale Karpalreihe sowie das Lunatum zu [23]. Die beiden Drehachsen bestehen damit nur noch aus dem Skaphoid (radiale, mobile Säule) und dem Triquetrum (ulnare, rotatorische Säule). Das Handgelenk ist in diesem Modell aus einer dreisegmentalen longitudinalen Verbindung zwischen Radius, Lunatum und Kapitatum aufgebaut. Die stabile Säule (distale Reihe) steht über die Ossa capitatum und lunatum T-förmig mit dem Radius in Verbindung. An diesen drei Segmenten inserieren zwei V-Bänder (proximales und distales palmares V-Band), die zwischen Radius, Kapitatum und Lunatum verlaufen. Die Handgelenkmuskulatur überträgt ihre Kraft über die Ansatzsehnen auf den Metakarpus, der wiederum eine feste Einheit mit der distalen Karpalreihe bildet. Das Lunatum, das dem Zug seiner Ligamente und dem Druck des Kapitatums ausgesetzt ist, wird vom Skaphoid stabilisiert [6]. Auch das Os triquetrum ist als rotatorische Säule ein wichtiger Teil dieses komplexen Mechanismus. Während Radial- und Ulnarduktion gleitet es an der Gelenkfläche des Os hamatum nach proximal [19].

Ringmodell (Lichtmann, 1981):

Lichtmann beschreibt die Handwurzel als einen unter Spannung stehenden Ring, der die karpalen Elemente über intrinsische, interkarpale Ligamente, die artikuläre Anatomie und interne Kraftvektoren zusammenhält [11, 12]. Die bewegenden Gelenke dieser Ringstruktur (Trapezium-Scaphoideum-Gelenk und Triquetro-Hamatum-Gelenk) verbinden die proximale und distale Reihe miteinander und ermöglichen speziell in Radial- und Ulnarduktion Mobilität. Diese Kombination aus ligamentären und knöchernen Strukturen sorgt für die Stabilität der Handwurzel. Ist diese ringförmige Verbindung unterbrochen, beispielsweise durch eine SL-Band-Ruptur, kann sich die proximale Karpalreihe nicht mehr als Einheit bewegen: Dem distalen Pol des Skaphoids stemmen sich das Trapezium und Trapezoideum entgegen und verleihen ihm damit die Tendenz, nach palmar zu drehen. Da das Os lunatum durch seine Keilform (es ist palmar breiter als dorsal) die natürliche Tendenz hat, nach palmar aus dem Karpus zu gleiten und nach dorsal zu kippen, haben Skaphoid und Lunatum unterschiedliche Bewegungstendenzen. Ist die ligamentäre Verbindung unterbrochen, folgen Skaphoid und Lunatum ihren Eigenbewegungen, wodurch die Bruchenden des unter Spannung stehenden Rings auseinanderklaffen [4].

Instabilitäten des Handgelenkes

Ein genetisch bedingter laxer Bandapparat kann zu beidseits überbeweglichen Handgelenken und gelegentlichem Knacken bei Be-

Grafik: A. Cornford

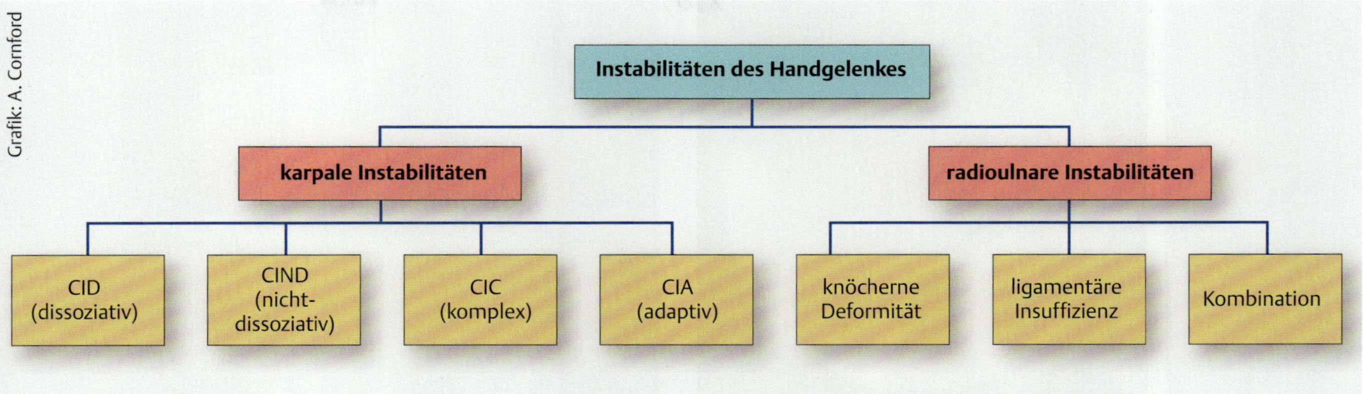

Abb. 5 Übersicht zu Instabilitäten des Handgelenkes

wegungen führen. Jedoch ist dies nicht mit einer pathologischen Instabilität gleichzusetzen. Ein stabiles Handgelenk hält normalen Belastungen stand, ohne die physiologischen Lagebeziehungen der Gelenkpartner zu verlieren. Die relevanten Voraussetzungen für ein stabiles Handgelenk sind [18]:

- physiologische Form der Knochen und Gelenkflächen,
- intakte extrinsische und intrinsische Ligamente,
- fein abgestimmtes sensomotorisches System.

Folglich ist bei einem pathologisch instabilen Handgelenk das Zusammenspiel der Gelenkpartner gestört. Die Ursache ist in der Regel traumatischer Art oder im sensomotorischen System begründet. Auch können rheumatisch-entzündliche Prozesse, Infektionen oder Tumoren eine Instabilität bedingen [17]. Die Leitsymptome eines instabilen Handgelenkes sind ruhe- oder belastungsabhängige Schmerzen, Klick- und Schnapp-Phänomene sowie Kraftverlust bei bestimmten Handgelenkbewegungen [3]. Es wird zwischen karpalen und radioulnaren Instabilitäten unterschieden (▶ **Abb. 5**).

Karpale Instabilitäten

Zu den karpalen Instabilitäten zählen die dissoziative (CID), die nicht-dissoziative (CIND), die komplexe (CIC) und die adaptive karpale Instabilität (CIA) [8]. Die CID ist durch eine Dissoziation der proximalen Handwurzelreihe gekennzeichnet, bei welcher der intrinsische Bandapparat verletzt ist. Bei der CIND liegen Verletzungen des extrinsischen Bandsystems oder eine chronische Laxität des Bandapparates vor [20]. Die CIC ist eine Kombination aus CID und CIND. Als adaptiv (CIA) werden radiokarpale und mediokarpale Instabilitäten bezeichnet, die sekundär zustande kommen [3].

Verletzungen des skapholunären Ligamentes (DISI) Unter den dissoziativen Instabilitäten ist die skapholunäre Dissoziation (SLD), bei der das SL-Band geschädigt ist, die häufigste (▶ **Abb. 6**/▶ **Abb.7**). Das Os lunatum gleitet dabei aufgrund seiner Keilform nach palmar aus dem Karpus heraus und rotiert gleichzeitig nach dorsal in Extension. Diese Stellung des Lunatums wird DISI-Position genannt (Dorsal Intercalated Segmental Instability). Bleibt eine SLD unbehandelt, kann dies zu einem karpalen Kollaps, dem SLAC-Wrist (Scapholunate Advanced Collapse) führen, was eine schwere Instabilität darstellt (▶ **Abb. 8**/▶ **Abb. 9**). Das Kapitatum schiebt sich dabei nach proximal in den Spalt zwischen Skaphoid und Lunatum, das Lunatum ist nach ulnar verschoben [25]. Dadurch kommt es zu Fehlbelastungen der Gelenke und arthrotischen Veränderungen des Karpus.

:: Eine traumatische Verletzung des intrinsischen, interossären SL-Bandes geht immer mit einer Verletzung des extrinsischen Bandapparates einher.

DRUG-Instabilitäten

Instabilitäten des distalen Radioulnargelenkes (DRUG) können nach Adams (2004) ursachenbezogen klassifiziert werden [1]:

- knöcherne Deformitäten,
- ligamentäre Insuffizienzen,
- Kombination.

Deformitäten der Knochen kommen meist durch Frakturen zustande, zum Beispiel durch distale Radiusfrakturen mit Ulnavorschub. Aber auch angeborene Pathologien, wie die Madelung´sche Deformität, zählen zu den knöchernen Ursachen. Ligamentäre Instabilitäten betreffen die Strukturen des TFCC oder die Membrana interossea. Sie entstehen oft durch einen Sturz auf die dorsalextendierte, pronierte Hand oder eine forcierte Rotationsbewegung unter Belastung [22]. Die resultierenden Fehlstellungen sind eine Subluxation der Ulna nach palmar, dorsal oder distal. Bei der Subluxation nach palmar entsteht die Ulna-Plus-Variante, die zu einer erhöhten Druckbelastung des TFCC und dadurch zu degenerativen Schäden oder Einrissen des Discus ulnocarpalis (ulnokarpales Impaktionssyndrom) führt. Die kombinierte DRUG-Instabilität bedeutet eine Koppelung von knöcherner und ligamentärer Instabilität und/oder eine Kombination mit einer karpalen Instabilität.

Zumhasch R, Paries C. Karpale Instabilitäten – Anatomie, Biomechanik und Pathologie. Manuelle Therapie 2016; 20: 63–69

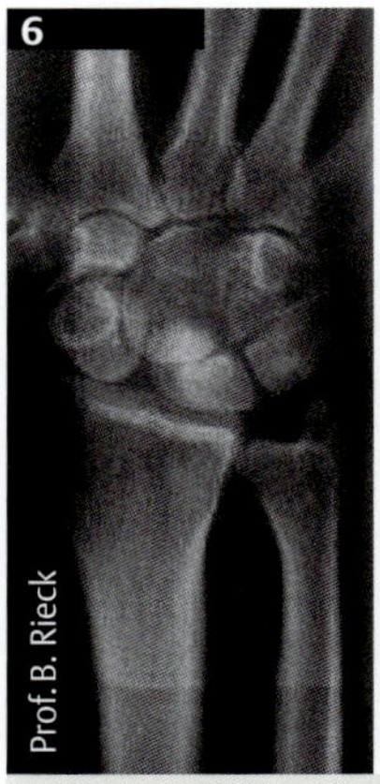

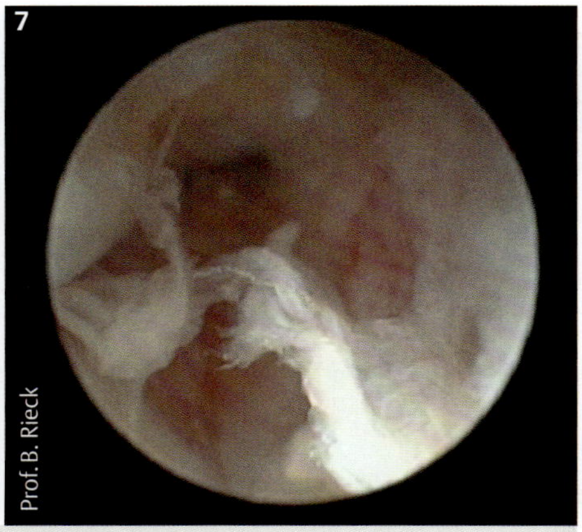

Abb. 6 Röntgenbild 40-jähriger Patient, drei Monate posttraumatisch nach SL-Dissoziation

Abb. 7 Arthroskopie des rupturierten SL-Bandes

Evidenz

Die physiologische Biomechanik nach einer Verletzung des Handgelenkes wiederherzustellen, gilt als Schlüsselfaktor für eine erfolgreiche Therapie. Trotz intensiver Forschung auf dem Gebiet der Handgelenkinstabilitäten ist das Verständnis für die karpale Arthrokinematik allerdings bis heute lückenhaft. Bis zum jetzigen Zeitpunkt besteht kein valides biomechanisches Handgelenkmodell. Folglich ist es problematisch, verlässliche Aussagen zur systematischen Therapieplanung zu treffen. Einheitliche, evidenzbasierte Verfahren sind bis dato nicht eindeutig beschrieben [4]. Somit existieren keine Leitlinien und kein Standard für die Behandlung der Handgelenkinstabilität. Die Diagnostik erfolgt primär durch manuelle Tests, für die jedoch oft die dazugehörige Studie fehlt, die deren diagnostische Evidenz belegt. Für eine sichere Bestimmung ligamentärer Instabilitäten sind deshalb klinische Tests nicht ausreichend. Ärzte führen daher zur Diagnostik zusätzlich das Röntgen in zwei Ebenen und gegebenenfalls weitere Bildgebung durch. Die Arthroskopie stellt oftmals die einzige Möglichkeit einer sicheren Diagnosestellung dar [27]. Auch die therapeutischen Maßnahmen sind wissenschaftlich kaum belegt. Eine Umfrage unter 85 Mitgliedern der Australian Hand Therapy Association zeigt, dass die am häufigsten angewandten Therapieinhalte Patientenschulung, Schienenversorgung und isometrische Übungen der Handgelenkmuskulatur sind [16]. In einer eigenen, unter deutschen Physio- und Ergotherapeuten durchgeführten Umfrage zur Therapie bei Instabilitäten des Handgelenkes, wurden vorrangig Patientenschulung, muskuläre Kräftigung (vor allem isometrisch) und Schmerzbehandlung angegeben. Spezifischere Vorgehensweisen werden nur sporadisch und im Bezug zu einzelnen Instabilitätsmustern untersucht und diskutiert. Empfehlungen der therapeutischen Nachbehandlung in der Fachliteratur sind meist sehr grob gehalten und beziehen sich auf die Dauer und Art der Immobilisation sowie Einschränkung der Aktivitäten. Diese Angaben beruhen allerdings oft auf Erfahrungen der Autoren. Das große Gebiet der Handgelenkinstabilitäten bietet also noch viel Raum für weitere Forschung.

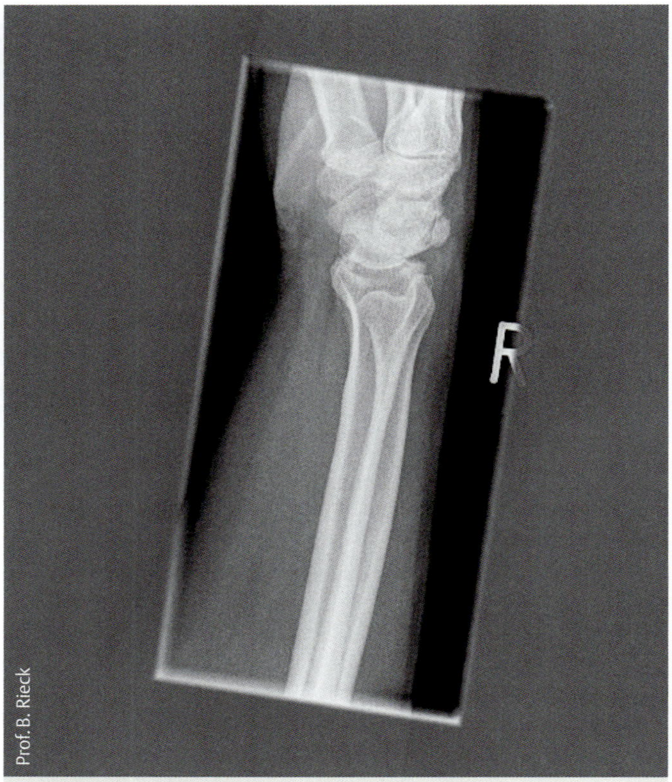

Abb. 8 Seitenansicht SLAC-Wrist im Röntgenbild

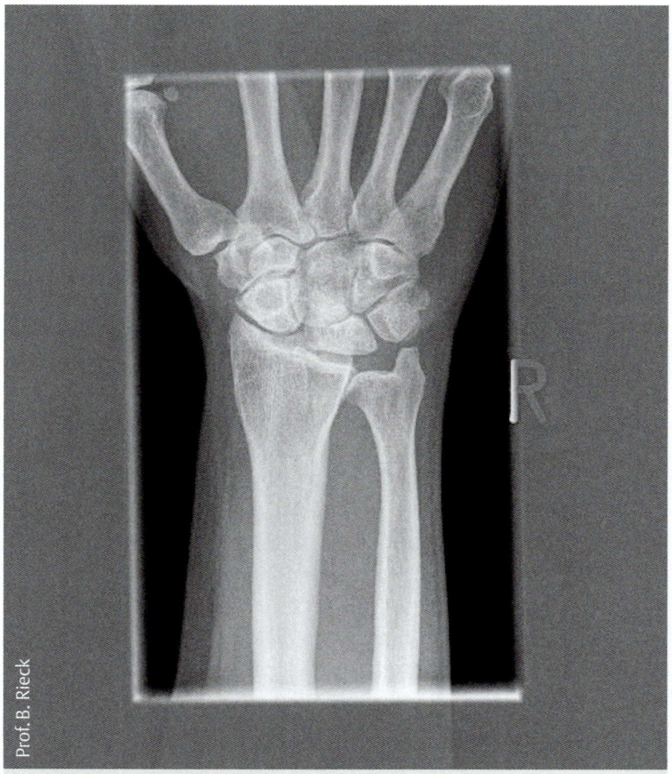

Abb. 9 Frontalansicht SLAC-Wrist im Röntgenbild

Tab. 1 **Übersicht Handgelenkinstabilitäten.**

Region	Instabilität	Gelenk	Ursache	Auswirkung
karpal	nicht dissoziativ	radiokarpal	extrinsischer Bandapparat	radiokarpale Subluxation
		mediokarpal		PISI-Stellung der proximalen Reihe (PISI = Palmar Intercalated Segmental Instability)
	dissoziativ	interkarpal	intrinsischer Bandapparat Frakturen	Fehlstellung des Os lunatum (PISI oder DISI)
	komplex	kombiniert	Handwurzelluxation	
radioulnar		DRUG	TFCC, Membrana interossea, knöchern	Subluxation/Luxation

Foto: PD Dr. M. Steen

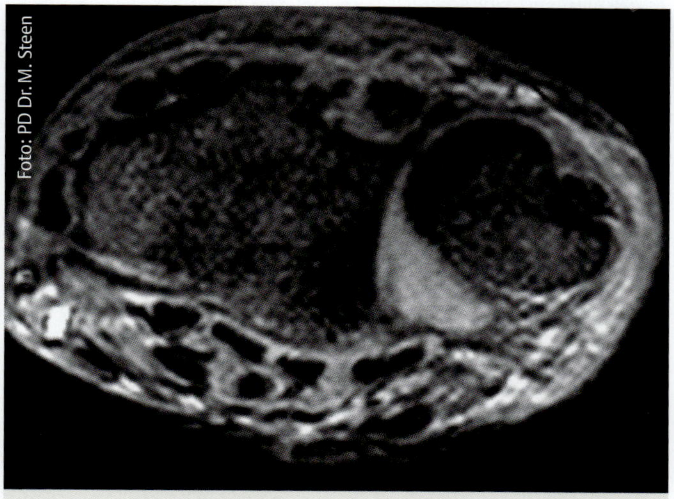

Abb. 10 DRUG, einseitige Bandruptur im CT

:: Bisher existieren keine einheitlichen, evidenzbasierten Standards oder Leitlinien für die Therapie der Handgelenkinstabilität.

FAZIT

Das Handgelenk ist ein komplexes Gebilde mit einer differenzierten Anatomie und Biomechanik. Es benötigt sowohl eine große Mobilität als auch eine adäquate Stabilität, um gut zu funktionieren. Instabilitäten des Handgelenkes werden häufig durch ligamentäre Verletzungen verursacht. Werden diese übersehen, kann das schwerwiegende Folgen für den Patienten haben. Aufgrund unzureichender wissenschaftlicher Belege gibt es bisher kein einheitliches Behandlungsschema. Folglich stellen diese Verletzungen Ärzte, Therapeuten und Patienten vor eine besondere Herausforderung.

Danksagung: Ein ganz herzliches Dankeschön für die Bereitstellung diverser Abbildungen richten wir an Herrn Prof. Dr. Bernd Rieck, Herrn PD. Dr. Michael Steen und Herrn Frank Blömker.

AUTOREN

Rainer Zumhasch

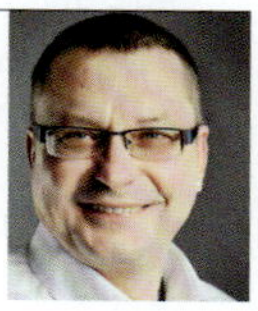

Foto: privat

Cornelia Paries

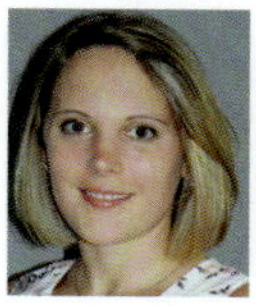

Foto: Gabriele Hildebrand

BIBLIOGRAFIE

DOI 10.1055/s-0042-104494
manuelletherapie 2016; 20: 63–69

Stuttgart · New York · ISSN 1433-2671

Literatur

1. *Adams B. Distal radioulnar joint instability. In: Berger RA, Weiss AP, eds. Hand surgery, Philadelphia: Lippincott Williams Wilkins; 2004: 337*
2. *Crisco J, Coburn JC, Moore DC et al. In Vivo Radiocarpal Kinematics and the Dart Thrower's Motion. The Journal of Bone and Joint Surgery 2005; 87(12): 2729–2740*
3. *Engelhardt TO, Krimmer H. Dissoziative Instabilitäten der proximalen Handwurzelreihe. In: Krupp J, Rennekampff HO, Hrsg. Plastische Chirurgie. Ecomed Landsberg; 2006: 27.Erg.-Lfg.5*
4. *Eschweiler J, Allmendinger F, Stromps JP et al. Biomechanische Modellierung der Handwurzel. Z Orthop Unfall 2014; 152: 161–169*
5. *Garcia-Elias M, Alomar Serrallach X, Monill Serra J. Dart-throwing motion in patients with scapholunate instability: a dynamic four-dimensional computed tomography study. The Journal of Hand Surgery 2014; 39: 349*
6. *Gilfford WW, Bolton RH, Lambrinudi C. The mechanism of the wrist joint with special reference to fractures of the scaphoid. Guy´s Hospital Reports 1943; 92: 52–59*
7. *Goto A, Moritomo H, Murase T et al. In vivo three dimensional wrist motion analysis using magnetic resonance imaging and volume-based registration. Journal of Orthopaedic Research 2005; 23(4): 750–756*
8. *International Wrist Investigators´ Workshop Terminology Committee (Gilula LA et al.): Wrist: terminology and definitions. J. Bone Joint Surg 2002; 84A; Suppl.1: 9–13*

9. *Kapandji IA. Biomechanik des Carpus und des Handgelenkes. Orthopäde 1986; 15: 60–73*
10. *Keon-Cohen B. De Quervain`s disease. J. Bone Jt Surg 1951; 33A: 96 –99*
11. *Kleine M. Ergebnisse kompletter operativer Handgelenksversteifungen nach posttraumatischer oder degenerativer Arthrose. Retrospektive Studie aus dem Friederikenstift Hannover. 1999*
12. *Lichtman DM, Schneider JR, Swafford AR et al. Ulnar midcarpal instability – clinical and laboratory analysis. J Hand Surg Am 1981; 6: 515–523*
13. *Morrigl B, Putz R. Der Carpus im Konflikt zwischen Mobilität und Stabilität. Der Orthopäde 1999; 28: 822*
14. *Navarro A. Anatomia y fisiologia del carpo. Ann Inst Clin Quir Chir 1937; 1: 162–250*
15. *Palmer A, Werner F, Murphy D et al. Functional Wrist Motion: A Biomechanical study. Journal of Hand Surgery 1985; 10(1): 39–46*
16. *Prosser R, Herbert R, LaStayo P. Current Practice in the Diagnosis and Treatment of Carpal Instability – Results of a Survey of Australian Hand Therapists. Journal of Hand Therapy 2007; 20: 239–43*
17. *Reiter Eigenheer A. Bandverletzungen am Handgelenk. In: Waldner-Nilsson, Hrsg. Handrehabilitation Band 2 Verletzungen. Berlin Heidelberg: Springer; 2013*
18. *Salva-Coll, G, Garcia-Elias M, Hagert E. Scapholunate Instability: Proprioception and Neuromuscular Control. Journal of Wrist Surgery 2013; 2(2): 136–140*
19. *Schmidt H-M, Lanz U. Chirurgische Anatomie der Hand. Stuttgart: Thieme; 2003*
20. *Schmitt R, Stäbler A, Krimmer H. Karpale Instabilitäten. In: Schmitt R, Lanz U, Hrsg. Bildgebende Diagnostik der Hand. Stuttgart: Thieme; 2004: 261–284*
21. *Short WH, Werner FW, Green JK et al. Biomechanical evaluation of the ligamentous stabilizers of the scaphoid and lunate: part II. J Hand Surg Am 2005; 30: 24–34*
22. *Spies CK, Müller LP, Oppermann J et al. Die Instabilität des distalen Radioulnargelenks – Zur Wertigkeit klinischer und röntgenologischer Testverfahren – eine Literaturübersicht. Handchir Mikrochir Plast Chir 2014; 46: 137–150*
23. *Taleisnik J. The ligaments of the Wrist. Journal of Hand Surgery 1976; 1(2): 114*
24. *Taleisnik J. The Wrist. New York: Churchill Livingstone; 1985*
25. *Towfigh H, Hierner R, Langer M, Friedel R. Frakturen und Luxationen der Hand. Berlin Heidelberg: Springer; 2014: 235*
26. *Van Oudenaarde E, Brandsma J W, Ostendorp R A B. The influence of forearm, hand and thumb positions on extensor carpi ulnaris and abductor pollicis longus activity. Acat Anat 1997; 158: 296–302*
27. *Voigt C. Operative Therapie einer Lunatumluxation. Unfallchirurg 2006; 109: 325–327*
28. *Winkler FJ, Heers G, Hartung W et al. Orthopäde 2009; 38: 213–22*
29. *Zumhasch R, Hirt B, Seyhan H, Wagner M. Anatomie und Biomechanik der Hand. Stuttgart: Thieme; 2015*

Differenzierung des instabilen Handgelenkes

Karpale Instabilitäten bilden eine heterogene Gruppe. Spezielle Tests geben den behandelnden Therapeuten Hinweise auf die jeweilige Verletzung und differenzieren, ob eine dissoziative oder nicht-dissoziative karpale Instabilität vorliegt. Bleiben Bandinstabilitäten unentdeckt, kann es zu schmerzhaften arthrotischen Veränderungen des Handgelenkes kommen [5].

Das Handgelenk ist ein primär bandgeführtes Gelenk, daher werden Instabilitäten nur bedingt über Muskelaktivität kompensiert. Bänder sorgen im physiologischen Zustand für eine exakte und koordinierte Führung der Karpalknochen [3]. Das instabile Handgelenk ist eine Herausforderung für alle Beteiligten. Der Patient muss sich auf eine lange Rehabilitationszeit einstellen, die oft mit einer längeren Arbeitsunfähigkeit einhergeht. Der Therapeut benötigt fundiertes Wissen über die Kinematik des Karpus, das klinische Bild und die Befundung. Der Handchirurg erzielt mit seinem operativen Ergebnis häufig nicht den gewünschten dauerhaften Erfolg [8]. Zudem existieren unterschiedliche Ansichten über die operativen Versorgungsmöglichkeiten [7].

Anatomie und Kinematik der Handwurzelknochen

Kinematik des Karpus

Während der Dorsalextension bewegen sich beide Reihen der Karpalknochen in Extension. Dabei richtet sich das Skaphoid der Länge nach auf und rotiert in Supination, wird über die Bandverbindung zum Lunatum in die Extension gezogen und mit zunehmendem Bewegungsradius zwischen Radius und den Ossa trapezia eingeklemmt. Das Lunatum rotiert in Pronation, was die skapholunäre Bandverbindung weiter unter Spannung setzt [2]. Das Lig. radioscaphocapitatum (RSC) verhindert auf der palmaren Seite die Flexionsbewegung des Skaphoids [2] (► **Abb. 3**).

KLINISCHES BILD EINER HANDGELENKINSTABILITÄT – EIN BEISPIEL

Die 24-jährige Julia G. stellt sich mit der Diagnose „mediokarpale Instabilität" in der Praxis vor. Sie ist Physiotherapeutin in Ausbildung und verspürt seit acht Wochen während und nach Belastung starke Schmerzen im linken Handgelenk. Julia kann sich an kein auslösendes Trauma erinnern. Vor allem die manuellen Tätigkeiten als Physiotherapeutin verstärken die Beschwerden und schränken ihre Einsatzfähigkeit deutlich ein: „Wenn ich mal keine Schmerzen habe, dann möchte ich keine manuellen Therapiegriffe üben, sondern genieße den schmerzfreien Zustand einfach nur". Alltagsaktivitäten wie Stützen, Halten und Bewegen von Gegenständen sind ebenfalls schmerzhaft und nur mit Mühe möglich. Die Hand fühlt sich kraftlos an. Julia berichtet zudem von einer generalisierten Überbeweglichkeit aller Gelenke.

Der Sichtbefund ergibt eine palmare Verschiebung (Bajonettstellung) des ulnaren Handgelenkes (► **Abb. 1**). Es besteht eine endgradige, schmerzhafte Einschränkung in alle Richtungen. Das Halten eines zweieinhalb Kilogramm schweren Gewichtes wird nach 40 Sekunden mit Schmerzen (VAS 4/10) abgebrochen (► **Abb. 2**).

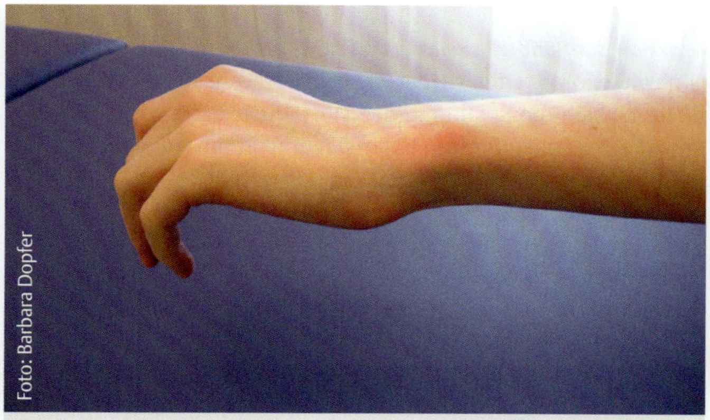

Abb. 1 Bajonettstellung des linken Handgelenkes

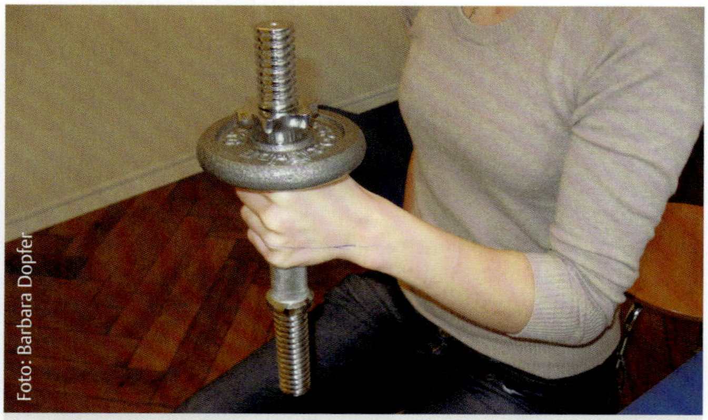

Abb. 2 Halten eines 2,5 Kilogramm schweren Gewichtes

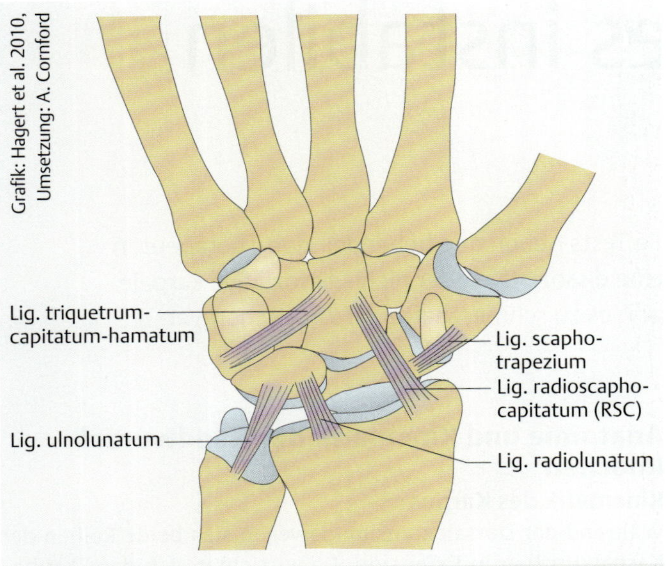

Abb. 3 Bandverbindungen palmar (in Anlehnung an Hagert 2010 [3])

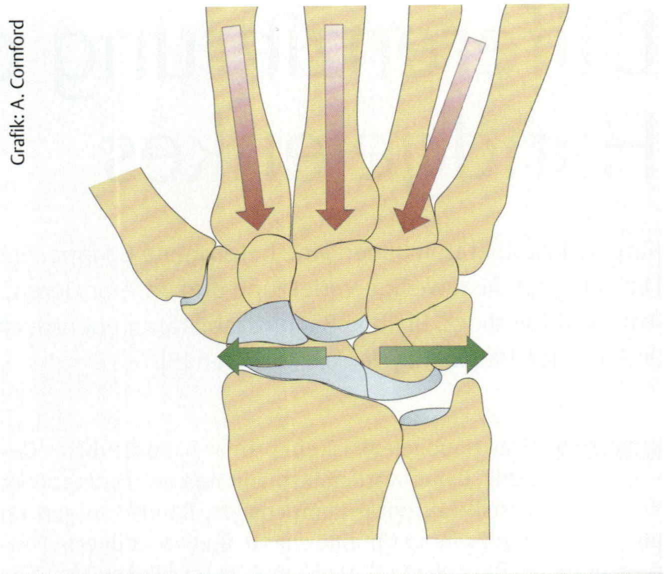

Abb. 5 Kraftschluss bei Greifbewegungen

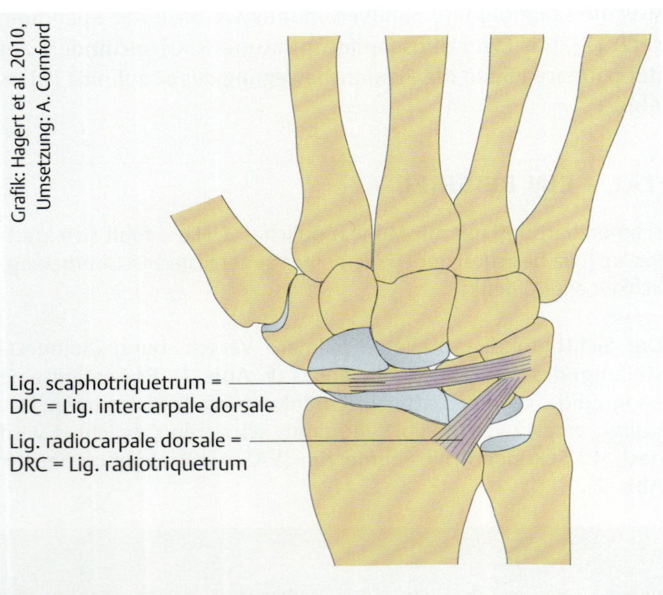

Abb. 4 Bandverbindungen dorsal (in Anlehnung an Hagert 2010 [3])

Die Palmarflexion geht mit einer Flexion, Ulnarduktion und leichten Supination beider Karpusreihen einher [2].

Über die auf die distale Reihe einwirkenden Kräfte bei Greifbewegungen kommt es zu einem Kraftschluss an der proximalen Karpusreihe. Dieser Mechanismus setzt einen stabilen Bandapparat voraus (► **Abb. 5**) [5].

Bei Radialduktion üben Trapezium und Trapeziodeum Kompressionskräfte auf das Skaphoid aus und drücken es in Flexion und Pronation [2]. In Ulnarduktion wird das Triquetrum über das Hamatum in Extension gedrückt. Diese Extension wird auf die ganze proximale Reihe übertragen [2]. Dies bedeutet, dass sich die proximale Reihe bei der Bewegung von radial nach ulnar aus der Flexion in die Extension bewegt [2].

Bänderkomplexe des Karpus

Vier Bänderkomplexe stellen eine flüssige und kontrollierte Bewegung des Karpus sicher:

1. STT-Bänder (anterolaterale Bänder Skaphoid –Trapezium/Trapezoideum) und SC-Band (anteromediales Band Skaphoid – Kapitatum)
2. TqCH-Bänder (palmare Bänder Triquetrum – Kapitatum/Hamatum)
3. DIC (= STq) (dorsales interkarpales Band = dorsales skaphotriquetrales Band)
4. RL und UL (palmare radiolunäre/ulnolunäre Bänder)

Funktion der Bänderkomplexe. Auf dem Weg von Radialduktion zu Ulnarduktion dreht sich das Os capitatum in der Frontalebene, wodurch sich die Spannung **der STT-Bänder** erhöht, was wiederum zu einer kontrollierten Extension und Supination des Skaphoids führt. Wenn diese Bänder gerissen sind, bleibt das Skaphoid in seiner Flexionsposition.

Die **TqCH-Bänder** kommen bei der Bewegung des Handgelenkes aus der Neutralstellung nach ulnar unter Spannung, die eine Extension und Supination des Triquetrums zur Folge hat. Der M. flexor carpi ulnaris (FCU) verstärkt diese Bewegung des Triquetrums. Er nutzt das Pisiforme als Scharnier auf seinem Weg zum Ansatz am Hamatum und Metakarpale V [2]. Jede Kontraktion des FCU bewirkt über das piso-triquetrale Gelenk ein Extensionsdrehmoment am Os triquetrum, das sich auf die anderen Knochen der

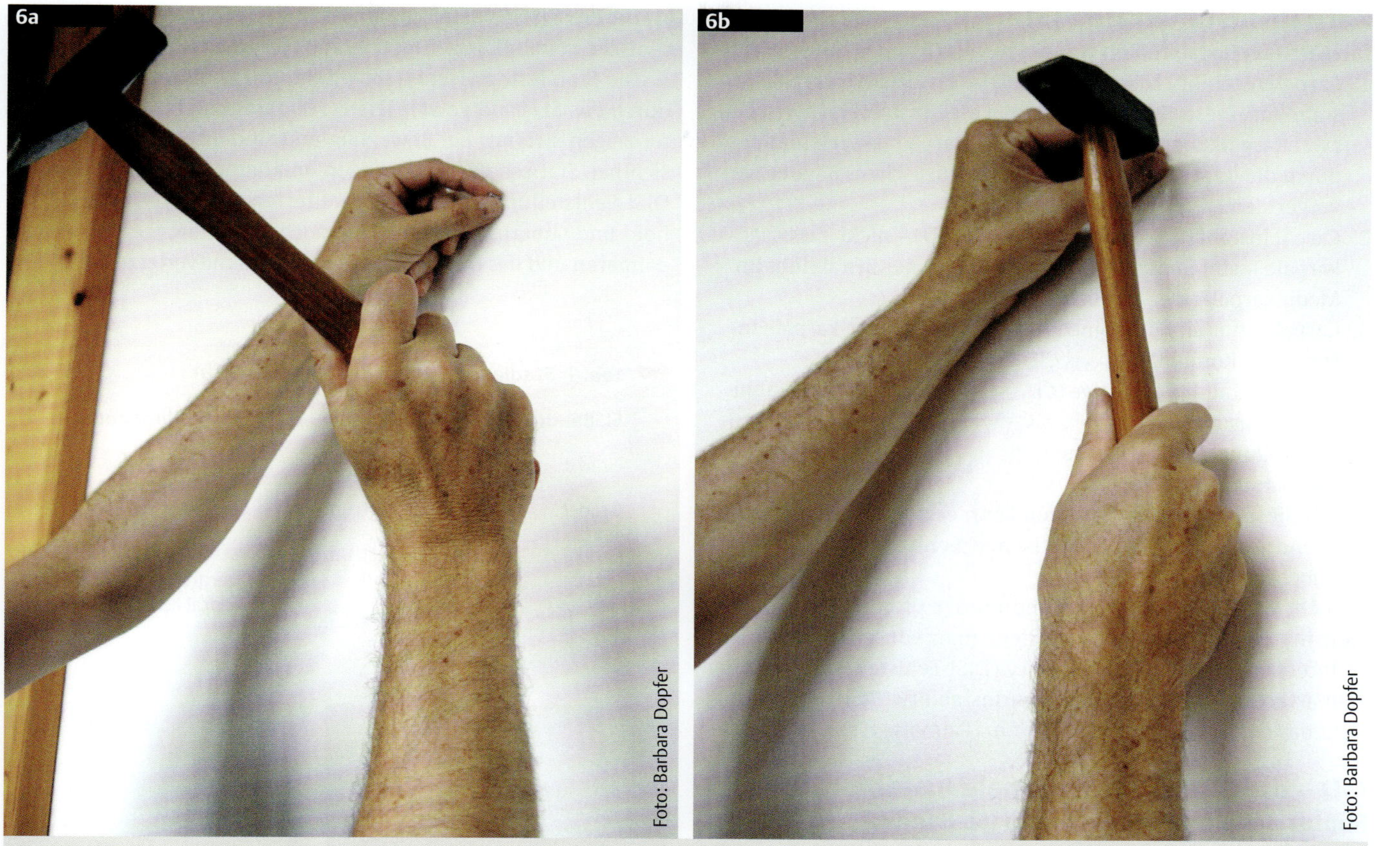

Abb. 6 Dart Throwing Motion beim Hämmern

proximalen karpalen Reihe fortsetzt [2]. Eine Kombination aus Bandinstabilität und schwacher FCU-Kontrolle ist wahrscheinlich ein wichtiger Faktor bei der Entstehung einer der häufigsten Klickgeräusche am Handgelenk.

Die ulnare Deviation bewirkt eine Extension der proximalen Karpusreihe. Wenn diese über ein gewisses Maß hinausgeht, kommt es zu einer Subluxation des Kapitatums nach dorsal, die das **DIC** verhindert, falls es intakt und nicht zu lax ist.

Bei axialer Belastung würde sich das Lunatum gemäß der Stellung der Radiusgelenkflächen in Extension bewegen und dabei nach palmar und ulnar gleiten. Die radiolunären und ulnolunären Bänder (**RL und UL**) halten dieser Bewegung entgegen. Bei Instabilitäten dieser Bänder kommt es zu exzessiver Extension der proximalen Reihe während der Ulnarduktion und zu exzessiver Flexion bei Radialduktion. Der Übergang zwischen diesen zwei extremen Positionen kann ein typisches radiokarpales Knacken bewirken [2].

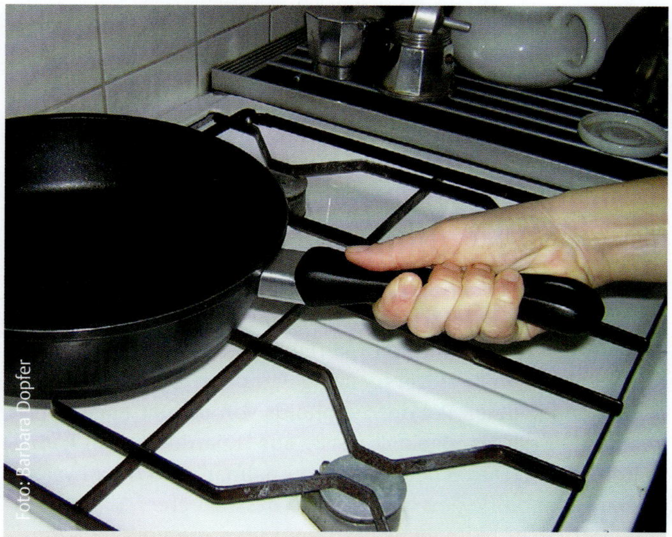

Abb. 7 Dart Throwing Motion beim Anheben einer Pfanne

Dart Throwing Motion (DTM)

Die häufigsten Handgelenkbewegungen im Alltag sind der sogenannten Dart Throwing Motion (DTM) sehr ähnlich [1]. Dabei bewegt sich das Handgelenk auf einer Ebene von Dorsalextension kombiniert mit Radialduktion nach Palmarflexion kombiniert mit Ulnarduktion (► **Abb. 6** und ► **Abb. 7**). Es entsteht dabei kaum Rotation innerhalb der proximalen Reihe der Karpalknochen. Dies bedeutet eine geringere Belastung der interossären Bandverbindungen [11].

Karpale Instabilitäten [5]

Die karpalen Instabilitäten werden in vier Gruppen aufgeteilt:

1. Carpal Instability Dissociative (CID) – dissoziative karpale Instabilität: Dieser Begriff bezeichnet eine Instabilität zwischen zwei Karpalknochen innerhalb einer karpalen Reihe und wird durch die Ruptur der interossalen (intrinsischen) Bänder hervorgerufen.
2. Carpal Instability Non-Dissociative (CIND) – nicht-dissoziative karpale Instabilität: Dabei kommt es zu einer Instabilität im Mediokarpal- oder Radiokarpalgelenk.
3. Carpal Instability Combined (CIC) – kombinierte karpale Instabilität: Kombination aus CID und CIND
4. Carpal Instability Adaptive (CIA) – adaptive karpale Instabilität: Die Instabilität entsteht als Anpassung an eine knöcherne Fehlstellung. Ein Beispiel stellt die in Fehlstellung verheilte Radiusfraktur dar.

Bei all diesen Instabilitätsformen kann es zu dynamischen (nur während Bewegung) oder statischen Fehlstellungen der Karpalknochen kommen.

Steht das Lunatum als Bestandteil der proximalen Reihe zu weit in (Dorsal-) Extension, spricht man von einer Dorsiflexed Intercalated Segment Instability (DISI-Fehlstellung). Bei einer Palmarflexed Intercalated Segment Instability (PISI-Fehlstellung) steht das Lunatum dagegen zu weit in (Palmar-) Flexion.

CID – die dissoziative karpale Instabilität

Ruptur des Lig. scapholunatum (SL-Bandes)

Die Ruptur des SL-Bandes ist die häufigste Ursache für eine CID. Diese entsteht bei einem Sturz auf die supinierte, dorsalextendierte Hand, mit Impact auf den Hypothenar. Durch die Druckeinwirkung drängt sich das Kapitatum zwischen Skaphoid und Lunatum und sprengt dadurch die Bandverbindung [5].

Klinische Zeichen. Die klinischen Befunde zeigen lokalisierte Schmerzen über dem SL-Band bei Bewegung, Belastung und beim Stützen auf die Hand. Es besteht ein Kraftverlust und in manchen Fällen tritt ein Klickgeräusch auf. Häufig sieht man auch eine unspezifische Schwellung mit Schmerz über der SL-Region.

Watson Test (Scaphoid Shift Test) [6]. Der Watson Test ist ein häufig durchgeführter klinischer Test für die SL-Band-Stabilität. Dabei sitzt der Patient mit 90 Grad flektiertem und leicht proniertem Ellbogen dem Untersucher gegenüber. Der Untersucher drückt den distalen Pol des Skaphoids von palmar nach dorsal, während er das Handgelenk passiv aus Ulnarduktion in Radialduktion führt. Durch den Druck von palmar wird die physiologische Skaphoidflexion blockiert, so dass bei einer SL-Band-Instabilität der proximale Skaphoidpol über die dorsale Radiuskante gehebelt wird. Ein positives Testergebnis besteht bei einem schmerzhaften dorsalen Klicken und Unterschieden im Seitenvergleich.

Apprehension Test [5]. Beim Apprehension Test drückt der Untersucher das Lunatum bei fixiertem Radius nach palmar. Dies verstärkt die DISI-Fehlstellung und löst bei positivem Ergebnis das typische Instabilitätsgefühl oder die typischen Schmerzen aus.

Die Stabilität zwischen Skaphoid und Lunatum wird primär durch das SL-Band gewährleistet. Dynamische Instabilitätsmuster zeigen sich nur bei Bewegung und sind im Röntgenbild nicht sichtbar. Statische Veränderungen im Röntgenbild im Sinne einer DISI-Fehlstellung und eines erweiterten Spalts zwischen Skaphoid und Lunatum zeigen sich jedoch erst dann, wenn Teile des palmaren und des dorsalen Bandapparates mitverletzt sind [7] (►

Tab. 1 Stadieneinteilung der SL-Bandruptur

SL-Bandruptur	Morphologie	Instabilitätsmuster
Grad 1	Teilruptur	kein Muster
Grad 2	Komplettruptur	dynamische DISI
Grad 3	Komplettruptur	statische DISI, vergrößerter SL-Spalt > drei Millimeter

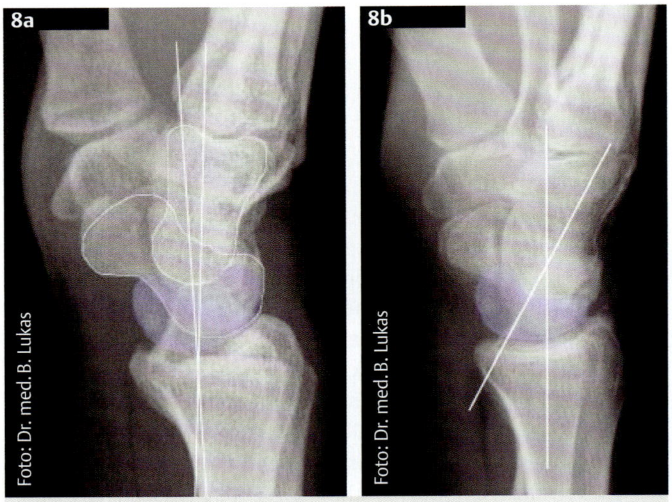

Abb. 8 Röntgenaufnahmen: Radiolunärer Winkel.
a Normalbefund: Radiolunärer Winkel im Normbereich (-15° bis +15°),
b DISI-Position: Radiolunärer Winkel größer als +15°

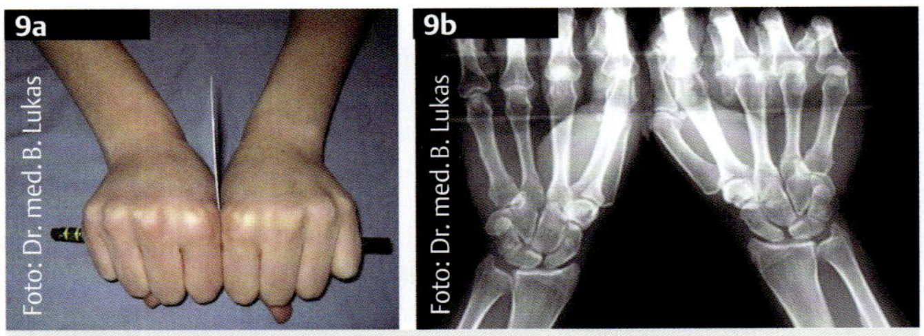

Abb. 9 Stabaufnahme (pencil grip), weiter SL Abstand > 3 mm rechtes Handgelenk

Abb. 8 und ► **Abb. 9**). Die betroffenen palmaren Ligamente sind dabei das radiolunäre Band (RL) und das Lig. radioscaphocapitatum (RSC), auf der dorsalen Seite das radiokarpale Band (DRC), das vom Radius zum Os triquetrum verläuft, sowie das dorsale interkarpale Band (DIC). Bei entsprechendem Verdacht besteht deshalb die Notwendigkeit einer frühzeitigen Diagnostik mittels Kinematographie, MRT oder Arthroskopie.

Ruptur des Lig. lunotriquetrum (LT-Bandes)

Die zweithäufigste Ursache einer CID stellt die Ruptur des Lig. lunotriquetrum (LT-Bandes) dar [5]. Mögliche Ursache für diese Ruptur ist ein Sturz auf die dorsalextendierte, radialduzierte und pronierte Hand. Eine LT-Bandruptur tritt jedoch auch in Verbindung mit der Instabilität des distalen radioulnaren Gelenkes (DRUG), der Schädigung des triangulären fibrokartilaginären Komplexes oder anderer ulnarer Bandverbindungen auf.

Klinische Zeichen. Die klinischen Befunde zeigen einen lokalen Druckschmerz über dem lunotriquetralen Gelenkspalt sowie ulnare intermittierende Schmerzen, die durch Ulnarduktion und Rotation des Handgelenkes gegen den Unterarm provoziert werden. Die Patienten klagen häufig über ein Instabilitätsgefühl und Kraftlosigkeit beim Greifen. Eventuell kommt es auch zu Parästhesien im Bereich des N. ulnaris. Im fortgeschrittenen Stadium sieht man eine Bajonettstellung des Handgelenkes.

Lunotriquetraler Ballottement Test. Für die klinische Untersuchung ist der lunotriquetrale Ballottement Test aussagekräftig. Dabei verschiebt der Untersucher das Triquetrum bei fixiertem Lunatum nach dorsal. Ein positives Testergebnis besteht, wenn es zu Schmerzen und Krepitation kommt und ein im Seitenvergleich vergrößertes Bewegungsausmaß besteht.

Triquetrumrepositionstest [5]. Der Triquetrumrepositionstest reduziert die Beschwerden. Während der Untersucher von palmar auf das Pisiforme drückt, bewegt er das Handgelenk des Patienten aus endgradiger Dorsalextension mit Radialduktion und Pronation in eine neutrale Stellung. Ein positives Testergebnis besteht, wenn beim anschließenden Greifen weniger Instabilitätsgefühl und mehr Kraft bestehen.

Wenn die Ulnarduktion schmerzhaft ist und schmerzfrei wird, wenn der Therapeut das Triquetrum nach dorsal korrigiert, gilt das als ein weiterer Hinweis für eine LT-Band Instabilität.

CIND – die nicht-dissoziative karpale Instabilität

Es gibt drei Formen der CIND [2]:

1. Anteriore mediokarpale Instabilität: Die proximale karpale Reihe bleibt zu lange in Flexion und rotiert abrupt bei endgradiger Ulnarduktion in Extension. Dies tritt häufig bei Verletzungen der STT-Bänder mit dorsalem radiokarpalem Band oder bei Insuffizienz der palmaren TqCH-Bänder auf.
2. Posteriore mediokarpale Instabilität: Ist wahrscheinlich eine Folge der Ruptur des palmaren RSC und des DIC. Das Kapitatum subluxiert nach dorsal bei Ulnarduktion und drückt die proximale Reihe weiter in Extension. Dies tritt meistens bei jungen Patienten mit bilateral hypermobilen Handgelenken auf, die bei Belastung und Überlastung je nach Zustand des Knorpels und vorhandener Synovialitis Schmerzen bekommen.
3. Kombinierte radiokarpale-mediokarpale Instabilität: Dabei besteht eine radiokarpale Hypermobilität mit vergrößerter Flexion und ulnarer Translation der proximalen Reihe bei Radialduktion sowie vergrößerter Extension mit dorsaler Kapitatum-Subluxation bei Ulnarduktion. Die Ursache kann traumatisch bedingt sein, aber auch bei Teenagern mit laxen Handgelenken vorkommen. Dann resultieren die Symptome Knacken, Schmerzen und Instabilitätsgefühl meistens aufgrund eines Bagatelltraumas oder einer Überlastung durch Repetitive Strain Injury [3].

Bei der anterioren mediokarpalen und der kombinierten radiokarpalen-mediokarpalen Instabilität sackt das Handgelenk nach palmar ab.

:: Knacken oder Klicken ohne Schmerzen oder Kraftminderung stellen jedoch an sich keine Pathologie dar. Oft bestehen trotz der veränderten Kinematik eine gute Propriozeption und neuromuskuläre Kontrolle, wodurch eine ausreichende Stabilität sichergestellt ist [2].

Midcarpal Shift Test. Der Midcarpal Shift Test testet das Ausmaß der mediokarpalen Laxität. In Pronationsstellung drückt der Untersucher dabei den distalen Pol des Kapitatums nach palmar. Dies verstärkt die Fehlstellung der distalen Reihe. Unter axialer Kompression bewegt der Untersucher dann die Hand von Radi-

Tab. 2 Stadieneinteilung der LT-Ruptur

LT-Bandruptur	Morphologie	Instabilitätsmuster
Grad 1	Teilruptur	kein Muster
Grad 2	Komplettruptur + Ruptur palmar RLT (Lig. radiolunotriquetrum)	dynamische PISI
Grad 3	s. Grad 2 + Ruptur DRC (dorsales radiokarpales Band)	statische PISI

alduktion in Ulnarduktion. Der Test ist positiv, wenn es, bedingt durch die plötzliche Lageveränderung der proximalen Reihe, zu einem schmerzhaften Klicken kommt.

Röntgen/Kinematographie. Die Röntgenbilder zeigen eine PISI Fehlstellung. Röntgenologische Stressaufnahmen sind bei diesen Instabilitätsformen wesentlich, um Bandverletzungen innerhalb der proximalen Reihe auszuschließen und das Ausmaß der Laxität zu bestimmen. Auch die Kinematographie wird eingesetzt, um Instabilitätsprobleme einzuschätzen.

Bei PISI-Stellung sind differentialdiagnostische Tests zur lunotriquetralen Instabilität notwendig. Dies geschieht durch den lunotriquetralen Ballottement Test. Bei CIND ist dieser Test unauffällig, während er bei einer lunotriquetralen Dissoziation Schmerzen und Krepitation auslöst.

:: Eine CIND wird vor allem bei Bewegungen des Handgelenkes von radial nach ulnar offensichtlich.

Ziele der Therapie des instabilen Handgelenkes

Ein konservatives Training kann bei CID Grad 1 und 2 mit folgenden Zielsetzungen durchgeführt werden:

- Wiedererlangung einer flüssigen, koordinierten, komplexen Bewegung des Handgelenkes
- Förderung von Handgelenkbewegungen, welche die veränderte karpale Kinematik nicht provozieren
- Aktivierung der Muskeln, die einen protektiven Effekt auf das Handgelenk ausüben, bei gleichzeitiger Vermeidung von Muskelaktivitäten, die eine Verstärkung der Instabilität bewirken
- Verbesserung der Belastbarkeit des Handgelenkes für einen möglichst uneingeschränkten Einsatz im individuellen Alltag bei Vermeidung einer arthrotischen schmerzhaften Dysfunktion des Handgelenkes

Hat die konservative Therapie nicht den gewünschten Erfolg, kommen operative Strategien zum Einsatz wie Bandplastiken oder teilversteifende Maßnahmen.

FAZIT

Es gibt unterschiedliche Instabilitätsformen am Handgelenk. Klinisch zeigen sie sich mit Schmerzen, Klickgeräuschen und reduzierter Belastbarkeit. Nicht immer besteht ein Trauma in der Vorgeschichte, denn auch angeborene Bandlaxitäten können zu Instabilitäten führen. Es besteht die Gefahr, dass Bandinstabilitäten übersehen werden und es deshalb zu schmerzhaften arthrotischen Veränderungen des Handgelenkes kommt [7]. Die wichtigsten klinischen Tests für die Untersuchung einer CID sind der Watson Test und der lunotriquetrale Ballottement Test. Liegt eine CIND vor, ist der Midcarpal Shift Test positiv. Dynamische und statische Fehlstellungen können in Form der DISI oder PISI bei allen Instabilitätsformen auftreten. Die Kinematik der Hand, das klinische Bild der Handinstabilität und geeignete Tests zu kennen, unterstützt Therapeuten darin, Bandinstabilitäten zu erkennen und zu behandeln.

Danksagung: Mein ganz besonderer Dank gilt Herrn Chefarzt Dr. med. Bernhard Lukas und Herrn Priv.-Doz. Dr. med. Kai Megerle für ihre Unterstützung durch Bild- und Textmaterial.

AUTORIN

Barbara Dopfer

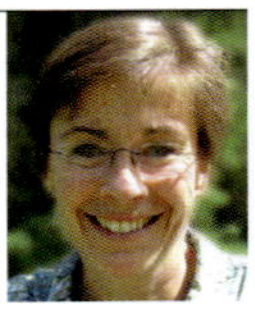

Foto: privat

BIBLIOGRAFIE

DOI 10.1055/s-0042-104492
manuelletherapie 2016; 20: 70–75

Stuttgart · New York · ISSN 1433-2671

Literatur

1. *Brigstocke GH, Hearnden A, Holt C et al. In-vivo confirmation of the use of the dart thrower`s motion during activities of daily living. J Hand Surg Eur 2014; 39(4): 373–8*
2. *Garcia-Elias M. The Non-Dissociative Clunking Wrist: A Personal View. J Hand Surg Eur Vol 2008; 33: 698*
3. *Hagert E. Proprioception of the Wrist Joint: a Review of Current Concepts and Possible Implications on the Rehabilitation of the Wrist.J.Hand Ther 2010; 23: 2–7*
4. *Hawken RMA, Fullilove SM. Delayed Post-Traumatic Midcarpal Dislocation. J Hand Surg Eur Vol 2007; 32 E: 5: 554–555*
5. *Kromer O T. Diagnostik und Therapie der perilunären karpalen Instabilität Akademie für orthopädische Medizin Cyriax A. O.M. Zeitschrift für Physiotherapeuten 2002; 54*
6. *Kromer O T. Rehabilitation der oberen Extremität. Berlin Heidelberg New York: Springer-Verlag; 2013*
7. *Lukas B. Karpalinstabilität. Power Point Präsentation. Zentrum für Handchirurgie, Mikrochirurgie, Plastische Chirurgie, Schönklinik München 2010*
8. *Megerle K, Bertel D, Germann G et al. Long-term results of dorsal intercarpal ligament capsulodesis for the treatment of chronic scapholunate instability. J Bone Joint Surg Br 2012 ; 94(12): 1660–5*
9. *Megerle K. Neue Strategien für das SL-Band. Power Point Präsentation. München. 2013*
10. *Moritomo H, Apergis EP, Herzberg G et al. IFSSH committee report of wrist biomechanics committee: biomechanics of the so-called dart-throwing motion of the wrist. J Hand Surg Am. 2007; 32(9): 1447–53*
11. *Moritomo H, Apergis EP, Garcia-Elias M et al. International Federation of Societies for Surgery of the Hand 2013 Committees report on wrist dart throwing motion. J Hand Surg AM 2014 ; 39(7): 1433–9*

Konservative Behandlung der skapholunären Dissoziation Grad 1 – ein Therapiekonzept

Ein fiktiver Fall: Herr Schmidt fängt den Sturz mit der Hand ab – Glück gehabt: nichts gebrochen. Doch die Schmerzen im Handgelenk, die seit dem Sturz bestehen, werden nicht besser. Die Hand ist kraftlos und bei manchen Bewegungen klickt es. Dahinter kann eine Schädigung des skapholunären Bandes (SL-Bandes) stecken. Nach einer spezifischen Untersuchung plant der Therapeut die Behandlung, damit Herr Schmidt am Ende der Rehabilitation den Sturz und seine Folgen ad acta legen kann.

Die Ursache für anhaltende Handgelenkschmerzen liegt nicht selten in einer prädynamischen skapholunären Dissoziation (SLD Grad 1) mit Läsion des schwächeren palmaren SL-Bandes bei intaktem dorsalen Anteil (= häufigste Form der SLD). Ergebnisse der radiologischen Diagnostik sind dabei oftmals nicht eindeutig. Nicht erkannt oder falsch behandelt kann diese Pathologie allerdings in eine dynamische Instabilität Grad 2 übergehen, chronifizieren und Auslöser einer schweren Arthrose sein. Eine gezielte Befunderhebung und Therapie sind daher für einen Behandlungserfolg essenziell.

Befundrelevante Aspekte und Tests der SLD

Kommt der Patient, zum Beispiel der fiktive Herr Schmidt, mit der Diagnose „partielle SL-Band-Läsion" oder ungeklärten Handgelenkschmerzen in die Behandlung, ist eine spezifische klinische Untersuchung angezeigt, um dynamische Instabilitäten auszuschließen, bevor mit der Behandlung begonnen wird.

Anamnese

Eine genaue Anamneseerhebung klärt den Unfallhergang und -zeitpunkt, die bisherigen Untersuchungen und Behandlungen sowie die aktuelle Symptomatik des Patienten. Bei Grad 1 Läsionen des SL-Bandes gibt der Patient meist einen Sturz auf das dorsalextendierte Handgelenk als auslösendes Ereignis an. Der Schmerz ist am radialen Handgelenk lokalisiert, tritt bei oder nach aktiver Bewegung auf, kann einschießend sein und ist eher progredient. Zusätzlich besteht eine allgemeine Kraftminderung, Schnappphänomene sind möglich [9].

Inspektion und Palpation

Bei einer SL-Band-Läsion besteht ein Druckschmerz im Radiokarpalbereich und auf dem dorsalen SL-Spalt, meist ohne sichtbare Schwellung [11]. Um das SL-Gelenk zu palpieren, folgt der Untersucher dorsalseitig dem dritten Mittelhandknochen nach proximal, bis er die Vertiefung zwischen den Sehnen des zweiten und vierten dorsalen Sehnenfaches spürt. Am proximalen Rand dieser Vertiefung ist der SL-Spalt gut tastbar (► **Abb. 1**/► **Abb. 2**). Er befindet sich zirka eineinhalb Zentimeter distal der Mitte zwischen Tuberculum von Listeri und radioulnarem Gelenkspalt. Druckpunkte sind häufig erst im subakuten Zustand genau lokalisierbar, da sich der Schmerz in der akuten Phase nicht exakt eingrenzen lässt [13].

Foto: C. Paries

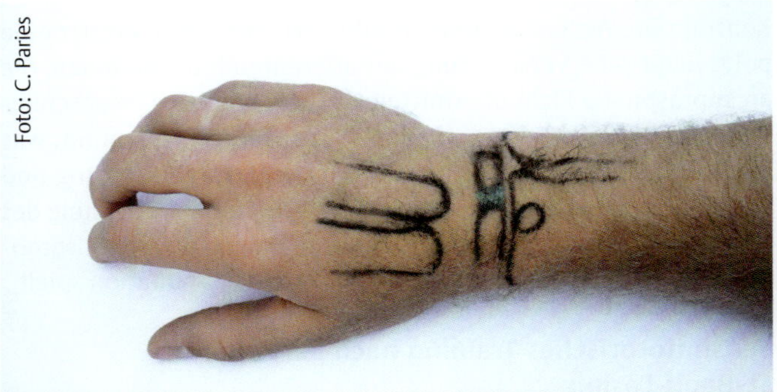

Abb. 1 SL-Spalt

Foto: C. Paries

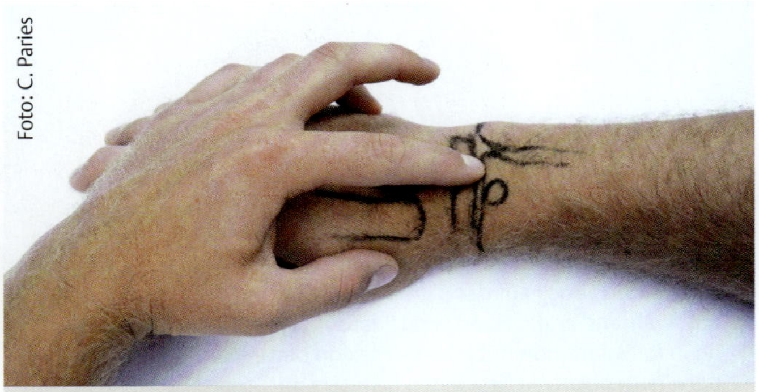

Abb. 2 SL-Spalt Palpation

Paries C. Konservative Behandlung der skapholunären Dissoziation Grad 1 – ein Therapiekonzept. Manuelle Therapie 2016; 20: 76–81

Funktionsuntersuchung

Die Funktionsuntersuchung erfolgt stets im Seitenvergleich, um ein Maß für die Grundstabilität des Patienten zu erhalten. Bei der passiven Funktionsuntersuchung ist das Schmerzempfinden des Patienten zu beachten. Der Therapeut vermeidet einen kraftvollen Überdruck am Bewegungsende, um die ligamentäre Verletzung nicht zu provozieren. Vorsichtig durchgeführte Provokationstests reproduzieren auch bei einer Grad 1 Läsion den spezifischen Schmerz des Patienten.

Scaphoid Shift Test (Watson Test). Um die Stabilität des Skaphoids zu überprüfen, wird der Scaphoid Shift Test nach Watson et al. (1988) durchgeführt (Sensitivität 69 %, Spezifität 66 % [12]) (siehe S. 73) (► **Abb. 3**).

Finger-Extensionstest. Kleinmann beschreibt diesen weiteren Provokationstest speziell für die partiellen SL-Band-Läsionen. Der Patient flektiert sein Handgelenk aktiv, während er die Finger maximal streckt. In dieser Bewegung drückt sich das Kapitatum in den Gelenkspalt zwischen Skaphoid und Lunatum. Ist das dort befindliche SL-Band geschädigt, werden die Schmerzen des Patienten verstärkt. Dieser Test kann jedoch auch bei intrakapsulären Ganglien oder einer Lunatumnekrose positiv sein [4].

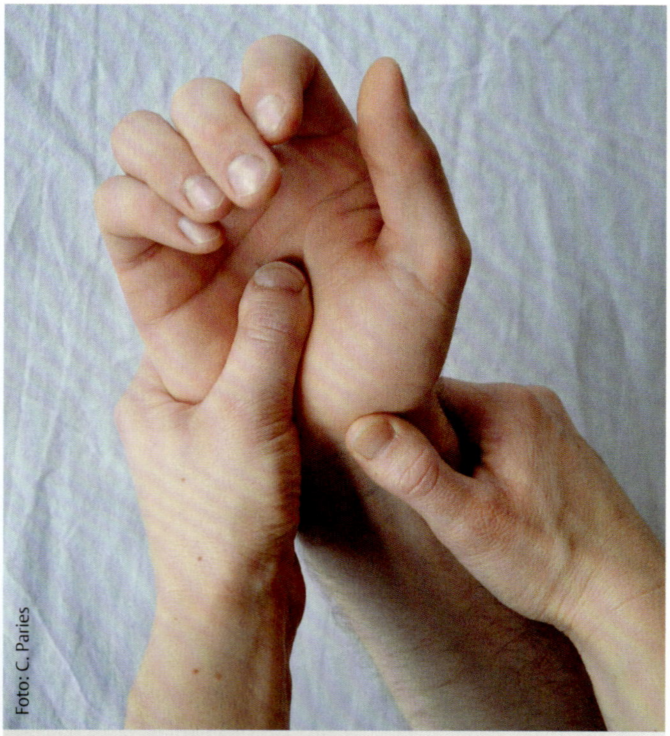

Abb. 3 Scaphoid Shift Test (Watson Test): Untersucher übt einen konstanten Druck auf das palmare Tuberkulum des Skaphoids aus, während er die Hand von Ulnarduktion mit leichter Extension in Radialduktion mit leichter Flexion bewegt. Der Patient gibt bei einem positiven Test einen Schmerz an – typischerweise auf der dorsalen Seite.

Differenzialdiagnostik

Differentialdiagnostisch ist bei radialseitigen dorsalen Handgelenkschmerzen an ein intrakapsuläres Ganglion, eine Skaphoideinklemmung (Scaphoid Impaction) oder ein dorsales karpales Impingement Syndrom zu denken [11]. Auch eine Arthrose kann schmerzauslösend sein [4]. Die Differenzierung ist selbst mit radiologischen Möglichkeiten schwierig – als sicherste Methode gilt die Arthroskopie.

Befundbewertung/Therapeutische Diagnosestellung

Es ist nicht möglich, eine SLD Grad 1 klinisch sicher zu beurteilen. Ziel der Befundung ist, eine dynamische Instabilität (Stadium 2) auszuschließen, bevor eine funktionelle Behandlung begonnen wird. Deuten die klinischen Zeichen auf eine SLD 1 hin, erfolgt eine spezifische Behandlung, um die Heilung des Bandes zu unterstützen und weitere Schädigungen zu vermeiden.

Therapie der SLD

Wissenschaftliche Forschungsarbeiten über die Wirkung therapeutischer Interventionen bei karpalen Instabilitäten gibt es kaum. Es existiert kein Standard in der Behandlung der SLD. Jedoch ist bekannt, dass die Stabilisierung der Handwurzel primär durch die Knochen und Ligamente und sekundär durch das sensomotorische System erfolgt [15]. Der Einfluss des sensomotorischen Systems im Hinblick auf karpale Instabilitäten ist wissenschaftlich untersucht, was uns erlaubt, wesentliche Therapiekomponenten abzuleiten.

:: Das sensomotorische Training stellt einen Schwerpunkt in der Therapie der SLD dar.

Das sensomotorische System in Bezug auf SL-Band-Verletzungen

Das SL-Band gehört zu den meist innervierten Ligamenten des Handgelenkes [6]. Propriozeptoren nehmen Spannungsveränderungen des Bandes wahr, die über afferente Bahnen an das Hinterhorn des entsprechenden Rückenmarksegmentes weitergeleitet werden. Es erfolgt eine monosynaptische Verschaltung auf das Vorderhorn, wodurch über efferente Nervenbahnen eine schnelle muskuläre Kontrolle des Handgelenkes erfolgt [7]. Antagonisten der jeweiligen Bewegung reagieren auf den sensiblen Reiz mittels Kontraktion, Agonisten werden inhibiert. Weiterhin erfolgt eine polysynaptische Verschaltung der afferenten Informationen, die an supraspinale Ziele übermittelt werden, wodurch es anschließend zur Kokontraktion von Agonist und Antagonist kommt, was die Voraussetzung einer globalen Handgelenkstabilisierung und koordinierten Bewegung ist (► **Abb. 4**). Nach einer Verletzung des SL-Bandes ist dieser Mechanismus gestört, weshalb ein sensomotorisches Training eine zentrale Rolle in der Rehabilitation spielt.

Sensomotorisches Training nach partieller SL-Band-Läsion

Das sensomotorische Training besteht aus der Schulung der bewusst wahrgenommenen propriozeptiven Sinne (Bewegungssinn,

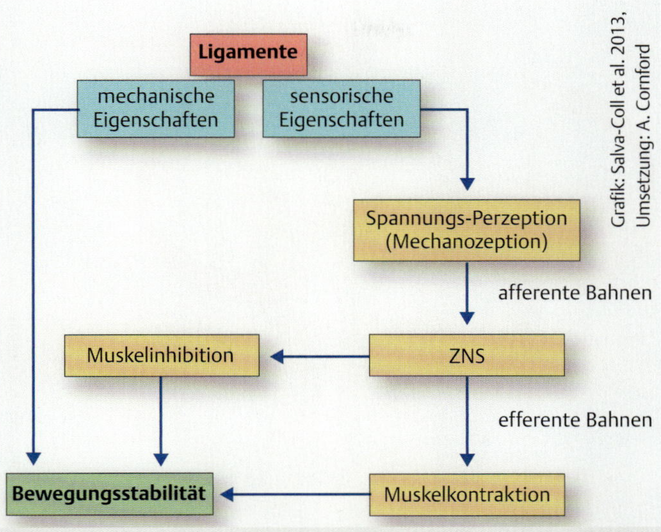

Abb. 4 Wirkung der Ligamente des Handgelenkes auf die Bewegungsstabilität (in Anlehnung an Salva-Coll et al. 2013 [15])

Stellungssinn und Kraftsinn) und der neuromuskulären Kontrolle [8]. Das neuromuskuläre Training sorgt für eine dynamische Stabilität des Handgelenkes und das Ausführen korrekter und schneller Bewegungsmuster [1]. Es beinhaltet bewusst angesteuerte Muskelkontraktionen und reaktive Muskelaktivierung. Um das Rehabilitationsprogramm spezifisch auf den Typ und Schweregrad der Verletzung abzustimmen, werden nicht global alle Muskeln, sondern spezifische Muskeln, die der Pathologie entgegenwirken, gekräftigt.

Zusätzlich bilden die Patientenaufklärung, manuelle Lymphdrainage, Schmerzbehandlung, ADL-Training, vegetative Behandlung und Narbenbehandlung Basis-Bausteine der Therapie.

Behandlungsaufbau in den einzelnen Phasen

Ziel der Therapie ist ein stabiles, funktionelles und schmerzfreies Handgelenk, das der Patient im Alltag wieder problemlos einsetzen kann. Die Maßnahmen richten sich nach den ligamentären Heilungsphasen und der damit verbundenen Stabilität des Bandes. Die Zeiträume der einzelnen Stabilitätsphasen werden vom behandelnden Arzt oder in Rücksprache mit diesem festgelegt.

Erste Phase: Lagerungsstabilität

In der ersten Phase der Rehabilitation erfolgt meist eine Immobilisation durch eine Lagerungsschiene. Die Schiene umschließt das Handgelenk und den Daumen bis zum Grundgelenk. Die Immobilisation verhindert ein Fortschreiten der Verletzung und sorgt für ausreichenden Schutz des SL-Bandes. Der Patient führt in dieser Phase die Handgelenkbewegungen imaginär aus. Bereits die Vorstellung einer Bewegung hat Einfluss auf den motorischen Kortex und führt zu einem Kraftzuwachs, einer Verbesserung der Ausdauer und Beweglichkeit sowie einer Verringerung der Atrophie [3, 18]. Der Therapeut kann die Behandlung, vor allem wenn der Patient unter intensiven Schmerzen leidet, durch Spiegeltherapie unterstützen (▶ **Abb. 5**). Das imaginäre Training dient vorrangig als Hausprogramm. In der Therapie erfolgen die Einweisung des Patienten und die Kontrolle der Übungen.

Isometrische Spannungsübungen des Handgelenkes werden zunächst mit der gesunden Hand ausgeführt, um die Heilung des SL-Bandes nicht zu gefährden. Bei Übungen mit der gesunden Hand wird der Overflow, die bilaterale Wirkung unilateraler Kontraktionen, genutzt. Sobald der Patient muskuläre Übungen auf der betroffenen Seite durchführt, muss unbedingt die Schmerzgrenze beachtet werden. Finger- und Daumenbewegungen führt der Patient von Anfang an, zunächst ohne Krafteinsatz und im schmerzfreien Bereich, auf der betroffenen Seite aus. Hierzu zählen Streckung, Spitzgriff, Opposition, Faustschluss und kleine Faust (Hakengriff), Ab- und Adduktion der Finger und der Lum-

ÜBERSICHT DER PHYSIOTHERAPEUTISCHEN BEHANDLUNGSMASSNAHMEN IN DEN EINZELNEN BEHANDLUNGSPHASEN

Behandlungsphase: Immobilisation.

- Patientenaufklärung
- Imaginäres Training
- Isometrische Anspannungen auf nicht betroffener Seite
- Aktive Bewegungen der Finger ohne Kraft
- Applikation von Vibrationsreizen auf nicht betroffener Seite und an den Fingern
- Mobilisation angrenzender Gelenke
- Manuelle Lymphdrainage
- Vegetative Techniken

Behandlungsphase: Bewegung.

- Aktivierung der DTM Muskeln: ECRL, APL, FCU
- Detonisierung ECU
- Isometrische Anspannung FCR (im schmerzfreien Bereich)
- Isometrische Kontraktion der Fingerbeuger und -strecker im schmerzfreien Bereich
- Gelenkstellungen aktiv/passiv
- Schmerzhemmende und stoffwechselfördernde manuelle Techniken

Behandlungsphase: Belastung.

- Konzentrische, exzentrische und isometrische Muskelanspannung aller auf das Handgelenk wirkenden Muskeln (Beachtung von Überlastungssymptomen!)
- Agonistentraining der schwächeren Muskeln (konzentrisch/exzentrisch/isometrisch)
- Kokontraktionsübungen ab der achten bis zehnten Woche
- ZIM-Training ab der achten bis zehnten Woche
- Training der reaktiven muskulären Kontraktion frühestens ab zwölfter Woche
- Bewegungserweiternde manuelle Techniken bei Hypomobilität frühestens ab zwölfter Woche

Paries C. Konservative Behandlung der skapholunären Dissoziation Grad 1 – ein Therapiekonzept. Manuelle Therapie 2016; 20: 76–81

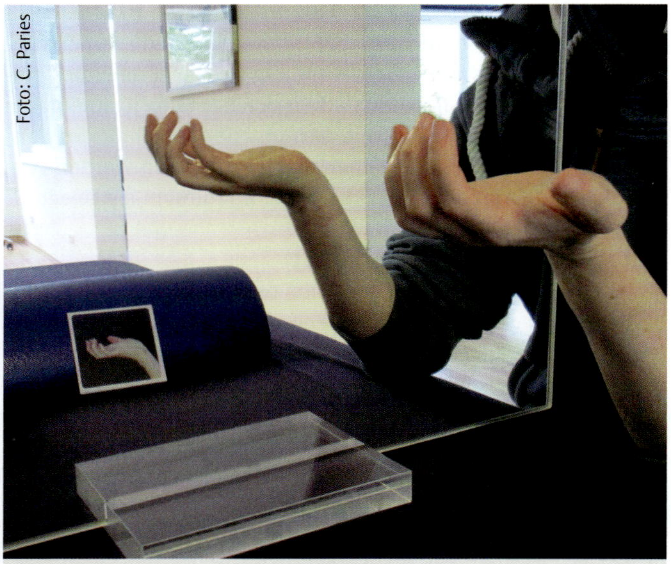

Abb. 5 Imaginäres Training mit Spiegel

brikalgriff. Ellenbogen und Schulter bezieht der Therapeut mit in die Übungen ein. Zur Schulung des Bewegungssinns appliziert der Therapeut Vibrationsreize auf Haut und Sehnen. Vibrationen rufen illusorische Gelenkbewegungen und damit einhergehende kortikale Veränderungen auf dem entsprechenden Teil der Großhirnrinde hervor [2]. Dabei werden auch bei unilateraler Stimulation einer Sehne bilaterale Informationen für illusionäre Handgelenkbewegungen gesendet, weshalb mit den applizierten Vibrationsreizen an der gesunden Seite begonnen wird. Der Patient führt dies zu Hause mit einer elektrischen Zahnbürste fort.

Zweite Phase: Bewegungsstabilität

Aktive Bewegungen des Handgelenkes sind nun erlaubt (bei Teilläsionen nach zirka vier bis sechs Wochen). Diejenigen Muskeln werden gezielt aktiviert, die der interkarpalen Pronation entgegen wirken. Interkarpale Pronation bedeutet, dass das Trapezium nach palmar gezogen wird, während das Hamatum in eine dorsale Position bewegt. Das Trapezium wiederum bewirkt eine Flexion und Pronation des Skaphoids, während das Hamatum das Triquetrum in eine dorsale Extensions-Position zieht. Physiologisch werden diese gegensätzlichen Kräfte durch die interkarpalen Ligamente der proximalen Reihe kompensiert – ein Auseinanderweichen der Handwurzelknochen wird verhindert und es kommt zur Stabilitätszunahme des Karpus [5]. Ist das SL-Band verletzt, sollten also Muskeln aktiviert werden, die im Mediokarpalgelenk supinieren (► **Abb. 6**): M. extensor carpi radialis longus (ECRL), M. abductor pollicis longus (APL) und der M. flexor carpi ulnaris (FCU) bewirken eine interkarpale Supination und führen die Dart Throwing Motion aus. Der M. extensor carpi ulnaris (ECU) hingegen wirkt als Antagonist – er proniert [15] (► **Abb. 6**).

Die SLD kann durch die Kontraktion von ECRL, APL und FCU günstig beeinflusst werden, während die Aktivität des ECU diese provozieren würde. Die Bewegung kann durch eine dynamische Übungsschiene unterstützt werden, welche die Bewegung auf die Ebene der DTM limitiert (► **Abb. 7**). Ergänzend wird der ECU detonisiert.

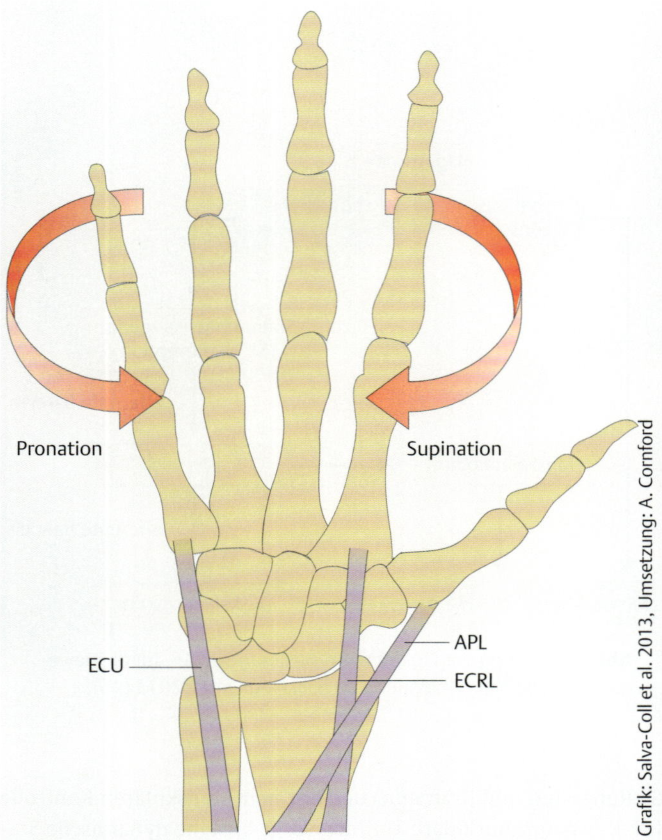

Abb. 6 Pronations- und Supinationswirkung der Handgelenkmuskeln auf den Karpus (in Anlehnung an Salva-Coll et al. 2013 [15])

7

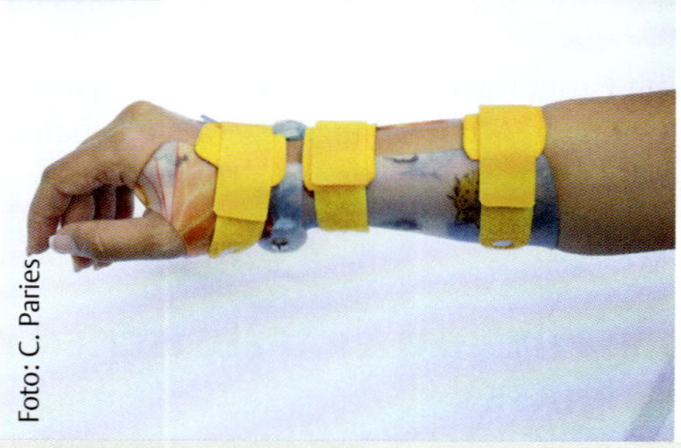

8

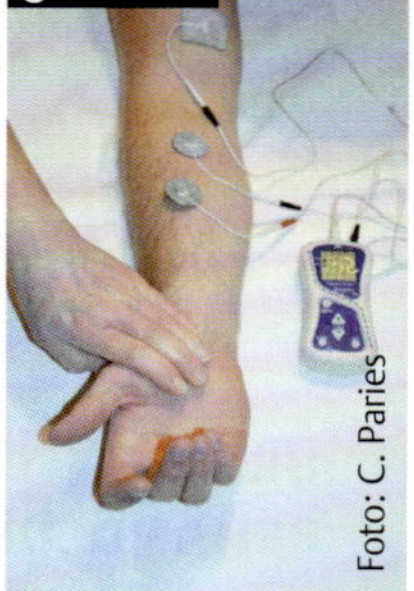

Abb. 7 DTM-Schiene
Abb. 8 FCR Isometrie mit Biofeedback

Auch der M. flexor carpi radialis (FCR) ist für die Stabilisierung des SL-Gelenkes von Relevanz. Bei alleiniger isometrischer Anspannung des FCR aus der Nullstellung oder Extension rotiert das Skaphoid in Supination und das Triquetrum in Pronation. Dadurch entstehen im SL-Spalt Kompressionskräfte, welche die Spannung des Bandes reduzieren [14]. Der Therapeut setzt den Widerstand manuell im schmerzfreien Bereich. Die Kontrolle über die Anspannung des FCR kann über Palpation oder Biofeed-

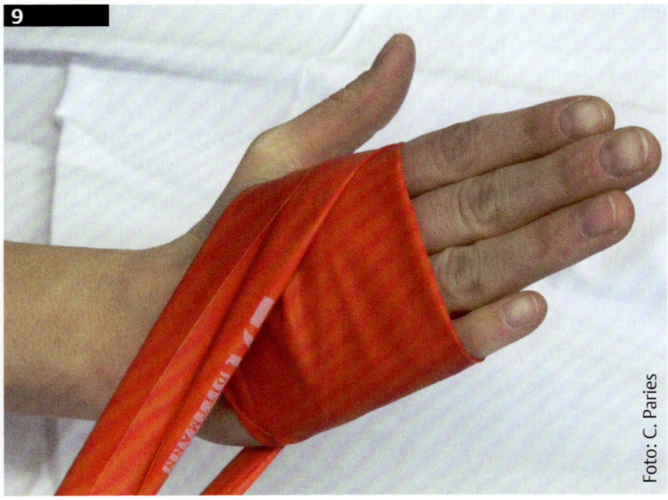

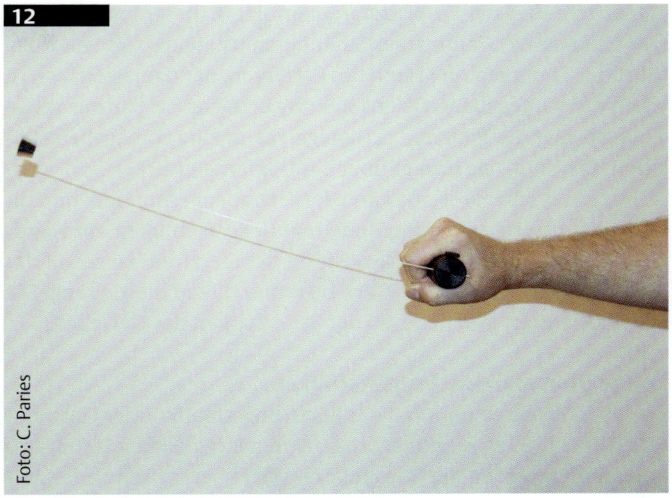

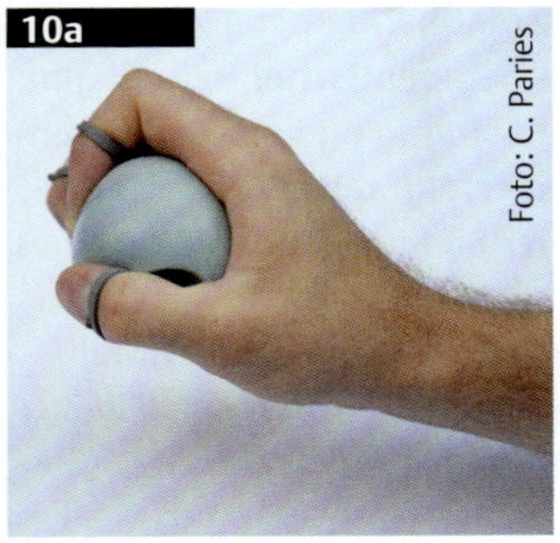

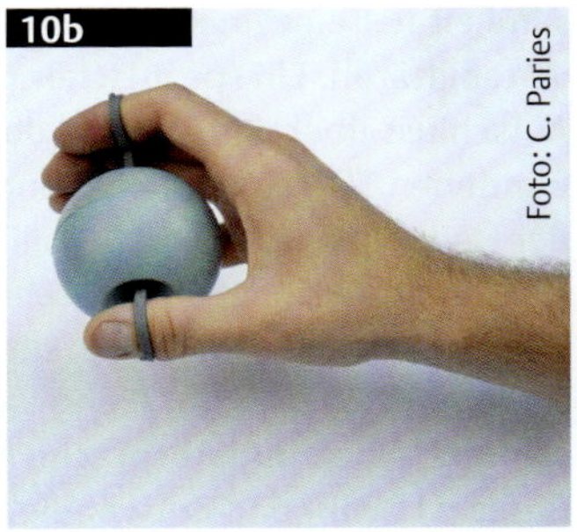

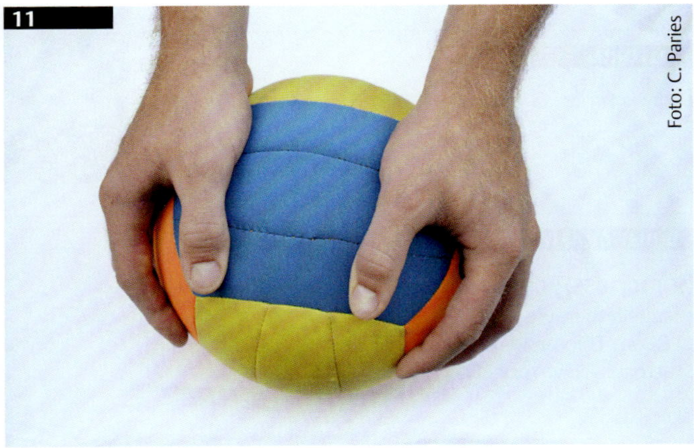

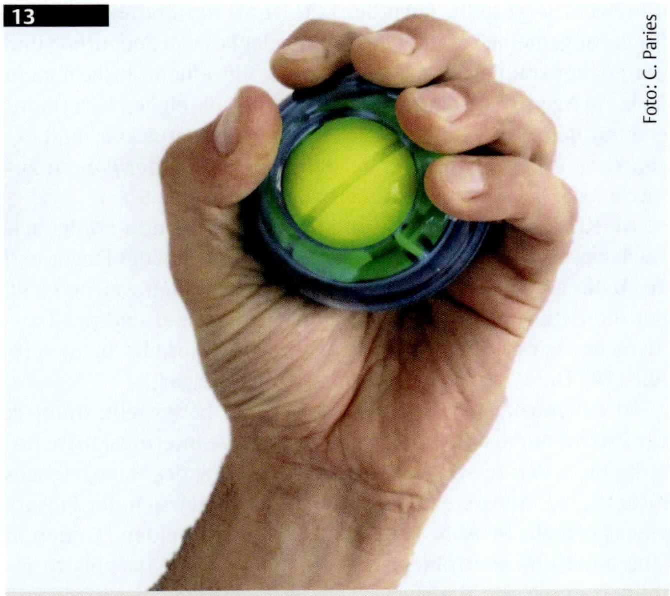

Abb. 9 Übung mit dem Theraband
Abb. 10 Übung mit dem Handmaster
Abb. 11 Kokontraktion mit dem Ball
Abb. 12 ZIM-Trainer
Abb. 13 Powerball

back erfolgen (▶ **Abb. 8**). Die isometrische Anspannung des FCR darf nur bei Grad 1 Läsionen erfolgen, jedoch nicht bei Totalrupturen, da sie in diesem Fall zur Erweiterung des SL-Spaltes führen würde [17].

Die Fingermuskulatur wird ebenfalls aktiviert. Aus Sicht der Kraftentwicklung wirken die Handgelenkextensoren mit den Fingerflexoren und die Handgelenkflexoren mit den Fingerextensoren synergistisch [10]. Ab der vierten Woche kann bei Teilläsionen mit leichten manuellen Widerständen an den Fingern begonnen werden.

SICHERES ÜBEN

Bei allen muskulären Übungen achtet der Therapeut auf die Schmerzfreiheit und Symptomantwort, um eine weitere Traumatisierung des SL-Bandes zu vermeiden. Zu frühe kraftvolle Bewegungen, wie beispielsweise ein enger, kräftiger Faustschluss oder isometrische Übungen mit maximaler Anspannung der Muskulatur, verursachen eine Querdehnung auf die proximale Karpalreihe, wodurch das SL-Band unter Spannung gerät. Treten Symptome der Überlastung wie Schmerzzunahme, Temperaturerhöhung oder Schwellung auf, muss die Übungsintensität oder -frequenz reduziert werden [16].

Zur Schulung der Propriozeption erfolgt in dieser Phase das aktive und passive Training des Stellungssinns. Beim passiven Üben führt der Therapeut die Hand des Patienten, der dann signalisiert, wann die vorgegebene Gelenkstellung erreicht ist. Für die aktive Übung bringt der Patient das Handgelenk in eine vorgegebene Position. Die Kontrolle erfolgt über ein Goniometer [8].

Nach ärztlicher Freigabe kann der Therapeut schmerzhemmende und stoffwechselaktivierende manuelle Techniken am Handgelenk durchführen. Gezielte dosierte, schmerzfreie Reize auf das Kapsel-Band- und Knorpel-Gewebe unterstützen die Heilung. Die Stärke orientiert sich dabei an der Belastbarkeit des Gewebes.

Dritte Phase: Belastungsstabilität

Die letzte Phase beginnt mit der Belastungsstabilität der Ligamente (zirka achte bis zehnte Woche). Durch ein globales Stabilisationstraining werden alle muskulären Wirkungskräfte wieder aufgebaut und homogenisiert sowie die intermuskuläre Koordination wiederhergestellt. Auch der ECU ist als Bestandteil des TFCC für die allgemeine Stabilität des Handgelenkes von Bedeutung und wird daher trainiert. Die Kräftigung der einzelnen Muskeln kann über ein Agonistentraining stattfinden. Hierfür eignen sich Übungen mit dem Theraband, bei denen die Muskulatur kon- und exzentrisch arbeiten muss. In der Endposition hät der Patient zusätzlich die isometrische Muskelspannung (▶ **Abb. 9**).

Die Kräftigung der Finger- und Daumenmuskulatur erfolgt beispielsweise mit einem Handmaster. Für die Flexion der Finger und des Daumens schließt der Patient die Faust um den weichen Ball. Für die Extension und Abduktion der Langfinger und des Daumens bewegt er gegen den Widerstand der Gummischlaufen (▶ **Abb. 10**). Die Widerstände werden stetig gesteigert.

Ist das muskuläre Gleichgewicht wieder hergestellt, trainiert der Patient durch Kokontraktionsübungen die intermuskuläre Koordination, was die dynamische Stabilisierung des Handgelenkes fördert [16]. Als erste Übung ohne Kraft eignet sich der Einsatz eines Softballs (▶ **Abb. 11**). Der Ball wird mit beiden Händen in langsamer und kontrollierter Bewegung auf einer Tischplatte gerollt, wodurch sich alle Muskeln des Handgelenkes anspannen und koordinieren [8].

Anschließend ist der Einsatz des ZIM-Trainers (zentrointermuskuläres Training) geeignet (▶ **Abb. 12**). Mit ihm ist es möglich, die Koordination von Agonist und Antagonist sowie die Kraft und Ausdauer der Muskulatur zu verbessern. Durch eindimensional schwingende Flachstäbe wird in einer bestimmten Bewegungsebene trainiert [19].

Die anspruchvollste, aber zugleich wichtigste propriozeptive Funktion stellt die reaktive muskuläre Kontraktion dar. Diese kann frühestens ab der zwölften Woche mit dem Powerball trainiert werden – einem Kreiselball, der bei Aktivierung zufällige, multidirektionale Kräfte auf die Unterarmmuskulatur erzeugt (▶ **Abb. 13**).

Bewegungserweiternde manuelle Gelenktechniken und die Vollbelastung sind frühestens nach zwölf Wochen und ärztlicher Freigabe erlaubt.

FAZIT

Es gibt derzeit keine wissenschaftlichen Belege über die Wirksamkeit der einzelnen Behandlungssmaßnahmen bei karpalen Instabilitäten. Ein spezifischer handtherapeutischer Befund gibt Aufschluss über das Ausmaß der Schädigung und der damit verbundenen Therapie. Die Behandlung erfolgt unter Beachtung der Heilungsphasen und Stabilität der Bänder mit dem Ziel eines stabilen, funktionellen und schmerzfreien Handgelenkes. Das sensomotorische Training stellt einen Schwerpunkt der handtherapeutischen Behandlung karpaler Instabilitäten dar. Die Zusammenarbeit und Absprache mit dem behandelnden Arzt/Chirurgen ist zwingend notwendig.

AUTORIN

Cornelia Paries

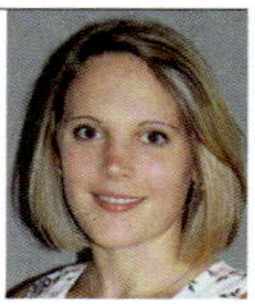

BIBLIOGRAFIE

DOI 10.1055/s-0042-104493
manuelletherapie 2016; 20: 76–81

Stuttgart · New York · ISSN 1433-2671

Literatur

1. *Bant H, Haas HJ, Ophe M, Steverding M. Sportphysiotherapie. Stuttgart: Thieme; 2011*
2. *Cordo P, Gurfinkel V, Brumagne S et al. Effect of slow, small movement on the vibration-evoked kinesthetic illusion. Experimental Brain Research 2005; 167: 324–334*
3. *Einsiedel T, Herzig D, Grön G et al. Mentales Training beeinflusst Bewegungseinschränkung des ruhiggestellten Handgelenks – eine prospektive Experimentalstudie. Zeitschrift für Orthopädie und Unfallchirurgie 2011; 149(3): 288–295*
4. *Frank U. Die Untersuchung des Handgelenkes. In: Sauerbier, Hrsg. Die Handchirurgie. München: Urban und Fischer; 2015*
5. *Garcia-Elias M. Kinetic Analysis of Carpal Stability during Grip. Biomechanics of Hand and Wrist 1997; 13(1): 151–158*
6. *Hagert E, Garcia-Elias M, Forsgren S et al. Immunohistochemical Analysis of Wrist Ligament Innervation in Relation to Their Structural Composition. The Journal of Hand Surgery 2007; 32(1): 30–36*
7. *Hagert E, Persson JK, Werner M et al. Evidence of wrist proprioceptive reflexes elicited after stimulation of the scapholunate interosseous ligament. The Journal of Hand Surgery 2009; 34(4): 642–651*
8. *Hagert E. Proprioception of the Wrist Joint: A Review of Current Concepts and Possible Implications on the Rehabilitation of the Wrist. Journal of Hand Therapy 2010; 23(1): 2–17*
9. *Hintringer W. Karpale Instabilitäten, ligamentäre Rekonstruktion, Teilarthrodesen. In: Sauerbier, Hrsg. Die Handchirurgie. München: Urban und Fischer; 2015*
10. *Kapandji I. Funktionelle Anatomie der Gelenke (5 Ausg., Bd. 1: Obere Extremität). Stuttgart: Thieme; 2009*

11. Kleinmann WB. Physical Examination of the Wrist: Useful Provocative Maneuvers. Journal of Hand Surgery Am 2015; 40: 1486–1500
12. LaStayo P, Howell J. Clinical provocative tests used in evaluating wrist pain: a descriptive study. Journal of Hand Therapy 1995; 8: 10–17
13. Reiter Eigenheer. Bandverletzungen im Handgelenk. In: Waldner-Nilsson, Hrsg. Handrehabilitation Bd.2 (Aufl.2). Berlin Heidelberg: Springer; 2013
14. Salva-Coll G, Garcia-Elias M, Llusá-Perez M et al. The role of the flexor carpi radialis muscle in scapholunate instability. The Journal of Hand Surgery 2011; 36(1): 33–36
15. Salva-Coll G, Garcia-Elias M, Hagert E. Scapholunate Instability: Proprioception and Neuromuscular Control. Journal of Wrist Surgery 2013; 2(2): 136–140
16. Skirven TM, Ostermann AL, Fedorczyk JM, Amadio PC. Rehabilitation of the Hand and Upper Extremity (6. Aufl.). Philadelphia: Elsevier Mosby; 2011
17. Tang JB, Ryu J, Omokawa S et al. Wrist kinetics after scapholunate dissociation: the effect of scapholunate interosseous ligament injury and persistent scapholunate gaps. J Orthop Res 2002; 20: 215–21
18. Yue G, Cole KJ. Strength increases from the motor program: comparison of training with maximal voluntary and imagined muscle contractions. Journal of Neurophysiology 1992; 67(5): 1114–1123
19. Zumhasch R, Wagner,M. Das Imaginäre Training und das „ZIM Trainings-System KVT" in der Handtherapie. Ergotherapie Zeitschrift für angewandte Wissenschaft 2011; 12(2): 56–73

Schwerpunkt
Femoroazetabuläres Impingement (FAI)

Pathophysiologie und chirurgische Behandlungsmöglichkeiten des femoroazetabulären Impingements (FAI)

WENN DIE FLEXION „ZUSCHLÄGT“: Kommen junge Sportler mit leichten muskulären Beschwerden in der Leistengegend zur physiotherapeutischen Behandlung, könnte dahinter ein Hüftimpingement stecken. Bei bestimmten Bewegungen schlägt der Femurkopf oder Schenkelhals gegen die Pfanne, was zur Knorpelzerstörung in der Pfanne führt. Arthrotische Beschwerden stellen sich ein, später folgt das künstliche Hüftgelenk. Ist jedoch die tatsächliche Pathomechanik erkannt und verstanden, gibt es eine chirurgische Alternative die Knorpelzerstörung aufzuhalten und den Gelenkersatz zumindest hinauszuschieben.

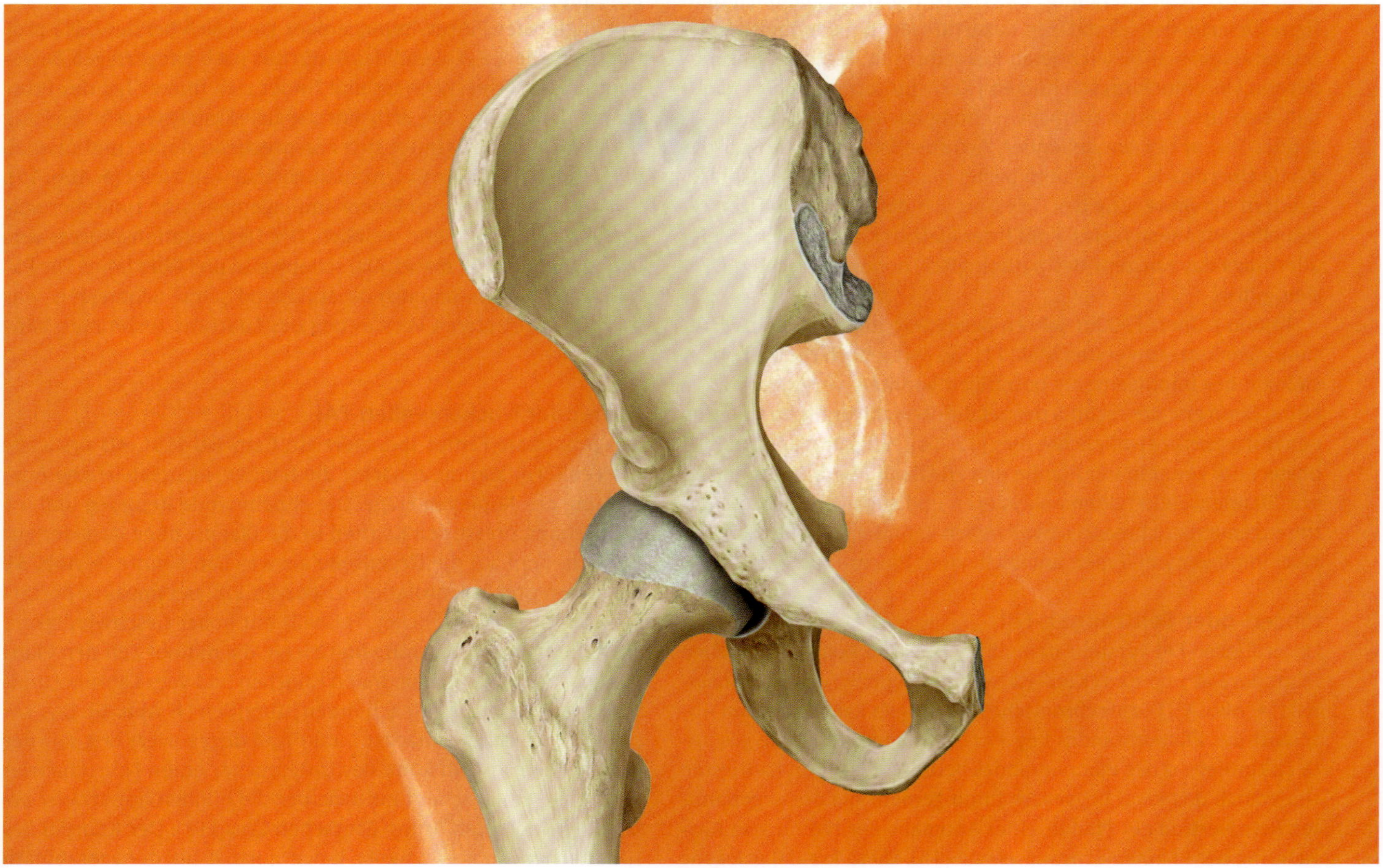

Leunig M, Ganz R. Pathophysiologie und chirurgische Behandlungsmöglichkeiten des femoroazetabulären Impingements (FAI). Manuelle Therapie 2012; 16: 111–118

Konzept des FAI

Das menschliche Hüftgelenk entspricht annähernd einem Kugelgelenk angelegt und ist im Gegensatz zum Schultergelenk knöchern gut geführt. Die Bewegungsamplitude des Hüftgelenks wird vor allem durch die Dicke des Schenkelhalses sowie die räumliche Ausrichtung und Tiefe der Pfanne begrenzt. Beim normalen Gelenk ist dies ein Kompromiss zwischen optimaler Lastübertragung und Bewegungsfreiheit.

Impingement

Erst seit Kurzem wissen wir, dass selbst kleinste Abweichungen von der idealen Kopfform oder Taillierung des Kopfhalsüberganges den normalen Bewegungsablauf des Hüftgelenks beeinträchtigen. Denn diese Formabweichung kann ein Einklemmen und Festfressen des Kopfes in der Pfanne bewirken. Ist auf der anderen Seite der Kopf exzessiv überdacht, schlägt der Schenkelhals an den Pfannenrand. Eine wesentliche Rolle bei dieser als Impingement bezeichneten Bewegungsbehinderung spielt das individuelle Bewegungsbedürfnis, das häufig größer ist als das morphologisch Mögliche. Je nach Schnelligkeit der unphysiologischen Bewegung entstehen pathologische Kräfte mit entsprechenden strukturellen Schädigungsfolgen vor allem am Pfannenknorpel.

Überdruck oder Bewegung – Was löst die Arthrose aus?

Heute ist das Konzept des femoroazetabulären Impingements (FAI) weitgehend anerkannt. Das FAI ist die wahrscheinlich häufigste Ursache der sekundären Koxarthrosen. Bei den meisten der bisher als primär bezeichneten Koxarthrosen lässt sich mit modernen Untersuchungstechniken (Kernspintomographie) ebenfalls eine ursächliche Formabweichung nachweisen [13]. Auslösender Faktor der entstehenden Arthrose ist somit weniger der axiale Überdruck, wie es dem bisherigen Verständnis entsprach, sondern die Bewegung des Gelenkes. Bei der relativ häufigen residuellen Pfannendysplasie mit ihrer kleinen Kontaktfläche bleibt allerdings das Konzept des pathologisch hohen, vertikalen Druckes gültig.

In den frühen 1990er-Jahren begegnete uns das Thema Hüftimpingement zum ersten Mal [11]. Bis wir jedoch die Pathophysiologie des Impingements bestätigen konnten, vergingen ca. 10 Jahre. Denn erst die Technik der gefahrlosen chirurgische Luxation des Hüftgelenks ermöglichte dies [12, 14]. Aufgrund der Operationstechnik konnten wir Pfanne und Hüftkopf überblicken, sodass wir Pfannenrandschäden analysieren und sogar den Prozess des Impingements sichtbar nachvollziehen konnten. Dabei ließen sich zwei Impingement-Typen unterscheiden: Pincer- und Cam-FAI.

Pincer- oder Beißzangen-FAI

Unter Pincer-FAI versteht man einen linearen Kontakt zwischen Pfannenrand und dem Kopf-Hals-Übergang bzw. dem Schenkelhals (► **Abb. 1**). Dieses chronische Anschlagen kann auf einen Abschnitt des Pfannenrandes begrenzt sein oder global die gesamte Zirkumferenz des Pfannenrandes betreffen [13]. Am häufigsten findet sich das lokal begrenzte Impingement bei der sogenannten Retroversion der Pfanne, einer Anomalie der räumlichen Ausrichtung der Pfannen-Eingangsebene [15]. Diese kranial gelegene Retroversion eines unterschiedlich großen Pfannensektors führt zu einer übermäßigen vorderen Überdachung, deren Rand bei Beugung und Beugung-Innenrotation am Schenkelhals anschlagen kann. Folge des chronischen Anschlagens ist zunächst eine im MRT nachweisbare Verplumpung des Labrums, nicht selten verbunden mit einem intralabralen Ganglion. Es folgt eine reaktive Knochenapposition des Pfannenrandes, die das Labrum vor sich her schiebt und so die Überdachung und damit das Impingement weiter verstärkt (► **Abb. 2**). Am Ende eines solchen Prozesses ist das Labrum ausgedünnt und der Rand wird knöchern. Ein knöcherner Pfannenrand ist also weniger die Folge einer Verknöcherung des Labrums selbst [5]. Im weiteren Verlauf gibt es auch an der Anschlagstelle des Schenkelhalses osteophytische Randwülste (► **Abb. 3**). Bei ausgeprägter Retroversion und wenn ein femorales Impingement hinzukommt, kann es zum Ermüdungsbruch des betroffenen Pfannenrandes kommen (► **Abb. 4**). Am hinteren unteren Pfannen- oder Kopfknorpel lässt sich häufig eine Abschilferung erkennen, die auf die Hebelwirkung des vorne oben anstehenden Schenkelhalses zurückgeführt wird. Die Kombination Pfannen-Retroversion und mangelnde vordere Schenkelhals-Taillierung spielt auch eine Rolle bei der Entstehung der traumatischen und der rezidivierenden traumatischen Hüftluxation [27, 36]. Seltenere Lokalisationen des umschriebenen Impingements finden sich dorso-kaudal, insbesondere bei Balletttänzern sowie ventral-kaudal beim Caput valgum, Prototyp ist die seltene Valgus-Epiphysiolyse.

Ein globales Pincer-Impingement kann sich bei der Coxa profunda ergeben, z. B. wenn das Bedürfnis nach endgradigen Bewegungsausschlägen hoch ist und findet sich immer bei der Protrusion der Pfanne. Die arthrotische Gelenkspaltverschmälerung bei der Protrusion findet sich entsprechend dorsal und medial, während der kraniale Gelenkspalt normal weit bleibt (► **Abb. 10**).

Patienten mit einem Pincer-Impingement sind typischerweise 30- bis 40-jährig und weiblich. Der Degenerationsprozess verläuft eher langsam, manchmal schubweise und über Jahre. Die Patientinnen haben dennoch oft auffallend starke Schmerzen, was mit der nozizeptiven Versorgung des Labrums zusammen hängen dürfte.

Cam- oder Nockenwellen-FAI

Das proximale Femur induziert ein Cam-FAI [13]. Als ursächliche Fehlform kommt zunächst die häufige, nichtsphärische Ausziehung des Kopfes in Frage. Die zunehmende Beugung und Innendrehung presst den Kopfteil in die Pfanne, ohne dass der gut geführte Kopf auf die Gegenseite ausweichen könnte (► **Abb. 5**). Flektieren und innenrotatieren Sportler z. B. bei Impakt-Sportarten (Kampfsport, Eishockey, Fußball) mit hoher Geschwindigkeit, entstehen hohe Scherkräfte im Gelenk, die mit der Zeit den Pfannenknorpel vom subchondralen Knochen und vom Labrum (typischerweise von außen nach innen) abreißen (► **Abb. 6**). Das Labrum bleibt dabei zunächst intakt und degeneriert erst mit der Zeit. Im Arthro-MRI kann der Untersucher einen Labrumabriss vermuten, ein falscher Eindruck, der die bildlich nur schwer erfassbare Knorpelablösung übersehen lässt [18]. Der Knorpel des sphärischen Kopfteils bleibt lange normal bis die azetabuläre

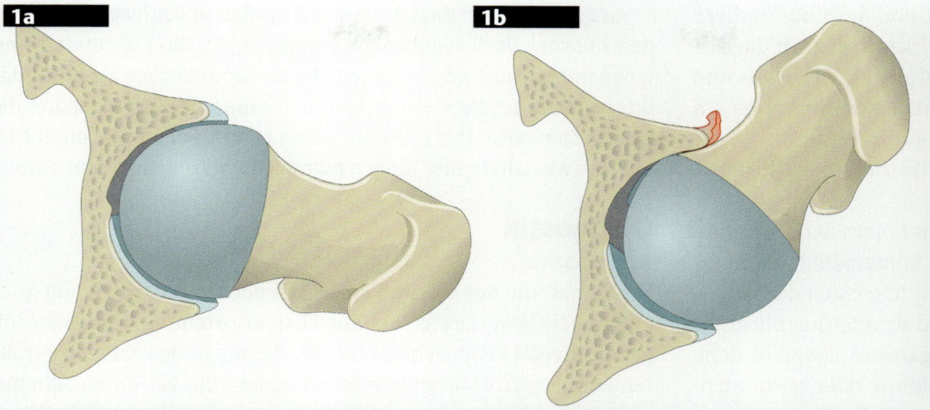

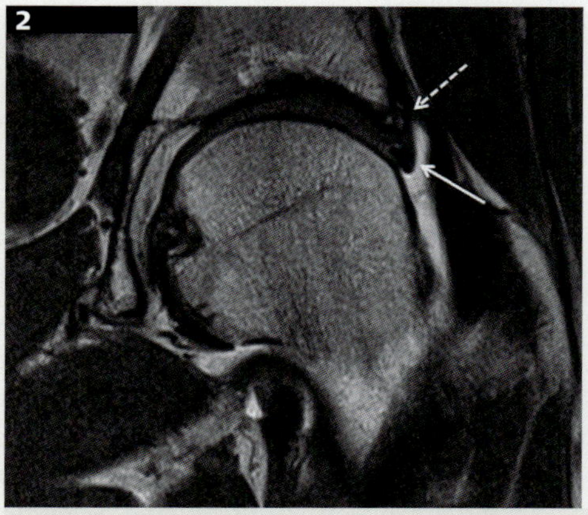

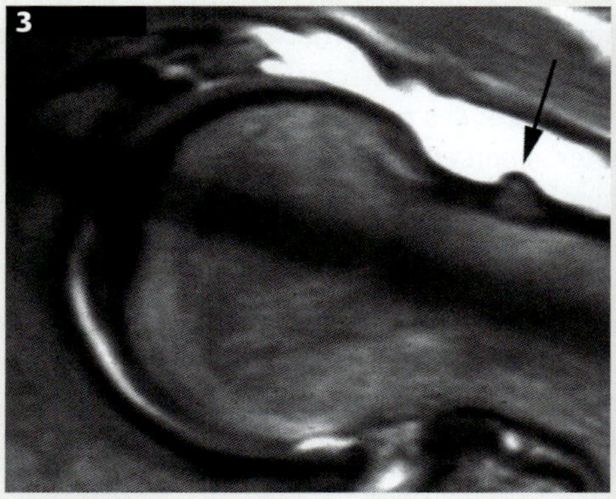

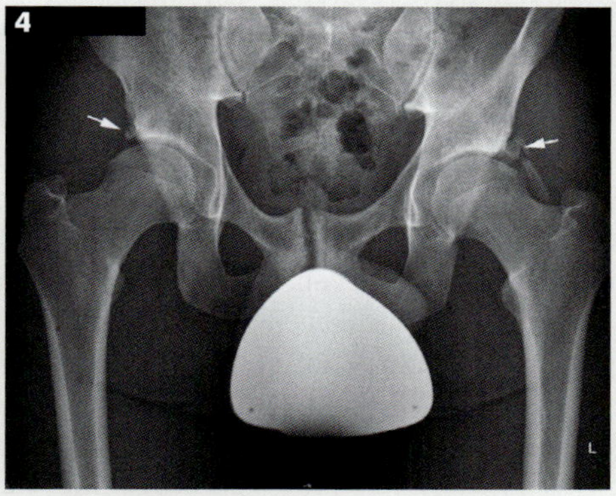

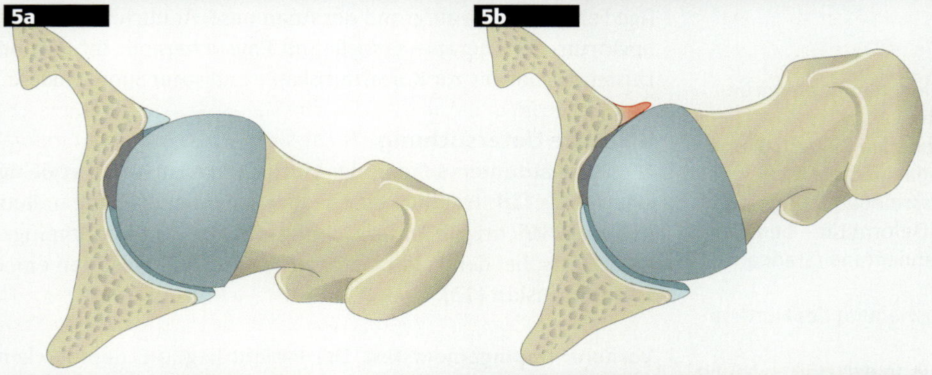

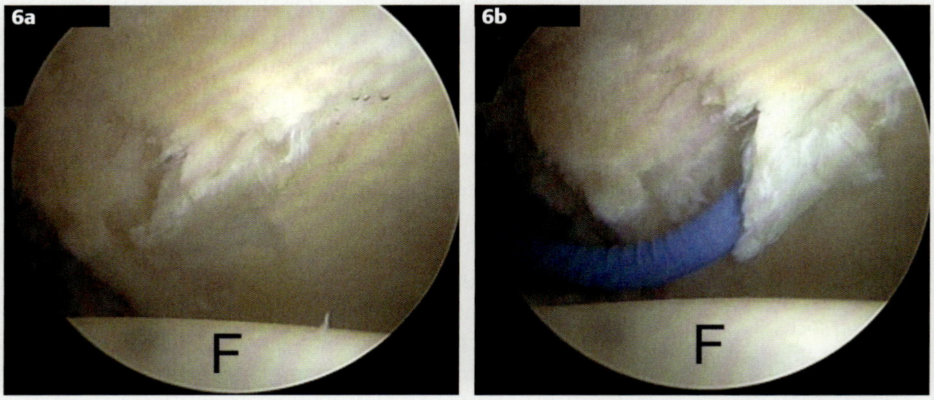

Abb. 1 Pincer-FAI. **a** Kein Impingement: Während der Streckung schlägt der Schenkelhals nicht an. **b** Impaktion: Während der Flexion/Innenrotation schlägt der Schenkelhals gegen den Pfannenrand.

Abb. 2 Knochenanbauten (gestrichelter Pfeil) verdrängen das Labrum (Pfeil) von seiner natürlichen Lokalisation.

Abb. 3 Reaktive Knochenanbauten (Pfeil) distal der sogenannten „Anschlagkerbe".

Abb. 4 Bilaterale Pfannenrandfrakturen (Pfeile) bei cam-betontem FAI.

Abb. 5 Cam-FAI. **a** Kein Impingement: Während der Streckung während der Streckung normales Gelenkspiel, schlägt der Femurkopf nicht gegen die Pfanne. **b** Inklusion: Flektiert/Innenrotiert der Patient das Hüftgelenk, dreht sich der unrunde Femurkopf in die Gelenkpfanne hinein.

Abb. 6 Arthroskopie. **a** Blick in ein Hüftgelenk mit azetabulärem Knorpelschaden, der Femurkopf (F) ist intakt. **b** Der Operateur kann mit einer Sonde (blau) den azetabulären Knorpellappen unterfahren.

Knorpeldestruktion großflächig genug ist und der Kopf in diese Zone zu dezentrieren beginnt. Erst jetzt wirken sich auch die axialen Kräfte destruktiv auf den femoralen Gelenkknorpel aus und erweitern die Arthrosezone nach zentral. Die Kopfmigration am Anfang dieses Prozesses lässt sich im MRT gut nachweisen. Ist der Hüftkopf dezentriert, ist meist eine gelenkerhaltende Chirurgie nicht mehr erfolgsversprechend.

Liegt die nichtsphärische Ausziehung des Kopfes in der Frontalebene ist sie mit einem Beckenübersichts-Röntgenbild gut zu erkennen. Aus der angelsächsischen Literatur leitet sich der Begriff Pistol-grip-Deformität für dieses Phänomen ab. Allerdings liegt die Deformität häufiger ventro-lateral oder sogar ventral und ist dann nur mit zusätzlichen seitlichen Röntgenbildern, oder noch präziser mit radialen Schnitten eines MRT zu erkennen. Den Prototyp des Schädigungsmusters kann man bei der Epiphysiolysis capitis femoris verfolgen: Der Epiphysenabrutsch hebt die Metaphyse an und lässt sie sogar überstehen. Dieser Überstand hobelt den Pfannenknorpel ab. Die als Chondrolyse bezeichnete Gelenkspaltverschmälerung ist nichts anderes als die ausgeprägteste Form dieser Knorpelabrasion [21]. Viele Patienten mit Cam-Impingement weisen gleichzeitig eine Retroversion der Pfanne auf. Bei komplexen Fehlformen wie beim Morbus Perthes ist zudem die Möglichkeit eines extrakapsulären Impingement zu beachten, das den Blick auf ein intraartikuläres Impingement versperren kann.

WEITERE INFOS +

Ätiologie des FAI

- Eine familiäre Häufung der epiphysär gelegenen Kopfendrundung wird vermutet (nicht ausschließlich).
- Bei intensiv trainierenden und Sport treibenden Kindern tritt vor Wachstumsabschluss als funktionelle Anpassung die fehlende Taillierung des Schenkelhalses (metaphysäre Ausziehung) auf.
- Jeder 4. Schweizer Rekrut hat eine Cam-Deformität – bereits mit strukturellen Veränderungen am Pfannenrand (Standard-MRI) [32].
- Frauen sind von der nichtsphärischen Ausziehung des Hüftkopfes kaum betroffen [23].
- Bei Kaukasiern tritt die Cam-Morphologie an den Hüften häufig auf, bei Asiaten und Afrikanern selten.
- Morbus Perthes, Hüftkopfnekrose [17] und nach Schenkelhalsfrakturen in Retrotilt geheilte Köpfe [9] (vergleichbar mit der Epiphysiolysis capitis femoris) führen zum Cam-FAI [21].
- Fehlformen der Pfanne sind ätiologisch weniger untersucht und teilweise nicht gut definiert, z. B. Coxa profunda und/oder die Retroversion der Pfanne.
- Für das Entstehen einer isolierten Pfannenretroversion gibt es kaum Anhaltspunkte; meistens ist nicht nur die Pfanne, sondern das gesamte Hemipelvis verändert, da sich auch die Spina ischiadica in einer Fehlversion befindet [16].
- Eine Pfannenretroversion findet sich bei einer von sechs Pfannendysplasien [25], regelmäßig bei der posttraumatischen Dysplasie [8] und der proximalen femoralen fokalen Defizienz [6] sowie recht häufig iatrogen nach Salter- und Triple-Osteotomien des Beckens im Kindesalter (die noch knorpeligen Pfannenränder erschweren die radiographische Kontrolle der Pfannenversion) [7].

Generell zerstört das Cam-FAI viel rascher und schwerwiegender den Knorpel als das Pincer-Impingement [1]. Die Patienten haben lange nur geringe Beschwerden, die die Untersucher als muskulär interpretieren. Sehr viele Patienten erhalten deshalb verspätet die exakte Diagnose. Der typische Patient mit Cam-Impingement ist ein bis zwei Jahrzehnte jünger, männlich und sportlich sehr aktiv.

Diagnostik

Symptome

Die Symptome des FAI sind lange Zeit eher unspezifisch, entsprechend häufig verzögert sich die Diagnosestellung. Die Patienten geben meist Leistenschmerzen an, die bis in das Knie ausstrahlen können. Trochanterschmerzen geben die Patienten seltener an. Am Anfang hängen die Schmerzen oft mit einer körperlichen Anstrengung zusammen, oder sie treten nach langem tiefen Sitzen auf, z. B. beim Autofahren. Gesäßschmerzen oder Nachtschmerzen deuten auf eine Problematik des dorso-kaudalen Gelenkanteiles hin. Besonders Männer geben eine eingeschränkte Beweglichkeit an, die allen Stretchingversuchen widersteht. Nur wenige Patienten können zwischen Bewegungs- und Belastungsschmerzen unterscheiden, wobei klar belastungsabhängige Beschwerden für ein fortgeschrittenes Stadium der Knorpelzerstörung sprechen. Klickphänomene sind ebenfalls häufig haben aber selten mit dem Impingement zu tun.

Adduktorenproblem, Leistenbruch, Piriformis-Syndrom, Meralgie des N. cutaneus femoris lateralis und Traktusirritation sind häufige Fehldiagnosen aufgrund der Anamnese. Ähnlich breit ist das Spektrum der Therapieversuche mit Physiotherapie, Infiltration, Leistenrevision bis zur Kniearthroskopie und sogar Spondylodese.

Klinische Untersuchung

Die Standarduntersuchung des Hüftgelenks ist wenig ergiebig, sehr häufig fällt lediglich eine reduzierte Innendrehung in Beugung auf. Wichtigste Untersuchungsschritte sind die Impingement-Tests, bei denen der Untersucher durch Provokation einen Schmerz auslöst [13].

Vorderer Impingement-Test Der Patient liegt auf dem Rücken. Der Untersucher beugt das zu untersuchende Bein im Knie- und Hüftgelenk und adduziert leicht im Hüftgelenk. Aus dieser Stellung rotiert er das Hüftgelenk forciert nach innen (► **Abb. 7**). Diese Innenrotation führt er in unterschiedlichen Beugestellungen durch. Meistens geben die Patienten den Schmerz zwischen 70 und 100 Grad Beugung an, was für ein vorderes-oberes Impingement spricht. Bei deutlich weniger Beugung schmerzt das seltenere, vordere-untere Impingement.

Hinterer Impingement-Test: Der Patient liegt ebenfalls auf dem Rücken, Knie und Unterschenkel hängen aber über das Fußteil des Untersuchungstisches und produzieren eine Lordose der LWS. Sie gewährleisten damit eine volle individuelle Streckung der Hüfte. Der Patient umfasst den nicht involvierten Unterschenkel mit beiden Händen und hält das Bein im Knie- und Hüftgelenk in forcierter Beugung (Thomas-Handgriff), was das zu untersuchende Hüftgelenk noch mehr überstreckt. Bei einem hinteren-unteren

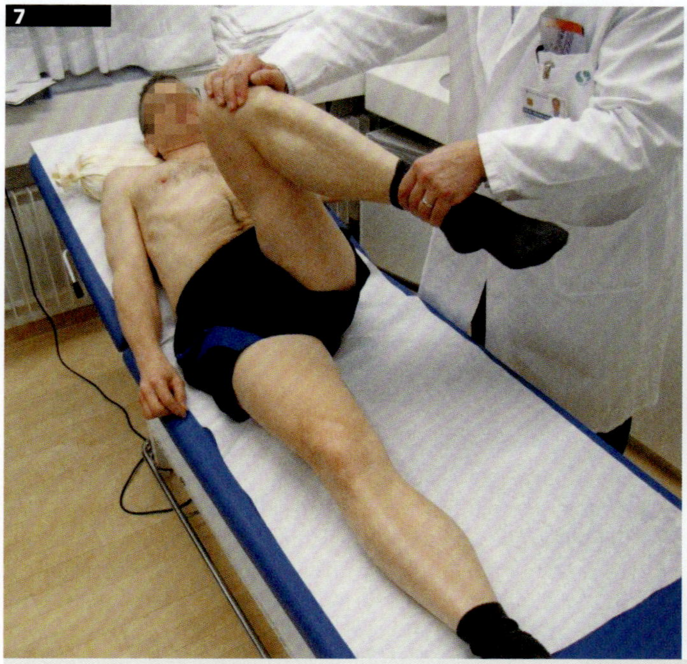

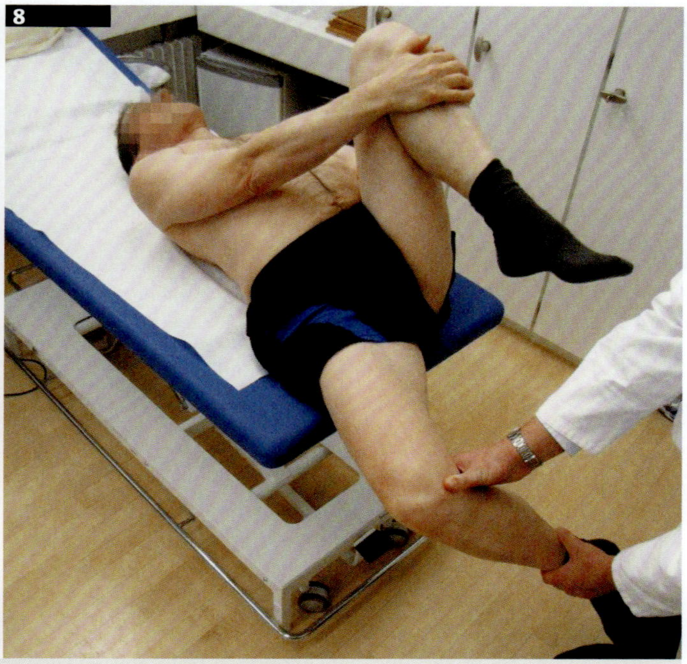

Abb.7 Vorderer Impingement-Test: gleichzeitiges Innenrotieren und Adduzieren bei 90 Grad Beugung im Hüftgelenk. Der Test zeigt die impingementbedingte Reduktion der Bewegung an. Ist er schmerzhaft, deutet dies auf einen bereits vorhandenen Pfannenrandschaden hin.

Abb. 8 Hinterer Impingement-Test: gleichzeitiges Außenrotieren und Abduzieren bei endgradiger Streckung im Hüftgelenk. Der Test zeigt die impingementbedingte Reduktion der Bewegung an. Ist er schmerzhaft, deutet dies auf einen bereits vorhandenen Pfannenrandschaden hin.

Impingement ist die Außenrotation in dieser Überstreckung reduziert bis aufgehoben. Schnell ausgeführt ist sie von einem dorsalen Schmerz begleitet (► **Abb. 8**). Meistens entspricht der durch die Tests ausgelöste Schmerzcharakter den Spontanschmerzen.

Klick- oder Schnapp-Phänomene: Aktives Anspannen und Bewegen der entsprechenden Sehnen lösen die Phänomene aus. Sie betreffen in der Regel den Traktus über dem Trochanter major oder die Psoassehne über der vorderen Kapsel.

Bildgebung und Befunde

Obwohl häufig unterlassen, sind konventionelle Röntgenbilder unabdingbar für die Diagnosestellung. Eine Beckenübersicht ist besser als ein Röntgenbild der Hüfte. Sie erlaubt, die räumliche Ausrichtung bezüglich Rotation und Kippung des Beckens zu kontrollieren.

A. p.-Aufnahmen: Bei der Beckenübersicht können übermäßige Kippung und/oder Rotation nach einer Seite zu Fehlinterpretationen der Hüftkopfüberdachung führen [38], was sich vermeiden lässt, wenn das Kokzyx auf die Mitte der Symphyse zeigt und seine Spitze ca. ein bis zwei Zentimeter oberhalb der Symphyse liegt. Diese orthograde Projektion erlaubt die Diagnose eines Pincer-Impingement. Eine azetabuläre Retroversion erkennt man am Cross-over-Zeichen, das positiv ist, wenn die Pfannenvorderwand die Hinterwand überkreuzt [33]. Häufig ist dann die Spina ischiadica medial der Linea arcuata projiziert (► **Abb. 9**) [16]. Berührt oder überschneidet der Boden der Pfanne die ilio-ischiadische Linie, spricht man von einer Coxa profunda. In jüngster Zeit kritisieren Fachleute diese Definition jedoch zunehmend. Eine Protrusion liegt vor, wenn der Hüftkopf die ilio-ischiadische Linie berührt oder überschneidet (► **Abb. 10**). Auf der a. p.-Aufnahme kann man am Schenkelhals eine zystische Aufhellung sehen, die einem Knochenganglion entspricht und durch wiederholte Anschlagtraumen entsteht [20]. Im späteren Stadium des Pincer-Impingement lässt sich besonders am hinteren Pfannenrand eine Doppelkontur erkennen, die der oben beschriebenen Knochenapposition entspricht [5]. Die Verschmälerung des dorsalen Gelenkspaltes ist in der Faux-Profilaufnahme von Lequésne und de Sèze am besten zu erkennen [19]. Beim Cam-Impingement kann die a. p.-Aufnahme die Pistol-grip-Deformität mit ihrer fehlenden Taille des lateralen Kopf-Hals-Überganges zeigen (► **Abb. 9**) [37], während die Cross-table-Seitenaufnahme die häufigere antero-laterale Taillenstörung erfasst [28]. Um die Asphärizität des Hüftkopfes zu quantifizieren, misst man den sogenannten Alpha-Winkel (► **Abb. 11**) [30]. Ab 50 Grad kann es sich um ein klinisch relevantes, vorderes-oberes Impingement handeln.

Seitliche Aufnahmen: Beste Seitenaufnahmen sind die sogenannten Dunn-Projektionen und Cross-table-Aufnahmen, Letztere bei gleichzeitiger Innenrotation im Hüftgelenk von 15 Grad [28] (► **Abb. 13, 14**). Seitliche Aufnahmen sollten immer erfolgen. Sie zeigen eine vordere Kopfausziehung.

MR-Arthrographie: Eine MR-Untersuchung des Beckens ist wenig ergiebig. Optimale Information liefert die Darstellung der involvierten Hüfte mit Kontrastmittel-Injektion. Radiäre Schnittse-

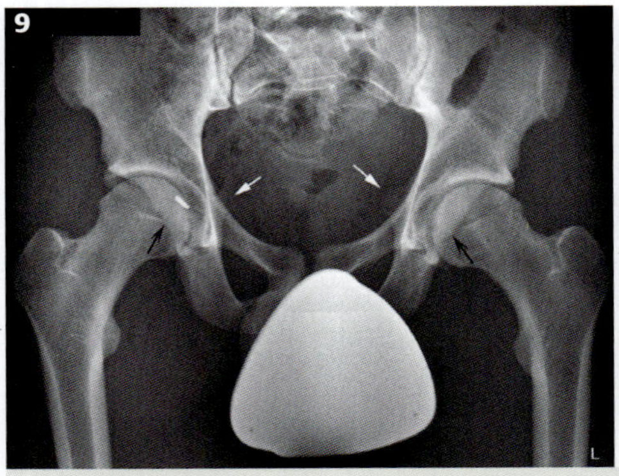

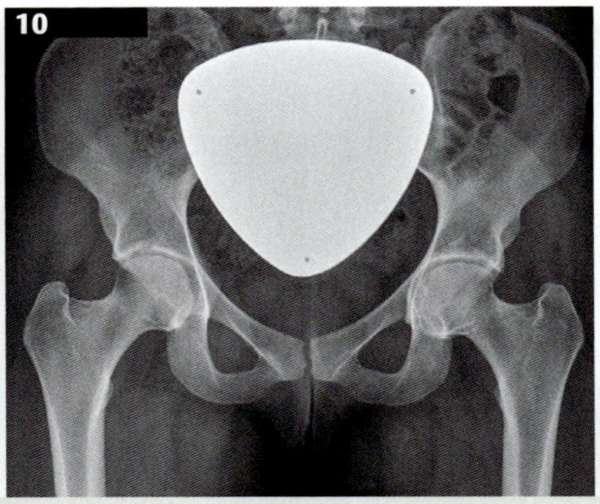

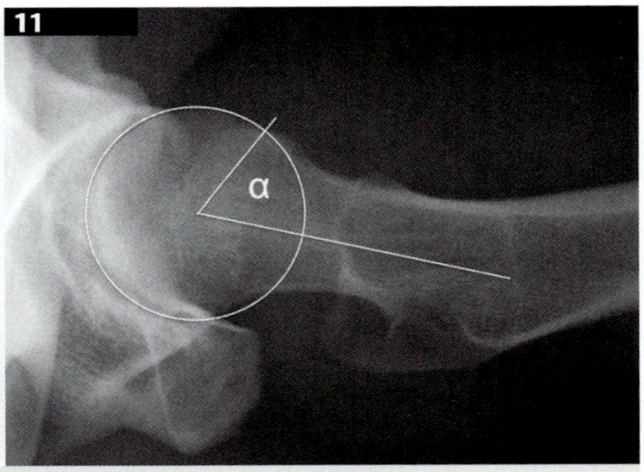

Abb. 9 Junger Patient mit kombiniertem FAI: In der Beckenübersichtsaufnahme findet sich ein Cross-over-Zeichen (schwarze Pfeile) sowie eine prominente Spina ischiadica (weiße Pfeile) als Hinweise für eine kraniale Retroversion.

Abb. 10 Mediale Gelenkspaltverschmälerung bei einer jungen Frau mit einer Protrusion.

Abb. 11 Junger Patient mit kombiniertem FAI: Cross-table-Aufnahme einer ventralen Kopf-/Halsasphärizität mit deutlich erhöhtem Alpha-Winkel.

quenzen liefern die besten Zusatzinformationen [39]. Neben der Möglichkeit zirkumferenziell die Kopf-Hals-Kontur zu überprüfen, kann man die verschiedenen Pathologien des Labrums, Ganglienbildung im Labrum, der Kapsel, des subchondralen Knochens und in der Weichteilumgebung erfassen. Schließlich lassen sich Knorpeldestruktionen über direkte und indirekte Zeichen semiquantitativ erfassen und räumlich zuordnen. In den Sagittalschnitten sucht man nach einer Kopfmigration, die sich als Kontrastanreicherung im dorsalen Gelenkbereich zeigt. Liegt eine Kopfmigration vor, ist in der Regel die gelenkerhaltende Chirurgie nicht mehr sinnvoll.

Hüftgelenk-Infiltration: Kann man nach der bildgebenden Diagnostik ein Beschwerdebild dem Hüftgelenk nicht sicher zuordnen, kann eine diagnostische Hüftgelenk-Infiltration mit einem Lokalanästhetikum hilfreich sein. Man sollte sie immer unter Bildwandlerkontrolle und mit einem Kontrastmittelnachweis der intrakapsulären Nadellage oder ultraschallgesteuert durchführen. Ein intraartikulär verursachter Schmerz sollte während der Wirkungsdauer von normalerweise zwei bis vier Stunden verschwinden oder sich zumindest deutlich reduzieren.

WEITERE INFOS

Alpha-Winkel: Quantifiziert die Asphärizität des Femurkopfes (► **Abb. 11**).

Cross-table-Aufnahme: Seitenaufnahme des Hüftgelenks; der Patient liegt, das Hüftgelenk ist 15 Grad innenrotiert. Sie erfasst u. a. die häufige antero-laterale Taillenstörung des Schenkelhalses bei Cam-FAI (► **Abb. 13, 14**).

Cross-over-Zeichen: Im Röntgenbild überkreuzt die Pfannenvorderwand die Hinterwand (positives Cross-over-Zeichen) [33]; die Spina ischiadica ist häufig medial der Linea arcuata projiziert (► **Abb. 9**) [16]; erkennbar ist die azetabuläre Retroversion; zur Diagnose des Pincer-FAI bzw. erforderlich.

Coxa profunda: Der Pfannenboden berührt oder überschneidet die ilio-ischiadische Linie (umstrittene Definition).

Faux-Profilaufnahme: nach Lequésne und de Sèze; seitliche Röntgenaufnahme des Hüftgelenks im Stehen. Die Verschmälerung des dorsalen Gelenkspaltes ist in dieser Aufnahme am besten erkennbar.

Pistol-grip-Deformität: Übergangsstörung zwischen Kopf und Schenkelhals, die beim Cam-FAI auftritt. Die Taille des lateralen Kopf-Hals-Überganges fehlt (► **Abb. 9**) [37]. Gut erkennbar in der a. p.-Aufnahme.

Protusion: Der Hüftkopf berührt oder überschneidet die ilio-ischiadische Linie (► **Abb. 10**).

Konservative Therapie

Bis heute bekannte konservative Therapieansätze können ein strukturelles femoroazetabuläres Impingement nicht beeinflussen. Das morphologische Problem, das sich durch Bewegungen im Hüftgelenk gelenkschädigend auswirkt, ist weder medikamentös noch durch Muskeltraining beeinflussbar und auch nicht durch Versuche, die Gelenkbeweglichkeit zu optimieren. Patienten beurteilen oft die letzteren Therapieansätze als Schmerz verstärkend. Beschwerdebesserung ist grundsätzlich möglich durch Zurücknahme oder sogar Abstinenz von hüftaggressiven, meist sportlichen Aktivitäten. Allerdings ist die Wirkung solcher Maßnahmen eher gering, oder die Besserung hält nur kurze Zeit an, weil viele Alltagsaktivitäten ähnliche Bewegungsabläufe beinhalten. Experten befürchten sogar, dass der Prozess auch bei geringer Krafteinwirkung fortschreitet, wenn der Knorpel erst einmal geschädigt ist. Die klinische Erfahrung zeigt, dass die Erfolgsaussichten einer frühzeitigen Intervention bei gleichem Aufwand größer sind. Ein wesentlicher Aspekt ist das Patientenalter: je älter, desto ausgeprägter die Knorpeldegeneration und desto geringer das Heilungspotenzial. Laut klinischer Erfahrung liegt die Altersgrenze bei 40 Jahren, wobei Patienten mit günstigen lokalen Voraussetzungen dieses Limit durchaus überschreiten können.

Operative Therapie

Das erreichbare Ziel einer chirurgischen Intervention ist ein Hüftgelenk, das der Patient ohne Impingement bewegen kann. Für einen zum Zeitpunkt des Eingriffes bestehenden Knorpelschaden gibt es bestenfalls Maßnahmen, die die Ausbildung eines ersetzenden Faserknorpels begünstigen, wie etwa Anbohrungen des subchondralen Knochens im Bereich der Knorpelzerstörung. Eine echte Heilung des Knorpelschadens gibt es nach wie vor nicht. Das Resultat einer chirurgischen Intervention kann kaum ein völ-

Leunig M, Ganz R. Pathophysiologie und chirurgische Behandlungsmöglichkeiten des femoroazetabulären Impingements (FAI). Manuelle Therapie 2012; 16: 111–118

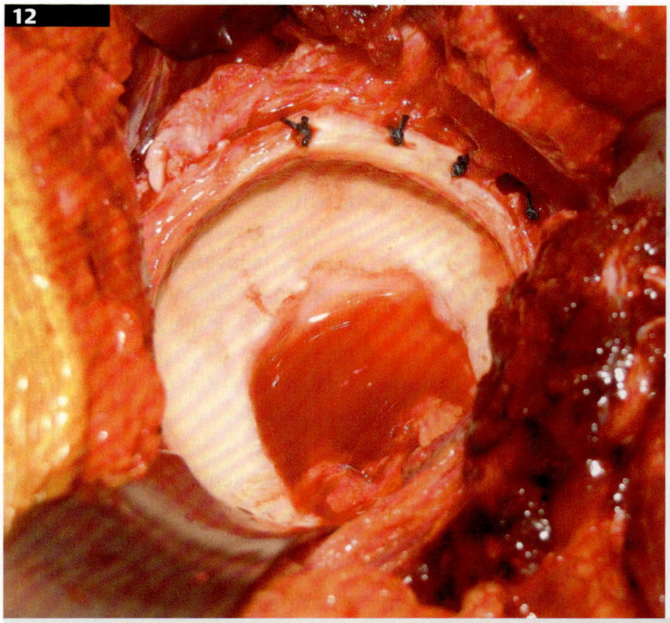

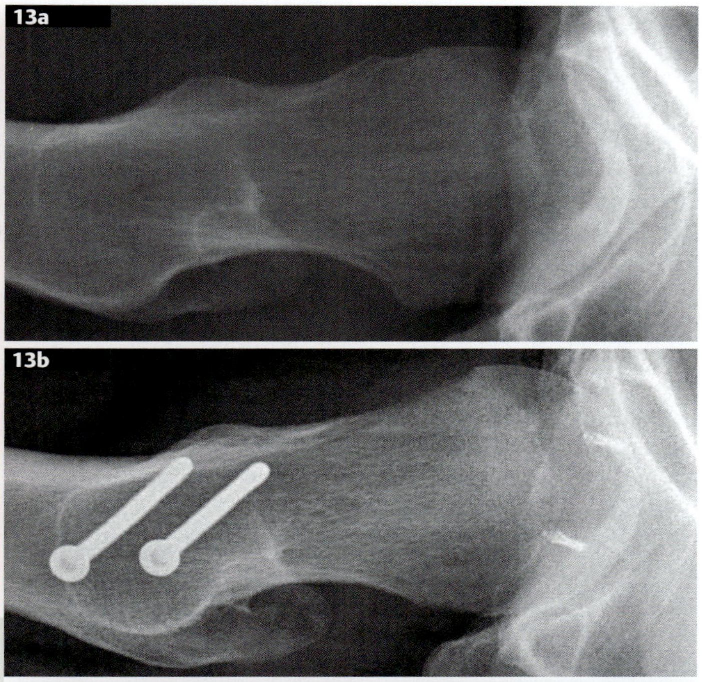

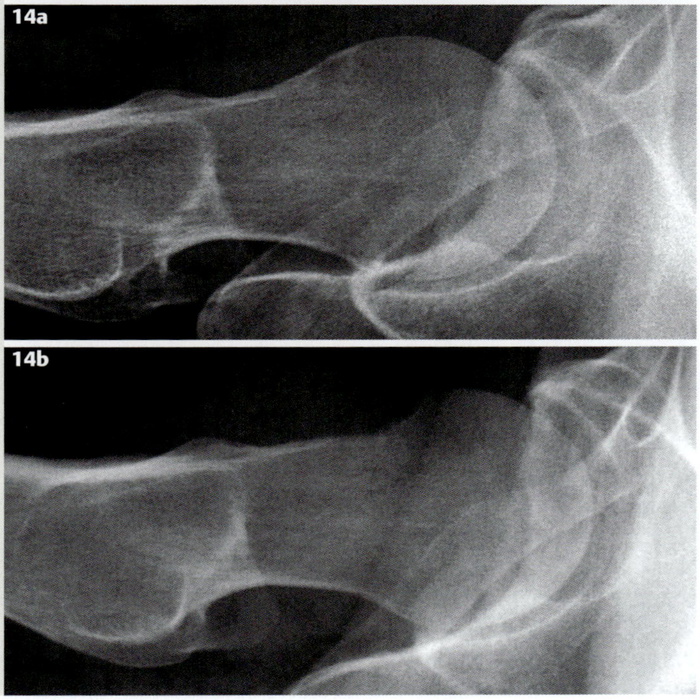

Abb. 12 Intraoperatives Foto einer chirurgischen Hüftluxation mit einer anterosuperioren Labrumrefixation mit nicht resorbierbaren grünen Fäden.

Abb. 13 Ventrales und dorsales Offset-Problem. **a** Präoperatives Cross-table-Röntgenbild bei einem ventralen und dorsalen Offset-Problem. **b** Postoperativ nach chirurgischer Luxation zeigt sich die Offset-Verbesserung sowohl ventral wie dorsal. Anker und Trochanterschrauben sind erkennbar.

Abb. 14 Hüftarthroskopie. **a** Präoperatives Cross-table-Röntgenbild bei einem rein ventralen Offset-Problem. **b** Postoperativ nach Hüftarthroskopie zeigt sich die Offset-Verbesserung ventral. Dieser Bereich ist für die Durchführung sehr gut geeignet.

lig normales Gelenk sein. Im günstigsten Fall kann sie den Arthroseprozess stoppen, in der Regel aber nur verlangsamen, z. B. um den Zeitpunkt der ersten Prothese hinauszuschieben.

Realistische Erwartungen fördern

Nach dem Eingriff sind Sport treibende Patienten nur mit Bedenken und Restriktionen wieder sportfähig. Deshalb sollte man die Wiederaufnahme sportlicher Aktivitäten auch nicht als operativen Erfolgsparameter anführen, weil dies irreführend ist. Um unrealistische Erwartungshaltungen der Patienten zu korrigieren, müssen der Hüfte verpflichtete Ärzte gegebenenfalls klare Worte sprechen.

Arthroskopisch oder offen?

Ebenfalls unrealistisch ist die Vorstellung, dass jedes Impingement gleichermaßen gut arthroskopisch oder mit offener Chirurgie behandelbar ist. Beherrscht ein Chirurg die arthroskopische und die offene Methode gleichermaßen, wählt er das Verfahren im Interesse des jeweiligen Patienten und angesichts der individuellen Pathologie aus.

Chirurgische Hüftluxation

Für komplexe Morphologien eignet sich insbesondere die offene chirurgische Hüftluxation [12]. Bei dieser Methode kann der Operateur 360 Grad des Azetabulums und nahezu gleich viel des Femurkopfes einsehen, sodass er seine präoperative Schadensbeurteilung immer wieder anpasst. Entsprechend präzise lassen sich die notwendigen Maßnahmen durchführen, die fast immer eine Labrumrefixation einschließen (▶ **Abb. 12, 13**). Der Eingriff ist gewebeschonend, da die Dissektion den sogenannten Wasserscheiden folgt; die Morbidität des Zuganges ist gering. Dennoch schätzen manche Chirurgen, den Aufwand als zu hoch ein, ebenso die Gefahr einer Trochanterpseudarthrose. Bei korrekt durchgeführter Stufenosteotomie und Fixation treten Trochanterpseudarthrosen [34] trotz funktioneller Nachbehandlung und Vollbelastung nach vier bis sechs Wochen sehr selten auf. Stimmen, die vor der Gefahr einer Kopfnekrose bei der chirurgischen Hüftluxation gewarnt haben, sind inzwischen verstummt.

Halboffene Verfahren

Sie erfolgen über einen ventralen [4] oder antero-lateralen Zugang, mit oder ohne arthroskopische Unterstützung und sind vor allem für die Behandlung rein ventraler Impingement-Probleme geeignet. Zusatzbefunde, etwa ein extraartikuläres Impingement, das erst nach Behebung des intraartikulären Impingement erkennbar ist, lassen sich mit dieser Methode nicht angehen.

Hüftarthroskopie

In den letzten Jahren haben viele technische und chirurgische Entwicklungen die Hüftarthroskopie verbessert. Das Verfahren eignet sich vor allem für die rein ventralen Impingement–Lokalisationen (▶ **Abb. 14**). Bei anderen Impingement-Formen ist die Anwendung schwieriger: Die Präzision nimmt ab und die Risiken nehmen zu. Extraartikuläre Aspekte können arthroskopisch nicht oder nur sehr begrenzt angegangen werden. Bei der Epiphysiolysis capitis femoris mit einem Abrutsch bis 30 Grad kann der metaphysäre Überstand arthroskopisch abgetragen und die Stabilisierung mit einer oder zwei Schrauben minimal-invasiv erfolgen [22]. Um in der Impingement-Chirurgie mittels Hüftarthroskopie Kollateralschädigungen, vor allem des Kopfknorpels, zu vermeiden, ist sehr viel operationstechnische Erfahrung erforderlich. Außerdem ist eine besonders genaue Vorabklärung notwendig, damit alle Zusatzpathologien bekannt sind. Nach heutigem Kenntnisstand ist eine Labrumrefixation in den Maßnahmenkatalog einzubeziehen [10].

Periazetabuläre Beckenosteotomie

Die Behandlung mittels periazetabulärer Beckenosteotomie ist optimal, wenn eine substanzielle azetabuläre Retroversion mit einem Pfannenhinterrand medial des Kopfzentrums verbunden ist und der Schaden am vorderen-oberen Pfannenknorpel eher gering ist [35]. Eine Resektion des Pfannenrandes würde bei dieser Konfiguration ein dysplastisches Pfannendach hinterlassen. Diese Beckenosteotomie ist auch Teil des Vorgehens beim Impingement einer Coxa profunda mit negativer Pfannenneigung [24].

Studienergebnisse zur Impingement-Chirurgie

Es liegen nur wenige Studien über Ergebnisse der Impingement-Chirurgie vor. Alle sind retrospektiv, keine ist langfristig [3]. Unabhängig von der chirurgischen Technik geben alle eine Besserung von Beschwerden und Funktion an und zwar je nach Arbeit für 68 bis 96 Prozent der behandelten Patienten. Größere Komplikationen traten in 0 bis 18 Prozent der Fälle auf. Im Beobachtungszeitraum von 2 bis 5,2 Jahren setzte man bei 0 bis 26 Prozent der Patienten eine Hüftprothese ein. Mehrheitlich korrelierte ein schlechtes Ergebnis mit einer fortgeschrittenen Arthrose zum Zeitpunkt der Operation [2, 29, 31]. Höheres Alter erscheint ebenfalls das biologische Potenzial des Eingriffs zu mindern, weshalb für eine Indikation bei über 40-jährigen Patienten Zurückhaltung geboten ist. Studien, die den Einfluss dieser Chirurgie auf die langfristige Arthroseentwicklung relativ zum Spontanverlauf aufzeigen, fehlen noch.

FAZIT

Das femoroazetabuläre Impingement ist keine Erkrankung, sondern ein pathomechanischer Prozess. In diesem Prozess initiieren Bewegungen kombiniert mit einer Gelenkinkongruenz die Arthrose nicht-dysplastischer Hüftgelenke. Häufig bewirken kleinste Abweichungen von der normalen Hüftanatomie oder der räumlichen Ausrichtung, dass bei Bewegung des knöchern gut geführten Gelenkes Gelenkanteile anschlagen oder sich einklemmen.
Erst als wir das Hüftgelenk gefahrlos luxieren konnten, konnten wir diesen Prozess beobachten und das FAI-Konzept etablieren. Relativ bald wurden einige gelenkerhaltende, chirurgische Maßnahmen mit vielversprechenden Frühresultaten erprobt und ihre Indikationen und technischen Ausführungen kontinuierlich optimiert. Das Interesse am Impingement-Konzept hat in den letzten Jahren zugenommen, was auch am exponentiellen Anstieg der Publikationen zu erkennen ist. Studien über die Langzeitwirkung und damit zur Relevanz der Impingement-Chirurgie für die Arthroseentwicklung stehen noch aus.

AUTOREN

Michael Leunig

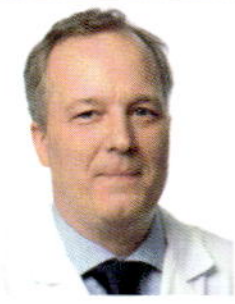

Reinhold Ganz

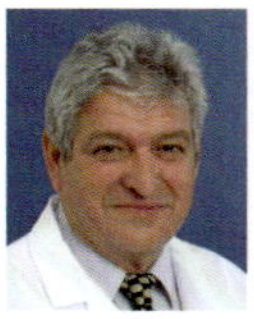

BIBLIOGRAFIE

DOI 10.1055/s-0032-1322423
manuelletherapie 2012; 16: 111–118

Stuttgart · New York · ISSN 1433-2671

Literatur

1. *Beck M, Kalhor M, Leunig M et al. Hip morphology influences the pattern of damage to the acetabular cartilage: Femoroacetabular impingementas a cause of early osteoarthrtis of the hip. J Bone Joint Surg Br 2005; 87B: 1012–18*
2. *Beck M, Leunig M, Parvizi J et al. Anterior femoroacetabular impingement. Part II. Midterm results of surgical treatment. Clin Orthop Relat Res 2004; 418: 74–80*
3. *Clohisy JC, St John LC, Schutz AL. Surgical treatment of femoroacetabular impingement: a systemic review of the literature. Clin Orthop Relat Res 2010; 468: 555–64*
4. *Clohisy JC, Zebala LP, Nepple JJ, Pshos G. Combined hip arthroscopy and limited open osteochondroplasty for anterior femoroacetabular impingement. J Bone Joint Surg Am 2010; 92A: 1697–706*
5. *Corten K, Ganz R, Chosa E, Leunig M. Bone apposition of the acetabular rim in deep hips: A distinct finding of global pincer impingement. J Bone Joint Surg Am 2011; 93: 10–16*
6. *Dora C, Bühler M, Stover MD et al. Morpologic characteristics of acetabular dysplasia in proximal femoral focal deficiency. J. of Pediatric Orthopaedics B 2004; 13(2): 81–7*
7. *Dora C, Mascard E, Mladenov K, Seringe R. Retroversion of the acetabular dome after Salter and triple pelvic osteotomy for congenital dislocation of the hip. J Pediatr Orthop B 2002; 11: 34–40*
8. *Dora C, Zurbach J, Hersche O, Ganz R. Pathomorphologic characteristics of posttraumatic acetabular dysplasia. J Orthop Trauma 2000; 14: 483–9*
9. *Eijer H, Myers SR, Ganz R. Anterior femoroacetabular impingement after femoral neck fractures. J Orthop Trauma 2001; 15: 475–81*
10. *Espinosa N, Beck M, Rothenfluh DA, Ganz R, Leunig M. Treatment of femoroacetabular impingement: Preliminary results of labral refixation. Surgical technique. J Bone Joint Surg Am 2007; 89A: 36–53*
11. *Ganz R, Bamert P, Hausner P et al. Zervikoazetabuläres Impingement nach Schenkelhalsfraktur. Unfallchirurg 1991; 94: 172–5*
12. *Ganz R, Gill TJ, Gautier E et al. Safe Surgical dislocation of the adult hip. J Bone Joint Surg Br 2001; 83B: 1119–24*
13. *Ganz R, Parvizi J, Beck M, Leunig M et al. Femoroacetabular impingement. A cause for osteoarthritis of the hip. Clin Orthop Relat Res 2003; 417: 112–20*
14. *Gautier E, Ganz K, Krügel N et al. Anatomy of the medial femoral circumflex artery and its surgical implication. J Bone Joint Surg Br 2000; 82B: 679–83*
15. *Jamali AA, Mladenov K, Meyer D et al. Anteroposterior pelvic radiographs to asses acetabular retroversion: high validity of the „ Cross-Over-Sign". J Orthop Res 2007; 25: 758–65*
16. *Kalberer F, Sierra RJ, Madan SS et al. Ischial spine projection into the pelvis. A new sign for acetabular retroversion. Clin Orthop Relat Res 2008; 466: 677–83*
17. *Kloen P, Leunig M, Ganz R. Early lesions of the labrum and acetabular cartilage in osteonecrosis of the femoral head. J Bone Joint Surg Br 2002; 84B: 66–9*
18. *Knüsel PR, Pfirrmann CW, Noetzli HP et al. MR arthrography of the hip: Diagnostic performance of a dedicated water-excitation 3D double-echo steady-state sequence to detect cartilage lesions. Am J Roentgenol 2004; 183: 1729–35*
19. *Lequèsne M, de Sèze S. Le faux profil du bassin: nouvelle incidence radiographique pour l'étude de la hanche. Son utilité dans les dysplasies et les differentes coxopathies. Rev Rhum 1961; 28: 643–52*
20. *Leunig M, Beck M, Kalhor M et al. Fybrocystic changes at anterosupeior femoral neck: Prevalence in hips with femoroacetabular impingement. Radiology 2005; 236: 237–46*
21. *Leunig M, Casillas MM, Hamlet M et al. Slipped capital femoral epiphysis: Early mechanical damage to the acetabular cartilage by a prominent femoral metaphysis. Acta Orthop Scand 2000; 71: 370–5*
22. *Leunig M, Horowitz K, Manner H, Ganz R. In situ pinning with arthroscopic osteoplasty for mild SCFE: A preliminary technical report. Clin Orthop Relat Res 2010; 468: 3160–7*
23. *Leunig M, Jüni P, Werlen S et al. Prevalence of cam and pincer-type deformities on hip MRI in a young Swiss female population: A Cross-sectional study; in Bearbeitung*
24. *Leunig M, Nho SJ, Turchetto L, Ganz R. Protrusio acetabuli. New insights and experience with joint preservation. Clin Orthop Relat Res 2009; 467: 2241–50*
25. *Li PL, Ganz R. Morphologic fratures of congenital acetabular dysplasia: One out of six is retroverted. Clin orthop Relat Res 2003; 416: 245–53*
26. *Locher S, Werlen S, Leunig M, Ganz R. Arthro-MRI mit radiärer Schnittsequenz zur Darstellung der präradiologischen Hüftpathologie. Z Orthop 2002; 140: 1–5*
27. *Manner HM, Mast NH, Ganz R, Leunig M. Recurrent traumatic hip dislocation due to femoroacetabular impingement. J Paediatr Orthop B; zur Publikation angenommen*
28. *Meyer DC, Beck M Ellis T et al. Comparison of six radiographic projections to assess femoral head/neck asphericity. Clin orthop Relat Res 2006; 445: 181–5*
29. *Murphy S, Tannast M, KimYJ et al. Debridement of the adult hip for femoroacetabular impingement: indications and preliminary clinical results. Clin orthop Relat Res 2004; 429: 178–81*
30. *Nötzli HP, Wyss TF, Stoecklin CH et al. The contour of the femoral head-neck junction as a predictor for the risk of anterior impingement. J Bone Joint Br 2002; 84B: 556–60*
31. *Peters CL, Erickson JA. Treatment of femoro-acetabular impingement with surgical dislocation and debridement in young adults. J Bone Joint Surg Am 2006; 88A: 1735–41*
32. *Reichenbach S, Leunig M, Werlen S et al. Association between deformities and damage of the hip: Cross-sectional MRI study in young males. Arthritis & Rheumatism 2011; 63: 4023–30*
33. *Reynolds D, Lucas J, Klaue K. Retroversion of the acetabulum. A cause of hip pain. J Bone Joint Surg Br 1999; 81B: 281–8*
34. *Schöniger R, LaFrance AE, Oxland TR, Ganz R, Leunig M. Does trochanteric step osteotomy provide greater stability than classic slide osteotomy? A preliminary study. Clin Orthop Relat Res 2009; 467: 775–82*
35. *Siebenrock KA, Schöniger R, Ganz R. Anterior femoro-acetabular impingement due to acetabular retroversion: Treatment with periacetabular osteotomy. J Bone Joint Surg Am. 2003; 85A: 278–86*
36. *Steppacher SD, Tannast M, Albers CE et al. Femoroacetabular impingement predisposes to traumatic hip dislocation. J Bone Joint Surg Am; eingereicht*
37. *Stulberg SD, Cordell LD, Harris WH et al. Unrecognized childhood disease: A major cause of idiopathic osteoarthritis of the hip. In The Hip: Proceedings of the third meeting of the Hip Society 1975; 212–28*
38. *Tannast M, Siebenrock KA, Anderson SE. Femoroacetabular impingement: Radiographic diagnosis - what the radiologist should know. Am J Roentgenol 2007; 188: 1540–52*
39. *Werlen S, Leunig M, Ganz R. Magnetic resonsance arthrography of the hip in femoroacetabular impingement: Technique and findings. Oper Tech Orthop 2005; 15: 191–203*

Wie beeinflussen veränderte Bewegungsmuster und Muscle Imbalance das FAI?

BRINGT NICHTS ODER MACHT ALLES NUR NOCH SCHLIMMER: Dieser Ruf eilt der konservativen Physiotherapie für Patienten mit FAI voraus. Können Therapeuten diese Störung adäquat untersuchen und behandeln? Unsere Autoren schlagen eine Subklassierung vor sowie Assessments und Behandlungsprinzipien – für eine spezifische, hilfreiche Therapie.

Aktueller Wissensstand

Das femoroazetabuläre Impingement (FAI) ist eine erst seit Kurzem anerkannte klinische Präsentation [42, [69]. Sowohl die Ätiologie als auch die Rolle genetischer, persönlicher und ökologischer Entstehungs- und Verstärkungsfaktoren sind noch unklar [2, 3, 42, 43, 47].

Konzeptuelles Modell

Das konzeptuelle Modell des FAI impliziert einen abnormalen Kontakt zwischen Femur und azetabulärem Rand bei endgradigen Bewegungen im Hüftgelenk (vor allem bei Flexion). Daraus können schließlich unterschiedliche Pathologien entstehen. Der abnormale Kontakt hängt mit Anomalien des Femurs, des azetabulären Randes oder mit beidem zusammen. Wissenschaftler haben bisher zwei unterschiedliche Arten des FAI beschrieben. Die Unterscheidung basiert in erster Linie darauf, ob die anormale Morphologie am Femur (Cam-Impingement) auftritt oder am Azetabulum (Pincer-Impingement) [69]. Häufig findet man beide Formen gemeinsam [35]. Obwohl die anatomischen Malformationen an sich keinerlei Symptome bewirken, postuliert das Modell, dass die Folgen wiederholter Impingements die umliegenden Strukturen schädigen und Schmerzen verursachen [42].

Prävalenz

Laut Fachartikeln liegt die Prävalenz des FAI in der Allgemeinbevölkerung bei 10 bis 15 Prozent [47] beziehungsweise 17 Prozent [35], bei Sportlern sogar bei 24 Prozent [47]. Eine Untersuchung von asymptomatischen Freiwilligen mit Cam-Impingement ergab, dass bei 14 Prozent der Teilnehmer ein Hüftgelenk betroffen war, während 3,5 Prozent bilaterale Deformierungen aufwiesen [39]. In einer anderen asymptomatischen Gruppe stellten die Untersucher bei 13,95 Prozent der Männer ein FAI des Cam-Typs fest, 14,88 Prozent stuften sie aufgrund der Messungen als Grenzfälle ein. Von den teilnehmenden Frauen stuften sie 5,56 Prozent in diese Pathologie ein und 6,11 Prozent als Grenzfälle [45].

Physiotherapie mit negativen Folgen?

Jaberti und Parvizi bezeichneten die Behandlung von FAI durch Physiotherapie als kontraproduktiv [43]. Die Evidenz für eine konservative Behandlung von Patienten mit FAI ohne zusätzliche Pathologie beschränkt sich auf Fallstudien [1, 71] und Fallserien [13]. Evidenz aus nicht-klinischen Untersuchungen stützt die chirurgischen Interventionen bei Patienten mit FAI hinsichtlich kurzfristiger Ergebnisse [48, 55, 56]. Allerdings ist die Qualität der Fachliteratur zu den Ergebnissen chirurgischer Interventionen eingeschränkt [4]. Zurzeit diskutiert die Fachwelt immer noch heftig über die konservative Behandlung von Patienten mit FAI und die Fragen: Welche chirurgischen Verfahren sind am besten geeignet? Wie sollte die anschließende Rehabilitation aussehen?

Tab. 1 Empfohlene Subklassifizierungsstrategie: bekannte Präsentationsunterschiede von Personen mit und ohne chronische Schmerz

Pathoanatomie	motorische Funktion	ZNS-Koordination	Schmerzmechanismus	psychosoziale/ psychologische Faktoren
▪ myofaszial ▪ artikulär ▪ neurodynamisch ▪ Bindegewebe	▪ Kontrolle der Bewegungsmuster ▪ Translationskontrolle ▪ Atemkontrolle ▪ motorische Fitness	▪ sensomotorische Funktion ▪ neurokognitive Funktion ▪ neurologische Soft signs wie primitive Reflexe ▪ bewusste Wahrnehmung der Körpermittellinie	▪ nozizeptiv ▪ neurogen ▪ neuropathisch ▪ zentrale Sensibilisierung ▪ Störung des zentralen Körperbildes	▪ psychosoziale Faktoren ▪ psychologische Konditionen
weitere individuelle Faktoren Beispiele: Ernährung, Komorbiditäten, Anthropometrie, Ergonomie, autonome Veränderungen				

Gibbons SGT, Strassl H. Wie beeinflussen veränderte Bewegungsmuster und Muscle Imbalance das FAI? Manuelle Therapie 2012; 16: 119–131

Subklassifizierung für unterschiedliche Patientenbedürfnisse

Es ist kaum anzunehmen, dass mit einer einzigen Behandlungsmethode sämtlichen FAI-Patienten geholfen werden kann. Daher empfiehlt sich eine Subklassifizierung für ein besseres Patientenmanagement. Aufgrund der Subklassifizierung erhalten die Patienten die ihren spezifischen Bedürfnissen und individuellen Präsentationen am besten entsprechende Behandlung. ► **Tab. 1** enthält eine detaillierte Subklassifizierung mit allen bekannten Veränderungen, die im Zusammenhang mit muskuloskeletalen Schmerzen auftreten [33]. Bei Patienten mit Rückenschmerzen führte eine derartige Subklassifizierung zu nachweislich besseren Behandlungsergebnissen [14, 15, 19, 41]. Um die konservative Behandlung von FAI zielgerichteter zu gestalten, empfehlen wir einen Klassifizierungsansatz, der sich nach den spezifischen Defiziten der Patienten richtet. Die Bewegungsmusterkontrolle (MPC = movement pattern control) und die Translationskontrolle sind Subkategorien innerhalb der Subklassifizierung der motorischen Funktion. Veränderungen der Muscle Balance und Dysfunktionen des Gangs können die Hüftregion zusätzlich belasten. Sie tragen zur Entwicklung und zum Fortbestehen lokaler Pathologien bei [11, 36, 37, 53, 52]. Außerdem können Defizite, wie reduziertes Gleichgewicht und Propriozeption sowie lokale Muskeldysfunktionen, in bestimmten Regionen auftreten, aber regionsunabhängige Schmerzen bewirken [33]. Sie könnten ebenfalls zum Fortbestehen der Präsentation beitragen. Obwohl es noch an Klassifizierungsstrategien und experimenteller Evidenz mangelt, empfehlen Balch Samora et al. verschiedene Maßnahmen, wie Core-Kräftigung (Kräftigen der oberflächlichen und tiefen Bauch- und Rückenmuskulatur), sensomotorische Kontrolle, Optimieren der Körperhaltung und Eliminieren oder Modifizieren von Bewegungen, die Schmerzen verstärken [3]. Klinische Untersuchungen lassen vermuten, dass veränderte Bewegungsmuster, Muscle Imbalance und reduzierte Translationskontrolle des Caput femoris mit FAI assoziiert sind. In diesem Artikel beschreiben wir die Subklassifizierung der Bewegungsmuster- und Translationskontrolle des Hüftgelenks sowie Teile des theoretischen Hintergrunds.

Muskelfunktion und -klassifizierung

Auf den ersten Blick erscheint die Klassifizierung von Muskeln etwas künstlich oder erzwungen. Bei genauerer Betrachtung erweist sie sich jedoch als nützliches Hilfsmittel, das Therapeuten beim Clinical Reasoning bezüglich der Übungsauswahl und bei verschiedenen manuellen Therapien sinnvoll einsetzen können. Muskeln sind notwendig, um einzelne Segmente, die Körperhaltung und Bewegungen zu kontrollieren und um Kraft zu erzeugen. Alle Muskeln liefern einen Beitrag zur Körperstabilität. Manche Muskeln sind aufgrund ihrer anatomischen Lage und Struktur, ihrer Biomechanik, der Kapazität der Muskelspindeln (und der Fähigkeit, ein propriozeptives Feedback zu liefern) sowie ihrer Neurophysiologie für die genannten Aufgaben besser geeignet als andere. Diese Eigenschaften sowie ihr Verhalten bei geringer beziehungsweise starker Belastung (low load, high load) und nach einer Schmerzepisode sind Parameter, nach denen man sie in funktioneller Hinsicht klassifizieren kann [23].

„Modell der besten Funktion"

Das am stärksten an der Funktion orientierte Modell der Muskelklassifzierung unterteilt Muskeln in lokale und globale Stabilisatoren sowie globale Mobilisatoren [8, 17]. Kann man alle Muskeln jeweils einer Kategorie zuordnen? Die aktuelle Forschung zeigt, diese Vereinfachung ist zu grob. Es ist sinnvoller, das Modell als ein „Modell der besten Funktion" zu betrachten. Ein Muskel kann mehr als eine dominante Funktion haben und zwei oder sogar drei verschiedenen Kategorien angehören. Ein Beispiel ist der M. gluteus maximus. Er lässt sich in einen oberen und unteren Teil [36] und die tiefen sakralen Fasern [31] unterteilen. Die Funktionen eines Muskels sind jedoch nicht alle gleich wesentlich. Ein Beispiel ist die Rotationsfunktion des M. transversus abdominis [70]. ► **Tab. 2** fasst das Klassifizierungsmodell zusammen.

SPECIFIC MOVEMENT PATTERN CONTROL EXERCISIS (SMPCE)

...sind Übungen, in denen der Patient ein Gelenk oder eine Region bewusst kontrolliert hält. Entweder während er ein angrenzendes Gelenk oder eine angrenzende Region bewegt oder als Teil einer funktionellen Bewegung mit normaler Atmung. Das Ausführen der Übung erfordert mehr gerichtete sensomotorische Aufmerksamkeit und neurokognitive Funktionen als allgemeine Bewegungsübungen [50].

Tab. 2 Funktion und Eigenschaften lokaler Stabilisatoren, globaler Stabilisatoren und globaler Mobilisatoren bei normaler Funktion und nach Auftreten von Schmerzen (Dysfunktion) [8]

Muskel	Funktion	Dysfunktion (Schmerzen)
lokale Stabilisatoren	▪ biomechanischer Einfluss auf Translationskontrolle ▪ mimimale Längenänderung bei funktionellen Bewegungen ▪ Bewegung antizipierende Rekrutierung ▪ unabhängig von der Bewegungsrichtung	▪ reduzierte Querschnittfläche ▪ Defizite der motorischen Rekrutierung – verändertes Rekrutierungsmuster – verändertes Timing
globale Stabilisatoren	▪ erzeugen Kraft, um Bewegung zu kontrollieren – niederschwellige exzentrische Verlangsamung von Bewegungen – Schwerpunkt liegt tendenziell auf Rotation	▪ bei niederschwelliger Rekrutierung Muscle Imbalance zwischen Synergisten und Antagonisten ▪ längenassoziierte Veränderungen beeinflussen die muskuläre Effektivität
globale Mobilisatoren	▪ erzeugen Kraft, um den Bewegungsumfang zu produzieren ▪ konzentrische Beschleunigung von Bewegungen (primär in der sagittalen Ebene) ▪ Aktivität ist phasisch (On-off-Muster bei repetitiven Bewegungen) ▪ hohe Stabilität bei Belastung	▪ myofasziale Verkürzung ▪ überaktive Rekrutierung bei geringer Belastung/niederem Schwellenwert ▪ reagieren auf Schmerzen und Pathologie mit erhöhter Aktivität

Tab. 3 Formen der Muscle Imbalance [22]

globale Muscle Imbalance	traditionelle Sichtweise
▪ veränderte Reihenfolge der Rekrutierung zwischen Synergisten oder innerhalb einer Bewegungskette ▪ veränderte Aktivierungszeit zwischen Synergisten ▪ verändertes Aktivitätsniveau zwischen einer Gruppe von Synergisten oder innerhalb einer Bewegungskette ▪ reduzierte Haltefähigkeit im inneren (= maximal verkürzten) Bewegungsbereich	▪ Kraftverhältnis zwischen agonistischen und antagonistischen Muskeln oder Muskelgruppen ▪ Kraft einer synergistischen Muskelgruppe verglichen mit der gegenüberliegenden Extremität oder einer standardisierten Vergleichsgruppe

Muscle Imbalance und Gelenkbelastung

Die bewusste Wahrnehmung globaler Imbalance ist wichtig. Globale Imbalance trägt zur unkontrollierten Bewegung bei. Aus Muskelverkürzungen der Mobilisatoren entwickeln sich Einschränkungen der normalen Bewegung (samt den daraus folgenden Kompensationsaktivitäten) und erhöhte Belastungen der Gelenkstrukturen. Biomechanische Modelle lieferten Evidenz für die Annahme, dass reduzierte Aktivität der Stabilisatoren die Belastung der Hüftgelenke erhöht. M. gluteus maximus, M. gluteus medius und M. iliacus/M. psoas major gehören zu diesen Muskeln [36, 51, 52, 66, 67].

Krafttests liefern Informationen über die Gesamtmuskelfunktion bei hoher Belastung. Untersucht man jedoch Muskeln separat, erkennt man spezifische Veränderungen innerhalb der Muskelsynergien [36]. Therapeuten können die Muskelfunktion spezifisch unter Low-load und High-load-Belastung untersuchen, indem sie die Prinzipien der funktionellen Bewegungslehre und standardisierte Bewegungen anwenden [22] (► **Tab. 3**, ► **Tab. 4**).

Bewegungsmusterkontrolle

Physiotherapeuten gehen von der Annahme aus, dass Bewegungsabläufe und muskuloskeletale Symptome häufig verbunden sind. Damit einher geht die Hypothese, dass die Art und Weise, wie das zentrale Nervensystem (ZNS) Bewegungen koordiniert, die Belastung des Gewebes beeinflusst. Zur Erzeugung von Bewegung verfügt das zentrale Nervensystem über zahlreiche Optionen der motorischen Kontrolle. Die neuromotorische Funktion ist der Prozess, in dem das zentrale Nervensystem die verfügbare sensomotorische Information nutzt und Prioritäten setzt hinsichtlich der aktuellen Erfordernisse (wie funktionelle und neurokognitive Anforderungen oder psychologische Erregungszustände), um Bewegungen zu koordinieren. Für eine normale Funktion sind wir auf die Fähigkeit angewiesen, Körperhaltungen und Bewegungsmuster oder die Abfolge einer Bewegungskette zu variieren. Diese Variationen verhindern Überbelastungen des Gewebes. Dabei ist es normal und sogar notwendig, Bewegungen im Endbereich des Bewegungsumfangs einzusetzen. Kontinuierlich dasselbe Bewegungsmuster einzusetzen oder immer denselben endgradigen Bewegungsumfang zu nutzen, wäre dagegen anormal. Geht die Fähigkeit verloren, die Bewegungskette zu variieren und Bewegung zu kontrollieren, beeinträchtigt dies die maximale Gewebebelastbarkeit und die Gewebereparatur. Letztendlich entwickelt sich eine Pathologie.

Tab. 4 Mögliche Muscle Imbalance zwischen globalen Stabilisatoren und globalen Mobilisatoren des Hüftgelenks

Bewegung im Hüftgelenk	Stabilisator(en)	Mobilisator(en)
Flexion	▪ M. iliacus ▪ M. psoas major, vordere Fasern	▪ M. rectus femoris ▪ M. tensor fasciae latae ▪ Tractus iliotibialis fasciae latae ▪ M. sartorius
Extension	▪ M. gluteus maximus, untere Fasern	▪ hintere Oberschenkelmuskeln
Abduktion	▪ M. gluteus medius, hintere Fasern ▪ M. gluteus maximus, obere Faser	▪ M. tensor fasciae latae ▪ Tractus iliotibialis fasciae latae
Adduktion	▪ M. pectineus ▪ M. adductor brevis ▪ M. adductor magnus, kurze proximale Fasern	▪ M. gracilis ▪ M. adductor longus ▪ M. adductor magnus, lange distale Fasern
Innenrotation	▪ M. gluteus minimus ▪ M. gluteus medius, vordere Fasern	▪ M. tensor fasciae latae ▪ Tractus iliotibialis fasciae latae
Außenrotation	▪ M. gluteus medius, hintere Fasern ▪ M. gluteus maximus	▪ M. piriformis

Sensomotorische Modelle

Um zu erklären, wie gewohnheitsmäßige Bewegungen zu Schmerzpräsentationen führen, schlug Sahrmann [62] das „Konzept der relativen Steifheit" vor. In diesem Modell gleicht eine relativ weniger steife Region (durch verstärkte Bewegung in eine bestimmte Richtung) ein Muskelsystem mit größerer Steifheit aus (Kompensation). Ob diese Muskeln verkürzt oder kräftig sind, ist unmaßgeblich. Sie müssen nur relativ steifer sein als die benachbarte Region. Gibbons [32] baute dieses Modell weiter aus. Er schlägt ein sensomotorisches Modell vor. Demnach benötigt das zentrale Nervensystem ein kontinuierliches sensomotorisches Feedback aus dem Körper. Innerhalb des zentralen Nervensystems findet ein Wettkampf um verfügbare Ressourcen und Verarbeitungsprozesse statt. Die Bereiche des zentralen Nervensystems, in denen neurokognitive, sensorische, motorische und psychologische Funktionen sowie Informationen über das Körperbild verarbeitet werden, überlappen sich. Verarbeitungsdefizite bei einer bestimmten Funktion können deshalb ebenso bei der Verarbeitung anderer Funktionen auftreten. Ist die sensorische Information reduziert oder mangelhaft verarbeitet, bewegt sich der Körper weiter in den endgradigen Bewegungsbereich. Durch

Tab. 5 Am häufigsten auftretende, für Kontrolldefizite von Bewegungsmustern verantwortliche Mechanismen und Vorschläge für Rehabilitationsoptionen

Mechanismen der Kontrolldefizite von Bewegungsmustern	Rehabilitation(smöglichkeiten)
sensomotorische Defizite	sensorische Rehabilitation (Propriozeption, Zwei-Punkt-Diskriminierung usw.)
Ermüdung	Ausdauertraining (innerhalb der Konstrukte der Bewegungsmusterkontrolle)
repetitive Bewegungen	Ausdauertraining (im Rahmen der Bewegungsmusterkontrolle) Ergonomie (Aktivitätsmodifikation) oder Anpassung von Trainingsplänen
Bewegungseinschränkungen: Welcher Mechanismus verursacht die Einschränkung?	artikulär: Manuelle Therapie Neurodynamik: neurale Mobilisation (Manuelle Therapie und Muskeltonus beeinflussen sie) Muskeltonus (alle Mechanismen, die aktive und passive Bewegungen einschränken) - primitive Reflexe: inhibieren - Reflexsteifheit: rehabilitieren der Muscle Balance - intrinsische Steifheit: Muskeldehnung und passive Techniken - spinale Reflexe: verschiedene neurologische Techniken
Schwäche	Krafttraining (im Rahmen der Bewegungsmusterkontrolle)
gehaltene Positionen im Endbereich des Bewegungsausmaßes	sensorische Rehabilitation (Propriozeption, Zwei-Punkt-Diskriminierung usw.) Ergonomie Ausdauertraining (im Rahmen der Bewegungsmusterkontrolle)
Dual-tasking (Ausführen von Doppelaufgaben)	Integration des Rehabilitationsprogramms in funktionelle Aktivitäten

Kompression oder Dehnung erhält er propriozeptive Informationen aus Gelenk- und myofaszialen Strukturen. „Gewöhnt“ sich das zentrale Nervensystem an globale Muscle Imbalance und dysfunktionelle Bewegungsmuster, werden sie beibehalten. Die Folge ist eine veränderte Kontrolle der Bewegungsmuster. Neurologische Bewegungsmuster oder rudimentäre, primitive Reflexe verändern eine normale Bewegung [26, 32].

Mechanismen der veränderten Bewegungsmusterkontrolle

Warum übernimmt das motorische System überhaupt ein dysfunktionelles Bewegungsmuster? Um die Subklassifizierung der Bewegungsmusterkontrolle vollständig zu begreifen, müssen wir uns mit dieser Frage auseinandersetzen. Andere Klassifikationen berücksichtigen diesen Aspekt nicht [8, 57, 61, 62]. Es gibt zahlreiche Mechanismen, die die motorische Kontrolle und die Bewegungsmuster stören können. ▶ **Tab. 5** enthält eine Übersicht über die am häufigsten auftretenden Mechanismen sowie Vorschläge für die Rehabilitation. Verstehen wir die für die defizitäre Bewegungsmusterkontrolle verantwortlichen Mechanismen besser, können wir die Rehabilitation zielgerichteter angehen. Es gibt noch zahlreiche andere Mechanismen, die Bewegungen beeinträchtigen oder indirekt beeinflussen. Sie wirken sich auf den Wettkampf innerhalb des zentralen Nervensystems aus. ▶ **Tab. 5** listet nur diejenigen auf, denen wir in der klinischen Praxis am häufigsten begegnen [24, 32].

Test der Bewegungsmusterkontrolle

Das Testen der Bewegungsmusterkontrolle ist ein klinisches Verfahren. Es analysiert das Verhältnis zwischen einer Bewegung und dem Risiko einer Gewebeüberbelastung. Dazu erweitern wir die beschriebene Theorie um eine Prämisse: Die Unfähigkeit, eine Bewegung bewusst zu kontrollieren, ist mit einer gewohnheitsmäßigen und unkontrollierten Bewegung in dieselbe Richtung assoziiert. Diese unkontrollierte Bewegung belastet die Gewebe dieser Region zusätzlich. Zumindest bezüglich der Lendenwirbelsäule spricht vieles für dieses Modell (eine Zusammenfassung finden Sie in [50]). ▶ **Tab. 6** umreißt das Testprozedere der Bewegungsmusterkontrolle. Wir müssen auch das natürliche funktionelle Bewegungsmuster berücksichtigen – die Abfolge der Bewegungskette. Der Test der Kontrolldefizite der Bewegungsmuster ist nicht ausreichend sensitiv. Einflüsse, wie Ausdauer, Ausführen von Doppelaufgaben, Ergonomie oder bewusstes Fokussieren, berücksichtigt der Test nicht. Ein Patient kann zum Beispiel den Test der Bewegungsmusterkontrolle bestehen, obwohl er natürliche funktionelle Bewegungen beim Sport oder bei der Arbeit mit exzessivem Bewegungsausmaß in der betroffenen Region ausführt. Zeigt jemand beim Ablauf einer Bewegungskette oder bei manuellen Tests in einer Region ein exzessives Bewegungsausmaß, sollte man dies in der Rehabilitation berücksichtigen.

Sind nicht-funktionelle Testbewegungen geeignet?

Die Tests der Bewegungsmusterkontrolle sind nicht funktionell. Allerdings ist das „natürliche“ Bewegungsmuster ebenfalls nicht mehr normal. Strategisch ist es sinnvoll, das nicht-funktionelle Muster gemeinsam mit der assoziierten Muscle Imbalance zu testen und zu rehabilitieren. Und diese samt korrigiertem Ablauf der Bewegungskette in die Funktion zu integrieren. Theoretisch ist es zulässig, mit der Korrektur des Ablaufs der Bewegungskette anzufangen. Die klinische Erfahrung zeigt jedoch: Die meisten Patienten verfügen nicht über die sensomotorischen Fähigkeiten, um an dieser Stelle zu beginnen. Günstiger ist, zuerst die Kontrolle der Bewegungsmuster (wieder)zuerlernen. In akuten Situationen und wenn der Ablauf der Bewegungskette weiterhin die Gewebe über-

Tab. 6 Klinisches Vorgehen beim Assessment der Bewegungsmusterkontrolle

Schritte	Inhalte
Beobachten Sie das natürliche Bewegungsmuster über das gesamte aktive Bewegungsausmaß	Überprüfen Sie den Ablauf der für den Test der Bewegungsmusterkontrolle relevanten Bewegungskette
Beobachten Sie das Bewegungsmuster während einer funktionellen Demonstration einer symptomauslösenden/-verstärkenden Bewegung	Beobachten Sie den Ablauf der Bewegungskette während einer funktionellen Bewegung
Untersuchen Sie das verfügbare Bewegungsausmaß (passiv oder auto-assistiv)	Instruieren Sie den Patienten, die zu testende Region in eine neutrale Position zu bringen und die Testbewegung auszuführen; eventuell ist eine manuelle Unterstützung erforderlich Für gewöhnlich erfordert die Bewegung in der Testrichtung, dass ober- oder unterhalb der zu testenden Region bewegt wird oder dass eine Bewegung der zu testenden Region kontrolliert wird (zum Beispiel Rotation) Die zu bewegende Region kann etwas entfernt sein, falls diese Region normalerweise eine Bewegung an der Teststelle provoziert. Dieser Test erfordert eine bewusste Kontrolle, um die Region, die getestet wird, neutral zu halten und eine andere Region unabhängig davon zu bewegen.
Identifizieren Sie mögliche Einschränkungen (falls das aktuelle Bewegungsausmaß eingeschränkt ist)	Sie untersuchen die myofaszialen, neurodynamischen und artikulären Strukturen, die eine normale Bewegung und die Testbewegung einschränken können
Bringen Sie dem Patienten die ideale Bewegungsmusterkontrolle bei	Um die Übung zur Bewegungsmusterkontrolle zu vermitteln nutzen Sie: - Visualisierungen und mentale Bildsprache - sensomotorisches Feedback - motorische Fazilitationsstrategien
Überprüfen Sie die Fähigkeit des Patienten, die bewusste Bewegung ohne Unterstützung (sensomotorisches Feedback oder motorische Fazilitation) zu kontrollieren	Beurteilen Sie, ob ein Defizit vorliegt oder nicht. Beispiele: - Versteht der Patient den Test zur Bewegungsmusterkontrolle? - Kann er den Test korrekt durchführen? - Hat er Vertrauen in seine Fähigkeit, die Übung auszuführen? - Benötigt er sensomotorisches Feedback? - Ermüdet er schnell? - Empfindet er den Test als sehr anstrengend? - Kann er die Bewegung in eine funktionelle Aufgabe integrieren?
Falls ein Kontrolldefizit des Bewegungsmusters vorliegt: Analysieren Sie den dafür verantwortlichen Mechanismus	- Gibt es Bewegungseinschränkungen? - Wird sensomotorisches Feedback benötigt? - Enthält die Vorgeschichte des Patienten Hinweise auf Probleme mit Ausdauer, endgradigen Körperhaltungen, repetitiven Bewegungen oder dem Ausführen von Doppelaufgaben? - Gibt es Kraftdefizite? - Treten primitive Reflexe auf, die bei den Defiziten der Bewegungsmusterkontrolle eine Rolle spielen?

lastet (Symptome hervorruft) rehabilitiert (korrigiert) man zuerst die Bewegungsmusterkontrolle, da dabei die überlastete Region nicht bewegt und weniger belastet wird.

Bewegungsmusterkontrolle Hüftgelenk

Bei funktionellen Bewegungen (mit oder ohne Pathologie) treten im Hüftgelenk häufig übermäßige Flexion, Extension, Innenrotation und Außenrotation (und ebenso kombinierte Bewegungen) auf. ► **Tab. 7** bis ► **Tab. 11** beschreiben einige grundlegende Tests der Bewegungsmusterkontrolle für das Hüftgelenk.

► **Abb. 1** und ► **Abb. 2** ergänzen ► **Tab. 7** und zeigen das Assessment der Bewegungskette von Rumpf- und Hüftflexion bei verschiedenen funktionellen Bewegungen sowie den Test zur Bewegungskontrolle der Flexion im Hüftgelenk im Stand. Die ► **Abb. 3** bis ► **Abb. 5** ergänzen ► **Tab. 8** und zeigen das Assessment der Bewegungskette von Extension im Rumpf und Hüftgelenk bei verschiedenen funktionellen Bewegungen sowie das Assessment des Bewegungsausmaßes der Extension im Hüftgelenk (mit modifiziertem Thomas-Test) und den Test der Hüftextensionskontrolle im Stand. ► **Abb. 6** bis ► **Abb. 8** ergänzen ► **Tab. 9** und zeigen das Assessment der Bewegungskette beim Squat sowie das Assessment des Bewegungsausmaßes der Rotation im Hüftgelenk (in Bauchlage) und den Test der Hüftrotationskontrolle während des Squat. ► **Abb. 9** und ► **Tab. 10** gehen auf die Rotationskontrolle des Hüftgelenks beim einbeinigen Squat ein. ► **Abb. 10** und ► **Abb. 11** ergänzen ► **Tab. 11** und zeigen das Assessment der Bewegungskette beim Ausfallschritt sowie den Test der Hüftrotationskontrolle beim kurzen Ausfallschritt.

Tab. 7 Kontrolle der Hüftgelenkflexion im Stand

Testparameter	Beschreibung
Testregion	Hüftgelenk
Bewegungsrichtung	Flexion
Ausgangsposition	Stehen mit dem Kalkaneus unter den Hüftgelenken, Lendenwirbelsäule und Hüftgelenke in neutraler Position
Bewegung	Flexion des Rumpfes
Kontrolle	Hüftgelenke bleiben neutral (stationär)
Testbeschreibung	Der Patient hält die Hüftgelenke neutral, während er den Rumpf flektiert
normale Bewegungsmusterkontrolle	Rumpf kann 30 Grad flektieren, ohne Bewegung der Hüftgelenke
Überprüfungsstrategie des Therapeuten	Spinae iliacae anteriore superiores (SIAS) für Hüftgelenkbewegungen und Winkel zwischen SIAS und thorakolumbalem Übergang für Gesamtbewegung des Rumpfes
Beispiel für eine Überprüfungsstrategie des Patienten (falls erforderlich)	Hände jeweils auf SIAS und Trochanter major (falls erforderlich) SIAS soll sich nicht bewegen und beide Punkte sollen sich einander nicht annähern

Tab. 8 Kontrolle der Extension im Hüftgelenk im Stand

Testparameter	Beschreibung
Testregion	Hüftgelenk
Bewegungsrichtung	Extension
Ausgangsposition	Stehen mit dem Kalkaneus unter den Hüftgelenken, Lendenwirbelsäule und Hüftgelenke in neutraler Position
Bewegung	Extension des Rumpfes
Kontrolle	Hüftgelenke bleiben neutral (stationär)
Testbeschreibung	Der Patient hält die Hüftgelenke neutral, während der Rumpf extendiert
normale Bewegungsmusterkontrolle	Rumpf kann 20 Grad extendieren, ohne Bewegung der Hüftgelenke
Überprüfungsstrategie des Therapeuten	Spina iliaca anterior superior (SIAS) für Hüftgelenkbewegungen und Winkel zwischen Spina iliaca posterior superior (SIPS) und thorakolumbalem Übergang für Gesamtbewegung des Rumpfes
Beispiel für eine Überprüfungsstrategie des Patienten (falls erforderlich)	Hände jeweils auf SIAS und Trochanter major (falls erforderlich) SIAS soll sich nicht bewegen und beide Punkte sollen sich einander nicht annähern

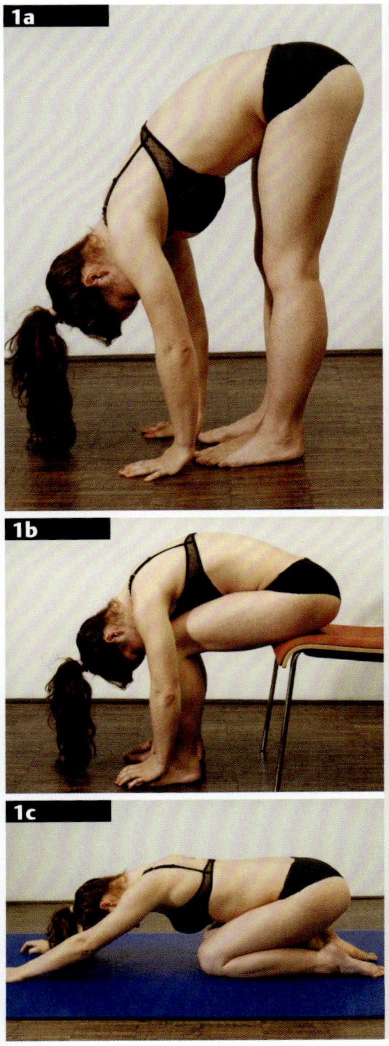

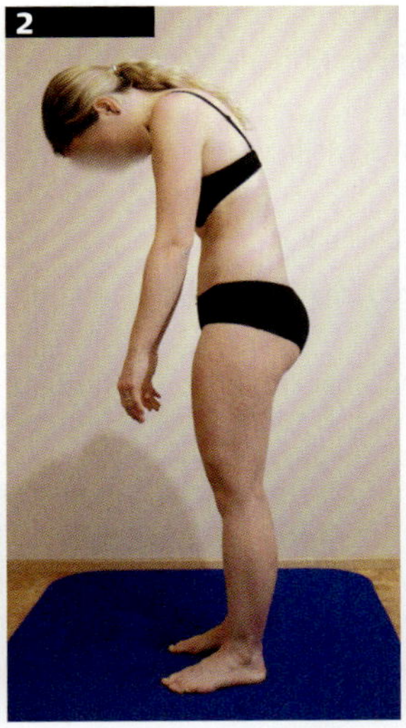

Abb. 1 Assessment der Bewegungskette Rumpf- und Hüftflexion: Auffällig ist jeweils die übermäßige Flexion im Hüftgelenk. **a** Stehen: Flexion im Hüftgelenk > 70 Grad. **b** Sitzen: Flexion im Hüftgelenk > 120 Grad. **c** Aus dem Vierfüßler Richtung Fersensitz: Flexion im Hüftgelenk > 120 Grad.

Abb. 2 Kontrolle der Flexion im Hüftgelenk im Stand: Die Hüfte bleibt in neutraler Position, während die Wirbelsäule flektiert.

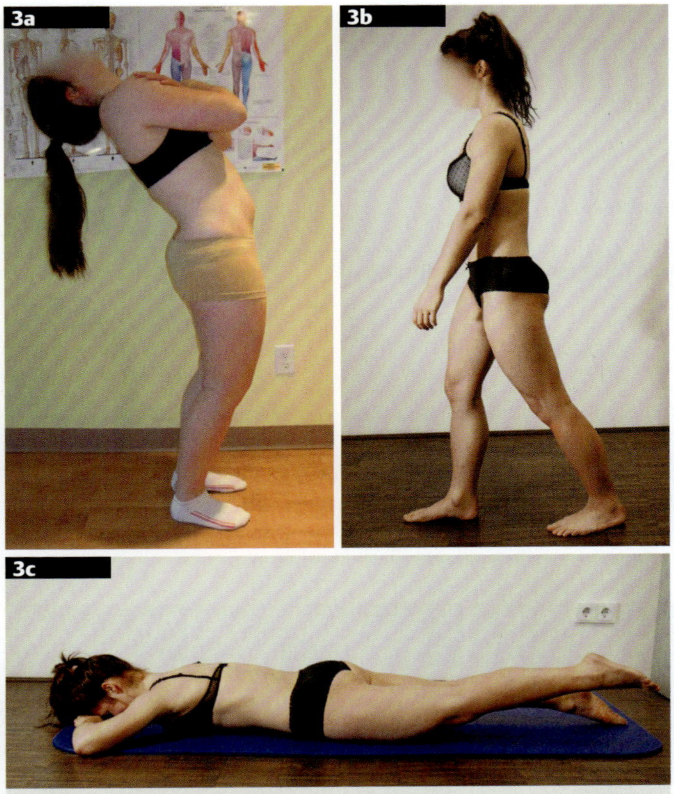

Abb. 3 Assessment der Bewegungskette der Extension im Rumpf und Hüftgelenk. **a** Stehen: Auffällig ist die eingeschränkte Extension im Hüftgelenk mit kompensatorischer Flexion im Kniegelenk und übermäßiger Extension der unteren Lendenwirbelsäule. **b** Gehen: Auffällig ist die übermäßige Extension im Hüftgelenk mit mehr als > 20 Grad. **c** Bauchlage: Die Neutralposition der Lendenwirbelsäule ist funktionell, während die Extension im Hüftgelenk den Richtwert von 10 Grad erreicht.

Gibbons SGT, Strassl H . Wie beeinflussen veränderte Bewegungsmuster und Muscle Imbalance das FAI? Manuelle Therapie 2012; 16: 119–131

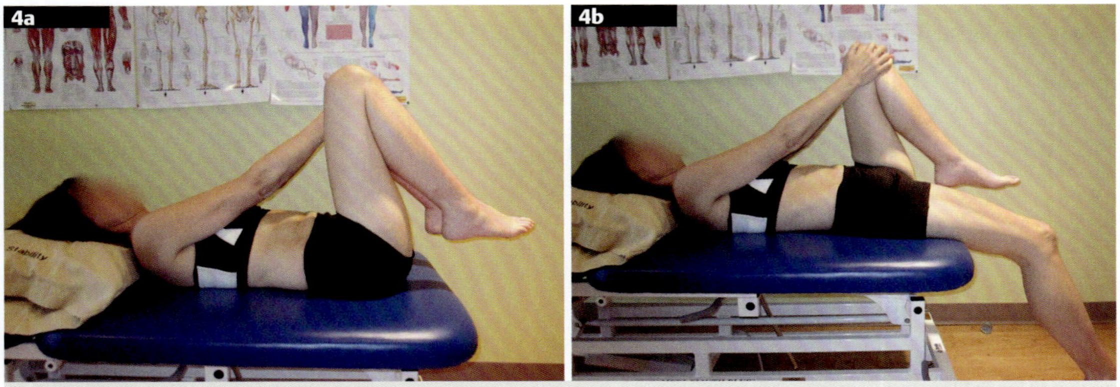

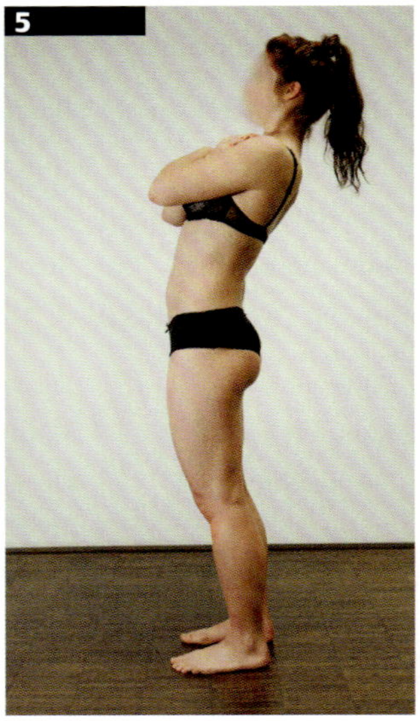

Abb. 4 Assessment: Bewegungsausmaß der Extension im Hüftgelenk mit Hilfe des Thomas-Tests. **a** Ausgangsposition. **b** Endposition: Auffällig ist eine exzessive Extension im Hüftgelenk von 15 Grad.

Abb. 5 Kontrolle der Extension im Hüftgelenk im Stand: Die Patientin hält die Hüftgelenke neutral, während sie die Wirbelsäule extendiert.

Tab. 9 Kontrolle der Rotation im Hüftgelenk beim Squat

Testparameter	**Beschreibung**
Testregion	Hüftgelenk
Bewegungsrichtung	Rotation
Ausgangsposition	Stehen mit dem Kalkaneus unter den Hüftgelenken, Lendenwirbelsäule und Hüftgelenke in neutraler Position
Bewegung	Der Patient bewegt sich aus dem Stand in die Hocke (sodass Hüft- und Kniegelenke flektieren und die Sprunggelenke dorsalflektieren)
Kontrolle	Hüftgelenke bleiben neutral bezüglich Rotation
Testbeschreibung	Hüftgelenke bleiben neutral bezüglich Rotation, während Hüft- und Kniegelenke flektieren und die Sprunggelenke dorsalflektieren
normale Bewegungsmusterkontrolle	Die Hüftgelenke können während einer Hüft- und Knieflexion von 30 Grad in neutraler Rotation gehaltenen werden. Rotation gilt als neutral, solange sich Femur und zweiter Mittelfußknochen in einer Linie befinden. Diese Regel ist zu modifizieren, falls eine Anpassung an strukturelle Einschränkungen der unteren Extremität vorgenommen werden muss (zum Beispiel bei Antetorsion). Der Rumpf sollte ebenfalls in neutraler Position sein. (Dieser Test kann auch die lumbale Flexionskontrolle beim Squat prüfen.)
Überprüfungsstrategie des Therapeuten	Femur und zweiter Mittelfußknochen in einer Linie (andere Defizite der Bewegungsmusterkontrolle können in der Lendenwirbelsäule, im Kniegelenk oder in den Fußgelenken auftreten)
Beispiel für eine Überprüfungsstrategie des Patienten (falls erforderlich)	Hände jeweils auf SIAS und Trochanter major (falls erforderlich) SIAS solle sich nicht bewegen und der Trochanter nicht rotieren, visuelle Selbstkontrolle ist möglich

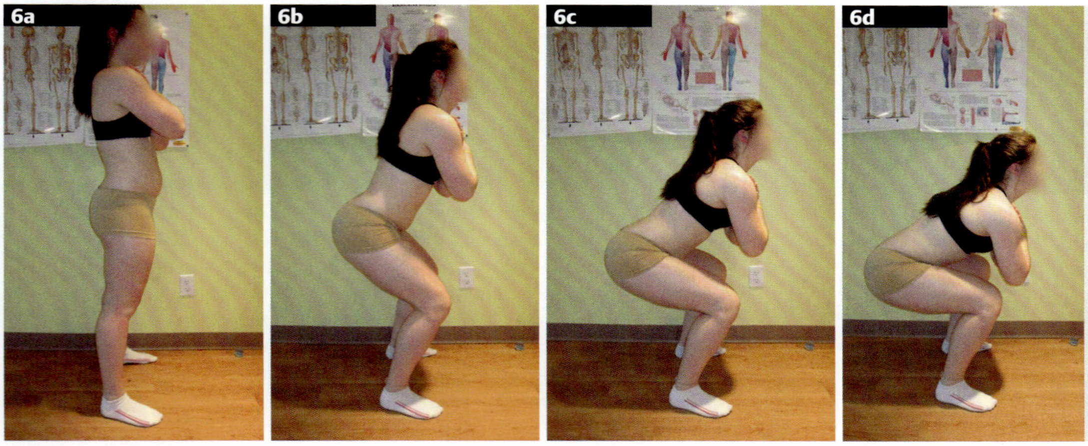

Abb. 6 Ablauf der Bewegungskette beim Squat: Auffällig ist, wie sich das Hüftgelenk in eine übermäßige Flexion bewegt, während die Wirbelsäule fast über den gesamten Bewegungsumfang extendiert bleibt.

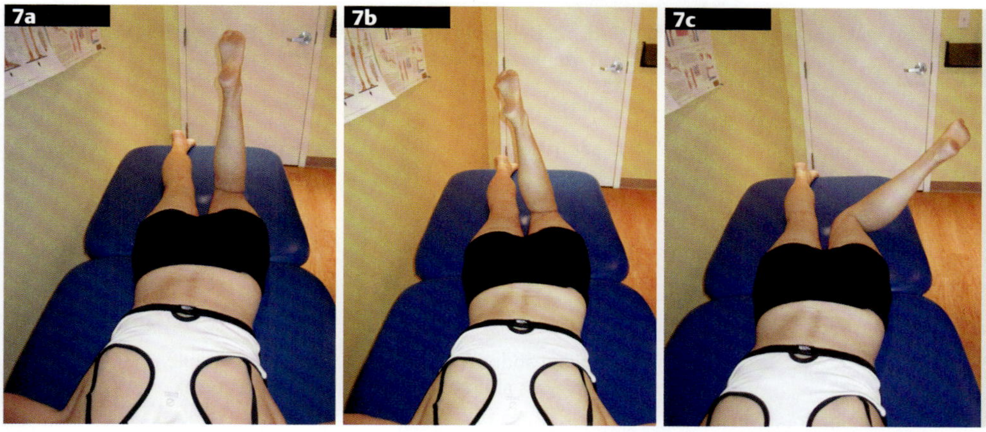

Abb. 7 Assessment: Bewegungsausmaß der Rotation im Hüftgelenk (in Bauchlage). **a** Ausgangsposition. **b** Außenrotation: Auffällig ist die Bewegungseinschränkung (< 35 Grad). **c** Innenrotation: Auffällig ist die übermäßige Bewegung von deutlich >35 Grad.

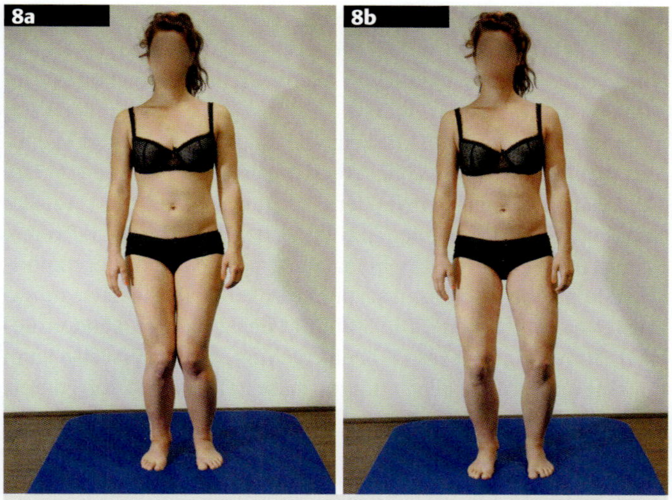

Abb. 8 Rotationskontrolle der Hüftgelenke beim Squat. **a** Mangelhafte Rotationskontrolle: Auffällig sind die medial zum ersten Mittelfußknochen ausgerichteten Oberschenkellängsachsen. **b** Gute Kontrolle der Rotation: Die Oberschenkellängsachse ist jeweils über dem zweiten Mittelfußknochen ausgerichtet.

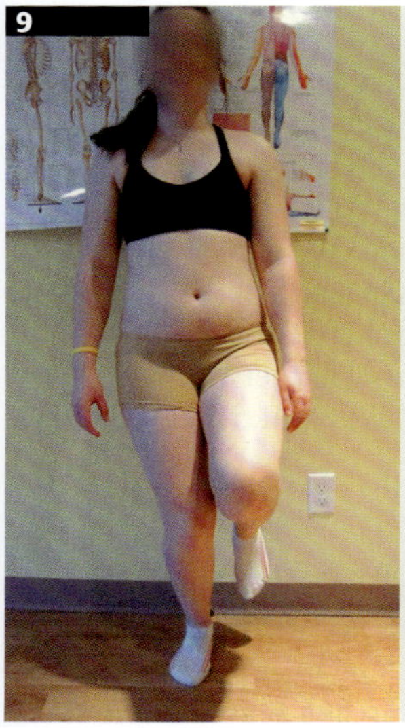

Abb. 9 Rotationskontrolle des Hüftgelenks beim einbeinigen Squat.

Tab. 10 Rotationskontrolle des Hüftgelenks beim einbeinigen Squat

Testparameter	**Beschreibung**
Testregion	Hüftgelenk
Bewegungsrichtung	Rotation
Ausgangsposition	Stehen mit dem Kalkaneus unter den Hüftgelenken, Lendenwirbelsäule und Hüftgelenke in neutraler Position
Bewegung	Das Gewicht auf ein Bein verlagern und in die Hocke gehen; dabei das Gleichgewicht halten (Hüft- und Kniegelenk flektieren und das Sprunggelenk dorsalflektiert)
Kontrolle	Hüftgelenk bleibt in neutraler Rotation
Testbeschreibung	Der Patient hält das Hüftgelenk in neutraler Rotation, während er auf einem Bein steht und in die Hocke geht (Hüft- und Kniegelenke flektieren, Sprunggelenk dorsalflektiert)
normale Bewegungsmusterkontrolle	Hüftgelenke können während einer Flexion im Hüft- und Kniegelenk von 30 Grad in neutraler Rotation gehaltenen werden. Rotation gilt als neutral, solange sich Femur und zweiter Mittelfußknochen in einer Linie befinden. Diese Regel ist zu modifizieren, falls eine Anpassung an strukturelle Einschränkungen der unteren Extremität vorgenommen werden muss (zum Beispiel bei Antetorsion). Der Rumpf sollte ebenfalls in neutraler Position sein. (Dieser Test kann auch die lumbale Flexionskontrolle beim Squat prüfen.)
Überprüfungsstrategie des Therapeuten	Femur und zweiter Mittelfußknochen in einer Linie (andere Defizite der Bewegungsmusterkontrolle können in der Lendenwirbelsäule, im Knie- oder in den Fußgelenken auftreten)
Beispiel für eine Überprüfungsstrategie des Patienten (falls erforderlich)	Visuelle Selbstkontrolle mit oder ohne Spiegel. In den meisten Fällen kann sich der Patient an einer gedachten Linie zwischen der Kniescheibenmitte und dem zweiten (manchmal auch ersten) Mittelfußknochen orientieren

Tab. 11 Rotationskontrolle der Hüfte beim Short Lunge (kurzer Ausfallschritt)

Testparameter	Beschreibung
Testregion	Hüftgelenk
Bewegungsrichtung	Rotation
Ausgangsposition	Stehen mit dem Kalkaneus unter den Hüftgelenken, Lendenwirbelsäule und Hüftgelenke in neutraler Position
Bewegung	Einen Schritt nach vorne machen (zwei Drittel der maximalen Schrittlänge), das Knie bis über die Zehen bewegen
Kontrolle	Hüftgelenke bleiben in neutraler Rotation (oder stationär)
Testbeschreibung	Der Patient hält das Hüftgelenk in neutraler Rotation, während Hüft- und Kniegelenke flektieren und das Sprunggelenk dorsalflektiert
normale Bewegungsmusterkontrolle	Das Hüftgelenk kann während der Hüft- und Knieflexion in neutraler Rotation gehaltenen werden. Rotation gilt als neutral, solange sich Femur und zweiter Mittelfußknochen in einer Linie befinden. Diese Regel ist zu modifizieren, falls eine Anpassung an strukturelle Einschränkungen der unteren Extremität vorgenommen werden muss (zum Beispiel bei Antetorsion). Der Rumpf sollte ebenfalls in neutraler Position sein. (Dieser Test kann auch die lumbale Flexionskontrolle beim Short Lunge prüfen.)
Überprüfungsstrategie des Therapeuten	Femur und zweiter Mittelfußknochen in einer Linie (andere Defizite der Bewegungsmusterkontrolle können in der Lendenwirbelsäule, den Knie- oder Fußgelenken auftreten)
Beispiel für eine Überprüfungsstrategie des Patienten (falls erforderlich)	Visuelles Monitoring mit oder ohne Spiegel. In den meisten Fällen kann sich der Patient an einer gedachten Linie zwischen der Kniescheibenmitte und dem zweiten (manchmal auch ersten) Mittelfußknochen orientieren

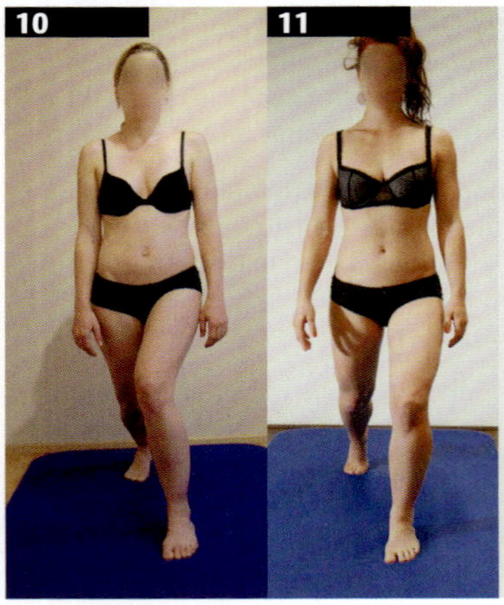

Abb. 10 Ablauf der Bewegungskette beim Short Lunge: Auffällig ist die sich nach medial zum ersten Mittelfußknochen ausgerichtete Oberschenkellängsachse.

Abb. 11 Rotationskontrolle beim Short Lunge: Die Patientin zeigt eine gute Bewegungskontrolle. Die Oberschenkellängsachse ist über den zweiten Mittelfußknochen ausgerichtet.

Tab. 12 Beispiele für stabilisierende Muskeln mit Wirkung auf mehrere Gelenkregionen

Muskeln	Regionen
M. psoas major M. iliacus	Lendenwirbelsäule Sakroiliakalgelenk Hüftgelenk
M. gluteus maximus M. gluteus medius	Lendenwirbelsäule Sakroiliakalgelenk Hüftgelenk untere Extremität (Ausrichtung)
Mm. obliqui abdominis M. transversus abdominis	Lendenwirbelsäule Sakroiliakalgelenk

Multiregionale Defizite

Manche Autoren ordnen die Lendenwirbelsäule, Sakroiliakal- und Hüftgelenke unterschiedlichen anatomischen Bereichen zu. Im Hinblick auf ihre Funktion bzw. Dysfunktion sind sie jedoch eng miteinander verbunden. Muskeln wie M. psoas major und M. gluteus maximus wirken stabilisierend in allen drei Regionen (► **Tab. 12**). Deshalb können Defizite der Bewegungsmuster- und Translationskontrolle auch in allen drei Bereichen gleichzeitig auftreten. Kommt es zu einem multiregionalen Zusammenbruch der motorischen Kontrolle, überlasten atypische unkontrollierte Bewegungsmuster das Hüftgelenk. Die Stabilität des gesamten Lenden-Becken-Hüften-Komplexes ist beeinträchtigt. Normalerweise kann nur eine umfassende Rehabilitation diese Präsentation korrigieren.

Translationskontrolle

Die Translation des Caput femoris ist ein normaler Bestandteil der physiologischen Bewegung im Hüftgelenk und kann individuell sehr stark variieren [40]. Die klinische Fachliteratur beschreibt Szenarien, in denen die normale Translation des Caput femoris zunimmt [6, 38, 51, 54, 65, 68, 69]. In der Fachliteratur finden sich viele unterschiedliche Ausdrücke, die eine Zunahme der Bewegung des Caput femoris implizieren (► **Tab. 13**).

Ursachen

Mögliche Ursachen für die zunehmende Beweglichkeit des Caput femoris sind: systemische Erkrankungen [6], kongenitale Abnormalitäten des Körpers oder der Weichteilgewebe [6, 54, 65, 68], leichte ossäre, radiologisch nicht diagnostizierbare Hüftdysplasien [65], hormonelle Einflüsse [38] und erworbene Abnormalitäten. Die Fachautoren scheinen sich einig zu sein, dass repetitive Rotation unter axialer Belastung kapsuläre Laxität verursacht [6, 54, 65, 68]. Ein weiterer vermuteter ursächlicher Mechanismus ist die Extension im Hüftgelenk bei ineffektiver Aktivität von M. gluteus maximus und M. iliopsoas [51].

Erschwerte Diagnostik

Im Vergleich zu anderen Pathologien sind die diagnostischen Kriterien unzureichend definiert (► **Tab. 13**). Somit ist die Diagnose eine klinische Herausforderung [68]. Außerdem gibt es beträchtliche Überschneidungen in der klinischen Präsentation unter-

Tab. 13 Fachbegriffe für die vermehrte Beweglichkeit des Caput femoris

Fachbegriff	Literatur
Instabilität	Boykin et al. 2011
Dislokation	
Subluxation	
kapsuläre Laxität	
leichte Gelenksubluxation	Standaert et al. 2008
kapsuläre Redundanz	Smith und Sekiya 2010
leichte oder starke Instabilität	
fokale kapsuläre Redundanz und Laxität	Shu und Safran 2011
Bandlaxität	Shindle et al. 2006 Boykin et al. 2011
Mikroinstabilität	
leichte Instabilität	Sahrmann 2002
subklinische Instabilität	Bowman et al. 2010
erhöhtes anteriores Gleiten	Lewis et al. 2007
Hypermobilität	Groh et al. 2009

schiedlicher Hüftstörungen (FAI, azetabuläre Ruptur und atraumatische Instabilität). Insbesondere Symptome und verschlimmernde Aktivitäten der einzelnen Dysfunktionen überschneiden sich. Ein besseres Verständnis der Diagnose und Rehabilitation dieser Präsentationen ist relevant, da diese möglicherweise in der Ätiologie des FAI eine Rolle spielen [6, 68].

Vereinfachtes Konzept für die Subklassifizierung und Rehabilitation

Wir schlagen ein allgemeineres und vereinfachtes Konzept vor, um die Subklassifizierung und Rehabilitation von Defiziten der Translationskontrolle zu erleichtern. In unserem Konzept ist ein Defizit der Translationskontrolle (TCD = translation control deficit) eine „individuell erhöhte translatorische Bewegung (oder Verschiebung) des Caput femoris, die normale physiologische Parameter übersteigt." Möglicherweise nimmt die translatorische Bewegung des Caput femoris ab, wenn erhöhte Muskelaktivität es in einer verschobenen Rotationsachse hält [54, 68]. Im Rahmen dieser verallgemeinerten Subklassifizierung kann sowohl die Zunahme als auch die Abnahme der Bewegung des Caput femoris ein Defizit der Translationskontrolle konstituieren. Wie in ▸ **Tab. 1** dargestellt, sollte man bei der Diagnose einer mangelnden Translationskontrolle (falls möglich) gleichzeitig auch eine spezifische Gewebepathologie diagnostizieren.

Subklassifizierung: Defizit der Translationskontrolle

Das Defizit der Translationskontrolle ist eine geeignete Subklassifizierung, da es eine Therapierichtung vorgibt. Und zwar unabhängig davon, ob der Therapeut eine spezifische pathoanatomische Diagnose stellen kann. Daher kann man bei jedem Patienten mit einem Defizit der Translationskontrolle Übungen zu ihrer Verbesserung verordnen. Diese Präsentation umfasst auch die Rehabilitation von Defiziten der Bewegungsmusterkontrolle und Muscle Imbalance. Allerdings sprechen klinische Beobachtungen für die Hypothese, dass der Umkehrschluss nicht unbedingt gegeben sein muss. Defizite der Bewegungsmusterkontrolle können auch ohne Defizite der Translationskontrolle auftreten. Aufgrund eines allgemeineren Ausdrucks wie „Defizit der Translationskontrolle", können Kliniker das gesamte Spektrum der Präsentation angemessen berücksichtigen. Dies reicht von leicht erhöhter Bewegung des Caput femoris (Beispiel Mikroinstabilität) bis zu exzessiver Bewegung (Beispiel Instabilität). Dadurch kann das Konzept des „Defizits der Translationskontrolle" zu einer besseren Reliabilität des physischen Assessment beitragen. Dieser allgemeinere Klassifikationsansatz hat jedoch eine potenzielle Schwäche: Patienten mit echter Instabilität erzielen möglicherweise nicht dieselben Resultate wie Patienten mit leichter oder Mikroinstabilität. Es gibt jedoch eine ganze Reihe von Faktoren, die dies beeinflussen könnten.

Tests und Übungen für die Translationskontrolle

Der rehabilitative Ansatz bei Patienten mit einem Defizit der Translationskontrolle besteht vor allem darin, dass Therapeuten die die Translation kontrollierenden Muskeln gezielt „anvisieren", und dass er sich in andere Übungsansätze (und in die Alltagsfunktionen) integrieren lässt. Für die konservative Behandlung des FAI empfehlen mehrere Autoren die Core-Stabilität zu verbessern [6, 68]. Die bisher unzureichend definierte Core-Stabilität umfasst ein ganzes Spektrum von Übungen zur Translationskontrolle, zur Verbesserung der Körperhaltung und -ausrichtung, zur Normalisierung von Bewegungsmustern und zur Verbesserung der Körperkapazität (Kraft und Ausdauer) [29].

Hinweis

Spezifische Übungen für die Translationskontrolle finden Sie für das Hüftgelenk bei Gibbons et al. 2002 und Gibbons 2007b), für Muscle Imbalance bei Page et al. 2006 und Grimaldi 2011 sowie für die Bewegungsmusterkontrolle bei Sahrmann 2002, Lewis und Sahrmann 2006, Sahrmann und Kollegen 2011).

Einige der üblichen klinischen Tests für die Translationskontrolle zeigt ▸ **Tab. 14.** Die beschriebenen Tests zielen nicht so sehr auf Schmerzreproduktion oder das Bewegungsausmaß ab, sondern eher auf das Überprüfen des Caput femoris durch den Therapeuten. Klick- oder Knackgeräusche werden nur dann als positive Zeichen bewertet, wenn sie mit der Bewegung des Caput femoris verbunden sind. Nichtsdestotrotz sollte der Untersucher andere Tests wie den standardisierten Impingement-Test durchführen. Er erhält so Informationen über die Translationskontrolle und die Gelenkstrukturen.

Gang

Schon beim normalen Gehen muss das menschliche Hüftgelenk starken Anpresskräften standhalten. Es ist daher anfällig für Verletzungen und strukturelle Abnutzung [9]. Veränderungen des Gangmusters bewirken entlang der gesamten Bewegungskette – und damit auch im Hüftgelenk - zusätzliche Belastungen. Für die Vorwärtsbewegung beim normalen Gehen müssen wir über

Tab. 14 Tests der Translationskontrolle bei vergrößertem Bewegungsausmaß des Caput femoris

Test	Position und Testbewegung (rechtes Hüftgelenk)	Überprüfung und Interpretation
Einbeinstand - Hüfttest[1]	Im Stand: Der Patient verlagert das Körpergewicht vom dominant linken auf das rechte Bein und flektiert dabei das linke Hüftgelenk endgradig.	Der Therapeut palpiert den Trochanter major und das Cap femoris des gewichttragenden Beins. Trochanter und Cap sollten sich nicht bewegen. Der Test gilt als positiv, wenn man eine Bewegung fühlt.
Aktiver Straight leg raise (ASLR): konzentrisch *[2]	Rückenlage mit den Händen an der Körperseite. Der Patient flektiert das rechte Hüftgelenk endgradig. Treten dabei Schmerzen auf, kann der Therapeut den Test modifizieren mittels Fersengleiten und Flexion im Hüftgelenk.	Der Therapeut palpiert den Trochanter major und Caput femoris (anterior). Beide sollten sich während des Bewegungsablaufs nicht nach vorne verschieben. Der Test gilt a positiv, wenn man eine Bewegung fühlt. Bewegungen lass sich am besten am Beginn des ASLR palpieren, sobald das Hüftgelenk flektiert. Die Hebelwirkung ist dann am größte
Aktiver Straight leg raise (ASLR): exzentrisch *[3]	Rückenlage mit den Händen an der Körperseite. Der Therapeut flektiert das rechte Hüftgelenk endgradig und hält das Bein in der Endstellung (passiv). Dann extendiert der Patient das Hüftgelenk exzentrisch aus der Flexion.	Der Therapeut palpiert den Trochanter major und das Ca femoris (posterior). Beide sollten sich während des Bewegungsablaufs nicht nach vorne verschieben. Der Test gilt positiv, wenn man eine Bewegung fühlt.
exzentrisches Absenken aus der Flexion im Hüftfgelenk[4]	Rückenlage mit den Händen an der Körperseite. Der Therapeut flektiert das rechte Hüftgelenk des Patienten endgradig und hält das Bein mit flektiertem Kniegelenk, sodass der Patient entspannt. Dann extendiert er exzentrisch aus der Flexion im Hüftgelenk, während er das Knie aktiv extendiert.	Der Therapeut palpiert den Trochanter major und Caput femoris (posterior) palpieren. Beide sollten sich während des Bewegungsablaufs nicht nach vorne verschieben. Bei verschieben sich nicht nach vorne. Der Test gilt als positiv wenn man eine Bewegung fühlt.
Extension im Hüftgelenk aus der Flexion in Bauchlage[5]	Der Patient liegt in Bauchlage auf einer Therapieliege mit den Füßen auf dem Boden, sodass die Hüftgelenke mindestens 45 Grad flektiert sind und das Becken aufliegt. Mit extendiertem Kniegelenk extendiert der Patient das rechte Hüftgelenk aktiv in die Horizontale.	Der Therapeut palpiert den Trochanter major und Caput femoris (anterior). Beide sollten sich während des Bewegungsablaufs nicht nach vorne verschieben. Der Test gilt positiv, wenn man eine Bewegung fühlt.

** Die Wirkung des ASLR auf das Hüftgelenk wurde, im Gegensatz zur Wirkung auf das Sakroiliakalgelenk, bisher nicht wissenschaftlich untersucht. Deshalb ist es schwierig, die Kompression des Beckens oder der Hüftregion angemessen zu interpretieren.*

*** Bewegt sich nur der Trochanter major nach medial oder lateral, ist dies ein Zeichen für ein Kontrolldefizit der Bewegungsmuster bei der Rotation, aber kein Ko rolldefizit der Translation*

Quellenangaben (Tests):
[1] aus [49] und von den Autoren interpretiert und modifiziert
[2] übernommen von Shirley Sahrmann und von den Autoren interpretiert
[3] selbstständig von den Autoren aus Test 4 extrapoliert
[4] von Mark Comerford übernommen und von den Autoren interpretiert
[5] von den Autoren entwickelt

ausreichend Beweglichkeit verfügen. Zum Beispiel: Dorsalflexion des Sprunggelenks, Extension der Zehen, Kollaps und Resupination des Mittelfußes, kontralaterale Extension im Hüftgelenk und Rumpfrotation. Ist eine dieser Bewegungen eingeschränkt, muss der Körper dies kompensieren, um weiter zu funktionieren.

Hallux limitus

Bei Patienten mit funktionellem Hallux limitus ist die Extension des ersten Mittelfußknochens eingeschränkt [11]. Während der Einbeinstandphase beim Gehen wird für die Bewegung in der sagittalen Ebene ein Winkel von 30–40 Grad zwischen Fuß und Boden benötigt. Das Bewegungssystem kann auf viele Arten diese Einschränkung kompensieren: Rotation des Mittelfußes, Eversion des Rückfußes, tibiale Außenrotation, Hyperextension im Kniegelenk, Rotation oder anteriore Translation des Femurs, Rotation des Beckens und Rumpfflexion. Auch primitive Reflexe im Fuß können diese Präsentation sowie eine eingeschränkte Dorsalextension im oberen Sprunggelenk verursachen. Beispiele sind der plantare Greifreflex oder der Schutzreflex der Achillessehne. Treten diese Reflexe abnormal auf, erhöhen sie den Muskeltonus der Wade und der langen Zehenbeugemuskeln. Sie schränken die Bewegung ein [34]. Lewis und Sahrmann [53] empfehlen, den Patienten auf folgende Befunde zu untersuchen: unzureichende Flexion im Kniegelenk beim initialen Fersenkontakt und während der frühen Standbeinphase, verlängerter Fußsohlenbodenkontakt in der Standbeinphase, und Hyperextension im Kniegelenk, die eine Hyperextension im Hüftgelenk verursacht. Der Untersucher sollte auch darauf achten, ob der Patient während des Gehens im Hüftgelenk nach außen rotiert, als inadäquaten Korrekturversuch einer Antetorsion des Femurs. Diese Beobachtungen machen deutlich, dass die Ganganalyse ein wesentlicher Teil des Assessments der Bewegungsmuster im Hüftgelenk ist.

Einfluss der Körperhaltung und -ausrichtung

Eine fehlerhafte Körperhaltung und die damit assoziierten Muskelungleichgewichte können die Funktion des Hüftgelenks beeinträchtigen [62]. Eine häufig zu beobachtende fehlerhafte Körperhaltung im Stehen ist die Swayback-Haltung („bequeme Haltung").

Tab. 15 Beispiele: Verknüpfen von Aspekten der subjektiven Krankengeschichte *mit* Tests der Bewegungsmusterkontrolle

chmerzprovozierende nktionelle Aktivitäten	relative Position des Hüftgelenks	beispielhafte Tests der Bewegungsmusterkontrolle
tzen, Squat oder Beugen	Flexion	Flexionskontrolle im Hüftgelenk im Stehen
ehen oder Stehen	Extension	Extensionskontrolle im Hüftgelenk im Stehen Stehen auf einem Bein
olfschwung/-schlag	Rotation und Extension	Rotationskontrolle im Hüftgelenk beim Squat Stehen auf einem Bein

Tab. 16 Clinical Reasoning im Anschluss an das Assessment „Tests der Bewegungsmusterkontrolle"

tegorische Fragen	weiterführende Fragen
uss die Bewegungsmuster-ntrolle verbessert werden ehabilitation)?	Existiert ein Defizit bei der Bewegungsmusterkontrolle? Besteht ein funktioneller Zusammenhang zwischen dieser Bewegung, den Symptomen des Patienten und den Zustand verschlimmernden Faktoren?
elche stabilisierenden Musln muss der Patient trainie-n (Re-Training), um die Be-gungskontrolle wiederzuer-gen?	Exzessive Bewegungen verlängern häufig die stabilisierenden Muskeln; ein Re-Training im angenäherten Bewegungsbereich ist erforderlich. Verhindert eine myofasziale Einschränkung das ideale Bewegungsmuster, muss der Patient eventuell den stabilisierenden Synergist dieses Muskels re-trainieren.
elche Mechansimen können r unkontrollierten Bewe-ng zugrunde liegen? Mit lchen Interventionen lassen sich rehabilitieren?	siehe ▶ **Tab. 5** und ▶ **Tab. 6**
elche funktionellen Tipps fen dem Patienten? tailliertere Informationen den Sie in [53])	Ist das Defizit der Bewegungsmusterkontrolle (oder mehrere Defizite) erkannt, zielt die Therapie darauf ab, schmerzprovozierende Faktoren zu reduzieren und Bewegungen so zu modifizieren, dass sie Belastungsmechanismen reduzieren. Beispiele: Defizit Bewegungsmusterkontrolle bei Extension im Hüftgelenk: Beim Gehen kleinere Schritte machen. Defizit Bewegungsmusterkontrolle bei Flexion im Hüftgelenk: Beim Sitzen darauf achten, dass die Hüftgelenke höher positioniert sind als die Knie.

Ein vorgeschobenes Becken, eine daraus resultierende kurze Lendenwirbelsäulenlordose und eine lange Kyphose der mittleren Lendenwirbelsäule bis zur oberen Brustwirbelsäule kennzeichnen sie [46]. Häufig ist das Becken nicht nur vorgeschoben, sondern auch nach hinten gekippt. Dies extendiert die Hüftgelenke und vermindert die natürliche anteriore Stabilität des Caput femoris. Das Azetabulum deckt es anterior weniger ab. Die normalen nach vorne gerichteten Kräfte, die während der letzten 20–30 Prozent der Standbeinphase beim Gehen auf die Hüftgelenke wirken, verstärken diese Haltung und die anteriore Orientierung des Caput femoris (eine Übersicht finden Sie in [53]).

Durch die Swayback-Haltung veränderte Muskeln

Verkürzte und überaktive hintere Oberschenkelmuskeln sind typisch für die Swayback-Haltung. Die Glutealmuskeln und M. iliacus/M. psoas major sind dagegen verlängert und schwach. Biomechanische Versuchsmodelle zeigten, dass genau diese Muscle Imbalance für eine größere anteriore Belastung des Caput femoris [51] und möglicherweise auch für die Instabilität [6] verantwortlich ist. Auch der M. tensor fasciae latae ist in dieser Haltung häufig verkürzt und überaktiv. Dadurch könnten mehr vertikal und anterior gerichtete Kräfte auf das Azetabulum wirken (einen Review finden Sie in [67]).

Clinical Reasoning

Für das Clinical Reasoning bei Bewegungsmuster- und Translationskontrolle gelten dieselben Prinzipien wie für die anderen Behandlungsaspekte [12, 44]. Der Schlüsselaspekt des Clinical Reasoning ist, einen Zusammenhang herzustellen zwischen der Gewebepathologie und den funktionellen Bewegungen, die in der Präsentation des klinischen Bildes eine Rolle spielen. Bei der Anamnese fragt der Kliniker nach Faktoren, die die Befindlichkeit verschlimmern oder verbessern. Er setzt sie in Bezug zur Bewegung und relativen Körperhaltung. ▶ **Tab. 15** und ▶ **Tab. 16** enthalten Beispiele für einige Aspekte des Clinical Reasoning. Das Verständnis dieser Aspekte führt unmittelbar zu klinischen Tests. Anhand der Testergebnisse bewertet der Kliniker die mit den Symptomen des Patienten assoziierten Defizite der Bewegungsmusterkontrolle. Sobald die Defizite der Bewegungsmusterkontrolle diagnostiziert sind, beginnt das Planen der Rehabilitation. Auf Grundlage des Wissens über die unterschiedlichen Muster der Muscle Imbalance entscheidet der Kliniker, welche globalen Stabilisatoren er zuerst behandelt bzw. welche als Steigerung im weiteren Verlauf der Rehabilitation. Er legt fest, bei welchen globalen Mobilisatoren er passive Techniken einsetzt, um Länge und Tonus zu beeinflussen (zum Beispiel myofaszialer Trigger-Point-Release).

Umfassendes Clinical Reasoning

Aus dem Verständnis der wichtigsten Defizite der Bewegungsmusterkontrolle lassen sich sinnvolle funktionelle Ratschläge ableiten, um die Gewebebelastung und Schmerzprovokation zu reduzieren. Gegebenenfalls kann der Therapeut weitere Techniken (zum Beispiel Taping oder Bracing) anwenden und die Symptome behandeln. Das Verständnis der Defizite der Bewegungsmusterkontrolle trägt dazu bei, die Quelle der mechanischen Schmerzen zu identifizieren. Beispiel: Die Flexion verursacht Schmerzen im Hüftbereich, obwohl das Hüftgelenk keine defizitäre Bewegungsmusterkontrolle während der Flexion aufweist. Der Kliniker berücksichtigt deshalb die Lendenwirbelsäule als mögliche Quelle von in die Hüfteregion ausstrahlenden Schmerzen.

Therapeutische Prognose

Spezifische Übungen zur motorischen Kontrolle erfordern eine genauere sensomotorische Wahrnehmung und neurokognitive Funktion als allgemeine Übungen [25]. Der Motor Control Abilities Questionnaire (MCAQ) ist ein Selbstbericht-Fragebogen. Mit ihm lässt sich vorhersagen, ob jemand spezifische Übungen zur motorischen Kontrolle erlernen kann [30]. Der Erfolg des Rehabilitationsprogramms hängt größtenteils davon ab, wie exakt der Patient die Übungen ausführt. Unsere Beobachtungen bezüglich des Therapieansatzes für das Hüftgelenk decken sich mit den Forschungsbefunden zur Lendenwirbelsäule. Patienten mit geringen selbstberichteten sensomotorischen und neurokognitiven Defiziten und geringen selbstberichteten psychologischen Faktoren erreichen mit zielgerichteten spezifischen Übungen zur motorischen Kontrolle einen guten Behandlungserfolg [20, 16]. Können Patienten spezifische Übungen zur motorischen Kontrolle nicht erlernen, sind erfolgreiche konservative Behandlungen weniger wahrscheinlich. Allerdings gibt es für diese Fälle andere rehabilitative Optionen, um die motorische Kontrolle zu verändern [27].

Implementation in die klinische Praxis

Bei der klinischen Anwendung der erläuterten Informationen spielen verschiedene berufsbezogene Aspekte eine Rolle. Gegenwärtig berücksichtigt die physiotherapeutische Grundausbildung diese Form der Rehabilitation häufig nicht. Wenn überhaupt, erlernen Therapeuten sie meistens in Weiterbildungen. In vielen Ländern sind Weiterbildungen nicht zwingend vorgeschrieben. Wenn doch, bedeutet dies nicht zwangsläufig, dass sich Therapeuten zu diesem Thema weiterbilden oder es in ihre klinische Praxis implementieren.

Nur wenige Länder verfügen über Richtlinien, wie viele Patienten Therapeuten pro Stunde behandeln dürfen oder sollen. Die klinischen Studien zur spezifischen Rehabilitation der motorischen Kontrolle basieren im Allgemeinen auf dreißig oder mehr Minuten pro Patientenbehandlung [15, 19]. Haben Therapeuten in der klinischen Praxis weniger Zeit für die Patienten, leidet die fachgerechte Anwendung darunter. Weitere Evidenz aus entsprechender Forschung könnte jedoch dazu beitragen, die klinischen Trends für die Rehabilitation in diesem Bereich zu ändern.

FAZIT

Welche Zusammenhänge bestehen zwischen veränderten Bewegungsmustern und FAI sowie anderen Hüftstörungen? Wir stellten dazu verschiedene Assessment-Strategien vor und Teile des theoretischen Hintergrunds. Nach unserer Auffassung trägt ein spezifisches, zielgerichtetes Rehabilitationsprogramm, das auf einer angemessenen Subklassifizierung basiert, zum Erfolg einer konservativen Behandlung von Patienten mit FAI bei. In der Fachliteratur finden sich viele Interpretationen und Anwendungsmöglichkeiten zur Core-Stabilität und Muscle Imbalance. Nach unserer Erfahrung sind viele dieser Ansätze jedoch nicht spezifisch genug, um die klinische Präsentation zu verändern. Bei der kritischen Auseinandersetzung mit themenrelevanten Studien sollte man daher die Interpretation von Interventionen nicht überbewerten. Weitere Forschung ist nötig, um die Reliabilität des Assessments, die diagnostische Genauigkeit und die klinische Effektivität der Behandlung angemessen zu bewerten. Die Forschungsgrundlagen zur Lendenwirbelsäule nehmen zu [50]. Laut vorläufiger Daten verändert die proximale Kontrolle die Muster der motorischen Kontrolle. Dazu setzte man einen Test zur Beurteilung der Funktion des M. transversus abdominis (abdominal hollowing) ein [7, 10, 58, 60, 64]. Aus orthopädischer Sicht hängt die der FAI zugrunde liegende Ursache mit einem morphologisch veränderten Oberschenkelknochen zusammen [69]. Die genaue Ätiologie des FAI ist jedoch unklar. Keough und Batt [47] haben die Hypothese aufgestellt, dass repetitive Aktivitäten das FAI induzieren könnte. Dies wirft Fragen auf: Welche typischen gewohnheitsmäßigen Bewegungsmuster (nicht nur Aktivitäten) tragen zum Entstehen spezifischer morphologischer Veränderungen der Hüftstrukturen bei und damit zum FAI. Unabhängig davon, ob gewohnheitsmäßige Bewegungsmuster tatsächlich an der Entstehung eines FAI beteiligt sind oder nicht: Bewegungsmuster- und Translationskontrolle sowie Muscle Imbalance sind wesentliche Aspekte einer erfolgreichen konservativen Behandlung von Patienten mit FAI.

AUTOREN

Sean GT Gibbon

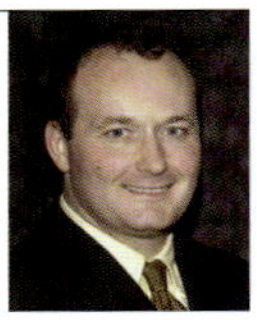

Heinz Strassl

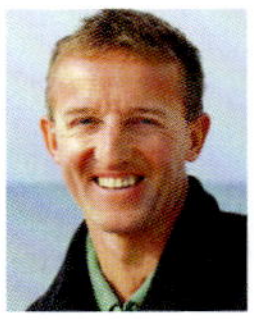

BIBLIOGRAFIE

DOI 10.1055/s-0032-1322424
manuelletherapie 2012; 16: 119–131

Stuttgart · New York · ISSN 1433-2671

Literatur

1. *Ames PS, Heike CS. Femoroacetabular impingement in a running athlete. J Orthop Sports Phys Therapy 2010; 40: 120*
2. *Audenaert E, Onsem S, Pattyn C, Peeters I. Can we predict the natural course of femoroacetabular impingement? Acta Orthop Belg 2011; 77: 188–196*
3. *Balch Samora J, Ng VY, Ellis TJ. Femoroacetabular impingement: A common cause of hip pain in young adults. Clin J Sports Med 2011; 21: 51–56*
4. *Bedi A, Chen N, Kelly B, Robertson W. The management of labral tears and femoroacetabular impingement of the hip in the young, active patient. The Journal of Arthroscopic and Related Surgery 2008; 24: 1135–1145*
5. *Bowman KF, Fox J, Sekiya, JK. A clinically relevant review of hip biomechanics arthroscopy. The Journal of Arthroscopic and Related Surgery 2010; 26: 1118–1129*

6. Boykin RE, Anz AW, Bushnell BD, Kocher MS, Stubbs AJ, Philippon MJ. Hip instability. Journal of the American Academy of Orthopaedic Surgeons 2011; 19: 340–349
7. Chance-Larsen K, Littlewood C, Garth A. Prone hip extension with lower abdominal hollowing improves the relative timing of gluteus maximus activation in relation to biceps femoris. Manual Therapy 2010; 15: 61–65
8. Comerford M, Mottram S. Kinetic Control: The Management of Uncontrolled Movement. Australia: Churchill Livingstone, 2012
9. Correa T, Crossley K, Kim H, Pandy M. Contributions of individual muscles to hip joint contract force in normal walking. Journal of Biomechanics 2010; 43: 1618–1622
10. Cynn H, Kwon O, Oh J, Yi C. Effects of lumbar stabilization using a pressure biofeedback unit on muscle activity and lateral pelvis tilt during hip abduction and sidelying. Arch Phys Med Rehabil 2006; 87: 1454–1458
11. Dananberg HJ. Gait style as an etiology to chronic postural pain. Part I: Functional hallux limitus. Journal of the American Podiatric Medical Association 1993; 83: 433–441
12. Edwards I, Jones M, Carr J, Braunack-Mayer A, Jensen GM. Clinical Reasoning Strategies in Physical Therapy. Physical Therapy 2004; 84: 312–335
13. Emara K, Motasem H, Samir W. Conservative treatment for mild femoroacetabular impingement. Journal of Orthopaedic Surgery 2011; 19: 41–45
14. Fersum KV, Dankaerts W, O'Sullivan PB, Maes J, Skouen JS, Bjordal JM, Kvale A. Integration of subclassification strategies in randomised controlled clinical trials evaluating manual therapy treatment and exercise therapy for non-specific chronic low back pain: A systematic review. Br J Sports Med 2010; 44: 1054–62
15. Gibbons SGT, Clark J. Specific motor control exercise for lumbo-pelvic pain of articular origin: A systematic review. Manual Therapy 2009; 14 (S1): S16–17
16. Gibbons SGT. What exercise for which patient? Prescriptive clinical prediction rules for low back pain. Proceedings of: MACP Conference – "The Great Debate", 2010; Sept 25–26; London, England
17. Gibbons SGT, Comerford MJ, Emerson P. Rehabilitation of the stability function of psoas major. Orthopaedic Division Review 2002; Jan/Feb. 7–16
18. Gibbons SGT, Comerford MJ. Strength Versus Stability. Part 1: Concepts and terms. Orthopaedic Division Review 2001; March/April: 21–27
19. Gibbons SGT, Newhook T. Specific movement pattern control exercise for low back pain: A systematic review. 2012; Submitted
20. Gibbons SGT. A randomized controlled trial of specific motor control stability exercise versus specific directional exercises in acute low back pain. New directions towards prognostic indicators. Proceedings of: The 6th Interdisciplinary World Congress on Low Back Pain. 2007d; November 7–11; Barcelona, Spain
21. Gibbons SGT. Assessment and Rehabilitation of the Stability Function of Psoas Major. Manuelle Therapie (German) 2007c; 11: 177–187
22. Gibbons SGT. Global muscle imbalance, strengthening or neurological patterns for rehabilitation? Neuromuscular Rehabilitation Review 2012b; in press
23. Gibbons SGT. Integrating the psoas major and deep sacral guteus maximus muscles into the lumbar cylinder model. Proceedings of: "The Spine": World Congress on Manual Therapy. 2005; October 7–9; Rome, Italy
24. Gibbons SGT. Neurocognitive and sensorimotor deficits represent an important sub-classification for musculoskeletal disorders – Central Nervous System Coordination. Journal of the Icelandic Physical Therapy Association 2011a; 38 (1): 10–12
25. Gibbons SGT. Neurodevelopmental learning skills required to perform specific motor control stability exercises for the lumbo-pelvic region. Neuromuscular Rehabilitation Review 2012e; in press
26. Gibbons SGT. Neurological soft signs are present more often and to a greater extent in adults with chronic low back pain with cognitive learning deficits. Manual Therapy 2009a; 14 (S1): S20
27. Gibbons SGT. Primitive reflex inhibition and sensory motor training improves cognitive learning function and symptoms in chronic disabling low back pain: A case series. Manual Therapy 2009c; 14 (S1): S24
28. Gibbons SGT. Problem solving in specific motor control exercise rehabilitation. Neuromuscular Rehabilitation Review 2011b; 1: 7–13
29. Gibbons SGT. Sub-classification of core stability exercise for the purpose of a systematic review. Proceedings of: The 6th Interdisciplinary World Congress on Low Back Pain. 2007b; November 7–11; Barcelona, Spain
30. Gibbons SGT. The development, initial reliability and construct validity of the motor control abilities questionnaire. Manual Therapy 2009b; 14 (S1): S22
31. Gibbons SGT. The role of psoas major and deep sacral gluteus maximus in lumbo-pelvic stability. In: Vleeming A, Stoeckhart R, Mooney V. Movement, Stability and Lumbopelvic Pain, 2nd Edition. Edinburgh: Churchill Livingstone; 2007a
32. Gibbons SGT. What are the mechanisms of altered movement control patterns during trunk flexion? A review and case series. 2012c; submitted
33. Gibbons SGT. What is the heterogenous group of non specific chronic low back pain? Back to basics for sub-classification. 2012a. Submitted
34. Gibbons SGT. Why does motor control change? Influences of primitive reflexes and body image in the lower limb. Proceedings of: Quebec Manual Therapy Association Symposium (AQPMO). 2012d; February 11; Montreal, Quebec
35. Gosvig KK, Jacobsen S, Sonne-Holm S, Gebuhr P. The prevalence of cam-type deformity of the hip joint: A survey of 4151 subjects of the copenhagen osteoarthritis study. Acta Radiol 2008; 49: 436–441
36. Grimaldi A, Richardson C, Durbridge G, Donnelly W, Darnell R, Hides J. The association between degenerative hip joint pathology and size of the gluteus maximus and tensor fasciae latae muscles. Manual Therapy 2009; 14: 611–7
37. Grimaldi A. Assessing lateral stability of the hip and pelvis. Manual Therapy 2011; 16: 26–32
38. Groh M, Herrera J. A comprehensive review of the hip labral tears. Musculoskelet Med 2009; 2: 105–117
39. Hack K, Di Primio G, Rakhra K, Beaulé PE. Prevalence of cam-type femoroacetabular impingement morphology in asymptomatic volunteers. J Bone Joint Surg Am 2010; 92 (14): 2436–2444
40. Harding L, Barbe M, Shepard K, Marks A, Ajai R, Lardiere J, Sweringa H. Posterior-anterior glide of the femoral head in the acetabulum: A cadaver study. J Orthop Sports Phys Ther 2003; 33: 118–125
41. Hill JC, Whitehurst DGT et al. Comparison of stratified primary care management for low back pain with current best practice (STarT Back): a randomised controlled trial. 2011; 378 (9802): 1560–1571
42. Imam S, Khanduja V. Current concepts in the diagnosis and management of femoroacetabular impingement. International Orthopaedics 2011; 35: 1427–1435
43. Jaberi F, Parvizi J. Hip pain in young adults: Femoroacetabular impingement. Journal of Arthoplasty 2007; 22: 38–42
44. Jones MA, Rivett D. Clinical Reasoning for Manual Therapists. Oxford: Butterworth-Heinemann; 2003
45. Jung KA, Restrepo C, Hellman M, AbdelSalam H, Morrison W, Parvizi J. The prevalence of cam-type femoroacetabular deformity in asymptomatic adults. J Bone and Joint Surg 2011; 93: 1303–7
46. Kendall FP, Kendall McCreary E, Provance PG, Rodgers M, Romani W Muscles: Testing and function 5th Ed. Baltimore: Lippincott Williams & Wilkins; 2005
47. Keogh MJ, Batt ME. A review of femoroacetabular impingement in athletes. Sports Med 2006; 10: 863–878
48. Larson CM, Giveans RM. Arthroscopic management of femoroacetabular impingement: Early outcome measures. Journal of Arthroscopic and Related Surgery 2008; 24: 540–546
49. Lee DG. The pelvic girdle: An integration of clinical expertise and research. 4th Ed. Edinburgh: Churchill Livingstone; 2011
50. Lehtola V, Luomajoki H, Leinonen V, Gibbons SGT, Airaksinen O. Efficacy of movement control exercises versus general exercises on recurrent sub-acute nonspecific low back pain in a sub-group of patients with movement con-

trol dysfunction. Protocol of a randomized controlled trial. BMC Musculoskeletal Disorders 2012; 13: 55 doi:10.1186/1471–2474–13–55

51. *Lewis C, Moran D, Sahrmann S. Anterior hip joint force increases with the hip extension, decreased gluteal force or decreased iliopsoas force. Journal of Biomechanics 2007; 40: 3725–3731*
52. *Lewis C, Moran D, Sahrmann S. Effect of the hip angle on the anterior hip joint force during gait. Gait and Posture 2010; 32: 603–607*
53. *Lewis C, Sahrmann S. Acetabular labral tears. Phys Ther 2006; 86: 110–121*
54. *Martin H, Palmer I, Shears S. Evaluation of the hip. Sports Med Arthrosc Rev 2010; 18: 63–75*
55. *Matsuda DK, Carlisle JC, Arthurs SC, Wierks CH, Philippon MJ. Comparative systematic review of the open dislocation, mini-open and arthroscopic surgery for femoroacetabular impingement. Journal of Arthroscopic and Related Surgery 2011; 27: 252–269*
56. *Ng VY, Arora N, Best Tm, Pan X, Ellis TJ. Efficacy of surgery for femoroacetabular impingement: A systematic review. Am J Sports Med 2010; 38: 2337–2345*
57. *O'Sullivan P. Diagnosis and classification of chronic low back pain disorders: Maladaptive movement and motor control impairments as underlying mechanism. Manual Therapy 2005; 10: 242–255*
58. *Oh JS, Cynn HS, Won JH, Kwon OY, Yi CH. Effects of performing an abdominal drawing-in maneuver during prone hip extension exercises on hip and back extensor muscle activity and amount of anterior pelvic tilt. J Orthop Sports Phys Ther 2007; 37: 320–324*
59. *Page P, Frank C, Lardner R. Assessment and Treatment of Muscle Imbalance: The Janda Approach. United States: Human Kinetics; 2009*
60. *Park KN, Cynn HS, Kwon OY, Lee WH, Ha SM, Kim SJ, Weon JH. Effects of the abdominal drawing-in maneuver on muscle activity, pelvic motions, and knee flexion during active prone knee flexion in patients with lumbar extension rotation syndrome. Arch Phys Med Rehabil 2011; 92: 1477–83*
61. *Sahrmann SA and Associates. Movement System Impairment Syndromes of the Extremities, Cervical and Thoracic Spines. Maryland Heights: Mosby, 2011*
62. *Sahrmann SA. Diagnosis & Treatment of Movement Impairment Syndromes. Maryland Heights: Mosby; 2002*
63. *Shindle MK, Ranawat AS, Kelly BT. Diagnosis and management of traumatic and atraumatic hip instability in the athletic patient. Clinics in Sports Medicine 2006; 25: 309-326*
64. *Shirey M, Hurlbutt M, Johansen N, King GW, Wilkinson SG, Hoover DL. The influence of core musculature engagement on hip and knee kinematics in women during a single leg squat. The International Journal of Sports Physical Therapy 2012; 7 (1): 1–12*
65. *Shu B, Safran MR. Hip instability: Anatomic and clinical considerations of traumatic and atraumatic instability. Clin Sports Med 2011; 30: 349–367*
66. *Simões JA, Vaz MA, Blatcher S, Taylor M. Influence of head constraint and muscle forces on the strain distribution within the intact femur. Med Eng Phys 2000; 22 (7): 453–9*
67. *Sims K. Assessment and treatment of hip osteoarthritis. Manual Therapy 1999; 4: 136–144*
68. *Smith MV, Sekiya JK. Hip instability. Sports Med Arthrosc 2010; 18: 108–112*
69. *Standaert CJ, Manner PA, Herring SA. Expert opinion and controversies in musculoskeletal and sports medicine: Femoroacetabular impingement. Arch Phys Med Rehabil 2008; 89: 890–3*
70. *Urquhart DM, Hodges PW. Differential activity of regions of transversus abdominis during trunk rotation. European Spine Journal 2005; 14: 393–400*
71. *Wright AA, Hegedus EJ. Augmented home exercise program for a 37-year-old female with a clinical presentation of femoroacetabular impingement. Manual Therapy 2012; 17: 358–363*

Aktive Rehabilitation nach arthroskopischer FAI-Operation

VON 0 AUF 180 IN SECHS JAHREN: Die Zahlen der Züricher Uniklinik Balgrist verdeutlichen die rasche Zunahme von Patienten nach arthroskopischen FAI-Operationen. In der aktiven Rehabilitation lässt sich die Belastung unter Berücksichtigung des Bindegewebes und der Wundheilung adäquat dosieren und steigern – basierend auf sportphysiotherapeutischen Erkenntnissen.

Neue operative Techniken erfordern stimmige physiotherapeutische Methoden

Die Bedeutung der arthroskopischen Behandlung eines femoroazetabulären Impingements (FAI) nimmt immer mehr zu. 2005 behandelte die Uniklinik Balgrist die ersten Patienten mit einem FAI arthroskopisch, 2011 wurden bereits 180 arthroskopische Eingriffe bei einer Impingement-Problematik durchgeführt. Bei einem FAI kommt es zu einem intrakapsulären Konflikt zwischen Azetabulum und proximalem Femur, wobei Bewegungen das Gelenk schädigen. Betroffen sind Strukturen wie Labrum Knorpel und Knochen [7]. Häufige klinische Symptome sind Schmerzen, Bewegungseinschränkungen und verminderte Stabilität durch den Verlust an motorischer Kontrolle (Koordination, Kraft, Schnelligkeit, Ausdauer). Durch den arthroskopischen Eingriff versucht der Orthopäde, die Gelenkmechanik wieder herzustellen, indem er je nach Pathomorphologie den Pfannenrand trimmt und/oder die Kopf-Schenkelhals-Taillierung verbessert. Ist das Labrum degenerativ verändert, kann der Operateur es resektieren. Gelingt ihm die Refixation des Labrums, ist anschließend das Outcome besser [4]. Ein wesentlicher Vorteil des arthroskopischen Eingriffes ist die frühzeitige funktionelle Rehabilitation. In den letzten Jahren veröffentlichte Studien zeigen positive Ergebnisse durch die arthroskopische Behandlung eines femoroazetabulären Impingements [2, 5, 8, 10]. Für die postoperative, physiotherapeutische Behandlung nach arthroskopischen Eingriffen am Hüftgelenk gibt es aktuell nur wenige veröffentlichte, evidenzbasierte Studien [11, 12, 13]. Da die Operationstechnik neu ist und sich stetig weiterentwickelt, stellt sie immer wieder neue Herausforderungen an die Operateure und Physiotherapeuten. Eine gute interdisziplinäre Zusammenarbeit ist notwendig, um Standards in der Nachbehandlung zu entwickeln.

Aktive Rehabilitation

Bei der postoperativen Rehabilitation generieren Physiotherapeuten ein optimales Klima für die Wundheilung, damit die natürlichen Prozesse der verletzten Bindegewebsstrukturen optimal ablaufen. Die Dauer der Wundheilungsphasen ist abhängig von der Art der Bindegewebsstruktur und gibt einen ersten Rahmen für den Therapieaufbau vor. Rehabilitationsprogramme basieren auf verschiedenen Vorgaben. Es kann zeitliche Vorgaben geben (Time–based Rehabilitation), z. B. Lauftraining ab zehn Wochen und definierte funktionelle Kriterien (Criterien-based Rehabilitation), z. B. koordinative Fähigkeiten, Kraft etc., die die Belastbarkeit der verletzten Bindegewebsstrukturen bestimmen – allerdings innerhalb zeitlicher Vorgaben. Alle diese Aspekte müssen Physiotherapeuten während der aktiven Rehabilitation berücksichtigen. So wird der Patient individuell und gezielt auf seine Aktivitäten im Alltag vorbereitet: auf seine Arbeit, Hobbys und den Sport.

Klinische Phase nach arthroskopischen Eingriffen

Die Patienten bleiben postoperativ meistens zwei Tage in der Klinik. Im Vordergrund steht die Mobilisation des Patienten mit zwei Unterarmgehstützen. Die Belastung des operierten Hüftgelenks erfolgt „nach Maßgabe der Beschwerden". Wir streben somit eine frühe, funktionelle Rehabilitation an (▸ **Abb. 1**). Durch die frühe aktive Rehabilitation ist der Verlust an Kraft, Ausdauer etc. geringer als zum Beispiel bei einer Immobilisation mit 15 Kilogramm Teilbelastung [9]. Bereits am Operationstag setzt der Physiotherapeut die Bewegungsschiene (Continuous-passive-Motion) am operierten Hüftgelenk zur Schmerzlinderung ein. Die passive Behandlung mittels Bewegungsschiene wird dann im schmerzfreien Bereich für 20 bis 30 Minuten zwei- bis dreimal pro Tag fortgeführt [6]. Nach dem Klinikaufenthalt ersetzt aktives Bewegen, un-

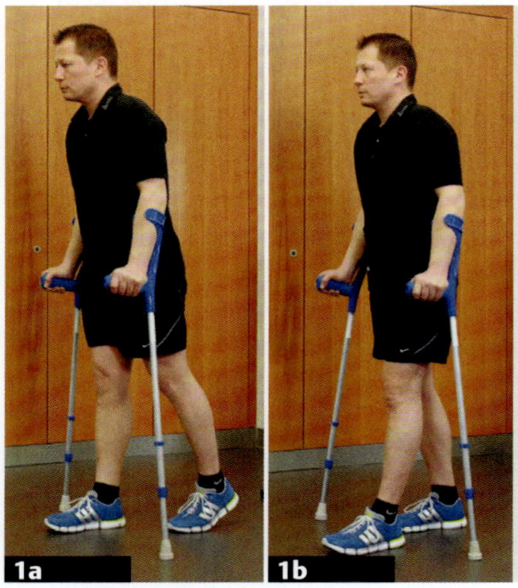

Abb. 1 Gehen mit Unterarmgehstützen.
a Dreipunktegang.
b Zweipunktegang.

Enzler M. Aktive Rehabilitation nach arthroskopischer FAI-Operation. Manuelle Therapie 2012; 16: 132–136

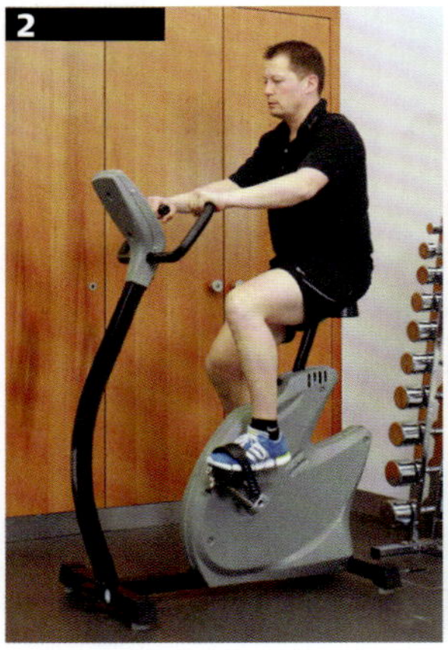

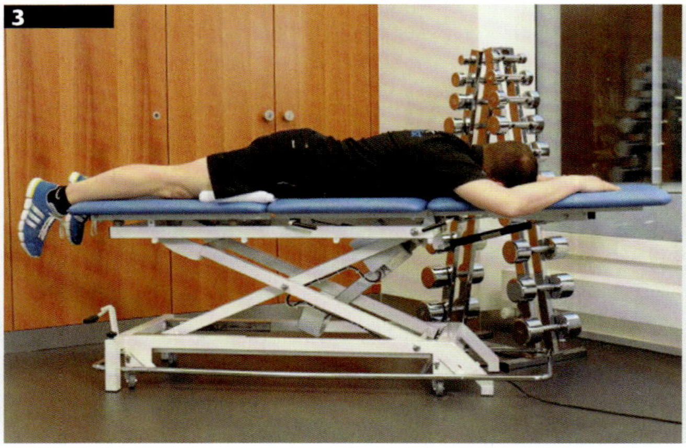

Abb. 2 Fahrrad-Ergometer.

Abb. 3 Extensionslagerung.

ter anderem per Fahrrad-Ergometer, das passive Bewegen. Vor der Entlassung instruieren wir den Patienten, wie er mit dem Fahrrad-Ergometer zu Hause trainiert. Das Ergometer-Training sollte schmerzfrei und ohne Kompensationsbewegungen mit 40 bis 50 Umdrehungen pro Minute, mit leichtem Widerstand, 15 Minuten, ein- bis zweimal täglich ausgeführt werden (▶ **Abb. 2**). Die Trainingsdauer von 15 Minuten steigert der Patient allmählich auf 30 Minuten. Auch das regelmäßige Einnehmen der Bauchlage, um die Hüftgelenkextension zu erhalten, gehört zum selbstständigen Übungsprogramm für zu Hause (▶ **Abb. 3**). Das Ziel dieser beiden Maßnahmen ist, mögliche Adhäsionen der Gelenkkapsel am Schenkelhals (CAM Resektionstelle) zu verhindern [3]. Die Heimübungen sowie das Gehen an Unterarmgehstöcken im Kreuzgang sind die wichtigsten Maßnahmen in den ersten 6 Wochen nach der Operation. In dieser Zeit gehen die Patienten einmal pro Woche in die ambulante Physiotherapie. Dort kontrolliert ein Physiotherapeut die Heimübungen und der Patient trainiert das Gehen sowie koordinative Fähigkeiten.

Klinische Phase nach chirurgischen Hüftluxationen

Wählt der Orthopäde die offene Hüftchirurgie, um die Gelenkmechanik wieder herzustellen, beachten wir wegen der durchgeführten Trochanter-Osteotomie zusätzliche Restriktionen. In diesem Fall erlauben wir lediglich eine Teilbelastung von 15 Kilogramm, die im Verlauf der nächsten sechs Wochen bis 30 Kilogramm zunimmt. Der Patient darf in dieser Zeit während der Alltagsaktivitäten sein Hüftgelenk nicht über 70 Grad flektieren, nicht aktiv abduzieren und passiv nur bis zur Nullstellung adduzieren. Das Kniegelenk darf er nicht aktiv extendieren. Für die Behandlung mittels Bewegungsschiene und Ergometer erlauben wir in diesen ersten sechs Wochen im Hüftgelenk eine Flexion von 90 Grad. Die übrigen Parameter wie Zeitpunkt und Dosierung sind identisch und entsprechen der Nachbehandlung nach einem arthroskopischen Eingriff (▶ **Abb. 2**). Auch die Patienten nach einer chirurgischen Hüftluxation nehmen regelmäßig die Bauchlage ein (▶ **Abb. 3**). Die Heimübungen sind wichtige und zugleich die einzigen Maßnahmen bis zur ersten ärztlichen Kontrolle 6 Wochen nach Operation. Hat sich die Trochanter-Osteotomie gut konsolidiert, gibt der Arzt die Belastung frei. Ziel ist es, dass der Patient innerhalb von zwei bis drei Wochen ohne Unterarmgehstützen normal gehen kann.

Ambulante Phase 1: Mobilität und Koordination

Das Education Network (Sportphysiotherapie) hat eine Methode entwickelt, die für Therapeuten hilfreich sein kann, um Patienten zurück zu ihren Alltags- oder Sportaktivitäten zu begleiten. Die Entwickler dieser Methodik sehen die motorischen Grundeigenschaften (Mobilität, Koordination, Kraft, Ausdauer und Schnelligkeit) als einen Reha(bilitations)kreis an [1].

In dieser Phase der Rehabilitation kann der Patient das Mobilitätstraining „Rehakreis Mobilität" mittels Fahrrad-Ergometer im Bereich der elastischen Verformung des Bindegewebes in der Fuß- und anfänglichen Linearregion problemlos durchführen. Mit aktiver Rehabilitation im Sinne von funktionellen Übungen beginnt der Physiotherapeut erst, wenn sich die Entzündungszeichen, wie Schmerzen, Schwellung extra- und intraartikulär etc., reduziert haben. Weil Schmerzen und ebenso Schwellungen die pelvitrochantere Muskulatur reflektorisch inhibieren können und somit der Patient nicht in der Lage ist, die Muskulatur richtig zu innervieren. Passive physiotherapeutische Interventionen, wie Eis, Kompression, Lymphdrainage, werden in dieser Zeit nicht zur Reduktion der Schwellung eingesetzt. Bei Self-limiting-Disorders bleibt die Schwellung unbehandelt. Sie gehört zum physiologischen Prozess der Wundheilung.

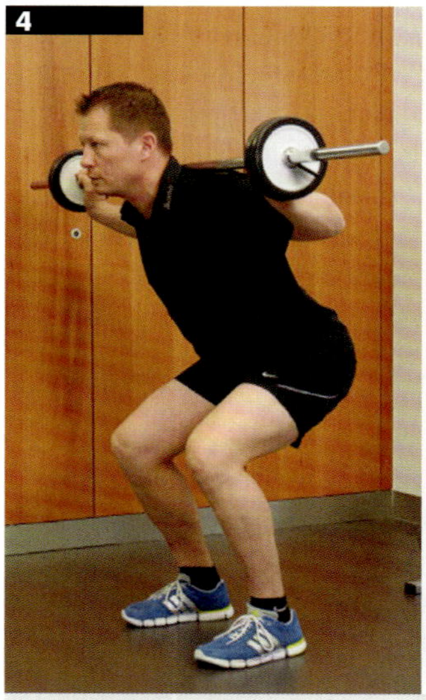

Abb. 4 Squat.

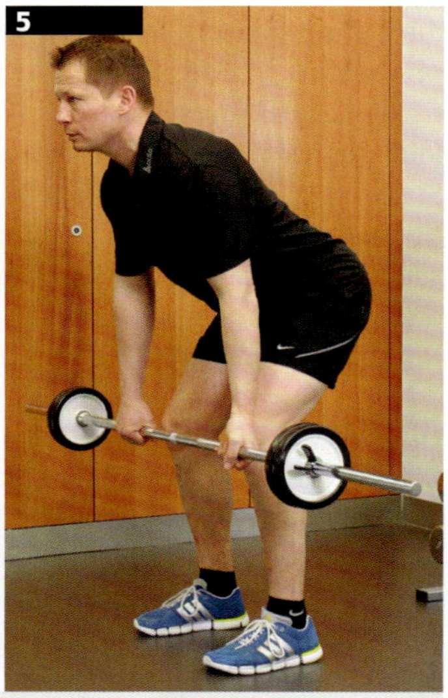

Abb. 5 Dead Lift.

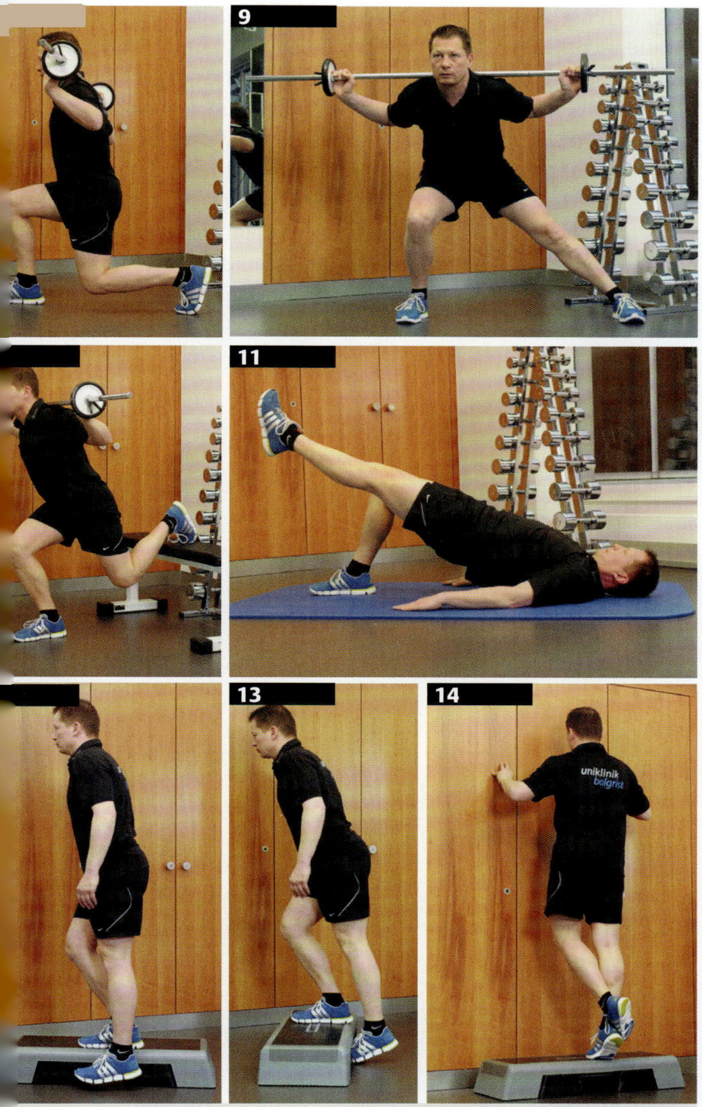

bb. 8 Zweibeinig asymmetrisch: quat Lunge.

bb. 9 Zweibeinig asymmetrisch: de Lunge.

bb. 10 Einbeinig: One Leg quat.

Abb. 11 Einbeinig: Bridging.

Abb. 12 Side Step.

Abb. 13 Step up.

Abb. 14 Einbeinig: Calf Raise.

Hinweis

Die Zeitangaben für die aktiven ambulanten Rehabilitationsphasen beziehen sich auf arthroskopische Eingriffe. Bei Patienten mit Zustand nach offener Hüftchirurgie verschieben sich die Zeiten um die Phase der partiellen Immobilisation. Das sind ca. sechs Wochen.

Subjektive und objektive Qualitätskriterien

Nach zwei Wochen sollten die Entzündungszeichen gut abgeklungen sein, sodass die leichte aktive Reha beginnen kann. In dieser frühen Phase liegt die Betonung auf funktionellen Übungen in geschlossener Kette zweibeinig, symmetrisch, dynamisch im koordinativen Bereich des „Rehakreises Koordination" (► **Abb. 4, 5**).

Der Therapeut kann die Übungen gut durch verschiedenste labile Unterstützungsflächen ergänzen und achtet bei allen Übungen auf die Qualität. Zu kontrollierende, subjektive Qualitätskriterien sind: Schmerz, Ermüdung, nonverbales Verhalten, Vertrauen – fühlt sich eine Bewegung gut oder schlecht an? Sind ungünstige subjektive Zeichen vorhanden, können sie sich negativ auf die Qualität einer Bewegung auswirken. Objektive Qualitätskriterien, wie die richtige Ausgangs- und Endstellung, der optimale Bewegungsverlauf, Umfang und Rhythmus einer Bewegung sind diejenigen, die der Therapeut beobachtet, wenn der Patient die Übung ausführt. Neben den Qualitätskriterien muss der Therapeut auch die Quantitätskriterien bzw. Belastungsvariablen bestimmen. Für alle Reha(bilitations)kreise gibt es definierte Quantitätskriterien (► **Tab. 1**).

Tab. 1 Beispielhafte Belastungsvariablen nach den Richtlinien des ESP Education Network [1]

Belastungsparameter	Koordinationstraining	Kraftausdauertraining	Schnelligkeitstraining
Gewicht	underloaded	overload	gering
Übungen	1–4	3–5	1–3
Wiederholungen	15	20	10
Serien	1–4	1–4	1–3
Pause	30–60 sec	60 sec	2–4 min
Rhythmus	1-0-1	1-0-1	so schnell wie möglich
Häufigkeit	ein- oder mehrmals am Tag	einmal am Tag	einmal innerhalb von 2–3 Tagen

Ambulante Phase 2: Mobilität, Koordination und Kraft

Sechs Wochen nach Operation kommen die Patienten zur ersten postoperativen Nachkontrolle. Ab diesem Zeitpunkt gibt es seitens des Orthopäden keine Restriktionen mehr und somit können die Unterarmgehstützen zur Seite gelegt werden. Meistens beginnt jetzt der Reha(bilitations)kreis Kraft. Kriterien dafür sind bestmögliche bzw. freie Beweglichkeit, Schmerzfreiheit sowie unauffällige Wundverhältnisse. Sollte die Beweglichkeit noch nicht optimal sein, was in der Regel der Fall ist, kann der Therapeut das Mobilitätstraining „Rehakreis Mobilität" im Bereich der elastischen Verformung, im linear Bereich oder in der passiven Dehnregion mittels manualtherapeutischen Techniken durchführen. Bei den aktiven Übungen orientieren wir uns nun am Rehakreis Kraft [1]. Das beschriebene Kraft-Rehabilitationssystem (KRS) des Education Network (Sportphysiotherapie) erlaubt dem Therapeuten eine systematische Progression des Trainings und somit eine stetig verbesserte Belastbarkeit der verletzten Bindegewebsstrukturen. Die beschriebenen Übungen der ambulanten Phase 1 (► **Abb. 4, 5**) kann der Patient beibehalten. Je nach Belastbarkeit der Strukturen kann er bereits asymmetrische, zweibeinige Übungen (▶ **Abb. 8, 9**) und sogar einbeinige Übungen trainieren (▶ **Abb. 10–14**).

Ambulante Phase 3: Kraft und Schnelligkeit

Welche Trainingsanforderung der Therapeut im „Rehakreis Kraft" stellt, ist davon abhängig, wie viel Kraft der Patient für seine alltäglichen oder sportlichen Aktivitäten benötigt. Es kann sein, dass ein leistungsorientierter Kraft-/Explosivsportler bis zur Methode 7 des Kraft-Rehabilitationssystems (intensives rekrutieren III) belastet. Hingegen bei einem gesundheitsorientierten Kraft-/ Explosivhobbysportler kann ein Training bis Methode 5 (intensives Rekrutieren I, ▶ **Abb. 7**) völlig ausreichend sein, um anschließend auf die rechte Seite der Kraftrehabilitationspyramide (Rekrutieren in Geschwindigkeit) zu transferieren. Dort erfolgen Übungen im Bereich Schnellkraft (konzentrisch beschleunigen, exzentrisch bremsen) und Methoden wie Prestretch und Plyometrie. Diese Eigenschaften trainiert der Patient erst am Schluss der Rehabilitation, weil die Bewegungsgeschwindigkeit stetig zunimmt und die Belastung der Bindegewebsstrukturen ebenfalls steigt. Gute Mobilität, Koordination und Kraft sind die Voraussetzungen. Deshalb wendet man diese Trainingsformen sicherlich erst in der Remodelations- beziehungsweise Maturationsphase an. In der Praxis

WEITERE INFOS

Belastungsverformungskurve: Sie stellt die mechanischen und physikalischen Eigenschaften des Bindegewebes dar und gibt das Ausmaß der Belastung im Verhältnis zum Ausmaß der Verformung des Bindegewebes an (▶ **Abb. 6**). Die Kurve ist in vier Abschnitte unterteilt:

- Fußregion: relativ große Verformung (Grundsubstanzbelastung) bei geringer Belastung der Kollagenfasern.
- Linearregion: Länge und Belastung des Bindegewebes nehmen proportional zu. Grundsubstanz und Kollagenfasern werden belastet.
- Passive Dehnregion: Die strukturelle Integrität des Bindegewebes wird angegriffen, es entstehen Mikrotraumata
- Verletzungsregion: viele Mikrotraumen bewirken ein Makrotrauma [1].

Krafttrainingspyramide: Sie visualisiert eine Trainingsmethode des Krafttrainings. Ihre Spitze entspricht dem Einser-Wiederholungsmaximum. Also dem maximalen Gewicht, das ein Sportler über einen Bewegungszyklus (kon- und exzentrisch) bewegen kann. Bei abnehmendem Gewicht sind mehr Wiederholungen (linke Seite der Pyramide) und eine höhere Geschwindigkeit (rechte Pyramidenseite) möglich. In verschiedenen Bereichen der Pyramide trainiert der Sportler unterschiedliche Fähigkeiten des neuromuskulären Systems, wie Kraftausdauer, Maximalkraft und Schnellkraft [1].

Kraftrehabilitationspyramide: Sie basiert auf der Krafttrainingspyramide und berücksichtigt zwei Aspekte: Reha-Patienten können ihr Einser-Wiederholungsmaximum nicht testen, und sie trainieren effektiver mit nach dem Kraftrehabilitationssystem (KRS1 bis 7) direkt ermittelten Werten (▶ **Abb. 7**). Trainingsziel ist die verbesserte Belastbarkeit des verletzten Bindegewebes und das Rekrutieren der relevanten motorischen Einheiten. Das Pyramidentraining beginnt unten links und aktiviert die kleinen motorischen Einheiten, die besonders die „langsamen" Typ-1-Muskelfasern innervieren; zuständig für Koordination und Kraftausdauer (KRS1 bis 3). Um Typ-2-Muskelfasern zu rekrutieren, müssen die Belastungsreize höher sein. Die Methoden ex- und intensives Rekrutieren (KRS4 bis7) aktivieren sie [1].

Prestretch und Plyometrie: Bei diesen Trainingsformen koppelt man exzentrisches Bremsen und konzentrisches Beschleunigen. Beim Prestretch entspricht die Übung noch nicht dem sportartspezifischen Bewegungsablauf. Im plyometrischen Training entspricht sie ihm. Im deutschen Sprachraum nennt man diese zwei Übungsformen auch allgemeiner und spezifischer Dehnungsverkürzungszyklus (DVZ).

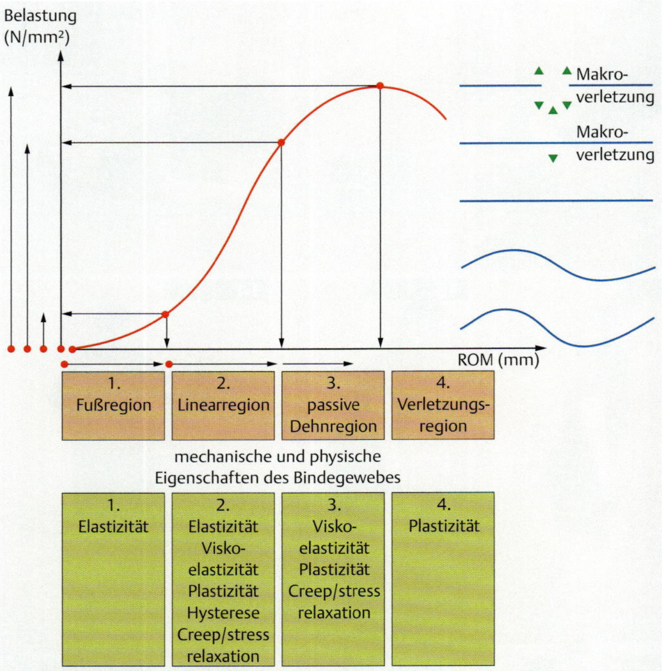

Abb. 6 Belastungsverformungskurve [1].

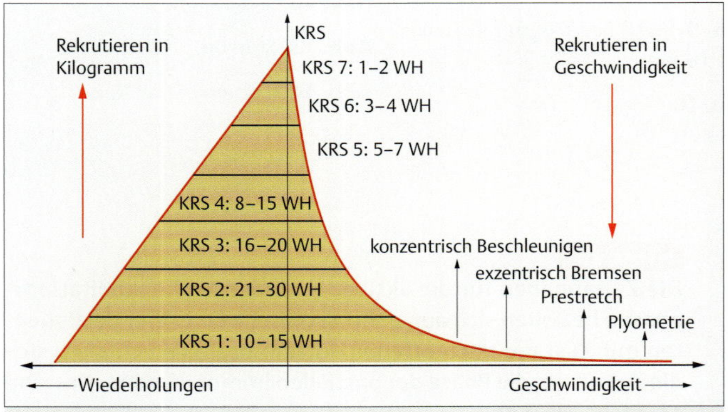

Abb. 7 Kraftrehabilitationspyramide: Kraftrehabilitationssystems (KRS), Wiederholungen (WH) [1].

Enzler M. Aktive Rehabilitation nach arthroskopischer FAI-Operation. Manuelle Therapie 2012; 16: 132–136 kann man mit einem Sprung diese Eigenschaften sehr gut systematisch aufbauen. Angefangen mit einen zweibeinigen Sprung bis hin zu einbeinig abspringen und landen auf dem operierten Bein (▶ **Abb. 15–17**). Parallel zu den Sprüngen oder zeitlich leicht verzögert kann man das Training durch Elemente aus der Laufschule ergänzen (▶ **Abb. 18**).

FAZIT

Der Vorteil dieses Rehabilitationsprogrammes ist, dass es aktiv und auf die Fertigkeiten des Patienten abgestimmt ist. Der Patient baut seine konditionellen Fertigkeiten systematisch auf und erreicht somit seine gewünschte Leistungsfähigkeit. Gleichzeitig fordert das beschriebene Training mit „freien Gewichten" den Therapeuten heraus, da es eine hohe qualitative Bewegungsausführung erfordert. Deshalb sollte man die Qualitätskriterien stets gut im Auge behalten und der Patienten erst selbstständig üben, wenn die Ausführung optimal ist.

15
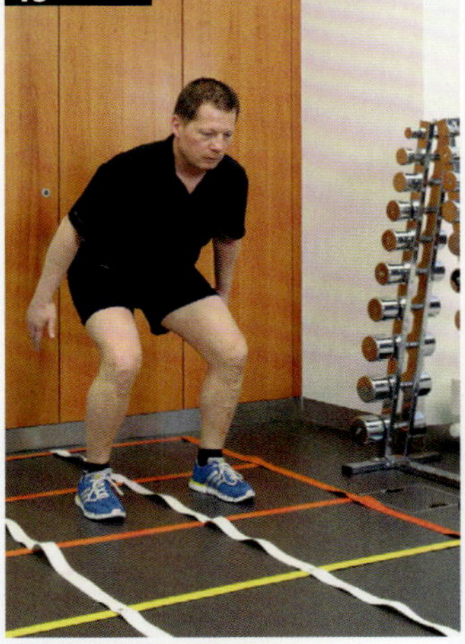

16
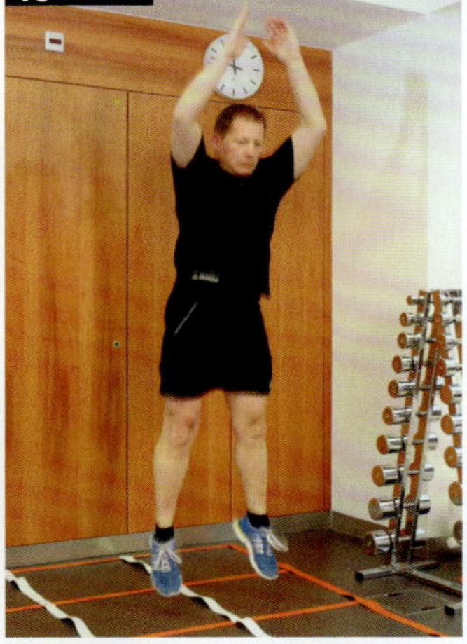

17
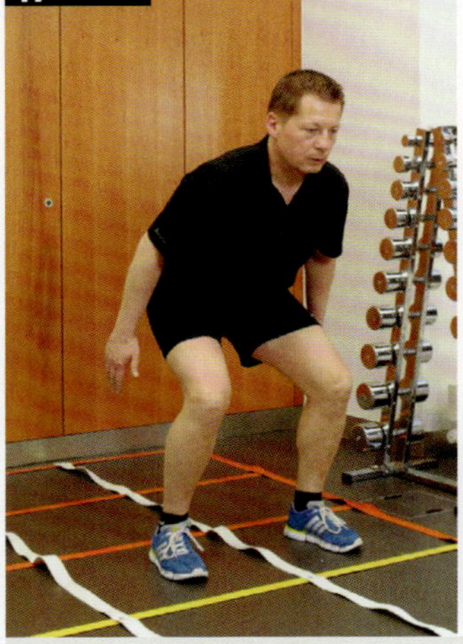

18
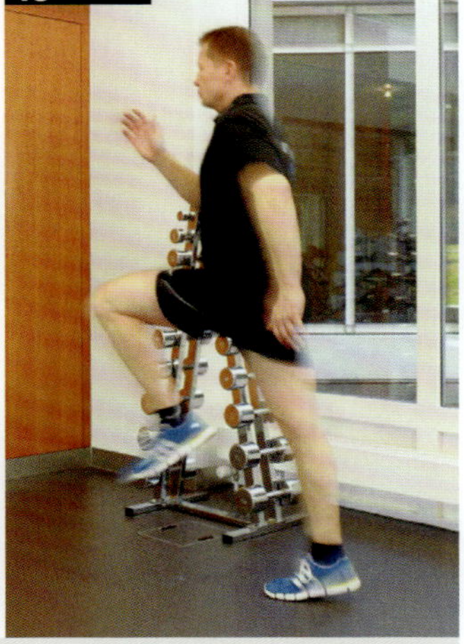

Abb. 15 Zweibeiniger Sprung: Absprungphase.

Abb. 16 Zweibeiniger Sprung: Flugphase.

Abb. 17 Zweibeiniger Sprung: Landephase.

Abb. 18 Laufschule: Skipping .

Literatur

1. *Bant H, Ophey M, van den Berg R. Rehakreise. In: Bant H, Haas HJ, Ophey M et al., Hrsg. Physiofachbuch Sportphysiotherapie. Stuttgart: Thieme Verlag; 2011*
2. *Bardadkos NV, Vasconcelos JC, Villar RN. Early outcome of hip arthroscopy for femoroacetabular impingement: the role of femoral osteoplasty in systematic improvement. J Bone Joint Surg Br 2008; 90: 1570–1575*
3. *Enseki KR, Martin RL, Draovitch P et al. The hip joint: arthroscopic procedure and postoperative rehabilitation. J Orthop Sports Phys Ther. 2006; 36: 516–525*
4. *Espinosa N, Rothenfluh DA, Beck M, Ganz R, Leunig M. Treatment of femoro-acetabular impingement: preliminary results of labral refixation. J Bone joint surg Am. 2006; 88(5): 925–935*
5. *Hartmann A, Gunther KP. Arthroscopically assisted anterior decompression for femoroacetabular impingement: technique and early clinical results. Arch Orthop Trauma Surg 2009; 129: 1001–1009*
6. *Lavigne M, Parvizi J, Beck M, Siebenrock KA, Ganz R, Leunig M. Anterior femoroacetabular impingement: Techniques of joint preserving surgery. Clin Orthop. 2004; 418: 61–66*
7. *Leunig M, Ganz R. Femoroacetabuläres Impingement. Unfallchirurg 2005; 108: 9–17*
8. *Leunig M, Philippon MJ, Briggs KK et al. Outcomes following hip arthroscopy for femoroacetabular impingement with associated chondrolabral dysfunction: minimum two year follow up. J Bone Joint Surg Br 2009; 91: 16–23*
9. *Luder G, Bertschy B, Rocourt M HH, Deschner G, Radlinger L. Funktionelle Defizite und Selbsteinschätzung der Leistungsfähigkeit nach chirurgischer Hüftluxation. Sportverletzung Sportschaden. 2011; 4: 201–207*
10. *Philippon MJ, Schenekr M, Briggs KK. Femoroacetabular impingement in 45 professional athletes: associated pathologies and return to sports following arthroscopic decompression. Knee Surg Sports Traumatol Arthrosc 2007; 15: 908–914*
11. *Stalzer S, Wahoff M, Scanlan M et al. Rehabilitation after hip arthroscopy. Oper Tech Orthop 2005; 15: 280–289*
12. *Stalzer S, Wahoff M, Scanlan M et al. Rehabilitation following hip arthroscopy. Lin Sports Med 2006; 25: 337–357*
13. *Wahoff M, Ryan M. Rehabilitation after hip femoroacetabular impingement arthroscopy. Clin Sports Med 2011; 30: 463–482*

AUTOR

Marcel Enzler

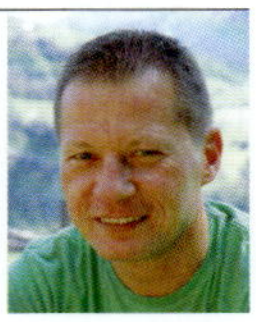

BIBLIOGRAFIE

DOI 10.1055/s-0032-1322425
manuelletherapie 2012; 16: 132–136

Stuttgart · New York · ISSN 1433-2671

Schwerpunkt
ARTHROTISCHES KNIE

Patienten mit Gonarthrose konservativ behandeln

NICHT HEILBAR, ABER VERBESSERBAR: Arthrotische Kniegelenke verursachen Schmerzen und schränken die Aktivität und Lebensqualität stark ein. In der effektiven Behandlung von Patienten mit Gonarthrose können Physiotherapeuten eine zentrale Rolle übernehmen: Therapeutische Kernelemente verbessern die Perspektiven der Patienten – ohne operative Eingriffe. Lesen Sie hier die aktuelle Evidenz für die bestmögliche physiotherapeutische Behandlung.

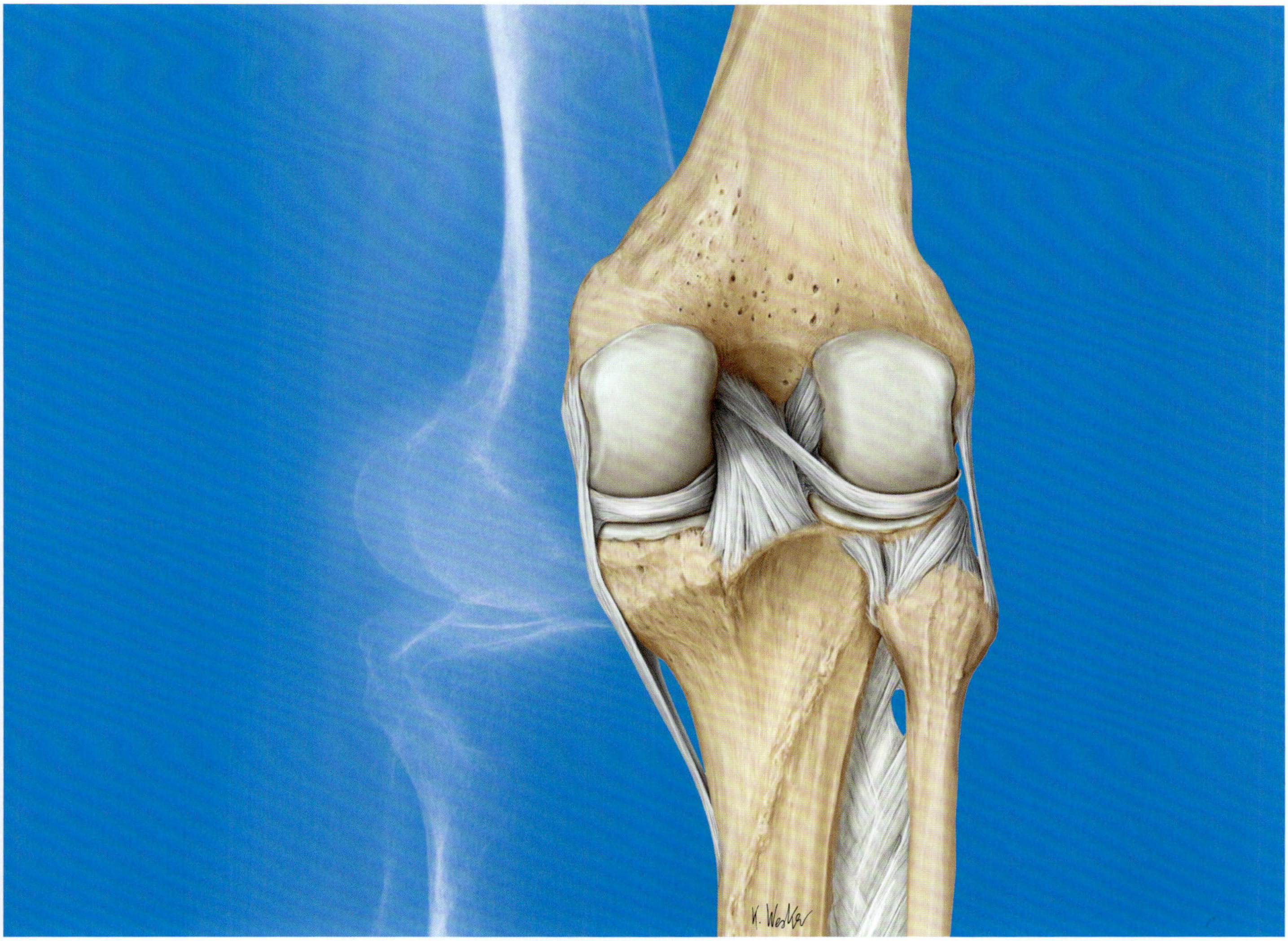

Bennell KL, Nicolson PJA, Topp J. Patienten mit Gonarthrose konservativ behandeln. Manuelle Therapie 2013; 17: 62–67

Meist konzentriert sich die Behandlung von Patienten mit Gonarthrose auf die Schmerztherapie, funktionelle Einschränkungen im Kontext chirurgischer Interventionen. Die aktuelle Evidenz und klinische Richtlinien befürworten dagegen einen umfassenderen Ansatz. Er beinhaltet die Prävention (Risikofaktoren wie Fettleibigkeit und Gelenkverletzungen reduzieren), den Krankheitsverlauf verlangsamende Interventionen und ein ganzheitliches Modell. Letzteres stärkt die Rolle des Patienten und ermöglicht, auf das Individuum zugeschnittene Behandlungsmethoden zu entwickeln. Als wirkungsvollste Vorgehensweise hat sich die Kombination von konservativen medikamentösen und nicht-medikamentösen Behandlungen erwiesen. Chirurgische Eingriffe sind nur bei Patienten mit schweren klinischen Erkrankungen, wie strukturellen Veränderungen, eine akzeptable therapeutische Option [31]. Eine umfassende, alle relevanten gesundheitlichen Aspekte umfassende Erstuntersuchung ist entscheidend für die Entwicklung eines individualisierten Behandlungsplans, um den spezifischen Bedürfnissen und Zielen der Patienten gerecht zu werden (► **Tab. 1**).

Der Schlüssel für eine langfristig erfolgreiche Behandlung ist eine offene, klare und regelmäßige Kommunikation – interdisziplinär und mit den Patienten. Da es sich bei der Gonarthrose um eine chronische und unheilbare Erkrankung handelt, beinhaltet eine effektive Therapie Selbstmanagement-Strategien. Notwendig ist, dass Therapeuten Patienten schulen und Veränderungen des Lebensstils sowie deren Beibehaltung unterstützen [27]. Ker-

Tab. 1 Patienten mit Gonarthrose: Elemente einer umfassenden Untersuchung und praktische Implikationen

Untersuchungselemente	praktische Implikationen
Gelenksymptome und -zeichen ▪ Fragen bezüglich Gelenkschmerzen, Nachgeben, Steifheit, Blockieren/Verhaken ▪ Untersuchung von Gelenkerguss, Bewegungsumfang, Berührungsempfindlichkeit bei Palpation, Gelenklaxität ▪ Ausrichtung des Kniegelenks im Stehen und Gehen	▪ Schmerzveränderungen ermöglichen, die Reaktion auf die Behandlung zu beurteilen ▪ bei mit Einschränkungen verbundenem Blockieren/Verhaken gegebenenfalls an einen Orthopäden überweisen ▪ bei Nachgeben und Laxität sind eventuell Gehhilfen, Schienen und Übungen zur Muskelkräftigung erforderlich ▪ bei Fehlstellungen des Kniegelenks kann Schienung sinnvoll sein
Ko-Morbiditäten und Risiken ▪ wesentliche Aspekte der Krankengeschichte, z. B. Herz-Kreislauf-Erkrankungen, Diabetes, Magengeschwüre, Nieren- und Lebererkrankungen, Depressionen	▪ Vorsichtsmaßnahmen für die Behandlung beachten ▪ eingenommene Medikamente berücksichtigen
funktionale Fähigkeiten, Aktivitäten des täglichen Lebens, Stürze ▪ Untersuchung und Beurteilung des Gehens, Treppensteigens, Aufstehens aus sitzender Haltung, Gleichgewichts ▪ Fragen zu bereits erlittenen Stürzen	▪ bei Schwierigkeiten (Gehen oder Funktion oder mehr als ein Sturz in den letzten 12 Monaten) Gehhilfen, spezielles Schuhwerk und funktionelle Kräftigungsübungen berücksichtigen ▪ verschlechtert sich beim Gehen während der Standphase die dynamische Varusausrichtung (Varus thrust) ist eine Schienung indiziert
Muskelmasse und -kraft ▪ Untersuchung und Beurteilung vor allem der Quadrizepsmuskeln	▪ bei Muskelschwäche ein Übungsprogramm zur Muskelkräftigung verschreiben
psychosoziale Faktoren ▪ Krankengeschichte bezüglich Befindlichkeitsstörungen wie Depressionen und Angstzustände, Schlaf, soziale Unterstützung, Bewältigungsfertigkeiten, Teilnahme an Freizeitaktivitäten, persönliche Beziehungen, gesellschaftliche Integration und berufliche Situation	▪ bei Schwierigkeiten mit Bewältigungsstrategien und Partizipation Überweisung an einen Spezialisten (Psychologe, Ergotherapeut, Sozialarbeiter) erwägen und/oder eine relevante Selbsthilfegruppe (Unterstützung durch Leidensgenossen) suchen ▪ familiäre Unterstützung fördern, Ziele (Goals-setting-Strategien) und Prinzipien der positiven Verstärkung
Kenntnisse, Erwartungen und Ziele des Patienten ▪ patientenzentriertes Gespräch	▪ patientenzentrierten Ansatz fördern und eine auf die Ziele und Bedürfnisse des Patienten zugeschnittene Kommunikation ▪ sicherstellen, dass der Patient den Krankheitsverlauf versteht, realistische Erwartungen hat und an behandlungsrelevanten Entscheidungen mitwirken kann (durch Patientenschulung und Informationen)
Übergewicht oder Fettleibigkeit ▪ Messung des Körpergewichts, Berechnung des Body-Mass-Index	▪ bei einem Body-Mass-Index unter 25 kg/m² den Patienten bezüglich Gewichtsreduzierung durch Ernährungsumstellung und Übungen beraten (aerobe Übungen und Kräftigungsübungen) ▪ den Patienten an einen Ernährungsexperten überweisen zwecks Ernährungsanalyse und Unterstützung beim Abnehmen

Bennell KL, Nicolson PJA, Topp J. Patienten mit Gonarthrose konservativ behandeln. Manuelle Therapie 2013; 17: 62–67

nelemente für alle konservativen Patienten sind Schulungen und Übungen. Bei übergewichtigen oder adipösen Patienten kommt die Gewichtsreduzierung hinzu.

Kernelement: Patientenschulung

Die Patientenschulung informiert Patienten über die Krankheit, Schmerzmechanismen sowie Behandlungsoptionen und ist für eine langfristig effektive Behandlung wesentlich. Sie kann in unterschiedlichen Settings stattfinden: informelle Diskussionen mit Ärzten und Therapeuten, schriftliches Informationsmaterial, Selbsthilfegruppen, Online-Foren und Selbstmanagement-Programme. Ein wichtiges Ziel ist, dass die Patienten die Neurophysiologie und -biologie des Schmerzes verstehen. Ist eine Schulungsstrategie spezifisch darauf ausgerichtet, wirkt sie nachweislich positiv auf chronische muskuloskeletale Schmerzen [20]. Gruppenschulungen haben weitere positive Effekte: die soziale Interaktion mit anderen an Gonarthrose leidenden Menschen und deren Unterstützung. Als isolierte Maßnahme ist die Wirksamkeit von Selbstmanagement-Programmen und Patientenschulungen relativ gering. Nur als Teil eines umfassenderen Behandlungsplans sind sie sinnvoll [30].

Kernelement: Übungen

Unabhängig vom Alter, Krankheitsstadium, der Ko-Morbidität, Schmerzintensität und Behinderung sind Übungen für alle Patienten mit Gonarthrose von essenzieller Bedeutung. Als Eckpfeiler einer konservativen, nicht-medikamentösen Gonarthrose-Behandlung empfehlen sie alle internationalen Richtlinien [8, 16, 31, 32]. Eine aktuelle Metaanalyse stellt die Effektivität von Übungen zur Schmerzreduzierung auf eine Stufe mit der Wirkung von Schmerzmitteln und nicht-steroidalen entzündungshemmenden Mitteln [13]. Trotz ihres unbestrittenen Nutzens werden sie laut Untersuchungen jedoch viel zu selten verschrieben. Eine Umfrage unter französischen Ärzten ergab, weniger als 15 Prozent würden Patienten mit Gonarthrose Übungen als primären Behandlungsansatz verschreiben [7].

Aus dem Vollen schöpfen

Übungsprogramme bieten vielfältige Gestaltungsmöglichkeiten. Sie können Aqua- und „Trockenübungen" enthalten, Muskeldehnungsübungen, Stretching, aerobes (Ausdauer)training, Gleichgewichtsübungen und Tai Chi. Die Patienten können sie in Gruppen, ambulanten Settings oder zu Hause praktizieren. Lokale Muskelkräftigung und allgemeine aerobe Übungen werden nachdrücklich empfohlen, ebenso wie Übungen im Wasser [16]. Letztere sind vor allem für Patienten mit schweren Mobilitäts- und Funktionalitätseinschränkungen geeignet und angemessen. Immer beliebter wird: Tai Chi. Laut einem aktuellen systematischen Review über randomisierte kontrollierte Untersuchungen gibt es für seinen Nutzen eine vielversprechende, wenn auch eingeschränkte Evidenz [16]. Diesem Review zufolge nutzen Gleichgewichtsübungen, allein oder in Kombination mit einem Kräftigungsprogramm, Patienten mit symptomatischer Gonarthrose nicht [16]. Sportarten mit Drehbewegungen und hohen Aufprallbelastungen sind ungeeignet, Beispiel Laufen. Ideale Alternativen mit geringer Aufprallbelastung sind Radfahren, Rudern, Schwimmen und Laufen im tiefen Wasser (► **Abb. 1**).

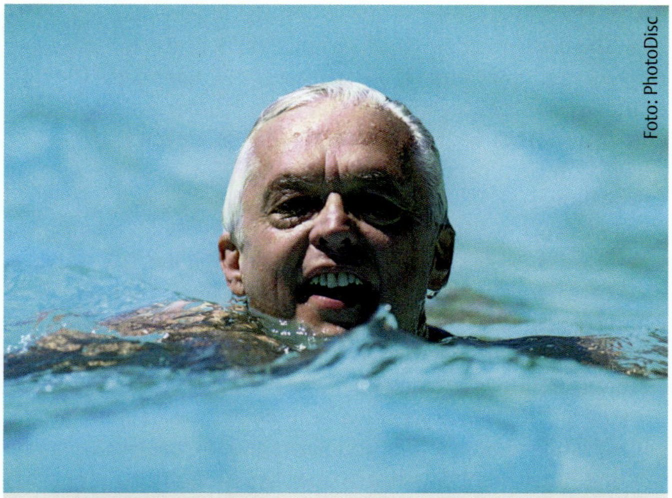

Abb. 1 Schwimmen ergänzt die physiotherapeutischen Übungen und fördert einen aktiven Lebensstil.

Was ist relevant?

Ein umfangreiches systematisches Review ergab, dass bei Patienten mit symptomatischer Gonarthrose die Übungsart irrelevant ist. Alle Arten können Schmerzen reduzieren und die Funktion verbessern [12, 23]. Gleiches gilt für das Setting des Übungsprogramms: Ob alleine oder in einer Gruppe, zu Hause oder ambulant, alle Settings können nachweislich die Symptome reduzieren [24]. Entscheidend sind in erster Linie die Präferenzen, Ziele und Ressourcen des Patienten sowie die verfügbaren Einrichtungen und Hilfsmittel.

Hüftmuskeln kräftigen?

Zahlreiche Studien untersuchten die Wirkung der Quadrizepsmuskeln, da sie das Kniegelenk am stärksten beeinflussen. Nur wenige Studien prüften die Rolle der Hüftmuskulatur und wie schwache Hüftmuskeln auf das arthrotische Kniegelenk und die funktionalen Fähigkeiten des Patienten wirken. Die Ergebnisse einer randomisierten kontrollierten Untersuchung zeigen, ein zwölfwöchiges Übungsprogramm zur Kräftigung der Hüftmuskeln erhöhte nicht nur die Kraft der unteren Extremität, sondern reduzierte auch die Knieschmerzen und verbesserte die Funktionalität der Patienten mit Gonarthrose [2]. Weitere Untersuchungen sind jedoch erforderlich, um diese Befunde zu bestätigen und die Rolle der gekräftigten Hüftmuskeln zu klären. Dieser alternative Behandlungsansatz könnte die Therapie verbessern, vor allem bei Patienten mit starken Schmerzen oder Problemen bei Kniebewegungen und -übungen.

Wie häufig anleiten?

Supervision ist in den ersten Phasen eines Übungsprogramms notwendig. Sie sorgt für eine sichere und korrekte Übungstechnik und stimmt das Übungspensum mit der körperlichen Leistungsfähigkeit und den Zielen des Patienten ab. Untersuchungen bestätigen die Bedeutung der Supervision. Ein Cochrane-Review zeigt: Bei Patienten mit Gonarthrose verbessern 12 oder mehr Übungssitzungen mit therapeutischer Anleitung Schmerzen und Funktion signifikant stärker als 11 oder weniger Sitzungen [12].

Compliance

Für den Erfolg der Übungsprogramme ist entscheidend, dass die Patienten ihr Programm möglichst genau einhalten. Dabei spielen viele Faktoren eine wesentliche Rolle. Die wenigen Untersuchungen dazu zeigen, häufige Abweichungen vom Übungsprogramm verringern dessen langfristige Wirkung beträchtlich [21]. Integrieren Therapeuten verhaltensorientierte abgestufte Aktivitätsprinzipien (Behavioural graded Activity Principles) und Sitzungen zur Auffrischung in das Übungsprogramm, halten die Patienten ihre Programme besser ein und ihr Lebensstil ist körperlich aktiver [26].

Kernelement: Gewichtsreduzierung

Adipositas ist einer der häufigsten Risikofaktoren für die Gonarthroseentstehung und kann den Krankheitsverlauf beschleunigen. Bei vielen Aktivitäten des täglichen Lebens ist die Belastung der unteren Extremität erhöht. Alle aktuellen Richtlinien empfehlen ausdrücklich die Gewichtsreduzierung und Beibehaltung eines gesunden Körpergewichts [16]. In einer aktuellen randomisierten kontrollierten Untersuchung von hoher Qualität senkte die Gewichtsreduzierung die Gesamtmortalität bei übergewichtigen oder adipösen Patienten mit Gonarthrose um 10 Prozent [29].

Starkes Abnehmen reduziert Muskelkraft

Eine hohe Gewichtsreduzierung ist mit einem Verlust an Muskelkraft verbunden. Deshalb sind physische Aktivität und insbesondere Kräftigungsübungen für übergewichtige Patienten mit Gonarthrose sehr wichtig [14]. Laut der Richtlinien des Ottawa Panel verringert physische Aktivität kombiniert mit gewichtsreduzierender Ernährung Schmerzen besser als nur eine dieser Interventionen. Das Gleiche gilt für die Verbesserung der Kraft und Lebensqualität [5]. Die Richtlinien basieren auf einem systematischen Review der aktuellen Evidenz und wurden speziell für übergewichtige oder adipöse Patienten mit Gonarthrose entwickelt [5] (► **Abb. 2**).

Manuelle Therapie

Viele Physiotherapeuten wenden bei der Behandlung von Gonarthrose die Manuelle Therapie an. Dabei setzen sie viele Techniken ein, meistens Gelenkmobilisation und -manipulation. Trotz der weiten Verbreitung gibt es nur wenig Evidenz für die Effektivität der Manuellen Therapie bei Gonarthrose. Dies gilt vor allem für Manuelle Therapie als alleinige Intervention. In ihrer randomisierten kontrollierten Untersuchung zu Schmerzreduzierung und körperlichen Einschränkungen stellten Moss et al. [22] fest, eine Kombination aus Manueller Therapie und Übungen ist einer nur aus Übungen bestehenden Behandlung überlegen. Die Richtlinien des American College of Rheumatology [16] empfehlen Manuelle

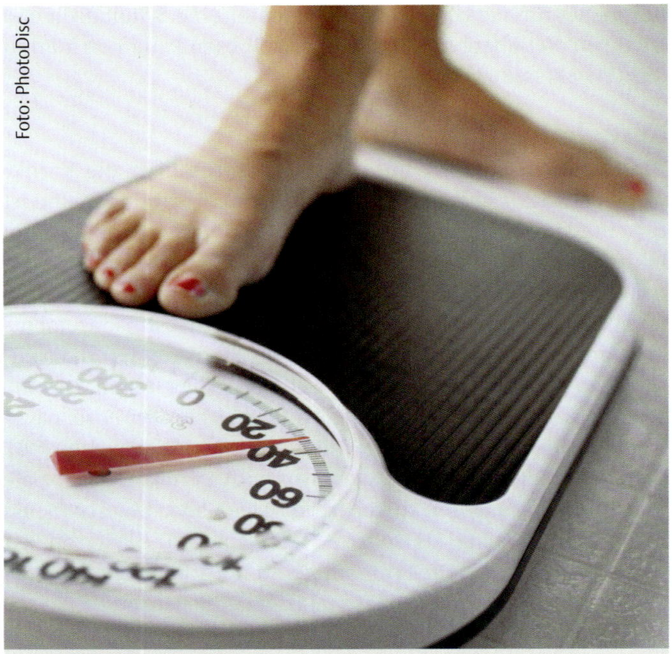

Foto: PhotoDisc

Abb. 2 Gewichtsreduktion verlangsamt den arthrotischen Prozess.

Therapie nur in Kombination mit beaufsichtigten Übungen für Patienten mit Gonarthrose.

Taping

Knie-Taping soll die Kniescheibe neu ausrichten, um patellofemorale Belastungen zu reduzieren und die schmerzenden Gewebe rund um das Kniegelenk zu entlasten. Einige randomisierte kontrollierte Studien mit Gonarthrosepatienten belegen eine sofortige und kurzfristige Schmerzreduzierung durch medial ausgerichtetes Kniescheiben-Taping, sowohl bei Patienten mit und ohne patellofemorale Beteiligung [15]. Die meisten aktuellen internationalen Richtlinien empfehlen medial ausgerichtetes Kniescheiben-Taping unter Vorbehalt [16], vom lateral ausgerichteten Tapen raten sie ab.

Gehhilfen und Schienen

Die meisten Richtlinien zur Behandlung von Gonarthrose empfehlen die angemessene Benutzung von Gehhilfen [31, 16], obwohl ihre Wirkung bisher kaum erforscht wurde. In einer neueren Studie führten Jones et al. die erste randomisierte kontrollierte Untersuchung zum Gebrauch eines Gehstocks durch [18]. Sie verglichen Patienten mit und ohne Gehstock und fanden heraus: Benutzen Patienten mit medialer Gonarthrose zwei Monate lang täglich einen Gehstock, verbessern sie Schmerzen und Funktion [18].

Für Patienten mit Gonarthrose gibt es viele unterschiedliche Schienen. Das Angebot reicht von einfachen Manschetten bis zu starren Entlastungsschienen. Diese Hilfsmittel sollen das Kniegelenk stützen und korrekt ausrichten. Sie lenken die Belastung von der schmerzhaften Seite weg. Beaudreuil et al. [3] haben Richtlinien für den Gebrauch von Ruheorthesen, Kniemanschetten und Entlastungsschienen bei Gonarthrose formuliert. Aufgrund eines systematischen Reviews empfehlen sie Patienten mit medialer Gonarthrose entlastende Valgus-Knieschienen. Sie stellten fest, die Patienten assoziieren Kniemanschetten mit subjektiv empfundener Schmerzreduzierung, die jedoch objektiv nicht nachweisbar ist.

Die aktuellen Richtlinien des American College of Rheumatology [16] empfehlen Knieschienen jedoch nicht. Im klinischen Alltag sind Tragekomfort und Passgenauigkeit wesentliche „Knackpunkte" für die Effektivität von Knieorthesen, insbesondere für übergewichtige und adipöse Patienten [6].

Schuhwerk und Einlagen

Einlagen und spezielles Schuhwerk sind eine Behandlungsmethode mit großem Potenzial. Sie sind unkompliziert, kostengünstig und zeitlich relativ unbegrenzt einsetzbar. Als erwiesen gilt, dass Schuhe mit hohen Absätzen und Schuhe, die eher die Stabilität als die Mobilität des Fußes fördern, die Belastung des Kniegelenks erhöhen [28].

Spezialschuhe

Im Handel erhältlich sind spezifisch modifizierte Schuhe für Patienten mit Gonarthrose. Eine aktuelle randomisierte kontrollierte Untersuchung zeigt, bei Patienten mit medialer Gonarthrose verringern Schuhe mit variabler Steifheit das Adduktionsmoment im Kniegelenk. Sie reduzieren Schmerzen und verbessern die Funktion. Die Ergebnisse lassen vermuten, Patienten mit früh beginnender medialer Gonarthrose profitieren am meisten von Schuhwerk-Interventionen [10, 11].

Einlagen

Angesichts der Prävalenz der medialen Gonarthrose hat sich die Forschung bisher vor allem mit lateralen keilförmigen Einlagen beschäftigt. Die neusten Richtlinien des American College of Rheumatology empfehlen unter Vorbehalt mediale keilförmige Einlagen für Patienten mit lateraler Gonarthrose und subtalar festgeschnallte laterale Einlagen für Patienten mit medialer Gonarthrose. Laut der Osteoarthritis Research Society sind laterale keilförmige Einlagen vermutlich nützlich. Die Richtlinien des American College of Rheumatology empfehlen sie dagegen nicht eindeutig. Die Evidenz spricht für einen biomechanischen Nutzen lateraler keilförmiger Einlagen. Beim Gehen reduziert sich die Belastung des Kniegelenks. Reduzierte Schmerzen und Steifheit oder verbesserte Funktion konnten jedoch nicht nachgewiesen werden [1].

Psychologische Interventionen

Bei der individuellen Schmerzerfahrung, insbesondere bei chronischen Schmerzen, spielen psychologische Faktoren eine Rolle. Das ist allgemein anerkannt. Die meisten Patienten mit Gonarthrose klagen vor allem über Schmerzen. Jedoch korreliert das Ausmaß der strukturellen Gelenkschädigung kaum mit der Schmerzintensität. Wahrscheinlich sind auch andere Faktoren an der individuellen Schmerzerfahrung beteiligt. Psychologische Beeinträchtigungen wie Schmerzkatastrophisierung, schlechte Schmerz-Bewältigungsstrategien, Angstzustände, Depressionen oder Niedergeschlagenheit und soziale Isolation erhöhen die Schmerzwahrnehmung. Daher konzentrieren sich psychologische Interventionen bei Patienten mit Gonarthrose vor allem auf das Training von Schmerz-Bewältigungsstrategien – mit Techniken wie der kognitiven Verhaltenstherapie.

Kognitive Verhaltenstherapie

Keefe und Kollegen veröffentlichten 1990 die erste randomisierte kontrollierte Untersuchung zum Training von Schmerz-Bewältigungsstrategien bei Gonarthrose [17]. Die Forscher teilten 99 ältere Erwachsene mit persistierenden Schmerzen per Zufall in drei Gruppen ein. Die erste Gruppe trainierte in zehn Sitzungen ausführlich Schmerz-Bewältigungsstrategien. Die zweite Gruppe nahm an einer zehn Sitzungen umfassenden Patientenschulung über Gonarthrose teil. Die dritte Gruppe erhielt weiterhin die übliche Behandlung.

Bei den Patienten der ersten Gruppe beobachteten die Untersucher eine signifikante Schmerzreduzierung und Verbesserung der psychologischen Beeinträchtigungen – im Vergleich zu den beiden anderen Gruppen. Diese Verbesserungen traten vor allem bei den Patienten auf, die während der Intervention meinten, ihre Schmerzen besser kontrollieren zu können (Schmerzkontrolle und rationales Denken) [17]. Diese Studie wies erstmals auf die Effektivität psychologischer Interventionen bei chronischen Gonarthroseschmerzen hin. Nur wenige weitere Forschungsarbeiten folgten. Aufgrund der geringen Studienanzahl und der relativ geringen Effektgröße für die festgestellte Schmerzreduzierung ist die Evidenz für die Wirksamkeit der kognitiven Verhaltenstherapie gering [9].

Behavioural graded Therapy

Der Ansatz der verhaltensorientierten abgestuften Aktivität basiert auf der Verstärkung gesunder Verhaltensweisen und der Aufmerksamkeitsreduzierung für schmerzbedingte Verhaltensweisen. Ziel des Ansatzes ist es, die tägliche Dauer physischer Aktivitäten zu erhöhen. Nur eine Studie evaluierte den Zusammenhang zwischen diesem Behandlungsansatz und Gonarthrose. Die Follow-up-Untersuchung nach fünf Jahren zeigte, nach dem Ansatz der verhaltensorientierten abgestuften Aktivität behandelte Patienten hielten sich stärker an das Übungsprogramm und wiesen ein höheres physisches Aktivitätsniveau auf als mit den üblichen Übungen therapierte Patienten [26]. Ziele zu setzen und diese Ziele regelmäßig zu überprüfen, ist eine einfache und effektive Strategie. Sie sollte in jede Behandlungssitzung integriert werden. Liegen beiden, Patient und Therapeut, die gemeinsam formulierten Ziele schriftlich vor, fördert dies die Motivation, das Behandlungsmanagement und das Messen der Fortschritte. Positives Verstärken aller, auch kleiner Verbesserungen und das Formulieren von kurz- und langfristigen Zielen sind wirkungsvolle Maßnahmen, um die Compliance und Motivation zu fördern. Auch die Integration von „Auffrischungssitzungen" in das Übungsprogramm scheint die Compliance zu erhöhen und einen physisch aktiveren Lebensstil zu fördern [26]. Aktuelle Richtlinien empfehlen die Aufnahme psychologischer Interventionen in den Behandlungsplan für Patienten mit Gonarthrose [16].

Elektrotherapie

Verschiedene Richtlinien [16, 31] empfehlen die transkutane elektrische Nervenstimulation (TENS) zur Schmerzlinderung bei Gonarthrose. In einem systematischen Review und einer Metaanalyse fanden Bjordal et al. [4] heraus, eine zwei- bis vierwöchige TENS-Behandlung lindert gonarthrotische Schmerzen kurzfristig klinisch signifikant. Die Korrelation dieser subjektiven Verbesserungen mit funktionellen oder objektiven Messungen wurde jedoch noch nicht untersucht. Die klinische Anwendbarkeit ist somit eingeschränkt. Andere elektrotherapeutische Verfahren wie Ultraschall, Laser und Interferenztherapie erwiesen sich als nutzlos für die Behandlung von Patienten mit Gonarthrose.

Infos für die Behandlung von Patienten mit Gonarthrose

Was ist Gonarthrose?

Arthrose ist definiert als eine chronische Erkrankung mit strukturellen Gelenkveränderungen wie Osteophyten, Synovialentzündungen, Abbau des Knorpelgewebes, Veränderungen des subchondralen Knochens und Bandlaxität. Ein komplexes Zusammenspiel genetischer, metabolischer, biomechanischer und biochemischer Faktoren verursacht die strukturellen Änderungen. Typische Symptome bei Patienten mit Gonarthrose sind Steifheit, Schmerzen, Krepitation und Nachgeben des Kniegelenks im Gehen oder bei anderen Aktivitäten. Funktionell fallen häufig Schwierigkeiten bei bestimmten Handlungen auf, beispielsweise beim Treppensteigen, längeren Gehen und Aufstehen aus dem Sitzen. Diese Störungen schränken die Aktivitäten und Teilnahme sowie die Lebensqualität ein. Die World Health Organization zählt die Arthrose zu den zehn bedeutendsten Ursachen für die Krankheitslast [19]. Am häufigsten betroffen ist das Kniegelenk.

An Gonarthrose erkranken vor allem Frauen und ältere Menschen [25]. Wesentliche und modifizierbare Risikofaktoren sind Fettleibigkeit und Gelenkverletzungen (vor allem Kreuzband- und Meniskusverletzungen). Maßnahmen wie Gewichtsreduzierung und -kontrolle sowie Prävention von Knieverletzungen bei Jüngeren senken möglicherweise die Inzidenz der Gonarthrose.

Wie wird Gonarthrose diagnostiziert?

Die klinische Diagnose von Gonarthrose basiert auf der subjektiven und physischen Untersuchung des Patienten. Eine ergänzende radiographische Untersuchung kann die klinische Erstdiagnose bestätigen sowie andere Krankheiten und Konditionen ausschließen. Radiographie allein ist jedoch kein akkurater Indikator für Schmerzen, Instabilität, funktionelle Veränderungen oder die Auswirkungen auf die Lebensqualität. Für die Diagnose der Arthrose ungeeignet ist die Magnetresonanztomografie. Sie kann dazu führen, dass lediglich Folge- oder mit der Arthrose einhergehende Erkrankungen diagnostiziert werden. Beispielsweise Meniskusrisse, die unter älteren Menschen weit verbreitet sind [32]. Die European League Against Rheumatism (EULAR) setzt sich für die Verbesserung des diagnostischen Prozesses ein. Sie hat Schlüsselsymptome und -zeichen beschrieben, die das zuverlässige und genaue Diagnostizieren der Gonarthrose ermöglichen (▶ **Tab. 1**).

Tab. 1 Gonarthrose: Empfehlungen der European League Against Rheumatism (EULAR) zur Diagnose [32]

Schlüsselsymptome	Schlüsselzeichen
anhaltende Knieschmerzen	Krepitation
Kniesteifigkeit (weniger als 30 Minuten)	eingeschränkte Bewegung
reduzierte Funktion	Knochenvergrößerung

Strategien: Compliance langfristig maximieren

Übungen sind ein Eckpfeiler der konservativen Behandlung von Patienten mit Gonarthrose. Untersuchungen zeigen, dass unzureichende Compliance den langfristigen Nutzen der Übungen stark vermindert. So helfen Sie Ihren Patienten, Übungsvorgaben einzuhalten:

- Schulen Sie Ihre Patienten. Informieren Sie sie über ihre Krankheit und die vielen positiven Wirkungen der Übungen.
- Erstellen Sie das Übungsprogramm gemeinsam mit den Patienten und sorgen Sie für viele Abwechslungen, um das Interesse der Patienten lange wach zu halten.
- Integrieren Sie die Übungen in die täglichen Aktivitäten der Patienten und stimmen Sie die Übungen auf den Tagesablauf ab. Beispiel: Nach dem Frühstück üben oder während des Wartens, bis das Teewasser kocht.
- Achten Sie darauf, dass während und nach den Übungen keine übermäßigen Schmerzen oder Beschwerden auftreten. Die Patienten sollen zuversichtlich bleiben: Sie werden mit allen eventuell auftretenden Schmerzen fertig werden.
- Setzten Sie Handouts, DVDs oder Online-Videos zur Demonstration und Unterstützung Ihrer therapeutischen Interventionen ein.
- Erhöhen Sie die Selbstwirksamkeitserwartung Ihrer Patienten, indem Sie verhaltenstherapeutische Techniken wie Zielvereinbarungen, Tagebücher oder Pedometer (Schrittzähler) in die Behandlung integrieren.

Bennell KL, Nicolson PJA, Topp J. Patienten mit Gonarthrose konservativ behandeln. Manuelle Therapie 2013; 17: 62–67

- Leiten Sie Partner und Angehörige an und beziehen Sie sie in die Behandlung ein.
- Führen Sie regelmäßige Reassessments zur Ergebnissicherung durch, um die Veränderungen zu verfolgen.

Eckpunkte: evidenzbasierte Therapie

Diese Punkte fassen die wesentlichen Aspekte einer evidenzbasierten Behandlung von Patienten mit Gonarthrose zusammen:

- Anhand der klinischen Zeichen und Symptome ist Gonarthrose zuverlässig diagnostizierbar.
- Die umfassende Erstuntersuchung ist unverzichtbar. Anhand der Ergebnisse können Sie die bestmögliche Behandlung bestimmen. Berücksichtigen Sie insbesondere Ko-Morbiditäten und psychologische Faktoren wie Depression und Schmerzkatastrophisierungen.
- Alle Behandlungen maßgeschneidert anpassen – an den Patienten als Individuum. Vermeiden Sie das Verschreiben von „standardisierten" Behandlungsplänen.
- Arthrose ist nicht heilbar. Machen Sie den Patienten deshalb folgende Tatsachen bewusst:
  - Die Krankheit muss nicht zwangsläufig voranschreiten.
  - Radiologische Befunde sagen nicht unbedingt etwas über die Symptome aus.
  - Konservative Behandlungsmethoden können die Symptome erheblich verbessern.
- Integrieren Sie die Patientenschulung mit Informationen über die Krankheit, Schmerzmechanismen und Behandlungsoptionen in die Behandlungssitzungen.
- Für alle Patienten mit Gonarthrose sind Übungen essenziell, unabhängig vom Krankheitsstadium, der Ko-Morbidität, Schmerzintensität und Behinderung. Empfohlen wird eine Kombination von aeroben und Kräftigungsübungen.
- Vermeiden sie physische Aktivitäten mit hoher Aufprallbelastung (High Impact).
- Optimieren Sie physische Aktivitäten, die die Patienten in das tägliche Leben integrieren können.
- Unterstützen Sie die Diät übergewichtiger oder adipöser Patienten und ermutigen Sie sie: Als Ziel wird empfohlen, fünf Prozent des Körpergewichts abzunehmen.
- Formulieren Sie die Behandlungsziele gemeinsam mit dem Patienten und achten Sie auf eine regelmäßige Überprüfung der Ziele.
- Integrieren Sie zur Motivation Auffrischungssitzungen in das Übungsprogramm.
- Nutzen Sie, abgestimmt auf den individuellen Patienten, andere Maßnahmen wie Gehhilfen, Manuelle Therapie oder spezielles Schuhwerk.

FAZIT

Der Fachbereich nicht-medikamentöse konservative Behandlung von Gonarthrose entwickelt sich ständig weiter. Mit den kontinuierlichen Fortschritten im Verständnis und in der Erforschung dieser Erkrankung verbessern sich die Perspektiven der betroffenen Patienten. Wir Physiotherapeuten können in der Behandlung eine entscheidende Rolle spielen, die immer bedeutsamer wird. Die aktuelle Evidenz stützt die Kernelemente der Behandlung: Patientenschulung, Übungen und Gewichtsreduzierung (bei übergewichtigen Patienten). Viele andere Interventionen werden zunehmend und mit positiven Resultaten erforscht. Die Behandlung sollte immer evidenzbasiert sein, der Schwerpunkt liegt jedoch auf dem Individuum als ganzheitliche Person mit ihren medizinischen, sozialen und psychologischen Bedürfnissen. Eine zentrale Frage bleibt: Welche Interventionen können am besten in das Leben des Patienten integriert werden?

AUTORINNEN

Kim L. Bennell, Philippa J. A. Nicolson, Janine Topp

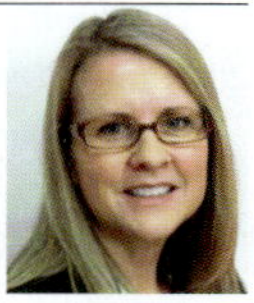

BIBLIOGRAFIE

DOI 10.1055/s-0033-1346991
manuelletherapie 2013; 17: 62–67
© Georg Thieme Verlag KG
Stuttgart · New York · ISSN 1433-2671

Literatur

1. Bennell KL, Bowles KA, Payne C et al. Lateral wedge shoe insoles for medial knee osteoarthritis: 12 month randomised controlled trial. British Medical Journal 2011; 342: d2912
2. Bennell KL, Hunt MA, Wrigley TV et al. Hip strengthening reduces symptoms but not knee load in people with medial knee OA and varus malalignment: a randomized controlled trial. OA Cartilage 2010; 18: 621–628
3. Beaudreuil J, Bendaya S, Faucher M et al. Clinical practice guidelines for rest orthosis, knee sleevs and unloading knee braces in knee ostetoarthritis. Joint Bone Spine 2009; 76: 629–636
4. Bjordal JM, Johnson MI, Lopes-Martins RA et al. Short-term efficacy of physical interventions in osteoarthritic knee pain. A systematic review and meta-analysis of randomised placebo-controlled trials. BMC Musculoskeletal Disorders 2007; 8: 51
5. Brosseau L, Wells GA, Tugwell P et al. Ottawa Panel evidence-based clinical practice guidelines for the management of OA in adults who are obese or overweight. Physical Therapy 2011; 91: 843–861
6. Brouwer RW, van Raaij TM, Verhaar JA et al. Brace treatment for OA of the knee: a prospective randomized multi-centre trial. OA and Cartilage 2006; 14: 777–783
7. Chevalier X, Marre JP, de Butler J, Hercek A. Questionnaire survey of management and prescription of general practitioners in knee OA: a comparison with 2000 EULAR recommendations. Clin Exp Rheumatol 2004; 22: 205–212
8. Conaghan PG, Dickson J, Grant RL. Care and management of OA in adults: summary of NICE guidance. British Medical Journal 2008; 336: 502–503
9. Dixon KE, Keefe FJ, Scipio CD, Perri LM, Abernethy AP. Psychological interventions for arthritis pain management in adults: a meta-analysis. Health Psychology 2007; 26: 241–50

10. Erhart JC, Mundermann A, Elspas B, Giori NJ, Andriacchi TP. Changes in knee adduction moment, pain and functionality with a variable-stiffness walking shoe after 6 months. Journal of Orthopaedic Research 2010; 28: 873–879

11. Erhart-Hledik JC, Elspas B, Giori NJ, Andriacchi TP. Effect of variable-stiffness walking shoes on knee adduction moment, pain, and function in subjects with medial compartment knee osteoarthritis after 1 year. Journal of Orthopaedic Research 2012; 30(4): 514–521

12. Fransen M, McConnell S. Exercise for OA of the knee. Cochrane Database Syst Rev 2008

13. Fransen M, McConnell S. Land-based exercise for OA of the knee: a meta-analysis of randomized controlled trials. Journal of Rheumatology 2009; 36: 1109–1117

14. Henriksen M, Christensen R, Danneskiold-Samsøe B, Bliddal H. Changes in lower extremity muscle mass and muscle strength after weight loss in obese patients with knee OA: a prospective cohort study. Arthritis & Rheumatism. 2012; 64: 438–442

15. Hinman RS, Bowles KA, Metcalf BB, Wrigley TV, Bennell KL. Lateral wedge insoles for medial knee OA: Effects on lower limb frontal plane biomechanics. Clin Biomech (Bristol, Avon) 2012; 27: 27–33

16. Hochberg MC, Altman RD, Toupin April K et al. American College of Rheumatology 2012 recommendations for the use of nonpharmacologic and pharmacologic therapies in OA of the hand, hip, and knee. Arthritis Care and Research 2012; 64: 465–474

17. Keefe FJ, Caldwell DS, Williams DA, Gil KM, Mitchell D. Pain coping skills training in the management of OA knee pain: a comparative study. Behavioural Therapy 1990; 21: 49–62

18. Jones A, Silva PG, Silva AC et al. Impact of cane use on pain, function, general health and energy expenditure during gait in patients with knee osteoarthritis: a randomized controlled trial. Annals of the Rheumatic Diseases 2012; 71: 172–179

19. Lopez AD, Mathers CD, Ezzati M, Jamison DT, Murray CJL. Global and regional burden of disease and risk factors, 2001: systematic analysis of population health data. Lancet 2006; 367: 1747–1757

20. Louw A, Diener I, Butler DS, Puentedura EJ. The effect of neuroscience education on pain, disability, anxiety, and stress in chronic musculoskeletal pain. Archives of Physical Medicine and rehabilitation 2011; 92(12): 2041–2056

21. Mazieres B, Thevenon A, Coudeyre E et al. Adherence to, and results of, physical therapy programs in patients with hip or knee OA. Development of French clinical practice guidelines. Joint Bone Spine 2008; 75: 589–596

22. Moss P, Sluka K, Wright A. The initial effects of knee joint mobilization on osteoarthritic hyperalgesia. Man Ther 2007; 12: 109–118

23. Pelland L, Brosseau L, Wells G et al. Efficacy of strengthening exercises for OA (Part I): A meta-analysis. Phys Ther Rev 2004; 9: 77–108

24. Penninx BW, Rejeski WJ, Pandya J et al. Exercise and depressive symptoms: a comparison of aerobic and resistance exercise effects on emotional and physical function in older persons with high and low depressive symptomatology. J Gerontol B Psychol Sci Soc Sci 2002; 57: P124–132

25. Pereira D, Peleteiro B, Araujo J et al. The effect of osteoarthritis definition on prevalence and incidence estimates: a systematic review. Osteoarthritis Cartilage 2011; 19: 1270–85

26. Pisters MF, Veenhof C, de Bakker DH, Schellevis FG, Dekker J. Behavioural graded activity results in better exercise adherence and more physical activity than usual care in people with osteoarthritis: a cluster-randomised trial. Journal of Physiotherapy 2010; 56(1): 41–47

27. Royal Australian College of General Practitioners. Guideline for the non-surgical management of hip and knee OA. Melbourne: The Royal Australian College of General Practitioners 2009

28. Shakoor N, Sengupta M, Foucher KC et al. Effects of common footwear on joint loading in OA of the knee. Arthritis Care Res 2010; 62: 917–923

29. Shea MK, Houston DK, Nicklas BJ et al. The effect of randomization to weight loss on total mortality in older overweight and obese adults: the ADAPT Study. J Gerontol A Biol Sci Med Sci 2010; 65: 519–525

30. Zhang W, Doherty M, Peat G et al. EULAR evidence-based recommendations for the diagnosis of knee OA. Annals of the Rheumatic Diseases 2010; 69: 483–489

31. Zhang W, Moskowitz RW, Nuki G, et al. OARSI recommendations for the management of hip and knee OA, Part II: OARSI evidence-based, expert consensus guidelines. OA & Cartilage 2008; 16: 137–162

32. Zhang W, Nuki G, Moskowitz RW et al. OARSI recommendations for the management of hip and knee OA: Part III: Changes in evidence following systematic cumulative update of research published through January 2009. OA Cartilage 2010; 18: 476–479

Manualtherapeutische Wirkmechanismen: Ein bekanntes Konzept neu betrachtet

MANUELLE THERAPIE WIRKT MECHANISCH: Sie dehnt periartikuläre Strukturen und verbessert akzessorische und physiologische Gelenkbewegungen. Doch wie beeinflusst sie neurophysiologische Mechanismen? Die wissenschaftlichen Ergebnisse dazu überschlagen sich. Die Forschungsfragen unserer Autorin sind: Wie wirkt Manuelle Therapie auf die Nozizeption und wie wählt man die besten Techniken aus? Zum Beispiel für Patienten mit chronischen Knieschmerzen

Klinische Implikationen der nozizeptiven Sensibilisierung

Schmerzen und zunehmende strukturelle Veränderungen nach einer Gelenkverletzung sind zwei eigenständige, aber dennoch zusammenhängende physiologische Prozesse. Das heißt: Einerseits stimmt die durch Röntgenaufnahmen ermittelte Schwere der Gelenkerkrankung mit der vom Patienten beschriebenen Schmerzintensität häufig nicht überein [11, 21]. Andererseits begünstigt der schmerzhafte Input aus muskuloskeletalen Geweben die Sensibilisierung nozizeptiver Leitungsbahnen deutlich [32]: sowohl die Intensität chronischer Schmerzen [32] als auch die Schmerzdauer [26]. Wie beeinflusst Manuelle Therapie die nozizeptive Verarbeitung? Nur wenn wir diese Mechanismen verstehen, können wir muskuloskeletale Konditionen angemessen behandeln.

Verschiedene klinische Korrelate begleiten eine beginnende zentrale Sensibilisierung. Diese Zeichen und Symptome können einerseits dazu dienen, das Progressionsstadium chronischer Schmerzen zu ermitteln. Andererseits nutzen Therapeuten die Zeichen einer zentralen Sensibilisierung zur Ergebnismessung, um die Behandlungseffizienz zu bestimmen.

Hyperalgesie

Hyperalgesie wird als erhöhte Schmerzempfindlichkeit definiert. Sie kann auf sehr viele unterschiedliche Arten und Weisen gemessen werden. Quantitative sensorische Tests sind eine besonders spezifische Methode, um die Gewebesensitivität objektiv zu bewerten [43].

Gonarthrose: Werden die Beschwerden chronisch, kann sich die Schmerzempfindlichkeit ausweiten: von der primären muskuloskeletalen Insultstelle zu einer regionalen oder großflächigen Hyperalgesie. Dieser Vorgang kennzeichnet chronische Schmerzen. Bei Patienten mit Gonarthrose (und anderen) folgt der Ausweitung nozizeptiver Rezeptivfelder eine erhöhte Palpationsempfindlichkeit, distal und proximal des schmerzhaften Gelenks [2, 6]. Klinisch bedeutsam ist, dass Patienten häufig von einem größeren Muster ausstrahlender Schmerzen berichten, mit oder ohne weitere sensorische Beeinträchtigungen. Manche Patienten beschreiben ihre Hautsensibilität als so hoch, dass schon eine sehr leichte Berührung als schmerzhaft empfunden wird [43]. Dies bezeichnet man als Allodynie (durch einen nicht-noxischen Stimulus ausgelöste Schmerzen). Typischerweise stimmen diese sensorischen Befunde ***nicht*** mit den Versorgungsgebieten peripherer Nerven oder spinaler Nervenwurzeln überein [5].

Hyperalgesie-Assessment

Mit der algometrisch ermittelten Druckschmerzschwelle ist die Hyperalgesie objektiv messbar. Sie ermöglicht Einsichten in die zugrunde liegenden Mechanismen chronischer muskuloskeletaler Schmerzen [5]. Bei algometrischen Messungen „tippt" der Untersucher eine Fläche von 1,0 Quadratzentimetern an. Man nimmt an, dass vor allem die (muskuloskeletalen) Rezeptoren tiefer Gewebe stimuliert werden [51]. Die meisten Untersucher bewerten die Empfindlichkeit des tiefen Gewebes (Hyperalgesie) an der Stelle des muskuloskeletalen Insults und vergleichen sie mit der entsprechenden Stelle auf der kontralateralen Seite. Mit weiteren Messungen an distalen und/oder weiter entfernten Stellen differenziert man zwischen regionalen oder großflächigen Hyperalgesien.

Gonarthrose: Bei den Patienten ergaben Messungen eine verminderte Druckschmerzschwelle. Dies entspricht einer erhöhten Schmerzempfindlichkeit [34]. Auch für das Impingement-Syndrom der Schulter [1], laterale Epikondylalgie [23], Kopf- [25, 27] und Kreuzschmerzen [30] bestätigte sich dieser Befund.

Steifigkeit-Assessment

Ein Hyperalgesie-Assessment mit Palpation und Tests zum Bewegungsumfang gehört zur üblichen klinischen Vorgehensweise. Es ist jedoch nicht zwangsläufig mit einer Quantifizierung verbunden. Häufig übt der Manualtherapeut einen Überdruck in den

Courtney CA. Manualtherapeutische Wirkmechanismen: Ein bekanntes Konzept neu betrachtet. Manuelle Therapie 2013; 17: 68–72

Endbereichen des Bewegungsumfangs aus. Einerseits bewertet er so das Endgefühl, definiert als die kombinierte Wahrnehmung von Qualität und Quantität des Gewebewiderstands, und andererseits stellt er das Auftreten oder Ausbleiben von Schmerzen fest. Manche Patienten nehmen den ausgeübten Überdruck nicht als Schmerzen, sondern als Steifigkeit wahr. Steifigkeit tritt häufig bei chronischen muskuloskeletalen Konditionen auf und kann

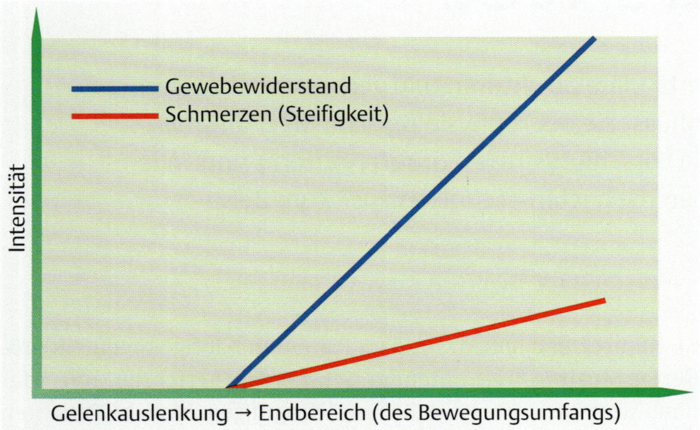

Abb. 1 Verhältnis zwischen Gewebewiderstand und Steifigkeit, die auf einer leichten Schmerzwahrnehmung bei Gewebedehnung beruhen kann. Obwohl in diesem Fall der Gewebewiderstand und die Schmerzen gleichzeitig beginnen, schränkt der Gewebewiderstand den Endbereich der Gelenkbewegung ein.

eine weitere Facette einer veränderten Schmerzverarbeitung sein. Spezifischer ausgedrückt: Werden periartikuläre Gewebe über ihre Ruhelänge hinaus gedehnt, kann Steifigkeit eine Form der Schmerzwahrnehmung (Hyperalgesie) sein (► **Abb. 1**). Dazu passt das Konzept, dass Mobilität, beispielsweise Aktivität während der ersten 30 Minuten nach dem Aufwachen, „Steifheit" oder leichte Schmerzen abwärts modulieren kann. Steifigkeit ist ein Hauptsymptom arthrotischer Konditionen und eine der Hauptmessungen des Western Ontario and McMaster Universities Arthritis Index (WOMAC). In einer umfangreichen multizentrischen Studie stellten Zhang et al. [55] fest, dass Fluktuationen von Schmerzintensitäten und Steifigkeit mit einer erhöhten Synovitis im Gelenk korrelieren. Ein degeneratives Gelenk kann also leichte Schmerzen verursachen, wenn während der entzündlichen Phase die periartikulären Strukturen wie Kapsel, Bänder und Muskeln gedehnt werden. Während strukturelle Veränderungen aufgrund einer artikulären Beschädigung zur Gelenksteifigkeit beitragen können, kann die Hyperalgesie periartikulärer Gewebe auch eine bedeutende Quelle dieser weitverbreiteten Beschwerde sein.

Paradigmenwechsel: Dementsprechend kann die manualtherapeutische Behandlung eines Gelenks (oder periartikulärer Gewebe) nicht nur die Schmerzen, sondern auch die Steifigkeitsempfindung reduzieren. Hierbei handelt es sich um eine Abkehr von Paradigmen früherer manualtherapeutischer Modelle. Sie postulierten, dass die Linderung der Steifigkeit wahrscheinlich auf eine erhöhte Dehnbarkeit periartikulärer Gewebe und eine erhöhte akzessorische Gelenkbewegung zurückzuführen ist.

Wie sich mit chronischen Gelenkbeschwerden assoziierte nozizeptive Mechanismen verändern

Bei chronischen Gelenkbeschwerden verursachen wahrscheinlich zwei wesentliche Mechanismen die subjektiv empfundene zunehmende Schmerzintensität:

Zentrale Sensibilisierung nozizeptiver Leitungsbahnen: Sie verstärkt nachweislich die Schmerzreaktion und bewirkt eine Schmerzausbreitung vom Ursprungsort des Insults auf benachbarte und weiter entfernte Körperregionen (widespread hyperalgesia) [4, 17].

Fehlerhafte und ineffektive Schmerzinhibition: nachweislich bei Patienten mit Arthrose der unteren Gliedmaßen [4, 36].

Diese veränderten zentralen Mechanismen lösen möglicherweise aus, dass akute in chronische Schmerzen übergehen. Weitere Folgen der chronischen Schmerzentstehung sind:

Flexorreflex: auch nozizeptiver Reflex. Er ist ein Indikator für spinale Erregbarkeit. Man setzt ihn zur objektiven Messung der zentralen Sensibilisierung in animalischen Schmerzmodellen ein [46] und in Populationen von Patienten mit chronischen Schmerzen [39]. Die zentrale Sensibilisierung spielt bei vielen chronischen muskuloskeletalen Konditionen eine Rolle, wie Gonarthrose [17, 18], mit einem Beschleunigungstrauma assoziierte Störungen [7, 47], laterale Epikondylalgie [38], Fibromyalgie [7] und den Folgen einer Ruptur des vorderen Kreuzbandes [16]. Ein Vorteil dieses Indikators in Patientenpopulationen ist, dass er gleichzeitig das Beobachten von subjektiven Schmerzreaktionen und quantitative Messungen der nozizeptiven Reflexerregbarkeit ermöglicht.

Gonarthrose: Bei den Patienten korreliert eine erhöhte spinale Erregbarkeit, das heißt eine erhöhte Flexorreflexschwelle, nicht mit dem Ruheniveau der Schmerzen. Auch bei Gonarthrose-Patienten mit Ruhesymptomen ist die Reflexerregbarkeit nachweislich erhöht [17]. Unklar ist, warum die spinale Erregbarkeit dauerhaft erhöht ist. Man geht davon aus, dass Entzündungen und abweichende mechanische Gelenkbelastungen beitragende Faktoren sind [45].

Konditionierte Schmerzmodulation: auch die Konterirritation (counter irritation) ist ein Mechanismus zur Schmerzinhibition, den der Subnucleus reticularis dorsalis in der Medulla herbeiführt [10]. Vereinfacht ausgedrückt: Ein noxischer Stimulus an einer entfernten Stelle bewirkt eine Schmerzinhibition am ursprünglichen Schmerzort. Vermutlich ist eine beeinträchtigte konditionierte Schmerzmodulation ein Prädiktor für chronische Schmerzen [52, 54]. Dieses Phänomen wurde intensiv in Laborstudien und in Relation zu pharmakologischen Wirkungen [9] und chirurgischer Schmerzbehandlung [36] untersucht, jedoch weniger im Zusammenhang mit physiotherapeutischen Behandlungsmethoden.

Courtney CA. Manualtherapeutische Wirkmechanismen: Ein bekanntes Konzept neu betrachtet. Manuelle Therapie 2013; 17: 68–72

Mit Manueller Therapie die zentrale nozizeptive Erregbarkeit modulieren

Manuelle Therapie wirkt modulatorisch auf die nozizeptive Verarbeitung (siehe Kasten). Experimente in Modellstudien mit Tieren [46] und in Populationen von Patienten mit chronischen Schmerzen belegen dies [18, 47]. Wir konnten insbesondere die Modulation fazilitierter spinaler Reflexe, das heißt des Flexorreflexes, während oszillatorischer Mobilisation der betroffenen Gelenken nachweisen. Dies zeigt, dass die analgetischen Wirkungen der Manuellen Therapie, zumindest teilweise, zentral vermittelt werden. Übereinstimmend mit diesen neurophysiologischen Befunden standen abnehmende subjektive Schmerzen [18]. Eine ähnliche Studie wies durch das Messen der Druckschmerzschwelle eine abnehmende Hyperalgesie an den betroffenen Gelenken und an entfernten Stellen nach [40]. Andere Studien kamen zu vergleichbaren Befunden für verschiedene manualtherapeutische Methoden, darunter Massage [29], Mobilisation mit Bewegung [49] und Thrust-Manipulation [24]. Eventuell ermöglicht das Wiederherstellen der beeinträchtigten absteigenden Inhibition die Abwärtsmodulation der spinalen Erregbarkeit.

Gonarthrose: Entsprechende Untersuchungen stellten bei Gon- [4] und Hüftarthrose [36] eine beeinträchtigte konditionierte Schmerzmodulation fest. Eine Studie konstatierte bei 31 von 40 Patienten mit moderater bis schwerer Gonarthrose eine verminderte konditionierte Schmerzmodulation. In dieser Untergruppe erwies sich die oszillatorische Gelenkmobilisation als effektive Maßnahme zur Reduzierung der Hyperalgesie (algometrisch ermittelte Druckschmerzschwelle). Besonders interessant ist jedoch der Befund, dass nach der Gelenkmobilisation ipsi- und kontralateral der Schmerzstelle sowie an einer weiter entfernten Stelle die konditionierte Schmerzmodulation zunahm, das heißt sich normalisierte und somit die Schmerzen noch stärker inhibierte [Courtney et al. in Vorbereitung]. Daraus folgt: Das Verstärken der absteigenden Schmerzinhibition könnte die Wirkung der Manuellen Therapie erklären, zumindest teilweise.

Auswahl manualtherapeutischer Techniken

Die Manuelle Therapie betont die spezifischen Vorteile der verschiedenen Techniken [14, 15]. Damit sind insbesondere die Vorteile der Manipulation mit Thrust gegenüber der Manipulation ohne Thrust gemeint [22]. Aus neurophysiologischer Perspektive ist es wahrscheinlich, dass jede manualtherapeutische Technik irgendwo ihren Platz hat. Das Spektrum reicht dabei von kutanen afferenten Inputs in das zentrale Nervensystem bis zu afferenten, auf das tiefe Gewebe gerichteten Inputs. Diese unterschiedlichen Inputarten können kategorisiert werden.

Inputqualität: Input kann schmerzhaft oder nicht schmerzhaft sein. Daher können Informationen über nozizeptive oder nichtnozizeptive Leitungsbahnen in verschiedene Bereiche des Nervensystems übertragen werden und wirken dort dementsprechend unterschiedlich.

Inputintensität: Starke oder begrenzte beziehungsweise wenig Gewebedehnung, das heißt Schmerz, kann auf- oder abwärts moduliert werden.

Inputlokalisation: Den Input an der muskuloskeletalen Schmerzstelle einbringen oder an einer benachbarten beziehungsweise entfernten Stelle. Ein solches Input wirkt potenziell über Mechanismen der konditionierten Schmerzmodulation.

Die Wirkungen auf die nozizeptive Reaktionsfähigkeit (Schmerzlinderung) können kategorisiert werden als wirkungslos, positiv oder negativ. Die Reaktion hängt zumindest teilweise vom Ausgangsstatus der nozizeptiven Sensibilisierung des Patienten ab. Dieser Status hängt wiederum von psychologischen, genetischen und physischen Merkmalen ab. Bei der Untersuchung des Patienten müssen Physiotherapeuten alle Faktoren berücksichtigen. Ist beispielsweise Schmerzkatastrophisierung der Hauptantrieb der zentralen Sensibilisierung, sollte die Behandlung auf diesen Faktor ausgerichtet werden. Ist die Schmerzquelle muskuloskeletaler Natur und erhöht der noxische Input aus dieser Quelle das Ausmaß der zentralen Sensibilisierung, bewertet der Physiotherapeut diese Situation und trifft eine entsprechende Behandlungsentscheidung (► **Abb. 2**).

Im Gegensatz zu einem früheren Modell der Manuellen Therapie [8], das sich als ein Mindmapping potenzieller Beziehungen innerhalb des zentralen Nervensystems präsentierte, demonstriert dieses Modell (► **Abb. 2**) die trianguläre Beziehung zwischen: zentralen Faktoren, der manualtherapeutischen Behandlungswahl und der Wirkung auf die nozizeptive Verarbeitung. Beispielsweise ist bei Kreuzschmerzen eine Thrust-Manipulation bei minimaler bis moderater Sensibilisierung sinnvoller, bei einer stärker ausgeprägten Sensibilisierung jedoch nicht. Interessanterweise empfiehlt eine klinische Vorhersageregel die Thrust-Manipulation, wenn Therapeuten ein Cluster von Variablen feststellen. Zu diesen Variablen gehört das akute Einsetzen von Schmerzen [28], ein Stadium der Kondition, in dem eine starke zentrale Sensibilisierung eher unwahrscheinlich ist. Daraus folgt: Bei dieser Kondition ist möglicherweise das Ausmaß der zentralen Sensibilisierung, nicht der akute Zustand, der entscheidende prognostische Faktor. Betrachten Therapeuten die die zentrale nozizeptive Verarbeitung antreibenden Faktoren, entscheiden sie fundierter, um die am besten geeignete manualtherapeutische Technik auszuwählen. Letztlich hängt die Wahl der Behandlungsmethode jedoch von der individuellen Präsentation des Patienten ab.

FAZIT

Muskuloskeletale Schmerzen sind ein wirkungsvoller Input in die nozizeptive Verarbeitung, der zu einer zentralen Sensibilisierung unterschiedlichen Ausmaßes führen kann. In klinischer Hinsicht manifestiert sich dies in einer Ausbreitung der Symptome, einer höheren Schmerzintensität und anderen somatosensorischen Veränderungen, die mit Hilfe von quantitativen sensorischen Tests festgestellt werden können. Von signifikanter Bedeutung ist die Tatsache, dass sich unbehandelte muskulos-

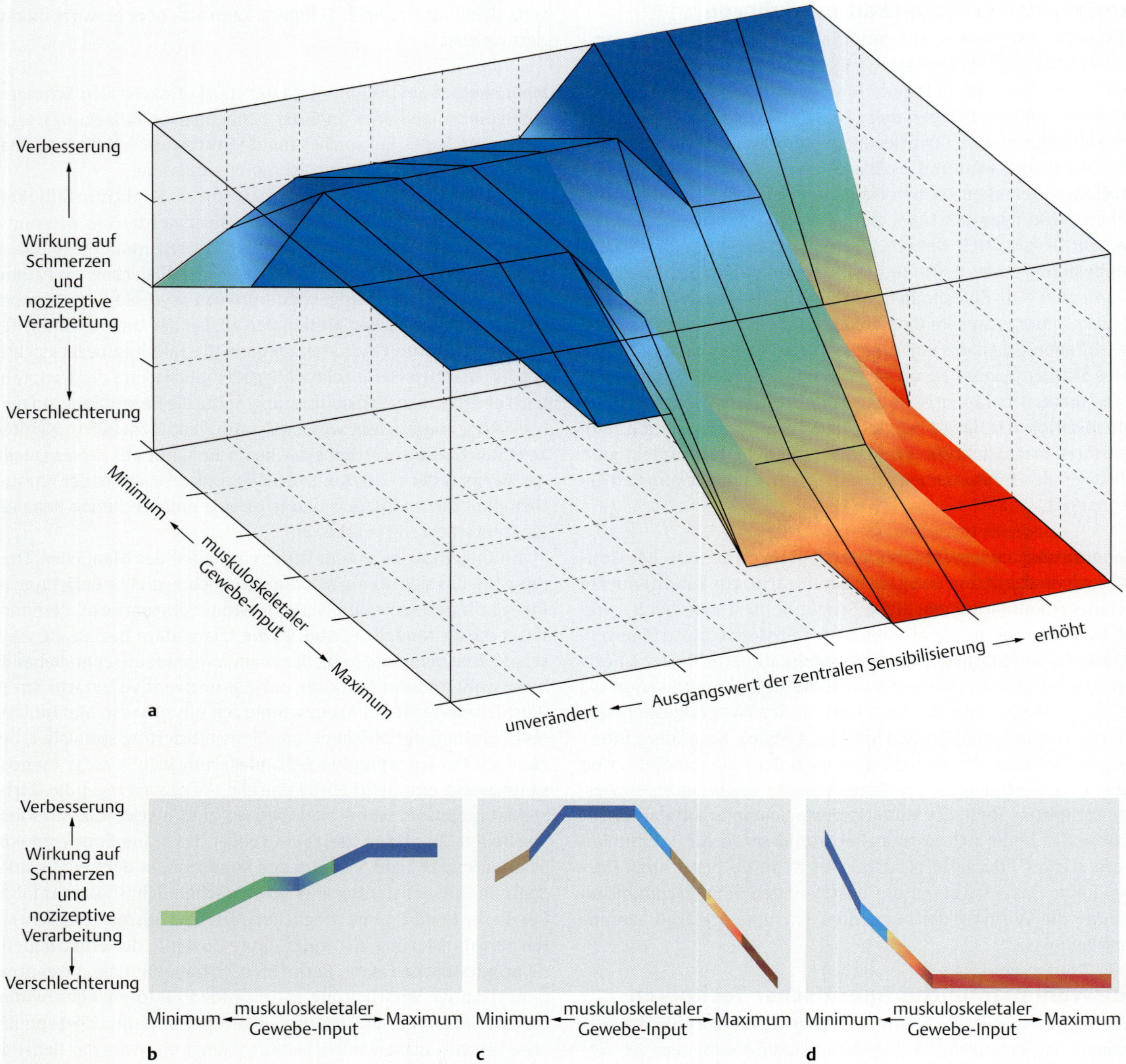

Abb. 2a Modell der unterschiedlichen Wirkungen manualtherapeutischer Behandlung in Abhängigkeit vom Ausmaß der veränderten nozizeptiven Verarbeitung.
b Bei Patienten ohne zentrale Sensibilisierung sind kraftvollere manualtherapeutische Techniken zur Behandlung von Schmerzen effektiver.
c Entwickeln sich muskuloskeletale Konditionen zu einem chronischen Zustand, treten klinische Zeichen einer zentralen Sensibilisierung auf, wie eine diffusere Symptomverteilung und erhöhte Hyperalgesie in regionalen Geweben. Zu wenig oder zu kraftvolle manualtherapeutische Behandlungen erzielen nur minimale Wirkungen.
d Beispiel: Bei signifikanter zentraler Sensibilisierung verstärken kraftvolle manualtherapeutische Techniken die abweichende nozizeptive Verarbeitung. Sanfte Techniken, wie Mobilisation Grad I oder II, modulieren eventuell die Sensibilisierung abwärts.

Courtney CA. Manualtherapeutische Wirkmechanismen: Ein bekanntes Konzept neu betrachtet. Manuelle Therapie 2013; 17: 68–72

keletale Schmerzen ausweiten und verschlimmern. Eine eingeschränkte Funktionsfähigkeit und abnehmende Lebensqualität folgen. Die Manuelle Therapie begleitet und ergänzt muskuloskeletale Rehabilitationsprogramme effektiv. Während mechanische Wirkungen ohnehin zu erwarten sind, lindert die Manuelle Therapie Schmerzen, zumindest teilweise, aufgrund neurophysiologischer Mechanismen. Das vorgestellte neue Modell illustriert den Zusammenhang zwischen neurophysiologischen Mechanismen und manualtherapeutischer Behandlung. Berücksichtigen Physiotherapeuten das Ausmaß der nozizeptiven zentralen Sensibilisierung während der Therapieplanung, können sie davon profitieren.

AUTORIN

Carol A. Courtney

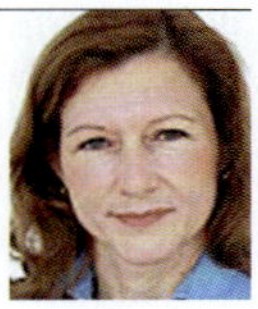

BIBLIOGRAFIE

DOI 10.1055/s-0033-1346992
manuelletherapie 2013; 17: 68–72

Stuttgart · New York · ISSN 1433-2671

Literatur

1. *Alburquerque-Sendin F, Camargo PR, Vieira A, Salvini TF. Bilateral Myofascial Trigger Points and Pressure Pain Thresholds in the Shoulder Muscles in Patients With Unilateral Shoulder Impingement Syndrome: A Blinded, Controlled Study. Clin.J.Pain 2013*
2. *Arendt-Nielsen L, Nie H, Laursen M et al. Sensitization in patients with painful knee osteoarthritis 2010. 193: 573*
3. *Arendt-Nielsen L, Graven-Nielsen T. Translational musculoskeletal pain research. Best Pract.Res.Clin.Rheumatol 2011. 25: 209–226*
4. *Arendt-Nielsen L, Nie H, Laursen MB et al. Sensitization in patients with painful knee osteoarthritis. Pain 2010. 149: 573–581*
5. *Arendt-Nielsen L, Yarnitsky D. Experimental and clinical applications of quantitative sensory testing applied to skin, muscles and viscera.J.Pain 2009. 10: 556–572*
6. *Bajaj P, Bajaj P, Graven-Nielsen T, Arendt-Nielsen L. Osteoarthritis and its association with muscle hyperalgesia: an experimental controlled study. Pain 2001. 93: 107–114*
7. *Banic B, Petersen-Felix S, Andersen OK et al. Evidence for spinal cord hypersensitivity in chronic pain after whiplash injury and in fibromyalgia. Pain 2004. 107: 7–15*
8. *Bialosky JE, Bishop MD, Price DD, Robinson ME, George SZ. The mechanisms of manual therapy in the treatment of musculoskeletal pain: a comprehensive model. Man Ther 2009. 14: 531–538*
9. *Bouhassira D, Chitour D, Villanueva L, Le Bars D. Morphine and diffuse noxious inhibitory controls in the rat: effects of lesions of the rostral ventromedial medulla. Eur.J.Pharmacol 1993. 232: 207–215*
10. *Bouhassira D, Villanueva L, Bing Z, Le Bars D. Involvement of the subnucleus reticularis dorsalis in diffuse noxious inhibitory controls in the rat. Brain Res 1992. 595: 353–357*
11. *Brandt KD, Dieppe P, Radin EL. Etiopathogenesis of osteoarthritis. Rheum Dis Clin North Am 2008. 34: 531–559*
12. *Brantingham, Cassa TK, Bonnefin D et al. Manipulative therapy for shoulder pain and disorders: expansion of a systematic review. J Manipulative Physiol Ther 2011. 34: 314–346*
13. *Childs JD, Fritz JM, Flynn TW et al. A clinical prediction rule to identify patients with low back pain most likely to benefit from spinal manipulation: a validation study. Ann Intern Med 2004. 141: 920–928*
14. *Cook C. How about a little love for non-thrust manipulation? J Man Manip Ther 2012. 20: 1–2*
15. *Cook CE. Philosophical differences in manual therapy. J Man Manip Ther 2008. 16: 5–6*
16. *Courtney CA, Durr RK, Emerson-Kavchak AJ, Witte EO, Santos MJ. Heightened flexor withdrawal responses following ACL rupture are enhanced by passive tibial translation. Clin Neurophysiol 2011. 122: 1005–1010*
17. *Courtney CA, Lewek MD, Witte PO, Chmell SJ, Hornby TG. Heightened flexor withdrawal responses in subjects with knee osteoarthritis. J Pain 2009. 10: 1242–1249*
18. *Courtney CA, Witte PO, Chmell SJ, Hornby TG. Heightened flexor withdrawal response in individuals with knee osteoarthritis is modulated by joint compression and joint mobilization. J Pain 2010. 11: 179–185*
19. *Deyle GD, Allison SC, Matekel RL et al. Physical therapy treatment effectiveness for osteoarthritis of the knee: a randomized comparison of supervised clinical exercise and manual therapy procedures versus a home exercise program. Phys Ther 2005. 85: 1301–1317*
20. *Deyle GD, Henderson NE, Matekel RL et al. Effectiveness of manual physical therapy and exercise in osteoarthritis of the knee. A randomized, controlled trial. Ann Intern Med 2000. 132: 173–181*
21. *Dieppe PA, Lohmander LS. Pathogenesis and management of pain in osteoarthritis. Lancet 2005. 365: 965–973*
22. *Dunning JR, Cleland JA, Waldrop MA et al. Upper cervical and upper thoracic thrust manipulation versus nonthrust mobilization in patients with mechanical neck pain: a multicenter randomized clinical trial. J Orthop Sports Phys Ther 2012. 42: 5–18*
23. *Fernandez-Carnero J, Fernandez-de-Las-Penas C, Sterling M et al. Exploration of the Extent of Somato-Sensory Impairment in Patients with Unilateral Lateral Epicondylalgia. J Pain 2009*
24. *Fernandez-de-Las-Penas C, Alonso-Blanco C, Cleland JA, Rodriguez-Blanco C, Alburquerque-Sendin F. Changes in pressure pain thresholds over C5-C6 zygapophyseal joint after a cervicothoracic junction manipulation in healthy subjects. J Manipulative Physiol Ther 2008. 31: 332–337*
25. *Fernandez-de-Las-Penas C, Fernandez-Mayoralas DM, Ortega-Santiago R et al. Bilateral, wide-spread, mechanical pain sensitivity in children with frequent episodic tension-type headache suggesting impairment in central nociceptive processing. Cephalalgia 2010. 30: 1049–1055*
26. *Fernandez-de-Las-Penas C, Ge HY, Arendt-Nielsen L, Cuadrado LM, Pareja JA. The local and referred pain from myofascial trigger points in the temporalis muscle contributes to pain profile in chronic tension-type headache. Clin J Pain 2007. 23: 786–792*
27. *Fernandez-de-Las-Penas C, Ortega-Santiago R, Cuadrado ML, Lopez-de-Silanes C, Pareja JA. Bilateral widespread mechanical pain hypersensitivity as sign of central sensitization in patients with cluster headache. Headache 2011. 51: 384–391*
28. *Flynn T, Fritz J, Whitman J et al. A clinical prediction rule for classifying patients with low back pain who demonstrate short-term improvement with spinal manipulation. Spine 2002 (Phila Pa.1976). 27: 2835–2843*
29. *Frey Law LA, Evans S, Knudtson J et al. Massage reduces pain perception and hyperalgesia in experimental muscle pain: a randomized, controlled trial. J Pain 2008. 9: 714–721*
30. *Giesecke T, Gracely RH, Grant MA et al. Evidence of augmented central pain processing in idiopathic chronic low back pain. Arthritis Rheum 2004. 50: 613–623*
31. *Guccione AA, Felson DT, Anderson JJ et al. The effects of specific medical conditions on the functional limitations of elders in the Framingham Study, Am J Public Health 1994. 84: 351–358*

32. *Herren-Gerber R, Weiss S, Arendt-Nielsen L et al. Modulation of central hypersensitivity by nociceptive input in chronic pain after whiplash injury, Pain Med 2004. 5: 366–376*
33. *Huisman PA, Speksnijder CM, de Wijer A. The effect of thoracic spine manipulation on pain and disability in patients with non-specific neck pain: a systematic review. Disabil Rehabil 2013*
34. *Kavchak AJ, Fernandez-de-Las-Penas C, Rubin LH et al. Association between altered somatosensation, pain, and knee stability in patients with severe knee osteoarthrosis. Clin J Pain 2012. 28: 589–594*
35. *Kessler MA, Behrend H, Henz S et al. Function, osteoarthritis and activity after ACL-rupture: 11 years follow-up results of conservative versus reconstructive treatment, Knee Surg Sports Traumatol Arthrosc 2008. 16: 442–448*
36. *Kosek E, Ordeberg G. Lack of pressure pain modulation by heterotopic noxious conditioning stimulation in patients with painful osteoarthritis before, but not following, surgical pain relief. Pain 2000. 88: 69–78*
37. *Kuczynski JJ, Schwieterman B, Columber K et al. Effectiveness of physical therapist administered spinal manipulation for the treatment of low back pain: a systematic review of the literature. Int J Sports Phys Ther 2012. 7: 647–662*
38. *Lim EC, Sterling M, Pedler A, Coombes BK, Vicenzino B. Evidence of spinal cord hyperexcitability as measured with nociceptive flexion reflex (NFR) threshold in chronic lateral epicondylalgia with or without a positive neurodynamic test. J Pain 2012. 13: 676–684*
39. *Lim EC, Sterling M, Stone A, Vicenzino B. Central hyperexcitability as measured with nociceptive flexor reflex threshold in chronic musculoskeletal pain: A systematic review. Pain 2011*
40. *Moss P, Sluka K, Wright A. The initial effects of knee joint mobilization on osteoarthritic hyperalgesia. Man Ther 2007. 12: 109–118*
41. *Page CJ, Hinman RS, Bennell KL. Physiotherapy management of knee osteoarthritis. Int J Rheum Dis 2011. 14: 145–151*
42. *Puentedura EJ, Landers MR, Cleland JA et al. Thoracic spine thrust manipulation versus cervical spine thrust manipulation in patients with acute neck pain: a randomized clinical trial. J Orthop Sports PhysTher 2011. 41: 208–220*
43. *Rolke R, Baron R, Maier C et al. Quantitative sensory testing in the German Research Network on Neuropathic Pain (DFNS): standardized protocol and reference values. Pain 2006. 123: 231–243*
44. *Sandkuhler J. Models and mechanisms of hyperalgesia and allodynia. Physiol Rev 2009. 89: 707–758*
45. *Schaible HG. Mechanisms of Chronic Pain in Osteoarthritis. Curr Rheumatol Rep 2012*
46. *Sluka KA, Wright A. Knee joint mobilization reduces secondary mechanical hyperalgesia induced by capsaicin injection into the ankle joint. Eur J Pain 2001. 5: 81–87*
47. *Sterling M, Pedler A, Chan C et al. Cervical lateral glide increases nociceptive flexion reflex threshold but not pressure or thermal pain thresholds in chronic whiplash associated disorders: A pilot randomised controlled trial. Man Ther 2010. 15: 149–153*
48. *Struewer J, Frangen TM, Ishaque B et al. Knee function and prevalence of osteoarthritis after isolated anterior cruciate ligament reconstruction using bone-patellar tendon-bone graft: long-term follow-up. Int Orthop 2011*
49. *Teys P, Bisset L, Vicenzino B. The initial effects of a Mulligan's mobilization with movement technique on range of movement and pressure pain threshold in pain-limited shoulders. Man Ther 2008. 13: 37–42*
50. *Threlkeld AJ. The effects of manual therapy on connective tissue. Phys Ther 1992. 72: 893–902*
51. *Treede RD, Rolke R, Andrews K, Magerl W. Pain elicited by blunt pressure: neurobiological basis and clinical relevance. Pain 2002. 98: 235–240*
52. *van Wijk G, Veldhuijzen DS. Perspective on diffuse noxious inhibitory controls as a model of endogenous pain modulation in clinical pain syndromes. J Pain 2010. 11: 408–419*
53. *Yang JL, Jan MH, Chang CW, Lin JJ. Effectiveness of the end-range mobilization and scapular mobilization approach in a subgroup of subjects with frozen shoulder syndrome: a randomized control trial. Man Ther 2012. 17: 47–52*
54. *Yarnitsky D, Crispel Y, Eisenberg E, et al. Prediction of chronic post-operative pain: pre-operative DNIC testing identifies patients at risk. Pain 2008. 138: 22–28*
55. *Zhang Y, Nevitt M, Niu J et al. Fluctuation of knee pain and changes in bone marrow lesions, effusions, and synovitis on magnetic resonance imaging. Arthritis Rheum 2011. 63: 691–699*

Patellofemorale Schmerzen: Welche Antworten hat das Mc Connell Konzept?

SESAM, SESAM(bein): Die Behandlung des patellofemoralen Gelenks erfordert manualtherapeutische Maßnahmen wie Taping- und Mobilisationstechniken und oft eine Optimierung der motorischen Kontrolle. Wie Sie ganz ohne Magie, zügig und effektiv für Abhilfe sorgen können, zeigt Ihnen unser Autor anhand von zwei Fallbeispielen.

Prädisponierende Faktoren

Die patellofemorale Gelenkfläche lässt vor allem in extensionsnaher Kniestellung relativ viel Gelenkspiel zu. Die Stabilität hängt hauptsächlich von der Dynamik der verschiedenen Muskelkräfte im Bewegungsablauf ab. Auch die Festigkeit der Gelenkkapsel ist von Bedeutung. Ab 20 bis 30 Grad Flexion im Kniegelenk nimmt die Stabilität normalerweise durch die knöcherne Führung zu. Die Kongruenz der Kontaktflächen von Trochlea femoralis und Patelarückfläche ist allerdings sehr variabel.

Ein Ungleichgewicht dieser anatomischen Strukturen kann Schmerzen im und rund um das patellofemorale Gelenk verursachen. In der Klinik sehen wir oft Patienten mit Gelenkschmerzen aufgrund einer Hyperpression der lateralen Patellafacette und durch Instabilitäten verursachte synoviale Reizzustände. Grelsamer zeigte in seiner MRI-Studie [7], eine nach lateral verschobene Patella ist ein prädisponierender Faktor für ein patellofemorales Schmerzsyndrom (PFSS).

Tilt- und Glide-Fehlstellung

Im patellofemoralen Gelenk ist oft die laterale Facette überbelastet. Dies führt zum Syndrom der lateralen Hyperpression respektive medialen Hypopression mit entsprechend verändertem Stoffwechsel im Knorpel und subchondralen Knochen. Mediales und laterales Retinakulum (▶ **Abb. 1**) sind mitverantwortlich für die passive Führung der Patella. Das tiefe laterale Retinakulum zieht vom lateralen Femurkondylus zur Patella und kann diese nach lateral kippen (Lateral-Tilt-Fehlstellung ▶ **Abb. 2b**). Das oberflächliche laterale Retinakulum zieht vom Tractus iliotibialis zur Patella und kann diese nach lateral ziehen (Lateral-Glide-Fehlstellung ▶ **Abb. 1b**). Tilt- oder Glide-Fehlstellungen überdehnen die medialen Retinakulumfasern. Äste des N. saphenus innervieren das mediale Retinakulum, Äste des N. peroneus communis versorgen das laterale Band. Der M. vastus medialis obliquus ist verantwortlich für die aktive Stabilität der Patella nach medial und sollte durch seine tonische Muskelfaserzusammensetzung dauernd aktiv sein [9]. Weitere wesentliche Strukturen zeigt ▶ **Tab. 1**.

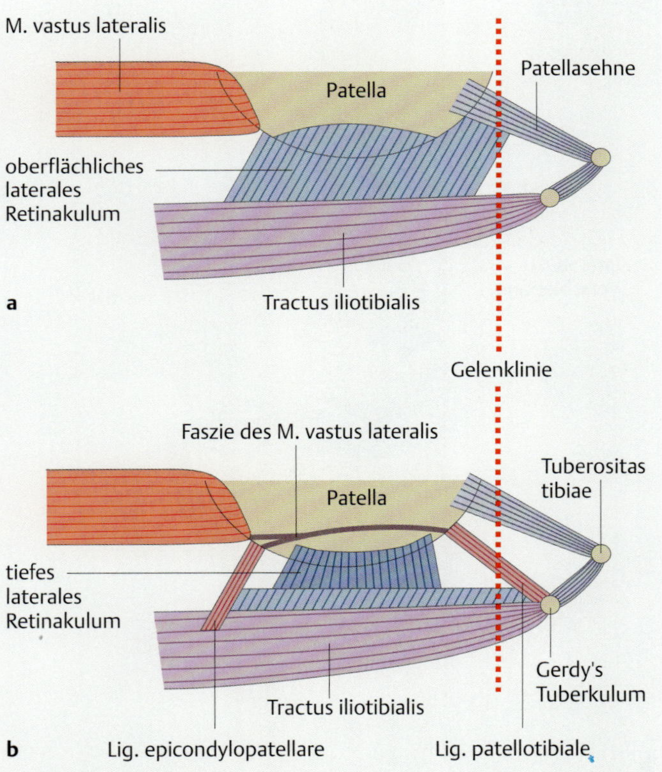

Abb. 1 Seitenbänder Kniegelenk. **a** Oberflächliches laterales Retinakulum. **b** Tiefes laterales Retinakulum.

Achsenbalance

Das Becken und die Hüftgelenke beeinflussen von proximal mechanisch die Kniegelenke und speziell das patellofemorale Gelenk. Von distal wirken die Füße mechanisch auf die Kniegelenke. Die Beinachsen sind abhängig von der Ausrichtung der Gelenkflächen und der Festigkeit des Bindegewebes. Während der Belastungsphase stabilisiert die Muskulatur die Achse aktiv und dämpft

Bäni R. Patellofemorale Schmerzen: Welche Antworten hat das Mc Connell Konzept? Manuelle Therapie 2013; 17: 73–77

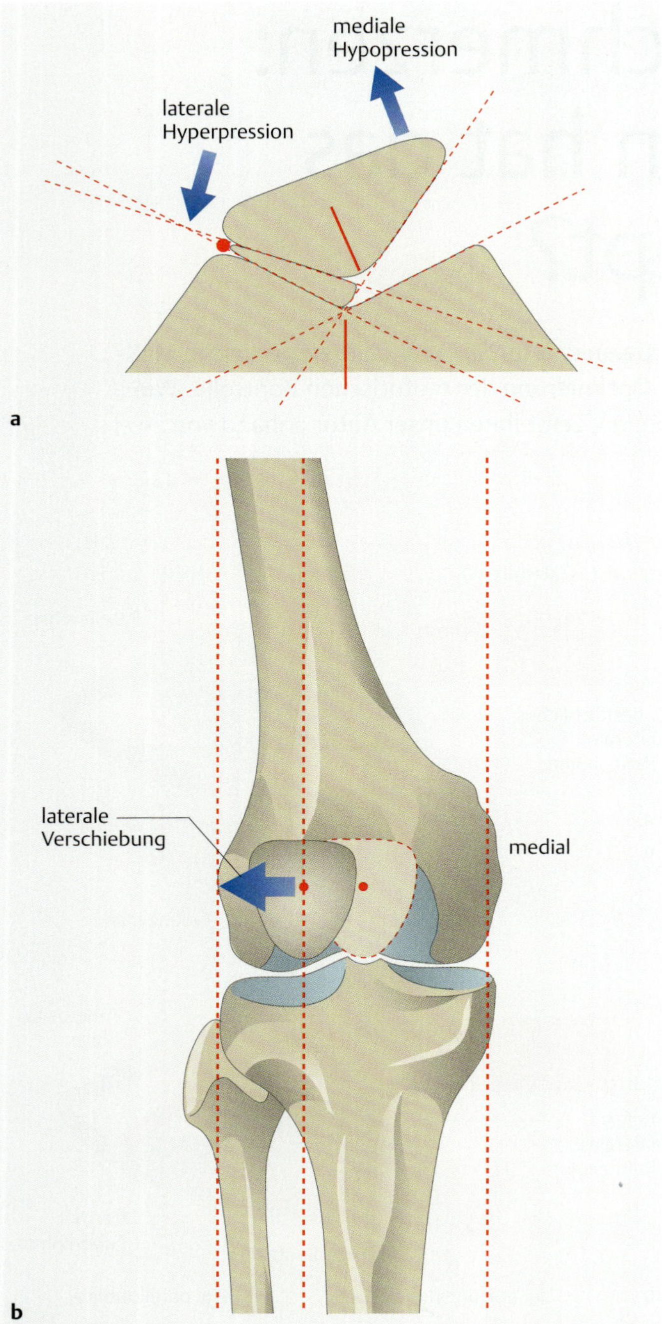

Abb. 2 Fehlstellungen im Kniegelenk. **a** Lateral-Tilt-Fehlstellung. **b** Lateral-Glide-Fehlstellung.

aufkommende Kräfte exzentrisch. Schlüsselmuskeln der exzentrischen Kontrolle sind der M. quadriceps femoris, der M. tibialis posterior zur Pronationskontrolle sowie die Rotatoren und Abduktoren der Hüftgelenke zur Kontrolle der Femurrotation. Das Kniegelenk muss also auf- und absteigende Kräfte aufnehmen und regulieren. Für das patellofemorale Gelenk sind vor allem die rotatorischen Kräfte teils schwierig zu kontrollieren. Kliniker stellen oft

Tab. 1 Patellofemorale Schmerzen: weitere lokale anatomische Strukturen

Struktur	Bedeutung
Patella	Mit zwei festen kortikalen Flächen und der dazwischen liegenden „weicheren" Trabekelstruktur erstaunlich biegsam und elastisch; die Elastizität des Knorpels, des Knochens sowie der extensorischen Sehnen und Muskeln dämpft und reduziert den hohen Gelenkstress (Spitzenbelastung pro Zeiteinheit)
Gelenkknorpel	nicht innerviert [4], absorbiert Scher- und Druckkräfte und ermöglicht zusammen mit der Synovialflüssigkeit ein reibungsfreies Gleiten; im patellofemoralen Gelenk ist oft die laterale Facette überbelastet; dies führt zum Syndrom der lateralen Hyperpression respektive zur medialen Hypopression mit entsprechend verändertem Stoffwechsel im Knorpel und subchondralen Knochen
synoviale Gelenkkapsel	wahrscheinlich größtenteils die Quelle für die patellofemoralen Schmerzen während einer Synovialitis
Plicae synovialis	füllen Hohlräume aus und sorgen für kongruentere Gelenkflächen, also Stabilität die bekannteste ist die Plica mediopatellaris (medial Shelf)
Hoffa-Fettkörper	durch seine synoviale Bedeckung nozizeptiv innerviert und oft Quelle der Symptome
Lig. patellofemorale mediale	wichtigste medial der Patella gelegene Struktur für die passive Stabilität

eine mangelhaft kontrollierte Pronation im Rückfuß fest. Während der Pronation im unteren Sprunggelenk bewegt sich der Talus rotatorisch in Adduktion und Plantarflexion, also nach innen unten. Entscheidend ist wahrscheinlich die Geschwindigkeit der Pronation, weniger das Bewegungsausmaß. Wie schnell die Bewegung ist, hängt von der exzentrischen Arbeit des M. tibialis posterior ab.

Der kritische Moment der Balance

Als Folge der Pronation rotiert die Tibia nach innen. Weiterlaufend rotiert der Femur nach innen. Dies ist der kritische Moment der Achsenbalance: Durch die Innenrotatoren des Femurs entsteht ein Valgusvektor im Kniegelenk. Die Außenrotatoren des Hüftgelenks müssen den Femur so kontrollieren, dass der Vektor möglichst gering bleibt und die lateralisierenden Kräfte für die Patella in einem tolerierbaren Rahmen bleiben. Die Außenrotatoren des Hüftgelenks spielen also für die Kontrolle des Patellagleitmechanismus eine entscheidende Rolle. Als tonischer Muskel sollte M. vastus medialis obliquus (VMO) die Patella zu jedem Zeitpunkt medialisieren. Allerdings: Nicht jedem patellofemoralen Schmerzsyndrom liegt eine Dysfunktion des M. vastus medialis obliquus zugrunde. Meiner Meinung nach wird der Einfluss des M. vastus medialis obliquus auf patellofemorale Schmerzzustände eher überschätzt – und die Femurrotatoren tendenziell eher unterschätzt.

Behandlungsansätze

Schmerzen reduzieren: Im Vordergrund steht das Reduzieren des Knieschmerzes. Meistens verstärkt er sich unter Belastung und verhindert somit eine normale Muskelinnervation. Patellofemorale Schmerzen zeigen häufig einen lokalen Befund und erfordern eine lokale Behandlung. Tapingtechniken mit straffen Tapematerialien eignen sich, um die Schmerzen zu reduzieren [3, 11]. Mehrere Forschungsteams haben die signifikante Schmerzverbesserung bewiesen. Sie stellten außerdem fest, dass sich das Aktivierungsmuster des M. vastus medialis obliquus verändert, im Sinne einer Vorinnervation gegenüber den übrigen Quadrizepsanteilen [2, 9].

Beinachsenkontrolle fördern: Häufig ist das Kontrollieren der Achsenbalance für die Patienten schwierig, da ihr motorisches Programm verändert ist. Deshalb können wir mit verschiedenen Tapingtechniken von außen die Achse stabilisieren. Meistens zentriert die Tapeanlage die Patella nach medial (▶ **Abb. 4**), oder eine Lateral-Tilt-Tape-Technik korrigiert die laterale Hyperpression (▶ **Abb. 5**). Dies führt in vielen Fällen bereits zu einer deutlichen Schmerzreduktion während der Belastung. Auch hier ist die signifikante Schmerzlinderung und das verbesserte Aktivierungsmuster des M. vastus medialis obliquus (Vorinnervation) durch Studien belegt [2, 9]. Gegebenenfalls lässt sich die Achsenausrichtung auch mit einem Tape optimieren, das den Rückfuß korrigiert. Dazu hebt die Tapeanlage das Os naviculare an und unterstützt so die Aktivität des M. tibialis posterior (▶ **Abb. 6**). Schuheinlagen mit weichen Materialien zur Verringerung der Pronation haben sich vor allem zusammen mit physiotherapeutischen Maßnahmen als nützlich erwiesen [2]. Mit einem die Femuraußenrotation fazilitierenden Tape können Therapeuten von proximal die Achsenkontrolle beeinflussen (▶ **Abb. 7**).

Tapes zeitlich begrenzen: Diese Tapeanwendungen sind nur vorübergehend einzusetzen. Jenny Mc Connell hat gezeigt, dass sechs Therapiesitzungen innerhalb von sechs Wochen das motorische Programm des M. vastus medialis obliquus verändern. Seine entstehende Vorinnervation optimiert sein Aktivierungsmuster [2].

Biofeedback: Für die Therapie ist interessant, ob sich das Innervationsmuster zwischen den posterioren Fasern des M. gluteus medius und dem M. tensor fasciae latae ebenfalls verändert. Um diese Frage zu klären, setzen wir Oberflächen-EMG-Geräte ein, die wir in der Klinik als Biofeedback nutzen (▶ **Abb. 8**).

Welchen Einfluss hat die Wirbelsäule?

Die Wirbelsäule kann das Kniegelenk direkt und indirekt beeinflussen:

- Direkt über die Segmente L2–4: Der aus diesen Segmenten entspringenden N. femoralis innerviert motorisch die Quadrizepsmuskulatur und über seine feinen Äste die Kniegelenkkapsel. Ein Ast des N. saphenus, der N. infrapatellaris, innerviert sensibel die inferioren Gelenkkapselanteile und den Hoffa-Fettkörper. Der N. obturatorius (L2–4) innerviert unter anderem das Hüftgelenk und mediale Anteile des Kniegelenks.
- Direkt über die Segmente L5 und S1: Äste des N. peronaeus communis innervieren die lateralinferioren Anteile der Kniegelenkkapsel.
- Direkt über die vegetative Innervation der Gelenkkapsel: Die die Trophik des Kniegelenks beeinflussenden orthosympathischen Nervenzellen befinden sich im Bereich Th12–L2. Auf dieser Höhe treffen auch vegetative Informationen aus dem Darm in das Rückenmark ein. Diese können den orthosympathischen Tonus erhöhen und somit die periphere Durchblutung beeinflussen.
- Indirekt über Dysfunktionen in den Segmenten L5 und S1: Von dort aus verläuft der N. gluteus superior zu den Abduktoren des Hüftgelenks. Eine Dysfunktion auf dieser Höhe kann die Innervation der Muskulatur negativ beeinflussen. Ein Verlust der rotatorischen Stabilität des Femurs kann sich negativ auf den Patella-Gleitmechanismus im Sinne eines vergrößerten Valgusvektors (▶ **Abb. 3**) und einer Lateralisierung der Patella auswirken.

Aus diesem Grunde testet man bei jedem Patienten mit patellofemoraler Pathologie die Wirbelsäule osteo- und arthrokinematisch, zumindest als Schnelltest. Gefundene Auffälligkeiten werden mit manuellen Mobilisations- oder Manipulationstechniken behandelt.

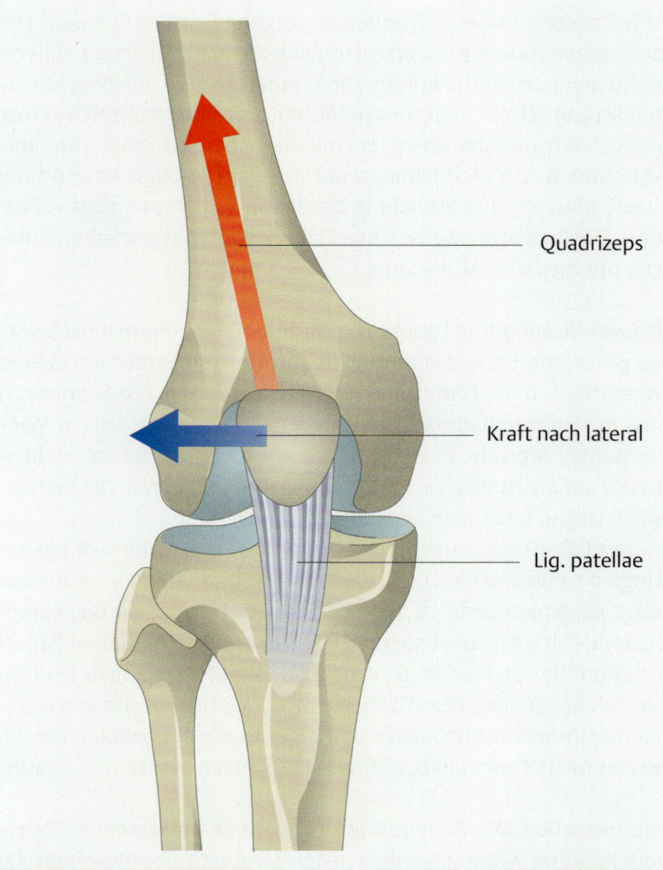

Abb. 3 Vergrößerter Valgusvektor.

Bäni R. Patellofemorale Schmerzen: Welche Antworten hat das Mc Connell Konzept? Manuelle Therapie 2013; 17: 73–77

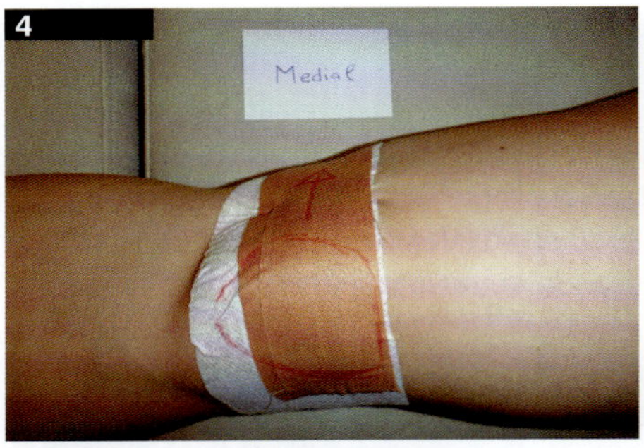

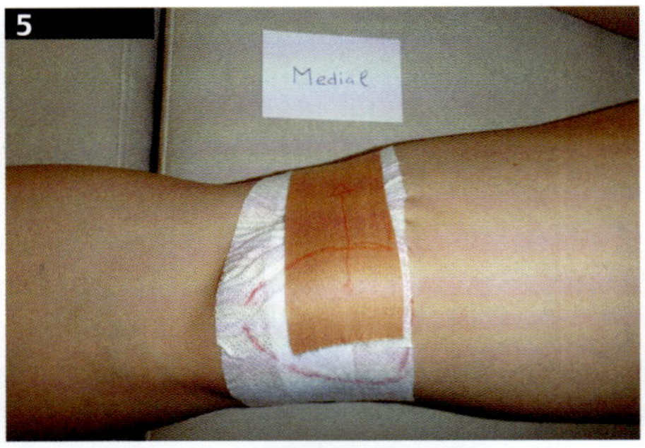

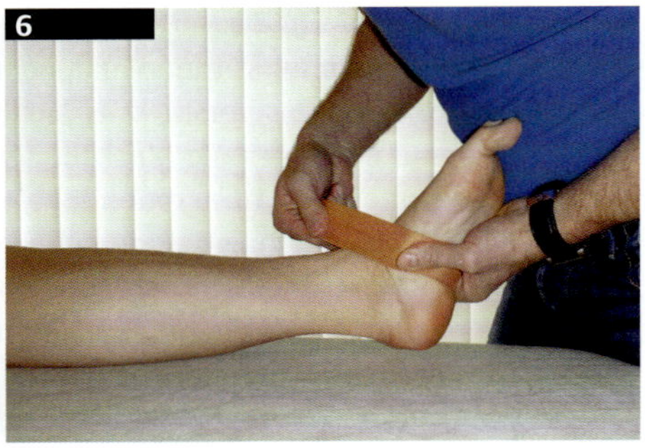

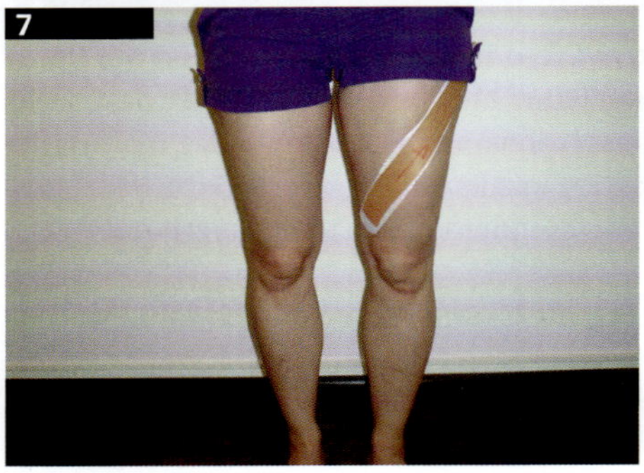

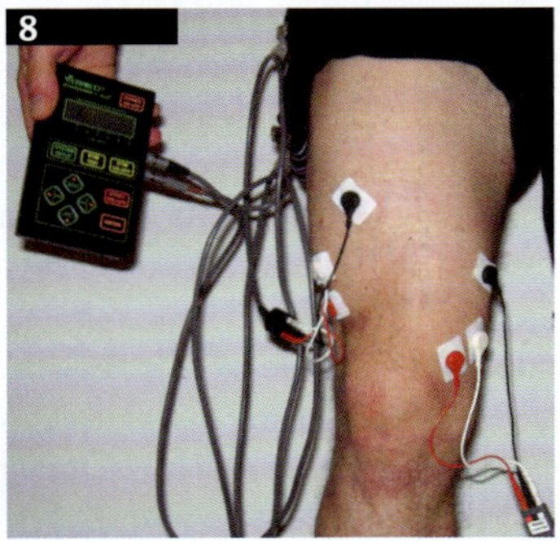

Abb. 4 Lateral-Glide-Korrekturtape.
Abb. 5 Lateral-Tilt-Korrekturtape.
Abb. 6 Navikulare-Lift.
Abb. 7 Femurinnenrotation Korrekturtape.
Abb. 8 Biofeedback.

Patientenbeispiel 1

Die siebzehn Jahre alte Volleyballspielerin hat Schmerzen im linken Kniegelenk beim Treppenruntergehen und Volleyball. Die Schmerzen spürt sie im inferolateralen Patellabereich und teilweise im medialen Retinakulum. Die Schmerzen sind vor zwei Monaten atraumatisch aufgetreten. Vorher hatte sie ihr Krafttraining intensiviert und die Kniestreckmaschine neu ins Programm aufgenommen. Ein Medikamentenpflaster zur lokalen Anwendung sowie Massage und Stretching haben die Symptome nicht verändert. Die Patientin trägt seit zwei Jahren vorgefertigte Schuheinlagen mit medialer Abstützung.

Befunderhebung: Die Patientin steht mit einem deutlich nach vorne gekippten Becken und mit innenrotiertem Femur. Im Gehen verstärkt sich die Femurinnenrotation zusätzlich. Die Schmerzen lassen sich durch einbeinige Kniebeugen nach der dritten Wiederholung reproduzieren. Gebe ich mit meinem Thenar leichten Druck auf die Patella, vermindern sich die Schmerzen. Die Wirbelsäule ist frei beweglich und symptomfrei.

In Rückenlage palpiere ich eine kleine Patella, die sich bei geringem Gewebewiderstand nach medial und lateral verschieben lässt. Die Kniescheibe ist zentriert und leicht nach lateral gekippt (Lateral-Tilt). Es findet sich kein Gelenkerguss. Die Gelenkkapsel ist rund um die Patella druckdolent. Alle Muskellängen sind im Normbereich. Eine Oberflächen-EMG-Ableitung ergibt ein regelrechtes Innervationsmuster von zwei zu eins zugunsten des M. vastus medialis obliquus während des ganzen Bewegungsablaufs.

Interpretation: Die Patientin leidet an einer funktionellen Patellainstabilität, wahrscheinlich ausgelöst durch unphysiologische Belastungsspitzen an der Kniestreckmaschine. Isolierte Kniestreckübungen mit distalem Widerstand führen im Femorpatellargelenk zwischen 40 bis 0 Grad Flexion zu hohen Belastungsspitzen pro Fläche. Die femoropatellare Kontaktfläche nimmt in Extensionsnähe zunehmend ab. Durch die finale Außenrotation der Tibia vergrößert sich der Valgusvektor und somit die Kraft, die die Patella nach lateral zieht. Durch die nicht optimal kontrollierte Femurrotation läuft die Patella nicht mehr optimal zentriert in der Trochlea und irritiert die peripatellaren Strukturen. Dies führt durch Aktivierung der lokalen Nozizeptoren zu den beschriebenen belastungsabhängigen Schmerzen.

Behandlung 1 und 2: Zuerst erhält die Patella durch ein Mc-Connell-Tape eine gewisse Stabilität zurück. Die Lateral-Tilt-Position der Patella wird korrigiert. Die Kniescheibe wird nur so stark getaped, dass keine maximale Dehnung auf das laterale Retinakulum wirkt. Der Wiederbefund zeigt die erwartete Schmerzlinderung bei einbeinigen Kniebeugen, zudem beschreibt die Patientin ein „stabileres Gefühl im Knie“. Auf eine endgradig mobilisierende Technik verzichte ich, um die stabilisierende Funktion des lateralen Retinakulums zu erhalten (und nicht abzuschwächen). Da das Gangmuster unverändert ist, wende ich ein Femur-Außenrotationstape an. Zusätzlich ersetze ich die Kniestreckübung durch einbeinige Beinpressübungen und durch Übungen zur Aktivierung der Hüftaußenrotatoren im Stehen. Die Patientin kann das Volleyballtraing mit dem Tapeverband, den sie selbstständig anlegt, wieder aufnehmen.

Behandlung 4 bis 7: Nach 10 Tagen und drei schmerzfreien Trainingseinheiten darf die Patientin ohne Tape trainieren. Da sie bei Sprungbelastungen ohne Tapeverband aber noch nicht schmerzfrei bleibt, fahren wir mit dem Tapen fort. In der Behandlung übt sie spezifisch die exzentrische Kontrolle bei Sprungbelastungen. Nach sieben Therapiesitzungen hat die Achsenkontrolle ein zufriedenstellendes Niveau erreicht. Die Patientin benötigt keine begleitende Therapie mehr und das Volleyballspielen ist wieder ohne Tape schmerzfrei möglich.

Patientenbeispiel 2

Der dreißigjährige Patient ist Büroangestellter und spielt einmal pro Woche Fußball. Er klagt über Schmerzen hinter der Kniescheibe, links mehr als rechts beim Autofahren und im Kino. Die Knieschmerzen würden komischerweise durch Bewegung verschwinden. Fußballspielen gehe problemlos. Sein Rücken fühle sich nach dem Sitzen steif an, nach einigen Schritten werde es aber besser. Die Schmerzen hat er seit vier Monaten. Sie sind nach einer sechsstündigen Autofahrt erstmals aufgetreten. Er hat sich bisher noch nie am Knie behandeln lassen. Sein Hausarzt hat ihm Physiotherapie verordnet.

Befunderhebung: Der Stand ist unauffällig, die Beinachsen sind gut ausgerichtet. Der Fingerbodenabstand beträgt minus 40 Zentimeter. Es besteht eine Hypomobilität vor allem im thorakolumbalen Übergang. Die Extension der LWS am Bewegungsende ist leicht schmerzhaft. Im Gehen zeigt sich eine verminderte Extension im Hüftgelenk mit kompensatorisch vergrößerter lumbaler Rotationsbewegung. Die einbeinigen Kniebeugen sind stabil, nach fünf bis sechs Wiederholungen nimmt der Druck im Kniegelenk zu. Das Kniegelenk ist frei beweglich und ohne Gelenkerguss. Die Patella ist stabil, aber nach lateral gekippt (Lateral-Tilt) und das laterale Retinakulum ist druckdolent. Die myofaszialen Strukturen erweisen sich als sehr straff. In Rückenlage erreicht die Extension im Hüftgelenk keine 0 Grad, der Femur ist jetzt innenrotiert und der gebeugte Unterschenkel zeigt eine Außenrotation.

Dieser Befund deutet auf eine erhöhte myofasziale Spannung des M. tensor fasciae latae und des Tractus iliotibialis hin. Der Lumbar-roll der LWS zeigt keine Facettenblockierung, aber erhöhte Spannung zwischen L1–3. Der Prone-knee-bend-Test (umgekehrter Lasèque) reproduziert die Knieschmerzen nicht.

Interpretation: Wahrscheinlich ist ein laterales Hyperpressionssyndrom der Patella die Ursache für die Beschwerden des Patienten. Der Druck auf die laterale Facette ist zu hoch, im Bereich der medialen ist er zu niedrig. Durch die erhöhte Gewebespannung im Rücken-, Becken- und Kniebereich ist die Mikrozirkulation des Gelenks nicht mehr optimal. Ohne körperliche Bewegung entsteht ein erhöhter Druck durch Flüssigkeitsansammlung im subchondralen Knochen und im Bindegewebe rund um das Gelenk. Bewegung fördert die Resorption und vermindert den Druck und somit die Schmerzen.

Behandlung 1: Durch passive, Gewebe mobilisierende Maßnahmen, Taping und durch Autostretching des Patienten versuche ich, eine Schmerzlinderung zu erreichen. Gegen die Patellatilt-Fehlstellung lege ich ein Korrekturtape an. Dabei gebe ich so viel Zug in das Tape, bis das laterale Retinakulum deutlich gespannt ist. Dadurch erreiche ich eine Dauerdehnung des lateralen Retinakulums und eine retropatelläre Druckveränderung. Der Patient soll das Tape, unter Beachtung der Hautverträglichkeit, mehrere Tage bis zur nächsten Therapiesitzung tragen. Der Patient lernt, die Patella selbst zu mobilisieren und kann sein Knie selbstständig tapen.

Behandlung 2 bis 5: Der Patient verträgt den Tapeverband gut und in der zweiten Therapiesitzung liegt der Schwerpunkt auf der Mobilisation der Wirbelsäule und der myofaszialen Strukturen. Zur Mobilisation der oberen lumbalen Segmente setze ich eine Hold-Relax-Technik ein. Zudem löse ich den M. tensor fasciae latae und den Tractus iliotibialis mit der Myofascial-Release-Technique. Im Anschluss beschreibt der Patient eine Druckverminderung im Gelenk. In Seitenlage mobilisiere ich den Patella-Tilt. Ich instruiere die Automobilisation der Patella im Sitzen und für den M. tensor fasciae latae eine Aktiv-Stretch-Übung in Bauchlage. Der Patient kommt noch drei weitere Male zur Therapie. Als die Schmerzen deutlich zurückgegangen sind, entscheidet er sich, die beiden Übungen zu Hause weiterzuführen und wir beenden die Behandlung.

FAZIT

Mit passiver und aktiver Physiotherapie, wie sie Mc Connell beschreibt, können Physiotherapeuten patellofemorale Schmerzen effektiv und kostengünstig behandeln. Das Knie wird in der Regel drei bis sechs Mal für ein bis zwei Tage getaped. Hautirritationen entstehen recht häufig. Zeitgleich werden rigide Strukturen mobilisiert und gedehnt. Bestehen Instabilitäten mit muskulären Defiziten, ist ein professionell angeleitetes Muskeltraining erforderlich. Um die Schmerzen zu vermindern und das motorische Programm adäquat zu verändern, sind in der Regel sechs Behandlungen nötig. Ergänzt ein wöchentliches Krafttraining für circa drei Monate die Therapie, lässt sich ein langfristiger Erfolg erzielen.

AUTOR

Rolf Bäni D. O.

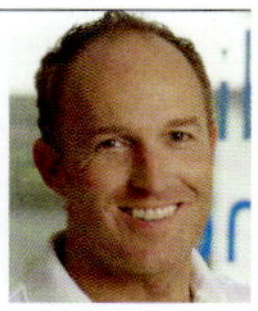

BIBLIOGRAFIE

DOI 10.1055/s-0033-1346993
manuelletherapie 2013; 17: 73–77

Stuttgart · New York · ISSN 1433-2671

Literatur

1. *Aditya Derasari R et al. Mc Connell Tape shifts the patella inferiorly in patients with patellofemoral pain: A dynamic MRI study. Phys Ther 2010. 90(3): 411–419*
2. *Barton CJ et al. The efficacy of foot orthoses in the treatment of individuals with patellofemoral pain syndrom: systematic review. Sports Med 2010. 40(50): 377–95*
3. *Crossley K. et al. Physical therapy for patellofemoral pain: A randomized, double-blinded, placebo-controlled trial. The AJSM 2002. 30(6): 857–865*

4. Crossley K, Cowan SM, Bennell KM, Mc Connell J. Patellar taping: Is clinical success supported by scientific evidence? Man. Ther. 2000. 5(3): 142–50
5. Dye SF, Vaupel Gl, Dye CC. Conscious neurosensory mapping of the internal structures of the human knee without intraarticular anesthesia. Am J Sports Med 1998. 26: 773–777
6. Fulkerson J, Hungerford D. Disorders of the patellofemoral Joint. 2nd ed. Baltimore: Williams & Wilkins; 1990
7. Grelsamer RP, Newton PM, Staron R. The medial-lateral position of the patella in the extended knee. J Arthros 1998. 14: 1–6
8. Grelsamer RP, Mc Connell J. The Patella A Team approach. Aspen Publishers: Maryland; 1998
9. Levebvre R et al. Vastus medialis: Anatomical and functional considerations and implications based upon human and cadaveric studies. J Manipulative Physiol Ther 2006. 29: 139–144
10. Mostamand J, Bader DL, Hudson Z. The effect of patellar taping on EMG activity of vasti muscles during squatting in individuals with patellofemoral pain syndrom. J. Sports Sci 2011. 29(2): 197–205
11. Witvrouw E, Sneyers C, Lysens R. Comparative reflex response times of vastus medialis obliquus and vastus lateralis in normal subjects and subjects with patellofemoral pain syndrome. J Orthop Sports Phys Ther 1996. 24: 160–165
12. Whittingham M. Effects of taping on pain and function in patellofemoral pain syndrom: a randomized controlled trial. The Journal of Orthopaedic and Sports Physical Therapy 2004. 34(9): 504–510

Inversionstrauma

Vorfahrt für die konservative Therapie: Früher riet man Patienten mit einer akuten Verletzung des oberen Sprunggelenks eher zur Operation. Inzwischen hat sich die frühfunktionelle Therapie durchgesetzt, nicht zuletzt weil es für die Überlegenheit operativer Verfahren keine Evidenz gibt. Operiert wird nur noch in besonderen Fällen.

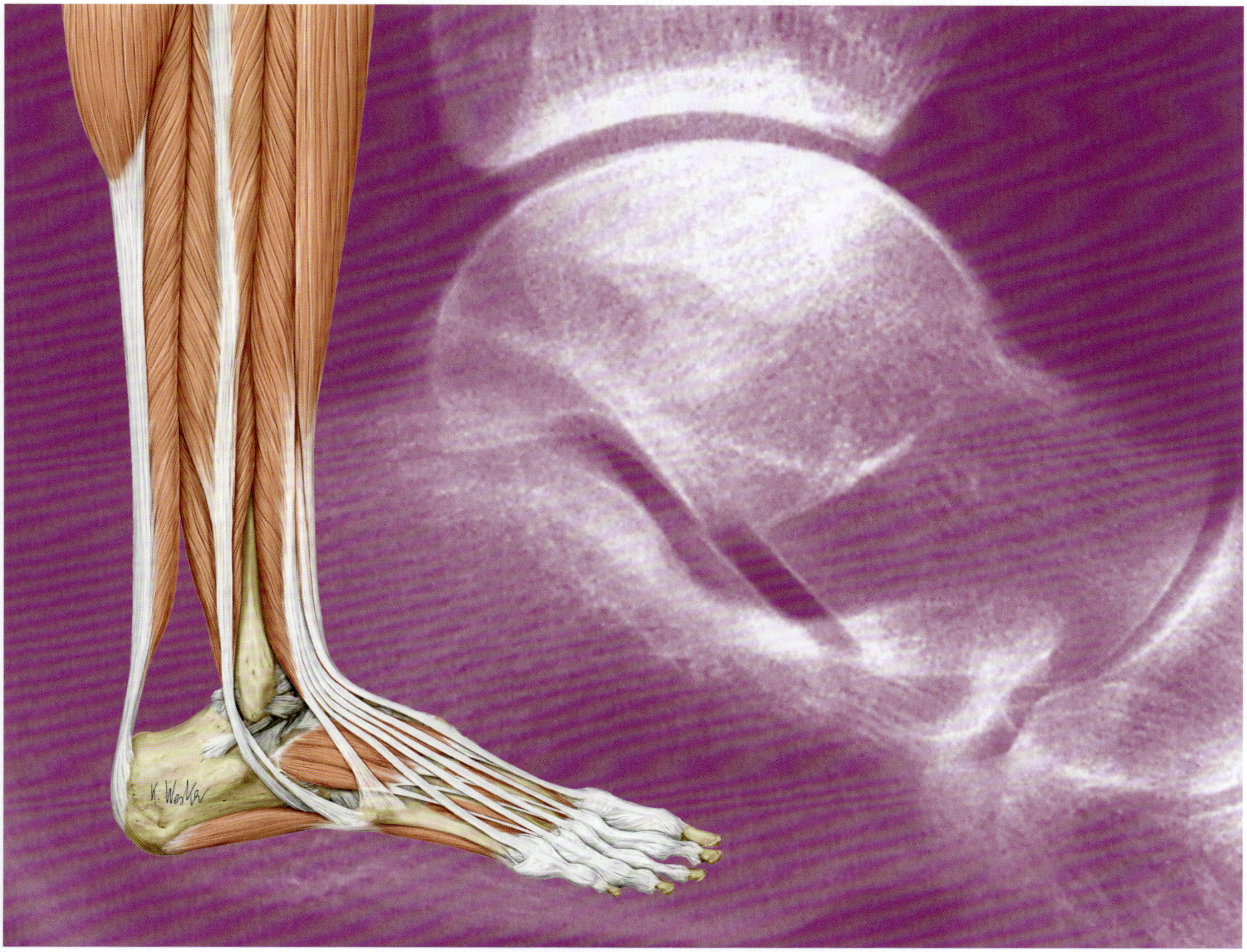

Ermel J. Inversionstrauma. Manuelle Therapie 2014; 18: 209–214

Sprunggelenkverletzungen gehören zu den häufigsten Verletzungen der unteren Extremität [20]. 80 bis 85 Prozent betreffen den äußeren Bandapparat [15, 17]. Die Inzidenz für westliche Länder wird mit täglich einer Verletzung pro 10.000 Personen angegeben [21]. Nach O'Loughlin et al. [17] machen Verletzungen der lateralen Sprunggelenkbänder annähernd 25 Prozent aller Sportverletzungen aus. Laut Polzer [20] beträgt der Anteil von Außenbandrupturen bei Sportverletzungen 16 bis 21 Prozent.

Definition und Pathomechanik

Beim Inversionstrauma kommt es unbeabsichtigt zu einem äußeren seitlichen Umknicken des Fußes mit forcierter Supination, Vorfußadduktion und/oder Innenrotation des Fußes gegenüber dem Unterschenkel [21]. Häufig geschieht dies in Plantarflexion des oberen Sprunggelenks (OSG). In dieser Gelenkstellung ist die knöcherne Sicherung des OSG geringer als in Neutral-Null-Stellung, weil die Talusrolle nach dorsal 5 bis 6 Millimeter schmaler ist als ventral (► **Abb. 1**). Dadurch sind geringe Seitbewegungen möglich, die bei entsprechender Krafteinwirkung und mangelnder muskulärer Sicherung zu Überdehnungen oder Zerrungen (Distorsionen) bis hin zu Rupturen des Kapsel-Band-Apparates führen können. In Dorsalextension sind wegen der knöchernen Sicherung bei intaktem Bandapparat seitliche Bewegungen im OSG praktisch ausgeschlossen [23]. Sprunggelenkverletzungen weisen eine hohe Rezidivrate von bis zu 34 Prozent auf [13].

Außenbandruptur

Beim Inversionstrauma schädigt das Umknicken den lateralen Kapsel-Band-Apparat (► **Abb. 2**, ► **Tab. 1**). In den meisten Fällen (circa 65 Prozent) kommt es zu einer isolierten Läsion des Lig. talofibulare anterius. In etwa 20 Prozent der Fälle reißt anschließend das Lig. fibulocalcaneare, das manchmal auch isoliert rupturiert. Das kräftige Lig. talofibulare posterius ist selten betroffen und weist meist nur eine Partialruptur auf [20, 21].

Begleitverletzungen

Komplexe Verletzungsmuster schädigen weitere Band- und Knochenstrukturen oder Sehnen. Neben einer Ruptur der Sprunggelenkkapsel kommt es in wenigen Fällen zu osteochondralen Frakturen oder Ausrissen an der Basis (Tuberositas) des Os metatarsale V, des Proc. anterior calcanei oder der Insertionen des Lig. talofibulare anterius und Lig. fibulocalcaneare. Möglich sind auch umschriebene Knorpelschäden am Innenknöchel oder eine Ruptur des Lig. deltoideum in Kombination mit einer Ruptur der vorde-

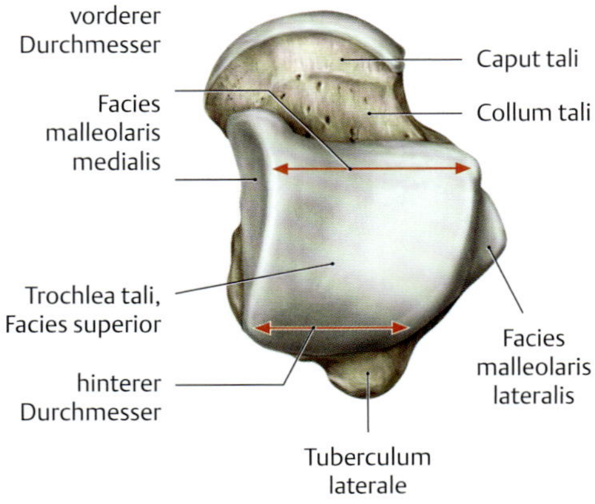

Abb. 1 Talusdurchmesser (aus Prometheus).

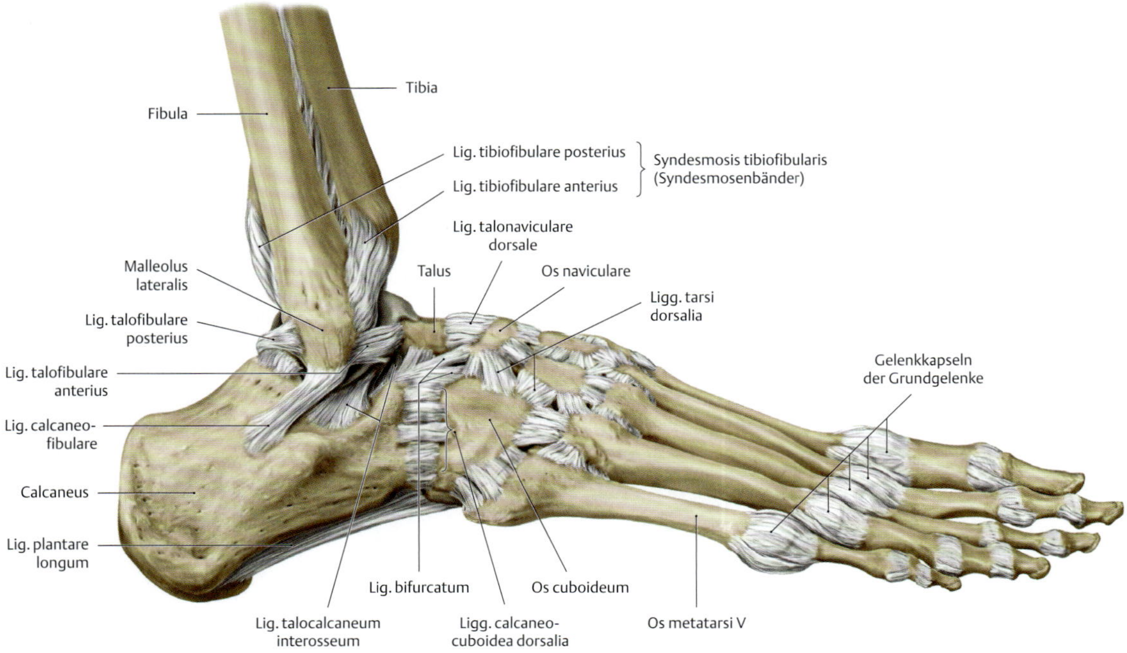

Abb. 2 Bandapparat (aus Prometheus).

ren Syndesmose (Lig. tibiofibulare anterius). Bei schweren Verletzungen muss immer auch an eine Malleolarfraktur gedacht werden. Läsionen betreffen gelegentlich auch das Lig. talocalcaneum interosseum, das Lig. bifurcatum (Lig. calcaneonaviculare und Lig. calcaneocuboideum) und das Spring-Ligament (Lig. calcaneonaviculare plantare, „Pfannenband"). Läsionen der Peronealmuskulatur und -sehnen und der zugehörigen Retinakula (Retinaculum M. peronaeorum superius et inferius) (► **Abb. 3**) kommen ebenfalls vor [9]–[11, 14, 16, 20, 21]. Neben den strukturellen Schädigungen kann ein Distorsionstrauma auch Gelenkblockaden in der Fuß- und Unterschenkelregion verursachen [8].

:: Einen knöchernen Ausriss der Bandinsertionen beobachtet man eher bei heranwachsenden Sportlern mit kräftigen Bändern oder bei älteren Personen mit verminderter Knochenstabilität [19].

Tab. 1 Einteilung: Bandverletzungen und laterale OSG-Instabilität/Aufklappbarkeit [11, 21]

Grad	geschädigte Strukturen	Instabilität
1	Zerrung eines Bandes (rupturierte Einzelfibrillen)	keine
2	partielle Bandverletzung/-ruptur Lig. talofibulare anterius Lig. fibulocalcaneare	leichte
3	komplette Bandruptur Lig. talofibulare anterius Lig. fibulocalcaneare Lig. talofibulare posterius	relevante
4	wie Grad 3, mit Begleitverletzungen Cave: Verdacht auf Syndesmosenruptur	relevante Instabilität, (Sub-)Luxation

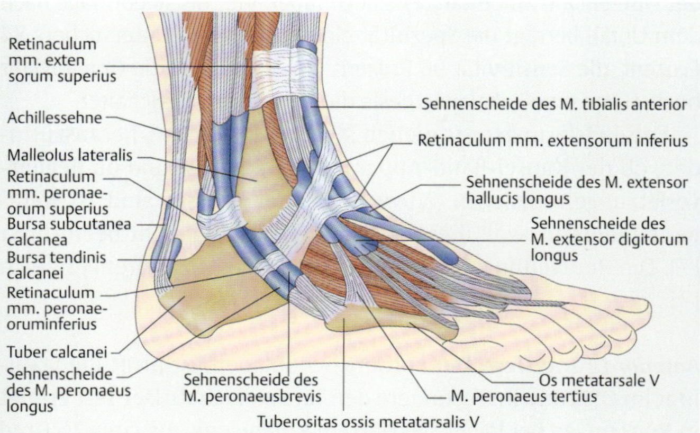

Abb. 3 Sehnenscheiden und Haltebänder [23].

Symptome

Ein frisches Inversionstrauma manifestiert sich mit Schmerzen am Außenknöchel. Der betroffene Fuß kann kaum noch oder überhaupt nicht belastet werden. Bewegungen im OSG sind nur unter Schmerzen möglich und meistens im Sinne des Kapselmusters erheblich eingeschränkt: Das Verhältnis der Plantarflexion zur Dorsalextension beträgt zwei zu eins. Anschließend können sich die Schmerzen entlang des lateralen Rückfußes oder nach proximal im Verlauf der Mm. peronei ausbreiten. Die Schwellung, die unmittelbar nach der Verletzung im Bereich der geschädigten Strukturen auftritt, kann sich auf den gesamten Fuß ausdehnen (► **Abb. 4**). Oft ist auch unmittelbar nach der Verletzung ein Hämatom unterhalb des Malleolus lateralis zu sehen, das sich schnell ausbreitet.

Untersuchung

Aus der Beschreibung oder Beobachtung des Unfallhergangs schließt der Untersucher auf die Art der Verletzung. Betroffene berichten häufig über ein hörbares Reißen oder Knacken im Fuß [11]. Die Schmerzanamnese gibt Hinweise auf Begleitverletzungen. Im akuten Stadium ist die Schmerzintensität (Visuelle Analogskala, VAS) häufig sehr hoch. Lassen sich Schmerzen des Patienten nicht eindeutig einer Struktur zuordnen und treten sie bei unterschiedlichen Bewegungen auf, kann es sich auch um eine durch das Trauma ausgelöste Arthritis handeln [7].

Inspektion: Im Seitenvergleich werden die Lokalisation und das Ausmaß der Schwellung oder Hämatome beurteilt. Das Messen des Umfangs von Knöchel und Rückfuß mit der Figure-of-Eight-Methode quantifiziert die Schwellung [18] (► **Abb. 5**). Tritt die Schwellung erst verzögert nach etwa einem Tag auf, kann dies auf einen Gelenkerguss hinweisen [7].

Bänderpalpation: Unmittelbar nach der Verletzung kann man auf der betroffenen Seite keine genaue Aussage treffen. Schwellung und Schmerz erschweren die Tastuntersuchung. Weil sich die Bandstrukturen in der Neutralstellung des Gelenks kaum palpieren lassen, eine Dehnung sich aber wegen der Gefahr einer Retraumatisierung verbietet, wird der betroffene Fuß zur Befundsicherung nach vier bis fünf Tagen erneut untersucht [13].

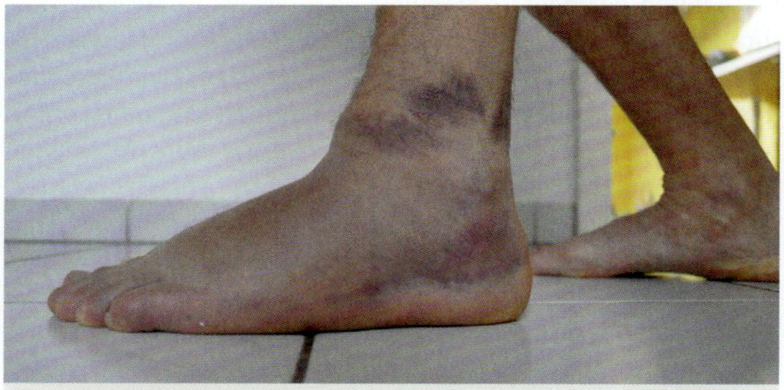

Abb. 4 Zweiter Tag nach Inversionstrauma: Schwellung des gesamten Fußes.

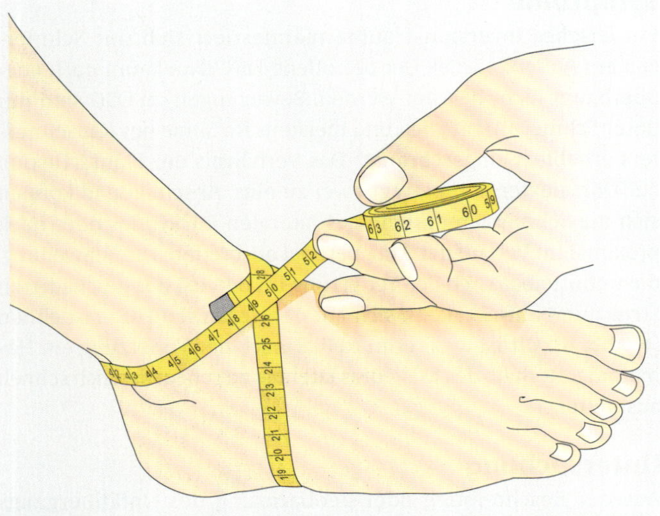

Abb. 5 Figure-of-Eight: Messung des Knöchel- und Rückfußumfangs [7].

Weitere Palpation: Bei der Tastuntersuchung der knöchernen Strukturen, der Band- und Muskelinsertionen achtet man besonders auf Druckschmerzhaftigkeit. Gemäß den Ottawa Ankle Rules könnte dies ein Hinweis auf eine Fraktur sein (Red Flag).

Muskelfunktion: Die Prüfung der Muskelfunktion bringt ebenfalls erst einige Tage nach dem Trauma aussagekräftige Resultate. Häufig findet man Verhärtungen im Verlauf der Mm. peronei, die unter Belastung schmerzen.

Gehfähigkeit: Es ist ein positives prognostisches Zeichen, wenn der Patient innerhalb der ersten 48 Stunden nach der Verletzung gehen kann [13]. Die Beurteilung des Gehens ist deshalb wichtig, auch weil sich im Akutfall die Gelenkfunktion wegen der Schmerzen nur eingeschränkt überprüfen lässt. Die aktive und passive Mobilität des OSG und angrenzender Gelenke sind meist wegen der Schwellung und/oder der Schmerzen deutlich eingeschränkt.

Instabilitätsgefühl: In den ersten Wochen nach der Verletzung ist dieser Eindruck normal. Einerseits schwächt die Verletzung die mechanisch-ligamentäre Stabilität, andererseits ist auch die posturale Gelenkkontrolle vermindert. Die ligamentäre Heilung dauert bis zur Primärstabilität der geschädigten Bandstrukturen mindestens sechs Wochen [15]. Bleibt das Gefühl der Instabilität erhalten oder knickt der Patient immer wieder um, muss die Ursache der Instabilität ausfindig gemacht und adäquat behandelt werden.

Stabilitätsprüfungen und Spezialisierungstests

Stabilitätstests können sehr schmerzhaft sein und beeinflussen die Akutbehandlung nicht. Sie sollten nicht unmittelbar nach der Verletzung durchgeführt werden [15]. Selbst wenn das Trauma einige Tage zurückliegt oder Schmerzen und Schwellung weniger ausgeprägt sind, sind Provokationstests der Bänder des OSG wenig hilfreich. Sie bergen vielmehr die Gefahr der Retraumatisierung und stören den Heilungsverlauf [13]. Nach Ansicht von Richter [21] steht dem der Nutzen von Stabilitätstests gegenüber. Vier bis sieben Tage nach dem Unfall beträgt die Spezifität eines erfahrenen Untersuchers 84 Prozent, die Sensitivität 96 Prozent. Im Akutfall ist die Genauigkeit hoch, wenn eine Lokalanästhesie die Schmerzen ausschaltet.

Spezialisierungstests dienen in erster Linie dazu, herauszufinden, ob der Kapsel-Band-Apparat beschädigt ist und ob Begleitverletzungen vorliegen. Wie viele Bänder gerissen sind, ist weniger bedeutend, weil dies die Nachbehandlung nicht beeinflusst [7]. Die Beurteilung der Tests erfolgt immer im Seitenvergleich [7].

Anterior-Drawer-Test: Der vordere Schubladentest prüft die Stabilität im OSG und insbesondere den Talusvorschub. Der Test erfolgt in Rückenlage bei leicht flektiertem Kniegelenk aus circa 15 Grad Plantarflexion [5]. Imhoff [11] beschreibt den Test aus etwa 60 Grad Kniegelenkflexion; Diemer und Sutor [7] empfehlen, zwi-

OTTAWA ANKLE RULES

Trotz des geringen Frakturrisikos beim Inversionstrauma von weniger als 15 Prozent [13] werden auch heute noch viele Verletzte routinemäßig geröntgt. Um unnötige Röntgenuntersuchungen zu vermeiden, führte man 1992 das Testverfahren ein. Viele Studien untersuchten es seitdem [1, 12]: Die Methode verfügt über eine Sensitivität von fast 100 Prozent [12] bei einer Spezifität von circa 30 bis 40 Prozent [1].

Nach der Befragung des Patienten und der klinischen Untersuchung ist eine Röntgenuntersuchung gemäß den Ottawa Ankle Rules nur erforderlich, wenn

- der Patient über Schmerzen der Malleolen oder im Mittelfuß klagt plus
  - Palpationsschmerz an der Hinterkante oder Spitze der Malleolen, an der Basis Os metatarsale V oder am Os naviculare und
  - nicht mindestens vier Schritte gehen kann.

CHRONISCHE INSTABILITÄT

Von einer chronischen Instabilität spricht man, wenn typische Symptome wie wiederholtes Umknicken (Giving-way), subjektives Instabilitätsgefühl und persistierende Schmerzen länger als ein halbes Jahr bestehen [28]. 10 bis 20 Prozent der Patienten klagen nach einer Akutverletzung über eine chronische Instabilität [28], manche Autoren sprechen von bis zu 40 Prozent [15].

Echte mechanische und funktionelle Instabilität
Bei der chronischen Instabilität unterscheidet man zwei Typen: die echte mechanische Instabilität mit laxen Kapsel-Band-Strukturen am OSG oder USG und die funktionelle Instabilität mit unauffälliger passiver Gelenkbeweglichkeit. Ursachen einer funktionellen Instabilität sind neuromuskuläre Defizite, die sich meist nur bei bestimmten Bewegungsabläufen manifestieren, zum Beispiel im Sport [28]. Es wird angenommen, dass geschädigte Nerven und Rezeptoren die Reaktion der Peronealmuskulatur verzögern [3]. Eine mechanisch nachgewiesene Instabilität (Anterior-Drawer-Test, Tilt-Test) muss nicht mit Instabilitätsgefühlen einhergehen [28].

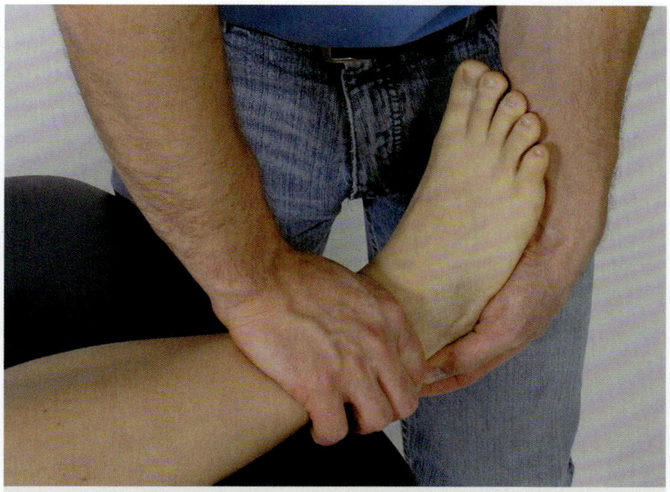

Abb. 6 Anterior-Drawer-Test [7].

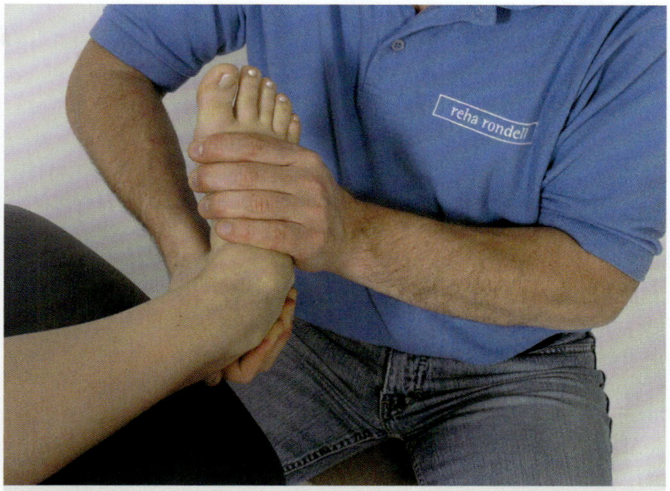

Abb. 7 Talar-Tilt-Test [7].

schen Neutralposition (Lig. talofibulare anterius, ▶ **Abb. 6**) und circa 15 Grad Dorsalextension zu differenzieren (Lig. talofibulare anterius und Lig. fibulocalcaneare).

Taluskippung: Für den Talar-Tilt-Test [5] gibt der Untersucher bei fixiertem Unterschenkel mit maximaler Dorsalextension Varusstress auf den Rückfuß (▶ **Abb. 7**). Beurteilt werden die sicht- oder tastbare Aufklappbarkeit im Seitenvergleich und mögliche Schmerzen. Wegen der maximalen Dorsalflexion bleibt die Bewegung auf das OSG beschränkt, das USG wird blockiert, wodurch die Sensitivität des Tests zunimmt. Diemer und Sutor empfehlen zur Differenzierung die Durchführung des Tests in Neutralposition, Dorsalextension und Plantarflexion [7].

Klinische Scores

Klinische Scores eignen sich einerseits für Vergleiche bei wissenschaftlichen Untersuchungen, können aber auch zur Befunderhebung und Verlaufskontrolle eingesetzt werden. Richter [21] empfiehlt für wissenschaftliche Untersuchungen mehrere Scores: American Orthopaedic Foot and Ankle Society (AOFAS), Hindfoot Score, Foot Function Index (FFI), Visual Analogue Scale Foot and Ankle (VAS FA) und den Score nach Zwipp et al.

Zur Beurteilung einer Therapienotwendigkeit schlagen Diemer und Sutor [7] den Funktionsscore nach de Bie vor. Für die Verlaufsdokumentation bei chronischer Instabilität eignet sich ihrer Ansicht nach der Foot and Ankle Disability Score (FADI).

Komplikationen

Typische Komplikationen eines Inversionstraumas sind persistierende Schwellungen des gesamten Fußes, traumatische Arthritiden des OSG und angrenzender Gelenke, die Verletzung weiterer Bänder und das Sinus-Tarsi-Syndrom. Bei etwa 20 Prozent der Patienten verbleiben Restbeschwerden wie Schwellungen, Schmerzen, Gangunsicherheiten, Instabilität mit wiederholtem Umknicken [3]. Sie erhöhen das Risiko für das Auftreten einer Arthrose des OSG [27].

Therapie

Unmittelbar nach der Verletzung wird das betroffene Bein hochgelagert und das Sprunggelenk unter leichter Kompression gekühlt. Gewichtsbelastung ist anschließend unter Vermeidung von Pro- und Supination des Fußes schmerzadaptiert erlaubt. Zusammengefasst werden diese Empfehlungen als POLICE-Regel (Protection, Optimal Loading, Ice, Compression, Elevation), die PRICE (Protection, Rest, Ice, Compression, Elevation) oder PECH (Pause, Eis, Compression, Hochlagern) laut Bleakley [4] ablösen soll. Denn frühzeitige angepasste Belastung beeinflusst die Heilung der geschädigten Kapsel-Band-Strukturen nachweislich positiv.

:: Statt PRICE oder PECH heißt es heute POLICE.

Für die Wirkung von Eis, Kompression und Hochlagern ist der Nachweis der Wirksamkeit in hochwertigen Studien bisher nicht gelungen [4, 13]. Dennoch betonen die Autoren die Bedeutung dieser Maßnahmen. Intermittierende Eisanwendungen scheinen besser zu wirken als die übliche länger dauernde Applikation von Kälte. Kerkhoffs et al. [13] weisen auch auf den positiven Effekt einer kurzen Immobilisation bezüglich Schmerzen und Schwellung hin. Grundsätzlich wird aber die frühfunktionelle Behandlung für vier bis sechs Wochen einer Ruhigstellung im Gipsverband oder Ähnlichem vorgezogen. An den ersten Tagen nach der Verletzung beeinflussen nichtsteroidale Antiphlogistika (NSA) die Symptome günstig [20].

Konservative Therapie

Inzwischen weisen viele Studien die günstigen Effekte einer frühfunktionellen Behandlung nach [13, 20]. Dabei wird die Belastung des betroffenen Beins unter geschützten Bedingungen so früh wie möglich wieder aufgenommen und kontinuierlich gesteigert. Einzelne Maßnahmen orientieren sich am jeweils aktuellen Befund, weniger an der Schwere der Verletzung [7].

Effektive Methoden

Verschiedene Reviews zeigen, dass bei einer Gelenksicherung mit elastischen Binden weniger Komplikationen auftraten als bei Tape-Anwendungen, getapte Betroffene aber früher zum Sport und zur Arbeit zurückkehrten. Patienten mit elastischen Binden klagten häufiger über Instabilitätsgefühle. Gegenüber elastischen Binden sind Schnürbandagen und halbrigide Orthesen vorteilhafter, weswegen Letztere besonders empfohlen werden [13, 20]. Grundsätzlich bietet die Orthesenversorgung einen finanziellen Vorteil (Wiederverwendung) gegenüber Tapeverbänden – bei gleichzeitig weniger Komplikationen (Hautirritationen).

Bewegungstherapie und Übungen zur Verbesserung der Muskelfunktion (während der Physiotherapie oder Rehabilitation und als Eigenübungen) sind für die frühfunktionelle Behandlung wesentlich. Verschiedene randomisierte kontrollierte Studien wiesen nach, dass dies die Gefahr einer Retraumatisierung bis zu zwölf Monate lang verringerte (Evidenzlevel 2), während mittelfristig (sechs bis neun Monate) signifikante Effekte bezüglich des Gleichgewichts nicht gefunden werden konnten [13].

Weniger effektive Methode

Entgegen den Erwartungen vieler Therapeuten zählt die manuelle Mobilisation in drei systematischen Reviews nicht zu den empfohlenen Maßnahmen bei der Therapie nach einem Inversionstrauma. Die Effekte auf Bewegungsausmaß und Propriozeption waren gering und nur von kurzer Dauer [13]. Dies schließt aber nicht aus, dass im Einzelfall manuelle Techniken zur Gelenkmobilisation hilfreich sind. Geringe oder überhaupt keine Effekte oder ungenügende Nachweise fanden die Autoren verschiedener Studien für die Anwendung von Ultraschall, Laser und Elektrotherapie [13, 20].

Operative Therapie

Indikationen für ein operatives Vorgehen sind eine zweizeitige Ruptur bei vorbestehender Instabilität und chronische (mechanische) Instabilität. Als relative Indikation gilt eine Zwei-Band-Ruptur bei Leistungssportlern [11].

Für die Rekonstruktion stehen verschiedene Operationsverfahren zur Verfügung, von der direkten Bandnaht bei zentraler Ruptur über transossäre Reinsertionen bis hin zu Bandplastiken bei Defektverletzungen und bestehender Bandinsuffizienz [21]. Anatomische Rekonstruktionen werden bevorzugt [11]. Optional zur offenen Technik sind auch arthroskopische Eingriffe möglich.

Bezüglich operativer Verfahren gibt es Hinweise auf eine längere Wiederherstellungszeit als bei konservativer Behandlung, eine höhere Inzidenz für Steifigkeit des OSG und geringere Mobilität sowie erhöhte Komplikationsraten. Es konnte aber kein Nachweis für die Überlegenheit eines der beiden Verfahren gefunden werden [13]. Dennoch wird heute die frühfunktionelle Behandlung in der Mehrzahl der Fälle bevorzugt.

:: Bei Profisportlern oder bei chronischer mechanischer Instabilität wird am ehesten eine Operation erwogen [13].

Prognose

Nach einem Inversionstrauma bleiben Patienten im Schnitt zweieinhalb Wochen zu Hause, nach sechs Wochen arbeiten circa 90 Prozent wieder. Von den Sport treibenden Patienten sind zwischen 60 bis 90 Prozent bereits nach 12 Wochen wieder auf ihrem alten Niveau aktiv! Das Inversionstrauma ist eine Verletzung mit einem allgemein günstigen Verlauf und hoher Heilungsrate, obwohl nach einem Jahr bis zu 33 Prozent der Betroffenen mit lateraler Instabilität noch über Schmerzen und Instabilitätsgefühle klagen. Bis zu 34 Prozent erleiden nach der erstmaligen Verletzung erneut ein Inversionstrauma [11]. Eine sekundäre Bandrekonstruktion bessert nachweislich bis zu 13 Jahre nach dem Erstereignis noch die Beschwerden [21].

Prävention

Um eine erneute Verletzung zu verhindern, empfiehlt es sich, konsequent nach der Verletzung ein Gleichgewichts- und Koordinationstraining durchzuführen, das auch Kraftübungen enthält. Zunächst übt der Betroffene unter Anleitung, dann auch zu Hause und intensiv beim Sport. Schützende Bandagen oder Braces werden nach und nach weggelassen. Bezüglich der Schuhe konnte keine Überlegenheit halbhoher Modelle nachgewiesen werden [13].

FAZIT

Generell gibt es bei der Therapie des akuten Inversionstraumas kein einheitliches Vorgehen. In der Mehrzahl der Fälle wird zunächst ein konservatives Therapieregime durchgeführt. Nur im Einzelfall und bei chronischer Instabilität mit nachgewiesener mechanischer Ursache ist die Operation mit anschließender funktioneller Nachbehandlung das Mittel der Wahl.

AUTOR

Johannes Ermel

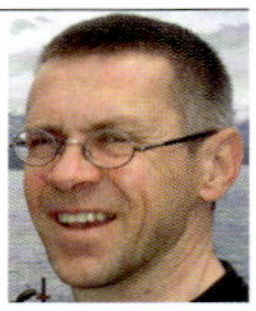

BIBLIOGRAFIE

DOI 10.1055/s-0034-1396915
manuelletherapie 2014; 18: 209–214

Stuttgart · New York · ISSN 1433-2671

Literatur

1. *Bachmann LM, Kolb E, Koller MT, Steurer J, ter Riet G. Accuracy of Ottawa Ankle Rules to exclude fractures of the ankle and mid-foot: Systematic review. BMJ 2003; Feb 22;326(7386): 417*
2. *Baumhauer JF. A prospective study of ankle injury risk factors. Am J Sports Med 1995; 23: 564–570*
3. *Bender A. Die Trainierbarkeit von propriozeptiven und koordinativen Parametern bei der chronisch-funktionellen Sprunggelenkinstabilität. Dissertation. Ulm; 2006*
4. *Bleakley CM, Glasgow P, MacAuley DC. PRICE needs updating, should we call the POLICE? Br J Sports Med March 2012; 46(4): 220–221*

5. Buckup K. Klinische Tests an Knochen, Gelenken und Muskeln. 4., überarb. und erw. Auflage. Stuttgart: Thieme; 2009
6. Dallinga JM, Benjaminse A, Lemmink KA. Which screening tools can predict injury to the lower extremities in team sports? A systematic review. Sports Med 2012; 42: 791–815
7. Diemer F, Sutor V. Praxis der medizinischen Trainingstherapie. Stuttgart: Thieme; 2007
8. Freiwald J, Baumgart C, Hoppe MW. Verletzungen und Schädigungen des oberen Sprunggelenks. BUW.OUTPUT Forschungsmagazin der Bergischen Universität Wuppertal/Sommersemester 2014; 11: 36–41
9. Henn S. Fallbeispiel: Sprunggelenkdistorsion – Fechten. In: Bant H, Haas HJ, Ophey M, Steverding M, Hrsg. Sportphysiotherapie. Stuttgart: Thieme; 2011
10. Hochschild J. Strukturen und Funktionen begreifen. Band 2 Becken und Hüftgelenk, untere Extremität. Stuttgart: Thieme; 2002
11. Imhoff AB, Linke RD, Baumgartner R, Hrsg. Checkliste Orthopädie. 3. Auflage. Stuttgart: Thieme; 2014
12. Jenkin M, Sitler MR, Kelly JD. Clinical usefulness of the Ottawa Ankle Rules for detecting fractures of the ankle and midfoot. Journal of Athletic Training 2010; 45(5): 480–482
13. Kerkhoffs GM, van den Bekerom M, Elders LAM, van Beek PA, Hullegie WAM, Bloemers GMFM de Heus EM, Loogman MCM, Rosenbrand KCJGM, Kuipers T, Hoogstraten JWAP, Dekker R, ten Duis H-J, van Dijk CN, van TulderMW, van der Wees PJ , de Bie RA. Diagnosis, treatment and prevention of ankle sprains: An evidence-based clinical guideline. Br J Sports Med 2012; 46: 854–860
14. Krischak G. Traumatologie für Physiotherapeuten. Stuttgart: Thieme; 2005
15. Leumann A, Tsaknis R, Wiewiorski M, Valderrabano V. Das akute Supinationstrauma des oberen Sprunggelenks – eine Bagatelle? Schweiz Med Forum 2008; 8(11): 214–216
16. Mulligan EP. Evaluation and management of ankle syndesmosis injuries. Physical Therapy in Sport. 2011; 12: 57
17. O'Loughlin PF, Murawski CD, Egan C, Kennedy JG. Ankle instability in sports. Phys Sportsmed 2009 Jun; 37(2): 93–103
18. Petersen E, Irish SM, Lyons CL, Miklaski SF, Bryan JM, Henderson NE, Masullo LN. Reliability of water volumetry and the figure of eight method on subjects with ankle joint swelling. Journal of Orthopaedic & Sports Physical Therapy 1999; 29(10): 609–615
19. Peterson L, Renström P. Verletzungen im Sport. 3. Auflage. Köln: Deutscher Ärzte-Verlag; 2002
20. Polzer H, Kanz KG, Prall WG, Haasters F, Ockert B, Mutschler W, Grote S. Diagnosis and treatment of acute ankle injuries: Development of an evidence-based algorithm. Orthopedic Reviews 2012; 4(5): 22–32
21. Richter M. Aktualisierte Leitlinien Fuß und Sprunggelenk. Fuß & Sprunggelenk 2010; 8: 268—287
22. Schünke M, Schulte E, Schumacher U. Prometheus. LernAtlas der Anatomie. Band 1. Allgemeine Anatomie und Bewegungssystem. Illustrationen von M. Voll und K. Wesker. Stuttgart: Thieme; 2005
23. Schünke M. Topographie und Funktion des Bewegungssystems. Stuttgart: Thieme; 2000
24. Stiell IG, Greenberg GH, McKnight RD, Nair RC, McDowell I, Reardon M, Stewart JP, Maloney J. Decision rules for the use of radiography in acute ankle injuries. JAMA 1993; 269(9): 1127–1132
25. Tatro-Adams D, McGann SF, Carbone W. Reliability of the figure-of-eight method of ankle measurement. J Orthop Sports Phys Ther 1995; 22(4): 161–3
26. Tilling T, Bonk A, Hoher J, Klein J. Acute injury to the lateral ligament of ankle joint in the athlete. Chirurg 1994; 65: 920
27. Valderrabano V, Hintermann B, Horisberger M, Fung TS. Ligamentous posttraumatic ankle osteoarthritis. Am J Sports Med 2006; 34(4): 612–620
28. de Vries JS, Krips R, Sierevelt IN, Blankevoort L, van Dijk CN. Interventions for treating chronic ankle instability (Review). The Cochrane Library 2011; Issue 8

Aktuelle Evidenz physiotherapeutischer Interventionen für Patienten mit (sub-)akutem Inversionstrauma

Die evidenten Drei: Frank Seipel durchforstete für seine Literaturstudie die einschlägigen Datenbanken und fand über 1.000 potenziell relevante Studien. Er las, screente, filterte: 26 Studien blieben übrig und drei Maßnahmen mit hoher Evidenz...

Viele Untersuchungen versuchten bereits, effektive Behandlungsmethoden für Patienten mit akutem und subakutem Inversionstrauma zu identifizieren [8, 22, 42]. Die aktuelle Literaturstudie untersuchte primär die Schmerzreduzierung und Funktionsverbesserung physiotherapeutischer Interventionen und den Grad ihrer Evidenz. Welche konkreten Behandlungsoptionen eignen sich für Kliniker im Behandlungsmanagement von Patienten nach Inversionstrauma?

Methode

Um für die Literaturstudie einen hohen Evidenzlevel zu erreichen und zur besseren Vergleichbarkeit der Studien, wurden nur randomisierte kontrollierte Studien ausgewertet. Die Datenbanken CINAHL, SPORTDiscus, Cochrane, PubMed und PEDro wurden von Februar bis Mai 2013 vollständig durchsucht, mit der zeitlichen Einschränkung 2005 bis Mai 2013. Dazu wurden mehrere Suchwörter isoliert oder unterschiedlich kombiniert verwendet: „ank-

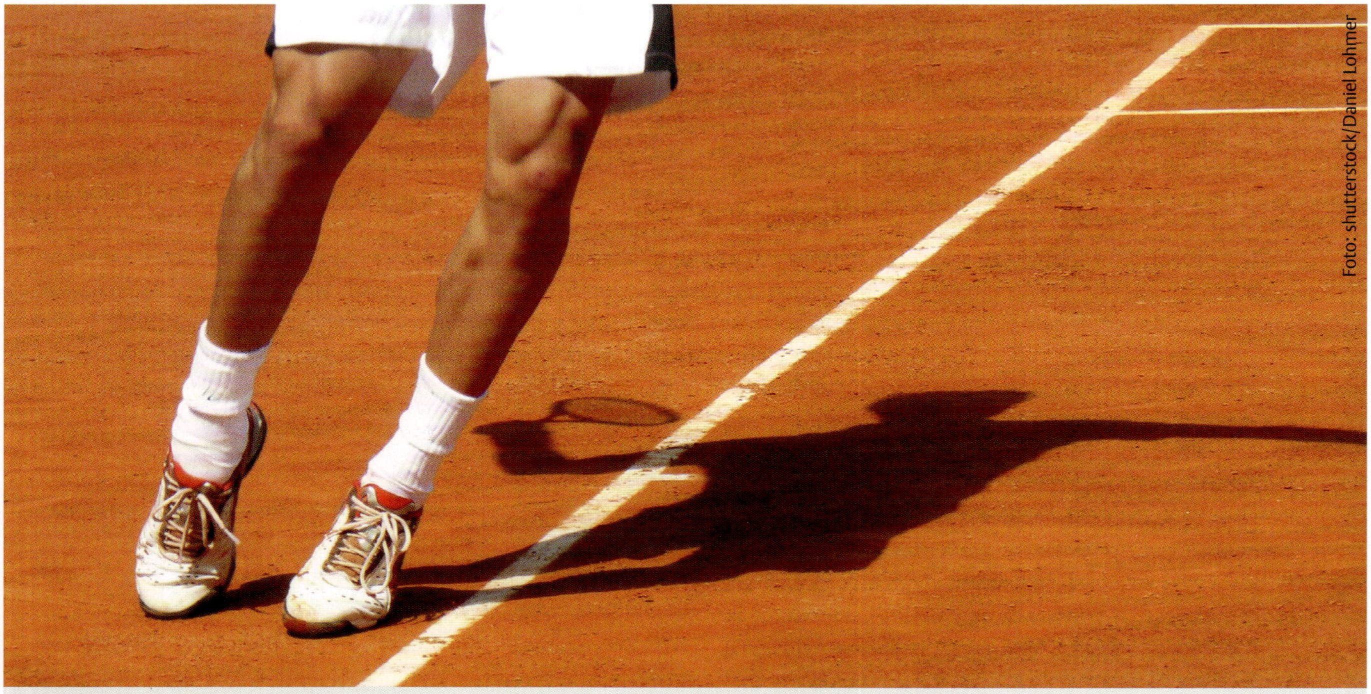

Unser Schwerpunktautor *Frank Seipel* schloss kürzlich seine OMT-DVMT Weiterbildung ab und fertigte dazu seine Literaturstudie an. Für das Thema Inversionstrauma entschied er sich, weil er viele Jahre Leistungstennis spielte. In seiner Praxis hat er immer noch häufig mit Tennisspielern zu tun, denn das Inversionstrauma ist die häufigste Verletzung beim Tennis.

Seipel F. Aktuelle Evidenz physiotherapeutischer Interventionen für Patienten mit (sub-)akutem Inversionstrauma. Manuelle Therapie 2014; 18: 215–220 le or ankle joint" – „ankle sprain or lateral ligament injury or ankle injury or inversion trauma or inversion injury" – „physiotherapy or physical therapy or manual therapy or manipulative therapy or manipulation or mobilisation or traction or mwm or exercise or proprioceptive training or brace or tape". Weitere Quellen für die Literatursuche waren das Internet und die Referenzlisten relevanter Artikel in Fachmagazinen und -büchern.

Ein- und Ausschlusskriterien

Es wurden nur Studien mit Erwachsenen und Kinder zwischen 11 bis 65 Jahren eingeschlossen, um „mündige" Probanden zu inkludieren und um Patienten mit Komorbiditäten wie Osteoporose auszuschließen. Untersuchungen mit ausschließlich Kindern wurden genauso exkludiert wie Studien mit Tieren.

Alle Probanden mussten die Diagnose oder die klinische Symptomatik eines Inversionstraumas erfüllen. Hierzu zählen Schmerz, Schwellung und/oder Funktionseinschränkungen des Sprunggelenks. Bis zur ersten physiotherapeutischen Intervention sollten die Beschwerden längstens 40 Tage bestehen.

Exkludiert wurden Studien, deren Patienten ausschließende Diagnosen aufwiesen: Sprunggelenkinstabilitäten, pathologisch entzündliche Prozesse wie rheumatoide Arthritis, aktivierte Arthrose oder Frakturen, chronische Beschwerden oder neurologische Erkrankungen wie Multiple Sklerose oder Hemiparese. Darüber hinaus wurden alle Studien ausgeschlossen, die Präventivmaßnahmen oder ärztliche Interventionen wie Spritzen, Medikamente und Operationen untersuchten.

Outcome Parameter

Um die Wirkung der verschiedenen Interventionen beurteilen zu können, wurden aussagefähige Parameter benötigt. Hierbei stand vor allem der Nutzen der Therapieoptionen, das heißt die Schmerzreduktion und Funktionsverbesserung, im Vordergrund. Je nach Studie sollte eine Einteilung in primäre, sekundäre oder tertiäre Messparameter stattfinden.

Qualitätsbewertung: Um die methodologische Qualität der ausgewählten Studien beurteilen zu können, wurde die PEDro-Skala verwandt [8]. Die erwiesenermaßen reliable Skala [28] vergibt Kriterienpunkte von null bis elf. Kriterium eins wurde nicht als Punkt vergeben, weil es sich auf die externe Validität bezieht. Es reflektiert daher keine der qualitativen Dimensionen, die die PEDro-Skala erfassen soll.

Studienqualität: Die ausgewählten und bewerteten Studien wurden anhand der PEDro-Skala entweder in eine hohe oder eine niedrige Qualitätsstufe eingeordnet. Hohe Qualität bedeutet: Die Gesamtpunktzahl einer Studie betrug 40 Prozent (vier von zehn PEDro-Punkten) und mehr. Niedrige Qualität heißt: Die Gesamtpunktzahl einer Studie betrug 30 Prozent (drei von zehn PEDro-Punkten) und weniger [22, 40] (► **Tab. 1**).

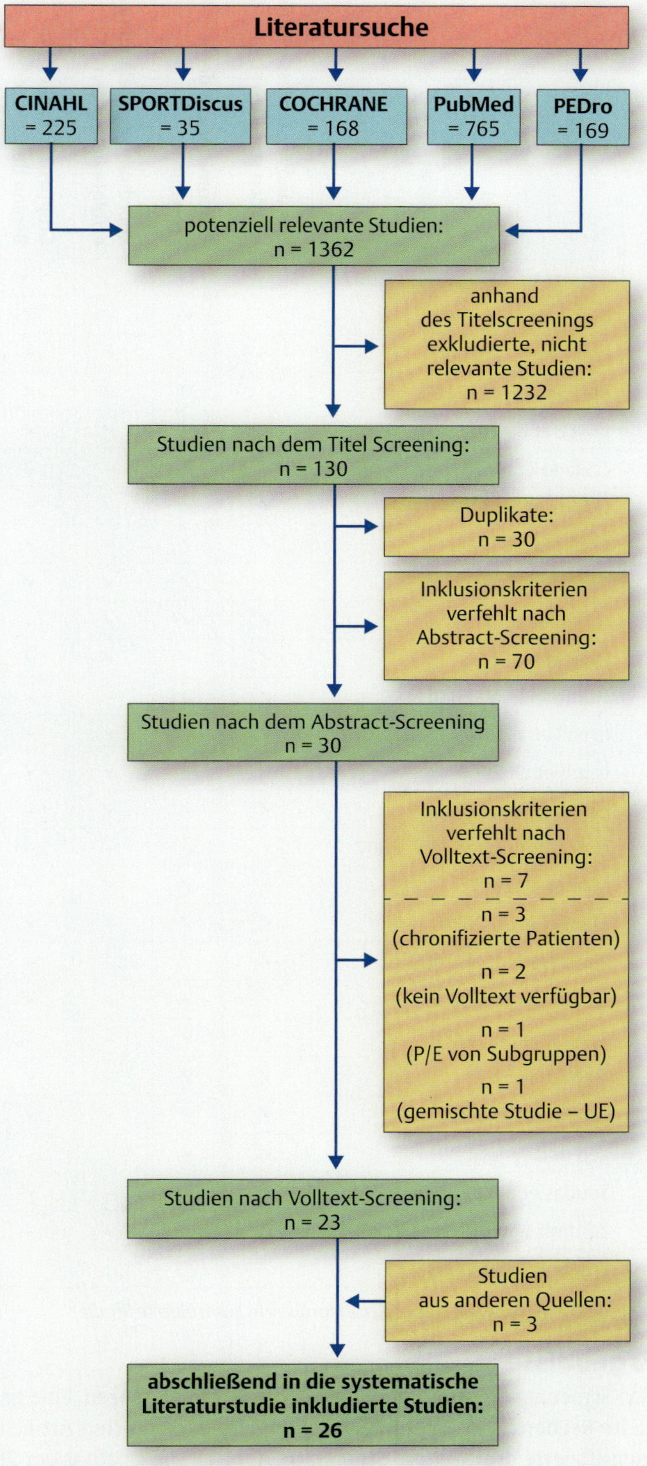

Abb. 1 Flowchart mit der Ergebnisliste der Literatursuche (P/E = physical examination/körperliche Untersuchung, UE = untere Extremität).

Evidenzsynthese: Die Zusammenfassung und Qualitätsbeurteilung der Studienresultate, die Best Evidence Synthesis, erfolgte anhand der Interventionsart in fünf Evidenzstufen: 1 (hohe Evidenz), 2 (moderate), 3 (niedrige), 4 (indikative), 5 (insuffiziente Evidenz) [37, 40, 44]. Indikativ bedeutet so viel wie „unter Umständen, unter bestimmten Voraussetzungen".

Tab. 1 Angewandte PEDro-Skala

	PEDro-Kriterien											
	Ein- und Ausschlusskriterien wurden spezifiziert	Randomisierung der Probanden	Zuordnung der Teilnehmer erfolgte verborgen	Gruppenähnlichkeit vor Beginn der Studie	Probanden waren verblindet	Therapeuten waren verblindet	Untersucher waren verblindet	>85 % der Probanden beendeten die Studie	„Intention to treat" Methode	Gruppenvergleich von mindestens einem zentralen Outcome	Bericht über Punkt- und Streumaße	Gesamtpunktzahl (%)
Bassett und Prapavessis 2007	✓	✓	–	✓	–	–	–	✓	✓	✓	✓	6/10 (60)
Beynnon et al. 2006	✓	✓	✓	✓	–	–	–	–	✓	✓	✓	6/10 (60)
Bleakley et al. 2006	✓	✓	✓	✓	–	–	✓	–	✓	✓	✓	7/10 (70)
Bleakley et al. 2010	✓	✓	✓	✓	–	–	✓	✓	✓	✓	✓	8/10 (80)
Boyce et al. 2005	✓	✓	✓	✓	–	–	–	–	–	✓	✓	5/10 (50)
Collado et al. 2010	–	✓	–	–	–	–	–	–	–	✓	✓	3/10 (30)
Collins et al. 2004	✓	✓	–	✓	–	–	✓	–	–	✓	✓	5/10 (50)
Cooke et al. 2009	✓	✓	✓	✓	–	–	–	–	✓	✓	✓	6/10 (60)
Cosby et al. 2011	–	✓	✓	✓	–	–	✓	✓	✓	✓	✓	8/10 (80)
Green et al. 2001[1)]	✓	✓	✓	–	–	–	✓	✓	–	✓	✓	6/10 (60)
Hing et al. 2011	✓	✓	✓	✓	–	–	–	✓	–	✓	✓	6/10 (60)
Hultman et al. 2010	✓	–	–	–	–	–	–	–	–	✓	–	1/10 (10)
Ismail et al. 2010	✓	✓	✓	✓	–	–	✓	–	–	✓	✓	6/10 (60)
Lamb et al. 2009	✓	✓	✓	✓	–	–	✓	–	✓	✓	✓	7/10 (70)
Lardenoy et al. 2012	✓	✓	✓	–	✓	✓	–	–	✓	✓	✓	7/10 (70)
Lopez-Rodriguez et al. 2007	✓	–	–	–	–	–	–	✓	–	✓	✓	3/10 (30)
Man et al. 2007[1)]	✓	✓	✓	✓	–	–	✓	✓	–	✓	✓	7/10 (70)
Mendel et al. 2010	✓	✓	–	✓	✓	✓	✓	–	✓	✓	✓	8/10 (80)
Pijnenberg et al. 2003[1)]	✓	–	–	–	–	–	✓	–	✓	✓	✓	4/10 (40)
Sandoval et al. 2010	✓	✓	–	✓	–	–	–	✓	–	✓	✓	5/10 (50)
Schwab et al. 2008	✓	✓	–	–	–	–	–	✓	–	✓	v	4/10 (40)
Tully et al. 2012	✓	✓	–	✓	–	–	–	✓	–	✓	✓	5/10 (50)
van Rijn et al. 2007	✓	✓	✓	✓	–	–	✓	✓	✓	✓	✓	8/10 (80)
Yeo und Wright 2011	✓	✓	–	–	✓	–	✓	✓	✓	✓	✓	7/10 (70)
Youdas et al. 2009	✓	✓	–	✓	–	–	–	–	–	✓	✓	4/10 (40)
Zammit und Herrington 2005	✓	✓	–	–	✓	–	–	✓	–	✓	–	4/10 (40)
Ergebnis												56 %

[1)] *Resultat der manuellen Suche (randomisierte kontrollierte Studie)*

Ergebnisse

Das Screening der fünf Datenbanken ergab 23 Referenzen. Eine gezielte Recherche in Referenzlisten von bereits gefilterten Artikeln identifizierte drei weitere Studien (► **Abb. 1**). Die Qualität der 26 Studien reicht von 10 bis 80 Prozent der maximalen Punktzahl. Der Mittelwert aller Studien beträgt 56 Prozent. 23 Studien zeigen eine hohe und drei Studien eine niedrige Qualität (► **Tab. 1**). Für die manuelle Suche wurde der Zeitraum bis zum Jahre 2001 erweitert, um mehr Artikel in die Literaturstudie einzuschließen. Sieben Studien wurden ausgeschlossen (► **Tab. 2**). Insgesamt wurden neun in den gefundenen Studien untersuchte Interventionen isoliert. Mit zehn Artikeln bildeten die Übungen die größte Unterkategorie der Therapieoptionen [1, 10, 13, 19, 21, 33, 36, 38, 43, 48] (► **Tab. 3**).

Evidenz der Interventionen

Dieser Review untersuchte primäre Studien zur Wirksamkeit physiotherapeutischer Interventionen hinsichtlich Schmerzreduktion und Funktionsverbesserung bei Patienten mit (sub-)akutem Inversionstrauma.

Die Vergleichbarkeit der Studien ist schwierig. Studienqualität, Verletzungsgrad, Wundheilungsstadium, Art und Umfang von Interventionen, Behandlungsbeginn und vor allem unterschiedliche The-

Tab. 2 Exkludierte Studien

Autoren	Studientyp	Ausschlussgrund
Hupperets et al. 2009	randomisierte kontrollierte Studie	chronifizierte Patienten
Vicenzino et al. 2006	randomisierte kontrollierte Studie	chronifizierte Patienten
van Rijn et al. 2009	randomisierte kontrollierte Studie	körperliche Untersuchung (P/E) von Subgruppen
Reid et al. 2007	kontrollierte Studie	chronifizierte Patienten
McConnell 2011	randomisierte kontrollierte Studie	kein Abstract, kein PDF
Bleakley et al. 2009	randomisierte kontrollierte Studie	kein Abstract, kein PDF
Kim et al. 2010	randomisierte kontrollierte Studie	gemischte Studie

Tab. 3 In den Studien ermittelte Therapieoptionen

Interventionen	Studienzahl	Autoren
Übungen	10	Bassett und Prapavessis 2007 Bleakley et al. 2010 Collado et al. 2010 Hultman et al. 2010 Ismail et al. 2010 Pijnenburg et al. 2003 Schwab et al. 2008 Tully et al. 2012 van Rijn et al. 2007 Youdas et al. 2009
Orthesen, Bandagen und Tapes	5	Beynnon et al. 2005 Boyce et al. 2005 Cooke et al. 2009 Lamb et al. 2009 Lardenoye et al. 2012
Manuelle Therapie	3	Cosby et al. 2011 Green et al. 2001 Yeo und Wright 2011
Elektrotherapie	3	Man et al. 2007 Mendel et al. 2010 Sandoval et al. 2010
Manipulationen	1	López-Rodríguez et al. 2007
Mobilisation with Movement (MWM)	1	Collins et al. 2004
RICE	1	Hing et al. 2011
Ultraschall	1	Zammit und Herrington 2005
Eistherapie	1	Bleakley et al. 2006

rapiekombinationen wichen in den inkludierten Studien teils erheblich voneinander ab. Zum Teil war auch der Verletzungsmechanismus uneinheitlich. Es gab in- und eversorische Traumata. Andere Autoren stellen jedoch fest, dass therapeutische Interventionen davon unabhängig identisch durchgeführt werden sollen [12]. Bei der Analyse der verteilten PEDro-Punkte fällt auf, dass Gruppenvergleiche von mindestens einem zentralen Outcome in allen Studien vorgenommen wurden. In nur vier Studien waren die Probanden verblindet [25, 32, 46, 49]. Lediglich zwei Studien gewährleisteten die Verblindung der Therapeuten [25, 32]. Verblindungen sind eine Schwäche klinischer Studien. Sie sind „technisch" fast unmöglich und könnten zu Bias wie Verzerrungen und systematischen Fehlern führen.

Übungen

Bereits in der ersten posttraumatischen Woche begonnene, aktive Interventionen wie Kräftigungsübungen, propriozeptives Training und sportspezifische Übungen verbessern die Behandlungsergebnisse hinsichtlich Schmerz, Funktion und Schwellung [10, 19]. Zu diesem Resultat gelangen auch Forscher anderer, hier nicht berücksichtigter Übersichtsarbeiten [30, 42].

:: Plyometrisches Training ist isometrischen Übungen vorzuziehen [21].

Die Plyometrie-Gruppe schnitt insbesondere in den funktionellen Tests besser ab, die mit dem Kaikkonen-Test evaluiert wurden. Bezüglich der Muskelkraft gab es keine Gruppenunterschiede.

Patienten mit Sprunggelenkverletzungen werden oft als Akutfälle in Krankenhäusern versorgt. Genauso effektiv und deutlich günstiger ist die Behandlung in einer Hausarztpraxis [36]. Die Teilnehmer dieser Studie mussten alle ein standardisiertes Heimübungsprogramm durchführen. Es beinhaltete RICE, Bandagieren, aktive Übungen und Medikamente.

Zusätzliche aktive Übungsprogramme verbessern die Patienten signifikant [38]. In dieser Untersuchung verlängerte sich die Gehstrecke deutlich durch zusätzliche Übungen. Die Strecke wurde per Akzelerometer, ein Beschleunigungssensor zur Bewegungsmessung, gemessen. Spezifische Dehnungsmodalitäten bringen bezüglich des Bewegungsausmaßes keinen zusätzlichen Nutzen [48]. Die Autoren dieser Studie untersuchten drei Patientengruppen. Je nach Randomisierung dehnten die Probanden entweder 30 Sekunden, eine oder zwei Minuten lang. Exzentrische Übungen liefern bessere Ergebnisse als konzentrische Übungen [13]. Nach sechs und 12 Wochen wurden in dieser Untersuchung die Drehmomente, Muskeldefizite (L=R) und die Ratios zwischen Konzentrik und Exzentrik isokinetisch gemessen. Exzentrisches Muskeltraining verbessert die Muskelkraft der Eversoren signifikant ($p=0{,}03$).

Evidenz: Stufe 1, hoch.

Orthesen

Welche Orthesenversorgung ist optimal? Laut der inkludierten Studien sollte der Aircast präferiert werden. Zu ähnlichen Ergebnissen kommen auch andere Autoren [22].

In der Akutphase (etwa in der ersten posttraumatischen Woche) könnte eine zusätzliche, elastische Bandage die Effektivität steigern, eventuell aufgrund der dauerhaften Kompression [3]. Kemler et al. [22] definieren die Genesungszeiten anhand des normalen Gehens und des Treppengehens bei Grad-1-Verletzungen auf etwa fünf Tage, bei Grad-2-Verletzungen auf zehn Tage und bei Grad-3-Verletzungen auf etwa 18 Tage.

:: Je länger und rigider die Immobilisation, desto länger die Genesung und desto länger die Bewegungseinschränkung.

Zwischen AirLoc (Aircast) und Tape sehen Lardenoye et al. [25] keine Gruppenunterschiede für die Funktion oder den Schmerz. Hinsichtlich Zufriedenheit (p=0,0001) und Hautirritationen (p=0,0001) schnitt die AirLoc-Gruppe signifikant besser ab. Aufgrund der Ergebnisse sollte man den AirLoc einem Tape vorziehen.

Cooke et al. [15], übrigens die Studie mit der größten Teilnehmerzahl (n=584), und Lamb et al. [24] empfehlen einen Gehgips. Der Aircast schnitt in ihren Studien aber ähnlich gut ab. Aufgrund der Praktikabilität wäre auch hier die Orthese zu empfehlen. Der Aircast ist zudem sehr kosteneffektiv. Bei der Beurteilung der Studienergebnisse muss ein weiterer Umstand berücksichtigt werden: Die inkludierten Studien erforschten die Versorgung der Patienten mit Orthesen, Bandagen und Tapes nur mit anderen Maßnahmen kombiniert, insbesondere mit RICE und/oder Übungen.

Evidenz: Stufe 1, hoch.

Manuelle Therapie

Cosby et al. [16], Green et al. [17] und Yeo und Wright [48] untersuchten in ihren qualitativ hochwertigen Studien die Wirkung von Manueller Therapie. In allen Studien wurde sie als intermittierende Technik angewendet.

Yeo und Wright [48] untersuchten 13 Patienten im subakuten Stadium (Mittelwert 5. Woche). Die Interventionsgruppe verbesserte unmittelbar nach anterior-posterioren Mobilisationen am OSG das dorsalextensorische Bewegungsausmaß signifikant (p=0,000) und die lokale Druckdolenz (p=0,000). Green et al. [17] erforschten den Effekt von zusätzlichen sechs Sitzungen mit anterior-posterioren Mobilisationen gegenüber eines Standardprogrammes. In der Interventionsgruppe verbesserte sich das Bewegungsausmaß deutlich (p=0,01). Zu gleichen Ergebnissen gelangen auch andere Autoren [8]. Cosby et al. [16] stellten bei akuten Patienten mit der gleichen Technik keine signifikanten Gruppenunterschiede des Bewegungsausmaßes fest. Beide Gruppen verbesserten sich über den „Zeiteffekt“ (nach 24 Stunden) signifikant im Vergleich zur Baseline hinsichtlich des Bewegungsausmaßes (p=0,04) und in den Aktivitäten des täglichen Lebens (p=0,004). In der Interventionsgruppe verbesserte sich zudem der Schmerz signifikant (p=0,04). Sowohl Yeo und Wright [48] als auch Green et al. [17] wiederholten ihre 60 Sekunden dauernden Mobilisationen jeweils dreimal, während Crosby et al. [16] lediglich einmal 30 Sekunden behandelte. Die verschiedenen Bedingungen könnten die unterschiedlichen Ergebnisse erklären. Außerdem wird deutlich, dass bei der physiotherapeutischen Versorgung von akuten Patienten der Faktor Zeit wahrscheinlich sehr effektiv ist [1].

Evidenz: Stufe 1, hoch.

Eisanwendungen

Nur für die Akutphase, ungefähr in der ersten posttraumatischen Woche, existiert für die intermittierende Eisanwendung niedrige Evidenz. Intermittierend bedeutet hier: zehn Minuten Eis und zehn Minuten Pause, zweimal wiederholt, alle zwei Stunden [7].

Evidenz: Stufe 3, niedrig (erste Woche).

Mobilisation with Movement

Mobilisations with Movement wurden in nur einer Studie mit Cross-over-Design und hoher Qualität untersucht. Collins et al. [14] kamen zu dem Schluss, dass MWMs in Vollbelastung, mit dem Ziel der Verbesserung der Dorsalextension, zwar unmittelbar das Bewegungsausmaß verbesserten (p=0,017), jedoch nicht den Schmerz reduzieren konnten.

Evidenz: Stufe 3, niedrig.

RICE: Rest Ice Compression Elevation

Erhielten die Patienten nur RICE-Anwendungen, gab es keine signifikanten Gruppenunterschiede bezüglich der Outcome-Parameter Schmerz und Funktion. Beide Untersuchungsgruppen verbesserten sich signifikant [18].

Evidenz: Stufe 5, insuffizient. RICE gehörte jedoch, kombiniert mit anderen Maßnahmen, in vielen guten Studien zur „Standardtherapie“. Deshalb sollte RICE angewendet werden. Allerdings meinen einige Autoren, dass man die Bezeichnungen RICE und PRICE in POLICE ändern sollte. POLICE steht für: Protection, Optimal Loading, Ice, Compression, Elevation und entspricht dem allgemeinen Trend zur frühfunktionellen Therapie [5, 6].

Elektrotherapie

Aufgrund der widersprüchlichen und nicht überzeugenden Studienergebnisse gibt es für die elektrotherapeutische Intervention ebenfalls nur insuffiziente Evidenz [29, 32, 35]. Man et al. [29] erforschten die Wirkung der neuromuskulären elektrischen Stimulation (NMES) mit/ohne sichtbare Muskelkontraktion. Mendel et al. [32] untersuchten die Wirkung des pulsierenden Hochspannungsstroms (HVPC). Sandoval et al. [35] beschäftigten sich ebenfalls mit HVPC mit positiver, negativer Polarität, ohne sichtbare Muskelerregung.

Evidenz: Stufe 5, insuffizient.

Ultraschall

Ultraschall wurde ebenfalls nur in einer Studie mit hoher Qualität untersucht [49]. Die Arbeit lieferte keine überzeugenden Ergebnisse. Bezüglich der Outcomes Schmerz, Schwellung, aktive Dorsalextension und posturale Stabilität gab es zu keinem Messzeitpunkt Gruppenunterschiede.

Evidenz: Stufe 5, insuffizient.

Manipulationen

Nur eine Studie mit niedriger Qualität untersuchte die Manipulationen [27]. Die Studie fällt durch zahlreiche statistische Schwächen auf: Sie beschreibt weder die Verteilung der Patienten auf die Gruppen, noch geht sie detailliert auf das Heilungsstadium der Probanden ein; es gibt nur ein Follow-up und ein Outcome.

Evidenz: Keine Nachweise gefunden, nicht klassifizierbar.

FAZIT

Einheitliche Therapiestrategien für Patienten mit (sub-)akutem Inversionstrauma existieren zurzeit nicht und werden kontrovers diskutiert. Die Literaturstudie zielte darauf ab, evidenzbasierte, physiotherapeutische Behandlungsinterventionen beim Inversionstrauma im (sub-)akuten Stadium hinsichtlich Schmerzreduzierung und Funktionsverbesserung zu untersuchen. Für die Therapieoptionen Orthesen, Manuelle Therapie und Übungen liefert die Literaturübersicht hohe Evidenz. RICE gehört in vielen guten Studien zur Standardtherapie. Aufgrund der methodologischen Schwächen der inkludierten Studien und der oft unzureichenden isolierten Untersuchung von Therapieoptionen, sind die vorliegenden Ergebnisse mit Vorsicht zu interpretieren.

Dank Ein herzliches Dankeschön geht an meinen Mentor Marcus Trocha für die Betreuung dieser Arbeit.

AUTOR

Frank Seipel

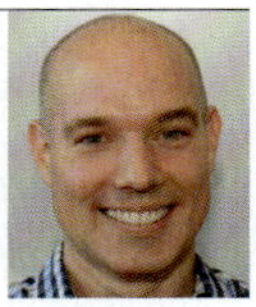

BIBLIOGRAFIE

DOI 10.1055/s-0034-1396916
manuelletherapie 2014; 18: 215–220

Stuttgart · New York · ISSN 1433-2671

Literatur

1. *Aiken AB. Short-term natural recovery of ankle sprains following discharge from emergency departments. J Orthop Sports Phys Ther 2008; 38: 566–571*
2. *Bassett SF, Prapavessis H. Home-based physical therapy intervention with adherence-enhancing strategies versus clinic-based management for patients with ankle sprains. Physical Therapy 2007; 87: 1132–1143*
3. *Beynnon BD, Renström PA, Haugh L, Uh BS, Barker H. A prospective, randomized clinical investigation of the treatment of first-time ankle sprains. Cochrane Database of Systematic Reviews 2006; 1401–1412*
4. *Beynnon BD, Vacek PM, Murphy D, Alosa D, Paller D. First-time inversion ankle ligament trauma: The effects of sex, level of competition and sport on the incidence of injury. The American Journal of Sports Medicine 2005; 33: 1485–1491*
5. *Bizzini M. Ice and modern sports physiotherapy: Still cool? British Journal of Sports Medicine 2012; 46: 219–219*
6. *Bleakley CM, Glasgow P, MacAuley DC. PRICE needs updating, should we call the POLICE? British Journal of Sports Medicine 2012; 46: 220–221*
7. *Bleakley CM, McDonough SM, MacAuley DC. Cryotherapy for acute ankle sprains: A randomised controlled study of two different icing protocols. British Journal of Sports Medicine 2006; 40: 700–705*
8. *Bleakley CM, McDonough SM, MacAuley DC. Some conservative strategies are effective when added to controlled mobilisation with external support after acute ankle sprain: A systematic review. Australian Journal of Physiotherapy 2008; 54: 7–20*
9. *Bleakley CM, O'Connor SR, Tully MA, MacAuley DC, Rocke LG, Bradbury I, Keegan S, McDonough SM. Standard versus accelerated rehabilitation after acute ankle sprain: A randomized controlled trial. Journal of Orthopaedic & Sports Physical Therapy 2009; 39: A15–A15*
10. *Bleakley CM, O'Connor SR, Tully MA, Rocke LG, Macauley DC, Bradbury I, Keegan S, McDonough SM. Effect of accelerated rehabilitation on function after ankle sprain: Randomised controlled trial. BMJ 2010; 10*
11. *Boyce SH, Quigley MA, Campbell S. Management of ankle sprains: A randomised controlled trial of the treatment of inversion injuries using an elastic support bandage or an Aircast ankle brace. British Journal of Sports Medicine 2005; 39: 91–96*
12. *Brukner P, Khan K. Clinical Sports Medicine. 3rd edn. Sydney: McGraw-Hill; 2006; 622*
13. *Collado H, Coudreuse JM, Graziani F, Bensoussan L, Viton JM, Delarque A. Eccentric reinforcement of the ankle evertor muscles after lateral ankle sprain. Cochrane Database of Systematic Reviews 2010; 241–246*
14. *Collins N, Teys P, Vicenzino B. The initial effects of a Mulligan's mobilization with movement technique on dorsiflexion and pain in subacute ankle sprains. Manual Therapy 2004; 9: 77–82*
15. *Cooke MW, Marsh JL, Clark M, Nakash R, Jarvis RM, Hutton JL, Szczepura A, Wilson S, Lamb SE. Treatment of severe ankle sprain: A pragmatic randomised controlled trial comparing the clinical effectiveness and cost-effectiveness of three types of mechanical ankle support with tubular bandage. The CAST trial. Health Technology Assessment 2009; 13: III*
16. *Cosby NL, Koroch M, Grindstaff TL, Parente W, Hertel J. Immediate effects of anterior to posterior talocrural joint mobilizations following acute lateral ankle sprain. Journal of Manual & Manipulative Therapy (Maney Publishing) 2011; 19: 76–83*
17. *Green T, Refshauge K, Crosbie J, Adams R. A randomized controlled trial of a passive accessory joint mobilization on acute ankle inversion sprains. Physical Therapy 2001; 81: 984–994*
18. *Hing W, Lopes J, Hume P, Reid DA. Comparison of multimodal physiotherapy and „R.I.C.E." self-treatment for early management of ankle sprains. [corrected] [published erratum appears in NZ J PHYSIOTHER 2011; 39(3): Inside back cover]. New Zealand Journal of Physiotherapy 2011; 39: 13–19*
19. *Hultman K, Faltstrm A, Oberg U. The effect of early physiotherapy after an acute ankle sprain. Cochrane Database of Systematic Reviews 2010; 65–73*
20. *Hupperets MDW, Verhagen EALM, Van Mechelen W. Effect of unsupervised home based proprioceptive training on recurrences of ankle sprain: Randomised controlled trial. BMJ: British Medical Journal 2009; 339*

21. Ismail MM, Ibrahim MM, Youssef EF, Shorbagy KME. Plyometric training versus resistive exercises after acute lateral ankle sprain. Foot & Ankle International 2010; 31: 523–530
22. Kemler E, van de Port I, Backx F, van Diek CN. A systematic review on the treatment of acute ankle sprain: Brace versus other functional treatment types. Sports Medicine 2011; 41: 185–197
23. Kim E, Kim T, Kang H, Lee J, Childers MK. Aquatic versus land-based exercises as early functional rehabilitation for elite athletes with acute lower extremity ligament injury: A pilot study. Pm R 2010; 2: 703–712
24. Lamb SE, Marsh JL, Hutton JL, Nakash R, Cooke MW. Mechanical supports for acute, severe ankle sprain: A pragmatic, multicentre, randomised controlled trial. Lancet 2009; 373: 575–581
25. Lardenoye S, Cleffken B, Brink PRG, de Bie RA, Poeze M. The effect of taping versus semi-rigid bracing on patient outcome and satisfaction in ankle sprains: A prospective, randomized controlled trial. BMC Musculoskeletal Disorders 2012; 13: 81
26. Liu SH, Nguyen T. Ankle sprains and other soft tissue injuries. Current opinion in rheumatology 1999; 11: 132–137
27. López-Rodríguez S, de-las-Penas CF, Alburquerque-Sendín F, Rodríguez-Blanco C, Palomeque-del-Cerro L. Immediate effects of manipulation of the talocrural joint on stabilometry and baropodometry in patients with ankle sprain. Journal of Manipulative and Physiological Therapeutics 2007; 30: 186–192
28. Maher CG, Sherrington C, Herbert RD et al. Reliability of the PEDro scale for rating quality of randomized controlled trials. PHYS THER 2003; 83: 713–721
29. Man IO, Morrissey MC, Cywinski JK. Effect of neuromuscular electrical stimulation on ankle swelling in the early period after ankle sprain. Physical Therapy 2007; 87: 53–65
30. Martin RL, Davenport TE, Paulseth S, Wukich DK, Godges JJ, Altman RD, Delitto A, DeWitt J, Ferland A, Fearon H. Ankle stability and movement coordination impairments: Ankle ligament sprains: Clinical practice guidelines linked to the International Classification of Functioning, Disability and Health from the orthopaedic section of the American Physical Therapy Association. Journal of Orthopaedic & Sports Physical Therapy 2013; 43: A1–A40
31. McConnell J. Does the addition of supervised exercise to conventional treatment improve outcomes in acute ankle sprain? Clinical Journal of Sport Medicine 2011; 21: 371–372
32. Mendel FC, Dolan MG, Fish DR, Marzo J, Wilding GE. Effect of high-voltage pulsed current on recovery after grades I and II lateral ankle sprains. J Sport Rehabil 2010; 19: 399–410
33. Pijnenburg A, Bogaard K, Krips R, Marti R, Bossuyt P, Van Dijk C. Operative and functional treatment of rupture of the lateral ligament of the ankle: A randomised, prospective trial. Journal of Bone & Joint Surgery, British volume 2003; 85: 525–530
34. Reid A, Birmingham TB, Alcock G. Efficacy of mobilization with movement for patients with limited dorsiflexion after ankle sprain: A crossover trial. Physiotherapy Canada 2007; 59: 166–172
35. Sandoval MC, Ramirez C, Camargo DM, Salvini TF. Effect of high-voltage pulsed current plus conventional treatment on acute ankle sprain. Rev Bras Fisioter 2010; 14: 193–199
36. Schwab PR, Benneker LM, Eggli S, Zimmermann H, Exadaktylos AK. Outcome and patients' satisfaction after functional treatment of acute lateral ankle injuries at emergency departments versus family doctor offices. BMC Fam Pract 2008; 9: 1471–2296
37. Steultjens EM, Dekker J, Bouter LM, van de Nes JC, Cup EH, van den Ende CH. Occupational therapy for stroke patients: A systematic review. Stroke 2003; 34: 676–687
38. Tully MA, Bleakley CM, O'Connor SR, McDonough SM. Functional management of ankle sprains: What volume and intensity of walking is undertaken in the first week postinjury. British Journal of Sports Medicine 2012; 46: 877–882
39. Van Dijk C. Management of the sprained ankle. British Journal of Sports Medicine 2002; 36: 83–84
40. Van Peppen RP, Kwakkel G, Wood-Dauphinee S, Hendriks HJ, Van der Wees PJ, Dekker J. The impact of physical therapy on functional outcomes after stroke: What's the evidence? Clin Rehabil 2004; 18: 833–862
41. van Rijn RM, van Heest JA, van der Wees P, Koes BW, Bierma-Zeinstra SM. Some benefit from physiotherapy intervention in the subgroup of patients with severe ankle sprain as determined by the ankle function score: A randomised trial. Aust J Physiother 2009; 55: 107–113
42. van Rijn RM, van Os AG, Bernsen RM, Luijsterburg PA, Koes BW, Bierma-Zeinstra SM. What is the clinical course of acute ankle sprains? A systematic literature review. American Journal of Medicine 2008; 121: 324–331
43. van Rijn RM, van Os AG, Kleinrensink GJ, Bernsen RM, Verhaar JA, Koes BW, Bierma-Zeinstra SM. Supervised exercises for adults with acute lateral ankle sprain: A randomised controlled trial. Br J Gen Pract 2007; 57: 793–800
44. van Tulder MW, Koes BW, Bouter LM. Conservative treatment of acute and chronic nonspecific low back pain: A systematic review of randomized controlled trials of the most common interventions. Spine 1997; 22: 2128–2156
45. Vicenzino B et al. Initial changes in posterior talar glide and dorsiflexion of the ankle after mobilization with movement in individuals with recurrent ankle sprain. J Orthop Sports Phys Ther 2006; 36: 464–471
46. Wolfe MW, Uhl TL, Mattacola CG, McCluskey LC. Management of ankle sprains. Am Fam Physician 2001; 63: 93–104
47. Yeo HK, Wright A. Hypoalgesic effect of a passive accessory mobilisation technique in patients with lateral ankle pain. Manual Therapy 2011; 16: 373–377
48. Youdas JW, McLean TJ, Krause DA, Hollman JH. Changes in active ankle dorsiflexion range of motion after acute inversion ankle sprain. Cochrane Database of Systematic Reviews 2009; 358–374
49. Zammit E, Herrington L. Ultrasound therapy in the management of acute lateral ligament sprains of the ankle joint. Physical Therapy in Sport 2005; 6: 116–121
50. Zoch C, Fialka-Moser V, Quittan M. Rehabilitation of ligamentous ankle injuries: A review of recent studies. British Journal of Sports Medicine 2003; 37: 291

Touché! Erstversorgung und sportspezifische Rehabilitation eines Fechters mit Inversionstrauma

Fit in sechs Tagen: Der Wundheilungsprozess eines akuten Inversionstraumas benötigt neben der gründlichen Diagnostik und Therapie vor allen Dingen Zeit. Kann ein Leistungssportler sechs Tage nach einem Umknicktrauma schon wieder auf einer Weltmeisterschaft fechten? Er kann.

Am Samstagvormittag ruft mich der aufgebrachte Trainer eines Sportlers an, mit der Bitte, mich um einen verletzten Athleten zu kümmern. Der Fechter Lars F. ist im Treppenhaus mit dem rechten Fuß umgeknickt. Da er in sechs Tagen an der Mannschaftsweltmeisterschaft in Peking teilnehmen soll, muss er umgehend adäquat versorgt werden.

Akutversorgung

Dem Trainer werden telefonisch die nötigen Sofortmaßnahmen nach der POLICE-Regel (Protection, Optimal Loading, Ice, Compression, Elevation) erklärt [4]. Dies umfasst die Kühlung des Sprunggelenks mit Crushed Ice bei gleichzeitiger Kompression mit einer elastischen Kurzzugbinde. Sie wird mit maximalem Zug angelegt, ohne den Schmerz zu verstärken [9].

Telefonisch werden die Symptome erfragt: Schmerzen im Sprunggelenk, Gehfähigkeit unter vier Schritten und eine Druckdolenz dorsal kaudal am lateralen Malleolus, etwa sechs Zentimeter groß. Dem Sportler wird deshalb geraten, die Notaufnahme des nächsten Krankenhauses aufzusuchen – unter Beibehaltung der Kompression und Kühlung der hochgelagerten Extremität. Ist eine schmerzfreie Belastung nicht möglich, soll er das Bein entlasten. Dort wird wegen der positiven Ottawa Ankle Rules eine Röntgenuntersuchung veranlasst, um Frakturen auszuschließen (S. 212). Zusätzlich wird Lars F. mit einer Orthese versorgt [15, 26].

Physiotherapeutische Erstuntersuchung

Nachmittags, circa fünf Stunden nach dem Trauma, erfolgt die physiotherapeutische Erstuntersuchung. Der ärztliche und röntgenologische Befund des Sprunggelenkes, der proximalen Fibula und des Mittelfußes schließt Begleitfrakturen wie knöcherne Ausrisse des lateralen Kapsel-Band-Apparates (Retinaculum peroneorum superius) oder eine Maisonneuve-Fraktur aus [19]. Im Mittelfuß konzentriert sich die Untersuchung besonders auf das Os naviculare und die Basis des fünften Mittelfußknochens [3].

Ereignis- und Schmerzanamnese

Da sich Lars F. beim Treppabgehen verletzte, stürzte er auf das plantarflektierte und inversierte Sprunggelenk. Der Unfallmechanismus lässt bereits auf die wahrscheinlich verletzten Strukturen schließen [14]: Lig. talofibulare anterius, Lig. calcaneofibulare (das Lig. talofibulare posterius ist meist nur bei noch komplexeren Verletzungen beteiligt), Peronealsehnen und N. fibularis superficialis.

Für den weiteren Behandlungsverlauf ist wichtig, ob es in der Vergangenheit ähnliche Traumata gab. Bei bis zu 34 Prozent aller Inversionstraumen kommt es innerhalb von drei Jahren zu einer Retraumatisierung [15]. Auf der numerischen Analogskala gibt Lars F. die Schmerzintensität neun (von zehn) an. Bei Belastung spürt er am Malleolus lateralis und im ventralen Kapselbereich des OSG ein „Stechen und Bohren". Im lateralen Unterschenkel, im Verlauf der Mm. peronei, „zieht und brennt es".

Inspektion und Palpation

Über dem Lig. talofibulare anterius, Lig. calcaneofibulare und der ventralen Kapsel des OSG ist eine deutliche Schwellung sichtbar. Außerdem ist die Fibula im Verhältnis zur Tibia nach kaudal-anterior verschoben.

In der Ruhestellung sind die Bänder des lateralen Sprunggelenks schwer zu palpieren. Auf eine Palpation der gedehnten Bänder und Stresstests wird jedoch schmerzbedingt verzichtet. Die Palpation in Ruhestellung ergibt eine deutliche Druckdolenz über dem Lig. talofibulare anterius und dem Lig. calcaneofibulare (► **Abb. 1**). Der mediale Kapsel-Band-Apparat ist unauffällig. Da Frakturen bereits röntgenologisch ausgeschlossen wurden, wird auch auf die Palpation knöcherner Strukturen verzichtet. Wäre dies nicht der Fall, sollte sie gemäß der Ottawa Ankle Rules erfolgen.

Es folgt das Tasten der Fußpulse der A. tibialis posterior (hinter dem Malleolus medialis, ► **Abb. 2**) und der A. dorsalis pedis (zwischen den Sehnen des M. tibialis anterior und des M. extensor hallucis longus). Beide Fußpulse sind tastbar. Eine Begleitverletzung der Membrana interossea ist somit ausgeschlossen.

Lars F. gab in der Anamnese Schmerzen im ventralen Gelenkspalt des OSG an. Deshalb wird auch hier auf Druckdolenz palpiert. Da der Befund positiv ist, folgen in der Funktionsuntersuchung weitere Tests zum Ausschluss einer Syndesmosenbeteiligung. Die Palpation der Weichteile konzentriert sich auf die Mm. peronei. Zusätzlich zu den ziehenden Schmerzen fällt eine starke Tonuserhöhung auf. Deshalb werden in der Funktionsuntersuchung die Muskeln und Sehnen getestet.

Wunderlich S. Touché! Erstversorgung und sportspezifische Rehabilitation eines Fechters mit Inversionstrauma. Manuelle Therapie 2014; 18: 221–225

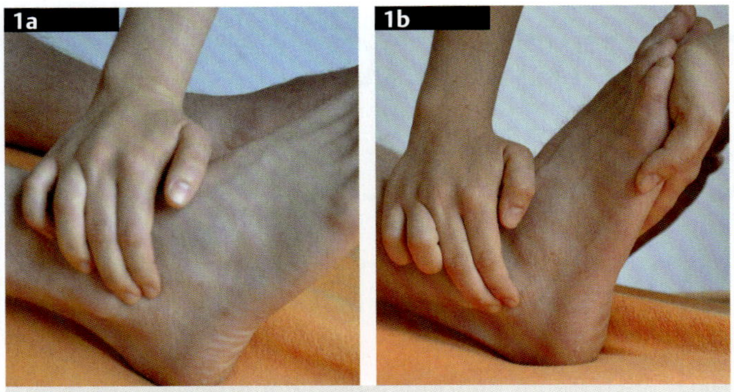

Abb. 1 Palpation in Ruhestellung. **a** Lig. talofibulare anterius. **b** Lig. calcaneofibulare.

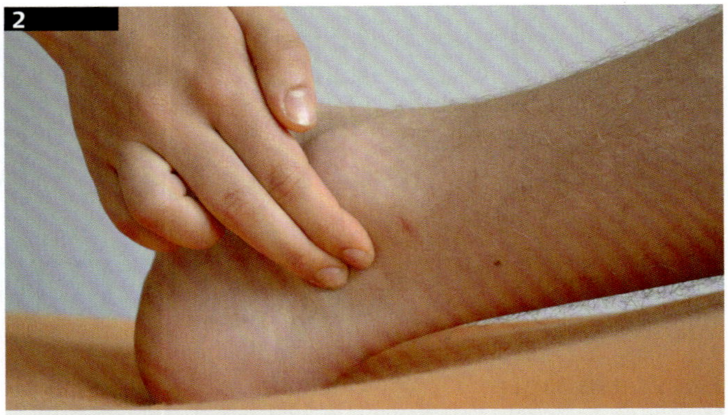

Abb. 2 Tasten des Pulses: A. tibialis posterior.

Funktionsuntersuchung

Nicht geprüft wird die Beweglichkeit des OSG bis zur Schmerzgrenze, da die Dorsalextension/Plantarflexion über 10/0/20 die vermeintlich verletzten Strukturen dehnen würden [28]. Bewegungen im limitierten Ausmaß von Dorsalextension/Plantarflexion 10/0/20 sind aktiv und passiv schmerzfrei durchführbar. Da Lars F. das betroffene Bein nicht schmerzfrei belasten kann, wird auf die Prüfung des Gehens und der Propriozeption verzichtet.

Die Untersuchungsergebnisse lassen auf eine Verletzung des lateralen Kapsel-Band-Apparates mit Beteiligung des Lig. talofibulare anterius, des Lig. calcaneofibulare [8] und der ventralen Kapsel des OSG schließen [23]. Die Beteiligung des Syndesmose muss noch weiter untersucht werden. Die ziehenden Schmerzen am lateralen Unterschenkel lassen auf eine (tendo-)muskuläre Läsion der Mm. peronei schließen. Aufgrund der schweren Verletzung sind die Ergebnisse noch nicht aussagekräftig. Eine verlässliche Untersuchung ist erst am vierten bis siebten posttraumatischen Tag möglich [14, 23, 25].

Obwohl der Verletzungsmechanismus (Plantarflexion/Inversion), die fehlende mediale Schwellung und negative Druckdolenz des Lig. deltoideum gegen eine Verletzung der Syndesmose sprechen, weist die vorhandene Schwellung und Druckdolenz im Bereich des Lig. tibiofibulare anterius auf eine Syndesmosenbeteiligung hin [19]. Um eine Beteiligung des Lig. tibiofibulare anterius auszuschließen, werden der Squeeze-Test, der Außenrotationsstress-Test und der Cross-Leg-Test durchgeführt. Sie bleiben ohne Befund (▶ **Abb. 3–5**).

Abschließend erfolgt aufgrund der anamnestischen und palpatorischen Hinweise die Muskelfunktionsprüfung der Mm. peronei. Der Muskelfunktionstest ist bis Grad 3 schmerzfrei möglich. Die Untersuchungen auf eventuelle Begleitverletzungen des Muskels und der Sehnenscheide oder auf eine Affektion des N. fibularis superficialis sind erst in einer späteren Behandlung möglich.

Behandlung im Akutfall

Nach der Erstuntersuchung wird das Gelenk erneut unter Kompression 30 Minuten gekühlt. Zur Kühlung wird eine verdunstende Lösung (Retterspitz) gewählt. Alternativ sind auch essigsaure Tonerde oder Crushed Ice einsetzbar. In der Akutphase, 24 bis 48 Stunden nach dem Trauma, stehen die Schmerz- und Schwellungsreduktion und die Zirkulationsverbesserung im Vordergrund.

:: Ziel der ersten Akutbehandlung ist es, einen physiologischen Heilungsverlauf einzuleiten [25].

Der ziehende, brennende Schmerz im Verlauf der Mm. peronei lässt auf ein Triggerband schließen. Die verdrehte oder aufgespaltene Muskelfaszie wird deshalb zur Normalisierung der Muskelfunktion mit manueller Technik behandelt. Bei der anschließenden Palpation weist der Muskel einen Normotonus auf [22]. An der über Herzhöhe hochgelagerten Extremität werden zusätzlich manuelle Lymphdrainage und Elektrotherapie durchgeführt. Stromform: diadynamische CP-Ströme nach Bernard für zwölf Minuten. Anschließend erhält Lars F. einen Salbenverband (Elektrolytsalbe) und eine Schiene, die nachts die Nullstellung im OSG stabilisiert. Mit Unterarmgehstützen und Sohlenkontakt geht Lars F. schmerzfrei. Aufgrund der Schmerzen kann er den Fuß nicht vollständig abrollen.

Aufklärung und Information über günstige Verhaltensweisen schließen die Akutbehandlung ab. Lars F. weiß, dass und wie er die Wundheilung und den Therapieerfolg jetzt unterstützen kann.

Behandlung in der vaskulären Entzündungsphase

1. und 2. Tag: Die posttraumatische Therapie wird zweimal täglich fortgesetzt. In dieser Phase steht weiterhin die Behandlung nach der POLICE-Regel im Vordergrund [4]:

- Protection: Ein limitiertes Bewegungsausmaß schützt die verletzen Strukturen vor Stress.
- Optimal Loading: durch schmerzadaptierte Belastung und Manuelle Therapie.
- Ice: Crushed Ice oder Verdunstungskälte senkt die Hauttemperatur unter 13 Grad.
- Compression: mit einer elastischen Kurzzugbinde, um das Ödem möglichst gering zu halten.
- Elevation: zur Schwellungsprophylaxe und Ödemresorption.

Die frühere PRICE-Regel gab eine Pause vor. Schutz und Entlastung sind im Akutstadium zwar sehr wichtig, trotzdem sollte nur kurz, direkt nach dem Trauma pausiert werden. Daher wird der Begriff „Pause" durch „optimale Belastung" ersetzt. Mehrere Studien belegen, dass die frühfunktionelle Therapie auch bei

IST DAS LIG. TIBIOFIBULARE ANTERIUS BETEILIGT? DREI TESTS

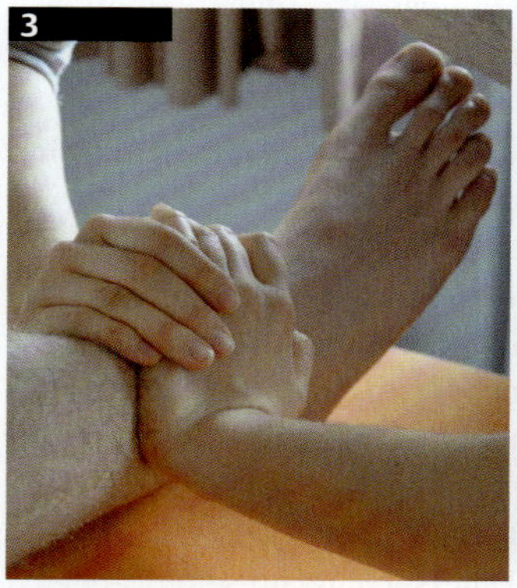

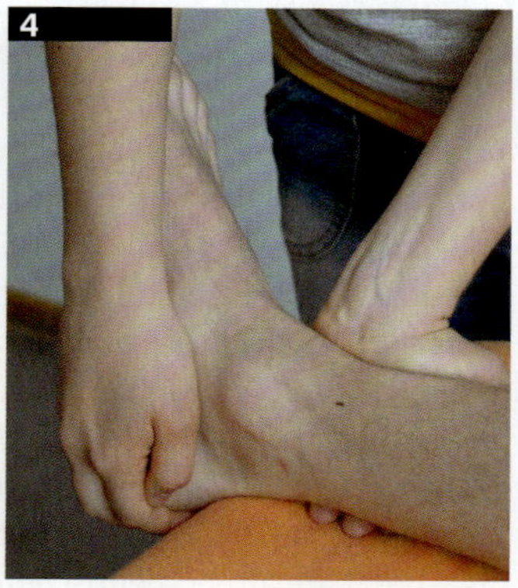

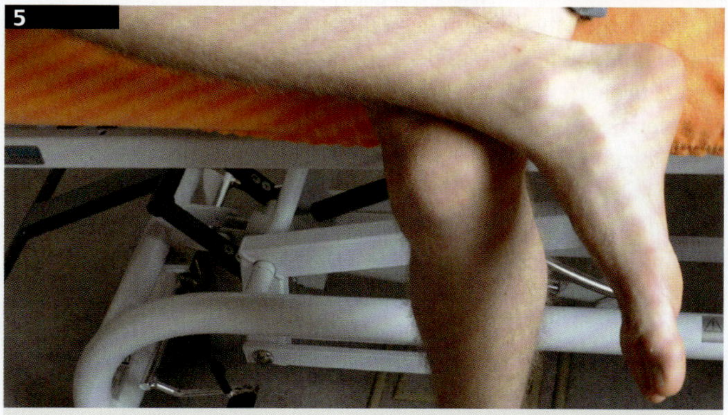

Abb. 3 Squeeze-Test: Druck mit beiden Händen auf die Tibia und Fibula von medial nach lateral. Die Untersuchung erfolgt in mehreren Abschnitten, beginnend ab der Mitte des Unterschenkels.
Test positiv: Schmerzen im tibiofibularen Gelenk [19].
Abb. 4 Außenrotationsstress-Test: Eine Hand stabilisiert den Fuß und das Sprunggelenk, die andere Hand den Unterschenkel. Der Fuß und das Sprunggelenk werden nun in Außenrotation bewegt.
Test positiv: Schmerzen und Separation im tibiofibularen Gelenk [19].
Abb. 5 Cross-Leg-Test: Der betroffene Unterschenkel wird proximal der Malleolengabel auf den kontralateralen Oberschenkel gelegt. Dabei bewirkt die Schwerkraft eine Außenrotationsstellung im Sprunggelenk.
Test positiv: Schmerzen und Separation im tibiofibularen Gelenk [19].

INVERSIONSTRAUMA: VERHALTEN IN DER AKUTPHASE

Mit diesen Maßnahmen unterstützen Patienten den Wundheilungsprozess:
- Möglichst oft hochlagern (Sprunggelenk über Herzhöhe).
- Die Zehenpumpe aktivieren.
- Im schmerzfreien Bereich belasten.
- Auf Nikotin verzichten.

OPTIMAL KÜHLEN

Mit Crushed Ice für 10 bis 15 Minuten, sodass die Hauttemperatur weniger als 13 Grad Celsius beträgt, erreicht man den bestmöglichen Kühleffekt. Die Wirkung der Kühlung auf die Entzündungsreaktion beziehungsweise den Stoffwechsel des Körpers ist erwiesen. Ob die relevante Temperaturreduktion an den verletzen Strukturen erreicht wird, ist schwer zu sagen. Die Wirkung auf die Durchblutung und damit einhergehende Ödembildung ist umstritten [9].

Inversionstraumen der Immobilisation überlegen ist [3, 16, 25]. Die Behandlungsinhalte entsprechen denen der Akutphase. Zur Schmerzlinderung wird weiterhin gekühlt. Lars F. kann bereits am zweiten Tag nach der Verletzung sensomotorische Übungen ausführen: im Bewegungsausmaß Dorsalextension/Plantarflexion 10/0/20, in Entlastung und Teilbelastung, zum Beispiel im Sitzen mit Hilfsmitteln wie Ball oder Therapiekreisel.

Behandlung in der zellulären Entzündungsphase

3. Tag: Am lateralen Sprunggelenk, proximalen Unterschenkel und auf dem Fußrücken zeigt sich ein ausgeprägtes Hämatom. Aufgrund der reduzierten Schwellung ist nun eine manualtherapeutische Untersuchung der Fußwurzelknochen und der Fibula möglich. Außer der Fibula ist auch der Talus nach kaudal-anterior verschoben. Das Os cuneiforme gleitet im Seitenvergleich weniger nach dorsal.

Zur Schmerzlinderung ergänzt Traktion des OSG (Stufe 1) die bisherige Therapie. Weitere Anwendungen sind: manuelle Mobilisation des Talus nach dorsal [18] (▸ **Abb. 6**), der Fibula nach kranial und posterior sowie des Os cuneiforme nach dorsal. Bei der Mobilisation der Fibula ist die Bewegung nach kranial mit einer Innenrotation verbunden [13] (▸ **Abb. 7**). Die assistive Mobilisation des OSG ist schmerzfrei möglich bis: Dorsalextension/Plantarflexion 20/0/20. Im Anschluss an die passive Therapie trainiert Lars F. im Flachwasser selbstständig das Gehen.

Behandlung in der Proliferationsphase

4. Tag: Lars F. fliegt nach Peking zum Mannschaftswettkampf der Fechter. Unmittelbar nach der Ankunft geht die Therapie weiter. In dieser Phase ist die akute Entzündung abgeschlossen und das schmerzfreie Vergrößern des Bewegungsausmaßes in sagittaler Ebene steht im Vordergrund. Lars F. dorsalextendiert/plantarflektiert im OSG 20/0/30 und supiniert/proniert den Vorfuß 20/0/15 (bei fixiertem Calcaneus) schmerzfrei. Mit einem Tapeverband führt er ein 30-minütiges, aerobes Ausdauertraining auf dem Fahrradergometer durch, auch Gehen und Treppensteigen sind so vollständig möglich [26]. Ein weiteres Therapieziel ist die Aktivierung der Mm. peronei. Hierzu erlernt Lars F. ein konzentrisch-exzentrisches Krafttraining mit dem Theraband und limitierter Supination/Pronation (20/0/15). Zusätzlich absolviert er ein Kraftausdauertraining der Dorsalextensoren. Aufgrund der Gegebenheiten vor Ort wird das muskuläre Training nicht dosiert am Seilzug, sondern mit einem Theraband durchgeführt. Wegen der häufigen Tapeverbände gehört die Hautpflege zur Betreuung der Athleten. Alle Kleberückstände werden vollständig entfernt und die gereizte Haut wird gut gepflegt, um Einrissen vorzubeugen. Lars F. belastet das betroffene Gelenk inzwischen schmerzfrei, sodass er das sensomotorische Training zur Verbesserung der Koordination und des Gleichgewichts unter Vollbelastung durchführt.

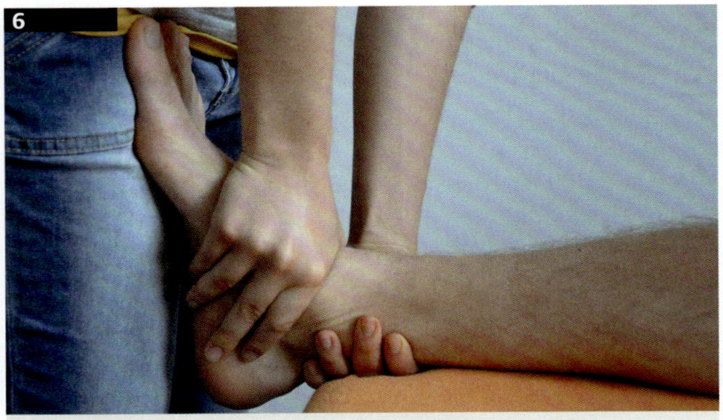

Abb. 6 Mobilisation des Talus nach dorsal (zelluläre Entzündungsphase).

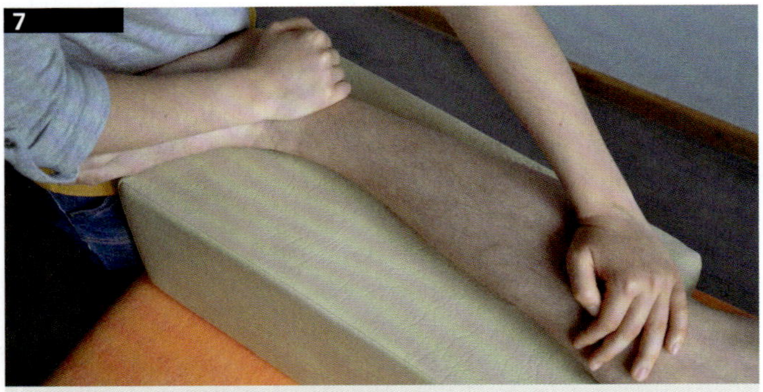

Abb. 7 Mobilisation der Fibula (zelluläre Entzündungsphase).

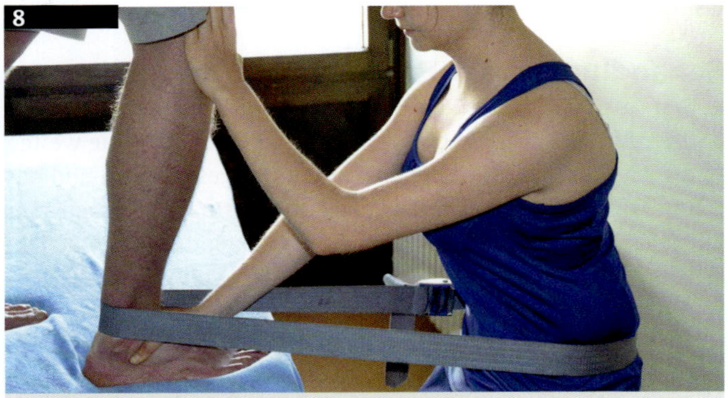

Abb. 8 Mobilisationstechnik nach Mulligan (Proliferationsphase).

5. Tag: Die Therapie ist identisch. Lars F. teilt dem Mannschaftsarzt und dem Therapeuten mit, dass er den Wettkampf am nächsten Tag als Ersatzfechter bestreiten möchte. Das bedeutet: Die fechtspezifischen Bewegungsabläufe müssen schmerzfrei sein. Zusätzlich zum Tapeverband stabilisiert eine individuell für den Sportler angefertigte Orthese das Sprunggelenk [15]. Er ist nun in der Lage, Fechtschritte, die beim Rechtshänder mit dem rechten Fuß hauptsächlich in der sagittalen Ebene stattfinden, und kleine Sprünge mit geringen Schmerzen (visuelle Analogskala 2/10) durchzuführen. Obwohl das Gewebe im jetzigen Wundheilungsstadium einer derartigen Belastung nicht ausgesetzt werden sollte, wird entschieden, dass Lars F. am Folgetag als Mannschaftsmitglied startet.

6. Tag: Lars F. wird als Ersatzfechter eingesetzt und erkämpft sich mit der Mannschaft die Silbermedaille.

11. Tag: Nach dem Wettkampf stellt sich Lars F. wieder in der physiotherapeutischen Praxis vor. Folgende Befunde sind für die weitere Behandlung relevant: Inspektion: leichte Schwellung über dem lateralen Malleolus und im ventralen Kapselbereich. Bewegungsausmaße: Dorsalextension/Plantarflexion 0/0/30, Pronation/Supination: 15/0/20. Im Gehen mit Vollbelastung (ohne Orthese oder Verband) treten am Ende der Standbeinphase rechts (Heel-off) am lateralen Fuß stechende Schmerzen auf (visuelle Analogskala 3/10). Auch der modifizierte Romberg-Stehversuch ist positiv. Die Ergebnisse der manualtherapeutischen Untersuchung im Seitenvergleich erfordern die Mobilisation des Talus und des medialen Strahls nach dorsal [10] sowie die Mobilisation des Calcaneus und des Os naviculare. Weichteiltechniken an der ventralen Kapsel, am Ansatz des M. soleus verbessern die Dorsalextension bei Belastung. Anschließend folgen Mobilisationstechniken nach Mulligan (Mobilisations with Movement) unter Belastung [11] (► **Abb. 8**). Die medizinische Trainingstherapie beinhaltet konzentrisches Training der Mm. peronei im aktiven, schmerzfreien Bewegungsausmaß, koordinatives Training im Einbeinstand und in fechtspezifischen Schrittfolgen auf dem Posturomed und dem Trampolin [25]. Die kardiopulmonale Ausdauer trainiert Lars F. per Fahrradergometer oder Aquajogging. Dabei entspricht die Belastung der seiner Trainingsgruppe. Lars. F. erhält zusätzlich aufgrund der persistierenden Schwellung durch die frühe Wettkampfbelastung Elektrotherapie und Manuelle Lymphdrainage. Nach der Therapie sorgt eine Aktivbandage dafür, dass er schmerzfrei gehen kann. Der Gangablauf ist unauffällig und physiologisch. In der Proliferationsphase benötigt das Gewebe möglichst physiologische und adäquate Belastungsreize [24].

12. Tag bis 6. Woche: Bis zur vollständigen Schwellungsreduktion und zum Erreichen des vollen Bewegungsausmaßes erhält Lars F. weiterhin täglich die bisherigen manualtherapeutischen [18] und physikalischen Maßnahmen sowie medizinische Trainingstherapie. Nach vier Wochen kehrt er zum Mannschaftstraining zurück [25] und trainiert noch zwei Wochen mit der Orthese [26]. Nach etwa sechs Wochen, am Ende der Proliferationsphase, sind die Bänder primär stabil.

Prävention

Die Rehabilitation von Lars F. endet jetzt. Da die Wundheilung der verletzen Strukturen noch nicht abgeschlossen ist, erlernt er ein spezifisches Training zur Sekundärprävention. Wird es ab dem Trauma vier Monate lang durchgeführt, ist die Wirksamkeit gewährleistet [26].

Alle Übungen des propriozeptiv-neuromuskulären Stabilisationstrainings beinhalten die ausgerichteten Bein- und Fußachsen und die korrigierte Fußgewölbestellung. Um einen zu frühen Abbruch des Trainings zu verhindern, enthält es sportartspezifische Elemente wie Ausfallschritte und wird mit den Trainern in das Mannschaftstraining integriert.

FAZIT

Erfolgt nach einem akuten Inversionstrauma keine adäquate Therapie inklusive Prävention, führt dies in 20 bis 30 Prozent der Fälle zu einer chronischen Instabilität des OSG. Davon entwickeln 78 Prozent der Patienten eine posttraumatische Osteoarthrose [23]. Weitere begünstigende Faktoren für eine Instabilität sind: insuffiziente Heilung, hochgradige Verletzungen, nicht diagnostizierte Begleitverletzungen beispielsweise der Peronealsehnen oder ein Knochenödem und anatomische Besonderheiten wie ein Rückfuß-Varus.

AUTOREN

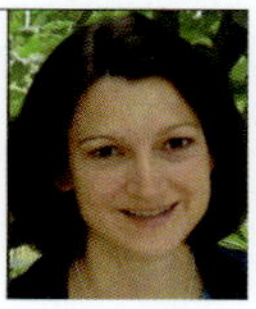

Sylvia Wunderlich

Stephanie Brezina und Paul Zeitler

BIBLIOGRAFIE

DOI 10.1055/s-0034-1396917
manuelletherapie 2014; 18: 221–225

Stuttgart · New York · ISSN 1433-2671

Literatur

1. *Bachmann LM, Kolb E, Koller MT, Steurer J, ter Riet G. Accuracy of Ottawa Ankle Rules to exclude fractures of the ankle and mid-foot: Systematic reviews. BMJ 2003; 326: 417–423*
2. *Barg A, Tochigi Y, Amendola A Phisitkul, P, Hintermann B, Saltzman C L. Subtalar instability. Diagnosis and treatment. Foot and Ankle International 2012; 33: 151–160*
3. *Best R. Aktuelle und neue Konzepte in der Behandlung akuter Außenbandverletzungen des Sprunggelenks. Deutsche Zeitschrift für Sportmedizin 2011; 03: 57–62*
4. *Bleakley C, Glasgow P, MacAuley D. PRICE needs updating, should we call the POLICE? British Journal of Sports Medicine 2012; 46: 220–221*
5. *Dallinga JM, Benjaminse A, Lemmink KAPM. Which screening tools can predict injury to the lower extremities in team sports? A systematic review. Sports Medicine 2012; 49: 791–851*
6. *Eechaute C, Bautmans I, De Hertogh W, Vaes P. The multiple hop test: A discriminative or evaluative instrument for chronic ankle instability? Clinical Journal of Sports Medicine 2012; 22: 228–233*
7. *Eechaute C, Vaes P, Duquet W. The dynamic postural control is impaired in patients with chronic ankle instability: Reliability and validity of the multiple hop test. Clinical Journal of Sports Medicine 2009; 19: 107–114*
8. *Funder V, Jorgensen JP, Andersen A et al. Ruptures of the lateral ligaments of the ankle. Clinical diagnosis. Acta Orthop Scand. Dec 1982; 53:997–1000*
9. *Glasgow P. Effekte der Kryotherapie und Eisanwendung in der Sportphysiotherapie. Sportphysio 2013; 1: 37–44*
10. *Green T, Refshauge K, Crosbie C, Adams R. A randomized trail of passive accessory joint mobilization on acute ankle inversion sprain. Phys Th 2001; 81(4): 984–994*
11. *Hoch M, McKeon P. The effectiveness of mobilization with movement at improving dorsiflexion after ankle sprain. Journal of Sports Rehabilitation 2010; 19(2): 226–232*
12. *Kaminski TW, Hertel J, Amendola N, Docherty CL, Dolan MG, Hopkins JT, Nussbaum E, Poppy W, Richie D. National Athletic Trainers' Association position statement: Conservative management and prevention of ankle sprains in athletes. Journal of Athletic Training 2013; 48: 528–545*
13. *Kapandji IA. Funktionelle Anatomie der Gelenke. Stuttgart: Hippokrates; 2001*
14. *Keith W, Chan KW, Ding BC, Mroczek KJ. Acute and chronic lateral ankle instability in the athlete. Bulletin of the NYU Hospital for Joint Diseases 2011; 69: 17–26*
15. *Kemler E, van de Port I, Back F, van Dijk N. A systematic review on the treatment of acute ankle sprain. Brace versus other functional treatment types. Sports Medicine 2011; 41(3): 185–197*
16. *Kerkhoffs G, Rowe B, Assendelft W, Kelly K, Struijs P, van Dijk C. Immobilization and functional treatment for acute lateral ankle ligament injuries in adults. Cochrane Database 2002; 3: CD003762*
17. *Lohrer H, Nauck T, Gehring D, Gollhofer A. Sprunggelenkarthrometrie zur Diagnostik der mechanischen Komponente der chronischen Sprunggelenkinstabilität. Sportverletzung Sportschaden 2013; 27: 85–90*
18. *Loudon J, Reimann M, Sylvain J. The efficacy of manual joint mobilization/manipulation in treatment of lateral ankle sprains: A systematic review. British Journal of Sports Medicine 2014; 48: 365–370*
19. *Miller TL, Timothy Skalak T. Evaluation and treatment recommendations for acute injuries to the ankle syndesmosis without associated fracture. Sports Medicine 2014; 44: 179–188*
20. *Postle K, Pak D, Smith T. Effectiveness of proprioceptive exercises for ankle ligament injury in adults: A systematic literature and meta-analysis. Manual Therapy 2012; 17: 285–291*
21. *Sman AD, Hiller CE, Rae K, Linklater J, Black DA, Nicholson LL, Burns J, Refshauge KM. Diagnostic accuracy of clinical tests for ankle syndesmosis injury. British Journal of Sports Medicine 2013; 0: 1–7*
22. *Typaldos S. Das Fasziendistorsionsmodell (FDM) nach Stephen Typaldos D.O. Die Typaldos-Methode. Wien: European Fascial Distorsion Model Assosiation (EFDMA); 2013*
23. *van den Bekerom MPJ, Kerkhoffs GMMJ, Mc Collum GA, Calder JDF, van Dijk CN. Management of acute lateral ankle ligament injury in the athlete. Knee Surgery, Sports Traumatology, Arthroscopy 2013; 21: 1390–1395*
24. *van den Berg F. Angewandte Physiologie Band 1: Das Bindegewebe des Bewegungsapparates verstehen und beeinflussen. Stuttgart: Thieme; 2010*
25. *van der Wees PJ, Lenssen AF, Feijts YAEJ, Bloo H, van Moorse SR, Ouderland R, Opraus KWF, Rondhuis G, Simons A, Swinkel RAHM, Vaes P, Verhagen E, Hendriks HJM, de Bie RA. KNGF Guideline for Physical Therapy in patients with acute ankle sprain. Practice Guidelines. Dutch Journal of Physical Therapy 2006; 116 (Supplement 5)*
26. *Verhagen E, Bay K. Optimising ankle sprain prevention: A critical review and practical appraisal of the literature. British Journal of Sports Medicine 2010; 44:1082–1088*
27. *Wikstrom EA, Hubbard-Turner T, Mc Keon PO. Understanding and treating lateral ankle sprains and their consequences. Sports Medicine 2013; 43: 385–393*
28. *Zöch C, Fjalka-Moser V, Quittan M. Rehabilitation of ligamentous ankle injuries: A review of recent studies. Br J Sports Med 2003; 37: 291–295*

Schwerpunkt
ACHILLODYNIE

Achillodynie: Pathophysiologie und Diagnostik

Die Achillesferse – wenn es sein muss, kommt sie mit Kräften zurecht, die dem Zwölffachen des Körpergewichts entsprechen. Doch schon Achilleus bereitete die kräftigste Sehne des Körpers Probleme – heute unterscheidet man bis zu zwölf Störungsursachen. Unsere Autorin stellt die wichtigsten vier und die diagnostische Differenzierung vor.

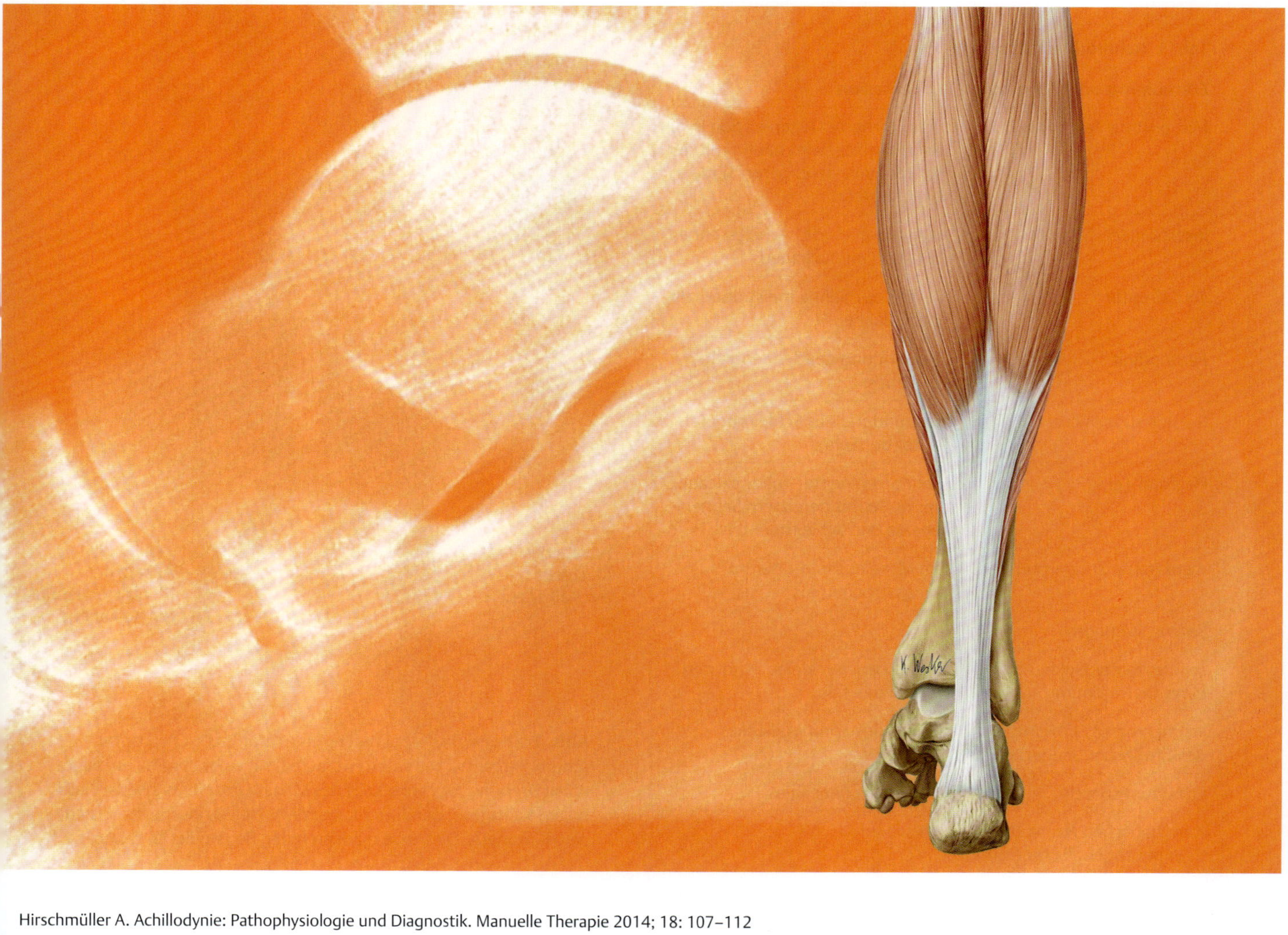

Hirschmüller A. Achillodynie: Pathophysiologie und Diagnostik. Manuelle Therapie 2014; 18: 107–112

Der Begriff Achillodynie fasst mehrere Erkrankungen mit Schmerzen in der Achillessehnenregion zusammen (► Tab. 1). Zu diesen zählt unter anderem die schmerzhafte Degeneration der Sehne in der Sehnenmitte, die Mid-portion-Tendinopathie. Sie wird häufig mit der Achillodynie im engeren Sinne gleichgesetzt. Aufgrund der sehr unterschiedlichen Pathophysiologien der verschiedenen Erkrankungen und folglich unterschiedlichen Therapieansätzen ist eine möglichst genaue Diagnose erforderlich.

SAMMELBEGRIFF „ACHILLODYNIE“

Der eigentlich unpräzise Begriff verschiedener schmerzhafter Krankheitsbilder in der Achillessehnenregion ist nach wie vor im medizinischen Fachjargon und auch umgangssprachlich sehr gebräuchlich. Achillodynie setzt sich zusammen aus dem griechischen „Odýne“ (οδΰνη - „Schmerz, Leid“) und dem deutschen „Achill-“ für die Achillesferse. Sie ist benannt nach Achilleus. In der griechischen Mythologie, in Homers Ilias, ist er als Sohn einer göttlichen Mutter und eines menschlichen Vaters sterblich. Seine göttliche Mutter Thetis versucht, ihn unverwundbar zu machen, indem sie ihn als Säugling in einen heiligen Fluss taucht. Da sie Achilleus mit der Hand an der Ferse hält, bleibt diese Stelle vom Wasser unbenetzt, und somit wird die „Achillesferse“ die einzige verwundbare Stelle seines Körpers.

Tab. 1 Achillodynieursachen.

Erkrankung oder Störung	Lokalisation
Mid-portion-Tendinopathie	schmerzhafte Degeneration in der Sehnenmitte, wird häufig mit der Achillodynie im engeren Sinne gleichgesetzt
Insertionstendinopathie	Degeneration des Achillessehnenansatzes am Kalkaneus
Partialruptur	Teilriss der Sehne meist oberhalb des Kalkaneus
Peritendinitis	Entzündung des Sehnengleitgewebes
Bursitis subachillea	Entzündung des Schleimbeutels unter der Sehne
Haglund-Ferse	sehr prominenter Tuber calcanei, teilweise mit gereiztem Sehnenansatz und Schleimbeutel
myofasziale Triggerpunkte	im M. soleus und/oder im M. gastrocnemius
Seltene Störungen	
schmerzhafte Einklemmung eines Os trigonum	akzessorischer kleiner Knochen dorsal des Talus
schmerzhafte Einklemmung der Großzehenbeugersehne	dorsal des Sprunggelenkes
Ermüdungsbruch	Kalkaneus oder Talus
rheumatische Erkrankungen oder neurogene Schmerzen	verschieden

Die Achillessehne

Als gemeinsame Endstrecke des M. gastrocnemius und M. soleus ist sie die kräftigste Sehne des Menschen, sie ist am dicksten und am stärksten belastbar. Die Achillessehne setzt am oberen Hinterrand des Kalkaneus an und besitzt durch die Verwringung der Fasern im Sehnenverlauf eine hohe Speicherkapazität für Bewegungsenergie [3, 39] (► Abb. 1). Zwischen dem Achillessehnenansatz und dem Kalkaneus befindet sich ein Schleimbeutel, die Bursa subachillea. Vor allem während der Dorsalextension im oberen

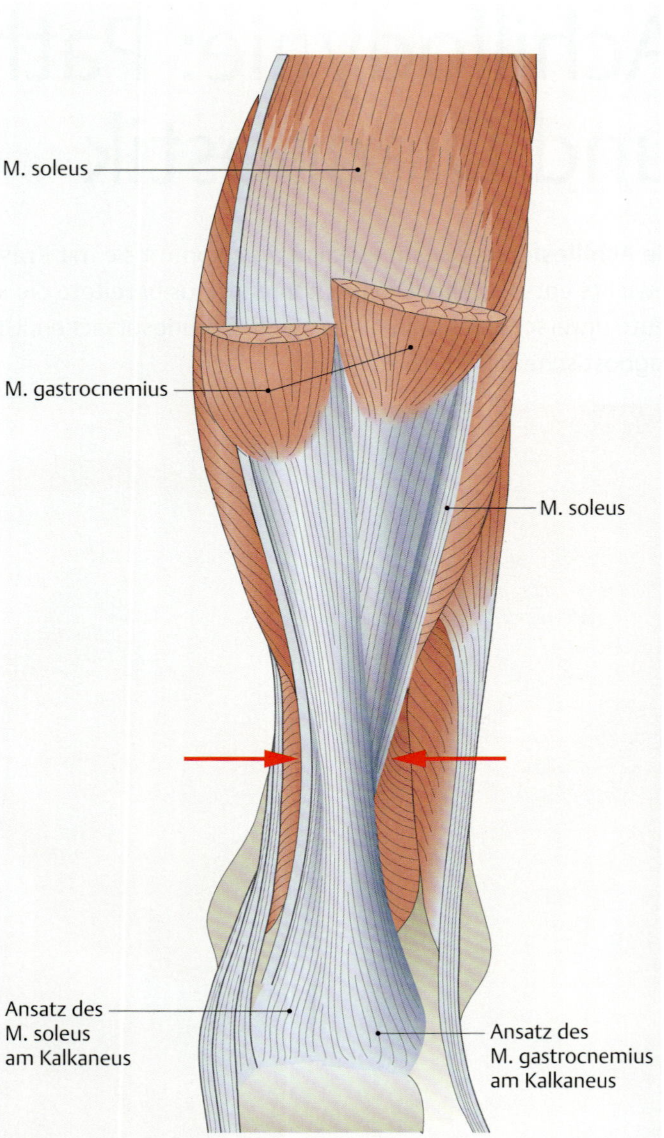

Abb. 1 Faserverlauf der Wadenmuskulatur im distalen Unterschenkel (rechts): Die Fasern verlaufen mit einer minimalen diagonalen Drehung. Der linke Kopf des M. gastrocnemius inseriert lateral am Kalkaneus, der dorsal liegende M. soleus inseriert am medialen Kalkaneus. Die Pfeile markieren den Beginn der Drehung.

Hirschmüller A. Achillodynie: Pathophysiologie und Diagnostik. Manuelle Therapie 2014; 18: 107–112

Sprunggelenk kann sie zwischen Sehne und Tuber calcanei eingeklemmt werden. Eine starke Prominenz des Tuber calcanei bezeichnet man auch als Haglund-Exostose. Sie kann den Sehnenansatz und den Schleimbeutel reizen (▶ **Abb. 2**). Histologisch besteht die 10 bis 12 Zentimeter lange Sehne aus parallel zur Zugrichtung angeordneten Kollagenfasern (▶ **Abb. 3**). Im gesunden Zustand ist der Anteil des sehr widerstandsfähigen Kollagens Typ I am größten [12]. Gesunde Sehnen haben einen hohen Wassergehalt von circa 70 Prozent.

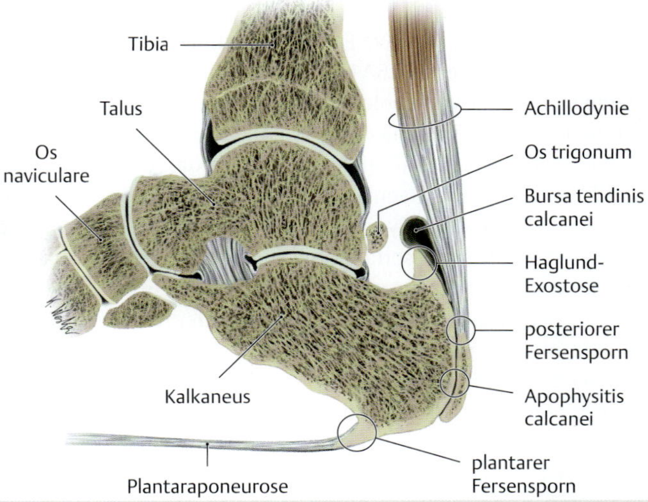

Abb. 2 Sagittalschnitt durch die Fersenregion: Lokalisation der Haglund-Exostose mit Irritation des subachillären Schleimbeutels und gegebenenfalls des Sehnenansatzes sowie andere Störungen in der Fersenregion (aus Prometheus) [34].

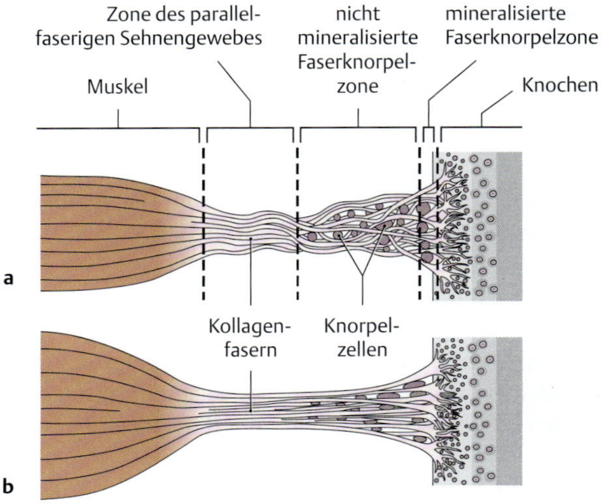

Abb. 3 **a** Entspannte Sehne mit wellig angeordneten Kollagenfasern. **b** Angespannte Sehne mit gedehnten Kollagenfasern (aus Prometheus) [34].

Zusammenhang zwischen Durchblutung und Degeneration

Im Wachstum versorgt ein reiches Gefäßnetz die Sehnen. Reife Sehnen sind dagegen schlecht durchblutet [2]. Die Gefäßversorgung erfolgt aus dem die Sehne umhüllenden Gleitgewebe, dem Paratenon, und zusätzlich aus dem Muskel-Sehnen- und dem Knochen-Sehnen-Übergang. Im mittleren Anteil der Achillessehne ist die Gefäßdichte am geringsten. Deshalb gilt die Region 2 bis 7 Zentimeter oberhalb des Sehnenansatzes als Prädilektionsstelle für degenerative Veränderungen und Risse [38].

:: Trotz der eher schlechten Gefäßversorgung sind Sehnen unter Belastung zu enormen Anpassungsleistungen fähig.

Blutfluss, Sauerstoff- und Zuckeraufnahme steigen bei Belastung bis auf das Siebenfache an [6]. Außerdem fördert körperliches Training die Kollagenneubildung. Auch die Kollegenzusammensetzung passt sich an [14, 21].

Epidemiologie

Erneut berichten mehrere aktuelle Studien eine Zunahme von Achillessehnenbeschwerden [31, 15]. Insbesondere Sportler sind häufig betroffen, vor allem Läufer, Ballsportler, Rückschlagspieler und Tänzer. Im Laufe eines Läuferlebens leiden circa 24 Prozent der Sportler mindestens einmal an Achillessehnenbeschwerden [26]. Lopes et al. [22] berichten von einer Neuerkrankungsrate von 9,1 bis 10,9 Prozent pro Jahr, Knobloch et al. [15] von 0,02 Achillessehnenbeschwerden pro 1.000 absolvierten Laufkilometern. Auch im nicht Sport treibenden Anteil unserer Bevölkerung sind Achillessehnenbeschwerden häufig. Meist handelt es sich um Männer mittleren Alters, besonders häufig sind Übergewichtige und Diabetiker betroffen.

Pathologie

Der Pathomechanismus der Achillessehnentendinopathie ist nach wie vor nicht abschließend geklärt. Forscher identifizierten verschiedene intrinsische Risikofaktoren wie männliches Geschlecht und extrinsische wie die Einnahme bestimmter Medikamente. Wiederholte Überlastungen der Sehne bei Personen mit Risikofaktoren begünstigen Tendinopathien (▶ **Tab. 2**).

Biomechanik

Auch bei Gesunden ist die Achillessehne biomechanisch sehr großen Belastungen ausgesetzt. Beim Gehen wirken Kräfte von etwa 2.600 Newton auf die Sehne, beim Laufen bis zu 9.000 Newton, was in etwa dem Drei- bis Zwölffachen des Körpergewichtes entspricht [16, 17]. Außerdem ist das Muskel-Sehnen-Verhältnis der Achillessehne mit etwa 125:1 ungünstig. Das Verhältnis beträgt bei anderen Körpersehnen etwa 50:1. Hohe Muskelkräfte werden auf eine verhältnismäßig dünne Sehne übertragen und belasten sie sehr stark. Darüber hinaus führt die bereits beschriebene Verwringung der Sehnenfasern unter Belastung zu einer Stresskonzentration im Bereich der Sehnentaille [30]. Stetig wiederkehrende Überbelastungen führen zu Mikroverletzungen des Sehnengewebes – bis die Reparaturkapazität erschöpft ist.

Tab. 2 Risikofaktoren für Überlastungsbeschwerden.

Unspezifische Risikofaktoren [7, 26, 27]	Spezifische Risikofaktoren
- Vorverletzungen - hohe Trainingsumfänge - abrupt gesteigerter Trainingsumfang - plötzlicher Wechsel des Schuhwerks oder des Untergrundes	- männliches Geschlecht [19] - höheres Lebensalter [35] - positive Familienanamnese [18] - genetische Polymorphismen (COL5A1 und Tenascin-C-Gen) [1, 24] - Übergewicht und Hypercholesterinämie [9]–[11] - Diabetes mellitus - Medikamente (Chinolonantibiotika, Anabolika, Kortikoide und andere) - Störungen der neuromuskulären Kontrolle [5]: Hyperpronation, vermehrte Eversion

Histologie

Bei einer Degeneration zeigen sich typische histologische Veränderungen: Der hierarchische, parallele Kollagenaufbau geht verloren, die schleimige Grundsubstanz nimmt zu, die Sehnenzellen sind verdichtet und umgewandelt [23, 25, 29]. Außerdem finden sich Gefäßneubildungen. Ihre Nähe zu sympathischen Nervenfasern und freien Nervenendigungen soll die entstehenden Schmerzen verursachen [4]. Zahlreiche Untersuchungen zeigen, dass in Sehnen von Patienten mit seit über drei Wochen andauernden Beschwerden Entzündungszellen und -botenstoffe meist nicht mehr zu finden sind. Deshalb geht man nicht mehr von einer entzündlichen Ursache aus und ersetzte die irreführende Bezeichnung „Tendinitis" durch „Tendinopathie" [13].

Schädigungskaskade

Verschiedene, die Sehne schädigende Mechanismen wurden diskutiert. Ausgangspunkt der Schädigungskaskade scheint eine Unterversorgung mit Sauerstoff zu sein. Es entstehen schädliche freie Radikale und ein Missverhältnis der Matrixmetalloproteinasen, was eine Fehlregulation der Kollagenproduktion und des Sehnenzellabbaus bewirkt. Auch eine Herabregulation bestimmter Gene wurde nachgewiesen [23, 37]. Eine schädliche belastungsinduzierte Überwärmung des Gewebes diskutierte man ebenfalls lange. In den letzten Jahren rückten die Gefäße zunehmend in den Fokus. Ein geschädigtes Endothel, wie es bei Diabetes und Adipositas häufig zu finden ist, scheint eine wesentliche Rolle zu spielen. Das damit verbundene hypoxiebedingte Einsprossen von Neogefäßen gemeinsam mit freien Nervenendigungen erklärt die Schmerzhaftigkeit der Tendinopathie. Nach Zerstörung der Neogefäße nahmen die Schmerzen ab oder verschwanden. Die übrigen histologischen degenerativen Veränderungen waren dagegen weiterhin sichtbar [28].

Risikofaktoren für Tendinopathien

Viele Risikofaktoren begünstigen eine Degeneration der Sehne und das Auftreten von Tendinopathien. Sie werden unterteilt in im Patienten selbst begründete (intrinsische) Risikofaktoren, und umweltbedingte (extrinsische) Risikofaktoren. Generell gelten Vorverletzungen, hohe Trainingsumfänge, abruptes Steigern des Trainingsumfangs oder ein plötzlicher Wechsel des Schuhwerks oder des Untergrundes als Risikofaktoren für Überlastungsbeschwerden [7, 26, 27]. Als spezifische Risikofaktoren für die Achillessehne sind nachgewiesen: männliches Geschlecht [19], höheres Lebensalter [35], positive Familienanamnese [18], genetische Polymorphismen des COL5A1 und des Tenascin-C-Gens [1, 24], Übergewicht und Hypercholesterinämie [9–11], Diabetes mellitus und die Einnahme verschiedener Medikamente, unter anderem Chinolonantibiotika, Anabolika und Kortikoide. Als mitentscheidend für die Beschwerdeentstehung gelten außerdem muskuläre Dysbalancen und eine veränderte Biomechanik des Gang- und Laufmusters [32]. Insbesondere die sogenannte Hyperpronation wird als wichtiger Einflussfaktor diskutiert. Mehrere kinematische Studien wiesen bei Achillessehnenpatienten eine größere Eversion im Subtalargelenk nach [8, 33]. Das Ausmaß von zwei Grad erscheint allerdings sehr gering und sollte diskutiert werden. Auch Störungen der neuromuskulären Kontrolle konnten bei Patienten mit Achillessehnentendinopathien nachgewiesen werden. 2011 fanden Baur et al. bei Läufern mit Achillessehnenbeschwerden eine reduzierte Aktivität des M. peroneus longus in der Phase der Gewichtsübernahme [5]. Anscheinend stabilisieren Laufsportler mit Achillessehnenbeschwerden das Sprunggelenk beim Auftreffen der Ferse auf dem Boden schlechter. Stoßkräfte werden schlechter absorbiert.

Risikofaktoren für Insertionstendinopathien

Bei der insertionalen Tendinopathie ist die Prominenz des Tuber calcanei (Haglund-Exostose) der wichtigste Risikofaktor. Er führt zu einer Irritation des Sehnenansatzes und des subachillären Schleimbeutels. Im Gegensatz zum Fersensporn scheint die Haglund-Exostose der Sehnendegeneration vorauszugehen. Der Fersensporn entsteht dagegen reaktiv als Traktionssporn bei wiederkehrender Überlastung der Sehne. Auch schlecht sitzendes Schuhwerk mit drückender Fersenkappe kann eine Insertionstendopathie oder Bursitis subachillea verursachen.

Klinische Beschwerden und bildgebende Diagnostik

Die verschiedenen Schmerzursachen in der Achillessehnenregion lassen sich meist in der klinischen Untersuchung und mit einer ergänzenden Ultraschalluntersuchung gut differenzieren.

Mid-portion-Tendinopathie

Patienten mit dieser klassischen Tendopathie, zwei bis sechs Zentimeter oberhalb des Sehnenansatzes, berichten typischerweise über Schmerzen morgens nach dem Aufstehen oder zu Beginn einer sportlichen Belastung. Nach einer Anlauf- oder Aufwärmpha-

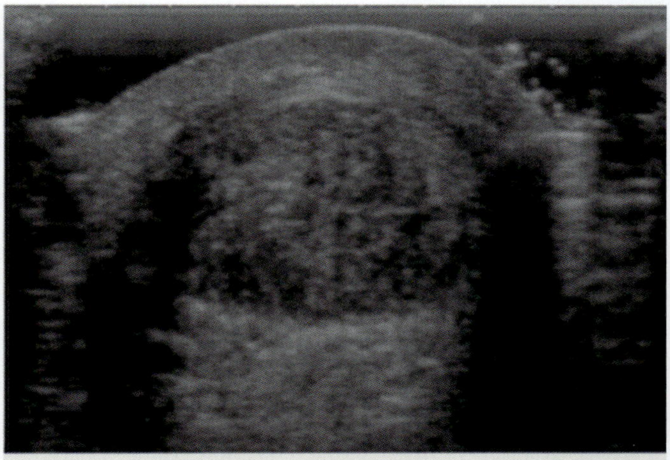

Abb. 4 Ultraschallbild einer degenerativ veränderten Achillessehne im Querschnitt: Die Sehne ist kugelig aufgetrieben und zeigt hypoechogene (dunkle) Flecken.

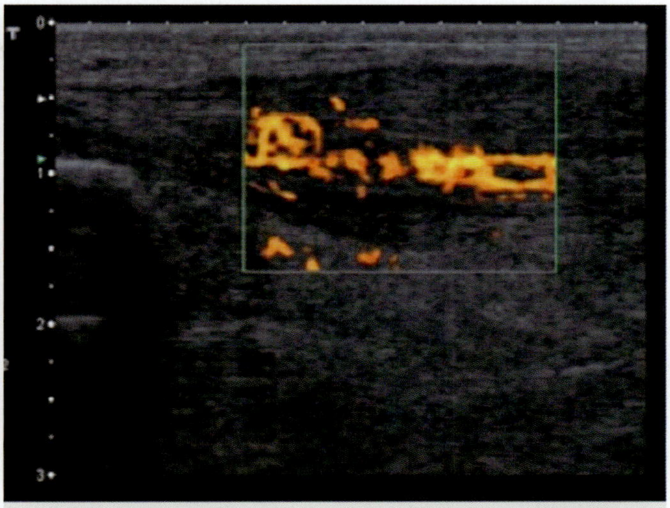

Abb. 5 Powerdoppler-Ultraschallbild einer degenerativ veränderten Achillessehne im Längsschnitt: Die Sehne ist spindelförmig aufgetrieben und hypoechogen. Innerhalb des Powerdopplerkastens zeigen sich zahlreiche Neogefäße (gelb).

se bessern sich die Beschwerden zunächst, um dann bei längerer Belastung oder anschließend erneut aufzutreten. Im fortgeschrittenen Stadium können auch Dauerschmerzen bestehen. Das Hauptmanifestationsalter liegt zwischen 35 und 45 Jahren, Männer sind weitaus häufiger betroffen als Frauen.

Palpation: Klinisch zeigt sich eine druckschmerzhafte, spindelförmige Verdickung der Sehne zwei bis sechs Zentimeter oberhalb ihres Ansatzes am Kalkaneus. Bei der passiven Dorsalextension und Plantarflexion im Sprunggelenk spürt der Untersucher beim Betasten der Sehne, wie sich die Spindel oder der Knoten unter seinen tastenden Fingern hin- und herbewegt. Das Dehnen der Sehne ist für die Patienten angenehm.

Bildgebende Diagnostik: In der Ultraschalluntersuchung kann die Dickenzunahme der Sehne ausgemessen werden. Texturveränderungen der Sehne zeigen das Ausmaß des degenerativen Umbaus [36] (► **Abb. 4**, ► **Abb. 5**). Mit modernen Powerdopplergeräten kann außerdem die pathologisch gesteigerte Kapillardurchblutung in der Sehne nachgewiesen und quantifiziert werden (siehe Video).

Differenzialdiagnostik: Insbesondere die Ansatztendinopathie, eine subachilläre Schleimbeutelentzündung und die Peritendinitis werden abgegrenzt. Seltene Differenzialdiagnosen sind: symptomatisches Os trigonum, Tendinopathie oder (Partial-) Ruptur der Tibialis-posterior-Sehne, Tendinitis oder Synovitis der Flexor-hallucis-Sehne, Tarsaltunnelsyndrom, ein Neurinom oder eine Neuritis des N. suralis, Arthritis im oberen Sprunggelenk, osteochondrale Talusläsionen und Stressfrakturen.

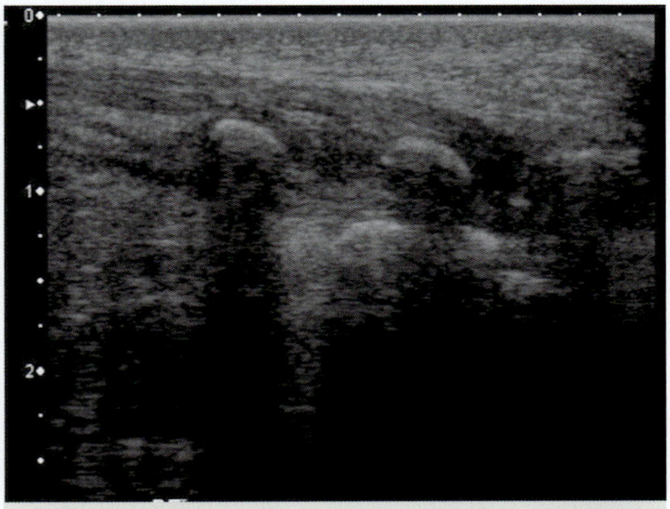

Abb. 6 Ultraschallbild einer Ansatztendinopathie der Achillessehne im Längsschnitt: verdickter Sehnenansatz mit Verkalkungen in der Sehne.

Peritendinitis

Bei der Entzündung des Gleitgewebes zeigt sich oft eine diffusere Schwellung. Die Patienten haben eine kürzere Anamnese und kennen meist den Auslöser der Beschwerden, zum Beispiel eine ungewöhnlich lange Belastung oder ein Schuhwechsel. Wird das Dehnen der Sehne bei der Tendinopathie als angenehm empfunden, verstärkt es bei der Peritendinitis oft den Schmerz. Das Ausbreitungsgebiet eines Druckschmerzes ist bei der Peritendinitis länger. Es findet sich eine generalisierte Auftreibung der Sehne, manchmal mit Krepitationen (Knirschgeräusche durch Fibrinablagerungen) bei Druck und beim Bewegen.

Bursitis subachillea

Der subachilläre Bereich kann bei passiver Plantarflexion des Fußes gut ertastet werden. Bei einer Bursitis subachillea können hier Druckschmerzen provoziert werden.

Ansatztendinose

Bei diesem eigenständigen Krankheitsbild ist der Kalkaneus druckschmerzhaft, meist medial. Inspektorisch findet sich häufig eine Prominenz des Sehnenansatzes oder des Tuber calcanei. Die Patienten klagen außerdem häufig über Druckschmerzen in geschlossenem Schuhwerk und Sportschuhen. Auf konventionellen Röntgenaufnahmen findet man bei insertionsnahen Tendinopathien, aber auch bei der Bursitis subachillea häufig knöcherne Veränderungen des Kalkaneus (Haglund-Exostose, dorsaler Fersensporn) oder intratendinöse Verkalkungen. Diese können auch sonografisch gut visualisiert werden (▶ **Abb. 6**). Bei insertionalen Beschwerden sollte immer eine rheumatologische Grunderkrankung wie ein Morbus Bechterew ausgeschlossen werden, da sich mehrere rheumatische Krankheitsbilder als Sehnenansatzreizung erstmalig manifestieren können.

AUTORIN

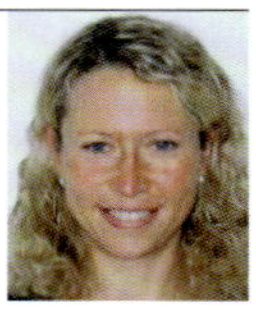

Anja Hirschmüller

BIBLIOGRAFIE

DOI 10.1055/s-0034-1383426
manuelletherapie 2014; 18: 107–112

Stuttgart · New York · ISSN 1433-2671

Literatur

1. *Abrahams Y, Laguette MJ, Prince S, Collins M. Polymorphisms within the COL5A1 3'-UTR that alters mRNA structure and the MIR608 gene are associated with Achilles tendinopathy. Ann Hum Genet 2013; 77: 204–14*
2. *Ahmed IM, Lagopoulos M, McConnell P, Soames RW, Sefton GK. Blood supply of the Achilles tendon. J Orthop Res 1998; 16: 591–6*
3. *Alexander RM. Energy-saving mechanisms in walking and running. The Journal of experimental biology 1991; 160: 55–69*
4. *Andersson G, Danielson P, Alfredson H, Forsgren S. Nerve-related characteristics of ventral paratendinous tissue in chronic Achilles tendinosis. Knee Surg Sports Traumatol Arthrosc 2007; 15: 1272–9*
5. *Baur H, Müller S, Hirschmüller A, Cassel M, Weber J, Mayer F. Comparison in lower leg neuromuscular activity between runners with unilateral mid-portion Achilles tendinopathy and healthy individuals. J Electromyogr Kinesiol 2011; 21: 499–505*
6. *Boushel R, Langberg H, Green S, Skovgaard D, Bulow J, Kjaer M. Blood flow and oxygenation in peritendinous tissue and calf muscle during dynamic exercise in humans. The Journal of Physiology 2000; 524 Pt 1: 305–13*
7. *Cassel M, Weber J, Mayer F. Tendinopathien der unteren Extremität im Sport. Orthopädie und Unfallchirurgie up2date 2012; 7: 167–83*
8. *Donoghue OA, Harrison AJ, Coffey N, Hayes K. Functional data analysis of running kinematics in chronic Achilles tendon injury. Medicine and Science in Sports and Exercise 2008; 40: 1323*
9. *Gaida JE, Alfredson L, Kiss ZS, Wilson AM, Alfredson H, Cook JL. Dyslipidemia in Achilles tendinopathy is characteristic of insulin resistance. Medicine and Science in Sports and Exercise 2009; 41: 1194–7*
10. *Gaida JE, Ashe MC, Bass SL, Cook JL. Is adiposity an under-recognized risk factor for tendinopathy? A systematic review. Arthritis and Rheumatism 2009; 61: 840–9*
11. *Gaida JE, Cook JL, Bass SL. Adiposity and tendinopathy. Disability and Rehabilitation 2008; 30: 1555–62*
12. *Khan K, Cook J. The painful nonruptured tendon: clinical aspects. Clin Sports Med 2003; 22: 711–25*
13. *Khan KM, Cook JL, Kannus P, Maffulli N, Bonar SF. Time to abandon the „tendinitis“ myth. BMJ Clinical Research Ed 2002; 324: 626–7*
14. *Kjaer M, Langberg H, Miller BF, et al. Metabolic activity and collagen turnover in human tendon in response to physical activity. Journal of Musculoskeletal & Neuronal Interactions 2005; 5: 41–52*
15. *Knobloch K, Yoon U, Vogt PM. Acute and overuse injuries correlated to hours of training in master running athletes. Foot & ankle international/American Orthopaedic Foot and Ankle Society [and] Swiss Foot and Ankle Society 2008; 29: 671–6*
16. *Komi PV, Fukashiro S, Jarvinen M. Biomechanical loading of Achilles tendon during normal locomotion. Clinics in Sports Medicine 1992; 11: 521–31*
17. *Komi PV, Salonen M, Jarvinen M, Kokko O. In vivo registration of Achilles tendon forces in man. I. Methodological development. International Journal of Sports Medicine 1987; 8 Suppl 1: 3–8*
18. *Kraemer R, Wuerfel W, Lorenzen J, Busche M, Vogt PM, Knobloch K. Analysis of hereditary and medical risk factors in Achilles tendinopathy and Achilles tendon ruptures: A matched pair analysis. Archives of Orthopaedic and Trauma Surgery 2012; 132: 847–53*
19. *Kvist M. Achilles tendon injuries in athletes. Sports Med 1994; 18: 173–201*
20. *Langberg H, Skovgaard D, Petersen LJ, Bulow J, Kjaer M. Type I collagen synthesis and degradation in peritendinous tissue after exercise determined by microdialysis in humans. The Journal of Physiology 1999; 521 Pt 1: 299–306*
21. *Legerlotz K, Schjerling P, Langberg H, Bruggemann GP, Niehoff A. The effect of running, strength, and vibration strength training on the mechanical, morphological, and biochemical properties of the Achilles tendon in rats. J Appl Physiol 2007; 102: 564–72*
22. *Lopes AD, Hespanhol Junior LC, Yeung SS, Costa LO. What are the main running-related musculoskeletal injuries? A systematic review. Sports Med 2012; 42: 891–905*
23. *Maffulli N, Sharma P, Luscombe KL. Achilles tendinopathy: aetiology and management. J R Soc Med 2004; 97: 472–6*
24. *Magra M, Maffulli N. Genetics: Does it play a role in tendinopathy? Clin J Sport Med 2007; 17: 231–3*
25. *Movin T, Gad A, Reinholt FP, Rolf C. Tendon pathology in long-standing achillodynia. Biopsy findings in 40 patients. Acta Orthopaedica Scandinavica 1997; 68: 170–5*
26. *Munteanu SE, Barton CJ. Lower limb biomechanics during running in individuals with Achilles tendinopathy: A systematic review. J Foot Ankle Res 2011; 4: 15*
27. *Nielsen Rò, Buist I, Sørensen H, Lind M, Rasmussen S. Training errors and running related injuries: A systematic review. International Journal of Sports Physical Therapy 2012; 7: 58*
28. *Öhberg L, Alfredson H. Ultrasound guided sclerosis of neovessels in painful chronic Achilles tendinosis: Pilot study of a new treatment. Br J Sports Med 2002; 36: 173–177*
29. *Paavola M, Kannus P, Jarvinen TA, Khan K, Jozsa L, Jarvinen M. Achilles tendinopathy. J Bone Joint Surg Am 2002; 84-A: 2062–76*
30. *Petersen W, Pufe T, Pfrommer S, Tillmann B. [Overload damage to the Achilles tendon: The importance of vascularization and angiogenesis]. Der Orthopäde 2005; 34: 533–42*
31. *Ristolainen L, Heinonen A, Turunen H et al. Type of sport is related to injury profile: A study on cross country skiers, swimmers, long-distance runners and soccer players. A retrospective 12-month study. Scand J Med Sci Sports; 20: 384–93*
32. *Ryan M, Grau S, Krauss I, Maiwald C, Taunton J, Horstmann T. Kinematic analysis of runners with achilles mid-portion tendinopathy. Foot & ankle international / American Orthopaedic Foot and Ankle Society [and] Swiss Foot and Ankle Society 2009; 30: 1190–5*

33. *Ryan M, Grau S, Krauss I, Maiwald C, Taunton J, Horstmann T. Kinematic analysis of runners with achilles mid-portion tendinopathy. Foot Ankle Int 2009; 30: 1190–5*
34. *Schünke M, Schulte E, Schumacher U. Prometheus. LernAtlas der Anatomie. Allgemeine Anatomie und Bewegungssystem. Illustrationen von M. Voll und K. Wesker. 3. Aufl. Stuttgart: Thieme; 2011*
35. *Taunton JE, Ryan MB, Clement DB, McKenzie DC, Lloyd-Smith DR, Zumbo BD. A prospective study of running injuries: The Vancouver Sun Run „In Training“ clinics. Br J Sports Med 2003; 37: 239–44*
36. *Ulreich N, Kainberger F, Huber W, Nehrer S. Achilles tendon and sports. Der Radiologe 2002; 42: 811–7*
37. *Wilson AM, Goodship AE. Exercise-induced hyperthermia as a possible mechanism for tendon degeneration. Journal of Biomechanics 1994; 27: 899–905*
38. *Zantop T, Tillmann B, Petersen W. Quantitative assessment of blood vessels of the human Achilles tendon: An immunohistochemical cadaver study. Archives of Orthopaedic and Trauma Surgery 2003; 123: 501–4*
39. *Zschäbitz A. Anatomie und Verhalten von Sehnen und Bändern. Orthopäde 2005; 34: 516–25*

Schmerzhaftes exzentrisches Wadenmuskeltraining für Patienten mit Mid-portion-Tendinopathie

Ausgebremst: Manchmal erweist sich das, was uns zuerst als „schlecht" erscheint, im Nachhinein als gut. So erging es auch Professor Alfredson, als er zähneknirschend feststellen musste, dass seine Achillessehne nicht operiert werden sollte. Er versuchte alles und kämpfte – bis er feststellte, dass er eine neue Therapiemethode gefunden hatte. Hier erzählt er seine Geschichte und die einer erfolgreichen Auseinandersetzung.

Die Behandlung eines Patienten mit Mid-portion-Tendinopathie galt lange als problematisch (► Abb. 1, ► Abb. 2). Ein chirurgischer Eingriff, eine offene Tenotomie mit anschließender vier- bis sechsmonatiger Rehabilitation, war häufig die letzte Behandlungsoption. Eine Vorgehensweise mit unvorhersehbarem Ausgang, die langfristigen klinischen Resultate waren oft schlecht. Mitte der 1990er-Jahre jedoch kam Bewegung in diese verfahrene Situation. Durch puren Zufall, an dem ich selbst und meine chronisch schmerzende Mid-portion-Tendinopathie beteiligt waren, wurde ein neuer Behandlungsansatz ausprobiert: das „schmerzhafte exzentrische Wadenmuskeltraining".

Die Geschichte des exzentrischen Alfredson-Trainingsmodells

Als joggender Freizeitsportler mit Schmerzen in der Achillessehne hatte ich drei, vier Monate erfolglos pausiert. Der Schmerz besserte sich nicht. Mein Freund, der Radiologe Dr. Lars Öhberg, sah sich das Ganze an und entdeckte per Ultraschall im mittleren Sehnenabschnitt eine elf Millimeter lange Verdickung mit strukturellen Abnormalitäten auf der ventralen Sehnenseite. Zu dieser Zeit war ich in unserer Klinik für Sehnenbehandlungen zuständig und operierte die Patienten. Der Operation, einer zentralen longitudinalen Tenotomie (Längstenotomie) mit Exzision des makroskopisch abnormalen Sehnengewebes, folgte eine sechswöchige Immobilisation in einem Gipsverband und eine vier- bis sechsmonatige Rehabilitation. Ich fragte den Leiter unserer Klinik, Professor Ronny Lorentzon, ob er meine Achillessehne operieren würde. Aufgrund zu langer Fehlzeiten für die Klinik lehnte er ab. Enttäuscht und auch ein wenig verärgert begann ich, die Fachliteratur nach konservativen Behandlungsmethoden zu durchforsten. In einer Studie von Curwin und Stanish fand ich den Vorschlag, exzentrisches Training in die Behandlung von Patienten mit chronischen Sehnenbeschwerden zu integrieren. Ich entschloss mich, diese Methode auszuprobieren, und modifizierte sie mit dem Ziel, während der Übungen Sehnenschmerzen hervorzurufen. Durch Gewichte erreichte ich die ursprünglich nicht vorgesehene schmerzhafte Belastung. Das exzentrische Wadenmuskeltraining auf einer Stu-

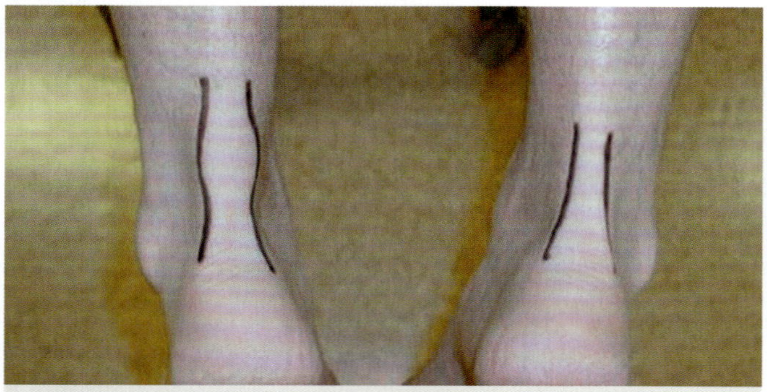

Abb. 1 Chronisch schmerzhafte knotenförmige Verdickung in der mittleren Achillessehne links, rechts normaler Befund.

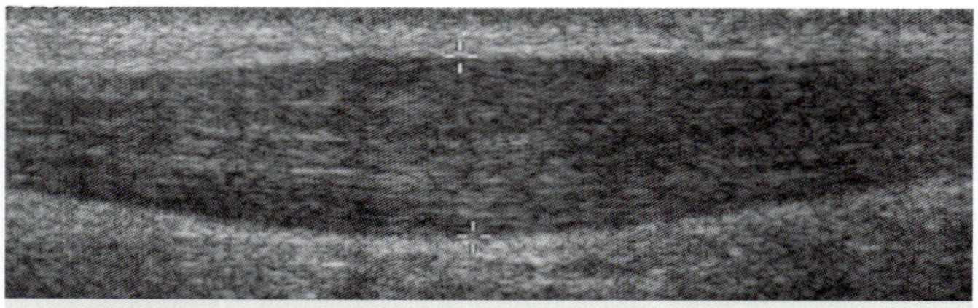

Abb. 2 Ultraschallaufnahme einer Tendinose: neun Millimeter verdickte mittlere Achillessehne mit irregulärer Sehnenstruktur. Die Ätiologie dieser degenerativen Veränderung ist unbekannt. Überlastung und ein abnormales Blutlipidmuster gelten als prädisponierende Faktoren [8, 9].

fe war unangenehm – und sehr schmerzhaft. Während der ersten Woche verschlimmerte sich mein Zustand. Ich ging – oder besser humpelte – zurück zu meinem Boss, Ronny Lorentzon, und bat ihn erneut, mich zu operieren. Wieder weigerte er sich, und nun war ich wirklich enttäuscht und wütend. Ich ging zurück in meinen Trainingsraum und erhöhte die Gewichtsbelastung für das mittlerweile äußerst schmerzhafte exzentrische Training. Wenn ich auf diese Weise meine Achillessehne rupturieren würde, hätte Professor Lorentzon gar keine andere Wahl, als mich zu operieren! Und was passierte? Überraschenderweise nahmen nach zwei oder drei Wochen schmerzhaften Trainings die Sehnenschmerzen nach und nach ab und die morgendliche Steifheit verschwand. Ich erhöhte die Gewichtsbelastung weiterhin, war nach fünf oder sechs Wochen schmerzfrei und konnte wieder joggen.

Dies war der Beginn unserer Erforschung des exzentrischen Trainings als Behandlungsmodell für Patienten mit chronisch schmerzhafter Mid-portion-Tendinose. Wir sollten Professor Lorentzon also dafür danken, dass er sich damals weigerte, mich zu operieren. Hätte er es getan, wären wir niemals auf dieses Forschungsprojekt gestoßen.

Exzentrisches Wadenmuskeltraining als Trainingstherapie

Wir entwarfen eine Trainingstherapie im Sinne eines exzentrischen Wadenmuskeltrainings und probierten es mit unseren Patienten aus, die auf der Warteliste standen für eine chirurgische Behandlung ihrer chronisch schmerzhaften Mid-portion-Tendinose.

Dreimal 15 Wiederholungen mit gestrecktem Kniegelenk, dreimal 15 Wiederholungen mit gebeugtem Kniegelenk, zweimal pro Tag, sieben Tage pro Woche, drei Monate lang [1] (► **Abb. 3**). Die Übungen müssen schmerzhaft sein. Bleiben die Schmerzen aus, müssen zusätzliche Gewichte eingesetzt werden, um ein neues schmerzhaftes Belastungsniveau zu erreichen (► **Abb. 4**). Wir waren davon überzeugt, dass die tendinösen Sehnen stark (wenn auch schmerzhaft) waren, und wollten sie belasten. Genau genommen wollten wir sie überlasten – um die beteiligten Nerven zu „stören".

Studien

Insbesondere vier Studien unterstützten die Entwicklung des exzentrischen Trainings als effektive Therapieoption.

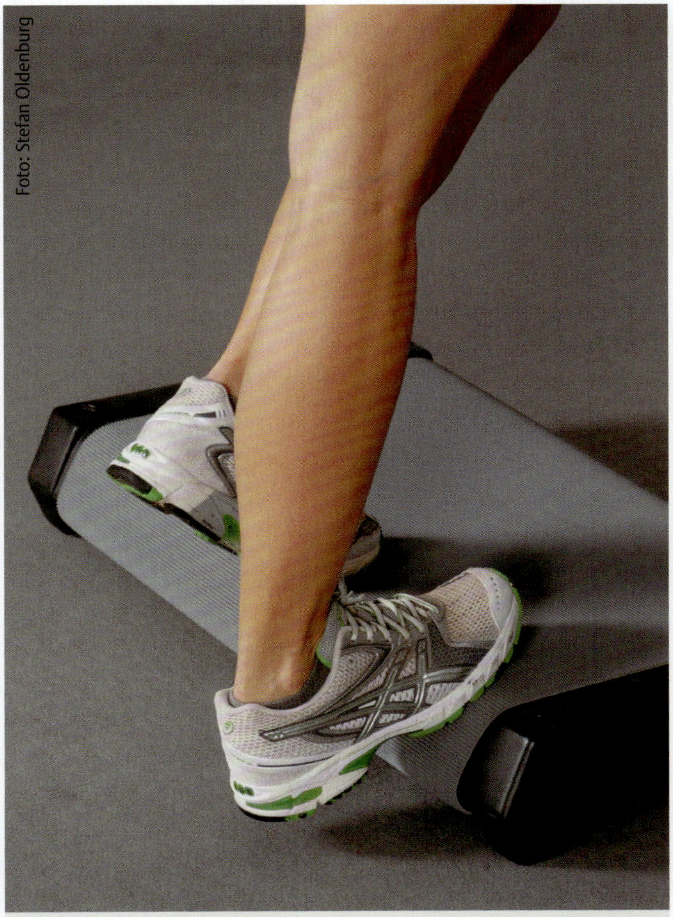

Abb. 3 Exzentrisches Wadenmuskeltraining auf einer Stufe mit flektiertem Kniegelenk.

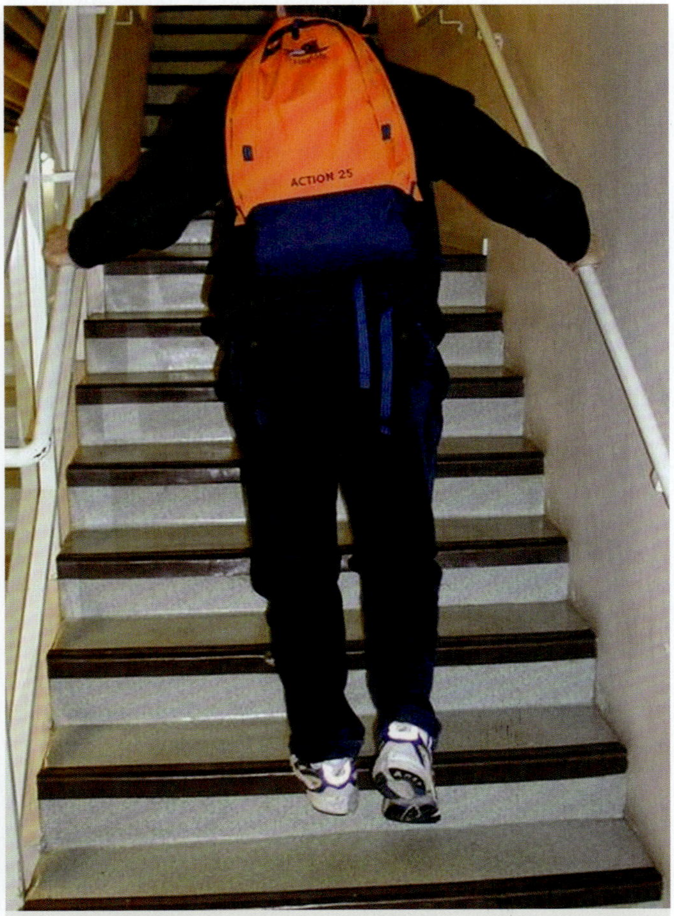

Abb. 4 Training mit Treppengeländer zur Stabilisation, im Rucksack sind Gewichte.

Alfredson H. Schmerzhaftes exzentrisches Wadenmuskeltraining für Patienten mit Mid-portion-Tendinopathie. Manuelle Therapie 2014; 18: 113–116

Pilotstudie: Die Resultate der ersten Studie übertrafen unsere Erwartungen: Alle 15 Patienten waren mit der Behandlung zufrieden und verzichteten auf eine Operation [1]. Nach einem Jahr traten bei einem Patienten erneut Schmerzsymptome auf. Er ließ sich operieren. Die anderen 14 Patienten sind jedoch, soweit uns bekannt ist, mit den Behandlungsergebnissen zufrieden. Nach dieser Pilotstudie führten wir zahlreiche weitere Untersuchungen zum exzentrischen Training durch.

Randomisierte Studie: Wir wollten schmerzhaftes exzentrisches und schmerzhaftes konzentrisches Training vergleichen. Weil die Ergebnisse für das konzentrische Training jedoch sehr schlecht ausfielen, mussten wir die Studie vorzeitig abbrechen. Weitere Patienten in die Studie aufzunehmen, konnten wir aus ethischen Gründen nicht verantworten [11]. Über die Gründe, weshalb das konzentrische Training überhaupt nicht funktionierte, können wir nur spekulieren. Meiner Meinung nach könnte es daran liegen, dass bei exzentrischer Belastung weniger Sauerstoff verbraucht wird als bei konzentrischer. Vielleicht arbeitet eine tendinöse Sehne unter hypoxischen Bedingungen?

Großstudie: In dieser grundlegenden Studie erzielten wir bei der großen Mehrheit der Patienten ähnlich gute Resultate wie in der Pilotstudie [7]. Nur bei wenigen Patienten fielen die Ergebnisse nicht gut aus. In dieser Gruppe waren Frauen und Personen mit hohem Body-Mass-Index tendenziell überrepräsentiert.

Follow-up-Studie: In dieser klinischen Studie zeigten wir per Ultraschall, dass sich schmerzfreie Sehnen mit der Zeit remodellieren und dünner werden. Die Struktur sieht wieder normaler aus [13]. Anscheinend beeinflussen exzentrische Übungen signifikant die Sehnenintegrität, entweder direkt oder indirekt.

Komplikationen

Vor der Behandlung ist eine korrekte Diagnose äußerst wichtig. Der Untersucher muss eine partielle Ruptur eindeutig ausschließen, da exzentrisches Training Teilrupturen verschlechtert und häufig die Achillessehne verlängert. Letzteres lässt sich nur sehr schlecht behandeln. Für eine akkurate Diagnose sind Ultraschall- und Doppler-Untersuchungen unerlässlich [2]. MRI ist meist nicht sinnvoll, da das Verfahren partielle Rupturen nicht zuverlässig ausschließen kann.

Beim exzentrischen Training traten nur sehr wenige Komplikationen auf. Es gab keine vollständigen Rupturen, höchstwahrscheinlich weil wir vor Behandlungsbeginn jeden Patienten per Ultraschall untersuchen. Nach meiner Erfahrung entwickeln sich bei älteren Patienten mit partieller Ruptur die Schmerzen über einen längeren Zeitraum, sie setzen nicht plötzlich ein. Deshalb findet vor Behandlungsbeginn sicherheitshalber eine Ultraschalluntersuchung statt.

Exzentrisches Wadenmuskeltraining eignet sich nicht für alle Patienten gleichermaßen. Für Patienten mit Knie- oder Sprunggelenkverletzungen und Patienten mit Rückenproblemen wie Bandscheibenvorfällen ist es schwierig, die Beine einzeln zu belasten.

Einschränkungen

Insgesamt werden in ungefähr 80 Prozent der Fälle gute Resultate erzielt. Drei Einschränkungen sind bekannt:

Verdickte Plantarsehne: (Profi-)Sportler, vor allem Springer und Läufer, die Schuhe mit Spikes benutzen, machen jedoch weniger gute Erfahrungen mit dieser Behandlung. Möglicherweise liegt es daran, dass diese Sportarten die Plantarsehne involvieren. Stark beanspruchte Plantarsehnen sind medial verdickt, also in unmittelbarer Nachbarschaft zur ebenfalls verdickten Mid-portion-Tendinose, an der medialen Seite (► **Abb. 5**). Beide Sehnen beeinflussen sich gegenseitig mechanisch [4, 12]. Das exzentrische Training funktioniert weniger gut. Am häufigsten klagen die Patienten über Schmerzen auf der medialen Seite der oberen mittleren Achillessehne. Für Abhilfe sorgt die operative Entfernung der Plantarsehne, meistens kombiniert mit einer chirurgischen Ausschabung der Achillessehne.

Insertionstendinopathie: Bei Patienten mit dieser Diagnose funktioniert das exzentrische Training auf einer Stufe nicht. Unserer Meinung nach liegt es daran, dass die Dorsalextension im Sprunggelenk ein Impingement verursacht zwischen dem oberen Kalkaneus mit der Bursa subachillea und der distalen Achillessehne. Für Patienten mit dieser Diagnose haben wir ein modifiziertes Modell des exzentrischen Trainings entwickelt. Um die Dorsalextension im Sprunggelenk zu vermeiden, bewegen die Patienten nur bis zum Bodenniveau [10]. Die Resultate dieses Therapieregimes sind weniger gut als die für den mittleren Sehnenabschnitt, aber bei zwei Drittel der Patienten scheint es gut anzuschlagen. Es lohnt sich auf jeden Fall, dieses Regime auszuprobieren, bevor ein chirurgischer Eingriff erfolgt.

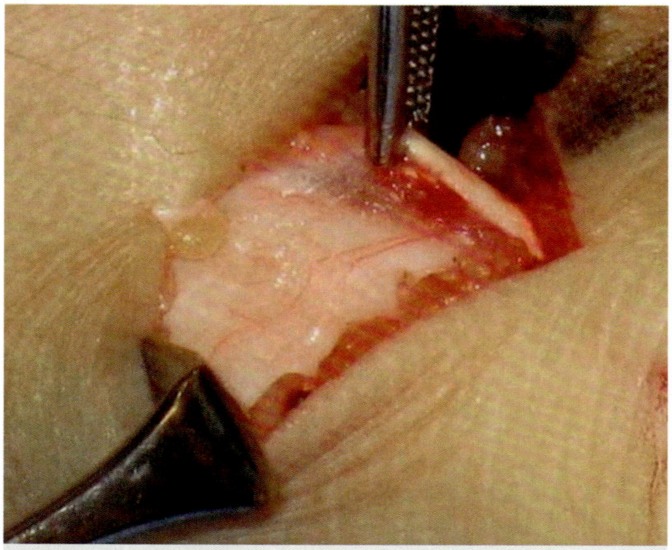

Abb. 5 Plantarsehne (angehoben) in unmittelbarer Nachbarschaft zur medialen Seite der mittleren Achillessehne.

Prophylaxe: Meines Wissens konnte bisher keine Studie nachweisen, dass exzentrisches Wadenmuskeltraining einer schmerzhaften Mid-portion-Tendinopathie vorbeugt.

Theorie

Warum und wie funktioniert das exzentrische Wadenmuskeltraining? Es gibt viele Theorien zu dieser Frage. Meine eigene Erklärung bezieht sich auf Befunde, bei denen wir die neue Behandlungsmethode mit der chirurgischen Ausschabung kombinierten. Wir zeigten, dass es außen an der ventralen Achillessehne sehr viele sensorische und vor allem sympathische Nerven gibt. (Innen ist die Achillessehne dagegen kaum innerviert.) Die chirurgische Ausschabung an der äußeren Sehne führt zu sehr guten klinischen Resultaten. Bei der Durchführung dieser Prozedur fällt auf, dass das Fettgewebe (in dem sich die Nerven befinden) in diesem Bereich mehr oder weniger stark in die Sehne eingewachsen ist. Ich glaube, dass die exzentrischen Übungen den Übergang zwischen der Sehne und dem Fettgewebe traumatisieren und Adhäsionen zwischen Sehne und Fettgewebe aufbrechen. Dort sind die Nerven und Neogefäße. Möglicherweise nehmen deshalb in den meisten Fällen die Schmerzen zunächst zu und später allmählich wieder ab.

FAZIT

Exzentrisches Wadenmuskeltraining ist eine gute und sichere Behandlungsmethode für Patienten mit chronischer schmerzhafter Mid-portion-Tendinose – vorausgesetzt: Die Diagnose ist korrekt, das Ergebnis einer Ultraschalluntersuchung liegt vor und die Plantarsehne ist nicht beteiligt.
Führt das exzentrische Training nicht zu den erwünschten Ergebnissen, gibt es mittlerweile eine durch Ultraschall- und Doppler-Verfahren unterstützte minimalinvasive chirurgische Behandlungsmethode. Der Operateur führt sie unter lokaler Betäubung an der Achillessehne durch [3]. Diese Methode ermöglicht eine rasche Wiederaufnahme von Aktivitäten und führt zu sehr guten klinischen Resultaten. Meiner Meinung nach gibt es heute keinen Grund mehr für eine Behandlung der Beschwerden durch eine offene chirurgische Tenotomie.

AUTOR

Håkan Alfredson

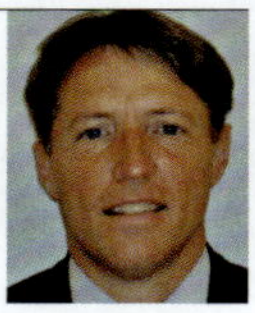

BIBLIOGRAFIE

DOI 10.1055/s-0034-1384615
manuelletherapie 2014; 18: 113–116

Stuttgart · New York · ISSN 1433-2671

Literatur

1. *Alfredson H, Pietilä T, Jonsson P, Lorentzon R. Heavy-loaded eccentric calf-muscle training for the treatment of chronic Achilles tendinosis. Am J Sports Med 1998; 26(3): 360–366*
2. *Alfredson H, Masci L, Öhberg L. Partial midportion Achilles tendon ruptures: new sonographic findings helpful for diagnosis. Br J Sports Med 2011; 45: 429–432*
3. *Alfredson H. Ultrasound and Doppler-guided mini-surgery to treat midportion Achilles endinosis: Results of a large material and a randomised study comparing two scraping techniques Br J Sports Med 2011; 45: 407–410*
4. *Alfredson H. Midportion Achilles tendinosis and the plantaris tendon. Br J Sports Med 2011; 45: 1023–1025*
5. *Andersson G, Danielson P, Alfredson H, Forsgren S. Nerve-related characteristics of ventral paratendinous tissue in chronic Achilles tendinosis. Knee Surg, Sport Traumatol, Arthrosc 2007; 15: 1272–1279*
6. *Bjur D, Danielsson P, Alfredson H, Forsgren S. Immunohistochemical and in situ hybridization observations favour a local catecholamine production in the human Achilles tendon. Histology and Histopathology 2008; 23: 197–208*
7. *Fahlström M, Jonsson P, Lorentzon R, Alfredson H. Chronic Achilles tendon pain treated with eccentric calf-muscle training. Knee Surg, Sports Traumatol, Arthrosc 2003; 11: 327–333*
8. *Gaida JE, Alfredson L, Kiss ZS, Cook JL, Alfredson H. Dyslipidaemia in Achilles tendinopathy is characteristic of insulin resistance. Med Sci Sports Exerc 2009; 41(6): 1194–1197*
9. *Gaida JE, Alfredson H, Kiss ZS, Bass SL, Cook JL. Asymptomatic Achilles tendon pathology is associated with a central fat distribution in men and a peripheral fat distribution in women: A cross sectional study of 298 individuals. BMC Musculoskeletal Disorders 2010; 11: 41*
10. *Jonsson P, Alfredson H, Sunding K, Fahlström M, Cook J. New regimen for eccentric calf muscle training in patients with chronic insertional Achilles tendinopathy: Results of a pilot study. Br J Sports Med 2008; 42: 746–749*
11. *Mafi N, Lorentzon R, Alfredson H. Superior results with eccentric calf-muscle training compared to concentric training in a randomized prospective multi-center study on patients with chronic Achilles tendinosis. Knee Surg, Sports Traumatol, Arthrosc 2001; 9: 42–47*
12. *Spang C, Alfredson H, Ferguson M, Roos B, Bagge J, Forsgren S. The plantaris tendon in association with midportion Achilles tendinosis: Tendinosis-like morphological features and presence of a non-neuronal cholinergic system. Histol Histopathol 2013; 28: 623–632*
13. *Öhberg L, Lorentzon R, Alfredson H. Eccentric training in patients with chronic Achilles tendinosis: Normalized tendon structure and decreased thickness at follow-up. Br J Sports Med 2004; 38: 8–11*
14. *Öhberg L, Alfredson H. Effect on neovascularisation behind the good results with eccentric training in chronic mid-portion Achilles tendinosis? Knee Surg, Sports Traumatol, Arthrosc 2004; 12: 465–470*

Das Fallbeispiel: Der begeisterte Läufer

Ausdauernd: Während seines intensiven Marathontrainings läuft der 43-jährige Bankkaufmann Jürgen M. bis zu 90 Kilometer pro Woche. Jedes Jahr absolviert er zwei Wettkämpfe. Doch seit einigen Wochen macht seine rechte Ferse nicht mehr mit. Jetzt will der Marathon-Mann vor allen Dingen eins: laufen!

Subjektive Angaben

Die subjektiven Symptome des begeisterten Läufers sind: sehr lokale Schmerzen an der rechten Achillessehne, ungefähr drei bis vier Zentimeter oberhalb des Kalkaneus. „Zu Beginn des Laufens verschlimmerten sich die Schmerzen, wurden dann, wenn ich warm war, besser, verschwanden aber nicht ganz während des Laufens. Nachher nahmen die Schmerzen zu und waren vor allem am nächsten Morgen besonders schlimm. Nach dem Aufstehen konnte ich kaum auftreten, was sich aber nach einer Weile besserte." Im Büro hat Jürgen M. jedes Mal nach dem Aufstehen kurze Anlaufschmerzen. Während seiner Marathonvorbereitung begannen vor etwa sechs Wochen langsam die Schmerzen. Seit fünf Jahren nimmt er pro Jahr an zwei Marathonläufen teil. Drei Monate vor einem Wettkampf steigert er die Laufintensität sukzessive von 45 auf 90 Kilometer pro Woche (früher ohne Probleme).

Zu Beginn der Schmerzen umfasste die aktuelle Laufstrecke 60 Kilometer pro Woche. Auf der numerischen Ratingskala (NRS) gibt er 4/10 an (am Vortag nicht gelaufen), maximale NRS: 6,5/10. Systemische Erkrankungen sind nicht bekannt. In der medizinisch-orthopädischen Vorgeschichte erwähnt er ein Supinationstrauma. Vor zwei Jahren stürzte er beim Laufen. Jürgen M. informierte sich schon im Internet. Nach Rücksprache mit seinem Hausarzt applizierte er Eis und machte die exzentrische Übung für die Achillessehne. Dazu orientierte er sich an einem Video auf YouTube. Da sich die Beschwerden jedoch verschlimmerten, bittet er um eine einmalige Beratung.

Objektiver Befund

Die objektiven Zeichen (16 Uhr) mit einer aktuellen NRS von 0/10 im Stehen sind: einbeiniger Zehenspitzenstand schmerzhaft

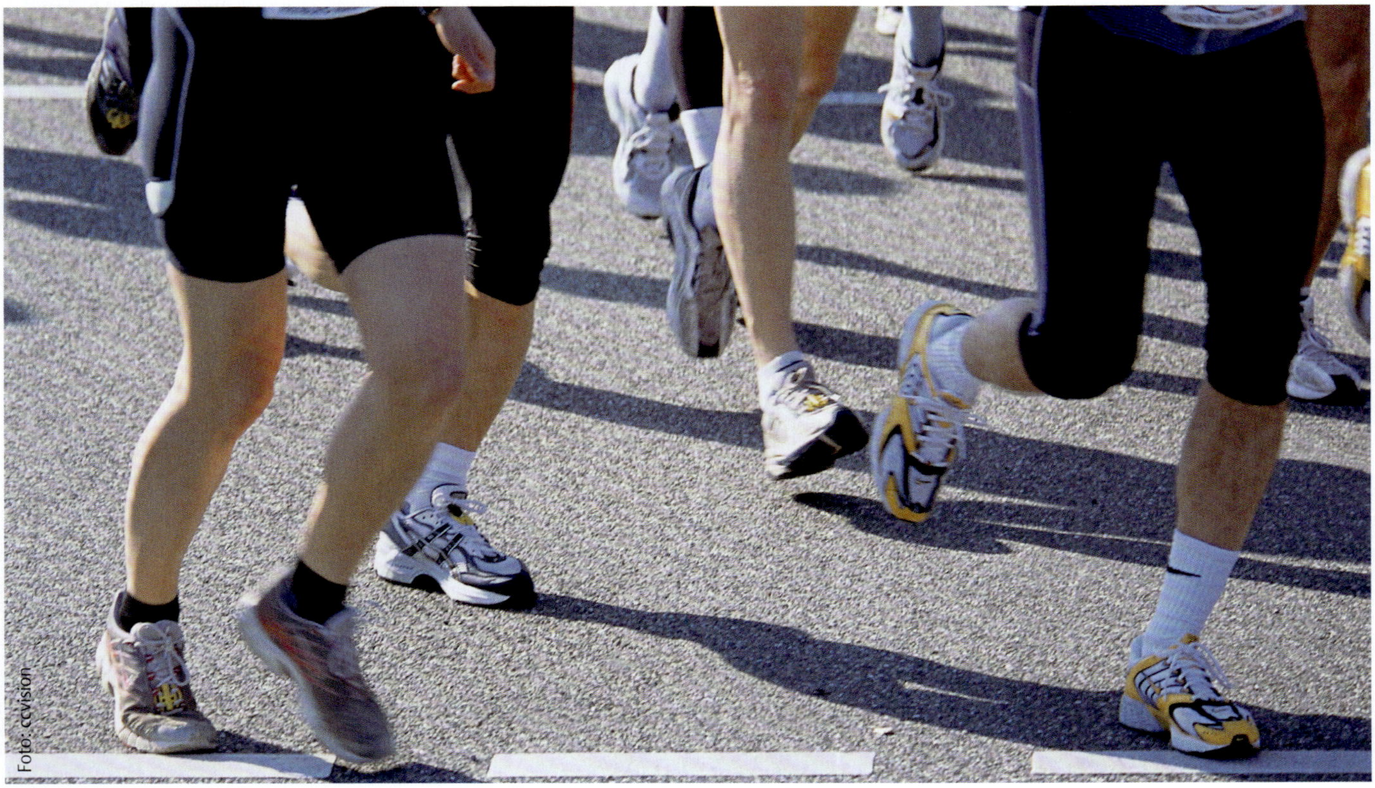

Foto: ccvision

Matthijs O, Hänel A, Lieschke A. Das Fallbeispiel: Der begeisterte Läufer. Manuelle Therapie 2014; 18: 117–121 (nach vier Wiederholungen 3/10), einbeiniges Hüpfen schmerzhaft (nach drei Wiederholungen 3/10), passive belastete Dorsalflexion schmerzhaft (4/10), eine geringere Inversion des Kalkaneus bei der Inspektion und eine eingeschränkte Supination (Flexion/Adduktion/Supination) des Kalkaneus gegenüber dem Talus. Die Palpation ergibt einen lokalen Nodulus, der am anteromedialen Aspekt der Achillessehne schmerzhaft ist. Bei aktiver Bewegung bewegt sich der Nodulus mit der Sehne. Unter Dehnung ist er weniger schmerzhaft. Zudem ist eine feine Krepitation wahrnehmbar. Die Kraft der Abduktoren und Außenrotatoren des Hüftgelenks sind im Seitenvergleich unauffällig [39].

Arbeitshypothese

Es handelt sich offensichtlich um eine Tendopathie der Achillessehne. Die fokale, noduläre Verdickung weist auf eine Tendinose hin. Bei aktiver Bewegung bewegt sie sich mit der Sehne. Dehnung reduziert den Schmerz [31, 46, 24]. Weil Jürgen M. einen Krepitus demonstriert [25] und die Sehne morgens schmerzt [35], ist die Tendinose wahrscheinlich mit einer Peritendinitis kombiniert.

Der VISA-A Fragebogen [23] des Victorian Institute of Sport für Patienten mit Allodynie ergibt 65 Punkte bei einer Gesamtzahl von 100 Punkten.

Gesprächsführung und Ziele

Der Therapeut bespricht mit Jürgen M. die spezifische Anatomie und die Pathologie. Auch die Ziele und der Behandlungsplan werden besprochen. Seine Ziele sind: „Im Alltag die lästigen Anlaufschmerzen loswerden und natürlich Laufen ohne Beschwerden." Im nächsten Frühling (in sechs Monaten) will er wieder an einem Marathon teilenehmen.

Symptombezogene Behandlung: Peritendinitis

Der Therapeut arbeitet zunächst direkt im symptomatischen Gebiet und anschließend mit teilweise lokalen Techniken.

Lokale Technik: Nachts entstehen durch die mangelnde Bewegung in einer angenäherten Stellung Adhäsionen zwischen den Membranen des Paratenons. Die Mobilität im Gleitlager wiederherzustellen und zu unterhalten, ist daher ein wesentliches Ziel der Behandlung. Dazu appliziert der Therapeut eine Weichteiltechnik, die longitudinale Friktion (► **Abb. 1**).

Semilokale Techniken: Verklebungen verursachen die typischen Anlaufschmerzen nach Ruhephasen. Konsequentes Bewegen, wie aktive Plantarflexion und Dorsalextension im Sprunggelenk und/oder milde dynamische Dehnungen, verringern die Adhäsionen und helfen, weitere zu vermeiden (► **Abb. 2**).

Autobehandlung: Jürgen M. erlernt die longitudinale Friktion und die ischämische Kompression unter Supervision. Während der Arbeit soll er halbstündlich das Sprunggelenk aktiv in Flexion/Extension bewegen, ebenso vor dem Aufstehen (auch morgens). Zudem bespricht der Therapeut mit Jürgen M. die dynamischen Dehnungen.

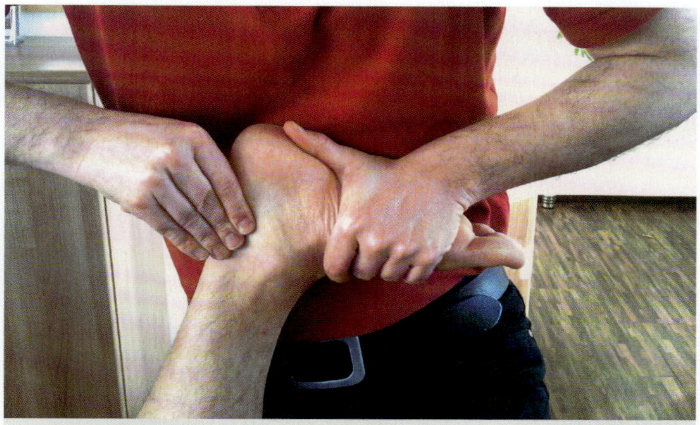

Abb. 1 Peritendinitis: longitudinale Friktionen.

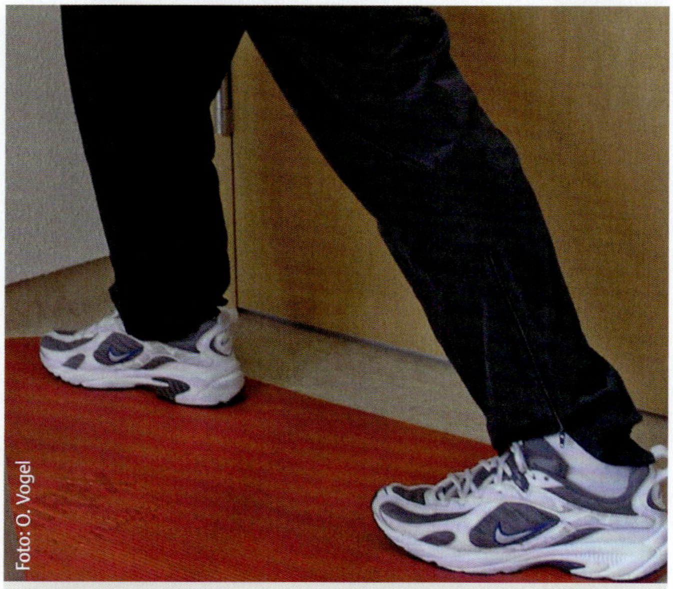

Abb. 2 Peritendinitis: „stündlich" dynamisch Dehnen.

ACHILLESSEHNE: FAKTEN ZUR STÄRKSTEN SEHNE

- Für das Gehen in vivo sind Maximalkräfte von über 200 Newton in der Achillessehne nachgewiesen.
- Biomechanische Untersuchungen zur maximalen Zugfestigkeit der Achillessehne ergaben eine Widerstandskraft von 50 bis 100 Newton pro Quadratmillimeter und damit eine maximale Belastungsfähigkeit von circa 4000 Newton (statisch) und 9000 Newton (dynamisch).
- Intakte Achillessehnen tolerieren eine viskoelastische Elongation von vier Prozent.
- Ab einer Dehnung von vier bis acht Prozent gleiten die Kollagenfasern.
- Erst ab acht Prozent rupturiert die Achillessehne [6].

Symptombezogene Behandlung: Tendopathie

Auch die Tendopathie behandelt der Therapeut lokal und semilokal mit dem Exzentriktraining. Für die Dosierung des Trainings hat sich das Schmerzüberwachungsmodell nach Silbernagel [42] bewährt.

Lokale Technik: An der medialen und/oder anteromedialen Sehne ist die Palpation sehr häufig schmerzhaft (► **Abb. 3**). Die Schmerzlokalisation und die lokale Schwellung stimmen meistens mit der Lokalisation der Neovaskularisation überein [13]. Somit kann eine ischämische Kompression durch Friktionen mit konstantem Druck und geringer Amplitude eine vorübergehende Schmerzlinderung hervorrufen [28]. Die Evidenz für den Zusammenhang zwischen der Neovaskularisation- und Schmerzpräsenz ist jedoch limitiert [18]. Auch viele nicht symptomatische Achillessehnen zeigen eine von anterior [37] in die Sehne infiltrierende Neovaskularisation [7, 15, 47]. Dies könnte möglicherweise ein prodromales Zeichen sein [16]. Eine Neovaskularisation beeinflusst die Prognose nicht negativ, was Alfredson mit seinem aufsehenerregenden Selbstversuch [5] zeigte (siehe S. 113).

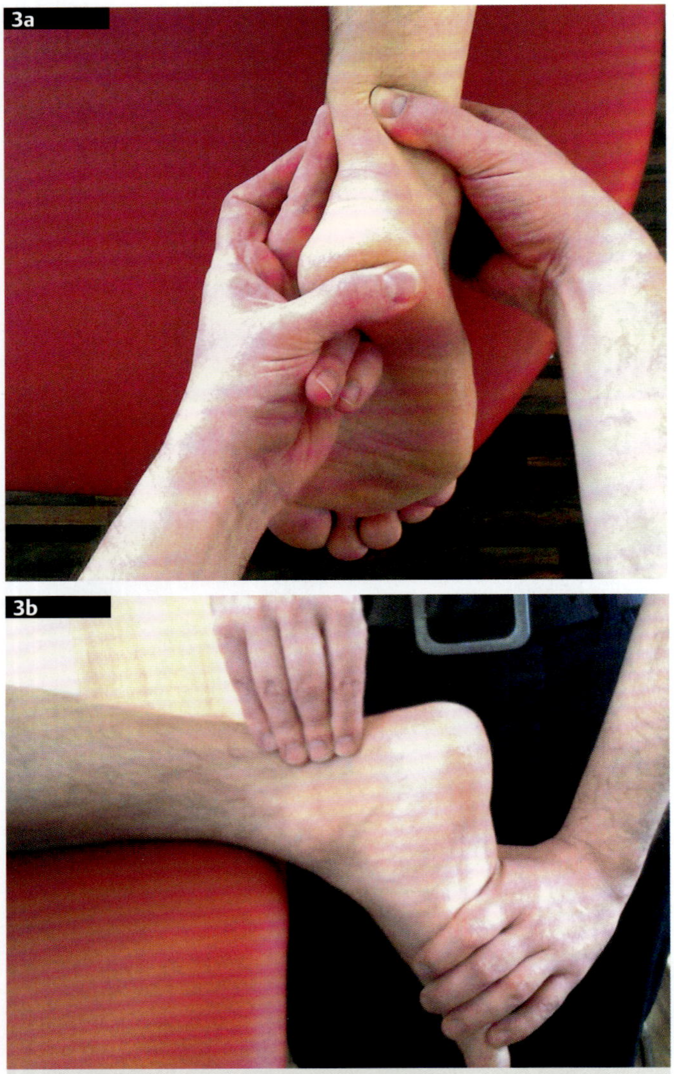

Abb. 3 Tendopathie: typische Palpation und Friktion der Achillessehne. **a** Anteromedial. **b** Medial.

Tab. 1 Schmerzüberwachungsmodell nach Silbernagel [42].

Schmerzzeitpunkt	Maximalwert (NRS)	Prinzipien
während der Übungseinheit	5/10	Die Schmerzen lassen direkt nach der Übung nach.
nach der Übungseinheit	5/10	Am nächsten Morgen sind die Schmerzen mindestens auf das Niveau vor dem Trainingsbeginn zurückgegangen.
Grundprinzip: Schmerzen und Steifigkeit dürfen nicht von Woche zu Woche zunehmen.		

Exzentrische Übung (semilokal): Im Therapieplan von Patienten mit chronischer Tend(in)opathie ist das Exzentriktraining ein fester Bestandteil [3]. Bei der Behandlung der Tendinose sind die Hauptziele der Übungen, die Neovaskularisation zu reduzieren und eine physiologische, belastbare Sehnenstruktur wiederherzustellen [4, 5, 26, 34, 42, 48]. Exzentrisches Training verstärkt die Synthese des Kollagens Typ I [22]. Viele nachfolgende Studien belegen die Wirksamkeit des Exzentriktrainings [4, 5, 26, 34, 42, 48]. In den bisher vorliegenden Studien liegt die Erfolgsrate zwischen 60 und 90 Prozent. Für viele Autoren sind die Vorgaben des Exzentriktrainings eine Hauptbehandlungsrichtlinie für Patienten mit einer Tendinose [9].

Wegen der Peritendinitis soll Jürgen M. bei der einbeinigen, exzentrischen Übung zunächst die Ferse nicht unter Vorfußniveau absenken [17]. „Knirscht" die Sehne nicht mehr, kann er sofort die Ferse weiter absenken.

Schmerzüberwachungsmodell: Alfredson betont die Notwendigkeit von Schmerzen während des Trainings [2] (siehe S. 114). Eine gute Kommunikation und ein Schmerzprotokoll sind dabei hilfreich. Relativ weit verbreitet ist das Schmerzüberwachungsmodell nach Silbernagel [42] (► **Tab. 1**).

Die exzentrischen Übungen wirken sich auch auf das Paratenon positiv aus [19]. Vorausgesetzt, Jürgen M. hält die Vorgaben des Schmerzüberwachungsmodells ein. Anhand eines illustrierten Übungsbogens erklärt der Therapeut ihm den Behandlungsplan und die damit verbundene Progression [42]. Der Übungsbogen dient auch als „Tagebuch".

Ergänzende semilokale Therapien: Peritendinitis und Tendopathie

Aus physiotherapeutischer Sicht fördern thermo- und elektrotherapeutische Maßnahmen sowie eine Nachtschiene den Heilungsprozess zusätzlich.

Thermotherapie: Wärme- oder Kryotherapie ergänzen die Behandlung von Patienten mit Achillodynie gut. Bei Tendinopathien wirken Kälteanwendungen meist schmerz- und entzündungshemmend. Bei chronischen Tendinosen schlagen Knobloch et al. [19] dreimal täglich eine zehnminütige Applikation vor. Sie reduziert den kapillaren Blutfluss um 71 Prozent und begünstigt den venösen Abfluss der Sehne. Da das Paratenon beteiligt ist, soll Jürgen M. jedoch kein Eis mehr applizieren. Wärmeanwendungen verbessern die Viskosität im Paratenon. Das Warmhalten der Sehne beim Joggen und Wärmebehandlungen sind daher gerade bei Patienten mit einer Peritendinitis sinnvoll [29, 30].

Elektrotherapie: Ultraschall, extrakorporale Stoßwellentherapie, Low-Level-Lasertherapie, Iontophorese, Phonophorese... Die Palette möglicher Therapien ist groß. Die einzelnen Maßnahmen werden kontrovers beurteilt und sollten als begleitende Behandlungen betrachtet werden [9]. Ultraschallbehandlungen scheinen die Physiotherapie am besten zu unterstützen [8].

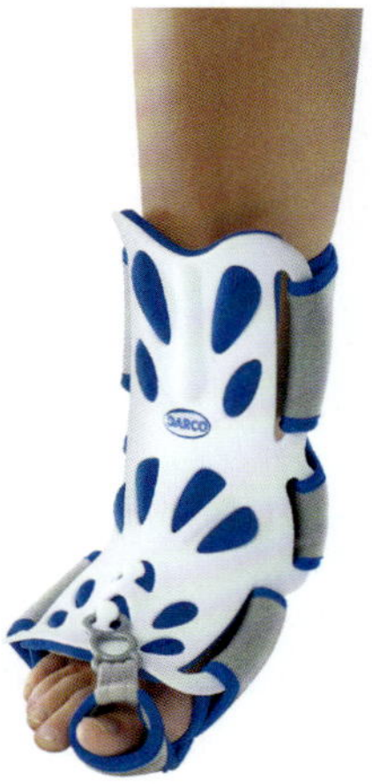

Foto: DARCO GmbH

Abb. 4 Nachtschiene.

Schienen: Um die morgendlichen Anlaufschmerzen zu reduzieren, ist eine Nachtschiene mit Nullstellung im Sprunggelenk hilfreich (► **Abb. 4**). Sie verhindert Adhäsionen in Plantarflexionsposition. Allerdings akzeptieren viele Patienten die Schienen eher nicht. Auch Jürgen M. lehnt die Schiene ab. Für einen zusätzlichen therapeutischen Effekt gibt es für die Paratendinopathie nur empirische Evidenz, für die Tendinopathie gibt es keine [11, 12, 27]. In einer Studie therapierten Petersen et al. [36] Patienten mit chronischer Mid-portion-Tendiopathie nur mit einer Achillessehnen-Schiene (Air-Heel). Im Vergleich zum Exzentriktraining waren die Effekte ähnlich befriedigend. Eine Kombination beider Behandlungskonzepte ergab keinen Vorteil.

Kausale Therapie

Maßnahmen der kausalen Therapie sichern den mittel- und langfristigen Therapieerfolg.

Trainingssteuerung

Da Kälte die Viskosität im Gleitlager die Achillessehne negativ beeinflusst, gehören Hinweise zum effektiven Aufwärmen und zu passender Kleidung zur Trainingsberatung. Weitere Bausteine sind gezielte Reizsetzungen und die Planung von Regenerationszeiten. Akzeptiert Jürgen M. die Vorgaben des Schmerzüberwachungsmodells, kann er auch während des exzentrischen Trainings ohne Nachteile Sport treiben [41].

Eversion und Pronation

Im Zusammenhang mit Überlastungen der Achillessehne werden spezielle Rückfußbewegungen intensiv diskutiert. Hypomobilitäten im subtalaren Komplex spielen ebenso wie eine übermäßige Torsion (Hyperpronation) eine Rolle [21].

(Minimal-)Schuhe: Gerade unter Läufern gibt es viele „Glaubensrichtungen" zum Thema Schuhe. Einerseits gilt es, die Hyperpronation einzuschränken, sodass Experten tendenziell zu einer rigiden Fußsohle raten. Viele Schuhe bremsen die übermäßige Pronation

DOGMA EXZENTRISCHE ÜBUNGEN?

1986 schlugen Stanish et al. exzentrische Übungen zum ersten Mal in einem peer-reviewed Journal als Behandlung für Patienten mit Tend(in)opathien vor [44]. Seitdem ist bekannt geworden, dass die „Evidenz" in der Praxis angepasst werden kann, ohne die Effektgröße der Ergebnisse zu verringern. Beispielsweise sind die Ergebnisse eines exzentrischen Übungsprogramms mit Respekt der individuellen Schmerzgrenze ebenso gut [45]. Außerdem sollten und müssen die Übungen nicht sofort mit maximaler Dorsalextension stattfinden, um ähnlich gute Ergebnisse zu erzielen [17].

Muss und darf die Behandlung nur aus rein exzentrischen Übungen bestehen? Müssen es zweimal täglich dreimal 15 Wiederholungen sein – mit gestrecktem und mit gebeugtem Kniegelenk (wie von Alfredson et al. beschrieben)? Das Behandlungsprotokoll nach Silbernagel et al. [42] basiert auf einem stufenweise ansteigenden Plan mit Dehnungen sowie konzentrischen und exzentrischen Übungen (siehe Links). Die erzielten Ergebnisse sind gut [40, 42].

IM WINTER STEIGT DAS PERITENDINITIS-RISIKO – WÄRME SCHÜTZT

Die kollagenen Sehnenfasern sind in Bündeln angelegt. Alle Faserbündel umgibt eine gemeinsame dünne kollagene Schicht, das Epitenon. Eine dickere Schicht, das Paratenon, umhüllt es. Sechs bis acht Membranen bilden das Paratenon [29]. Epitenon und Paratenon bezeichnet man als Peritenon. Das Paratenon bildet eine Art „Sehnenscheide" der Achillessehne, da zwischen den Membranen Glukosaminglykane (Zuckerketten) eingelagert sind. Sie binden Wasser und bilden ein „Gel" beziehungsweise Gleitlager für die Achillessehne. Bei Bewegung bewegen sich die Membranen gegeneinander.

Im Winter nimmt die Viskosität des Gels im Gleitlager zu, die Reibung erhöht sich. Die Gefahr einer Peritendinitis ist somit signifikant erhöht. Deshalb sind das Aufwärmen der Achillessehne und das Tragen von sehnenbedeckender Kleidung im Winter unabdingbar [29].

jedoch nicht. Interessant ist, dass die Pronation beim Barfußlaufen am geringsten ist [43]. In Studien schneiden die sehr in Mode gekommenen Barfuß- und Minimalschuhe erstaunlich gut ab [38].

Bewegungskette: Neben dem Schuhwerk, der Bodenbeschaffenheit und dem Relief des Geländes [32] muss die Ursache für eine unzureichende Kontrolle der Pronation auch in der gesamten Bewegungskette der unteren Extremität gesucht werden. Häufig leitet eine übermäßig verlängerte Landungsphase die Probleme ein. Als Ursache kommt eine Schwäche der Hüftabduktoren in Frage. Gerade bei Langstreckenläufern verursacht sie viele Probleme der unteren Extremität [33].

Fazit: Gerade für Läufer mit Achillestendopathien ist das Training der die Landung bremsenden Muskeln mit Betonung der Hüftabduktoren essenziell. Kontrollierte Hüftbewegungen können distale Bewegungskomponenten wie die Pronation kontrollieren [10].

Abschlussgespräch und Prognose

Jürgen M. ist einverstanden, einen weiteren Termin zur Übungskontrolle zu vereinbaren. Verschlimmern sich die Schmerzen nicht, reicht anschließend eine wöchentliche telefonische Kontaktaufnahme. Er kann weiterhin joggen – unter Berücksichtigung des Schmerzüberwachungsmodells.

Der Therapeut informiert Jürgen M., dass er innerhalb von vier Wochen schmerzfrei sein sollte [28] und dass es günstig ist, das exzentrische Übungsprogramm nach drei Monaten täglichen Übens ein Jahr lang weiterzuführen. Die Prognosen für die Pathologien sind sehr gut [14, 40], auch wenn er mal einen Tag nicht übt [20]. Die Schwellung wird jedoch länger anhalten als die Schmerzen [37]. Für den Fall, dass die Therapie nicht effektiv sein sollte, zeigt der Therapeut Jürgen M. andere Optionen wie die Stoßwellentherapie [1] oder minimalinvasive Verfahren auf.

FAZIT

Die symptomatische Therapie wird individuell an die Pathologie angepasst. Konsequente Dehnungsübungen gehören nach wie vor in jedes gute Übungsprogramm für Patienten mit Achillodynie. Das Exzentrikprogramm hat sich gerade für Patienten mit Tendinose sehr etabliert. Viele Studien belegen die positive Wirkung. Da die Ursachen für Achillessehnenprobleme vielfältig sind, berücksichtigt die Therapie viele individuelle Gesichtspunkte. Biomechanische Ursachen, Schuhe, Trainingsfehler und die Bodenbeschaffenheit sind nur einige davon. Ausdauersportler gehören zur Hauptpatientengruppe. Vieles spricht für ein zusätzliches Kräftigungsprogramm, um Überlastungsprobleme zu vermeiden.

AUTOREN

Omer Matthijs

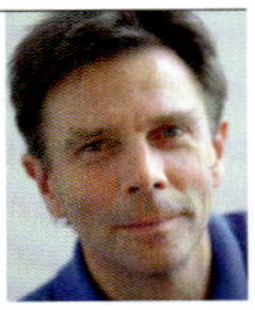

Anja Hänel

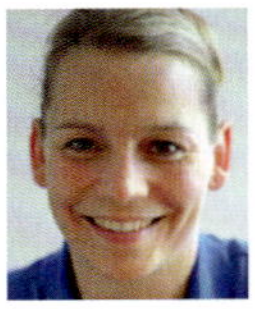

Andreas Lieschke

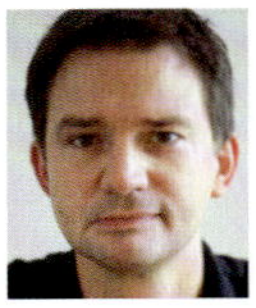

BIBLIOGRAFIE

DOI 10.1055/s-0034-1384616
manuelletherapie 2014; 18: 117–121

Stuttgart · New York · ISSN 1433-2671

Literatur

1. *Al-Abbad H, Simon JV. The effectiveness of extracorporeal shock wave therapy on chronic achilles tendinopathy: A systematic review. Foot Ankle Int. 2013; 34(1): 33–41*
2. *Alfredson H, Cook J. A treatment algorithm for managing Achilles tendinopathy: New treatment options. Br J Sports Med. 2007; 41(4): 211–6*
3. *Alfredson H, Pietilä T, Johnsson P, Lorentzon R. Heavy-load eccentric calf muscle training for the treatment of chronic achilles tendinosis. Am J Sports Med.1998; 26: 360–6*
4. *Alfredson H. Chronic midportion Achilles tendinopathy: An update on research and treatment. Clin Sports Med. 2003; 22: 727–41*
5. *Alfredson H. Eccentric calf muscle training – the story. Sportverletz Sportschaden. 2010; 24(4): 188–9*
6. *Amlang MH, Zwipp H. Tendinose und Ruptur der Achillessehne. Orthopädie und Unfallchirurgie up2date. 2011; 6(4): 259–82*
7. *Cassel M, Müller S, Carlsohn A, Baur H, Jerusel N, Mayer F. Intra- und interobserver Variabilität sonografischer Untersuchungen an Patella- und Achillessehnen. Sportverletz Sportschaden. 2012; 26(1): 21–6*
8. *Chester R, Costa ML, Shepstone L, Cooper A, Donell ST. Eccentric calf muscle training compared with therapeutic ultrasound for chronic Achilles tendon pain: A pilot study. Man Ther. 2008; 13(6): 484–91*
9. *Childress MA, Beutler A. Management of chronic tendon injuries. Am Fam Physician. 2013; 87(7): 486–90*
10. *Chuter VH, Janse de Jonge XA. Proximal and distal contributions to lower extremity injury: A review of the literature. Gait Posture. 2012; 36(1): 7–15*
11. *de Jonge S, de Vos RJ, Van Schie HT, Verhaar JA, Weir A, Tol JL. One-year follow-up of a randomised controlled trial on added splinting to eccentric exercises in chronic midportion Achilles tendinopathy. Br J Sports Med. 2010; 44(9): 673–7*

12. de Vos RJ, Weir A, Visser RJ, de Winter T, Tol JL. The additional value of a night splint to eccentric exercises in chronic midportion Achilles tendinopathy: A randomised controlled trial. Br J Sports Med. 2007; 41(7): e5
13. Divani K, Chan O, Padhiar N, Twycross-Lewis R, Maffulli N, Crisp T, Morrissey D. Site of maximum neovascularisation correlates with the site of pain in recalcitrant mid-tendon Achilles tendinopathy. Man Ther. 2010; 15(5): 463–8
14. Gärdin A, Movin T, Svensson L, Shalabi A. The long-term clinical and MRI results following eccentric calf muscle training in chronic Achilles tendinosis. Skeletal Radiol. 2010; 39(5): 435–42
15. Hirschmüller A, Frey V, Deibert P, Konstantinidis L, Mayer F, Südkamp N, Helwig P. Powerdopplersonografische Befunde der Achillessehnen von 953 Langstreckenläufern – eine Querschnittsstudie. Ultraschall Med. 2010; 31(4): 387–93
16. Hirschmüller A, Frey V, Konstantinidis L, Baur H, Dickhuth HH, Südkamp NP, Helwig P. Prognostic value of Achilles tendon Doppler sonography in asymptomatic runners. Med Sci Sports Exerc. 2012 ; 44(2): 199–205
17. Jonsson P, Alfredson H, Sunding K, Fahlström M, Cook J. New regimen for eccentric calf-muscle training in patients with chronic insertional Achilles tendinopathy: Results of a pilot study. Br J Sports Med. 2008; 42(9): 746–9
18. Joseph MF, Taft K, Moskwa M, Denegar CR. Deep friction massage to treat tendinopathy: A systematic review of a classic treatment in the face of a new paradigm of understanding. J Sport Rehabil. 2012; 21(4): 343–53
19. Knobloch K, Grasemann R, Spies M, Vogt PM. Intermittent KoldBlue cryotherapy of 3x10 min changes mid-portion Achilles tendon microcirculation. Br J Sports Med. 2007; 41: e4
20. Knobloch K, Schreibmueller L, Longo UG, Vogt PM. Eccentric exercises for the management of tendinopathy of the main body of the Achilles tendon with or without an AirHeel Brace. A randomized controlled trial. B: Effects of compliance. Disabil Rehabil. 2008; 30(20–22): 1692–6
21. Kvist M. Achilles tendon injuries in athletes. Ann Chir Gynaecol. 1991; 80(2): 188–20
22. Langberg H, Ellingsgaard H, Madsen T, Jansson J, Magnusson SP, Aagaard P, Kjaer M. Eccentric rehabilitation exercise increases peritendinous type I collagen synthesis in humans with Achilles tendinosis. Scand J Med Sci Sports. 2007; 17(1): 61–6
23. Lohrer H, Nauck T. Cross-cultural adaptation and validation of the VISA-A questionnaire for German-speaking Achilles tendinopathy patients. BMC Musculoskelet Disord. 2009; 10: 134
24. Maffulli N, Kenward MG, Testa V, Capasso G, Regine R, King JB. Clinical diagnosis of Achilles tendinopathy with tendinosis. Clin J Sport Med. 2003; 13(1): 11–5
25. Maffulli N, Khan KM, Puddu G. Overuse tendon conditions: Time to change a confusing terminology. Arthroscopy. 1998; 14(8): 840–3
26. Mafi N, Lorentzon R, Alfredson H. Superior short-term results with eccentric calf muscle training compared to concentric training in a randomized prospective multicenter study on patients with chronic Achilles tendinosis. Knee Surg Sports Traumatol Arthrosc. 2001; 9: 42–7
27. Magnussen RA, Dunn WR, Thomson AB. Nonoperative treatment of midportion Achilles tendinopathy: A systematic review. Clin J Sport Med. 2009; 19(1): 54–64
28. Mayer F, Hirschmüller A, Müller S, Schuberth M, Baur H. Effects of short-term treatment strategies over 4 weeks in Achilles tendinopathy. Br J Sports Med. 2007; 41(7): e6
29. Milgrom C, Finestone A, Zin D, Mandel D, Novack V. Cold weather training: A risk factor for Achilles paratendinitis among recruits. Foot Ankle Int. 2003; 24(5): 398–401
30. Miners AL, Bougie TL. Chronic Achilles tendinopathy: A case study of treatment incorporating active and passive tissue warm-up, Graston Technique, ART, eccentric exercise, and cryotherapy. J Can Chiropr Assoc. 2011; 55(4): 269–79
31. Nehrer S, Breitenseher M, Brodner W, Kainberger F, Fellinger EJ, Engel A, Imhof F. Clinical and sonographic evaluation of the risk of rupture in the Achilles tendon. Arch Orthop Trauma Surg. 1997; 116(1–2): 14–8
32. Nichols AW. Achilles tendinitis in running athletes. J Am Board Fam Pract. 1989; 2(3): 196–203
33. Niemuth PE, Johnson RJ, Myers MJ, Thieman TJ. Hip muscle weakness and overuse injuries in recreational runners. Clin J Sport Med. 2005; 15(1): 14–21
34. Öhberg L, Lorentzon R, Alfredson H. Eccentric training in patients with chronic Achilles tendinosis: Normalised tendon structure and decreased thickness at follow up. Br J Sports Med. 2004; 38: 8–11
35. Perugia L, Ippolitio E, Postacchini F. A new approach to the pathology, clinical features and treatment of stress tendinopathy of the Achilles tendon. Ital J Orthop Traumatol. 1976; 2(1): 5–21
36. Petersen W, Welp R, Rosenbaum D. Chronic Achilles Tendinopathy: A prospective randomized study comparing the therapeutic effect of eccentric training, the AirHeel brace, and a combination of both. Am J Sports Med. 2007; 35(10): 1659–67
37. Richards PJ, Win T, Jones PW. The distribution of microvascular response in Achilles tendinopathy assessed by colour and power Doppler. Skeletal Radiol. 2005; 34(6): 336–42
38. Rixe JA, Gallo RA, Silvis ML. The barefoot debate: Can minimalist shoes reduce running-related injuries? Curr Sports Med Rep. 2012; 11(3): 160–5
39. Scattone Silva R, Veronese LM, Granado Ferreira AL, Serrão FV. The influence of forefoot varus on eccentric hip torque in adolescents. Man Ther. 2013; 18(6): 487–91
40. Silbernagel KG, Brorsson A, Lundberg M. The majority of patients with Achilles tendinopathy recover fully when treated with exercise alone: A 5-year follow-up. Am J Sports Med. 2011; 39(3): 607–13
41. Silbernagel KG, Thomé R, Eriksson BI, Karlsson J. Continued sports activity, using a pain-monitoring model, during rehabilitation in patients with Achilles tendinopathy: A randomized controlled study. Am J Sports Med. 2007; 35: 897–906
42. Silbernagel KG, Thomé R, Thomé P, Karlsson J. Eccentric overload training for patients with chronic Achilles tendon pain: A randomized controlled study with reliability testing of the evaluation methods. Scand J Med Sci Sports. 2001; 11: 197–206
43. Stacoff A, Kälin X, Stüssi E. The effects of shoes on the torsion and rearfoot motion in running. Med Sci Sports Exerc. 1991; 23(4): 482–90
44. Stanish WD, Rubinovich RM, Curwin S. Eccentric exercise in chronic tendinitis. Clin Orthop Relat Res. 1986; (208): 65–8
45. Stevens M, Tan CW. Effectiveness of the Alfredson's protocol compared with a lower repetition volume protocol for mid-portion Achilles tendinopathy: A randomized controlled trial. J Orthop Sports Phys Ther. 2014; 44(2): 59–67
46. van Dijk CN, van Sterkenburg MN, Wiegerinck JI, Karlsson J, Maffulli N. Terminology for Achilles tendon related disorders. Knee Surg Sports Traumatol Arthrosc. 2011; 19(5): 835–41
47. van Snellenberg W, Wiley JP, Brunet G. Achilles tendon pain intensity and level of neovascularization in athletes as determined by color Doppler ultrasound. Scand J Med Sci Sports. 2007; 17(5): 530–4
48. Verrall G, Schofield S, Brustad T. Chronic Achilles tendinopathy treated with eccentric stretching program. Foot Ankle Int. 2011; 32(9): 843–9

Schwerpunkt
SCREENING IN DER MANUELLEN THERAPIE

Screenen oder nicht screenen – gar keine Frage

Sie sind das Echolot des Therapeuten und dienen dem Riskmanagement – Screening-Prozesse. Ihre ethischen, rollenspezifischen und berufspolitischen Facetten zeigen, wie komplex das Thema ist und welche Chancen es für die Berufsgruppe eröffnet. Doch davon später mehr. Jetzt erwartet Sie eine ältere Dame.

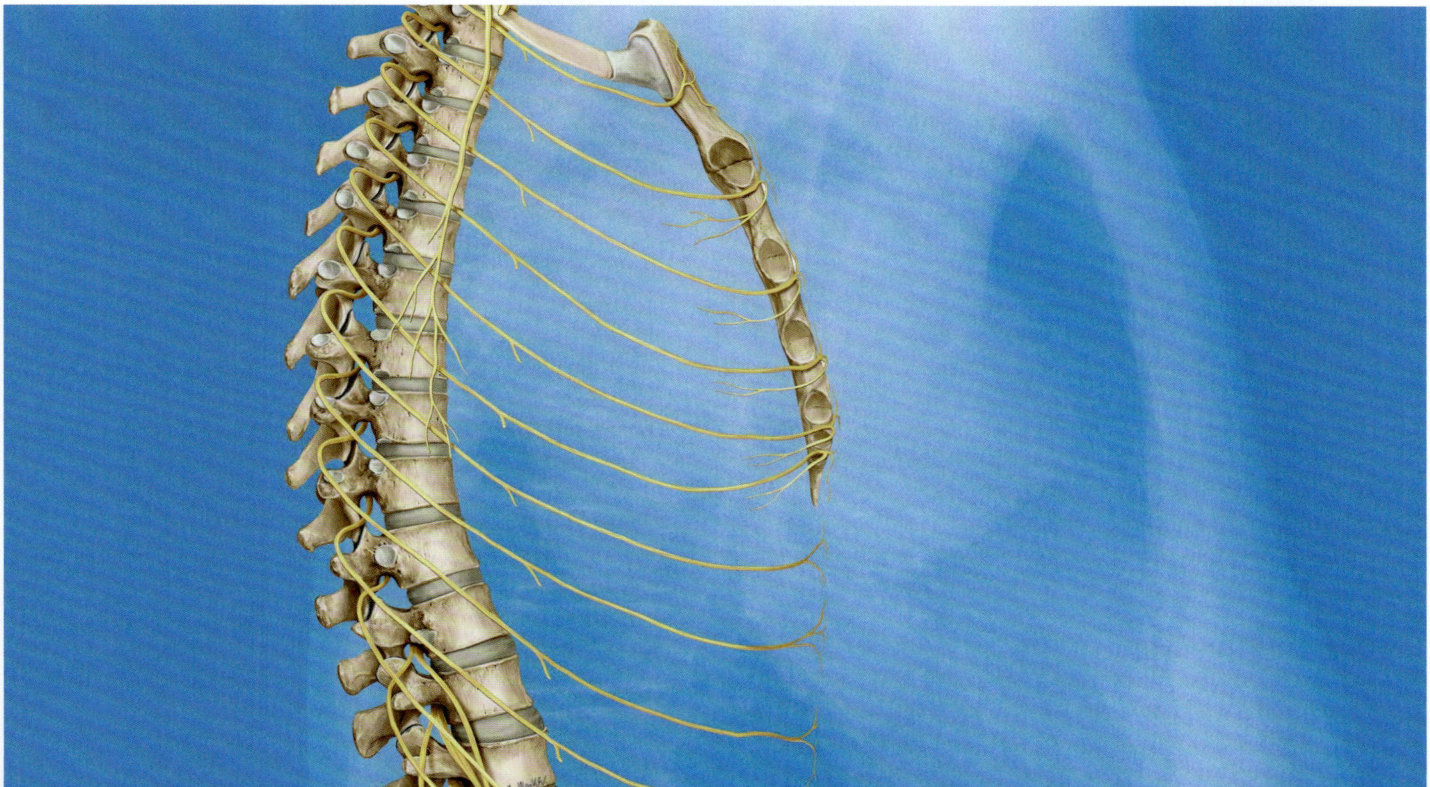

Boissonnault W. Screenen oder nicht screenen – gar keine Frage. Manuelle Therapie 2015; 19: 65–70

Ihre Patientin

Die erste Patientin auf Ihrem Terminplan ist eine 70-jährige Frau. Vor acht Wochen suchte sie wegen einer leicht schmerzhaften und steifen linken Hüfte ihren Hausarzt auf. Röntgenuntersuchungen ergaben eine geringe Koxarthrose. Mit der Diagnose „Hüftschmerzen rechts, bei leichter Koxarthrose" überweist der Hausarzt die Patientin an Sie, verbunden mit dem Auftrag zur Befundung und Behandlung. Anders als erwartet präsentiert sich die Patientin mit einem stark analgetischen Gang und berichtet von stechenden, intensiven Schmerzen im rechten Oberschenkel bei jedem Schritt. Außerdem erzählt sie Ihnen: „Wenn ich die rechte Hüfte beuge, zum Beispiel wenn ich sitze und mich dann auf den Rücken lege, habe ich stechende Schmerzen – und mein Bein fühlt sich schwach an." Beim Anheben des rechten Beins muss sie die Arme einsetzen, um die starken Schmerzen zu vermeiden. Diese starken Beschwerden hat sie bei ihrem Arztbesuch vor acht Wochen nicht gehabt. Damals litt sie nur unter leichten Schmerzen und Steifheit. „Wegen der Verschlimmerung bin ich aber nicht noch einmal zum Arzt gegangen."

Ihre Untersuchung der rechten Hüfte ergibt eine starke Druckempfindlichkeit distal und medial der Spina iliaca anterior superior begleitet von Muskelspasmen. Die aktive Flexion, Abduktion und Außenrotation lösen starke Schmerzen aus, ebenso wie Muskeltests unter manuellem Widerstand in der Flexion, Abduktion und Adduktion und bei der Extension im Kniegelenk. Ihnen ist klar, die Symptome und Zeichen passen nicht zur Diagnose leichte Arthrose und dass Sie sich entscheiden müssen: Behandeln Sie die Patientin gemäß der Verordnung, oder kontaktieren Sie den Hausarzt, um sich mit ihm über die unerwarteten Untersuchungsergebnisse zu beraten?

Der Anruf

Nach einigen Überlegungen entschied sich der Therapeut für die zweite Möglichkeit. Er rief den überweisenden Arzt an und besprach mit ihm die aktuellen Befunde, die sich inzwischen beträchtlich verschlechtert hatten und nicht zur Diagnose passten. Der Arzt forderte einen Walker als Gehhilfe an, um die Gewichtsbelastung auf das rechte Bein zu reduzieren, und ordnete eine MRT an. Sie ergab eine nicht dislozierte Fraktur des Oberschenkelkopfes und -halses [7]. Käme es für einen Physiotherapeuten überhaupt in Frage, diese Patientin ohne vorherige Rücksprache mit dem behandelnden Arzt zu behandeln? Würde ein Arzt wollen, dass ein Physiotherapeut sie ohne Rücksprache behandelt?

Die goldene Regel

Für jeden im Gesundheitswesen Tätigen steht die Sicherheit des Patienten an oberster Stelle. Dazu gehört, dass man erkennt und akzeptiert, wenn ein Patient im eigenen Tätigkeitsfeld nicht angemessen behandelt werden kann. Auch die Grundsatzerklärung der World Confederation for Physical Therapy hebt diese goldene Regel besonders hervor. Unter „Beschreibung der Physiotherapie" heißt es: „Physiotherapeuten entscheiden, ob ein Patient an einen Angehörigen eines anderen Berufszweiges innerhalb des Gesundheitswesens überwiesen werden muss" [18]. Auch der Hippokratische Eid, der für alle Ärzte verbindliche Initiationsritus, weist ausdrücklich darauf hin: „...niemals jemandem Schaden zufügen" [9]. Zwischen der Verordnung und der ersten physiotherapeutischen Untersuchung können sich die Symptome deutlich ändern.

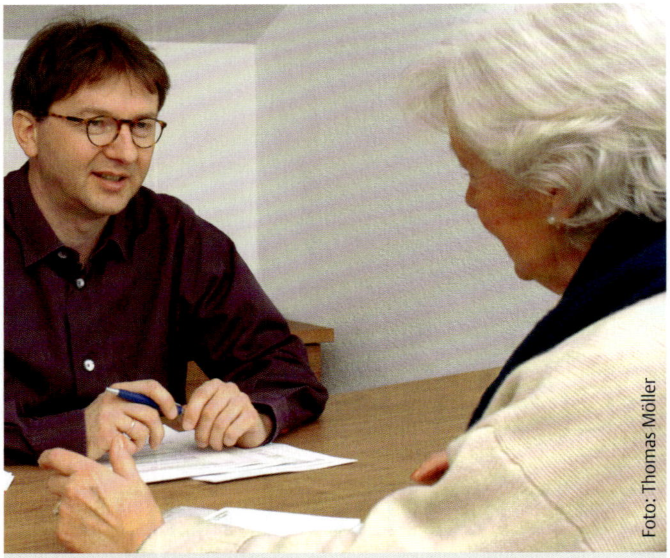

Abb. 1 Erstes Screenen per Erstkontaktfragebogen.

:: „Physiotherapeuten entscheiden, ob ein Patient an einen Angehörigen eines anderen Berufszweiges innerhalb des Gesundheitswesens überwiesen werden muss" [18].

Das Fallbeispiel [7] beschreibt eine in der therapeutischen und medizinischen Praxis täglich vorkommende Situation. Boissonnault und Ross [2] beschrieben 78 US-amerikanische Beispiele, in denen ein physiotherapeutisches Screening zu einer Überweisung an einen Facharzt führte. 58 der Patienten hatten zuerst Ärzte an Therapeuten überwiesen. In den übrigen Fällen nutzten die Patienten den Direktzugang zur Physiotherapie (▶ **Abb. 1**)

Physiotherapeutisches Screening

Das Fallbeispiel verdeutlicht, wie wesentlich das Screening ist. Dabei ist es unerheblich, ob der Patient durch eine ärztliche Überweisung zu uns kommt oder per Direktzugang. Um Missverständnissen vorzubeugen: Ob man pathologische Konditionen screent oder sie diagnostiziert, ist ein Unterschied. Im diagnostischen Prozess haben Physiotherapeuten und Ärzte sehr unterschiedliche Rollen.

Intention

Im Screening-Prozess evaluiert der Therapeut routinemäßig die Krankengeschichte des Patienten und die Befunde der körperlichen Untersuchung. Dies kann zu der Erkenntnis führen, dass die Symptome eine klinische, außerhalb des physiotherapeutischen Tätigkeitsfeldes liegende Expertise erfordern [3]. Der Screening-

Prozess dient ***nicht*** dazu, Pathologien zu diagnostizieren. Systemische Erkrankungen, viszerale oder muskuloskeletale Erkrankungen wie Knochentumore oder Gelenkinfektionen sind nicht ausschließlich anhand der Krankengeschichte und einer physischen Untersuchung diagnostizierbar. Auch nicht von einem Arzt. Ihre Diagnose erfordert normalerweise Verfahren, die nur Ärzte durchführen, wie eine Bild- und Labordiagnostik, eine Gewebebiopsie oder Gelenkaspiration [4]. Im Fallbeispiel führte das physiotherapeutische Screening zur Kommunikation mit dem Hausarzt, zur Einleitung einer angemessenen Behandlung (veränderte Gewichtsbelastung dank der Gehhilfe) und zur Anordnung einer geeigneten Untersuchung durch den Arzt (MRT). Das Vorgehen des Physiotherapeuten ermöglichte eine zeitnahe Diagnose und verhinderte so eine potenzielle dislozierte Fraktur mit katastrophalen Folgen und eine dann unumgängliche Operation [7].

:: Screening- und Untersuchungsprozess gehen Hand in Hand.

Der prozesshafte Charakter des Screening impliziert, dass es sich dabei um einen inhärenten Bestandteil der physiotherapeutischen Untersuchung handelt und nicht um eine autarke oder isolierte Maßnahme.

Für das Screening wegweisende Patientendaten

Bei der Untersuchung erfasst man meist sehr viele Patientendaten wie demografische Angaben, Krankengeschichte, primäre Beschwerden, die Untersuchungsergebnisse zu einzelnen Körpersystemen und die physischen Untersuchungsbefunde. Einzeln oder kombiniert tragen diese Befunde zur Erkennung von Red Flags bei. Manchmal ist es ein einzelner Befund wie eine erstmalige oder verschlechterte Kurzatmigkeit, die auf eine Red Flag verweist. Meistens ist es jedoch ein Cluster von Befunden, das ein ungewöhnliches klinisches Muster ergibt [2, 11]. Auch die Reaktion des Patienten auf die physiotherapeutische Behandlung oder ihr Ausbleiben sind wesentliche Aspekte des Screening-Prozesses.

Demografische Angaben und Krankengeschichte

Die demografischen Angaben wie Alter, Geschlecht, Ethnizität, berufliche Tätigkeit und Bildungsgrad sind wesentlich, um das individuelle Risiko für bestimmte Krankheiten zu bewerten. Beispielsweise ist bei hellhäutigen Frauen ab 70 Jahren das Risiko für osteoporotische Kompressionsfrakturen am höchsten [8]. An Spondylitis ankylosans hingegen erkranken vor allem Männer zwischen 15 und 40 Jahren [12].

Erkrankungen, Verletzungen, Medikamente, Operationen, familiäre Vorgeschichte – auch die Krankengeschichte lässt Rückschlüsse auf individuelle Risiken zu. Beispiel: Der wichtigste Risikofaktor für das erneute Auftreten von durch Krebs verursachten Rückenschmerzen ist eine frühere Krebserkrankung [6]. Nicht nur Alter und Geschlecht, sondern auch eine vorhandene Osteoporose und die längere Einnahme von Kortikosteroiden steigern die Wahrscheinlichkeit, dass vorher nicht bekannte Rückenschmerzen durch eine vertebrale Kompressionsfraktur aufgetreten sind [6, 8]. Diese demografischen Fakten und die Krankengeschichte bedeuten natürlich nicht zwangsläufig, dass der Patient an Krebs oder einer Kompressionsfraktur leidet. Aber je weiter die Untersuchung fortschreitet, desto mehr muss der Physiotherapeut diese Möglichkeiten in Betracht ziehen.

Für das Screening hilfreich ist ein Fragebogen, der alle Aspekte abdeckt und den der Patient selbst ausfüllt, bevor der Physiotherapeut seine Krankengeschichte erfasst. Dieses Vorgehen spart nicht nur Zeit. Es ermöglicht dem Patienten, seine Krankengeschichte möglichst genau und vollständig darzustellen [5].

Untersuchung des Hauptproblems: Primäre Beschwerden

Die primären Beschwerden waren der ursprüngliche Grund für die physiotherapeutische Behandlung. Oft lassen sich aus ihnen Befunde ableiten, die den Physiotherapeuten dazu bewegen, den Patienten an einen Arzt zu überweisen [2].

:: Beim Screening geht es darum, ungewöhnliche, nicht zum Hauptproblem passende Symptommuster zu finden.

PRIMÄRE BESCHWERDEN: FÜNF ROUTINEFRAGEN

Sie gehören zu jeder physiotherapeutischen Untersuchung. Mit diesen Fragen loten Sie die Primärbeschwerden des Patienten aus:

- Wie und wann haben die Symptome begonnen?
- Was verschlimmert oder verbessert die Symptome?
- Sind die Schmerzen regelmäßig zu einer bestimmten Tageszeit besonders stark? Beispiele: nächtliche Schmerzen oder länger anhaltende morgendliche Steifheit.
- Wie würden Sie die Schmerzintensität bewerten? Beispiel: null für keine Schmerzen bis zehn für die am stärksten vorstellbaren Schmerzen.
- Bei Patienten mit rezidivierenden Verläufen: Unterscheidet sich diese Schmerzepisode von früheren?

ALLGEMEINE GESUNDHEITS-CHECKLISTE

Bei der Bewertung der eventuell beteiligten Körpersysteme stuft man folgende Symptome als Red Flags ein, wenn sie für den Patienten neu und ungewöhnlich sind und wenn sie dem behandelnden Arzt nicht bekannt sind.

- Müdigkeit
- Gewichtsverlust, -zunahme
- Fieber
- Übelkeit
- Parästhesie, Anästhesie
- Schwäche
- Desorientiertheit

Boissonnault W. Screenen oder nicht screenen – gar keine Frage. Manuelle Therapie 2015; 19: 65–70

Beispiel: Viele Patienten berichten von Rücken-, Knie- oder Hüftsteifheit nach dem Aufwachen, häufig aufgrund von Arthrose. Die nächste wichtige Frage an den Patienten wäre in diesem Fall: „Wie lange hält die Steifheit an?“ Bleibt die Steifigkeit länger als 30 bis 60 Minuten, muss eine systemisch-entzündliche Erkrankung wie Spondylitis ankylosans oder rheumatische Arthritis bedacht werden [1, 12]. Nehmen die Schmerzen dagegen bei bestimmten Körperhaltungen oder Bewegungen immer zu oder ab, hat der Patient eindeutig ein mechanisches Schmerzmuster. Man kann davon ausgehen, dass die Symptomursache eher im muskuloskeletalen System zu finden ist als in einem viszeralen Organ [3].

Bewertung der Körpersysteme

Die letzte Kategorie der Anamnese ist die Bewertung der Körpersysteme (manchmal als „spezielle Fragen“ bezeichnet). Sie ermöglicht, sekundäre Symptome, die nicht der Grund für die physiotherapeutische Behandlung waren, zu identifizieren [3]. Sekundäre Symptome entwickeln sich häufig zwischen dem Besuch beim Arzt und der physiotherapeutischen Untersuchung und sind meist untypisch für schmerzhafte neuromuskuloskeletale Dysfunktionen. Eine veränderte Blasen- oder Darmfunktion ist ein bekanntes Beispiel für Patienten mit Kreuzschmerzen. In diesem Fall sollte der Patient auf ein Kauda-equina-Syndrom gescreent werden. Derartige Fragen werden aber nicht nur bei Rückenschmerzen gestellt, sondern auch bei Nacken-, Schulter-, Hüft- und Wadenschmerzen. Alle in ▶ **Tab. 1** aufgelisteten Symptome können aufgrund von Störungen in Körpersystemen und/oder systemischen Erkrankungen auftreten. Diese Punkte werden routinemäßig initial abgefragt [3] oder in einen Screening-Fragebogen integriert, den der Patient selbst ausfüllt (Erstkontaktfragebogen, siehe auf den Seiten 421 und 422).

Tab. 1 Screening-Fragen: systemische Erkrankungen (konstitutionelle Beschwerden).

Körpersystem	sekundäre Symptome
pulmonales	▪ Dyspnoe ▪ Orthopnoe ▪ Pleuraschmerzen ▪ Husten (Dauer, lageabhängig, produktiv) ▪ Sputum (Farbe und Menge) ▪ Trommelschlägelfinger ▪ Keuchen/Pfeifen ▪ Stridor
kardiovaskuläres	▪ Dyspnoe ▪ Transpiration ▪ Palpitation (Wahrnehmung der eigenen kardialen Aktivität wie Herzstolpern, -jagen oder -klopfen) ▪ Synkope ▪ Ödem
peripheres vaskuläres	▪ Ödem ▪ kalte distale Extremitäten ▪ Hautverfärbung ▪ trophische Hautveränderungen ▪ offene Wunden, Geschwüre
oberes gastrointestinales	▪ Schluckbeschwerden ▪ übermäßiges Aufstoßen ▪ Übelkeit ▪ Erbrechen ▪ Dyspepsie ▪ Meläna (schwarzer, teerartiger Stuhl)
unteres gastrointestinales	▪ schmerzhafte Defäkation ▪ Verstopfung ▪ Durchfall ▪ rektale Blutung oder schwarzer Stuhl ▪ abnormaler Stuhlumfang und/oder -form ▪ Stuhlinkontinenz
urinäres	▪ auffällige Häufigkeit ▪ Polyurie ▪ starker Harndrang ▪ Dysurie ▪ abnormale Farbe (Blut, dunkler Urin) ▪ reduzierte Stärke des Urinstrahls ▪ Inkontinenz
reproduktives	Frauen ▪ abgegrenzte oder diffuse Knoten in der Brust ▪ Mamillensekretion ▪ Menstruation – Häufigkeit (< 21 Tagen oder > 35 Tage) – abnormale, ungewöhnliche Blutung – Dysmenorrhoe ▪ Vaginalsekretion ▪ Dyspareunie (schmerzhafter Geschlechtsverkehr) ▪ postmenopausale Blutung (keine Hormonersatzmedikation) Männer ▪ Harnröhrensekret ▪ Erektionsschwierigkeiten oder -unfähigkeit ▪ schmerzhafter Geschlechtsverkehr oder schmerzhafte Ejakulation

Bei ungewöhnlichen, die für mechanische Schmerzen nicht typisch sind, werden die hier aufgelisteten Körpersysteme gescreent, vor allem,

- wenn gesundheitliche Risikofaktoren das Muster begleiten, die auf eine Beteiligung des Körpersystems hindeuten (Beispiele: Rauchen oder eine Familiengeschichte mit Herzkrankheiten wie Bluthochdruck erfordert ein Screening des kardiovaskulären Systems) und/oder
- wenn die allgemeine Gesundheits-Checkliste positive Antworten ergibt, die sich nicht erklären lassen. Positiv bedeutet, dass der Befund dem behandelnden Arzt nicht bekannt ist oder dass er sich seit dem letzten Arztbesuch verschlechtert hat und dies nicht erklärt werden kann. Der Patient kann Ihnen keinen Grund für das Symptom nennen.

Körperliche Untersuchung

Die letzte Kategorie ist die körperliche Untersuchung mit der Inspektion, Palpation, aktiven Bewegungstests, neurologischen Screenings etc. Während es für das muskuloskeletale Screening spezifische Tests gibt wie den Patellar-Pubic Percussion Test zum Screenen auf Oberschenkelfrakturen [10], geht es meist einfach darum, in den Untersuchungsbefunden Muster zu finden, die mit der Diagnose des Patienten nicht übereinstimmen und/oder untypisch für neuromuskuloskeletale Dysfunktionen sind. Die 70-jährige Patientin des Fallbeispiels zeigte ein ausgeprägtes schmerzvermeidendes Bewegungsverhalten, ein deutlich verringertes Bewegungsausmaß und bei den Muskeltests Schwäche und Schmerzen. Diese Befunde widersprechen der diagnostizierten „leichten Koxarthrose" [7]. Physiotherapeuten führen auch neurologische Screenings routinemäßig durch und suchen nach neurologischen Auffälligkeiten wie ein zunehmender Kraft- und Sensibilitätsverlust. Diese Befunde erfordern eine sofortige Kommunikation mit dem behandelnden Hausarzt [3].

Lässt sich keine zu den Beschwerden passende Dysfunktion feststellen, leidet der Patient nicht zwangsläufig an einer schweren Pathologie. Tritt die Beschwerde kombiniert mit einem nicht mechanischen Schmerzmuster auf, ist es jedoch ratsam, eine ärztliche Diagnostik zu erwägen.

Reaktion auf die Behandlung

Nicht immer werden schon beim ersten Besuch des Patienten Hinweise auf Red Flags erkannt. In 25 Prozent der 78 von Boissonnault und Ross [2] beschriebenen Beispiele erfolgte die Überweisung erst nach einem weiteren Besuch, durchschnittlich 2,5 Wochen nach der ersten Untersuchung.

Bereits während der ersten Behandlung erstellen Physiotherapeuten eine Prognose. Sie beinhaltet die Erwartung des Therapeuten, wann und wie der Patient auf die Behandlung reagieren sollte. Bewirkt die physiotherapeutische Behandlung keine Verbesserung, bedeutet dies nicht zwangsläufig, dass der Patient an einer schweren Pathologie leidet. Aber die ausbleibende Reaktion auf die konservative Behandlung ist ein Teil des Screenings auf eine Krebserkrankung bei Patienten mit Kreuzschmerzen [6]. Die ausbleibende Behandlungsreaktion kann sich auch in verschlechterten Symptomen ohne mechanischen Grund oder in ganz neuen Symptomen manifestieren.

PATELLAR-PUBIC PERCUSSION TEST

Dieser Screening-Test eignet sich für Patienten mit Beinschmerzen und Verdacht auf eine Oberschenkelfraktur. Für den Test wird ein Stethoskop benötigt (► **Abb. 2**):

- Rechte und linke untere Extremität symmetrisch positionieren.
- Der Patient hält den Kopf des Stethoskops direkt auf der Symphyse.
- Mit den Fingerspitzen fest auf die fixierte Patella klopfen.

Testergebnis:

- Klares, deutliches Geräusch: negativ, keine Oberschenkelfraktur.
- Dumpfes, schwaches Geräusch: positiv, Verdacht bestätigt sich.

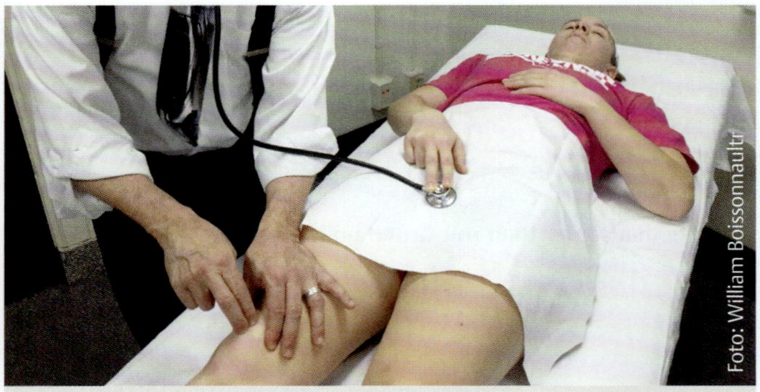

Abb. 2 Patellar-Pubic Percussion Test.

Klinische Leitlinien

Es existieren einige klinische, für Physiotherapeuten relevante Leitlinien. Meist entwickeln Ärzte die Leitlinien für Ärzte. Sie müssen insbesondere das relative Risiko einer Fraktur und/oder einer schweren Erkrankung ermitteln. Für Physiotherapeuten wesentliche Leitlinien sind: Ottawa Foot/Ankle Rules [16], Ottawa Knee Rules [15] und die Canadian Cervical Spine Rules [17]. Die Sensitivität dieser Leitlinien ist sehr hoch (► **Tab. 2**).

Zusammenfassend sei noch einmal darauf hingewiesen, dass derartige Leitlinien und Screening-Instrumente nicht für die Diagnose, sondern für das Screening gelten. Erfüllen Patienten die Risikofaktoren, ist häufig eine weitere ärztliche Diagnostik mit Röntgenuntersuchungen, MRT oder Bluttests zur Thrombosediagnostik erforderlich, um spezifische Störungen auszuschließen oder zu bestätigen.

Konsequenzen für den Berufsstand

In den letzten zehn Jahren hat die weltweite Gesundheitsversorgung große Fortschritte gemacht. Heute stehen die Patienten sehr viel stärker im Mittelpunkt. Oberstes Gebot ist das, was für den Patienten am besten ist. Eine der Prämissen dieses Modells ist: Erfordert es der Zustand eines Patienten, gehört es zur Verantwortung aller im Gesundheitswesen Tätigen, einen Angehörigen einer anderen Berufsgruppe zurate zu ziehen.

Entwicklung der Physiotherapie

Für die Physiotherapie liegt in dieser Verantwortung auch die Chance, durch kompetentes Screening und Kommunikation mit Ärzten die Behandlungskultur weiterzuentwickeln. Diese Kompetenz erfordert nicht nur klinische Fertigkeiten und Kenntnisse, sondern auch Verantwortungsbewusstsein und ein routinemäßiges physiotherapeutisches Screening. Nur wenn die Dachverbände des Gesundheitswesens, Ausbilder und Kliniker eng zusammenarbeiten, kann diese Behandlungskultur gelingen.

Verantwortung von Organisationen

Gemeint sind nationale physiotherapeutische Verbände und Interessenvertretungen wie zum Beispiel die IFOMPT (mit den deutschen, schweizerischen und österreichischen Mitgliedsorganisationen DFAMT, SVOMP und OEVOMT). Sie sollten für die Patienten höchste Sicherheitsstandards gewährleisten und einhalten. Dazu

Erstkontaktfragebogen

Thieme

Um Sie gründlich und gezielt untersuchen zu können, benötigen wir von Ihnen einige Informationen.
Falls eine Frage unklar ist, lassen Sie sie einfach aus. Wir schauen sie uns später gemeinsam an. Vielen Dank!

Name: ______________________ Hobbys: ______________________

Beruf: ______________________

Allergien:

	Ja	Nein	
Sind Sie allergisch gegen Medikamente?	☐	☐	Wenn ja, welche? ____________
Reagieren Sie empfindlich auf Latex?	☐	☐	

Andere Allergien, die für die Behandlung wichtig sein könnten? ______________________

Sind Sie bei einer der folgenden Berufsgruppen in Behandlung?

	Ja	Nein		Ja	Nein
Hausarzt	☐	☐	Psychiater/Psychologe	☐	☐
Osteopath	☐	☐	Physiotherapeut/Krankengymnast	☐	☐
Zahnarzt	☐	☐	Chiropraktiker	☐	☐

Andere: ______________________

Datum der letzten Untersuchung:

	Ja	Nein	
Gehen Sie zu den altersentsprechenden Vorsorgeuntersuchungen?	☐	☐	
Wurden Sie in den letzten drei Monaten aufgrund von Beschwerden bei einer der oben angegebenen Berufsgruppen behandelt?	☐	☐	Falls ja, um welche ging es? ____________

Wurde bei Ihnen jemals eine der folgenden Erkrankungen diagnostiziert? Bitte ankreuzen.

	Ja	Nein	
Krebs	☐	☐	Wenn ja, welche Art? ____________
Herzprobleme	☐	☐	Wenn ja, welcher Art? ____________
hoher Blutdruck	☐	☐	
Kreislaufprobleme	☐	☐	
Thrombose	☐	☐	
Asthma	☐	☐	
Magengeschwüre	☐	☐	
Nierenerkrankungen	☐	☐	Wenn ja, welcher Art? ____________
Hepatitis	☐	☐	
Abhängigkeit von Alkohol, Medikamenten, anderen Substanzen	☐	☐	
Schilddrüsenprobleme	☐	☐	
Diabetes	☐	☐	
Multiple Sklerose	☐	☐	
Schlaganfall	☐	☐	
rheumatoide Arthritis	☐	☐	
andere entzündliche Gelenkerkrankungen	☐	☐	
Osteoporose	☐	☐	
Depressionen	☐	☐	
Tuberkulose	☐	☐	

andere ______________________

	Ja	Nein
Haben Sie sich im letzten Monat niedergeschlagen, hoffnungslos oder depressiv gefühlt?	☐	☐
Haben Sie sich im letzten Monat für nichts interessiert und an nichts Freude gefunden?	☐	☐
Sind Sie jemals von Ihrem Partner oder einer anderen Ihnen nahestehenden Person bedroht, verletzt oder eingeschüchtert worden?	☐	☐

Bitte nennen Sie alle bei Ihnen durchgeführten Operationen und jeden Krankenhausaufenthalt mit Grund und ungefährem Datum:

1. ______________________

2. ______________________

3. ______________________

Boissonnault W. Screenen oder nicht screenen – gar keine Frage. Manuelle Therapie 2015; 19: 65–70

Bitte nennen Sie alle ernsthaften Verletzungen, für die Sie behandelt werden mussten (zum Beispiel Knochenbrüche, Bandverletzungen) und das ungefähre Datum der Verletzung:

Datum	Verletzung	Datum	Verletzung
______	______	______	______
______	______	______	______
______	______	______	______

Wurde eines Ihrer Familienmitglieder (Eltern, Geschwister) jemals wegen einer der folgenden Erkrankungen behandelt? Bitte ankreuzen.

	Ja	Nein		Ja	Nein
Diabetes	☐	☐	Krebs	☐	☐
Herzerkrankung	☐	☐	Abhängigkeit (Alkohol, Medikamente)	☐	☐
hoher Blutdruck	☐	☐	Depressionen	☐	☐
Schlaganfall	☐	☐	Nierenerkrankung	☐	☐
entzündliche Gelenkerkrankung (Rheuma, M. Bechterew)	☐	☐			

Welche der folgenden Medikamente haben Sie in der vergangenen Woche eingenommen?

	Verordnet	Nicht verordnet		Verordnet	Nicht verordnet
Aspirin	☐	☐	Vitamine, Mineralien (Nahrungsergänzung)	☐	☐
Paracetamol	☐	☐	pflanzliche Mittel	☐	☐
Ibuprofen, Diclofenac etc.	☐	☐	andere, nicht verordnete Mittel: ______		
Medikamente gegen Magengeschwüre	☐	☐	______		

Bitte listen Sie die Medikamente auf, die Sie auf Verordnung Ihres Arztes derzeit einnehmen (Tabletten, Injektionen, Medikamentenpflaster etc.):

1. ______ 2. ______ 3. ______

4. ______ 5. ______ 6. ______

Genussmittel:

Wie viel Kaffee oder andere koffeinhaltige Getränke konsumieren Sie pro Tag? ______

Wie viele Zigaretten rauchen Sie pro Tag? ______ Seit wie vielen Jahren? ______

Wann haben Sie mit dem Rauchen aufgehört? ______

An wie vielen Tagen pro Woche trinken Sie Alkohol? ______

Wie viele Gläser Bier, Wein oder Ähnliches trinken Sie an diesen Tagen? ______

Bitte kreuzen Sie aktuelle Beschwerden an, die für Sie neu, ungewöhnlich oder atypisch sind:

	Ja	Nein		Ja	Nein
Gewichtsveränderung	☐	☐	Gelenk-, Muskelschwellung	☐	☐
Übelkeit, Erbrechen	☐	☐	unerklärliche Hämatome (blaue Flecken)	☐	☐
Schwindel	☐	☐	starke Blutung	☐	☐
Müdigkeit	☐	☐	Atemnot	☐	☐
Schwächegefühl	☐	☐	regelmäßiges Husten	☐	☐
Fieber, Schüttelfrost, Schwitzen	☐	☐	Arm-, Beinschwellung	☐	☐
Kribbeln oder Taubheit	☐	☐	Herzrasen	☐	☐
Zittern	☐	☐	Schluckbeschwerden	☐	☐
Anfallsleiden, Epilepsie	☐	☐	Sodbrennen	☐	☐
Doppelbilder sehen	☐	☐	Verstopfung, Durchfall	☐	☐
Verlust der Sehschärfe	☐	☐	Blut im Stuhl	☐	☐
gerötete Augen	☐	☐	Klimakterium, Wechseljahre	☐	☐
Hautausschlag	☐	☐	Probleme beim Wasserlassen	☐	☐
Schlafstörungen	☐	☐	Urininkontinenz	☐	☐
Störungen in der Sexualfunktion	☐	☐	Blut im Urin	☐	☐
nächtliches Schwitzen	☐	☐	(mögliche) Schwangerschaft	☐	☐
Hörstörungen	☐	☐	Stress bei der Arbeit oder zu Hause	☐	☐

______

Unterschrift Therapeut Datum Unterschrift Patient Datum

William Boissonnault 2010, übersetzt von Kerstin Lüdtke

Boissonnault W. Screenen oder nicht screenen – gar keine Frage. Manuelle Therapie 2015; 19: 65–70

Tab. 2 Screening und klinische Leitlinien: Wann sind Röntgenuntersuchungen notwendig?

Leitlinie	Risikofaktoren
Ottawa Ankle Rules Ottawa Foot Rules Sensitivität 100 % [16]	Nach einem Sprunggelenk- und/oder Fußtrauma sind Röntgenuntersuchungen indiziert, wenn einer oder mehrere dieser Punkte zutreffen: - Schmerzen im Mittelfuß und/oder im Knöchelbereich UND - Schmerzen bei Palpation der navikularen Region und/oder der Basis des V. Mittelfußknochens und/oder der distalen posterioren Begrenzungen des medialen/lateralen Knöchels ODER - Unfähigkeit, die Gewichtsbelastung zum Zeitpunkt der Verletzung oder des Klinikbesuchs zu ertragen
Ottawa Knee Rules Sensitivität 97 % [14, 15]	Nach einem Knietrauma sind Röntgenuntersuchungen indiziert, wenn einer oder mehrere dieser Punkte zutreffen: - Patient ist älter als 55 Jahre - Berührungsempfindlichkeit am Fibulaköpfchen und/oder der Kniescheibe - Bewegungsausmaß bei Flexion im Kniegelenk unter 90 ° - Unfähigkeit, zum Zeitpunkt der Verletzung oder des Klinikbesuchs vier Schritte zu gehen

Canadian Cervical Spine Rules
 	
Sensitivität 100 % [17]
	Nach einem Kopf-/Halstrauma sind Röntgenuntersuchungen indiziert, wenn einer oder mehrere dieser Punkte zutreffen:
	- Patient ist älter als 65 Jahre
	- gefährlicher Verletzungsmechanismus:
	  – Sturz aus einer Höhe von mehr als 1 Meter oder mehr als 5 Treppenstufen ODER
	  – axiale Belastung von Kopf/Hals ODER
	  – Autounfall mit einer Geschwindigkeit von mehr als 100 km/h
	  – Autounfall, bei dem sich das Fahrzeug überschlägt oder der Patient aus dem Fahrzeug herausgeschleudert wurde
	  – Zusammenstoß mit einem Fahrrad oder Ähnliches
	- Parästhesie oder Anästhesie in den Extremitäten
	- aktive Halsrotation nach rechts oder links weniger als 45 ° (kann das Bewegungsausmaß nur unter Gefährdung des Patienten bewertet werden, erfüllt der Patient die Leitlinie)

CLINICAL REASONING: WELCHE SCHMERZLOKALISATIONEN ERFORDERN WELCHES ORGANSYSTEMISCHE SCREENING?

Die Schmerzlokalisation im Bewegungssystem ist eine Orientierungsmöglichkeit für die Entscheidung, welche Körpersysteme untersucht werden. Schmerzen in der …

- Schulter (inklusive Schultergürtel und Oberarm)
  - kardiovaskuläres System
  - pulmonales System
  - oberes gastrointestinales System
- Brustwirbelsäule, im Brustkorb
  - kardiales und peripheres vaskuläres System
  - pulmonales System
  - gastrointestinales System
  - urogenitales System (Brust-Lenden-Region)
- Lenden-Becken-Region, im Oberschenkel
  - unteres gastrointestinales System
  - urogenitales System
  - reproduktives System
  - peripheres vaskuläres System

gehört auch, zu erkennen und zu akzeptieren, wenn Patienten nicht physiotherapeutisch behandelt werden können. Der Ethikkodex der verschiedenen Gesundheitsberufe beinhaltet diese Verantwortlichkeit – und ebenso alle anderen auf einem Konsens basierenden Praxisstandards.

Verantwortung der Ausbildungsgänge

Da zukünftige Absolventen für ihre Patienten verantwortlich sind, ist es wichtig, dass physiotherapeutische Ausbildungsprogramme ihre Schüler und Studenten mit dem für das Screening erforderlichen Wissen und Kenntnissen ausstatten. Wird das Screening bereits im Frühstadium der Ausbildung als Grundsatz der klinischen Praxis eindeutig erkannt, fördert dies den Erwerb der erforderlichen Kenntnisse und Fertigkeiten. Notwendig sind Kliniker, die den Studenten während ihres klinischen Praktikums als Rollenmodell dienen. Ansonsten besteht die Gefahr, dass die relevanten Kenntnisse und Fertigkeiten vernachlässigt werden.

Verantwortung der Physiotherapeuten

Zur Verantwortung der Kliniker gehört, auf dem neuesten Stand der Evidenz zu bleiben, um den Patienten eine sichere, effektive und effiziente Versorgung zu garantieren. Die Auseinandersetzung mit relevanten Veröffentlichungen zum physiotherapeutischen Screening gehört dazu.

FAZIT

Die 70-jährige Patientin des Fallbeispiels verdeutlicht die möglichen Effekte des Screenings. Jede Krankheit verläuft zeitlich individuell. Patienten zu screenen, ist wichtig, ganz gleich, auf welchem Weg sie zu uns kommen. Screening-Kompetenzen dienen nicht dazu, von anderen Gesundheitsberufen unabhängig zu werden. Sie sind ein inhärenter Bestandteil unserer Verantwortung gegenüber dem Patienten, der die bestmögliche Versorgung erhalten soll.

AUTOR

William Boissonnault

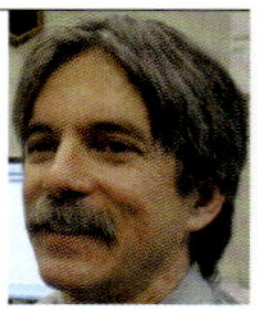

BIBLIOGRAFIE

DOI 10.1055/s-0035-1552882
manuelletherapie 2015; 19: 65–70

Stuttgart · New York · ISSN 1433-2671

Leitlinie Tiefe Venenthrombose (TVT): Screening und Risikobewertung [13]

Klinische Kriterien	**Punkte**
aktive Krebserkrankung (akut, während der letzten 6 Monate oder palliativ)	+1
Paralyse, Parese oder noch nicht lange zurückliegende Immobilisation der unteren Extremität durch Gipsverband	+1
noch nicht lange zurückliegende Bettlägerigkeit (> 3 Tage) oder schwere Operation (mit Voll- oder lokaler Narkose) während der letzten 3 Monate	+1
lokalisierte Berührungsempfindlichkeit entlang des tiefen Venensystems	+1
Ödem der gesamten unteren Extremität	+1
Wadenödem 3 cm größer als die asymptomatische untere Extremität (gemessen 10 cm unterhalb der Tuberositas tibiae)	+1
eindrückbares Ödem nur auf der symptomatischen unteren Extremität	+1
kollaterale oberflächliche Venen (nicht variköse Venen)	+1
alternative Diagnose ist genauso wahrscheinlich wie oder wahrscheinlicher als TVT	-2
Risikobewertung	**Punktsumme**
gering	≤1
moderat bis hoch; bei Patienten ohne Einnahme von Antikoagulanzien (Fach-)Arztkonsultation erforderlich	≥2

Literatur

1. *Arnett FC, Edworthy SM, Bloch DA et al. The American Rheumatism Association 1987 revised criteria for the classification of Rheumatoid Arthritis. Arthritis Rheum 1988; 31: 315–324*
2. *Boissonnault WG, Ross MD. Physical therapists referring patients to physicians: A review of case reports and series. J Orthop Sports Phys Ther 2012; 42(5): 446–54*
3. *Boissonnault WG. Primary care for the physical therapist: Examination and triage. 2nd ed. Philadelphia: Elsevier Saunders; 2011*
4. *Boissonnault W, Goodman C. Physical therapists as diagnosticians: Drawing the line on diagnosing pathology. J Orthop Sports Phys Ther 2006; 36(6): 351–3*
5. *Boissonnault W, Badke MB. Collecting health history information: Accuracy of a patient self-administered questionnaire in an orthopedic outpatient setting. Phys Ther 2005; 85(6): 531–543*
6. *Chou et al. Diagnosis and treatment of low back pain. Ann Int Med 2007; 147: 478–491*
7. *Gurney B, Boissonnault W, Andrews R. Differential diagnosis of a femoral neck/head stress fracture. J Orthop Sports Phys Ther 2006; 36(2): 80–88*
8. *Henschke N et al. A systematic review identifies five „red flags" to screen for vertebral fracture in patients with low back pain. J Clin Epid 2008; 61: 110–118*
9. *Jones WHS, ed. Hippocrates collected works. Cambridge Harvard University Press; 1868: 130–131*
10. *Reiman MP et al. Diagnostic accuracy of clinical tests of the hip: A systematic review with meta-analysis. Br J Sports med. Doi: 10.1136/bjsports-2012-091035*
11. *Ross MD, Boissonnault WG. Red flags: To screen or not to screen? J Orthop Sports Phys Ther 2010; 40(11): 682–684*
12. *Rudwaleit M et al. Inflammatory back pain in ankylosing spondylitis: A reassessment of the clinical history for application as classification and diagnostic criteria. Arthr Rheum 2006; 54(2): 569–578*
13. *Scarvellis D, Wells PS. Diagnosis and treatment of deep-vein thrombosis. CMAJ 2006; 175: 1087–1092*
14. *Seaberg D, Yealy M, Lukens T et al. Multicenter comparison of two clinical decision rules for use of radiography in acute high-risk knee injuries. Ann Emerg Med 1998; 32: 8–13*
15. *Stiell, IG, Wells GA, Hoag RH et al. Implementation of the Ottawa Knee Rules for the use of radiography in acute knee injuries. JAMA 1997; 278(23): 2075–2079*
16. *Stiell IG, Greenberg G, McKnight R et al. Decision rule for the use of radiography in acute ankle injuries: Refinement and prospective validation. JAMA 1993; 269: 1127–1132*
17. *Stiell IG, Wells G, Vandemheen KL. The Canadian c-spine rule for radiography in alert and stable trauma patients. JAMA 2001; 286: 1841–1848*
18. *World Confederation for Physical Therapy. Policy statement: Description of physical therapy. London: WCPT; 2011*

Boissonnault W. Screenen oder nicht screenen – gar keine Frage. Manuelle Therapie 2015; 19: 65–70

Screening-Prozedere: Gefahrensituationen bei Patienten mit HWS-Symptomen

Bei einem Patienten mit Nackenschmerzen ist drei Behandlungen lang alles in Ordnung. Ab der vierten Behandlung treten zunehmend bilaterale Parästhesien auf. Beide, Therapeut und Arzt, erkennen das Warnsignal. Ein weiteres MRT wird veranlasst. Trotz ausgeprägter Symptomatik sieht auf dem neuen Bild niemand das verengte Rückenmark. Stattdessen folgt eine neue Verordnung – mit Konsequenzen für den Patienten.

BEHANDLUNGSVERLAUF: HERR S., 54 JAHRE, ELEKTRIKER

Erstes Rezept

Hauptproblem: Nackenschmerz links

Geschichte:
- vor zwei Tagen bei Überkopftätigkeit plötzlich einschießender Nackenschmerz, links
- Werksarzt überweist zur MRT
- Diagnose: Bandscheibenvorfall C5/6 ohne Nervenwurzelbeteiligung
- mehrere Episoden Nackenschmerz (Verspannungen) pro Jahr seit circa 15 Jahren
- Massagen oder Physiotherapie hilfreich in früheren Episoden
- zwischen Episoden beschwerdefrei

Symptomverstärkung:
- nach oben sehen, Überkopftätigkeit
- Kopf nach rechts drehen
- aufgrund starker Symptome sofortiger Abbruch
- Schmerzreduzierung nach ein bis zwei Minuten in Neutralstellung

Schmerzreduktion:
- Wärmflasche (hilft kurzfristig)
- neutrale Kopfstellung (am besten)
- nie vollkommen schmerzfrei

24-Stunden-Verhalten:
- nachts (23 bis 5 Uhr): wacht beim Umdrehen auf, schläft wieder ein
- ab etwa 5 Uhr: kann vor Schmerz nicht wieder einschlafen, geht herum, nach zwei Stunden etwas besser
- Tagesverlauf: abhängig von Aktivitäten

Spezielle Fragen:
- Übergewicht (etwa 20 Kilogramm)
- Bluthochdruck (medikamentös eingestellt)
- keine weiteren Erkrankungen
- Ibuprofen bei starken Schmerzen
- keine Operationen
- Raucher (eine Schachtel pro Tag)
- kein Sport
- verheiratet, zwei erwachsene Kinder

Untersuchungsplanung

Wenn Sie möchten, können Sie die Untersuchung zunächst selbst planen – in drei Schritten.

Liegen Red Flags vor? Wenn ja, für welche Pathologien?
- Nachtschmerz, kommt nach 5 Uhr nicht wieder zur Ruhe (entzündliches Geschehen?)
- nie schmerzfrei (nicht mechanische Schmerzquelle? Tumor? Entzündung? Fraktur?)
- Raucher: nach pulmonalen Symptomen fragen (Lungenspitzentumor?)
- Bluthochdruck, kein Sport, Übergewicht (kardiovaskuläre Risikofaktoren)

Gibt es Kontraindikationen oder Vorsichtsmaßnahmen?
- hohe Schmerzintensität mit Abbruch der Tätigkeit; aber: relativ kurze Zeit, bis sich Schmerz wieder beruhigt
- Bandscheibenprolaps als Vorsichtssituation

Welche Strukturen werden zuerst untersucht? Mit welcher Intensität?
- HWS-Strukturen
- bis zur ersten Schmerzprovokation oder -verstärkung

Körperliche Untersuchung

Inspektion:
- Kopf nach ventral translatiert
- BWS kyphosiert
- linke Schulter protrahiert

Visuelle Analogskala: Schmerz 3/10

Aktive Bewegungen, Symptom ①, Intensität (hoch ++):
- Extension 10°, ①++
- Flexion 45°, ①

Lüdtke K., Grauel L. Screening-Prozedere: Gefahrensituationen bei Patienten mit HWS-Symptomen. Manuelle Therapie 2015; 19: 71–75

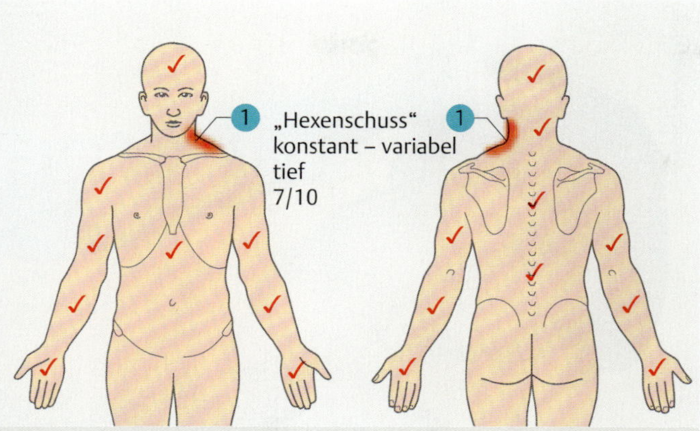

Abb. 1 Körpertabelle.

- Rotation links 45°, ①
- Rotation rechts 5°, ① ++
- Lateralflexion links 15°, ①
- Lateralflexion rechts 5°, ①++ (▶ **Abb. 1**)

Palpation (in Bauchlage), Zusatzbewegungen:
- Haut im Nacken schwitzig
- Schulter-Nacken-Muskulatur beidseits hyperton
- C5–6 Dornfortsatz bereits bei leichter Berührung druckdolent ++
- C7–Th2 Gleitbewegung nach anterior hypomobil, nicht schmerzhaft

Probemobilisation: C7–Th2 zentrale posteroanteriore Gleitbewegungen bis zum ersten Widerstand (Grad IV-), circa drei Minuten

Hypothesen und Planung nach 1. Behandlung

Mögliche klinische Muster: Es liegen mechanische Komponenten (zum Beispiel Bewegungseinschränkung mit Schmerzprovokation) und nicht mechanische (zum Beispiel Schmerz in den frühen Morgenstunden) vor. Eventuelle Erklärungen für die nicht mechanischen Komponenten:
- Bandscheibenvorfall mit akuter entzündlicher Reaktion
- andere entzündliche Prozesse, zum Beispiel erregerbedingt
- viszeral, zum Beispiel Lungenspitzentumor oder ein untypisches Muster einer Angina pectoris oder eines Herzinfarktes
- Tumor (unwahrscheinlich, MRT-Bild der HWS liegt vor)

Behandlungsplan:
- viszerale Situation genauer erfragen
  - Risikofaktoren für Herzerkrankung
  - Schmerzverstärkung durch allgemeine körperliche Belastung wie Treppen steigen
  - Risikofaktoren für eine Lungenerkrankung
  - Zusammenhang der Symptome wie unerklärter Husten, Atemnot
  - Krebswarnsignale (Beispiel: Karzinom in der Vorgeschichte)
- weitere Strukturen screenen (BWS, 1. Rippe)

2. bis 6. Behandlung

- Screening-Fragen zu Lunge, Herz: keine Hinweise auf viszerale Komponenten
- keine Warnsignale für Karzinom
- Mobilisation zervikothorakaler Übergang, 1. Rippe, BWS:
  - kein Effekt auf Schmerz oder Bewegungsausmaß
  - ab 4. Behandlung Kribbeln in beiden Händen
  - nach 6. Behandlung Kribbeln in beiden Unterarmen

Arztbesuch nach Rezeptende mit erneutem MRT: Befund unverändert, weiteres Rezept für Manuelle Therapie

Zweites Rezept

1. bis 5. Behandlung: urlaubsbedingt durch zwei neue Therapeuten
- neurologische Untersuchung
  - Reflexe: ohne Befund
  - Kraft: ohne Befund
  - Sensorik: beidseitig reduziert, gesamte Hand und distaler Unterarm
- Manuelle Therapie: wie bisher, Heimübungen zur HWS-Stabilisation

6. Behandlung:
- neu: bilaterale Parästhesien der unteren Extremität
- neu: Gangunsicherheit
- Taubheit im Genitalbereich

Arztbesuch: Drittes MRT mit der Diagnose zervikale Myelopathie

Operation: postoperativ (fast) beschwerdefrei

Kommentar

Bis zur 4. Behandlung (erstes Rezept) lagen keine Warnsignale vor. Das Warnsignal progressive bilaterale Parästhesien wurde erkannt und eine erneute Bilddiagnostik veranlasst. Der verengte Rückenmarkkanal hätte aufgrund der ausgeprägten Symptomatik auf dem neuen Bild zu sehen sein müssen. Weitere Schritte wie das Einholen einer zweiten Meinung oder ein erneutes Beurteilen des MRT-Ergebnisses unterblieben. Unter anderem aufgrund der neuen Verordnung wurde die Therapie fortgesetzt.

Zervikale Myelopathie

Im Fallbeispiel wird schließlich eine zervikale Myelopathie diagnostiziert. Bei dieser Erkrankung verursachen Bandscheibenvorfälle, Osteophyten, Traumen, Tumore oder Entzündungen eine räumliche Enge und beeinträchtigen das spinale Nervengewebe in seiner Funktion (▶ **Abb. 2**). Der Pathomechanismus entspricht dem Kauda-equina-Syndrom. Klinisch differenzierbar ist eine zervikale Myelopathie erst, wenn bilaterale neurologische Zeichen der oberen Extremität auftreten – spätestens wenn sich neurologische Zeichen der unteren Extremität zeigen, vor allem Parästhesien und Gangunsicherheiten [5, 10, 14, 17, 18]. Männer sind häufiger betroffen als Frauen, das Verhältnis beträgt 2,4 zu 1 [1], über 55-Jährige erkranken vorrangig [2]. Gelegentlich ist das Lhermitte-Zeichen, ein Kribbeln entlang des Rückenmarks bei Nackenflexion, zu beobachten (▶ **Abb. 3**), das sonst eher bei Patienten mit Multipler Sklerose oder HWS-Tumoren auftritt beziehungsweise nach deren Bestrahlung [6].

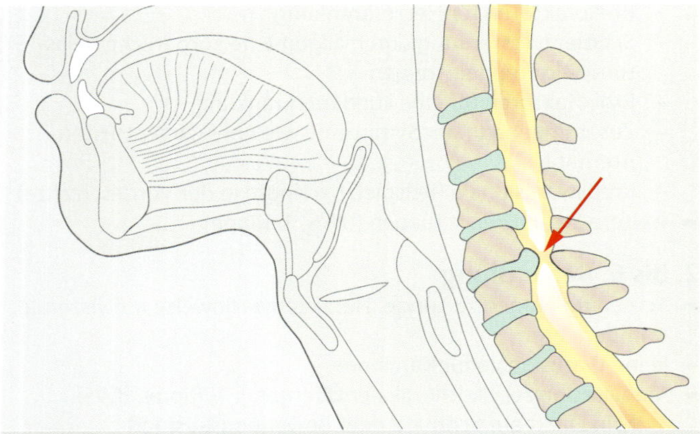

Abb. 2 Zervikale Myelopathie.

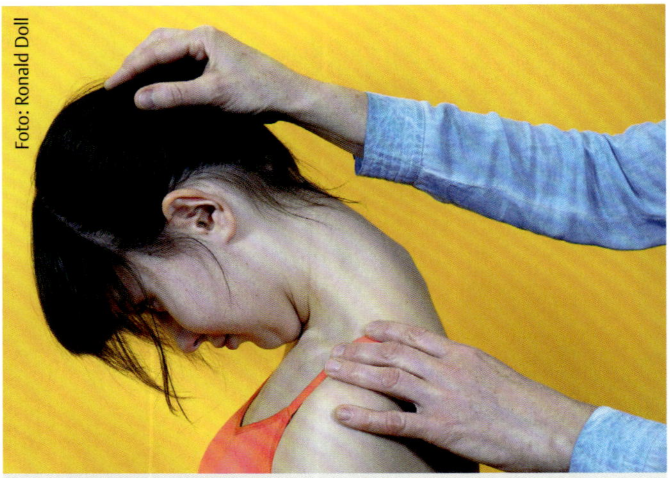

Abb. 3 Lhermitte-Zeichen: Der Test ist positiv, wenn im Verlauf der Wirbelsäule, in den Armen oder Beinen ein elektrisierendes Kribbeln auftritt..

Red Flags bei HWS-Symptomen

Bei Patienten mit unspezifischen Diagnosen wie einem HWS-Syndrom identifizieren Therapeuten zunächst die symptomauslösenden Strukturen in ihrer Untersuchung. Im Behandlungsverlauf können sich die Symptome jedoch verändern, und die Therapeuten müssen entscheiden, ob ein weiterer Arztbesuch erforderlich ist. Dazu screenen sie die Warnsignale verschiedener Pathologien: die Red Flags.

Im Gegensatz zur LWS [3] gibt es für die HWS leider keine klar begrenzte, international anerkannte Liste für die Warnsignale. Ebenso wie LWS- sind HWS-Beschwerden oft nicht spezifisch, ohne ein pathologisches Korrelat [4]. Auch HWS-Symptome können chronifizieren. Es gelten ähnliche Risikofaktoren wie für die LWS. Die Literatur beschreibt Yellow (psychosoziale) [7], Blue (arbeitsplatzbezogene) [15] und Black Flags (monetäre Warnsignale) [12].

Im Vergleich zur LWS spielen Black Flags, die monetären Signale, bei Patienten mit HWS-Beschwerden oft eine Rolle. Zu dieser Kategorie gehören auch laufende juristische Verfahren, die häufig auf durch Autounfälle verursachte Schleudertraumata folgen [11].

Die Literatur beschreibt Red Flags für die HWS nur für einzelne Pathologien, wie Tumorerkrankungen, Frakturen, Entzündungen etc. Zudem gibt es Richtlinien (Canadian C-Spine Rules), welche Traumata eine Bilddiagnostik erfordern. Für Physiotherapeuten sind diese Veröffentlichungen nur bedingt hilfreich. Welche Gefahrensituationen gescreent werden sollten, zeigt die Box.

Bei Verdacht auf beeinträchtigte Rückenmarkfunktion

Außer traumatischen, degenerativen und entzündlichen Ursachen können auch Bandscheibenvorfälle und Tumore das Rückenmark beeinträchtigen. Treten an der oberen Extremität bilaterale neurologische Zeichen und zusätzlich Symptome in der unteren Extremität wie bilaterale Parästhesien und Gangunsicherheiten auf, ist das Rückenmark beteiligt. Screening-Fragen nach einer veränderten Blasen- und Darmfunktion sind obligatorisch. Ist das erste motorische Neuron betroffen, kann eine Hyperreflexie entstehen.

Bei HWS-Beschwerden deshalb auch nach der unteren Extremität fragen und bei Verdacht frühzeitig die obere und untere Extremität neurologisch untersuchen, inklusive Babinski und Klonus. Auslösbare Reflexe sind kein Ausschlusskriterium.

Bei Verdacht auf beeinträchtigte Gefäßfunktion

Störungen der A. vertebralis können Kopfschmerzen, Schwindel und hochzervikale Probleme verursachen – Symptome, die typischerweise eine physiotherapeutische Behandlung indizieren. Gleichzeitig kontraindiziert eine insuffiziente A. vertebralis zum Beispiel zervikale Manipulationstechniken. Die bekannten Warnsignale sind die fünf D's: Drop attacks (vestibulär bedingtes, plötzliches Stürzen), Dizziness (Benommenheit), Diplopia (Doppelbilder), Dysarthrie, Dysphasie. Und die drei N's: Nystagmus, Nausea (Übelkeit), Numbness (Taubheit der Zunge). Bei Verdacht auf eine Insuffizienz der A. vertebralis wird für die physiotherapeutische Untersuchung das Prozedere der IFOMPT empfohlen: die Cervical Screening Documents. Nach einer ausführlichen Anamnese werden gehaltene Positionen am aktiven Bewegungsende als Provokationstests vorgeschlagen. Diese Vorgehensweise basiert auf den Publikationen von Mitchell et al. [9] und Rivett et al. [13]. Aufgrund fehlender prädiktiver Aussagen wird ihre Risikobewertung jedoch als unzuverlässig kritisiert.

Bei Verdacht auf ligamentäre Instabilität

Insbesondere das Lig. transversum und die Ligg. alaria stützen die obere HWS. Das Lig. transversum hält den Dens in seiner Position, die Ligg. alaria begrenzen die Flexion, Lateralflexion und Rota-

GEFAHRENSITUATIONEN

Bei Patienten mit zervikalen Beschwerden kann ein Screening auf diese Pathologien erforderlich sein:

- beeinträchtigte Rückenmarkfunktion
- verminderte Gefäßfunktion
- ligamentäre Instabilität
- entzündliche Prozesse
- viszerale Ursachen
- Tumoren
- Frakturen

Lüdtke K., Grauel L. Screening-Prozedere: Gefahrensituationen bei Patienten mit HWS-Symptomen. Manuelle Therapie 2015; 19: 71–75

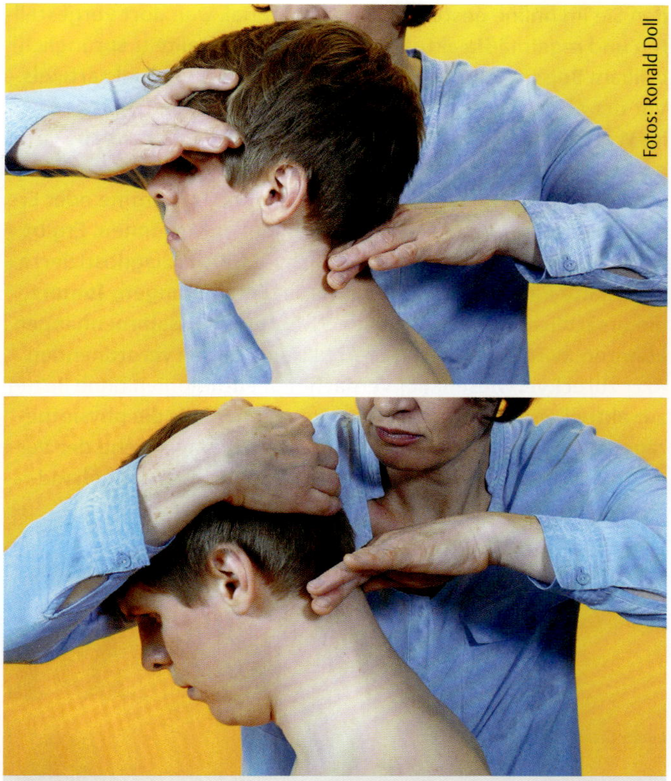

Abb. 4 Sharp-Purser-Test (Lig. transversum): in verschiedenen Ausgangsstellungen.

tion. Rupturiert eines der Bänder, entsteht eine hochzervikale Instabilität mit den typischen Zeichen und Symptomen (siehe Box).

Hat der Patient HWS-Symptome und eines der Zeichen, sind passive Mobilisationen und gehaltene aktive Bewegungen kontraindiziert, insbesondere in endgradiger Extension und/oder Rotation. Eine ärztliche Diagnostik erfolgt zeitnah. Als spezielle

VERDACHT AUF HOCHZERVIKALE INSTABILITÄT

Diese klinischen Zeichen sprechen für eine Bandinstabilität der oberen HWS:

- Schwindel
- Nystagmus
- Übelkeit, Erbrechen
- Bewusstseinsverlust
- Doppelbilder sehen
- Schluckstörungen
- Sprechstörungen
- Verlust kognitiver Fähigkeiten, Konzentrationsstörungen

Risikofaktoren

- Trauma, zum Beispiel Autounfall
- rheumatoide Erkrankungen, insbesondere chronische Polyarthritis und Morbus Bechterew
- Down-Syndrom
- Kortison (Langzeiteinnahme)

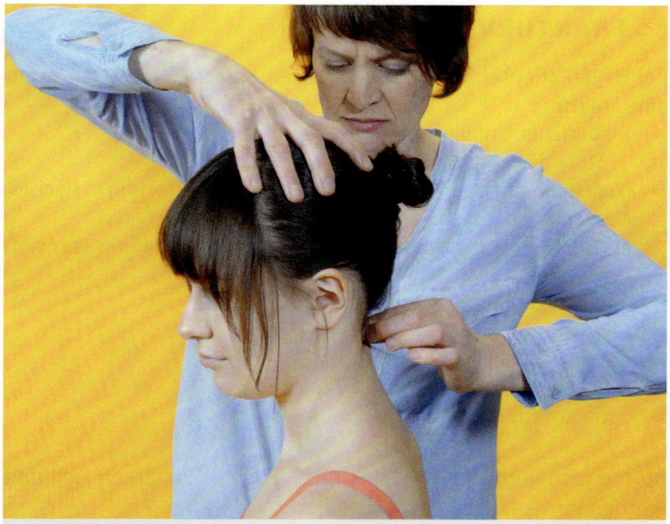

Abb. 5 Ligg.-alaria-Test.

Tests eignen sich der Sharp-Purser-Test für das Lig. transversum (► **Abb. 4**) und der Ligg.-alaria-Test (► **Abb. 5**).

Bei Verdacht auf Entzündung

Unterschieden werden systemische entzündliche Prozesse, wie sie bei rheumatischen Erkrankungen auftreten, und lokal umschriebene Entzündungen. Typische Zeichen sind zunehmende Symptome in den frühen Morgenstunden, sodass der Patient nicht weiterschlafen kann. Es dauert länger als 90 Minuten, bis die Symptome wieder abnehmen. Möglich sind eine ansteigende Körpertemperatur, nächtliches Schwitzen und ein allgemeines Krankheitsgefühl. Als Risikofaktoren gelten vorausgegangene Infektionen wie grippale Infekte, vorherige Operationen oder Injektionen. Bei systemischen Erkrankungen sind Entzündungen an weiteren Gelenken eine zusätzliche Red Flag.

Bei Verdacht auf viszerale Ursache

Pulmonales, kardiales und gastrointestinales System können Schulter-Nacken-Beschwerden verursachen. Sobald im Zusammenhang mit diesen Beschwerden viszerale Zeichen auftreten wie Husten und Atemnot, Schmerzen bei allgemeinen Belastungen wie Treppen steigen und Beschwerden direkt vor oder nach dem Essen, Schluckbeschwerden und Sodbrennen ist eine ärztliche Diagnostik erforderlich. Insbesondere wenn die Beschwerden tendenziell zunehmen, kein mechanisches Verhalten zeigen, nachts auftreten oder von einem allgemeinen Krankheitsgefühl begleitet sind.

Bei Verdacht auf Tumor

Der wichtigste Risikofaktor für Krebserkrankungen der HWS sind frühere Krebserkrankungen, insbesondere Brust- und Lungenkrebs [16]. Weitere Risikogruppen sind Personen, deren direkte Angehörige an Krebs erkrankt sind. Klinische Zeichen treten oft erst im Spätstadium auf. Dazu gehören Müdigkeit, Abgeschlagenheit, Nachtschweiß, ungewollter Gewichtsverlust. Die HWS-Symptome verhalten sich zunächst mechanisch, verstärken sich und werden im Verlauf nicht mechanisch.

FRAKTURVERDACHT

Bei HWS-Patienten mit diesen Kriterien besteht der Verdacht auf eine Fraktur:

- gefährlicher Unfallmechanismus
  - Sturz aus über einem Meter oder ab fünf Stufen
- axiale Belastung des Kopfes, zum Beispiel Kopfsprung in flaches Wasser
  - Autounfall bei hoher Geschwindigkeit (ab 100 Kilometer pro Stunde), Überschlagen des Fahrzeugs
  - motorisiertes Sportgerät
  - Fahrradunfall
- älter als 65 Jahre (oder jünger als 16 Jahre)
- Parästhesien in den Armen, Beinen
- keine Rotation über 45 Grad möglich

Bei Verdacht auf Fraktur

In den kanadischen HWS-Richtlinien [8] ist festgelegt, welche Fälle eine Bilddiagnostik erfordern. Angelehnt an diese Vorgaben entwickelte man für Patienten mit posttraumatischen HWS-Symptomen und Frakturverdacht Empfehlungen für eine direkte Überweisung zur ärztlichen Diagnostik – ohne physiotherapeutische Untersuchung (siehe Box).

FAZIT

Das Screening der HWS erfordert, lokale und entfernte zervikal beeinflusste Strukturen und Organsysteme zu berücksichtigen. Die Kenntnis der Warnsignale der häufigsten Pathologien ermöglicht ein schnelles, effizientes diagnostisches Prozedere. Trotz ärztlicher Verordnung sind wir ethisch verantwortlich, Warnsignale zeitnah zu erkennen. Screening-Fragebögen sind hier hilfreich. Einen Vorschlag für einen solchen Fragebogen finden Sie im online gestellten Zusatzmaterial. Den dort vorgestellten und regelmäßig aktualisierten Bogen erstellte ursprünglich William Boissonault, der Autor des ersten Schwerpunktartikels. Vor der ersten Untersuchung füllen die Patienten den Bogen im Wartezimmer aus. Die Fragen sind so gewählt, dass alle Organsysteme einmal abgefragt werden, um in der Untersuchung mit Folgefragen genauer auf entsprechende Symptome oder Erkrankungen aus der Vorgeschichte eingehen zu können. Ergibt sich aus den Folgefragen der Verdacht auf nicht diagnostizierte ernsthafte Pathologien wie Frakturen, Entzündungen, Tumore, die ursächlich mit den aktuellen Symptomen zusammenhängen könnten, wird der Patient zur Abklärung an den verordnenden Arzt zurückverwiesen. Bei Verdacht auf Pathologien ohne Bezug zur aktuellen Symptomatik kann gegebenenfalls die physiotherapeutische Behandlung gleichzeitig erfolgen, während der Verdacht abgeklärt wird. Das Gleiche gilt für nicht sofort behandlungsbedürftige Pathologien.

AUTOREN

Kerstin Lüdtke

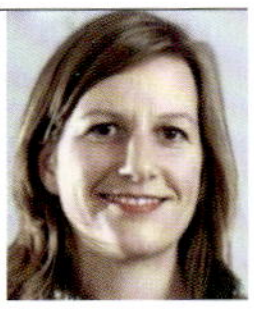

Lucia Graue

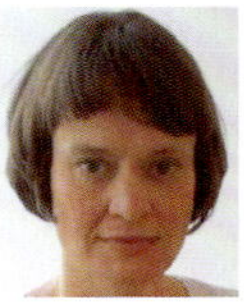

BIBLIOGRAFIE

DOI 10.1055/s-0035-1552883
manuelletherapie 2015; 19: 71–75

Stuttgart · New York · ISSN 1433-2671

Literatur

1. *Emery SE. Cervical spondylotic myelopathy: Diagnosis and treatment. The Journal of the American Academy of Orthopaedic Surgeons 2001; 9(6): 376–388*
2. *Fehlings MG, Skaf G. A review of the pathophysiology of cervical spondylotic myelopathy with insights for potential novel mechanisms drawn from traumatic spinal cord injury. Spine 1998; 23(24): 2730–2737*
3. *Henschke N, Maher CG, Refshauge KM et al. Prevalence of and screening for serious spinal pathology in patients presenting to primary care settings with acute low back pain. Arthritis and Rheumatism 2009; 60(10): 3072–3080*
4. *Huisstede BMA, Miedema HS, Verhagen AP et al. Multidisciplinary consensus on the terminology and classification of complaints of the arm, neck and/or shoulder. Occupational and Environmental Medicine 2007; 64(5): 313–319*
5. *Karadimas SK, Erwin WM, Ely CG et al. Pathophysiology and natural history of cervical spondylotic myelopathy. Spine 2013; 38 (22 Suppl 1): S21–36*
6. *Kempster PA, Rollinson RD. The Lhermitte phenomenon: Variant forms and their significance. Journal of Clinical Neuroscience 2008; 15(4): 379–381*
7. *Kendall NA. Psychosocial approaches to the prevention of chronic pain: The low back paradigm. Baillière's best practice & research. Clinical rheumatology 1999; 13(3): 545–554*
8. *Michaleff ZA, Maher CG, Verhagen AP et al. Accuracy of the Canadian C-spine rule and NEXUS to screen for clinically important cervical spine injury in patients following blunt trauma: A systematic review. CMAJ: Canadian Medical Association Journal 2012; 184(16): E867–876*
9. *Mitchell J, Keene D, Dyson C et al. Is cervical spine rotation, as used in the standard vertebrobasilar insufficiency test, associated with a measureable change in intracranial vertebral artery blood flow? Manual Therapy 2004; 9(4): 220–227*
10. *Nagata K, Yoshimura N, Hashizume H et al. The prevalence of cervical myelopathy among subjects with narrow cervical spinal canal in a population-based magnetic resonance imaging study: The Wakayama Spine Study. The Spine Journal 2014; 14: 2811–2817*
11. *Osti OL, Gun RT, Abraham G et al. Potential risk factors for prolonged recovery following whiplash injury. European Spine Journal 2005; 14(1): 90–94*
12. *Rąpała K, Walczak P, Truszczyńska A et al. Diagnostic and therapeutic problems of back pain syndromes and their distribution according to a colour coding system of flags. Ortopedia, Traumatologia, Rehabilitacja 2012; 14(3): 215–227*
13. *Rivett DA. Adverse events and the vertebral artery: Can they be averted? Man Ther 2006; 11(4): 241–2*

14. *Salvi FJ, Jones JC, Weigert BJ. The assessment of cervical myelopathy. The Spine Journal 2006; 6(6 Suppl): 182S–189S*
15. *Shaw WS, van der Windt DA, Main CJ et al. Early patient screening and intervention to address individual-level occupational factors („blue flags") in back disability. Journal of occupational rehabilitation 2009; 19 (1): 64–80*
16. *Sung WS, Sung MJ, Chan JH et al. Intramedullary spinal cord metastases: A 20-year institutional experience with a comprehensive literature review. World Neurosurgery 2013; 79(3-4): 576–584*
17. *Yarbrough CK, Murphy RKJ, Ray WZ et al. The natural history and clinical presentation of cervical spondylotic myelopathy. Advances in Orthopedics 2012; 480643*
18. *Young WB. The clinical diagnosis of myelopathy. Seminars in ultrasound, CT and MR 1994; 15 (3): 250–254*

Maskierte Symptome: Patient mit multiplem BWS-Myelom

Ein 67-Jähriger wird zur Physiotherapie überwiesen. Sein Hausarzt vermutet, dass eine blockierte Rippe den Patienten plagt, und möchte wissen, ob sie manipuliert werden kann. Das wird sich schnell klären lassen – doch dann wird der Therapeut stutzig.

Subjektive Untersuchung: Beschwerden und Verlauf

„Nachts kann ich mich nicht von einer Seite auf die andere drehen, weil es oben im Rücken schmerzt." So beschreibt der Patient sein Hauptproblem. Das persönliche Behandlungsziel lautet: „Ich möchte in vier Wochen schmerzfrei sein, weil ich eine längere USA-Reise plane." Er ist selbstständig und arbeitet etwa 40 Stunden pro Woche. Zurzeit reduziert er seine Arbeitszeit. Nächstes Jahr möchte er in Rente gehen.

Die Symptome manifestieren sich als konstante, variable und tief stechende Schmerzen. Sie treten zentral bei BWK4–6 auf (► **Abb. 1** ①). Außerdem beschreibt der Patient einen intermittierenden und tiefen Druck in der Brust (► **Abb. 1** ②). „Dabei habe ich gleichzeitig das Gefühl, außer Atem zu sein." Mit körperlicher Anstrengung und Aktivität hängen das Druckgefühl und die Kurzatmigkeit nicht zusammen. „Wenn ich aber länger sitzen muss, so über eine Stunde, nehmen die stechenden Schmerzen zu – und auch beim Umdrehen im Bett." Trotz der Schmerzen sind diese Aktivitäten jedoch noch möglich. Durch längere Spaziergänge von etwa einer Stunde kann er die durch das Sitzen hervorgerufenen Schmerzen wieder auf das Ruheniveau reduzieren. „Eine halbe Stunde Gehen reicht jedoch nicht aus."

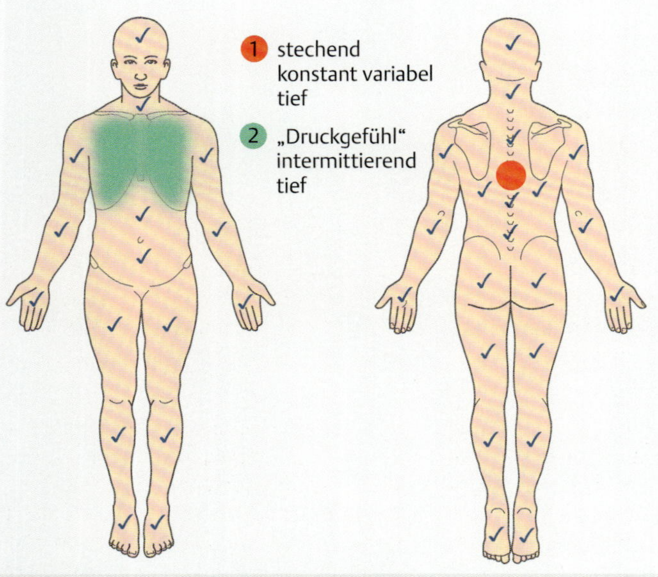

Abb. 1 Körperdiagramm: symptomatische Regionen beim Erstbesuch.

„Wenn ich mich im Bett umdrehe, kann ich anschließend wegen der Schmerzen etwa eine Stunde lang nicht mehr einschlafen." Er versucht, die Schmerzen durch Dehnungen des Rückens, Gehen und Drehbewegungen zu beeinflussen. Keine dieser Aktivitäten reduziert den Schmerz. „Ich habe jetzt vier Tage lang ein Schmerzmittel eingenommen, es hat jedoch nicht gewirkt." Die konstant stechenden Schmerzen im oberen Rücken sind unverändert.

Der Druck in der Brust tritt vor allem nach ein paar Stunden Schlaf auf und beim abendlichen Fernsehen. „In der letzten Woche fiel mir der Druck etwa zwei Mal täglich besonders stark auf."

Die Symptome begannen ohne eindeutig erkennbare Ursache vor ungefähr vier Wochen, als die berufliche Belastung sehr hoch war. Befragt nach Veränderungen in dieser Zeit, als ihm die Schmerzen und der Druck in der Brust zum ersten Mal bewusst wurden, antwortet er: „Da habe ich auf verschiedenen Stuhlarten gesessen. Ich glaube aber nicht, dass das die Ursache ist." Die Schmerzen im oberen Rücken traten zum ersten Mal nachts auf. Die Symptome waren zunächst intermittierend und fielen tagsüber gar nicht richtig auf, aber in den letzten drei Wochen entwickelten sie sich zu einem Dauerzustand und wurden dem Patienten zunehmend bewusst.

„Ich bin eigentlich immer sehr gesund gewesen und hatte in den letzten 30 Jahren praktisch nie Beschwerden." In den letzten Wochen trat jedoch gelegentlich leichtes Fieber auf. Seine Darmfunktion ist unverändert. Seit drei Wochen kann er seine Blase weniger gut kontrollieren. Er muss sie doppelt so oft entleeren. Die ausgeschiedene Urinmenge nahm ab. Ein Gewichtsverlust ist während der letzten Monate nicht aufgefallen. Er hat nie geraucht und trinkt ungefähr ein Glas Wein pro Tag.

Clinical Reasoning: Hypothesen aufgrund der subjektiven Untersuchung

Der Therapeut muss sich jetzt entscheiden: Soll die physische Untersuchung fortgesetzt oder der Fall erst mit dem überweisenden Arzt besprochen werden? Symptombereich ① könnte mechanischer Natur sein und mit einem bandscheibenbedingten nozizeptiven Prozess im mittleren Thorax zusammenhängen. Mögliche (mechanische) Faktoren, die zur Entstehung und zum Fortbestehen des Problems beitragen könnten, sind: verstärkte Beanspruchung der Körperstrukturen (erhöhte Arbeitsintensität) und altersbedingte arthrotische Veränderungen.

Geerse W. K. Maskierte Symptome: Patient mit multiplem BWS-Myelom. Manuelle Therapie 2015; 19: 76–79

In diesem Fall gibt es jedoch einige Red Flags. Sie sprechen gegen eine dominant mechanische, bewegungsbedingte Störung [5]: mit über 50 Jahren erstmals Rückenschmerzen, Verlust der Blasenkontrolle, keine Schmerzlinderung durch Ruhe, Haltungsänderung oder Schmerzmittel, nächtliche Schmerzen, leichtes Fieber.

Der Druck in der Brust ist allem Anschein nach nicht auf eine kardiovaskuläre Erkrankung zurückzuführen. Er passt jedoch auch nicht zu einem eindeutig mechanischen, bewegungsbedingten Schmerzmuster.

Physische Untersuchung

Angesichts eines möglichen mechanischen Musters der stechenden Brustschmerzen führt der Therapeut kurz eine vorsichtige und sorgfältige physische Untersuchung verschiedener Bewegungsfunktionen durch. Es folgen einige ausgewählte Tests. Aber nur bis zu dem Punkt, an dem der Patient (verstärkte) Schmerzen beobachtet oder der Therapeut wahrnimmt, dass sich der Bewegungswiderstand ohne übermäßigen Überdruck gegen die aktiven Testbewegungen erhöht oder verringert.

Zu Beginn der physischen Untersuchung gibt der Patient an, dass die stechenden Brustschmerzen auch in Ruhe auftreten (VAS 4/10). Bei der Untersuchung fällt die Kyphose der BWS auf. Die Haut hat eine normale Farbe und keinen Ausschlag. Es folgen Schnelltests des zentralen Nervensystems: Stehen auf beiden Füßen, auf einem Bein und Gehen auf einer geraden Linie. Mit geschlossenen Augen auf beiden Füßen zu stehen, ist für den Patienten schwierig. Das Stehen auf einem Bein ist rechts und links instabil, das Gehen auf einer geraden Linie klappt dagegen problemlos.

Die aktiven Bewegungen der BWS ohne übermäßigen Überdruck lösen keine Symptome aus. Nach links ist die Rotation um 10 Grad geringer als nach rechts. Ansonsten ist der Bewegungsumfang normal.

Beim Palpieren in Bauchlage fällt eine verstärkte Schweißbildung auf, bilateral bei BWK4–6. Der Muskeltonus links ist bei BWK4–6 ebenfalls erhöht. Während der Untersuchung der akzessorischen Bewegungen von BWK2–10 soll der Patient sofort angeben, wenn Symptome auftreten. Bei der zentralen posterior-anterioren (PA) Bewegung von BWK4–6 zeigen sich eine Berührungs- und Druckempfindlichkeit sowie eine motorische Schutzreaktion am Anfang der Bewegung, die der Patient nicht beeinflussen kann (► **Abb. 2**).

Nach der Palpation wird der Patient in einem Wiederbefund um eine erneute Einschätzung seines Zustands gebeten. Er sagt, sein Rücken fühle sich „leichter" an. Die Linksrotation beträgt nun 70 Grad und entspricht der Rechtsrotation. Nach der Besprechung der Befunde wird gemeinsam beschlossen, dass der Patient noch einmal seinen Arzt aufsucht.

Zu Hause soll der Patient den zeitlichen Verlauf der Symptome genau beobachten und vergleichen: unmittelbar nach der Behandlung, nachts, am nächsten Morgen nach dem Aufwachen und bis zur nächsten Behandlung zwei Tage später.

Clinical Reasoning: Hypothesen nach der ersten Behandlung

Nach der Untersuchung der passiven akzessorischen Bewegungen der BWS fühlte sich der Patient unerwarteterweise etwas besser.

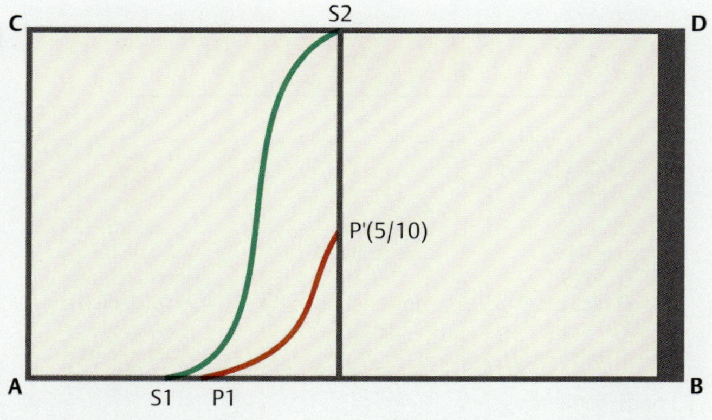

Abb. 2 Bewegungsdiagramm zentrale posterior-anteriore Bewegung. S1: erstes Einsetzen der motorischen Reaktionen (lokale Muskelspasmen). P1: erstes Einsetzen der Schmerzen. S2: durch Muskelspasmen beeinträchtigte Bewegung. P': Schmerzen am Ende der Bewegung.

Aufgrund der Red Flags beschließt der Therapeut jedoch, den Arzt des Patienten zu kontaktieren. Zur Rücküberweisung schreibt er, dass möglicherweise eine muskuloskeletale, bewegungsbedingte Dysfunktion die Symptome auslöst, aus seiner Sicht aber eine andere schwere Pathologie nicht ausgeschlossen werden kann [2]. Um die physiotherapeutische Behandlung ohne Gefährdung des Patienten fortsetzen zu können, benötige er weitere medizinische Informationen.

Nichtsdestotrotz führt der Therapeut zur Vorbereitung der zweiten Sitzung ein Forward Reasoning durch. Dazu entwickelt er drei mögliche Szenarien und skizziert anhand der möglichen Wenn-dann-Regeln einen Entscheidungsbaum [1] (► **Abb. 3**).

SCHMERZEN IN DER BWS

BWS-Schmerzen sind der Allgemeinbevölkerung weit verbreitet und nicht so gut untersucht wie HWS- und LWS-Schmerzen. Trotzdem ergaben Untersuchungen eine Ein-Jahres-Prävalenz von 15 bis 34,8 Prozent [3]. Laut eines systematischen Reviews von Briggs et al. [3] sind die Ätiologie und die assoziierten Faktoren für erwachsene Patienten kaum beschrieben. Die Autoren plädieren für einen biopsychosozialen Ansatz bei der Behandlung dieser Patienten.

Bezogen auf den biologischen beziehungsweise medizinischen Aspekt ist die BWS eine typische Region für entzündliche, degenerative, metabolische, infektiöse und neoplastische Störungen. Diese können zu Schmerzen, Bewegungsdysfunktionen und Behinderungen beitragen [10].

Früher hielt man primäre Tumore im zentralen Nervensystem für ein eher seltenes Phänomen. In den Vereinigten Staaten sind sie mittlerweile als signifikantes Problem anerkannt. In allen Altersgruppen kann die Inzidenz bis zu neun Prozent betragen. Spinale Tumore treten öfter auf als intrakraniale und finden sich am häufigsten in der BWS [5]. Die häufigsten Präsentationen bei Patienten mit einem spinalen Tumor sind Rückenschmerzen und radikuläre Schmerzen [12].

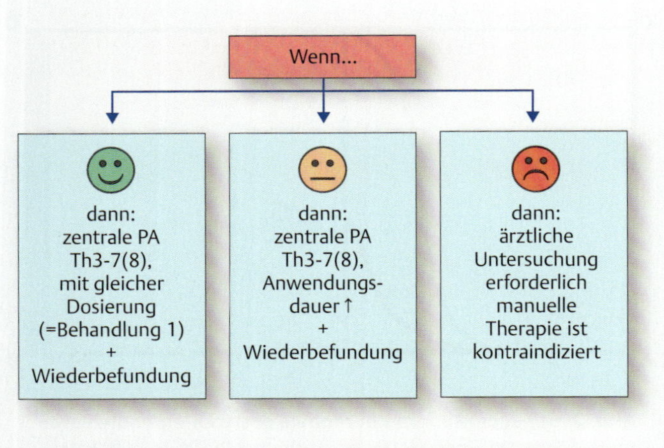

Abb. 3 Entscheidungsbaum für das Forward Reasoning: per Wenn-dann-Regel aufgestellte Hypothesen nach der ersten Behandlung.

- Wenn sich der Zustand des Patienten verbessert, dann sind ein weiteres, vorsichtiges Assessment und eine weitere Behandlung indiziert. Die Behandlung würde wahrscheinlich zentrale oder unilaterale posterior-anteriore Bewegungen der BWS beinhalten. Dabei sollten die Bewegungen nur im schmerzfreien Bereich durchgeführt werden und ohne spontan auftretende motorische Reaktionen.
- Wenn sich die Beschwerden nicht ändern, dann sind ein erneutes Assessment der Palpation und die Fortsetzung der Behandlung möglich. Dazu eignen sich die Techniken der ersten Behandlung, aber mit mehr Wiederholungen und längerer Dauer.
- Wenn sich der Zustand des Patienten verschlechtert, dann ist eine medizinische Untersuchung dringend erforderlich und die physiotherapeutische Behandlung zunächst kontraindiziert.

Zweiter Besuch

Als der Patient zwei Tage später zum zweiten Besuch erscheint, hat er Schwierigkeiten, geradeaus zu gehen. Das ist nicht zu übersehen. Außerdem hat er nun ständig das Gefühl, „außer Atem zu sein". Beim erneuten subjektiven Assessment berichtet er: „Bis zum nächsten Morgen habe ich mich zwar besser gefühlt, aber die stechenden Brustschmerzen und der Druck in der Brust haben tagsüber immer mehr zugenommen." Zusätzlich bemerkte er ein Taubheitsgefühl in beiden Fußrücken. Gestern hat er seinen Arzt aufgesucht. Dieser las die Überweisung des Physiotherapeuten und ordnete eine baldmöglichste neurologische Untersuchung an.

Weiterer Verlauf

Innerhalb von zwei Tagen werden Bluttests, Röntgenuntersuchungen und eine Computertomografie durchgeführt (▶ **Abb. 4**). Einen Tag später wird ein multiples Myelom diagnostiziert. Der infiltrierte BWK5 hat das Rückenmark bereits so komprimiert, dass eine Paraplegie droht. Um das Rückenmark zu entlasten, operieren die Neurochirurgen den Patienten sofort. Drei Jahre später kann der Patient mit einer Gehhilfe wieder gehen. Er erhält regelmäßig eine auf neurologische Störungen spezialisierte Physiotherapie und zusätzlich eine Bestrahlungstherapie, um den pathologischen Prozess zu kontrollieren.

Reflexion

Fälle wie dieser erfordern, dass die Probleme des Patienten manualtherapeutisch, bewegungsbedingt und biopsychosozial analysiert werden. In der Manuellen Therapie verlagert sich seit zwei Jahrzehnten die Analyse von Bewegungsdysfunktionen zu einem biopsychosozialen Paradigma hin [11]. Es wurde jedoch davor gewarnt, dabei die möglichen biologischen respektive pathophysiologischen Aspekte des Modells zu vernachlässigen. So diskutieren Hancock et al. [7] in ihrer Arbeit über Kreuzschmerzen, dass sich die Forschung vor allem auf den psychosozialen Aspekt konzentriert hat – möglicherweise auf Kosten der biologischen und pathophysiologischen Faktoren. Die Bedeutung der biologischen Faktoren der BWS sind seit Jahrzehnten Gegenstand kontroverser Diskussionen in der medizinischen Fachliteratur [4, 12].

Maskierte Symptome

Aufgrund eines unvollständigen Reasonings können klinische Präsentationen fälschlicherweise als muskuloskeletale Probleme behandelt werden. Grieve wies schon 2002 mit seinem Artikel „The Masqueraders", „Die Versteller", darauf hin, dass Neoplasmen quasi hinterhältig sind und sich häufig als muskuloskeletale Syndrome tarnend einschleichen, vor allem in die BWS [6].

Symptome demaskieren

Alle Aspekte der klinischen Präsentation eines Patienten zu berücksichtigen, bezeichnete Maitland als den Prozess des „Merk-

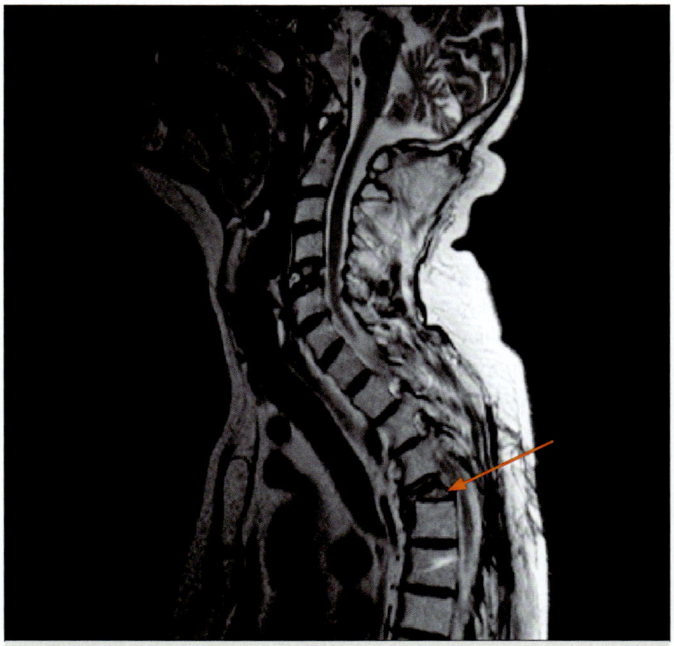

Abb. 4 CT-Bild: Metastasierendes multiples Myelom, infiltrierter BWK5 und komprimiertes Rückenmark.

Tab. 1 Screening der nicht mechanischen Körpersysteme: Zeichen spezifischer Dysfunktionen, die auf eine potenzielle viszerale Beteiligung an den Gesundheitsproblemen des Patienten deuten [2, 5].

kardiovaskulär	pulmonal	gastrointestinal	urogenital
▪ Dyspnoe ▪ Orthopnoe ▪ Palpitationen (Herzklopfen, -stolpern) ▪ Schwitzen ▪ kalte Hände, Füße ▪ Hautverfärbung ▪ Husten ▪ nicht heilende Wunden ▪ Müdigkeit ▪ Erschöpfungszustände	▪ Dyspnoe ▪ Hustenanfälle ▪ Sputum ▪ Hemoptyse ▪ Trommelschlägelfinger, -zehen ▪ Stridor ▪ Keuchen	▪ Probleme beim Schlucken ▪ Verdauung ▪ Nahrungsmittelunverträglichkeit ▪ veränderter Appetit ▪ Darmdysfunktion – Farbe – Häufigkeit – Beschaffenheit – Schwierigkeiten, die Darmentleerung einzuleiten – Inkontinenz	▪ häufiger Harndrang ▪ Inkontinenz ▪ Dysurie ▪ Schmerzen beim Geschlechtsverkehr ▪ Impotenz ▪ vaginaler Ausfluss ▪ veränderter Menstruationszyklus

male-passend-Machens" [9]. Er zielt darauf ab, die klinischen Muster der Bewegungsdysfunktionen zu erkennen und von potenziellen anderen medizinischen Störungen zu unterscheiden. Um „Merkmale passend zu machen", müssen die Hauptbefunde der ersten Assessments und der Behandlung gründlich reflektiert und analysiert werden. Dabei spielt das Aufstellen von Hypothesen zu den Befunden und Therapieresultaten zwischen den einzelnen Behandlungssitzungen eine wesentliche Rolle im Clinical Reasoning und beim Erkennen von gewöhnlichen oder ungewöhnlichen klinischen Mustern [8]. In dieser Phase wird das ungenaue Bauchgefühl stärker differenziert, kategorisiert und gedeutet. Kurz: Implizit Vorhandenes wird expliziert. Es wird ausdrücklich erklärt und dargelegt, um die weiteren Entscheidungsfindungsprozesse zu unterstützen. Passen die Merkmale nicht zu einem bekannten klinischen Muster, ist es die Aufgabe des Physiotherapeuten, geeignete Maßnahmen in die Wege zu leiten.

Neben den Red Flags, die sich auf Frakturen, Entzündungen und Tumore in der BWS beziehen, berücksichtigt man bei entsprechenden Symptomen und Zeichen vier nicht mechanische Körpersysteme: kardiovaskuläres, pulmonales, gastrointestinales und urogenitales System (▶ **Tab. 1**). Dies erfordert eine spezifische Befragung des Patienten.

RED FLAGS

Schmerzen in der BWS erfordern das Screenen dieser Red Flags [5]:

- frühere Krebserkrankung oder familiär bedingte Veranlagung
- Infektion(en) in den letzten sechs Wochen; vor allem bei anschließenden neurologischen Symptomen
- wiederkehrende Erkältung oder Grippe mit zyklischem Muster
- Trauma(ta) in jüngerer Vergangenheit
- Vorgeschichte mit Immunsuppression
- injizierte Medikamente in der Vorgeschichte
- unbeabsichtigter signifikanter Gewichtsverlust oder -zunahme (>10 Prozent des Körpergewichtes)
- unbekannte Symptomursache
- keine Schmerzlinderung durch Ruhe und/oder Haltungsänderung
- Anzeichen für Beteiligung des ZNS
- nächtliche Schmerzen

DANK

Der Autor dankt Elly Hengeveld für ihre Zeit und Unterstützung beim Verfassen des Fallberichts.

FAZIT

Bei Patienten mit Schmerzen in der BWS ist es ratsam, in der Patientenbefragung immer auch die beschriebenen Körpersysteme und Red Flags zu screenen. Lässt sich die klinische Präsentation, wie in diesem Fallbeispiel, nicht eindeutig dem Muster einer neuromuskuloskeletalen oder bewegungsbedingten Störung zuordnen, kann es sich um eine schwere Pathologie handeln. Diese Möglichkeit ist immer zu bedenken [5]. Schon 2002 formulierte Grieve: „Die Dinge sind nicht immer so, wie sie zunächst zu sein scheinen – seien Sie aufmerksam und sorgen Sie dafür, dass Sie immer auf dem neuesten Wissensstand sind" [6].

AUTOR

Wouter K. Geerse

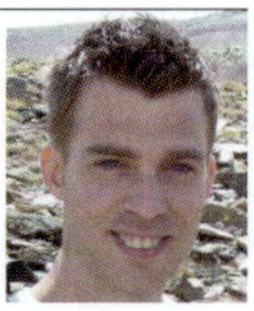

BIBLIOGRAFIE

DOI 10.1055/s-0035-1552884
manuelletherapie 2015; 19: 76–79

Stuttgart · New York · ISSN 1433-2671

Literatur

1. *Banks K, Hengeveld E. Maitland's clinical companion: An essential guide for students. 1st ed. Edinburgh: Churchill Livingstone Elsevier; 2010: 54–58*
2. *Boissonault WG, Janos SC. Screening for medical disease: Physical therapy assessment and treatment principles. In: Boissonault WG, ed. Examination in physical therapy practice – Screening for medical disease. 2nd ed. New York: Churchill Livingstone; 1995: 1–30*
3. *Briggs AM, Smith AJ, Straker LM, Bragge P. Thoracic spine pain in the general population: Prevalence, incidence and associated factors in children,*

adolescents and adults. A systematic review. BMC Musculoskeletal disorders 2009; 10: 77

4. *Dang L, Liu X, Dang G, Jiang L et al. Primary tumors of the spine: A review of clinical features in 438 patients. Journal of Neuro-Oncology 2015;121(3): 513–20*
5. *Goodman CC, Snyder TEK. Differential diagnosis for physical therapists – Screening for referral. 4th ed. Philadelphia: Saunders Elsevier; 2006*
6. *Grieve GP. The masqueraders. Journal of Bodywork and Movement Therapies 2002; 6(3): 183–98*
7. *Hancock MJ, Maher CG, Laslett M, Hay E, Koes B. Discussion paper: What happened to the „bio" in the bio-pscho-social model of low back pain? European Spine Journal 2011; 20: 2105–10*
8. *Jones MA. Clinical reasoning: From the Maitland Concept and beyond. In: Hengeveld E, Banks K, eds. Maitland's vertebral manipulation: Management of neuromusculoskeletal disorders – volume 1. 8th ed. Edinburgh: Churchill Livingstone; 2014: 14–52*
9. *Maitland GD. Vertebral Manipulation. 5th ed. Oxford: Butterworths-Heinemann; 1986*
10. *Singer KP. Pathology of the thoracic spine. In: Gilles LGF, Singer KP, eds. Clinical Anatomy and Management of Thoracic Spine Pain. The Clinical Anatomy and Management of Back Pain Series. Oxford: Butterworth-Heinemann; 2000: 63–82*
11. *Waddell G. Volvo award in clinical sciences. A new clinical model for the treatment of low back pain. Spine 1987; 12: 632–44*
12. *Wu YL, Chang CY, Hsu SS, Yip CM, Liao WC et al. Intraspinal tumors: Analysis of 184 patients treated surgically. Journal of the Chinese Medical Association 2014; 77: 626–9*

Schwerpunkt
SCHMERZ

Update: Physiologie und Psychologie des Schmerzes

DEN EINGEBILDETEN SCHMERZ gibt es nicht. Chronischer Schmerz ist das Ergebnis eines Lernprozesses. Patienten lernen den Schmerz und können ihn grundsätzlich auch wieder verlernen. Letzteres ist aber deutlich schwieriger. Den aktuellen Stand der Forschung lesen Sie hier.

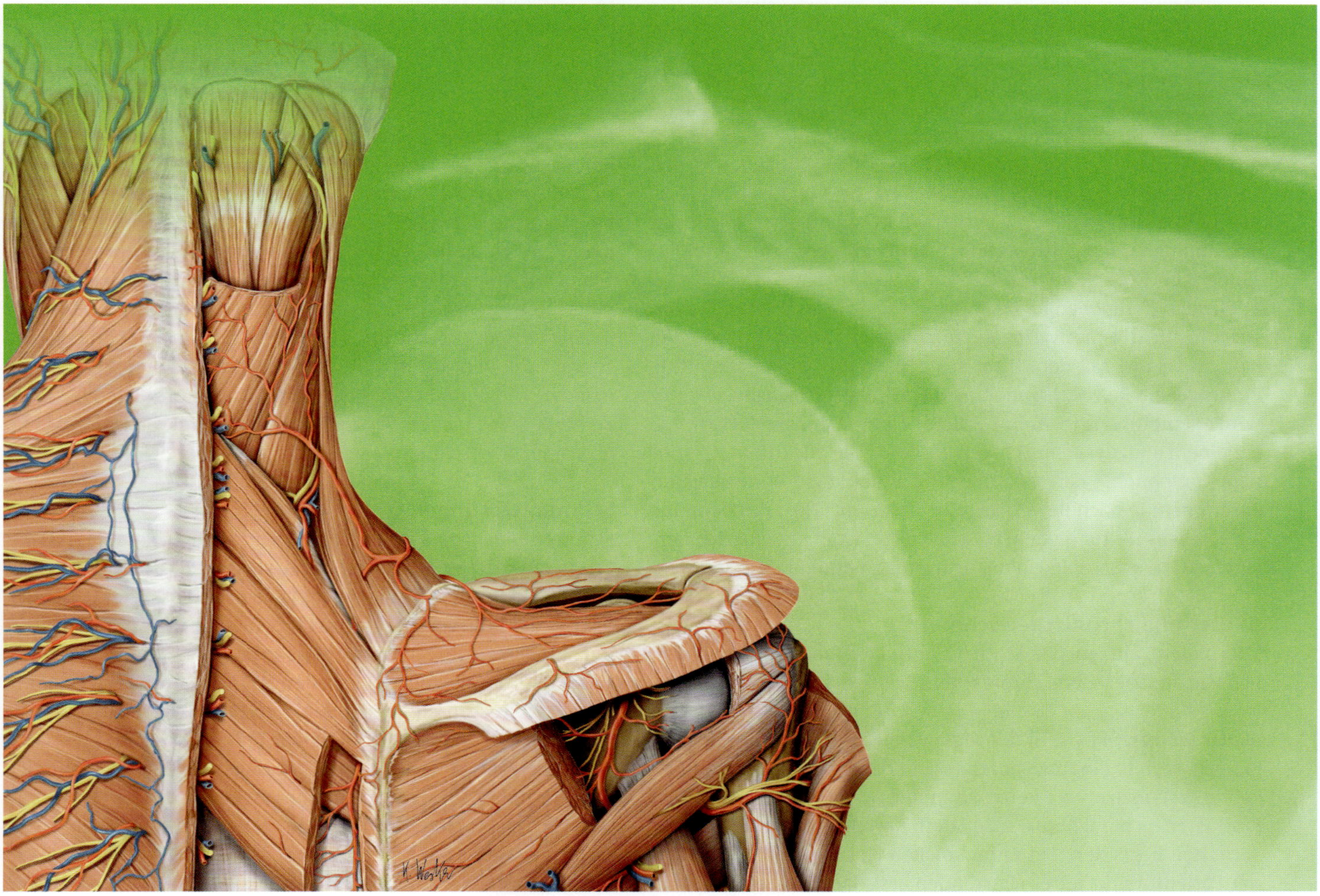

Trojan J, Diers M. Update: Physiologie und Psychologie des Schmerzes. Manuelle Therapie 2013; 17: 153–161

Schmerz – was ist das eigentlich?

Nach der Definition der International Association for the Study of Pain (IASP) ist der Schmerz eine „unangenehme Sinnes- und Gefühlserfahrung, die mit tatsächlicher oder möglicher Gewebeschädigung einhergeht oder in Begriffen einer solchen Schädigung beschrieben wird" [15]. Unstrittig ist, dass er eine unangenehme Empfindung ist. Interessanterweise gewichtet die Definition Sinnes- und Gefühlsaspekte gleich stark. Andere Sinnesmodalitäten müssen nicht zwingend affektiv gefärbt sein. Der verwendete Begriff der Erfahrung deutet an, dass Schmerz ein psychisches Konzept ist: Bei Schmerz handelt es sich um eine Wahrnehmung. Schmerz lässt sich also nicht gleichsetzen mit der Aktivität des neurophysiologischen Sinnessystems. Der zweite Teil der Definition verdeutlicht dies: Die mögliche Gewebeschädigung steht zwar im Mittelpunkt, muss aber nicht eingetroffen sein.

Nach dieser Definition ist Schmerz allein dadurch bestimmt, dass er empfunden wird. Es gibt also keinen „eingebildeten" Schmerz. Kann ein Untersucher keine Ursache identifizieren, darf dieser Befund nicht dazu führen, den Schmerz als weniger relevant, weniger belastend oder gar als „eingebildet" und deswegen als weniger behandlungswürdig zu betrachten.

Die drei Komponenten der Schmerzempfindung

Melzack und Casey [22] haben ein System zur Klassifizierung von Schmerzempfindungen vorgeschlagen, das drei Komponenten unterscheidet: sensorisch-diskriminativ, affektiv-motivational und kognitiv-evaluativ. Forschung und Klinik akzeptieren dieses Modell größtenteils. Einerseits erlaubt es, Schmerzempfindungen im Hinblick auf therapeutische Ziele zu identifizieren. Gerade bei der Behandlung von Patienten mit chronischen Schmerzen stehen häufig affektiv-motivationale Aspekte wie Leid und kognitiv-evaluative wie Hilflosigkeit im Mittelpunkt. Andererseits liegen den drei Komponenten teilweise voneinander abgrenzbare neurophysiologische Systeme zugrunde.

Die drei Komponenten beeinflussen sich wechselseitig: Bezieht sich die affektiv-motivationale Komponente unmittelbar auf den Reiz, ist sie eng mit der sensorisch-diskriminativen verknüpft: Je intensiver ein Reiz wahrgenommen wird, als desto unangenehmer wird er empfunden (► **Abb. 1**). Dieser Zusammenhang lockert sich bei einem andauernden Schmerzzustand: Die affektiv-motivationale Komponente hängt dann eher mit der kognitiv-evaluativen zusammen: Je nach Bewertung der Situation, „Hört das denn nie auf?" versus „Es tut halt ein bisschen weh", kann dieselbe Schmerzintensität als verschieden unangenehm empfunden werden.

Akuter und chronischer Schmerz

„Normaler", alltäglicher Schmerz unterscheidet sich grundsätzlich von andauerndem, chronischem Schmerz.

Akuter Schmerz: Er warnt den Organismus vor möglichen Schädigungen. Besteht eine angeborene oder erworbene Unempfindlichkeit gegen nozizeptive Reize, kann der Organismus schädlichen Einflüssen nicht mehr mit adäquatem Abwehr- und Vermeidungsverhalten begegnen. Ein unter solchen Nervenausfällen leidender Patient merkt unter Umständen erst dann, dass seine Hand am heißen Bügeleisen liegt, wenn es verbrannt riecht. Der physiologisch sinnvolle, akute Schmerz hilft uns, unser Wohlergehen und unsere körperliche Unversehrtheit aufrechtzuerhalten. Entsprechend steht beim akuten Schmerz die sensorisch-diskriminative Komponente im Mittelpunkt: Genaue Informationen, wo es schmerzt und wie intensiv die Empfindung ist, liefert dem Organismus Hinweise, dem Schmerz entgegenzuwirken und Schädigungen zu vermeiden.

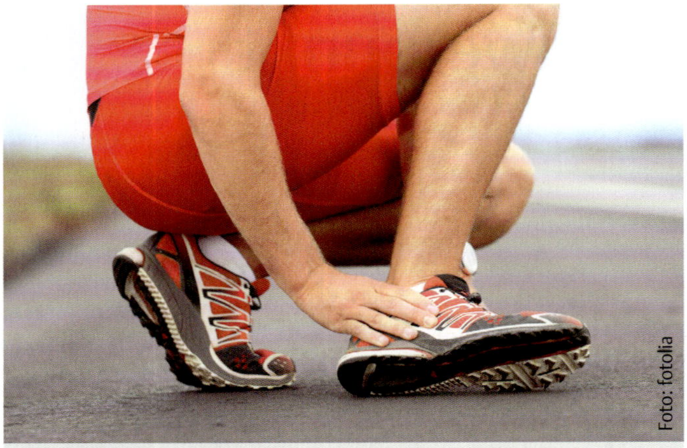

Abb. 1 Schmerzempfindung: Je intensiver der Reiz (sensorisch-diskriminative Komponente), desto störender und unangenehmer ist er (affektiv-motivationale Komponente).

Chronischer Schmerz: Hier sieht die Situation anders aus. Dauerhaft bestehender Schmerz verliert seine Hinweis- und Warnfunktion. Er wird zur Belastung. Liegt beispielsweise eine irreversible Gewebeschädigung vor, nützt es dem Betroffen nichts, stets darauf hingewiesen zu werden. Dies ist das Kernproblem der Schmerztherapie: Der unnütze Schmerz ist derjenige, der sich am schlechtesten „abstellen" lässt. Meist löst der chronische Schmerz sich von seiner Ursache und verselbstständigt sich. Schmerz kann weiter bestehen, wenn die ursprüngliche Schädigung abgeheilt ist oder, wie beim Phantomschmerz, das ursprünglich betroffene Körperglied nicht mehr vorhanden ist. Mindestens drei Monate bestehender Schmerz wird als chronisch bezeichnet.

Schmerzstörungen

Schmerzstörungen können zwar nach der International Classification of Diseases (ICD) diagnostiziert werden, sie wird aber den vielfältigen Schmerzformen nicht gerecht. Ein besseres System ist die von der IASP veröffentlichte Classification of Chronic Pain, deren aktuelle Version online verfügbar ist [16].

Zu den häufigsten chronischen Schmerzstörungen gehören Kopf- und Rückenschmerzen. Andere Schmerzstörungen, wie die Fibromyalgie, sind deutlich seltener. Teilweise besteht aber gerade bei den von diesen seltenen Störungen betroffenen Patienten ein sehr hoher Leidensdruck. Schmerz geht nicht zwingend mit äußerlich sichtbaren Schädigungen einher und ist deshalb gesellschaftlich weniger akzeptiert als offensichtlich körperliche Beeinträchtigungen wie ein gebrochenes Bein.

Schmerz und Nozizeption

Beide Begriffe sind klar voneinander abgegrenzt. Schmerz ist eine Empfindungs- und Wahrnehmungsqualität. Man kann sie psychologisch und phänomenologisch untersuchen. Der Begriff Nozizeption umfasst dagegen die physiologischen Vorgänge zur Detektion und Verarbeitung potenziell schädigender Reize.

Spezifität: Ursprünglich ging man davon aus, dass sich die Aktivierungsmuster der im Körper verteilten Nozizeptoren eindeutig auf die Schmerzwahrnehmung abbilden lassen.

Intensität: Eine alternative Sichtweise war, dass nicht spezifische Nervenfasern für die Schmerzwahrnehmung zuständig sind, sondern dass Schmerz entsteht, wenn nicht-schmerzspezifische Fasern über ein gewisses Maß hinaus aktiviert werden.

Inzwischen besteht Einigkeit, dass die nozizeptive Verarbeitung Aspekte der Spezifität und der Intensität beinhaltet. Es gibt zwar Nervenfasern, die spezifisch auf potenziell schädigende Stimuli reagieren. Sie werden aber bereits auf Rückenmarkebene mit anderen, nicht-nozizeptionspezifischen Fasern verschaltet. Die an das Gehirn weitergeleiteten Signale bestimmen sich aus deren Integration.

Fazit: Obwohl Schmerz eng mit nozizeptiver Aktivität verknüpft ist, lässt er sich nicht darauf reduzieren. Während sich bei akutem Schmerz noch enge Beziehungen zwischen physiologischen Aktivierungsmustern und subjektiver Wahrnehmung beobachten lassen, wird dieser Zusammenhang mit der Chronifizierung von Schmerz geringer. Je länger der Schmerz andauert und je intensiver er ist, desto geringer ist die Wahrscheinlichkeit, ihn auf einen einfachen, klar abgrenzbaren physiologischen Prozess zurückführen zu können.

NOZIZEPTIVES SYSTEM

Nozizeptoren, Nervenfasern, Rückenmark, auf- und absteigende Bahnen, Hirnstamm, Mittelhirn, Thalamus, primärer und sekundärer somatosensorischer Kortex, anteriorer Gyrus cinguli, Insula, Amygdala, der präfrontale Kortex und weitere Strukturen verarbeiten nozizeptive Reize.

Nozizeptoren

Diese Sinnesrezeptoren reagieren spezifisch auf potenziell schädliche Stimuli, Noxen. Die überwiegende Mehrzahl der Nozizeptoren ist polymodal und durch unterschiedliche Stimulusarten wie Druck und Hitze erregbar [29]. Nicht nur exogene, von außen einwirkende Noxen reizen die Nozizeptoren, sondern auch endogene algetische, also schmerzfördernde Substanzen wie Prostaglandine, Bradykinin, Serotonin. Letztere schüttet der Organismus bei Entzündungsprozessen oder Verbrennungen aus [29].

Die Erregungsschwellen der Nozizeptoren sind nicht konstant, Einflüsse wie Intensität, Dauer und räumliche Ausbreitung der Noxe modulieren sie. Bei einer Sensibilisierung erniedrigt sich die Erregungsschwelle, bei einer Desensibilisierung oder Habituation erhöht sie sich.

Nervenfasern

Es gibt zwei verschiedene Arten von Nervenfasern, die nozizeptive Reize kodieren können: schwach myelinisierte, relativ schnell leitende Aδ-Fasern und unmyelinisierte, langsam leitende C-Fasern.

Aδ-Fasern: Starke Hitze und starker Druck aktivieren die meisten nozizeptiven Aδ-Fasern. Deshalb werden sie häufig auch als AMH-Fasern (M für mechanisch, H für Hitze) bezeichnet und lassen sich in zwei Subgruppen mit unterschiedlichen Reaktionscharakteristiken unterteilen:

- AMH-I-Fasern: Sie weisen für Hitzereize relativ hohe und für mechanische Reize relativ niedrige Erregungsschwellen sowie langsame Ansprechzeiten auf. Wiederholte Stimulation sensibilisiert sie.
- AMH-II-Fasern: Sie zeigen niedrigere Erregungsschwellen für Hitzereize, hohe Erregungsschwellen für mechanische Reize sowie schnellere Ansprechzeiten und sind zur Intensitätscodierung fähig.

C-Fasern: Ihre Reaktionscharakteristika sind vielfältiger. Neben den überwiegend vorkommenden polymodalen C-Fasern beziehungsweise CMH-Fasern gibt es auch viele, die für potenziell schädlichen Druck oder potenziell schädliche Hitze zunächst insensitiv sind. Erst längeres Einwirken einer Noxe sensibilisiert sie [31]. C-Fasern sind nicht myelinisiert, deshalb beträgt ihre Übertragungsgeschwindigkeit nur rund einen Meter pro Sekunde. Eine distale Stimulation der C-Fasern an den Extremitäten geht also erst mit großer Verzögerung (zum Beispiel Hände nach 0,5 Sekunden, Füße nach 1 Sekunde) in der ersten Verschaltungsstelle im Rückenmark ein.

Bei den durch die Nervenfasern vermittelten schmerzphysiologischen Reaktionen unterscheidet man den ersten und zweiten Schmerz sowie die Hyperalgesie:

Erster Schmerz: Die AMH-II-Fasern bewirken seine Wahrnehmung. Er hat einen stechenden Charakter, ist gut lokalisierbar und klingt schnell ab.

Zweiter Schmerz: Die CMH-Fasern generieren diese Schmerzempfindung. Sie setzt später ein, hat einen dumpf-brennenden Charakter, ist schlechter lokalisierbar und klingt langsamer ab.

Hyperalgesie: Die Rolle von AMH-I-Fasern und insensitiven C-Fasern ist komplexer. Sie sind durch kurze noxische Reize nicht erregbar, sensibilisieren aber bei anhaltender oder wiederholter Stimulation. Deshalb geht man davon aus, dass sie an der Entwicklung einer erhöhten Schmerzempfindlichkeit beteiligt sind [27, 31]. Eine längere noxische Reizung wie eine Entzündung verursacht die Hyperalgesie.

Die Aktivität der peripheren nozizeptiven Fasern erklärt die subjektive Schmerzempfindung nur unvollständig. Einerseits empfindet man eine geringe Erregung der CMH-Fasern nicht als schmerzhaft [13, 27]; andererseits kann man Schmerz auch ohne jegliche Aktivität der peripheren Fasern empfinden.

Rückenmark

Im Rückenmark liegt die erste Verschaltungsstelle aller sensorischen, also auch der nozizeptiven Fasern. Die eintreffenden nozizeptiven Fasern werden entweder monosynaptisch mit aufsteigenden Projektionsneuronen verschaltet, oder sie leiten ihre Signale polysynaptisch, also indirekt, nach einer Verschaltung durch Interneurone, über die aufsteigenden Bahnen weiter zu supraspinalen Arealen.

Interneurone können inhibitorisch und exzitatorisch wirken. Aufgrund der vernetzten Interneurone konvergieren nozizeptive und nicht-nozizeptive Signale. Andere Sinnesmodalitäten wirken also bereits auf der Ebene des Rückenmarks auf die Nozizeption ein. Unabhängig von ihrer Funktion als Projektions- oder Interneurone lassen sich zwei Arten nozizeptiver Hinterhorn-Neurone nach ihren Reaktionscharakteristiken unterscheiden:

Nozizeptionsspezifische Neurone: Ausschließlich über nozizeptive C- und Aδ-Fasern übertragene Signale erregen sie. Ihre Fähigkeit zur Kodierung der Intensität ist beschränkt.

WDR-Neurone: WDR steht für Wide-dynamic-Range. Diese Neurone weisen eine hohe Konvergenz verschiedener somatosensorischer Afferenzen auf und sind vorwiegend für die Intensitätskodierung nozizeptiver Signale zuständig.

Aufsteigende Bahnen

Die Afferenzen der Projektionsneurone sammeln sich in verschiedenen aufsteigenden Bahnen. Sie unterscheiden sich aufgrund ihrer supraspinalen Projektionsareale.

Spinothalamischer Trakt: Er ist die bedeutsamste Bahn und verbindet die oben beschriebenen Verschaltungsstellen im Rückenmark monosynaptisch mit dem Thalamus. Die meisten Fasern des spinothalamischen Traktes kreuzen die Mittellinie bereits auf segmentaler Ebene und projizieren in den kontralateralen Thalamus. Es gibt jedoch auch einen kleinen Anteil ipsilateraler Projektionen. Der spinothalamische Trakt weist eine somatotope Struktur auf. Die Lage der einzelnen Fasern spiegelt die Lage der anatomischen Areale wider, aus denen die übertragenen Signale stammen (► **Abb. 2**).

Neben dem spinothalamischen Trakt vermitteln weitere Bahnen nozizeptive Information an höher gelegene Strukturen. Diese wurden aber bisher hauptsächlich in Tierexperimenten untersucht. Anscheinend dienen sie weniger sensorisch-diskriminativen Funktionen, sondern eher affektiv-motivationalen und homöostatischen.

Hirnstamm, Mittelhirn und absteigende Bahnen

Hirnstamm und Mittelhirn sind generell für die grundsätzlichen lebenserhaltenden Funktionen und die Homöostase zuständig. Es ist plausibel, dass sie eng mit dem nozizeptiven System verbunden sind. Insbesondere die Aktivität einiger Kerne wirkt sich schmerzhemmend aus. Hierzu gehören unter anderem das periaquäduktale Grau, der Nucleus raphe magnus und der Locus coeruleus (► **Abb. 3**). Die absteigenden Bahnen vermitteln die schmerzhemmende Wirkung der Kerne. Vom Hirnstamm kommend wirken sie modulierend auf die nozizeptive Verarbeitung im Rückenmark.

Absteigende Hemmung: Sie wirkt über zwei Mechanismen; über die Drosselung der Neurotransmitterfreisetzung der primären nozizeptiven Fasern sowie die direkte und indirekte Hemmung nozizeptiver Projektionsneurone. Für die Schmerzmodulation ist wahrscheinlich die indirekte Hemmung bedeutsamer, also die postsynaptische Wirkung.

Fazilitierende Wirkung: Absteigende Bahnen fazilitieren aber auch die Verarbeitung nozizeptiver Signale auf Rückenmarkebene, indem sie die primären afferenten Fasern und Neurone im Hinterhorn exzitatorisch beeinflussen. Die absteigenden, fazilitierenden Bahnen entspringen aus den gleichen, für die absteigende Hemmung zuständigen Arealen.

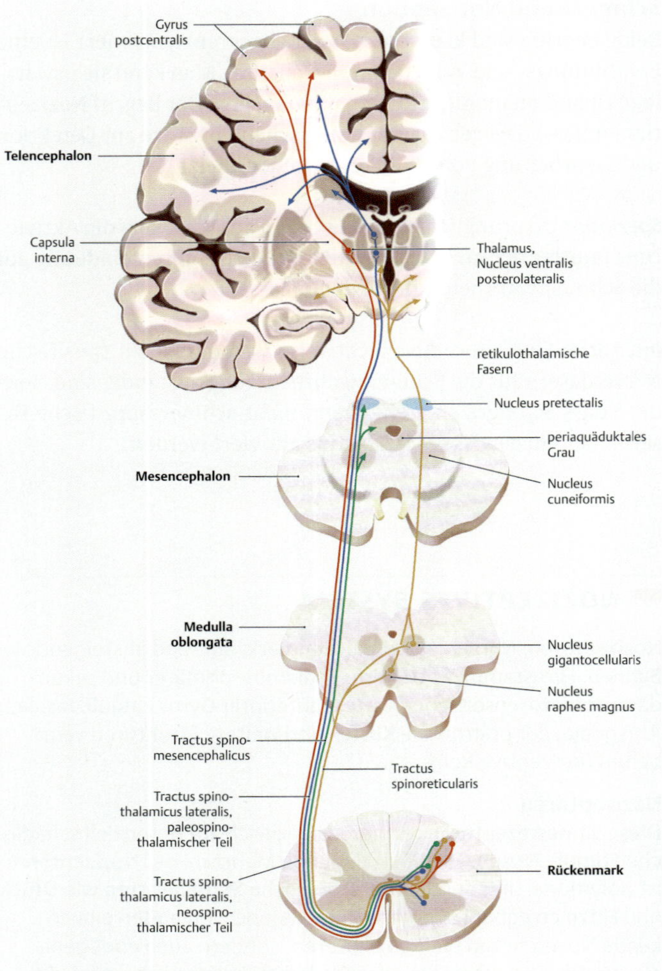

Abb. 2 Aufsteigende Schmerzbahnen [32].

Thalamus

Die rezeptiven Felder der in den lateralen Thalamus projizierenden Neurone sind eng begrenzt, was eine sensorisch-diskriminative Funktion wahrscheinlich macht. Die meisten Zellen reagieren am besten auf mechanische Reize noxischer Intensität, viele reagieren auch auf schmerzhafte Hitzereizung und eher wenige auf Stimulation in Muskeln, Gelenken oder inneren Organen. Die meisten dieser Neurone reagieren auch auf nicht-schmerzhafte Reize, was aufgrund der geschilderten Verschaltung der primär-afferenten Neurone im Rückenmark schlüssig ist.

Die in den medialen Thalamus projizierenden Fasern sind verschieden. Es gibt sie mit und ohne Kollaterale in den lateralen Thalamus. Erstere weisen dieselben (sensorisch-diskriminativen) Eigenschaften auf wie die ausschließlich lateral projizierenden Neurone des spinothalamischen Traktes. Letztere enden ausschließlich im medialen Thalamus und haben sehr große rezeptive Felder

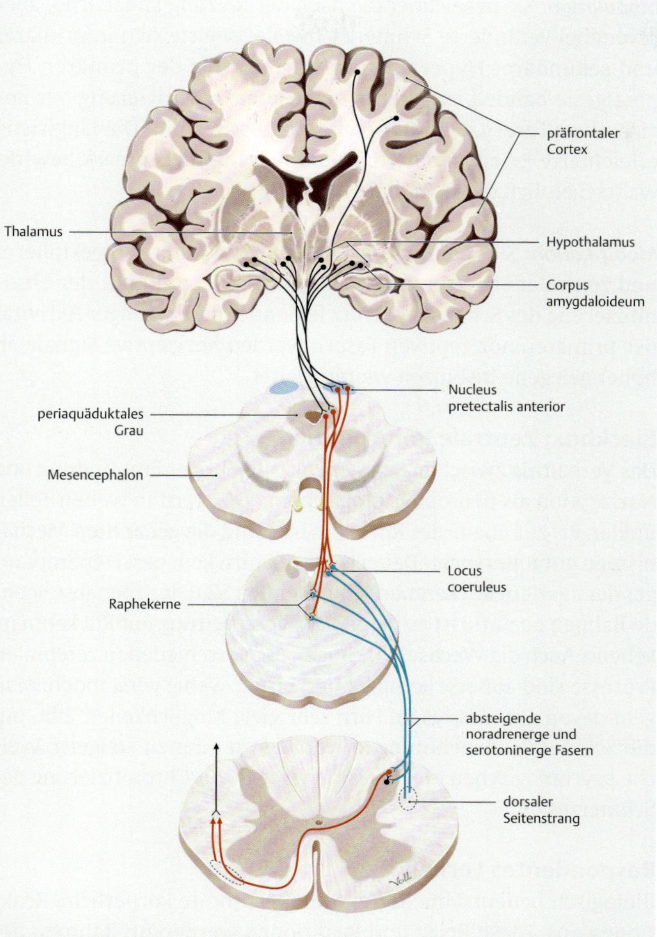

Abb. 3 Bahnen des zentralen absteigenden schmerzhemmenden Systems [32].

(teilweise die gesamte Körperoberfläche) . Sie vermitteln Signale aus den inneren Organen. Wahrscheinlich tragen sie zur affektiv-motivationalen Komponente der Schmerzverarbeitung bei.

Primärer somatosensorischer Kortex

Die meisten der im primären somatosensorischen Kortex (SI) endenden Afferenzen stammen aus dem lateralen Thalamus. Dies entspricht den sensorisch-diskriminativen Aufgaben des Gehirnareals: Es liefert eine somatotope Repräsentation der Körperoberfläche.

In welcher Form sich der primäre somatosensorische Kortex an der Schmerzwahrnehmung beteiligt, ist umstritten. Neurophysiologische Untersuchungen ergeben ein uneinheitliches Bild. Zwar sind spezifische Reaktionen auf nozizeptive Reize nachweisbar, aber sie sind uneindeutiger als Reaktionen auf nicht-schmerzhafte Berührungsreize. Weiterhin ist das Hirnareal bei andauerndem Schmerz nicht immer aktiver. Der primäre somatosensorische Kortex ist also an der Schmerzlokalisation beteiligt, aber die Schmerzwahrnehmung hängt nicht unbedingt von ihm ab.

Sekundärer somatosensorischer Kortex

Der sekundäre somatosensorische Kortex (SII) beteiligt sich an der Verarbeitung nozizeptiver Signale, zum Beispiel an schmerzbezogenen Aufmerksamkeits- und Lernprozessen. Die taktile und nozizeptive Verarbeitung in diesem Kortexabschnitt zu trennen, ist jedoch schwierig, obwohl er nozizeptive Signale tendenziell tiefer verarbeitet [36]. Man geht davon aus, dass der sekundäre somatosensorische Kortex an der Intensitätskodierung nicht-schmerzhafter Reize beteiligt ist. Die Intensität schmerzhafter Reize verarbeitet eher die posteriore Insula.

Anteriorer Gyrus cinguli

Der anteriore Gyrus cinguli (ACC, von anterior cingulate cortex) beeinflusst vegetative Funktionen sowie den psychomotorischen und lokomotorischen Antrieb. Er besitzt ein separates schmerzspezifisches Aktivierungssystem. Der anteriore ACC scheint für die allgemeine, der posteriore für die schmerzspezifische Verarbeitung zuständig zu sein [9, 19, 40].

Bereits das Erwarten schmerzhafter Stimuli aktiviert den ACC. Dabei differenziert er die Stimuli nach ihrer Bekanntheit [14]: Das Erwarten eines unvorhersehbaren Reizes erhöht die Aktivität, während die Erwartung eines bereits bekannten Reizes sie senkt. Außerdem zeigten sich in dieser Studie Lateralisierungeffekte. Laut der Autoren bekräftigt dies die Annahme, dass die nicht-dominante Hirnhemisphäre die Hauptrolle bei der Verarbeitung negativer Emotionen spielt [14].

Insula

Sie erfüllt einige sehr unterschiedliche Aufgaben: von der Repräsentation der inneren Organe über die Aufmerksamkeit [5, 39] bis hin zu motivationalen und kognitiven Teilaufgaben [18]. Alle Aufgaben sind aber mit der Wahrnehmung des eigenen körperlichen Wohlbefindens oder dessen Störung verbunden [7, 8]. Manche Areale reagieren jedoch spezifisch auf nozizeptive Reize und kodieren deren Intensität und Lokalisation [2, 3, 6].

Amygdala

Sie ist generell an der Detektion und Bewertung aversiver Reize wie Schmerz beteiligt und spielt eine entscheidende Rolle bei diesbezüglichen Lernprozessen. Sie reagiert aber auch spezifisch auf Schmerzreize und dient vermutlich der Integration von Schmerz, Angst und Kontextinformationen [10].

Präfrontaler Kortex

Er ist an vielen höheren kognitiven und motivationalen Funktionen beteiligt, wie an Planungsprozessen und Sozialverhalten, aber auch an der zeitlichen und räumlichen Orientierung. Intensitätsabhängige Reaktionen auf nozizeptive Reize [10] und auf das Erwarten dieser Reize [26] sind ebenso nachgewiesen.

Erkenntnisstand: Neurophysiologische Forschung

Laut aktuellem Forschungsstand lässt sich Schmerz nicht eindeutig auf neurophysiologische Prozesse abbilden. Die komplexe Verarbeitung nozizeptiver Information ist sozusagen das Rohmaterial der Schmerzwahrnehmung. Je weiter man sich dem Gehirn nähert, desto unübersichtlicher und uneindeutiger wird die Situation. Spezifische, grundlegende Prozesse der Schmerzwahrnehmung lassen sich immer schwerer identifizieren.

Ist die Suche nach schmerzspezifischen Hirnarealen nicht ohnehin fehlgeleitet? In letzter Zeit wird diese Frage vermehrt diskutiert. Einige Forscher argumentieren, die genannten Areale decken sich weitgehend mit den ganz allgemein für die Detektion und Verarbeitung salienter Reize zuständigen Strukturen. Diese Areale sind also generell zuständig, um die bedeutsamen Reize für den Organismus zu selektieren [20].

Relativ unwahrscheinlich ist, dass trotz verbesserter methodischer Ansätze, Hirnbildgebung und Messverfahren plötzlich ***das*** Schmerzzentrum im Gehirn entdeckt wird oder das eindeutige, die Schmerzwahrnehmung umfassend erklärende neurophysiologische Signal. Schmerz geht aus der Netzwerkaktivität vieler neurophysiologischer Mechanismen hervor. Auch in absehbarer Zukunft werden rein neurophysiologische Modelle ihn nicht erklären können.

Wie verlernt man chronische Schmerzen?

Neurophysiologische und psychologische Prozesse erklären die Chronifizierung von Schmerz. Neurophysiologische Anpassungsprozesse bezeichnet man als neuronale Plastizität, psychologische als Lernen.

Neuronale Plastizität im nozizeptiven System

Innerhalb der Schmerzwahrnehmung unterscheiden Woolf und Salter [42] drei Stufen der neuronalen Plastizität.

Aktivierungsabhängige Plastizität: Sie umfasst die unmittelbar mit den Reizeigenschaften zusammenhängenden Prozesse. Auf der Ebene des einzelnen Nozizeptors sind dies beispielsweise wiederholungsabhängige Veränderungen der intrazellularen Kalziumkonzentration. Auf Rückenmarksebene kommt es zum Wind-up, zur zeitlichen Summation der eingehenden C-Faser-Aktivierung in den WDR-Neuronen.

Modulation: Sie bezeichnet die nach der Reizung andauernd, aber reversibel veränderte Schmerzschwelle, wie sie sich in primärer und sekundärer Hyperalgesie ausdrückt. Bei der primären Hyperalgesie handelt es sich um eine Heterosensitivierung der nozizeptiven Fasern, zum Beispiel durch Bradykinin. Die langfristig erleichterte Erregbarkeit von Neuronen im Rückenmark bewirkt wahrscheinlich die sekundäre Hyperalgesie.

Modifikation: Sie meint die irreversible Veränderung peripherer und zentraler Strukturen und ist gleichbedeutend mit der Chronifizierung des Schmerzes. Trotz fehlender oder geringer Aktivität der primären nozizeptiven Fasern werden nozizeptive Signale an höher gelegene Instanzen weitergeleitet.

Blackbox: Zentrale Verarbeitung

Das Verhältnis zwischen Schmerz als subjektiver Empfindung und Nozizeption als neurophysiologischem Prozess ist in weiten Teilen unklar. Bis zur Ebene des Rückenmarks sind die genannten Mechanismen gut untersucht. Dabei ist das Gehirn kein passiver Empfänger der aus dem Rückenmark eingehenden Signale. Über absteigende Bahnen beeinflusst es bereits die Verarbeitung auf Rückenmarkebene. Auch die Wechselwirkungen der verschiedenen zerebralen Prozesse sind äußerst komplex und bisher wenig verstanden. Man geht davon aus, dass es im Hirn sehr viele Möglichkeiten gibt, um die Schmerzwahrnehmung zu verringern oder zu steigern. Welche psychologischen Mechanismen tragen zur Chronifizierung des Schmerzes bei?

Respondentes Lernen

Biologisch bedeutsame Reize lösen bestimmte körperliche Reaktionen aus. Diese Reize und Reaktionen werden im Rahmen der respondenten (klassischen) Konditionierung als unkonditioniert bezeichnet. Durch wiederholte Paarung mit einem unkonditionierten Reiz wird ein ursprünglich neutraler zum konditionierten Reiz: Er löst nun eine konditionierte Reaktion aus, die der unkonditionierten Reaktion ähnelt (► **Abb. 4**).

Maladaptives Lernen: Ist aufgrund einer Verletzung eine bestimmte Bewegung regelmäßig von Schmerz begleitet, kann dies nach längerer Zeit dazu führen, dass diese Bewegung auch dann noch zu einer Schmerzwahrnehmung führt, wenn die Verletzung längst abgeklungen ist. Bereits der Gedanke an die Bewegung kann Schmerz oder

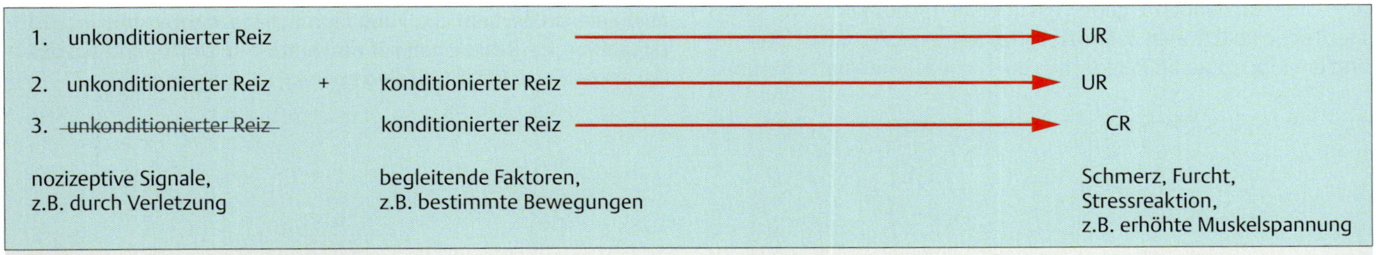

Abb. 4 Respondente Konditionierung.

schmerzassoziierte Aspekte wie Furcht und erhöhte Muskelanspannung auslösen und zu Vermeidungsverhalten führen [21].

Generalisierung: Obwohl schon die Assoziation zwischen dem Schmerz und schmerzbezogenen Reizen zu einer Furchtreaktion bezüglich des Reizes führt, kann es mit der Zeit zu einer Erwartung von Schmerz nach Aktivitäten kommen, selbst wenn die nozizeptiven Reize nicht mehr vorhanden sind. So kann Furcht vor Schmerz und Aktivität konditioniert und auf viele unterschiedliche Situationen generalisiert werden. Zu den gemiedenen Aktivitäten gehören vor allem einfaches motorisches Verhalten, Arbeit, Freizeit und Sexualverhalten.

Therapie: Durch die Generalisierung auf andere Kontexte ist das Schmerzverhalten sehr resistent. Es muss für jeden Kontext verlernt werden. Es ist wesentlich schwieriger, einen Patienten schmerzbezogenes Verhalten verlernen zu lassen, als dieses zu erlernen. Außerdem können belastende Ereignisse, wie neue Schmerzepisoden, als unkonditionierte Reize wirken und das verlernte Verhalten reaktivieren. Eine Behandlung sollte viele Sitzungen in kurzer Zeit enthalten und variierte Kontexte in Zeiten mit viel und wenig Stress. Spezifische operante Trainings, Kognitive Verhaltenstherapie oder Biofeedbackmethoden beeinflussen den Lernprozess günstig.

Operantes Lernen

Durch Konsequenzen verändert operantes Lernen die Auftretenswahrscheinlichkeit eines Verhaltens. Belohnungen erhöhen sie, Bestrafungen senken sie. Aus Sicht des operanten Lernens ist nicht der Schmerz an sich von Interesse, sondern seine Wirkung auf das Verhalten [12]. Der Wegfall von Schmerz, der auf ein bestimmtes Verhalten folgt, wirkt verstärkend auf dieses Verhalten und erhöht deshalb seine Auftrittswahrscheinlichkeit (► **Abb. 5**).

Maladaptives Verhalten: Ein Patient empfindet Schmerz in einer bestimmten Körperhaltung; nimmt er eine andere Position ein verringert sich der Schmerz. Nach den Regeln des operanten Lernens nimmt er bevorzugt die zweite Körperhaltung ein. Bei akutem Schmerz ist dieser Lernprozess sinnvoll, im Laufe der Zeit kann er jedoch zu dysfunktionalen Verhaltensweisen führen. Zunächst meidet der Patient Aktivitäten, die potenziell Schmerz verursachen oder verschlimmern. Er nimmt die erste Körperhaltung nicht mehr ein, um eine Schmerzverschlimmerung zu vermeiden.

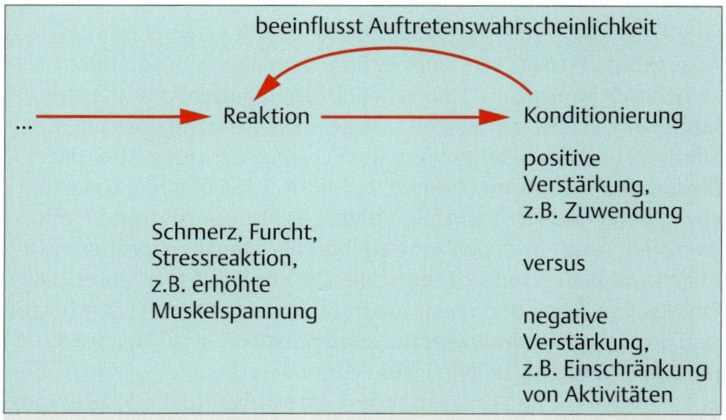

Abb. 5 Operante Konditionierung.

Umweltfaktoren: Soziale Konsequenzen wie die Aufmerksamkeit der Bezugsperson, des Therapeuten oder Arztes können Schmerzverhalten wie Humpeln, Jammern oder Inaktivität positiv verstärken und aufrechterhalten. Schmerzhemmende Medikamente oder das Vermeiden unerwünschter Aktivitäten wie Arbeit können ebenso wirken. Zusätzlich kann „gesundes" Verhalten nicht ausreichend verstärkt werden, was das Aufrechterhalten des verstärkten Schmerzverhaltens wahrscheinlicher macht.

Über diese Lernmechanismen können verstärkende Umweltfaktoren das ursprünglich durch organische Faktoren ausgelöste Schmerzverhalten vollständig oder teilweise auslösen und lange nach dem akuten Schmerz aufrechterhalten. Operante Konditionierung kann somit Inaktivität und Invalidität erhöhen und beeinflusst außerdem die Menge der eingenommenen Medikamente. Bei starkem Schmerz wirkt Arznei belohnend. Aber nicht nur das beobachtbare Schmerzverhalten kann verstärkt werden, sondern auch der verbale Ausdruck des Schmerzes sowie physiologische Variablen.

Operante Verhaltenstherapie

Bei Patienten mit chronischem Rückenschmerz und anderen Schmerzsyndromen zeigt die operante Verhaltenstherapie vielversprechende Ergebnisse [33, 34]. Ihr Ziel ist es, Einschränkungen und Beeinträchtigungen der Patienten durch eine verringerte Schmerzintensität und vermehrtes gesundes Verhalten zu reduzieren und so die Lebensqualität zu verbessern. Dazu verringert man das Schmerzverhalten mit dem Ziel, Schmerz zu löschen sowie die allgemeine Aktivität und gesundes Verhalten zu verstärken – in der Freizeit, in der Familie und am Arbeitsplatz [12].

Medikamente: Ein gezieltes Medikamentenmanagement stellt die (häufig) bedarfsabhängige Einnahme um auf einen Einnahmeplan mit festen Zeiten. Der Wechsel von schmerz- zu zeitkontingenter Einnahme vermindert die Verstärkung des Schmerzverhaltens (► **Abb. 6**).

Aktivitäten: Ähnliche Prinzipien gelten für das Erhöhen der Aktivitäten und das damit verbundene Verringern von Inaktivität und Invalidität. Der Patienten soll angenehme Aktivitäten fokussieren (nicht den Schmerz). Wochenpläne mit terminierten angenehmen Aktivitäten fördern diesen Prozess (► **Abb. 7**).

Soziales Umfeld: Die Bezugspersonen des Patienten lernen, gesundes Verhalten zu verstärken und Schmerzverhalten zu ignorieren oder davon abzulenken. Sie wirken als Ko-Therapeuten und helfen, den Patienten zu aktivieren und das Schonverhalten zu reduzieren (► **Abb. 8**).

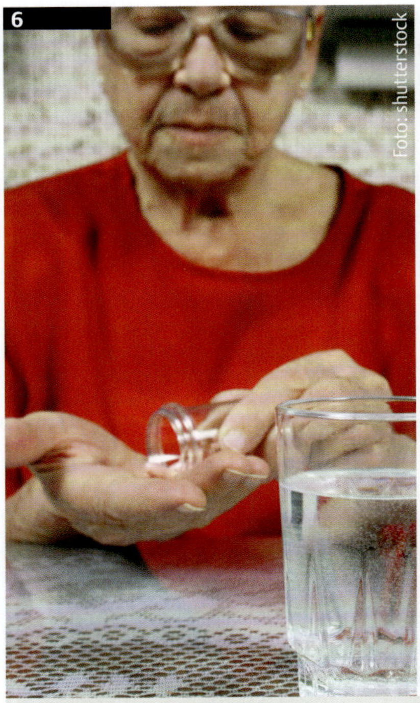

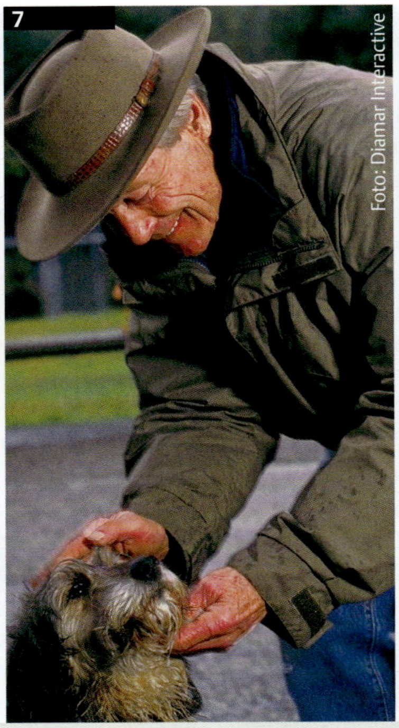

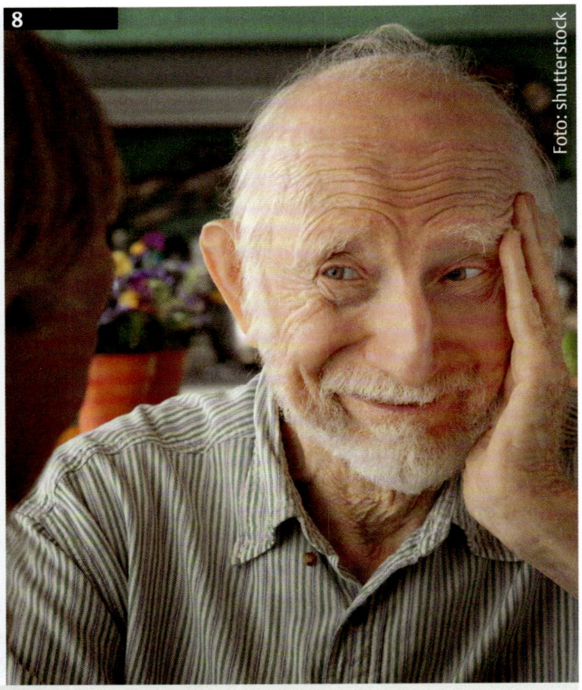

Abb. 6 Bedarfsabhängig eingenommene Schmerzmittel wirken belohnend. Feste Einnahmezeiten sind besser.
Abb. 7 Regelmäßige, angenehme Aktivitäten lenken vom Schmerz ab.
Abb. 8 Das Verhalten von Angehörigen beeinflusst den Schmerz günstig oder ungünstig.

Kognitive Faktoren

Kognitive Modelle für chronischen Schmerz betonen, dass die Beschäftigung mit der Schmerzerfahrung und die erkannten negativen Konsequenzen das Ausmaß des empfundenen Schmerzes bestimmen [38].

Erwartungen: Laut der kognitiven Theorie haben chronische Schmerzpatienten negative Erwartungen über ihre eigenen motorischen und physischen Fähigkeiten. Die Patienten glauben, den Schmerz nur begrenzt kontrollieren zu können. Negative Bewertungen der Situation oder der Selbstwirksamkeit verstärken die Passivität und Überreaktion auf nozizeptive Reize. Kognitive Faktoren beeinflussen den Schmerz, das Aktivitätenausmaß, die Arbeitsfähigkeit und das Ansprechen auf Behandlungen. Als kognitive Faktoren wirken: Einstellungen, Überzeugungen und Erwartungen der Patienten bezüglich ihrer Schmerzen und sich selbst, ihrer Bewältigungsmöglichkeiten sowie des Gesundheitssystems. Experimente zeigen: Wahrgenommene Kontrolle reduziert die Schmerzhaftigkeit experimenteller Schmerzreize [41]. Katastrophisierende Gedanken sind mit einer erhöhten Schmerzempfindlichkeit verbunden; im Gegensatz dazu führt Coping zu einer niedrigeren Schmerzempfindlichkeit.

SCHMERZ UND AFFEKT

Zu den affektiven, mit Schmerz assoziierten Faktoren zählen diese, meist negative Emotionen.

Depression: 40 bis 50 Prozent der chronischen Schmerzpatienten leiden unter Depressionen [1]. Der ursächliche Zusammenhang zwischen Depression und Schmerz ist jedoch unklar. Anscheinend ist die Depression eine Reaktion auf den Schmerz und mit Kontrollverlust und Hilflosigkeit gegenüber dem Schmerz assoziiert.

Furcht und Angst: Furcht vor dem vorhandenen Schmerz korreliert mit dysfunktionalem Coping. Außerdem wurde eine hohe Komorbidität zwischen Angststörungen und Schmerz nachgewiesen [35]. Eine muskuläre Überreaktivität auf Stress ist mit der Furcht vor dem Schmerz assoziiert.

Ärger und „Frust“: Wut und Verärgerung über den Schmerz zeigen sich häufig bei chronischen Schmerzpatienten und beeinflussen die Schmerzintensität, die Beeinträchtigung durch den Schmerz und das Schmerzverhalten stark. Frustration über die bleibenden Symptome, begrenzte Information über die Ursachen sowie Behandlungsmisserfolge beeinträchtigten zusammen mit weiterem Ärger über den Arbeitgeber, die Krankenversicherer, Familienmitglieder und sich selbst die Stimmung des Patienten. Der Einfluss von Ärger und Frustration auf die Zunahme des Schmerzes und die Behandlungsakzeptanz wurde noch nicht ausreichend untersucht. Wahrscheinlich wirkt Ärger verstärkend. Er erhöht die autonome Erregung und verhindert die Motivation und Akzeptanz der Behandlung zwecks Rehabilitation und Beeinträchtigungsmanagement – häufig die einzige Genesungsmöglichkeit.

Trojan J, Diers M. Update: Physiologie und Psychologie des Schmerzes. Manuelle Therapie 2013; 17: 153–161

Maladaptives Lernen: Einmal gebildete kognitive Schemata wie Überzeugungen und Erwartungen bezüglich einer Erkrankung wieder zu modifizieren, ist sehr schwierig. Patienten versuchen Erfahrungen zu vermeiden, die ihre Überzeugungen widerlegen. Sie verhalten sich in Übereinstimmung mit ihrer Überzeugung, selbst wenn diese längst nicht mehr zutrifft. Ein Muskelschmerz nach einer Aktivität wird beispielsweise eher einer erneuten Gewebeschädigung zugeschrieben (statt einer Muskelschwäche). Studien mit bildgebenden Verfahren zeigen, dass kognitive Faktoren die zentrale Schmerzverarbeitung modifizieren und dass Aufmerksamkeit die Aktivierungen auf Schmerzreize erhöht, während Ablenkung sie reduziert [39].

Kognitive Verhaltenstherapie

Das kognitiv-verhaltenstherapeutische Modell des chronischen Schmerzes geht davon aus, dass am Entstehen und Aufrechterhalten chronischer Schmerzen kognitive, emotionale und verhaltensrelevante Faktoren beteiligt sind. Das zentrale Anliegen der Kognitiven Verhaltenstherapie ist die Reduktion von Gefühlen der Hilflosigkeit und Unkontrollierbarkeit sowie die Zunahme des Gefühls, das Schmerzempfinden zu kontrollieren. Dies wird durch eine Modifikation des schmerzauslösenden und aufrechterhaltenden Verhaltens sowie der beteiligten Kognitionen und Emotionen erreicht. Mehrere Studien untersuchten die Wirksamkeit der Kognitiven Verhaltenstherapie im Schmerzmanagement. Sie ist eine effektive Behandlung bei chronischem Schmerz [33, 37].

Lernprozess

Der Patient erlernt verschiedene Techniken zum Umgang mit den Schmerzphasen. Kognitive Umstrukturierungen und Bewältigungsstrategien verändern schmerzbezogene Kognitionen. Das Erhöhen der Selbstwirksamkeit durch Ablenkung, Vorstellung oder Entspannung sind bewährte Bewältigungsstrategien. Weiterhin lernt der Patient Übungen zur Stressbewältigung und Problemlösung. Dafür bieten sich Wochenpläne oder ein Problemlösungstraining an.

FAZIT

Die Kenntnis der neurophysiologischen, an der Entstehung und Aufrechterhaltung von Schmerz beteiligten Grundlagen ist wichtig, um therapeutische Interventionen zielführend planen zu können. Eine alleinige neurophysiologische Perspektive geht jedoch an den Bedürfnissen der Patienten vorbei.
Vielmehr hat sich gezeigt, dass psychologische Mechanismen für die Schmerzbehandlung ebenfalls relevant sind. Beim Lernen schmerzbezogenen Verhaltens entsteht leicht eine Generalisierung. Das Verhalten tritt nicht nur bei Schmerz, sondern bereits bei dessen Erwartung auf. Das Verlernen eines Verhaltens ist dagegen spezifisch.
Operante und Kognitive Verhaltenstherapie können die Schmerzintensität signifikant reduzieren. Während die Kognitive Verhaltenstherapie das kognitive und affektive Erleben beeinflusst, wirkt die operante Verhaltenstherapie besonders auf das physische Funktionieren und auf Verhaltensvariablen. Für jeden Patienten muss individuell entschieden werden, welche Kombination aus medizinischen, psychotherapeutischen und physiotherapeutischen Ansätzen den größten Nutzen verspricht.

Danksagung

Wir bedanken uns herzlich bei Dr. Ulf Baumgärtner vom Centrum für Biomedizin und Medizintechnik Mannheim der Universität Heidelberg für seine hilfreichen Kommentare zu einer früheren Fassung dieses Textes.

AUTOREN

Jörg Trojan

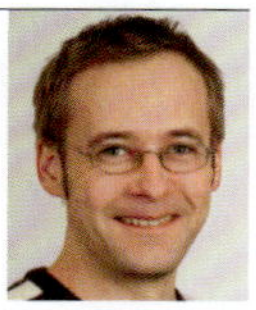

Martin Diers

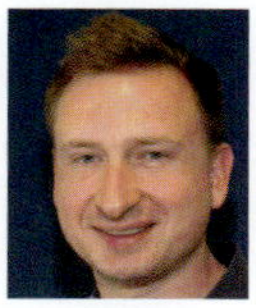

BIBLIOGRAFIE

DOI 10.1055/s-0033-1356787
manuelletherapie 2013; 17: 153–161

Stuttgart · New York · ISSN 1433-2671

Literatur

1. Bair MJ, Robinson RL, Katon W, Kroenke K. Depression and pain comorbidity: a literature review. Arch Intern Med 2003; 163: 2433–2445
2. Baliki MN, Geha PY, Apkarian AV. Parsing pain perception between nociceptive representation and magnitude estimation. J Neurophysiol 2009; 101: 875–887
3. Baumgärtner U, Iannetti GD, Zambreanu L, Stoeter P, Treede R-D, Tracey I. Multiple somatotopic representations of heat and mechanical pain in the operculo-insular cortex: A high-resolution fMRI study. J Neurophysiol 2010; 104: 2863–2872
4. Baumgärtner U. Nozizeptives System. Schmerz 2010; 24: 105–113
5. Brooks JCW, Nurmikko TJ, Bimson WE, Singh KD, Roberts N. fMRI of thermal pain: Effects of stimulus laterality and attention. NeuroImage 2002; 15: 293–301
6. Brooks JCW, Zambreanu L, Godinez A, Craig AD, Tracey I. Somatotopic organisation of the human insula to painful heat studied with high resolution functional imaging. NeuroImage 2005; 27: 201–209
7. Craig AD. How do you feel? Interoception: the sense of the physiological condition of the body. Nat Rev Neurosci 2002; 3: 655–666
8. Craig AD. How do you feel—now? The anterior insula and human awareness. Nat Rev Neurosci 2009; 10: 59–70
9. Davis KD, Taylor SJ, Crawley AP, Wood ML, Mikulis DJ. Functional MRI of pain- and attention-related activations in the human cingulate cortex. J Neurophysiol 1997; 77: 3370–3380
10. Derbyshire SW, Jones AK, Gyulai F, Clark S, Townsend D, Firestone LL. Pain processing during three levels of noxious stimulation produces differential patterns of central activity. Pain; Pain 1997; 73: 431–445
11. Diers M, Yilmaz P, Rance M, Thieme K, Gracely RH, Rolko C, Schley MT, Kiessling U, Wang H, Flor H. Treatment-related changes in brain activation in patients with fibromyalgia syndrome. Exp Brain Res 2012; 218: 619–628

12. Fordyce WE. Behavioral methods for chronic pain and illness. Saint Louis: Mosby; 1976
13. Hees JV, Gybels JC. Nociceptor activity in human nerve during painful and non painful skin stimulation. J Neurol Neurosurg Psychiatry 1981; 44: 600–607
14. Hsieh JC, Stone-Elander S, Ingvar M. Anticipatory coping of pain expressed in the human anterior cingulate cortex: a positron emission tomography study. Neurosci Lett 1999; 262: 61–64
15. International Association for the Study of Pain (IASP). http://www.iasp-pain.org/Content/NavigationMenu/GeneralResourceLinks/PainDefinitions, Übersetzung der Autoren; Stand; 6.6.2013
16. International Association for the Study of Pain (IASP). http://www.iasp-pain.org/Content/NavigationMenu/Publications/FreeBooks/Classification_of_Chronic_Pain; Stand; 6.6.2013
17. Jensen KB, Kosek E, Wicksell R, Kemani M, Olsson G, Merle JV, Kadetoff D, Ingvar M. Cognitive Behavioral Therapy increases pain-evoked activation of the prefrontal cortex in patients with fibromyalgeia. PAIN 2012; 153: 1495–1503
18. Kong J, White NS, Kwong KK, Vangel MG, Rosman IS, Gracely RH, Gollub RL. Using fMRI to dissociate sensory encoding from cognitive evaluation of heat pain intensity. Human Brain Mapping 2006; 27: 715–721
19. Kwan CL, Crawley AP, Mikulis DJ, Davis KD. An fMRI study of the anterior cingulate cortex and surrounding medial wall activations evoked by noxious cutaneous heat and cold stimuli. Pain 2000; 85: 359–374
20. Legrain V, Iannetti GD, Plaghki L, Mouraux A. The pain matrix reloaded: A salience detection system for the body. Prog Neurobiol 2011; 93: 111–124
21. Lethem J, Slade PD, Troup JDG, Bentley G. Outline of a fear-avoidance model of exaggerated pain perception—I. Behav Res Ther 1983; 21: 401–408
22. Melzack R, Casey KL, Kenshalo DR. Sensory, Motivational, and Central Control Determinants of Pain. In: Kenshalo DR, Hrsg. The Skin Senses. Springfield, IL: Thomas; 1968
23. Millecamps M, Centeno MV, Berra HH, Rudick CN, Lavarello S, Tkatch T, Apkarian AV. d-Cycloserine reduces neuropathic pain behavior through limbic NMDA-mediated circuitry. Pain 2007; 132: 108–123
24. Myers KM, Davis M. Mechanisms of fear extinction. Mol Psychiatry 2006; 12: 120–150
25. Paquette V, Lévesque J, Mensour B, Leroux J-M, Beaudoin G, Bourgouin P, Beauregard M. "Change the mind and you change the brain": effects of cognitive-behavioral therapy on the neural correlates of spider phobia. NeuroImage 2003; 18: 401–409
26. Ploghaus A, Tracey I, Gati JS, Clare S, Menon RS, Matthews PM, Rawlins JNP. Dissociating Pain from Its Anticipation in the Human Brain. Science 1999; 284: 1979–1981
27. Raja SN, Meyer RA, Campbell JN. Hyperalgesia and sensitization of primary afferent fibres. In: Pain Syndromes in Neurology. London: Butterworths; 1990
28. Ressler KJ, Rothbaum BO, Tannenbaum L, Anderson P, Graap K, Zimand E, Hodges L, Davis M. Cognitive enhancers as adjuncts to psychotherapy: use of D-cycloserine in phobic individuals to facilitate extinction of fear. Arch Gen Psychiatry 2004; 61: 1136–1144
29. Schaible HG. Nozizeption und Schmerz. In: Schmidt RF, Lang F, Heckmann M, Hrsg. Physiologie des Menschen. Springer Berlin Heidelberg; 2011
30. Schmidt RF, Lang F, Heckmann M, Hrsg. Physiologie des Menschen. 31. Aufl. Heidelberg: Springer; 2011
31. Schmidt RF, Schmelz M, Forster C, Ringkamp M, Torebjörk E, Handwerker H. Novel classes of responsive and unresponsive C nociceptors in human skin. J Neurosci 1995; 15: 333–341
32. Schünke M, Schulte E, Schumacher U. Prometheus. LernAtlas der Anatomie. Kopf, Hals und Neuroanatomie. Illustrationen von M. Voll und K. Wesker. 3. Aufl. Stuttgart: Thieme; 2012
33. Thieme K, Flor H, Turk DC. Psychological pain treatment in fibromyalgia syndrome: efficacy of operant behavioural and cognitive behavioural treatments. Arthritis Res Ther 2006; 8: R121
34. Thieme K, Gromnica-Ihle E, Flor H. Operant behavioral treatment of fibromyalgia: A controlled study. Arthritis Care Res 2003; 49: 314–320
35. Thieme K, Turk DC, Flor H. Comorbid depression and anxiety in fibromyalgia syndrome: Relationship to somatic and psychosocial variables. Psychosom Med 2004; 66: 837–844
36. Treede RD, Apkarian AV, Bromm B, Greenspan JD, Lenz FA. Cortical representation of pain: functional characterization of nociceptive areas near the lateral sulcus. Pain; Pain 2000; 87: 113–119
37. Turk DC, Okifuji A. Psychological factors in chronic pain: evolution and revolution. J Consult Clin Psychol 2002; 70: 678–690
38. Turk DC. Pain and behavioral medicine: a cognitive-behavioral perspective. New York: Guilford Press; 1983
39. Valet M, Sprenger T, Boecker H, Willoch F, Rummeny E, Conrad B, Erhard P, Tolle TR. Distraction modulates connectivity of the cingulo-frontal cortex and the midbrain during pain—an fMRI analysis. Pain 2004; 109: 399–408
40. Vogt BA. Pain and emotion interactions in subregions of the cingulate gyrus. Nat Rev Neurosci 2005; 6: 533–544
41. Wiech K, Kalisch R, Weiskopf N, Pleger B, Stephan KE, Dolan RJ. Anterolateral prefrontal cortex mediates the analgesic effect of expected and perceived control over pain. J Neurosci 2006; 26: 11501–11509
42. Woolf CJ, Salter MW. Neuronal plasticity: increasing the gain in pain. Science 2000; 288: 1765–1769

Wie beeinflusst Manuelle Therapie den Schmerz?

Diverse klinische Praxisrichtlinien empfehlen Manuelle Therapie nicht nur bei Bewegungseinschränkungen, sondern auch bei muskuloskeletalen Schmerzen [2, 55]. Dr. Annina Schmid interessiert sich für die Wirkungsweise von Manueller Therapie. In diesem Artikel fasst sie die drei Hauptwirkungsweisen zusammen, die eine Schmerzlinderung durch Manuelle Therapie erklären könnten.

Manualtherapeutische Wirkungsweisen besser verstehen

Die Empfehlungen von klinischen Praxisrichtlinien basieren auf den Resultaten randomisierter kontrollierter Studien, die die Effektivität der Manuellen Therapie bei Patienten mit muskuloskeletalen Schmerzen untersuchen [41, 42]. Dieser Artikel fokussiert jedoch nicht die Effektivität der Manuellen Therapie, sondern ihre physiologischen, biomechanischen und kognitiven Wirkungsweisen. Diese besser zu verstehen, ist unumgänglich, um ein mechanismusbasiertes konservatives Management zu gewährleisten.

In der pharmakologischen Behandlung sind der Stellenwert und Nutzen einer mechanismusbasierten Intervention weitgehend akzeptiert [67]. Auch in der Manuellen Therapie gibt es erste Ansätze zur Subgruppierung von Patienten mit dem Ziel, mechanismusbasierte Interventionen anzubieten [43, 44]. In einer heterogenen Gruppe von Patienten mit ausstrahlenden Rückenschmerzen konnte zum Beispiel gezeigt werden, dass die Subgruppe mit neuraler Mechanosensitivität besser auf neurale Intervention reagiert als Patienten ohne neurale Beteiligung [43]. Um mechanismusbasierte Therapie in der Klinik umzusetzen, müssten wir nicht nur Patientenuntergruppen mit unterschiedlichen Pathomechanismen erkennen können, sondern müssen auch die Wirkweisen unserer Interventionen besser verstehen. Abgesehen von einem verbesserten Patientenmanagement könnte Letzteres auch zu einer besseren Akzeptanz therapeutischer Interventionen bei den Leistungsträgern im Gesundheitswesen führen [7].

Obwohl es immer mehr Studien zur Wirkweise translatorischer Mobilisationen [47] oder neurodynamischer Techniken gibt [46, 4], konzentriert sich dieser Artikel auf passiv akzessorische intervertebrale Mobilisationen (PAIVMs) [28], spinale Manipulationen und Mobilisationen mit Bewegung (MWM) [60]. Ihre Wirkweisen sind wissenschaftlich am umfassendsten untersucht.

Analgetischer und hypoalgetischer Effekt

Dass manuelle Techniken einen sofortigen analgetischen oder hypoalgetischen Effekt haben, ist allgemein akzeptiert [45, 64].

Mobilisationen

In einer Metanalyse konnten wir zeigen, dass der hypoalgetische Effekt zervikaler PAIVMs circa 20 Prozent größer ist als der einer Plazebo- oder Kontrollintervention [45]. PAIVMs senken nicht nur die Intensität des Schmerzempfindens, sondern verringern auch die Ausdehnung des Symptomgebietes [13]. Außerdem vergrößern sie das schmerzfreie neurale und artikuläre Bewegungsausmaß [10, 13, 63]. Um diesen schmerzlindernden Effekt zu objektivieren, setzen Forscher die Schmerzschwellenmessungen aus der Quantitativen sensorischen Testung (QST) ein. Dabei bestätigte sich ein mechanisch hypoalgetischer Effekt der PAIVMs, da sie die Schmerzschwelle für Druck erhöhen [50, 57, 58, 63]. Ein möglicher Effekt auf die thermale Reizschwelle findet sich in der Literatur nicht konsistent [51, 57, 58].

Neben spinalen Techniken induzieren auch Mobilisationen peripherer Gelenke einen vergleichbaren hypoalgetischen Effekt [64]. MWMs verbessern zum Beispiel die schmerzfreie Greifkraft von Patienten mit Tennisellenbogen und erhöhen die Druckschmerzschwelle [1, 35, 61].

Manipulationen

Ein vergleichbarer schmerzlindernder Effekt wird Manipulationen zugeschrieben [14, 15]. Beispielsweise vermindern spinale Manipulationen bei Patienten mit Rückenschmerzen das Gebiet, in dem Pinprick-Stimuli (spitze Nadeln) als schmerzhaft empfunden werden [17], und sie erhöhen die elektrische [53], thermale [5, 16] sowie die mechanische Schmerzschwelle [14]. Dieser schmerzlindernde Effekt ist unabhängig von der für Manipulationen charakteristischen Kavitation, dem hörbaren Knacken [8].

Überblick: Die Evidenz für einen sofortigen, kurzfristigen analgetischen und hypoalgetischen Effekt ist hoch, unabhängig von der verwendeten Technik. Dabei zeigt sich die manualtherapeutisch induzierte Hypoalgesie nicht nur lokal am behandelten Gelenk, sondern auch in entfernteren Gebieten. Beispielsweise lindern zervikale PAIVMs Schmerzen lokal an der Halswirbelsäule sowie im ipsilateralen Arm [50, 57, 58, 63]. Ebenso reduzieren lumbale PAIVMs die Schmerzschwelle lokal und im gesamten unteren Quadranten [65]. Dieses nicht rein lokale oder segmentale Muster hat sicherlich die Erklärungsmodelle der manualtherapeutischen Wirkweise beeinflusst.

Schmid A. Wie beeinflusst Manuelle Therapie den Schmerz? Manuelle Therapie 2013; 17: 162–167

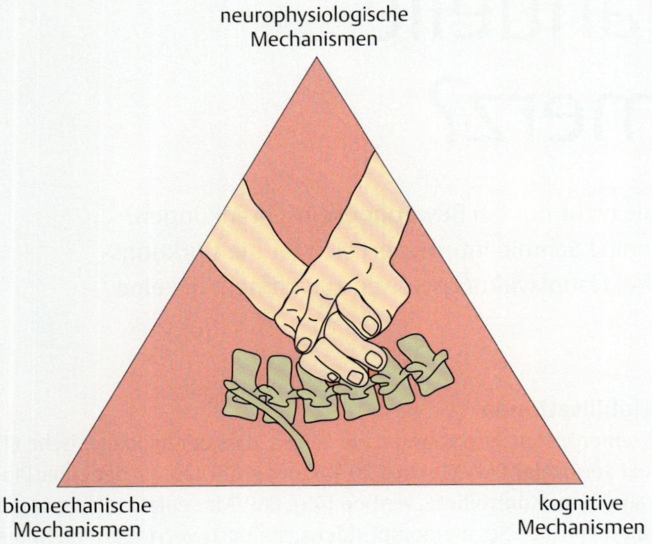

Abb. 1 Manuelle Therapie: mögliche Wirkmechanismen und Wechselbeziehungen.

Mögliche Wirkmechanismen

Es wurde gezeigt, dass Manuelle Therapie sowohl über periphere biomechanische und neurophysiologische Mechanismen sowie über zentrale und kognitive Prozesse wirkt (▶ **Abb. 1**).

Peripher biomechanische Mechanismen

Bereits in den 80er-Jahren untersuchte man mögliche biomechanische Effekte der Manuellen Therapie.

Strukturelle Veränderungen: Experimentelle Studien an Kadavern oder Tieren zeigten zum Beispiel, dass spinale Manipulationen die Facettengelenke abrupt separieren und den intradiskalen Druck reduzieren [27]. Deshalb spekulierte man, dass spinale Manipulationen ihre Wirkung über das Aufbrechen von Adhäsionen, die Entlastung eingeklemmter Meniskoidfalten und Lamellenverformungen des Anulus fibrosus induzieren [56]. Da jedoch in den Kadaverstudien die Gelenkkapsel geöffnet und Muskulatur entfernt wurde, ist ein direkter biomechanischer Vergleich mit Patienten schwierig. Solche mechanisch strukturellen Effekte sind bei Patienten eher unwahrscheinlich, da zumindest PAIVMs der Lendenwirbelsäule neben einer signifikanten Weichteildeformation nur eine minimale lokale intervertebrale [32] oder mehrsegmentale Bewegung auslösen [24].

Verbesserte Gelenkbeweglichkeit: Die meisten Studien zeigen, Manuelle Therapie (PAIVMs, MWM, Manipulationen) verbessert sofort die Gelenkbeweglichkeit [31, 64]. Es wurde deshalb spekuliert, ob die Manuelle Therapie die biomechanische Dynamik eines Gelenks verbessern kann [37]. Gängige Aussagen sind, die Manuelle Therapie könne mögliche „Derangements", „Subluxationen" oder „Positional faults" korrigieren und so die Beweglichkeit verbessern [19]. Fraglich bleibt jedoch, ob diese Verbesserung wirklich einer mechanischen Veränderung der Gelenkstellung zuzuschreiben ist [20, 22]. Zumindest für die MWMs gibt es erste Hinweise, dass eine Beweglichkeitsverbesserung des Metakarpophalangealgelenks des Daumens unabhängig von einer anhaltenden Korrektur der Gelenkstellung stattfindet [20]. Ebenso scheinen Manipulationen des Sakroiliakalgelenks bei Patienten mit Beckenschmerzen zwar die klassischen Bewegungstests zu verbessern, ohne jedoch die Position des Gelenkes zu verändern [54]. Es wird deshalb spekuliert, dass die Beweglichkeitsverbesserung vielmehr der gleichzeitig induzierten Schmerzlinderung zugeordnet werden kann [20].

Überblick: Auch wenn mögliche langfristige, strukturelle biomechanische Effekte der Manuellen Therapie kontrovers bleiben, ist die mechanische Komponente nicht zu vernachlässigen. Die benutzte Frequenz [12], Intensität [34] und Richtung [1] der Mobilisationsoszillationen scheinen das Ausmaß der Schmerzreduktion zu beeinflussen. Dies deutet darauf hin, die manualtherapeutisch ausgelöste Schmerzreduktion könnte auf einen biomechanisch induzierten neurophysiologischen Effekt zurückzuführen sein. Die strikte Trennung der zwei Komponenten (Biomechanik und Neurophysiologie) ist wahrscheinlich ein rein theoretisches Konstrukt.

Peripher neurophysiologische Mechanismen

Das Aktivieren der Mechanorezeptoren in Muskeln, Haut und anderen lokalen Geweben könnte das Zusammenspiel biomechanischer und neurophysiologischer Effekte bewirken [37].

γ-Motorneurone: Eventuell dämpfen zum Beispiel manualtherapeutisch ausgelöste Aktionspotenziale in Muskelspindelafferenzen die γ-Motorneurone. Die Folgen wären eine Muskelrelaxation mit resultierender Beweglichkeitsverbesserung und Schmerzminderung [23].

Zellulare, molekulare Veränderungen: Ein kürzlich erschienener Review diskutiert die möglichen zellularen und molekularen Veränderungen, die passive oszillierende Bewegungen auslösen [72]. Diese Evidenz resultiert aus Tierstudien oder In-vitro-Studien, wurde aber an Menschen in vivo noch nicht untersucht. Laut der Studien können oszillierende Bewegungen zu einer verbesserten Gewebeheilung beitragen aufgrund verschiedener Mechanismen, wie einer erhöhten Genexpression des Kollagens [70]. Kürzlich erschienene Humanstudien deuten an, dass spinale Manipulationen sogar Entzündungsmediatoren molekular systemisch verändern könnten [40, 52]. Weitere Forschungsarbeiten sind notwendig, um diese Resultate in größeren Patientenpopulationen zu bestätigen.

Überblick: Die lokalen biomechanischen und daraus resultierenden neurophysiologischen Prozesse erklären manualtherapeutische Wirkungen plausibel. Das gesamte Spektrum der manualtherapeutisch induzierten Schmerzlinderung erklären sie jedoch nicht.

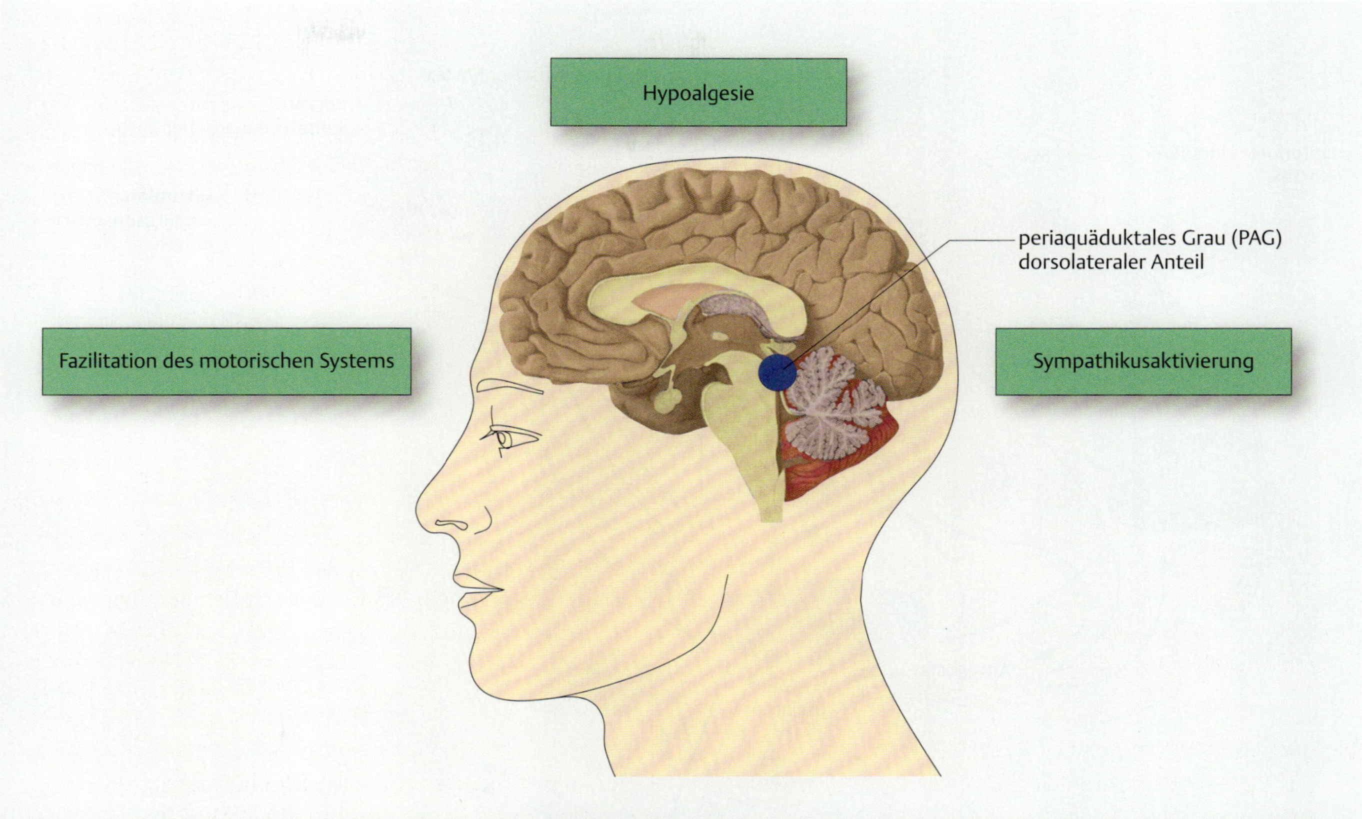

Abb. 2 Mittelhirn: Das durch Stimulation des dorsalen Anteils des periaquäduktalen Graus ausgelöste Muster ähnelt dem manualtherapeutisch ausgelösten.

Zentrale Mechanismen

Vor allem der hypoalgetische Effekt in entfernten Körperregionen nach Manueller Therapie nährt Spekulationen, dass neben lokalen Mechanismen auch zentrale beteiligt sind [14, 45, 68].

Spinale Mechanismen: Laut einer Studie im Tiermodel gibt es Evidenz für eine zentrale, spinale Wirkweise. Malisza et al. wiesen per funktioneller Magnetresonanztomographie nach, dass Manuelle Therapie am Fußgelenk von Ratten die Aktivierung des spinalen Hinterhorns reduziert [30]. Humanstudien zeigten, dass Manuelle Therapie die Schmerzantwort auf repetitive Stimulation (Wind-up) verringert [5]. Das neurophysiologische Korrelat des Wind-ups ist die frequenzabhängige Steigerung der Erregbarkeit der spinalen Hinterhornneuronen [38]. In der Klinik prüft der sogenannte Wind-up-Test die temporale Summation [39]. Dazu testen Kliniker eine mögliche gesteigerte Schmerzantwort bei repetitiven im Gegensatz zu einzelnen mechanischen oder thermischen Stimuli.

Mesenzephale Mechanismen: Einige Anzeichen sprechen für eine supraspinale Wirkweise der Manuellen Therapie, wie die Funktionsänderungen des sympathischen Nervensystems: erhöhte Hautleitfähigkeit, Herzfrequenz und Blutdruck [11, 12, 33, 36, 50, 57]–[59, 62]. Sie gehen mit der manualtherapeutisch induzierten Hypoalgesie einher. Aufgrund dieses spezifischen Musters spekulierte Wright, ob das periaquäduktale Grau im Mittelhirn involviert sein könnte [68, 69]. Das periaquäduktale Grau ist ein Schlüsselzentrum für die endogene Schmerzmodulation. Die Stimulation seines dorsalen Anteils führt zu einem ähnlichen analgetischen Muster mit gleichzeitiger Aktivierung des sympathischen Nervensystems [25, 26] (► **Abb. 2**). Eine Stimulierung des periaquäduktalen Graus im Tiermodel aktiviert auch das motorische System [25]. Zudem kann ein Opioidblocker die so ausgelöste Analgesie nicht vermindern (nicht-opioide Analgesie). Während Manuelle Therapie bei Patienten einen ähnlichen nicht-opioiden Charakter hat [71], konnten motorische Effekte nicht systematisch reproduziert werden [45, 49]. Die Rolle des periaquäduktalen Graus in der manualtherapeutisch induzierten Schmerzminderung bleibt deshalb kontrovers.

Schmerz-Netzwerk: Eine schmerzmodulierende Funktion kann keinem einzelnen Hirnareal zugeordnet werden. Vielmehr ist ein kompliziertes Netzwerk von kortikalen und subkortikalen Gebieten bei Schmerzen und deren Modulationen aktiv [9, 21] (► **Abb. 3**). Im Tiermodel zeigte die funktionelle Magnetresonanztomographie, dass Manuelle Therapie tendenziell die Aktivität spezifischer Hirnareale des Schmerz-Netzwerkes, wie des anterioren zingulären und frontalen Kortex reduziert [29]. Diese auf ei-

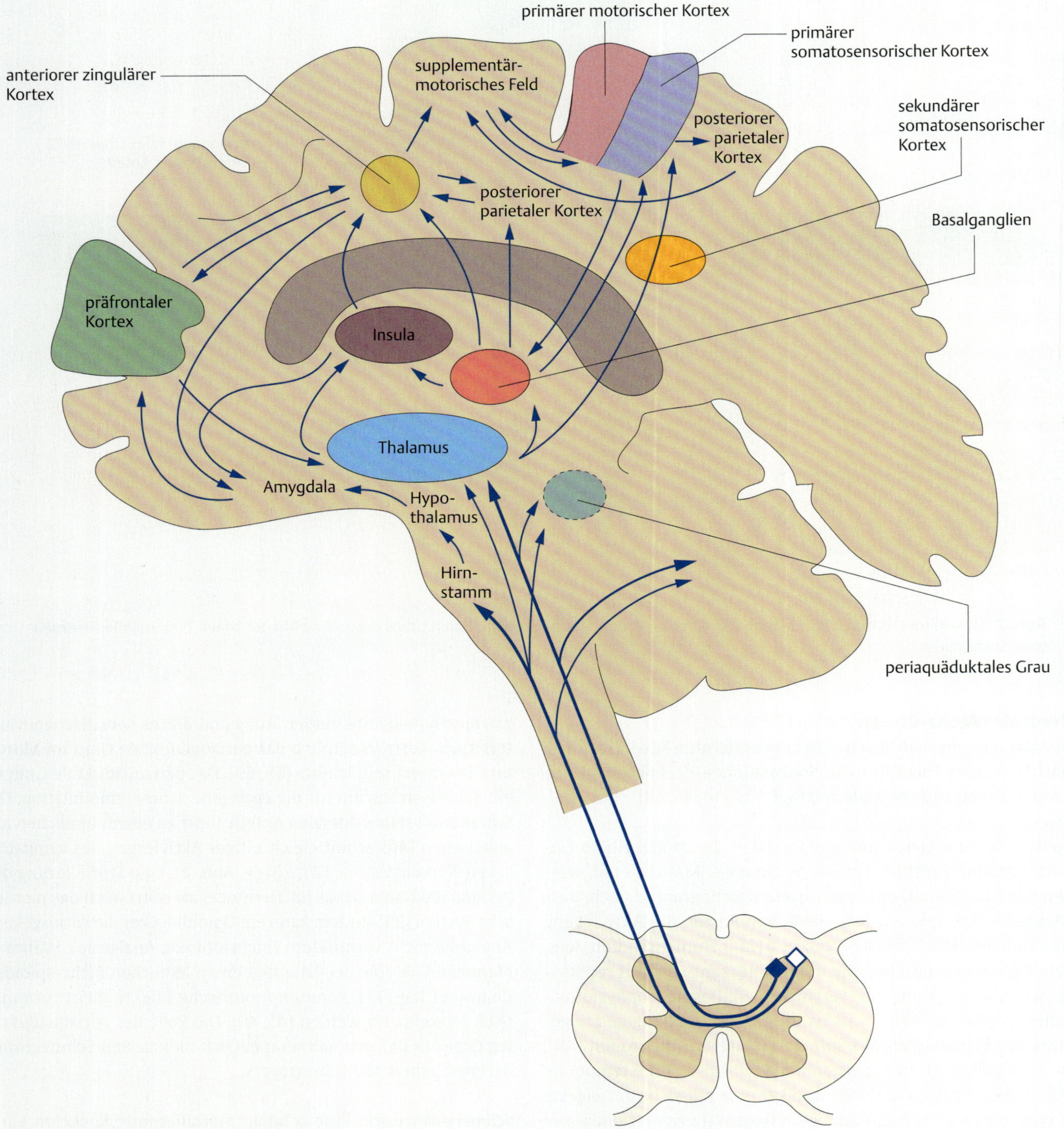

Abb. 3 Schmerz-Netzwerk: An der Verarbeitung nozizeptiver Informationen beteiligte neurale Verbindungen und Hirnregionen.

ner kleinen Kohorte basierenden Resultate müssen jedoch in größeren Studien und bei Menschen verifiziert werden, bevor sich ein möglicher supraspinaler Effekt der Manuellen Therapie bestätigt.

Segmentunabhängige Effekte: Ein weiterer möglicher Indikator für zentrale Mechanismen ist diese Beobachtung: Eine Schmerzminderung durch spinale Manuelle Therapie im betroffenen Segment wirkt ebenso gut wie die im nicht betroffenen Segment ausgeführte Technik [47, 18, 3]. Auch wenn dies zunächst erstaunt (und unsere Ehre als Manualtherapeuten ein wenig verletzt), erklären die weitreichenden spinalen oder supraspinalen neurophysiologischen Mechanismen diesen gelenkunabhängigen, nicht-segmentalen Effekt gut. Eventuell sind auch lokale biomechanische Mechanismen für diesen segmentunabhängigen Effekt verantwortlich, da passive Mobilisation eines nicht betroffenen spinalen Segments eine multisegmentale Bewegung bewirkt [24] und somit höchstwahrscheinlich zu einer (wenn auch kleineren) Bewegungsamplitude im benachbarten Segment führt. In der Manuellen Therapie könnten wir diesen extrasegmentalen Effekt nutzen, zum Beispiel wenn eine Behandlung im betroffenen Segment aufgrund einer Entzündung oder exzessiver Schmerzen nicht möglich ist [45].

Kognitive Mechanismen

Vermutlich sind kognitive Mechanismen an der schmerzlindernden Wirkung der Manuellen Therapie beteiligt. Dass Manuelle Therapie psychologische Parameter verbessert, zeigte kürzlich ein Review [66]. Unklar bleibt jedoch, ob dies ein direkter Effekt ist, oder ob er als Folge der Schmerzlinderung und Funktionsverbesserung auftritt.

Erwartungen: Der manualtherapeutische Effekt scheint von der Erwartungshaltung des Patienten abhängig zu sein. Lumbale spinale Manipulationen können zum Beispiel eine lokale Hyperalgesie verursachen, wenn zuvor negative Erwartungen des Patienten geschürt werden [6]. Der Einfluss von Erwartungen auf manualtherapeutisch induzierte Effekte scheint jedoch spezifisch zu sein für die Körperregion, auf die der Patient seine Erwartungen richtet. In der oben genannten Studie zeigte sich nämlich in der unteren Extremität (und somit unabhängig von den Erwartungen der Patienten) durchwegs die typische Hypoalgesie [6].

Plazeboeffekt: Laut einem kürzlich publizierten Cochrane Review haben auf Berührung beruhende Interventionen („Touch therapies") einen moderaten schmerzlindernden Effekt [48]. Könnte der potente Effekt der Manuellen Therapie deshalb ausschließlich diesen kognitiven Mechanismen zuzuschreiben sein? Wie bei anderen medizinischen Interventionen sind kognitive Mechanismen wahrscheinlich wichtig für die manualtherapeutische Effektivität. Trotzdem scheint die neurophysiologische Wirkweise der Manuellen Therapie sehr spezifisch zu sein. In einer Metaanalyse konnten wir zeigen, dass der hypoalgetische Effekt von PAIVMs etwa 20 Prozent größer ist als der von Plazebointerventionen (Berührung ohne Mobilisation, keine Berührung) [45]. Zudem deutet die Spezifität der manualtherapeutisch induzierten Hypoalgesie bezüglich Stärke und Richtung der Mobilisation [1, 34] darauf hin, dass diese Wirkung nicht alleine dem Berührungseffekt zugeordnet werden kann.

Überblick: Trotz des geringen Plazeboeffekts ist der potente Effekt kognitiver und psychologischer Faktoren wie Erwartung, Empathie oder Berührung nicht zu unterschätzen. Kliniker profitieren davon, wenn sie diese Faktoren vermehrt berücksichtigen – und ebenso die Patienten. Allenfalls könnte eine patientengerechte Erklärung der wissenschaftlich belegten manualtherapeutischen Wirkmechanismen die positive Erwartungshaltung der Patienten unterstützen und somit eine potentere Schmerzminderung herbeiführen.

Zusatzinfo

Tab. 1 Empfehlenswerte Reviews zur Wirkungsweise der Manuellen Therapie – aufgeschlüsselt nach manualtherapeutischen Methoden.

Methoden	Reviews
PAIVMs	- Schmid A, Brunner F, Wright A, Bachmann LM. Paradigm shift in manual therapy? Evidence for a central nervous system component in the response to passive cervical joint mobilisation. Man Ther 2008; 13: 387–396
MWMs	- Vicenzino B, Paungmali A, Teys P. Mulligan's mobilization-with-movement, positional faults and pain relief: current concepts from a critical review of literature. Man Ther 2007; 12: 98–108
spinale Manipulation	- Pickar JG. Neurophysiological effects of spinal manipulation. Spine Journal 2002; 2: 357–371 - Coronado RA et al. Changes in pain sensitivity following spinal manipulation: a systematic review and meta-analysis. Journal of Electromyography and Kinesiology 2012; 22: 752–67 - Cramer G et al. Basic science research related to chiropractic spinal adjusting: the state of the art and recommendations revisited. J Manipulative Physiol Ther 2006; 29: 726–61 - Maigne JY, Vautravers P. Mechanism of action of spinal manipulative therapy. Joint, Bone, Spine 2003; 70: 336–341
Manuelle Therapie allgemein	- Bialosky JE et al. The mechanisms of manual therapy in the treatment of musculoskeletal pain: a comprehensive model. Man Ther 2009; 14: 531–538

FAZIT

Die Evidenz für einen sofortigen hypoalgetischen oder analgetischen Effekt der Manuellen Therapie ist sehr gut. Dabei gehen die Erklärungsmodelle für die manualtherapeutischen Wirkungsweisen über lokale biomechanische und neurophysiologische oder kognitive Mechanismen hinaus. So wird zum Beispiel die ausgedehnte Schmerzminderung möglichen spinalen oder supraspinalen Mechanismen zugeschrieben. Auch wenn die zentrale Komponente für die Wirkungsweise der Manuellen Therapie sehr wahrscheinlich ist, bleibt das spezifische neurophysiologische und anatomische Korrelat noch unbekannt.

AUTORIN

Annina Schmid

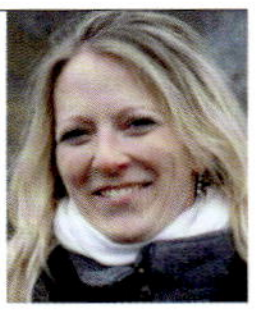

BIBLIOGRAFIE

DOI 10.1055/s-0033-1356788
manuelletherapie 2013; 17: 162–167

Stuttgart · New York · ISSN 1433-2671

Literatur

1. *Abbott JH, Patla CE, Jensen RH. The initial effects of an elbow mobilization with movement techniqü on grip strength in subjects with lateral epicondylalgia. Man Ther 2001; 6(3): 163–9*
2. *Airaksinen O et al. Chapter 4. European guidelines for the management of chronic nonspecific low back pain. European Spine Journal 2006; 15 Suppl 2: S192–300*
3. *Aquino RL et al. Applying Joint Mobilization at Different Cervical Vertebral Levels dös not Inflünce Immediate Pain Reduction in Patients with Chronic Neck Pain: A Randomized Clinical Trial. J Man Manip Ther 2009; 17(2): 95–100*
4. *Bialosky JE et al. A randomized sham-controlled trial of a neurodynamic techniqü in the treatment of carpal tunnel syndrome. Journal of Orthopädic and Sports Physical Therapy 2009. 39(10): 709–23*
5. *Bialosky JE et al. Spinal manipulative therapy has an immediate effect on thermal pain sensitivity in people with low back pain: a randomized controlled trial. Physical Therapy 2009. 89(12): 1292–303*
6. *Bialosky JE et al. The influnce of expectation on spinal manipulation induced hypoalgesia: an experimental study in normal subjects. BMC Musculoskelet Disord 2008; 9: 19*
7. *Bialosky JE et al. The mechanisms of manual therapy in the treatment of musculoskeletal pain: a comprehensive model. Man Ther 2009. 14(5): 531–8*
8. *Bialosky JE et al. The relationship of the audible pop to hypoalgesia associated with high-velocity, low-amplitude thrust manipulation: a secondary analysis of an experimental study in pain-free participants. J Manipulative Physiol Ther 2010. 33(2): 117–24*
9. *Brodersen KH et al. Decoding the perception of pain from fMRI using multivariate pattern analysis. Neuroimage 2012; 63(3): 1162–70*
10. *Cassidy JD, Lopes AA, Yong-Hing K. The immediate effect of manipulation versus mobilization on pain and range of motion in the cervical spine: a randomized controlled trial. J Manipulative Physiol Ther 1992; 15(9): 570–5*
11. *Chiu T, Wright A. Comparing the effects of two cervical mobilisation techniqüs on sympathetic outflow to the upper limb in normal subjects. Hong Kong Physiotherapy Journal 1998; 16: 13–18*
12. *Chiu T, Wright A. To compare the effects of different rates of application of a cervical mobilisation techniqü on sympathetic outflow to the upper limb in normal subjects. Manual Therapy 1996; 1(4): 198–203*
13. *Coppieters MW et al. The immediate effects of a cervical lateral glide treatment techniqü in patients with neurogenic cervicobrachial pain. Journal of Orthopädic and Sports Physical Therapy 2003a. 33(7): 369–78*
14. *Coronado RA et al. Changes in pain sensitivity following spinal manipulation: a systematic review and meta-analysis. Journal of Electromyography and Kinesiology 2012; 22(5): 752–67*
15. *Cramer G et al. Basic science research related to chiropractic spinal adjusting: the state of the art and recommendations revisited. J Manipulative Physiol Ther 2006; 29(9): 726–61*
16. *George SZ et al. Immediate effects of spinal manipulation on thermal pain sensitivity: an experimental study. BMC Musculoskelet Disord 2006; 7: 68*
17. *Glover JR, Morris JG, Khosla T. Back pain: a randomized clinical trial of rotational manipulation of the trunk. British Journal of Industrial Medicine 1974; 31(1): 59–64*
18. *Haas M et al. Efficacy of cervical endplay assessment as an indicator for spinal manipulation. Spine 2003; 28(11): 1091–1096*
19. *Henderson CN. The basis for spinal manipulation: chiropractic perspective of indications and theory. Journal of Electromyography and Kinesiology 2012; 22(5): 632–42*
20. *Hsieh CY et al. Mulligan's mobilization with movement for the thumb: a single case report using magnetic resonance imaging to evaluate the positional fault hypothesis. Man Ther 2002; 7(1): 44–9*
21. *Iannetti GD, Mouraux A. From the neuromatrix to the pain matrix (and back). Exp Brain Res 2010. 205(1): 1–12*
22. *Kavanagh J. Is there a positional fault at the inferior tibiofibular joint in patients with acute or chronic ankle sprains compared to normals? Man Ther 1999. 4(1): 19–24*
23. *Korr IM. Proprioceptors and somatic dysfunction. J Am Osteopath Assoc 1975; 74(7): 638–50*
24. *Kulig K, Landel R, Powers CM. Assessment of lumbar spine kinematics using dynamic MRI: a proposed mechanism of sagittal plane motion induced by manual posterior-to-anterior mobilization. Journal of Orthopädic and Sports Physical Therapy 2004; 34(2): 57–64*
25. *Lovick TA, Li P. Integrated function of neurones in the rostral ventrolateral medulla. Progress in Pain Research 1989. 81: 223–232*
26. *Lovick TA. Interactions between descending pathways from the dorsal and ventrolateral periaqüductal gray matter in teh rat. In: The midbrain periaqüductal gray matter. De Paulis A, Bandler R, Editors. New York: Plenum Press; 1991*
27. *Maigne JY, Vautravers P. Mechanism of action of spinal manipulative therapy. Joint, Bone, Spine 2003; 70(5): 336–41*
28. *Maitland GD. Manipulation der Wirbelsäule. 2. Auflage. Heidelberg: Springer Verlag; 1994*
29. *Malisza KL et al. Functional MRI involving painful stimulation of the ankle and the effect of physiotherapy joint mobilization. Magn Reson Imaging 2003; 21(5): 489–96*
30. *Malisza KL et al. Functional MRI of the rat lumbar spinal cord involving painful stimulation and the effect of peripheral joint mobilization. Journal of Magnetic Resonance Imaging 2003; 18(2): 152–9*
31. *McCollam RL, Benson CJ. Effects of postero-anterior mobilization on lumbar extension and flexion. J of Manual and Manipulative Therapy 1993; 1: 134–141*
32. *McGregor AH, Wragg P, Gedroyc MW. Can interventional MRI provide an insight into the mechanics of a posterior-anterior mobilisation? Clin Biomech (Bristol, Avon) 2001; 16(10): 926–9*
33. *McGuiness J, Vicenzino B, Wright A. Inflünce of a cervical mobilization techniqü on respiratory and cardiovascular function. Man Ther 1997; 2(4): 216–220*

34. McLean S et al. A pilot study of the manual force levels required to produce manipulation induced hypoalgesia. Clin Biomech (Bristol, Avon) 2002; 17(4): 304–8
35. Paungmali A et al. Hypoalgesic and sympathöxcitatory effects of mobilization with movement for lateral epicondylalgia. Physical Therapy 2003; 83(4): 374–83
36. Petersen N, Vicenzino B, Wright A. The effects of a cervical mobilisation techniqü on sympathetic outflow to the upper limb in normal subjects. Physiotherapy Theory and Practice 1993; 9(3): 149–56
37. Pickar JG. Neurophysiological effects of spinal manipulation. Spine Journal 2002; 2(5): 357–71
38. Price DD et al. Peripheral suppression of first pain and central summation of second pain evoked by noxious heat pulses. Pain 1977; 3(1): 57–68
39. Rolke R et al. Quantitative sensory testing: a comprehensive protocol for clinical trials. Eur J Pain 2006; 10(1): 77–88
40. Roy RA, Boucher JP, Comtois AS. Inflammatory response following a short-term course of chiropractic treatment in subjects with and without chronic low back pain. J Chiropr Med 2010. 9(3): 107–14
41. Rubinstein SM et al. Spinal manipulative therapy for acute low-back pain. Cochrane Database Syst Rev 2012; 9: CD008880
42. Rubinstein SM et al. Spinal manipulative therapy for chronic low-back pain: an update of a Cochrane review. Spine (Phila Pa 1976) 2011; 36(13): E825–46
43. Schafer A et al. Outcomes differ between subgroups of patients with low back and leg pain following neural manual therapy: a prospective cohort study. European Spine Journal 2011; 20(3): 482–90
44. Schafer A, Hall T, Briffa K. Classification of low back-related leg pain - a proposed patho-mechanism-based approach. Man Ther 2009. 14(2): 222–30
45. Schmid A et al. Paradigm shift in manual therapy? Evidence for a central nervous system component in the response to passive cervical joint mobilisation. Man Ther 2008; 13(5): 387–96
46. Schmid AB et al. Effect of splinting and exercise on intraneural edema of the median nerve in carpal tunnel syndrome-an MRI study to reveal therapeutic mechanisms. J Orthop Res 2012
47. Schomacher J. The effect of an analgesic mobilization techniqü when applied at symptomatic or asymptomatic levels of the cervical spine in subjects with neck pain: a randomized controlled trial. J Man Manip Ther 2009. 17(2): 101–8
48. So PS, Jiang Y, Qin Y. Touch therapies for pain relief in adults. Cochrane Database Syst Rev 2008(4): CD006535
49. Soon BT et al. A crossover study on the effect of cervical mobilization on motor function and pressure pain threshold in pain-free individuals. J Manipulative Physiol Ther 2010; 33(9): 652–8
50. Sterling M, Jull G, Wright A. Cervical mobilisation: concurrent effects on pain, sympathetic nervous system activity and motor activity. Manual Therapy 2001; 6(2): 72–81
51. Sterling M. Kinästhetic exercise dös not improve outcome (or kinästhesia) in patients with acute whiplash. Aust J Physiother 2001; 47(1): 67
52. Teodorczyk-Injeyan JA, Injeyan HS, Rügg R. Spinal manipulative therapy reduces inflammatory cytokines but not substance P production in normal subjects. J Manipulative Physiol Ther 2006; 29(1): 14–21
53. Terrett AC, Vernon H. Manipulation and pain tolerance. A controlled study of the effect of spinal manipulation on paraspinal cutaneous pain tolerance levels. American Journal of Physical Medicine 1984; 63(5): 217–25
54. Tullberg T et al. Manipulation dös not alter the position of the sacroiliac joint. A röntgen stereophotogrammetric analysis. Spine (Phila Pa 1976) 1998; 23(10): 1124–8; discussion 1129
55. van Tulder M et al. Chapter 3. European guidelines for the management of acute nonspecific low back pain in primary care. European Spine Journal 2006; 15 Suppl 2: S169–91
56. Vernon H. Biological rationale for possible benefits of spinal manipulation. In: Chiropractic in the United States: training, practice and research. Cherkin CD, Mootz RD, Editors. AHCPR Publication 1997; No 98-N002. 105–117
57. Vicenzino B et al. An Investigation of the effects of spinal manual therapy on forequarter pressure and thermal pain thresholds and sympathetic nervous system activity in asymptomatic subjects: a preliminary report. In: Moving in on pain. Shacklock M, Editor. Australia: Butterworth-Heinemann; 1995
58. Vicenzino B et al. An investigation of the interrelationship between manipulative therapy-induced hypoalgesia and sympathöxcitation. Journal of Manipulative and Physiological Therapeutics 1998b. 21(7): 448–53
59. Vicenzino B et al. Cardiovascular and respiratory changes produced by lateral glide mobilization of the cervical spine. Manual Therapy 1998a. 3(2): 67–71
60. Vicenzino B et al. Mobilisation with Movement: the Art and the Science. 2011, Australia: Elsevier
61. Vicenzino B et al. Specific manipulative therapy treatment for chronic lateral epicondylalgia produces uniqüly characteristic hypoalgesia. Man Ther 2001; 6(4): 205–12
62. Vicenzino B, Collins D, Wright A. Sudomotor changes induced by neural mobilisation techniqüs in asymptomatic subjects. The Journal of Manual and Manipulative Therapy 1994; 2(2): 66–74
63. Vicenzino B, Collins D, Wright A. The initial effects of a cervical spine manipulative physiotherapy treatment on the pain and dysfunction of lateral epicondylalgia. Pain 1996; 68: 69–74
64. Vicenzino B, Paungmali A, Teys P. Mulligan's mobilization-with-movement, positional faults and pain relief: current concepts from a critical review of literature. Man Ther 2007; 12(2): 98–108
65. Willett E, Hebron C, Krouwel O. The initial effects of different rates of lumbar mobilisations on pressure pain thresholds in asymptomatic subjects. Man Ther 2010. 15(2): 173–8
66. Williams NH et al. Psychological response in spinal manipulation (PRISM): a systematic review of psychological outcomes in randomised controlled trials. Complementary Therapies in Medicine 2007; 15(4): 271–83
67. Woolf CJ. Overcoming obstacles to developing new analgesics. Nature Medicine 2010. 16(11): 1241–7
68. Wright A. Hypoalgesia post-manipualtive therapy: a review of a potential neurophysiological mechanism. Manual Therapy 1995(1): 11–16
69. Wright A. Pain-Relieving Effects of Cervical Manual Therapy. In: Physical Therapy of the Cervical and Thoracic Spine. USA: Churchill Livingstone; 2002
70. Yang G, Crawford RC, Wang JH. Proliferation and collagen production of human patellar tendon fibroblasts in response to cyclic uniaxial stretching in serum-free conditions. Journal of Biomechanics 2004; 37(10): 1543–50
71. Zusman M, Edwards B, Donaghy A. Investigation of a proposed mechanism of the relief of spinal pain with passive joint movement. Journall of Manual Medicine 1989. 4: 58–61
72. Zusman M. There's something about passive movement. Medical Hypotheses 2010. 75(1): 106–10

Yellow Flags – und dann?

BIOPSYCHOSOZIALES „PATIENTENMANAGEMENT": Für Patienten mit strukturellen Veränderungen und einem maladaptiven Schmerzgedächtnis benötigen Therapeuten besondere Methoden. In adäquat gestalteten Lernprozessen können Patienten den Schmerz verlernen.

Behandlungsauftrag und Rollenklärung

Es gibt zunehmend Evidenz dafür, dass die Qualität der therapeutischen Beziehung für den Erfolg der Behandlung entscheidend ist [7]. Ein positiv aufgebautes zwischenmenschliches Vertrauensverhältnis ermöglicht, erlebten emotionalen „Stress" im Zusammenhang mit der Funktionsstörung zu thematisieren und dadurch schmerzrelevanten assoziativen Lernerfahrungen „auf die Schliche" zu kommen (► **Abb. 1**). Sie erfordern die therapeutische Auseinandersetzung mit mehreren Fragen: Wie bereit ist der Patient für eine Verhaltensänderung? Kann man selber den Patienten so akzeptieren, wie er ist? Gehen die erfassten psychosozialen Probleme über den eigenen beruflichen Kompetenzbereich hinaus?

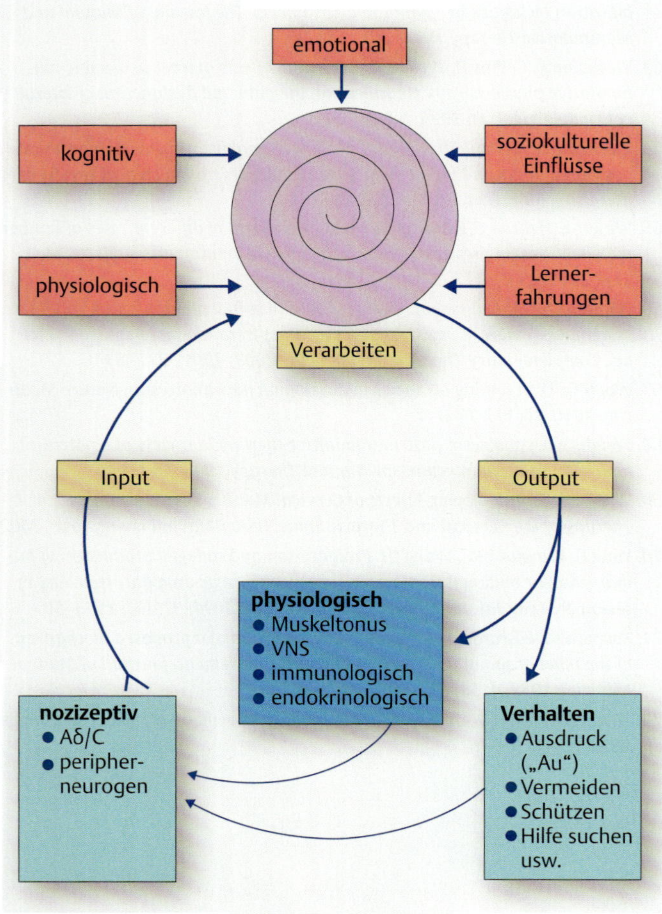

Abb. 1 Mature Organism Model: Basis für die Integration von Schmerzmechanismen in das Clinical Reasoning.

Wesentliche Aspekte des Schmerzmanagements sind die aktive Mitsprache des Patienten und die Zusammenarbeit mit ihm in seiner therapeutischen Versorgung. Gesundheitssysteme basieren traditionell auf der Vorstellung eines akuten Verletzungsmodells, in denen der Patient passiver Therapieempfänger therapeutischer Kompetenzen ist. Bei chronischen Erkrankungen wird jedoch eine aktive Beteiligung des Patienten allgemein als positive Voraussetzung für medizinische Interventionen gesehen [18]. Voraussetzung ist allerdings, dass die Präferenzen über das Ausmaß der Mitsprache von Patient und Therapeut übereinstimmen und das Bewusstsein, dass es sich im Therapieverlauf ändern kann (Stadien der Verhaltensänderung) [14]. Anhand des 5-A-Modells [4] lässt sich der Auftrag an den Therapeuten kurz beschreiben (► **Tab. 1**).

Kommunikation mit dem Patienten

Die patientenzentrierte Gesprächsführung bezieht sich auf das Problemverständnis des Patienten, seine Erwartungen und seine Ressourcen. Für die Praxis ist ein evidenzbasiertes und insbesondere zeit-effektives psychosoziales „Screening" essenziell (► **Tab. 2**). Auffällige Yellow Flags erfordern genauere Abklärungen mit Hilfe detaillierter Fragebögen, wie zum Beispiel dem Oswestry Disability Questionnaire (ODQ), dem Fragebogen zur schmerzspezifischen Selbstwirksamkeit (PSEQ) oder dem Heidelberger Kurzfragebogen Rückenschmerz (HKF).

Motivierende Gesprächsführung

Eine als Yellow Flag beobachtbare fehlende Motivation erschwert Verhaltensänderungen des Patienten. Da letzten Endes der Patient über sein Verhalten frei entscheidet, ist es wichtig an seiner Motivation und den Ressourcen für eine Verhaltensänderung zu arbeiten und nicht nur Lösungsvorschläge vorzugeben [21].

Ein Patient mit dem vorrangigen Ziel „Schmerzfreiheit" befindet sich noch nicht im Stadium der Verhaltensänderung, in dem alle Möglichkeiten eines aktiven Schmerzmanagement genutzt werden können [6]. Eine motivierende Gesprächsführung geht selektiv auf verbalisierte oder unausgesprochene Emotionen ein und versucht diejenigen zu fördern, die zu einer Verhaltensänderung motivieren könnten (► **Tab. 3**).

Gesundheits-Coaching

Auch motivierte Patienten benötigen für das Umsetzen neuer Verhaltensweisen professionelle Begleitung [20]. Meist „steuern" zeitgleich mehrere Motivationen unser Verhalten. Jede Handlung

Tab. 1 5-A-Modell [4]

Was bedeuten die 5 As?	Was steckt dahinter?	Beispiel: Patient mit Zustand nach Verletzung des oberen Sprunggelenks
A1: Assess	verhaltensbasierte Untersuchung	Patient zeigt verändertes Gehen mit schmerzbedingtem Hinken trotz abgeschlossenem Wundheilungsprozess
A2: Advise	Erklärung und Hinweis über Vorteile einer Verhaltensänderung (Gangkorrektur)	Patient versteht die Vorteile, ist aber unsicher, ob eine vermehrte Belastung seines „verletzten" Sprunggelenks nicht zu weiteren Schäden führt
A3: Agree	Zielvereinbarung – angepasst an das jeweilige Stadium der individuellen Bereitschaft zur Verhaltensänderung	Patient befindet sich im Stadium der „Vorbereitung" - eine passive Bewegungstherapie könnte das Bewegungsausmaß des oberen Sprunggelenks verbessern - er könnte die Belastung allmählich durch Kontrolle mit einer Waage trainieren
A4: Assist	Förderung patienteninterner Kompetenzen durch Aufklärung, Angstabbau und Steigerung des Kontrollgefühls	- Korrektur des Gehens - Aufklärung warum eine ‚abgeheilte' Verletzung trotzdem noch schmerzen kann - Pacing (Einteilen und schrittweises Steigern) von Alltagsaktivitäten wie Stehen - Steigerung des Kontrollgefühls durch allmähliche persönliche Erfahrung: „Es wird doch in kleinen Schritten besser belastbar."
A5: Arrange	Planung von Alltagsaktivitäten, Kontrollterminen in der Therapie, Gesundheitscoaching	Stadienabhängige patientenformulierte Therapieziele - täglicher, limitierter (Zeit, Distanz) Spaziergang mit dem Hund - Rückkehr zu einer stehenden Arbeit - Anpassung der Schuhe (Termin Schuster) Kontrolltermine in der Physiotherapie mit zunehmend funktionellem Training oder Medizinischer Trainingstherapie, schriftliche Dokumentation der Therapieerfolge, eventuell Telefoncoaching

Tab. 2 Beispiele: „psycho-soziales" Screening

Yellow Flag	Klinische Fragen	Fragebögen, Skalen	Evidenz
Erwartungen an die Wiederaufnahme von Alltagsaktivitäten?	Wie sicher sind Sie sich, dass Sie innerhalb von einem Monat zu ihren normalen Aktivitäten zurückkehren können?	- angegeben auf einer Skala von 0 (überhaupt nicht sicher) bis 10 (völlig sicher) - Wert unter 7: niedrige bis mäßige Erholungserwartung	Hallegraeff et al. (2012) Iles et al. (2011)
Ängstlichkeit	Wie oft haben Sie sich in den letzten Wochen … - nervös, ängstlich oder gereizt gefühlt? - über etwas Sorgen gemacht?	- Patient Health Questionnaire (PHQ-4) – von 0 (überhaupt nicht) bis 3 (mehrfach jeden Tag) - insgesamt bei vier Fragen >6 = auffällig und sollte genauer getestet werden	Tauben (2012) Kroenke et al. (2009)
depressive Verstimmung	- hoffnungslos, traurig, depressiv gefühlt? - Wie oft hatten Sie wenig oder gar kein Interesse irgendetwas zu tun?		

Tab. 3 Motivierende Gesprächsführung: Beispielfragen

Intention	Frage
Auftragsklärung	Können Sie Ihr Hauptproblem auch in Bezug auf alltägliche Einschränkungen definieren? Was haben Sie für Erwartungen oder Befürchtungen bgzl der Therapie?
Ressourcenorientierung	Was funktioniert noch gut, worauf können Sie aufbauen? Wer könnte Sie noch unterstützen, was würde Ihnen gut tun?
Motivation zur Verhaltensänderung	Welche Vor-Nachteile sehen Sie in einer Verhaltensänderung? Wie würde Ihr persönliches Umfeld von einer Verhaltensänderung profitieren?

steht im Wettstreit verschiedener innerer und äußerer Motivationen, wie kurzfristige Schmerzverbesserung und emotionale Zuwendung. Um in dieser natürlichen Konfliktsituation weiterhin die gesetzten Ziele zu fokussieren, ist nicht nur Selbstdisziplin erforderlich, sondern eventuell auch ein „erweiterter Wille". Soziale und organisatorische Dinge unterstützen die eigene Selbstdisziplin maßgeblich. Zum Beispiel: ein tägliches aerobes Training während der Mittagspause zusammen mit einem netten Kollegen, statt frühmorgens alleine vor der Arbeit. Dabei sind ablenkende oder freudige Aktivitäten günstig, wie beispielsweise beim Joggen das Hörbuch hören für das zu Hause keine Zeit ist. Je mehr positive Emotionen mit einer Aktivität verbunden sind, desto leichter geht sie von der Hand und umso größer ist die Chance, die endogene Schmerzhemmung zu aktivieren.

Kann die ambulante Praxis Coaching kostengünstig leisten?

In einer randomisierten Studie gingen Iles et al. [13] dieser Frage nach. Gemeinsam mit dem Therapeuten wurden für den jeweiligen Patienten bedeutsame psychosoziale Faktoren angeschaut, eine motivierende Gesprächsführung durchgeführt, ein effektives Zielvereinbarungsprotokoll durchgeführt und kognitive verhaltenstherapeutische Strategien zur Zielerreichung entwickelt. Mit durchschnittlich vier bis fünf Telefonsitzungen (insgesamt maximal 90 Minuten) zusätzlich zur Physiotherapie verbesserte sich die subjektive Selbsteinschätzung der Patienten bezüglich negativer Erholung und funktioneller Behinderung signifikant im Vergleich zur reinen Physiotherapiegruppe. Die engmaschige und kommunikationsintensive Begleitung von Patienten hat also durchaus Vorteile. Allerdings ist auch nach dieser Studie weiterhin nicht eindeutig geklärt, was die Patienten positiv verändert hat. Fühlten sie sich von innen heraus gestärkt und befähigt (Selbstwirksamkeit) oder wirkte die intensivere emotionale Begleitung?

Aktive Therapie: Verlernen eines maladaptiven Schmerzgedächtnises

Ein neuronales Gedächtnis formiert sich aufgrund eines erhöhten Reizangebots an den Synapsen. Es erlischt entweder allmählich passiv durch ausbleibende Reize oder aktiv durch Überschreiben mit neuen Reizen.

Lernförderlicher Kontext

In einem verständlichen, machbaren und sinnhaften Kontext gesetzte Reize (Kohärenzgefühl), tragen dazu bei, dass der Patient die klinischen Zusammenhänge theoretisch versteht und angstfrei beginnt, ein ihm wichtiges Ziel zu verfolgen (expliziter Ansatz). Zusätzlich ist sensomotorische Aktivität notwendig. Sie wirkt über einen impliziten Ansatz an den gleichen Synapsen, an denen sich ursprünglich das Schmerzgedächtnis gebildet hat [29].

Aufklärung lenkt die Aufmerksamkeit

Jede Schmerzwahrnehmung ist ein Konstrukt verschiedenster Zentren und Netzwerke im Gehirn. Laut der aktuellen Diskussion ist die Schmerzmatrix eigentlich eine Salienzmatrix [12]. Die Salienz (Auffälligkeit) eines Reizes hebt diesen aus seinem Kontext hervor und lenkt den „Aufmerksamkeitsscheinwerfer" dorthin. Schmerz als Warnsignal ist per se auffällig. Je intensiver, neuer, bedrohlicher und einflussnehmender der Schmerz für wichtige persönliche Ziele des Patienten ist, umso mehr gelangt er in das Bewusstsein [19]. Allein das Denken an schmerzassoziierte Wörter aktiviert limbische Strukturen [5]. Übernimmt, vielmehr „kidnapped" das Konstrukt Schmerz neuronale Zentren, mindert dies deren eigentliche Funktion. Eine gute Aufklärung ist quasi die Voraussetzung dafür, dass hemmende Schmerzmechanismen wie Ablenkung, Akzeptanz, Gewöhnung, sensomotorisches Re-learning stattfinden können [29] (► **Abb. 2**, ► **Tab. 4**).

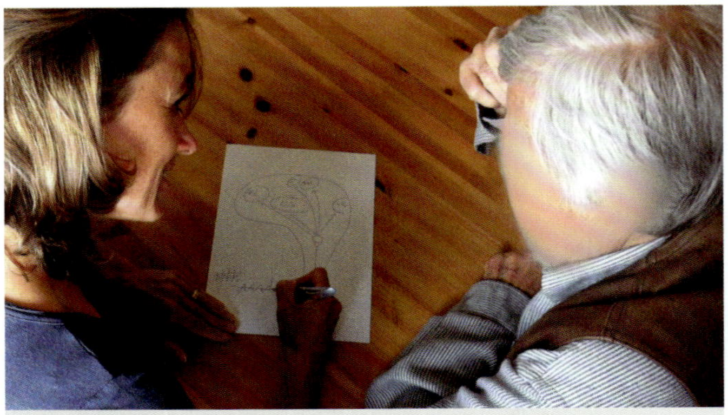

Abb. 2 Neurophysiologische Erklärungen reduzieren die Bedrohung durch den Schmerz und fördern das Kontrollgefühl des Patienten.

Zielvereinbarungen

Ziele sind wichtige Motivatoren für die Selbstdisziplin. Nach dem SMART-Prinzip formulierte Ziele sind spezifisch, messbar, erreichbar, realistisch und mit einem Zeitlimit versehen. Je detaillierter der Plan, und je mehr Widrigkeiten und Ablenkungen in der Planungsphase berücksichtigt werden, desto eher kommt man, dem „Autopiloten", der Gewohnheiten intuitiv steuert, zuvor. Hilfreich ist, im Vorfeld die Selbstdisziplin unterstützende Strategien einzubauen, um den vorab diskutierten Widrigkeiten, wie ein schlechter Schmerztag, entgegen zu treten, beispielsweise durch Belohnungen oder einen Notfallplan (Flare-up-Plan) (► **Tab. 5**).

Ein Zielvereinbarungsprotokoll fördert die Transparenz der geplanten Therapie für beide Beteiligten und ermöglicht die Dokumentation des Fortschritts. Im therapeutischen Verlauf kann es durchaus sein, dass individuelle Ziele angepasst und modifiziert werden müssen. Das setzt die Akzeptanz des Patienten seiner Situation und die Bereitschaft für eine flexible Zielanpassung voraus – beide wurden bereits als Prädiktoren zur Verbesserung der Lebensqualität identifiziert [3, 28].

Pacing

Pacing bedeutet eine langsame und systematische Belastungssteigerung, ohne die Schmerzen wesentlich zu verschlimmern. Die Erfahrung dieses sensomotorischen Inputs, ohne gekoppelte negative Konsequenz, ermöglicht den Beginn eines hemmenden Lernprozesses und damit einer Desensibilisierung. Über eine festgelegte Quote finden Gewöhnungsprozesse an den Synapsen des zentralen Nervensystems statt. Sie hemmen die Weiterleitung eines voraussagbaren, gleichbleibenden und als ‚nicht gefährlich' eingestuften Reizes in Verbindung mit dieser Aktivität. Die Schwierigkeit ist, den richtigen Ausgangswert zu ermitteln. Für mehrfach am Tag stattfindende Aktivitäten ermittelt man realistische Durchschnittswerte. Das heißt, für beispielsweise Sitzen und Stehen sollten mindestens drei Werte über zwei Tage vorliegen: morgens, mittags, abends. Damit der Patient auf jeden Fall eine positive Erfahrung macht, reduziert der Therapeut den Durchschnittswert um mindestens 20 Prozent (► **Tab. 6**).

Kontrollüberzeugungen fördern

Das Wissen, was zu tun ist und das Gefühl, es umsetzen zu können sind zwei verschiedene Dinge [18]. Dass der Patient sein Leben „trotz Schmerzen" wieder im Griff hat, ist dabei eine wesentliche Erfahrung und so im Konzept der Schmerzwirksamkeit be-

Tab. 4 Aufklärung als Behandlungsstrategie: Beispiele

Ziel der Aufklärung	nicht-hilfreiche Kognitionen des Patienten	patientenzentrierte Aufklärung	beginnende kognitive Umstrukturierung
Angst reduzieren	„Anhaltende Schmerzen sind ein Zeichen dafür, dass die Verletzung noch nicht geheilt ist."	„Der Gewebeheilungs-prozess ist ungestört und vollständig abgelaufen. Anhaltende Schmerzen entstehen unter anderem durch ein Schmerzgedächtnis."	Positive Erfahrung, dass trotz einem schlechten Schmerztag nichts Gravierendes passiert: „Gute Tage, schlechte Tage kommen und gehen."
Akzeptanz	„Schuldige" Bewegung: „Wäre ich damals nur nicht ausgerutscht."	„Der Sensibilisierungs-prozess ist eine natürliche Reaktion des Körpers, die aber in diesem Fall „zu viel des Guten" produziert."	Neue Erkenntnis: „Es ist gut, ein Alarmsystem zu haben, dass vor Verletzungen warnt. Wie kann man es wieder umtrainieren, dass es weniger falschen Alarm schlägt?"
Kontrolle fördern	„Es ist unmöglich für mich, etwas im Voraus zu planen, da ich nie weiß, wie meine Schmerzen an diesem Tag sind."	„Gute Schmerztage sind ein Zeichen dafür, dass der Verstärker im Nervensystem körpereigene schmerzhemmende Stoffe aktiviert. Damit sie wirken können, muss auch das Maß an Reizen, die in den Körper kommen, kontrolliert werden."	Allmähliches Steigern des Aktivitätslevel mit verbesserter Selbsteinschätzung: „Ich kann gezielt planen, unabhängig von meiner Tagesform."

Tab. 5 Zielvereinbarungsprotokoll und Flare-up-Plan: Schmerzpatient nach abgeheilter Verletzung des oberen Sprunggelenks rechts

Langzeitziele	Kurzzeitziele	physisches Training	mögliche Hindernisse	weitere hilfreiche Strategien
Arbeitsrückkehr	Treppensteigen: dritte Etage	- Dehnung M. gastrocnemius - Krafttraining Stepper: Plantar- und Dorsalflexion - Kräftigen des Fußgewölbes - Krafttraining Abduktoren - Laufband oder Fahrradergometer - Gleichgewichtstraining - Theraband: Supination und Pronation	- Motivationsverlust - schlechter Schmerztag - Selbstüberforderung - Kollegen bei der Arbeit den „Pacing Plan" erklären, ohne dass es peinlich ist	- Manuelle Therapie: Mobilisation oberes und unteres Sprunggelenk - knöchelhohe Schuhe und/oder Schuheinlagen - Gespräch mit dem Arbeitgeber über flexiblere Arbeitszeiten - Pacing-Strategie für das Stehen - Lauftraining in Verbindung mit Hundespaziergang oder Nachbarn - unter Umständen Umstieg auf Automatikgetriebe - Elektrotherapie TENS
	Stehen 30 Minuten			
Auto fahren	Bremsen Gasgeben			
Flare-up-Plan				
bedeutsames funktionelles Ziel	**eigene Strategien**		**zusätzliche Ressourcen**	
„trotz Schmerzen" Arbeitsrückkehr (Belastung durch Stehen, Laufen)	- zusätzlich Progressive Muskelentspannung, Pausen während der Arbeit - Eisabreibung in der Mittagspause - Reduktion der Intensität des Trainingsprogramms an diesem Tag mit Fokus auf Dehnungen		- Nachbarn bitten, mitzukommen und über andere Themen zu sprechen (nicht Schmerz) - Aufzug vom zweiten in den dritten Stock - Kollegen fragen, ob ihn an diesem Tag jemand mit dem Auto abholen kann	

schrieben [24]. Die schriftliche Dokumentation des allmählichen Belastungsaufbaus spiegelt dieses für den Patienten nachvollziehbar wieder und verstärkt so das Aufrechterhalten neu-erlernter Schmerzmanagementstrategien [24]. Durch die eigenverantwortliche Kontrolle und positive Erfahrung kann der Patient eine verbesserte Selbstwahrnehmung entwickeln.

An schlechten Schmerztagen hilft ein Flare-up-Plan trotz erschwerter Bedingungen die Strategien beizubehalten, wenigstens modifiziert (▶ **Tab. 5**). Unterstützend wirken die vorab überlegten Hilfen. Auch sich die persönlich bedeutungsvollen Ziele, für die sich das Durchhalten lohnt, immer wieder vor Augen zu führen, ist hilfreich. Gerade das erfolgreiche Bewältigen von schlechten Schmerztagen ist ein wesentlicher Lerneffekt, der die eigenen Kontrollüberzeugungen steigert.

Visuelle und mentale Bewegungsstrategien

Sie erzeugen die Illusion einer gesunden und funktionellen Extremität. Patienten assoziieren oder dissoziieren Kontextfaktoren mit somatosensorischen Reizen und werden dadurch unabhängig von der physischen Realität. Dieses Input kompensiert nicht nur fehlendes oder inkongruentes sensomotorisches Feedback, sondern führt es in einem sensibilisierten Nervensystem graduiert ein, ohne die Salienz/-oder Schmerzmatrix wieder zu aktivieren [22, 23]. Ein Beispiel für ein graduiertes Training ist das Graded Motor Imagery Model [22] (▶ **Abb. 3**).

Neues sensomotorisches Lernen

Beim Erlernen eines Schmerzgedächtnisses finden über verschiedene Reize und Reaktionen ausgedehnte Generalisierungsprozes-

Tab. 6 Pacing: Beispiel

Aktivität	Ziel	Messwerte	Durchschnittswert	Quote	Pacing-Programm	Pace up
eigene Präferenzen	*Minuten*	*mehrfach an mindestens zwei Tagen*	*Minuten*	*Minuten minus 20 Prozent*	*angepasst an das Ziel (Minuten)*	*Steigerung*
Stehen	30	Tag 1: 12, 17, 10 Tag 2: 15, 17, 12	13,8	10	▪ 30 Laufen: ▪ 10 (laufen), 3 Pause, 10, 5 Pause, 10 = 30 Laufen + 8 Pause	▪ Laufzeit steigern ▪ später Pausen reduzieren ▪ Hilfsmittel abbauen

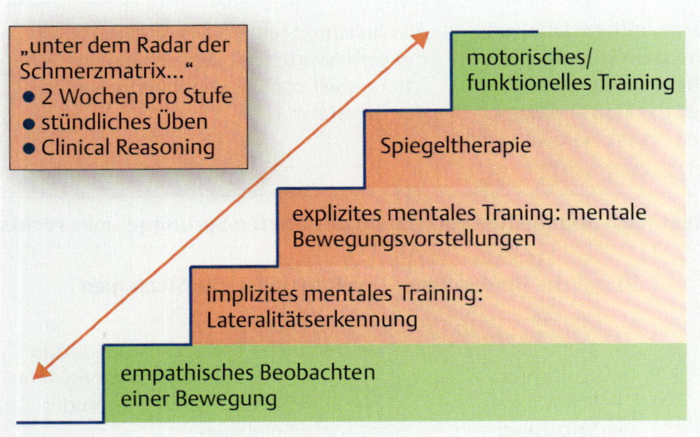

Abb. 3 Graded Motor Imagery.

se statt. Die Löschung eines Gedächtnisses erfolgt dagegen sehr spezifisch für ein spezielles Reiz-Reaktions-Muster. Spezifische manualtherapeutische Reize sind ein erster guter Ansatz. Beispielsweise um zu zeigen, dass eine strukturelle Störung durchaus veränderbar ist. Der Patient (oder sein Nervensystem) erwartet einen anderen Output – wird mit weniger Schmerzerfahrung überrascht und aktiviert dadurch einen hemmenden Lernprozess. Wie wird aus diesem hemmenden, „überschreibenden" Lernprozess ein stabiler Lernerfolg? Häufig variierte Kontextfaktoren (Umgebung, Dosierung, Richtung eines Reizes), stressende Bedingungen (Bewegung mit Schmerzen, arbeitsspezifische Rehabilitation) und nicht stressende (soziale Sportprogramme, Wandertage) beugen Reaktivierungen des Schmerzgedächtnisses (Renewal-, Reinstatement-Episoden) vor.

Modulation einer Schmerzerfahrung über Input, zentrale und Output-Mechanismen – am Beispiel von TENS (Transcutaneous electrical nerve stimulation) [15]:

Input: Im Segment überlagern durch TENS aktivierte A-beta mechanosensitive Fasern die zeitgleich eintreffenden nozizeptiven Reize.

ZNS: Anhaltende Stimulation über TENS aktiviert die Ausschüttung von Endorphinen und fördert einen systemischen analgetischen Effekt.

ZNS, Output: Der Patient bedient das TENS-Gerät. Dies fördert sein subjektives Kontrollgefühl über den Schmerz, reduziert die „Bedrohlichkeit" des Schmerzens. Er erlebt, dass der Schmerz beeinflussbar ist.

FAZIT

Physiotherapeuten haben eine etablierte Rolle in der Behandlung von Patienten mit Schmerzen. Eine einheitliche Definition des „Schmerzpatienten" ist realistisch nicht möglich. Gut gemeinte patho-anatomische Aufklärungen des Patienten über Strukturbefunde wie Instabilität und Verschleiß führen eher zu weiterer Etikettierung, Verunsicherung und Verwirrung des Patienten.

Das Mature Organism Model (MOM) erlaubt Therapeuten Patienten aus einer Art „Weitwinkelperspektive" zu betrachten mit allen relevanten Faktoren des biopsychosozialen Kontextes. Den Patienten aus der therapeutisch assistierten Bewegungstherapie in das aktive Selbstmanagement zu führen, ist das langfristige Ziel.

Das Implementieren eines psychosozialen Managements in der manualtherapeutischen Praxis bedeutet einen Paradigmenwechsel therapeutischer Vorstellungen. Neurophysiologische und verhaltenstherapeutische Erkenntnisse müssen sowohl in der Grund- und Weiterbildung vermittelt als auch inner- und außerhalb des Berufsstandes aktiv kommuniziert werden.

AUTORIN

Martina Egan Moog

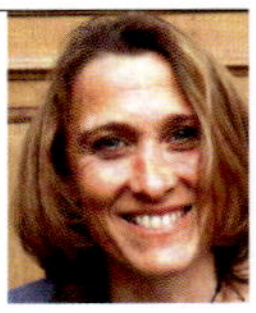

BIBLIOGRAFIE

DOI 10.1055/s-0033-1356789
manuelletherapie 2013; 17: 168–172

Stuttgart · New York · ISSN 1433-2671

Literatur

1. *Bagnall DL. Physiatry: what's the end game? PM R 2010; 2: 3–5*
2. *Brown CA. Mazes, conflict and paradox: tools for understanding chronic pain. Pain Pract 2009; 9: 235–43*
3. *Crombez G, Eccleston C, Van Damme S et al. Fear-avoidance model of chronic pain – the next generation. Clin J Pain 2012; 28(6): 475–483*
4. *Dosh SA, Summers Holtrop J et al. Changing organizational constructs into functional tools: an assessment of the 5 A's in primary care practices. Ann Fam Med 2005; 3: 550–2*

5. Eck J, Richter M, Straube T et al. Affective brain regions are activated during the processing of pain-related words in migraine patients. Pain 2011; 152: 1104–1113
6. Egan Moog M. Useful Strategies for the interaction with 'Problem Pain Patients' in Health Care Practitioners, Manuelle Therapie 2011; 15: 33–40
7. Finnis DG, Kaptchuk TJ et al. Biological, clinical, and ethical advances of placebo effects. Lancet 2010; 375: 686–95
8. Flor H. Extinction of pain memories: importance for the treatment of chronic pain. In: Castro-Lopes, ed. Current Topics in Pain: 12th World Congress on Pain. Seattle: IASP Press; 2009
9. Flor H. New developments in the understanding and management of persistent pain. Curr Opin Psychiatry 2012; 25: 109–113
10. Hallegraeff JM, Krijnen WP et al. Expectations about recovery from acute non-specific low back pain predict absence from usual work due to chronic low back pain: A systematic review. Journal of Physiotherapy 2012; 58 (3): 165–172
11. Hengeveld E. Biopsychosoziales Modell. In Van den Berg, F (Hrsg). Schmerzen verstehen und beeinflussen. Stuttgart: Georg Thieme Verlag; 2008
12. Ianetti GD, Mouraux A. From the neuromatrix to the pain matrix (and back). Exp Brain Res 2010; 205: 1–12
13. Iles R, Taylor NF, Davidson M, O'Halloran P. Telephone coaching can increase activity levels for people with non-chronic low back pain: A randomised trial. Journal of physiotherapy 2011; 57(4): 231–238
14. Jahng KH, Martin LR et al. Preferences for medical collaboration: patient–physician congruence and patient outcomes. Patient Education and Counseling 2005; 57: 308–314
15. Jones LE, Hush JM. Pain education for physiotherapists: is it time for curriculum reform? Journal of Physiotherapy 2011; 57: 207–208
16. Kent P, Kjaer P. The efficacy of targeted interventions for modifiable psychosocial risk factors of persistent non-specific low back pain – A systematic review. Manual Therapy 2012; 17(5): 385–401
17. Kroenke K, Spitzer RL, Williams JB, Lowe B. An ultra-brief screening scale for anxiety and depression: the PHQ-4. Psychosomatics 2009; 50: 613–21
18. Lawn S, Schoo A. Supporting self-management of chronic health conditions: common approaches. Patient Education and Counselling 2010; 80: 205–211
19. Legrain V, Iannetti GD, Plaghki L, Mouraux A. The pain matrix reloaded: a salience detection system for the body. Prog Neurobiol 2011; 93: 111–124
20. Lindner H, Menzies D et al. Coaching for behaviour change in chronic disease: A review of the literature and the implications for coaching as a self-management intervention. Australian journal of primary health 2003; 9(3): 177–185
21. Miller WR, Rollnick S. Ten things that motivational interviewing is not. Behavioural and cognitive Psychotherapy 2009; 37: 129–140
22. Moseley GL, Butler DS, Beames TB, Giles TJ. The Graded Motor Imagery Handbook. Adelaide: Noigroup Publications; 2012
23. Moseley GL, Gandevia SC. Sensory-motor incongruence and reports of ‚pain'. Rheumatology 2005; 44: 1083–5
24. Nicholas MK, Asghari A et al. Is adherence to pain self-management strategies associated with improved pain, depression and disability in those with disabling chronic pain? Eur J Pain 2012; 16: 93–104
25. Nicholas MK. The pain self-efficacy questionnaire: taking pain into account. Eur J Pain 2007; 11: 153–63
26. O'Sullivan P. It's time for change with the management of non-specific chronic low back pain. Br J Sports Med 2012; 42(4): 224–227
27. Tauben D. Chronic pain management: measurement-based step care solutions. IASP Press. Plain Clinical Updates 2012; XX(8): 1–8
28. Wrosch C, Miller GE, Scheier MF et al. Giving up unattainable goals: benefits for health? Person Soc Psychol Bull 2007; 33: 251–265
29. Zusman M. Associative memory for movement-evoked chronic back pain and its extinction with musculosceletal physiotherapy. Physical Therapy Reviews 2008; 13(1): 57–68

Schwerpunkt
Therapierelevante Medikamente

Medikamente im Kontext der Manuellen Therapie

Manualtherapeuten behandeln oft Patienten, die zusätzlich zu ihren neuromuskuloskeletalen Beschwerden auch noch an diversen anderen Erkrankungen leiden. Diese Patienten nehmen häufig Medikamente ein, die einen Einfluss auf den Verlauf einer manualtherapeutischen Behandlung haben können. Peter Glatthaar gibt einen Überblick über die häufigsten Erkrankungen inklusive Medikation und deren Nebenwirkungen und zeigt auf, warum es sinnvoll ist, sich auch als Manualtherapeut die Medikamentenliste der Patienten genauer anzuschauen.

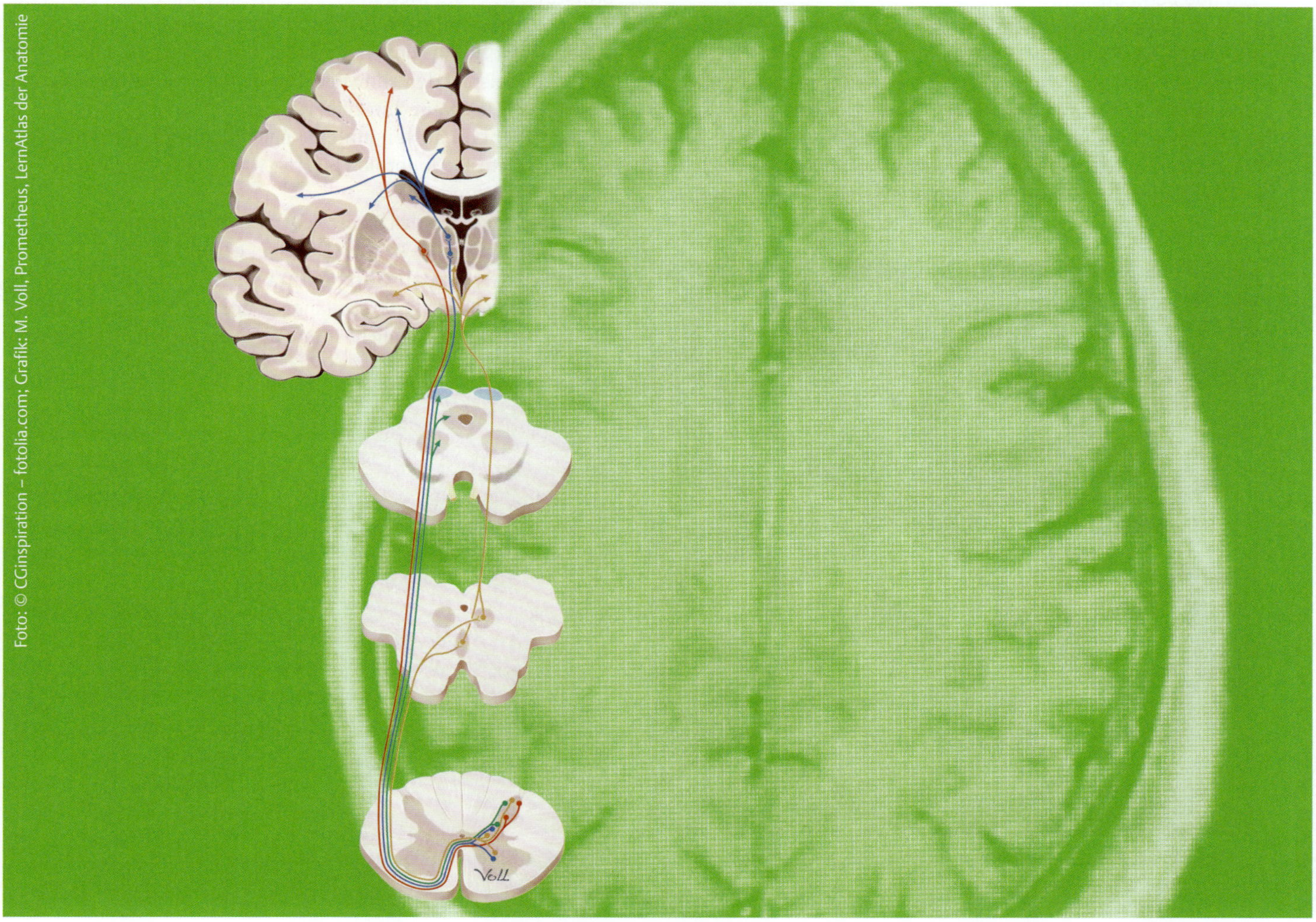

Foto: © CGinspiration – fotolia.com; Grafik: M. Voll, Prometheus, LernAtlas der Anatomie

Glatthaar P. Medikamente im Kontext der Manuellen Therapie. Manuelle Therapie 2016; 20: 157–163

Patienten, die sich in physiotherapeutischer Behandlung befinden, nehmen häufig ärztlich verordnete Medikamente ein. Die Art der Medikamente kann für die Planung der Physiotherapie sehr relevant sein.

- Die Medikamente können das Hauptproblem beeinflussen.
- Eventuelle Nebenwirkungen der Medikamente sollten bei der Behandlung bedacht werden.
- Die Medikamente geben Aufschluss über weitere, das Gesamtsystem bestimmende Krankheiten.
- Die Medikamente selbst können die Ursache für neuromuskuloskeletale Probleme sein.

Es lohnt sich daher, den Blick darauf zu werfen, welche Medikamente am häufigsten in Deutschland verordnet werden und welche praktischen Anwendungsgebiete und Nebenwirkungen diese Medikamente haben.

Fallbeispiel

Ein 41 Jahre alter, berufstätiger, männlicher Patient stellt sich mit tief sitzenden, lumbalen Schmerzen (VAS 5/10), die in das linke Gesäß ausstrahlen (VAS 5/10), vor. Er war schon bei seinem Hausarzt, möchte aber nun noch eine zweite ärztliche Meinung einholen. Die Beschwerden hat er seit einer Woche, zunehmend im Sitzen und beim Bücken.

Sein Hausarzt verordnete ihm das nichtsteroidale Antirheumatikum (NSAR) Diclofenac, das der Patient in einer Dosierung von 50 mg einmal täglich für die Dauer von drei Tagen einnahm. Während dieser Zeit war er krankgeschrieben. Der Patient übt seit 15 Jahren eine sitzende berufliche Tätigkeit für 40 Stunden in der Woche aus. Er hat zwei Kinder im Alter von vier und sechs Jahren und lebt mit seiner Familie zusammen. Momentan betreibt er keinen Sport. Sein Body-Mass-Index (BMI) liegt bei 27, der Blutdruck ist im Normbereich. Es sind keine inneren Krankheiten bekannt.

Die Symptome änderten sich durch die berufliche Pause aufgrund der Krankschreibung und durch das Diclofenac nicht. Folgende Fragen ergeben sich aus diesem Verlauf:

- Warum verändern die Schmerzen sich nicht?
- Liegt es an der Art des Medikaments, dass sich nichts verändert?
- Ist das Schmerzmittel zu gering dosiert oder ist es das falsche Schmerzmittel?
- Ist es ein akutes peripheres Schmerzmuster mit „Mixed Pain"?

Die Untersuchung ergibt einen positiven Straight Leg Raise Test (SLR) links. Da bei dem Patienten noch keine spezifische Diagnose vorliegt, existieren folgende Hypothesen: Verdacht auf Reizung des N. ischiadicus links, Verdacht auf Bandscheibenvorfall L4/5. Der Schmerz kann durch eine „Entzündungssuppe" auf Höhe L4/5 oder durch eine Dysfunktion der Muskeln, Nerven, Faszien oder des Gelenkes aufrechterhalten werden.

Die Ziele der Behandlung sind zunächst eine möglichst große Schmerzfreiheit und eine Wiederaufnahme der täglichen Aktivitäten (ADL – Activities of Daily Living). Damit diese Ziele erreicht werden, berücksichtigt die Therapie die persönliche Schmerzverarbeitung des Patienten und sollte in einer möglichst guten Zusammenarbeit mit dem Patienten stattfinden. Der Wunsch des Patienten ist Aufklärung. Dazu braucht er genügend Informationen, zum Beispiel den Hinweis, dass es für den weiteren Verlauf sinnvoll ist, sich weiterhin zu bewegen.

Der Patient erhält von mir eine neue Medikation (► **Abb. 2**):

- dreimal am Tag Ibuprofen 600 mg – gegen die Entzündung und den Schmerz
- einmal am Tag Lyrica 50 mg gegen neuropathischen Schmerz
- dreimal am Tag 20 Tropfen Novalgin gegen Schmerz
- bei Bedarf: dreimal 20 Tropfen Tramal (bei Schmerzspitzen)

Die Medikamente werden so lange genommen, bis der Schmerz für den Patienten erträglich ist und er seine alltäglichen Aktivitä-

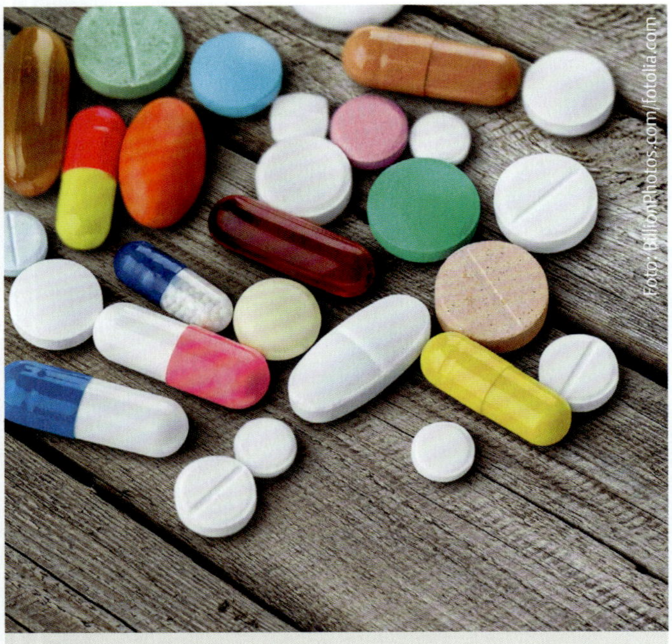

Abb. 1 Die Art der Medikamente kann für die physiotherapeutische Behandlungsplanung relevant sein.

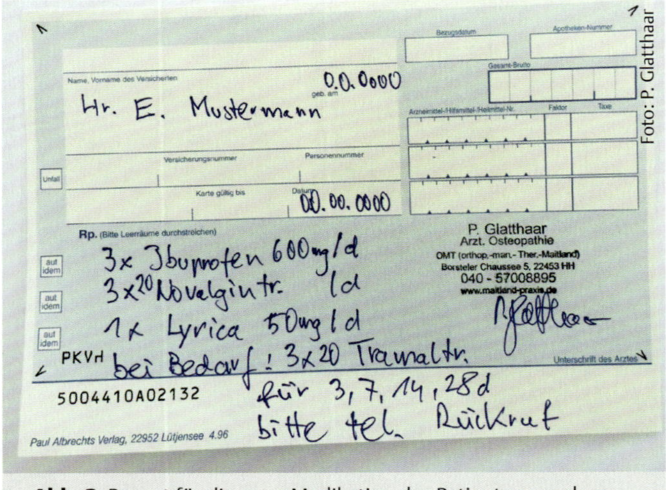

Abb. 2 Rezept für die neue Medikation des Patienten aus dem Fallbeispiel

ten (ADL) wieder aufnehmen kann. Wenn dies erreicht ist, können die Medikamente einzeln ausgeschlichen oder abgesetzt werden. Die dafür benötigte Zeitspanne variiert individuell – das kann nach drei, sieben, 14 oder 28 Tagen sein. Der Patient erhält zusätzlich eine Verordnung über Manuelle Therapie und den Hinweis, sich regelmäßig zu bewegen. Er bekommt keine Arbeitsunfähigkeitsbescheinigung und soll mich nach drei, sieben, 14 und 28 Tagen in der Praxis anrufen und mich darüber informieren, ob die Medikamente wirken.

WHO-Stufenschema

Die neue Medikation im Fallbeispiel richtet sich nach dem Stufenschema der Weltgesundheitsorganisation (World Health Organization – WHO), das als Empfehlung zum Einsatz von Analgetika und anderen Arzneimitteln im Rahmen der Schmerztherapie entwickelt wurde (S. 169). So soll der Patient mit NSAR, Co-Medikamenten und eventuell schwachen Opiaten bis zur Schmerzfreiheit gelangen.

Allgemeine Prinzipien des WHO-Schemas sind:

- Die Verordnung soll das vorrangig schmerzende Gewebe beruhigen.
- Die Verordnung richtet sich nach der Schmerzstärke.
- Die Verordnung beachtet die Nebenerkrankungen des Patienten: Hier stehen die inneren Erkrankungen im Vordergrund.
- Die weitere Auswahl der Medikamente richtet sich nach den unerwünschten Medikamentenwirkungen (Nebenwirkungen – NW). Stehen diese NW konträr zu den inneren Erkrankungen des Patienten und könnten diese eventuell verstärken?
- keine Verordnung von verschiedenen NSAR auf derselben WHO-Stufe
- keine Verordnung nach Bedarf, sondern Aufrechterhaltung eines Wirkstoffspiegels
- Es ist möglich, Medikamente aus verschiedenen WHO-Stufen (NSAR, Co-Medikamente und schwache Opiate) nebeneinander zu verordnen.
- Es gilt das Wirtschaftlichkeitsprinzip [14, 16, 19, 23, 33, 34, 43].

:: Jeder Patient hat das Recht auf Schmerzbehandlung, damit er seine alltäglichen Aktivitäten (ADL) besser bewältigen kann [18].

Häufig verordnete Medikamente

Im Jahr 2014 wurden in Deutschland für circa 33 Milliarden Euro Medikamente verordnet [11]. Häufig verordnete Arzneimittel sind laut dem Barmer Arzneimittelreport aus dem Jahr 2015 Herz-, Magenschutz-, Schilddrüsen- und Schmerzmittel [11]. Kopfschmerztabletten sind die meist verkauften Arzneimittel überhaupt (frei verkäufliche und verordnete Medikamente zusammen gerechnet). Unter den 20 meist verkauften Medikamenten in Deutschland finden sich acht Schmerzmittel. Professor Göbel, Leiter der Kieler Schmerzklinik, zog im Jahre 2010 Bilanz: „Die Menge der in Deutschland pro Jahr konsumierten Analgetika reicht aus, um rechnerisch über zehn Millionen Deutsche ein ganzes Jahr lang

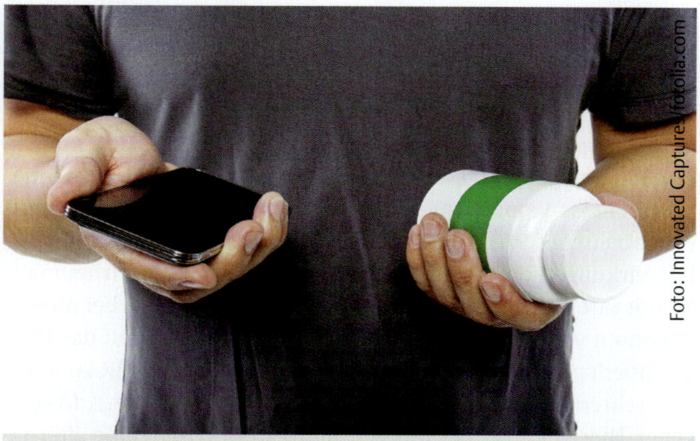

Foto: Innovated Captures/fotolia.com

Abb. 3 Im Internet lassen sich die Nebenwirkungen von Medikamenten recherchieren.

mit einer täglichen Dauerversorgung von Schmerzmitteln auszustatten" [39].

:: Praxistipp:

Bei unbekannten Medikamentennamen ist es hilfreich, diese per passender App auf dem Smartphone oder im Internet zu recherchieren, um die Wirkstoffgruppe herauszufinden (► Abb. 3).

Erwachsene im Alter von über 65 Jahren machen zwar nur etwa ein Viertel (24 Prozent) der gesetzlich Versicherten bei der BARMER GEK aus, bekommen aber knapp 60 Prozent des Verordnungsvolumens. Dabei handelt es sich um alle Arten von Medikamenten [11]. Für ältere Patienten über 65 Jahre wurde die Priscus-Liste entwickelt. Sie enthält 83 Wirkstoffe, auf die im Alter möglichst verzichtet werden sollte. Gerade die NSAR (nichtsteroidale Antirheumatika) sollten im Alter sehr reduziert eingesetzt werden [28, 44], da Nieren und Leber des älteren Körpers nur noch eingeschränkt arbeiten.

:: Praxistipp:

Es ist sinnvoll nachzufragen, ob ein Patient auf eigene Faust Medikamente kauft oder die Medikamente des Partners einnimmt.

In der Physiotherapiepraxis relevant

75 Prozent der Verordnungen für Physiotherapie im Jahr 2015 wurden laut Barmer Heilmittelreport für Wirbelsäulenerkrankungen – inklusive entzündlicher Erkrankungen der Wirbelsäule – und für Erkrankungen der Extremitäten ausgestellt [10]. Es stellt sich die Frage, ob Patienten mit neuromuskuloskeletalen Problemen auf Grund Ihrer Beschwerden [45] vermehrt Schmerzmittel nehmen. Man geht in Deutschland je nach Literaturquelle von drei bis zehn Millionen Patienten mit chronischen Schmerzen aus [11, 39]. Zusätzlich können diese Patienten an anderen Krankhei-

ten leiden. Als häufigste Nebenerkrankungen sind Herz-Kreislauf- und Gefäßerkrankungen auf Grund des metabolischen Syndroms, Schilddrüsenerkrankungen, Bauchbeschwerden und muskuloskeletale Erkrankungen aufgeführt [31].

Als Beispiel dient hier der Patient mit Gonarthrose, Herzinsuffizienz und Übergewicht. Das Knie ist erwärmt. Hier erfolgt eine medikamentöse Verordnung nach Abwägen der Nebenerkrankungen (metabolisches Syndrom, siehe ► **Hintergrundkasten**) und der Nebenwirkungen der Medikamente. Nichtsteroidale Antirheumatika mit ihren antientzündlichen Komponenten sollten bei diesem Patienten wegen ihrer möglichen Nebenwirkungen auf das Herz gut überlegt sein. Zudem kann die Einnahme von NSAR zu unerwünschten Nebenwirkungen bei der Funktion von Herz, Magen, Leber, Niere und bei der Blutgerinnung führen [43]. Eine alternative Medikation im Falle eines stark erwärmten Knies wäre eine Verschreibung von Kortison (entzündungshemmend) in Verbindung mit Novalgin (schmerzhemmend) oder eine begrenzte Gabe eines NSAR über drei bis sieben Tage.

:: Praxistipp:

Es ist sinnvoll, die Oberflächentemperatur eines Gelenkes im Seitenvergleich mit einem Infrarot-Thermometer zu messen (► Abb. 4). Eine im Seitenvergleich über zwei Grad erhöhte Oberflächentemperatur kann auf eine überschießende Entzündung hinweisen [21]. Eventuell benötigt der Patient in diesem Fall ein entzündungshemmendes Medikament.

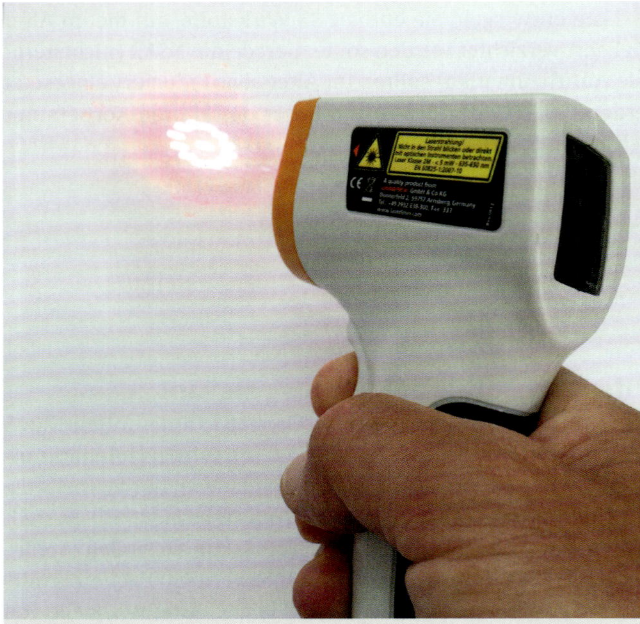

Foto: P. Glatthaar

Abb. 4 Infrarot-Thermometer

In der Physiotherapiepraxis relevant – Erkrankungen, Medikamente und Nebenwirkungen

Einige Erkrankungen kommen bei Patienten, die in physiotherapeutischer Behandlung sind, relativ häufig vor. Physiotherapeuten können die Symptome, die diese Patienten manchmal äußern, besser einordnen, wenn sie über die jeweiligen Medikamente und ihre Nebenwirkungen Bescheid wissen.

:: Praxistipp:

Es ist hilfreich, wenn die Patienten einen Ausdruck ihrer verordneten Medikamente mitbringen und die Therapeuten sich mit Einverständnis der Patienten eine Kopie des Medikamentenplans erstellen. Therapeuten sollten nachfragen, ob die Patienten die Medikamente nach Plan nehmen.

Schilddrüsenerkrankungen

Indikation: jede Form einer Schilddrüsenunterfunktion

Therapie: Ersatz des fehlenden Hormons Thyroxin [42]

Nebenwirkungen: Herzklopfen mit Engegefühl in der Brust, Muskelschwäche, Hitzegefühl, übermäßiges Schwitzen, Zittern [2]

GUT ZU WISSEN: DAS METABOLISCHE SYNDROM

Das metabolische Syndrom tritt bei 30–40 Prozent der Bevölkerung in Deutschland auf. Es wird auch als tödliches Quartett bezeichnet, das durch vier Faktoren charakterisiert ist:

- abdominelle Fettleibigkeit,
- Bluthochdruck > 130/85 mmHg,
- Fettstoffwechselstörung,
- Glukosekonzentration > 100 mg/dl (Diabetes Mellitus Typ 2).

Zusätzlich haben circa 30 Prozent der deutschen Bevölkerung einen Body-Mass-Index (BMI) von über 25, von denen wiederum 14 Prozent mit ihrem BMI über einem Wert von 35 liegen (Norm 19–25, über 45 Jahre bis 26). Zu den extra Risikofaktoren für das metabolische Syndrom zählen das Rauchen und der Bewegungsmangel [38]. Es gibt eine sehr große Anzahl an Medikamenten für die Komponenten des metabolischen Syndroms wie Herz-, Kreislauf- und Gefäßerkrankungen sowie Diabetes Mellitus, die wiederum zu Nebenwirkungen führen können.

Eine kleine Auswahl der Nebenwirkungen häufig eingesetzter Medikamente:

- bei Herzmedikamenten wie ACE-Hemmern: Reizhusten (7),
- bei Herzmedikamenten wie Betablockern: Benommenheit (12),
- bei Medikamenten zur Behandlung von Fettstoffwechselstörungen wie Statine, Sartane: Muskelschmerzen (36),
- bei Entwässerungstabletten: häufiges Wasserlassen,
- bei Diabetesmedikamenten: Gewichtszunahme (15).

Speiseröhren-, Magenerkrankungen

Indikation: Sodbrennen mit ventralen oder dorsalen Thorax-Schmerzen, Magen-, Zwölffingerdarmgeschwür, Schutz vor Magenbluten, das durch andere Arzneien verursacht werden könnte

Therapie: Magenschutzmittel, zum Beispiel Pantoprazol, Omeprazol

Nebenwirkungen: häufig: Magenbeschwerden, Mangel an Vitamin B12 [35], Interaktion mit Herzmedikamenten (Betablockern)

Migräne

Die Gefäßinnenwände der Hirnarterien reagieren mit einer neurovaskulären Entzündung, die vier bis 72 Stunden anhalten kann.

Therapie der akuten Migräne: NSAR und Triptane. Sie wirken bei mehr als der Hälfte der Menschen mit Migräne [22]. Triptane sind gut zu erkennen, da die entsprechenden Medikamentennamen meist mit der Endung „…triptan" enden.

Häufige Nebenwirkungen: Schwindelgefühl, Kribbeln, Übelkeit [26].

:: Praxistipp:

Fragen Sie Patienten nach dem Beginn ihrer Symptome (▸ Abb. 5). Immer wieder lässt sich ein nicht-muskuloskeletaler Zusammenhang erkennen.

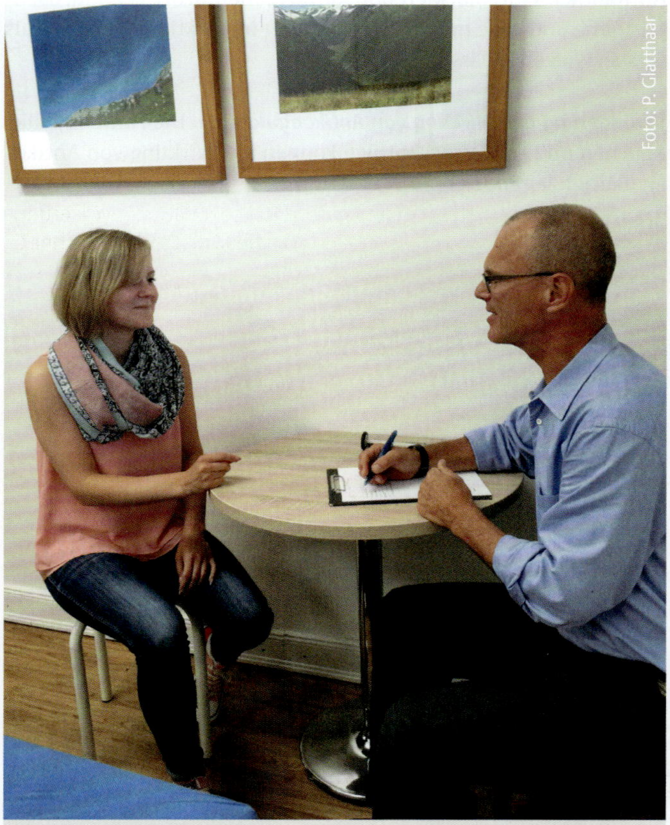

Abb. 5 Während der Anamnese fragt der Therapeut auch nach der Einnahme von Medikamenten.

Osteoporose

Osteoporose ist gekennzeichnet durch eine Abnahme der Knochendichte. 80 Prozent aller Osteoporose Fälle betreffen Frauen nach der Menopause. 30 Prozent aller Frauen entwickeln eine Osteoporose postmenopausal. Männer sind eher ab 70 Jahren betroffen.

Therapie und Prävention [17]:

- Bisphosphonate: zum Beispiel Alendronat
- selektive Östrogen Rezeptor Modulatoren (SERM – selective estrogen receptor modulator)
- Strontiumranelat
- Prolia (humaner monoklonaler Antikörper)
- Vitamin D3 und Calcium
- Sonnenlicht für 30 Minuten am Tag für ein Körperteil

Bisphosphonate werden auch bei Knochen- und Kalziumstoffwechselkrankheiten und bei Knochenschmerzen durch Metastasen verordnet.

Einige Osteoporosemedikamente sind an der Endung „…onat" zu erkennen.

Häufige Nebenwirkungen von Bisphosphonaten: Gelenk- und Muskelschmerzen, Magenschmerzen

Sehr seltene Nebenwirkungen: Knochennekrosen im Kieferbereich (Bisphosphonate intravenös in hohen Dosen und über einen längeren Zeitraum) [6]

:: Patienten mit Osteoporose haben oft muskuloskeletale Beschwerden. Zum Schutz der Knochenstruktur nehmen sie Medikamente wie zum Beispiel Bisposphonate. Diese Medikamente können bei ein bis zehn Prozent der Patienten ähnliche Schmerzen auslösen wie durch Osteoporose verursachte Frakturen oder Überbelastungen.

Rheumatoide Arthritis

Therapie:

- Anfänglich wird mit NSAR oder einer Kortison-Stoßtherapie behandelt: zum Beispiel 250-100-25-25-25-25-5 mg [30].
- MTX (Methotrexat) einmal wöchentlich [40]
- neuere Medikamente (Biologica) wie zum Beispiel TNF-alpha-Blocker
- DMARD: (Disease Modifying Antirheumatic Drugs)
- DCARD: (Disease Controlling Antirheumatic Drugs)

DCARD sind eine völlig neue Medikamentenklasse (neue Biopharmazeutika, Biologica) zur Behandlung rheumatischer Erkrankungen. DCARD sind Medikamente, die in der Lage sind, die Krankheitsaktivität komplett zu kontrollieren und das Fortschreiten der Erkrankung vollständig zu hemmen. Bislang wurden alle „Basismedikamente" als DMARD registriert (Disease Modifying Antirheumatic Drugs – krankheitsmodifizierende Medikamente, zum Beispiel MTX). Nicht nur bei rheumatoider Arthritis, Psoriasis oder Multipler Sklerose, sondern auch bei onkologischen Erkrankungen werden sowohl DMARD als auch DCARD eingesetzt.

Unter der Behandlung mit TNF-alpha-Blockern wie Etanercept (Enbrel, Humira) oder Infliximab (Remicade) kann es zu einem völligen Stillstand der Erkrankung kommen [13].

Nebenwirkungen: siehe Autoimmunerkrankungen

Autoimmunerkrankungen oder Krebs

Medikamente, die bei Autoimmunerkrankungen oder Krebs verordnet werden (zum Beispiel DCARD), haben systemische Auswirkungen auf den ganzen Körper. Sie lösen häufig Muskel-, Gelenk- und Kopfschmerzen, Müdigkeit und schwere grippeähnliche Symptome aus [41].

Welche Medikamente imitieren Muskel-, Gelenk- oder Kopfschmerzen?

Medikamente beim Metabolischen Syndrom

Lipidsenker wie Statine und Sartane führen sehr häufig (bis zu 10–20 Prozent) zu Nebenwirkungen wie Muskel- und Gelenkschmerzen. Medikamente, die mit „...atin" enden, gehören zu den Lipidsenkern [4].

Gliptine (Diabetes Mellitus Typ2-Medikamente) verursachen häufig Schmerzen in den Armen oder Beinen sowie Kopfschmerzen. Medikamente, die mit „...itin" enden, gehören zu diesen Diabetes mellitus Medikamenten [5].

Medikamente bei Multipler Sklerose

Medikamente, die bei Multipler Sklerose eingesetzt werden, wie zum Beispiel Betainterferon, imitieren Muskel-, Gelenk- und Kopfschmerzen

Antibiotika

Der Einsatz von Antibiotika (zum Beispiel Fluorchinolone – Gyrasehemmer) bei Harnwegs- und Atemwegsinfektionen zeigt als seltene Nebenwirkung (weniger als ein Prozent) eine zusätzliche periphere Neuro- oder Tendinopathie [25].

Medikamente bei rheumatoider Arthritis, Rheuma, Morbus Crohn

Bei Rheuma, rheumatoider Arthritis, Morbus Crohn kann eine Therapie mit Biologica erfolgen [41]. Häufig treten dann Muskel-, Gelenk- oder Kopfschmerzen auf.

Kopfschmerzmedikamente

Schmerzmittelinduzierte Kopfschmerzen können bei einer Einnahme der Kopfschmerzmittel an mehr als zehn Tagen im Monat vermutet werden [39]. Dazu zählen die klassischen NSAR. An täglichen Kopfschmerzen leiden drei Prozent der Deutschen. Das sind circa 2,4 Millionen Menschen.

Muskelrelaxantien

Der Nutzen von Muskelrelaxantien bei Nacken- und Rückenschmerzen oder erhöhtem schmerzhaften Muskeltonus erscheint nicht hinreichend belegt, auch wenn verschiedene Leitlinien diese zur kurzfristigen Anwendung als Reservemittel empfehlen [8]. Tetrazepam (Musaril) ist wegen tödlicher Hautschäden seit 2013 in Deutschland vom Markt genommen [9].

:: Praxistipp:

Bei erhöhtem schmerzhaftem Muskeltonus ist Bewegung (wie Yoga oder Muskelentspannung nach Jacobson) oder/und ein leichtes Ausdauertraining (wie Schwimmen oder Walking) empfehlenswert.

Gerinnungshemmer: Antikoagulantien

Die häufigsten Gründe für den Einsatz von Antikoagulantien sind Herzrhythmusstörungen. Ebenso werden sie direkt vor und nach einer Operation und Bettlägerigkeit (>16 Stunden am Tag) mit dem Ziel verordnet, Thrombosen oder Lungenembolien vorzubeugen. Es gibt die direkte Hemmung der Gerinnungsfaktoren im Plasma mit Thrombozytenaggregationshemmern: Acetylsalicylsäure (ASS 100), Clopidogrel. Die indirekten Antikoagulantien sind die Vitamin-K-Antagonisten Phenprocoumon (Marcumar) und Heparin. Neuere orale Antikoagulantien sind Apixaban, Dabigatran (Pradaxa®), Rivaroxaban (Xarelto®).

Nebenwirkungen: Etwa 375 Arzneimittel interagieren mit Marcumar, darunter NSAR (nichtsteroidale Antirheumatika), bestimmte Antibiotika, säureblockierende Mittel (Omeprazol), Schilddrüsenhormone und viele mehr. 50 Prozent der Interaktionen werden als schwerwiegend klassifiziert.

Veränderung der Wirkung von Antikoagulantien. Die Antibabypille, Rauchen und Langstreckenflüge können die Wirkung von Antikoagulantien verändern [29].

:: Praxistipp:

Patienten, die Antikoagulantien einnehmen, bekommen als Nebenwirkung schneller blaue Flecken bei Manueller Therapie. Die meisten Patienten wissen über diese Nebenwirkungen Bescheid. Bei Verletzungen oder Injektionen kommt es schneller zu Blutungen. Vor geplanten Eingriffen muss die Antikoagulation je nach Medikament fünf bis zehn Tage vorher beendet werden.

Kortison

Kortison kann zu den Co-Medikamenten gezählt werden und kann in zweiter Linie als Schmerzmedikament wirken. Kortison ist ein Wirkstoff und ein Hormon (Cortisol), das natürlicherweise auch im menschlichen Körper vorkommt und in der Nebennierenrinde gebildet wird. Es wirkt entzündungs- und wachstumshemmend und unterdrückt die körpereigene Abwehr. Es zählt zu der Gruppe der Glukokortikoide. In Stresssituationen produziert der Mensch dieses Hormon vermehrt, um Infektionen, Traumata oder Ödeme zu bewältigen. 0,5 Prozent der westlichen Bevölkerung nehmen täglich Kortikoide ein [30].

Kortison hat einen sehr großen Einsatzbereich:
- Asthma bronchiale: als Spray
- Neurodermitis, Ekzem: als Salbe
- Bursitis: als Spritze
- Rheuma: als Tablette
- Morbus Crohn
- Multiple Sklerose
- Autoimmunkrankheiten, zum Beispiel rheumatoide Arthritis, Autoimmunhepatitis
- Transplantationen
- Immunsuppression

Nebenwirkungen:
- Übergewicht
- Fettgewebeansammlung am Rumpf, im Nacken und im Gesicht
- höhere Anfälligkeit für Infekte
- Blutdruckerhöhung
- Flüssigkeitseinlagerungen im Gewebe
- Muskelschwäche
- Osteoporose
- Hyperglykämie (Diabetes mellitus)
- Hautatrophie
- Vollmondgesicht
- Striae rubrae
- Katarakt (grauer Star – Trübung der Augenlinse)
- Wachstumsstörungen
- psychische Veränderungen (Euphorie, Unruhe, Aggressivität, Schlafstörungen, Appetitsteigerung)
- Kortison und NSAR: 15-fach erhöhte Ulkusgefahr [20]

Der Einsatz von Kortisonspritzen ist unterschiedlich zu bewerten. Bei einer Epicondylopathie wird von ihrem Einsatz abgeraten [32], bei leichtem bis mittelschwerem Karpaltunnelsyndrom ist ein kurzfristiger Erfolg von einem Monat zu erwarten [37].

Danksagung

Ich bedanke mich bei meinen Kollegen Dr. Matthias Schmidt für seine Anmerkungen und das Gegenlesen des Artikels. Des Weiteren bedanke ich mich bei Hr. Janosch Huser für die Unterstützung am PC und bei Trisha Davies-Knorr für ihre Geduld und Anregungen.

FAZIT

Medikamente spielen eine große Rolle bei der ärztlichen Behandlung. Es gibt allerdings keine Medikamente ohne Nebenwirkungen. In der Physiotherapie besteht aktuell noch ein Defizit an Kenntnissen über die Wirkungen und Nebenwirkungen von Medikamenten. Gerade bei Patienten mit langwierigen neuromuskuloskeletalen Problemen empfehlen Leitlinien ein multimodales Vorgehen. Dies erfordert die Therapie durch verschiedene Fachgruppen. Die qualitativ wertvolle Kommunikation zum Wohl der Patienten zwischen Arzt, Apotheker und Physiotherapeut ist mir ein persönliches Anliegen. Die Förderung des Fachwissens und das Verständnis der ärztlichen Heilkunst waren Ziele dieses Artikels.

AUTOR

Peter Glatthaar

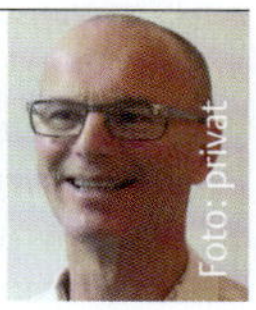

BIBLIOGRAFIE

DOI 10.1055/s-0042-112268
manuelletherapie 2016; 20: 157–163

Stuttgart · New York · ISSN 1433-2671

Literatur

1. *Apotheken Umschau. Müller-Gesser R: Thrombose: Dem Gerinnsel gezielt vorbeugen (18.08.2014). Im Internet: http://www.apotheken-umschau.de/Gefaesse/Thrombose-Dem-Gerinnsel-gezielt-vorbeugen-350919.html; Stand: 12.03.2016*
2. *Apotheken Umschau. Beipackzettel 'L THYROXIN 100 HENNING'. Im Internet: http://www.apotheken-umschau.de/Medikamente/Beipackzettel/L-THYROXIN-100-HENNING-2532764.html; Stand: 14.03.2016*
3. *Arzneimittelkommission der deutschen Ärzteschaft. Leitfaden: Orale Antikoagulation bei nicht valvulärem Vorhofflimmern (2012). Im Internet: http://www.akdae.de/Arzneimitteltherapie/TE/LF/; Stand: 12.02.2016*
4. *arznei-telegramm. Schleichende Muskelschädigungen durch Statine (05/2003) Im Internet: http://www.arznei-telegramm.de/html/2003_05/0305055_02.html; Stand: 23.02.2016*
5. *arznei-telegramm. Bewertung: DPP-4-Hemmer – Klinischer Nutzen weiter unbewiesen (09/2013). Im Internet: http://www.arznei-telegramm.de/html/2013_09/1309073_01.html; Stand: 23.02.2016*
6. *arznei-telegramm. Kiefernekrosen unter oralen Bisphosphonaten: Risiko 1 zu 1000? (10/2009). Im Internet: http://www.arznei-telegramm.de/html/2009_10/0910092_01.html; Stand: 10.03.2016*
7. *arznei-telegramm. Was tun bei Husten durch ACE-Hemmer (08/1997). Im Internet: http://www.arznei-telegramm.de/html/1997_08/9708087_02.html; Stand: 12.03.2016*
8. *arznei-telegramm. Therapiekritik MUSKELRELAXANZIEN BEI SCHMERZHAFTEN MUSKELVERSPANNUNGEN? (03/2013). Im Internet: http://www.arznei-telegramm.de/html/2013_03/1303029_01.html; Stand: 12.03.2016*
9. *arznei-telegramm. Nebenwirkungen: TÖDLICHE HAUTSCHÄDEN UNTER TETRAZEPAM (MUSARIL, GENERIKA) (02/2013). Im Internet: http://www.arznei-telegramm.de/html/2013_02/1302024_01.html; Stand: 12.03.2016*
10. *BARMER GEK Krankenkasse. Heil- und Hilfsmittelreport (2015). Im Internet: https://presse.barmer-gek.de/barmer/web/Portale/Presseportal/Subportal/Infothek/Studien-und-Reports/Heil-und-Hilfsmittelreport/Heil-und-Hilfsmittelreport-2015/Heil-und-Hilfsmittelreport-2015.html; Stand: 08.03.2016*
11. *BARMER GEK Krankenkasse. Arzneimittelreport (2015). Im Internet: https://presse.barmer-gek.de/barmer/web/Portale/Presseportal/Subportal/Infothek/Studien-und-Reports/Arzneimittelreport/Arzneimittelreport-2015/Arzneimittelreport-2015.html; Stand: 14.03.2016*
12. *Barron AJ, Zaman N, Cole GD et al. Systematic review of genuine versus spurious side-effects of beta-blockers in heart failure using placebo control: Recommendations for patient information. Int J Cardiol 2016; 12; 168(4): 3572–9*

13. Bischoff HP, Heisel J, Locher H. Praxis der konservativen Orthopädie. 1. Auflage Stuttgart: Thieme; 2009
14. Bundesärztekammer (BÄK), Kassenärztliche Bundesvereinigung (KBV), Arbeitsgemeinschaft der Wissenschaftlichen Medizinischen Fachgesellschaften (AWMF). Nationale VersorgungsLeitlinie Kreuzschmerz – Langfassung, (1. Auflage. Version 5. 2010, zuletzt verändert: Oktober 2015). Im Internet: http://www.leitlinien.de/nvl/kreuzschmerz/; Stand: 11.02.2016
15. Bundesärztekammer (BÄK), Kassenärztliche Bundesvereinigung (KBV), Arbeitsgemeinschaft der Wissenschaftlichen Medizinischen Fachgesellschaften (AWMF). Nationale VersorgungsLeitlinie Therapie des Typ-2-Diabetes (Langfassung, 1. Auflage. Version 4. 2013). Im Internet: http://www.leitlinien.de/nvl/diabetes/therapie; Stand: 12.03.2016
16. Chaparro LE, Furlan AD, Deshpande A et al. Opioids compared to placebo or other treatments for chronic low-back pain. Cochrane Database Syst Rev. 2013; 8: CD004959
17. Dachverband Osteologie. DVO Leitlinie Osteoporose (2014). Im Internet: http://www.dv-osteologie.org/dvo_leitlinien/osteoporose-leitlinie-2014; Stand: 10.03.2016
18. Deutsche Gesellschaft zum Studium des Schmerzes e.V. (DGSS). Ethik-Charta der DGSS. Im Internet: http://www.wernerschell.de/Medizin-Infos/sozialmedizin.php; Stand: 05.04.2016
19. Deutsche Gesellschaft für Orthopädie und Orthopädische Chirurgie e.V. (DGOOC). Bandscheibenvorfälle mit radikulärer Symptomatik, konservative und rehabilitative Versorgung. Im Internet: http://www.awmf.org/leitlinien/detail/ll/033-048.html; Stand: 05.04.2016
20. diagnosia.com. Lodotra 5 mg Tabletten mit veränderter Wirkstofffreisetzung (23.01.2012). Im Internet: https://www.diagnosia.com/de/medikament/lodotra-5-mg-tabletten-mit-veraenderter-wirkstofffreisetzung; Stand: 14.03.2016
21. Diemer F, Sutor V. Mit dem Thermometer die Heilung beurteilen. physiopraxis 2007; 07/08: 30–33
22. Diener H.C. Therapie der Migräne (2012). Im Internet: http://www.awmf.org/leitlinien/detail/ll/030-057.html; Stand: 08.03.2016
23. Dworkin RH, O'Connor AB, Audette J et al. Recommendations for the Pharmacological Management of Neuropathic Pain: An Overview and Literature Update. Mayo Clin Proc 2010; 85(3 Suppl): S3–14
24. European Medicines Agency. Plegridy – peginterferon beta-1a (2014). Im Internet: http://www.ema.europa.eu/ema/index.jsp?curl=pages/medicines/human/medicines/002827/human_med_001782.jsp&mid=WC0b01ac058001d124; Stand: 10.03.2016
25. FDA U.S. Food and Drug Administration. FDA Drug Safety Communication: FDA requires label changes to warn of risk for possibly permanent nerve damage from antibacterial fluoroquinolone drugs taken by mouth or by injection (2013). Im Internet: http://www.fda.gov/Drugs/DrugSafety/ucm365050.htm; Stand: 23.02.2016
26. Fenstermacher N, Levin M, Ward T. Pharmacological prevention of migraine. BMJ 2011; 342: d583
27. GKV-Spitzenverband. Faktenblatt. Arzneimittel (2015). Im Internet: https://www.gkv-spitzenverband.de/presse/pressekonferenzen_gespraeche/2015/pk_2015_06_15_arzneimittel.jsp; Stand: 05.04.2016
28. Holt S, Schmiedl S, Thürmann PA. Gesundheit im Alter 2007 – Priscus-Liste. Im Internet; http://priscus.net/content.php?menuid=43&pos=7&sid=6b7674303837353635343030313435373433363135356&kvt0875654001457436155=c23fcb8fd6acdc217691685c00c437ae; Stand: 08.03.2016
29. Isstas S. Pharmakovigilanz bei Patienten mit Phenprocoumon-Therapie : Untersuchungen zu potentiellen Interaktionen und Betreuungsqualität. [Mainz]: Johannes Gutenberg-Universität; 2011.
30. Kaiser H, Kley H.K., Keyßer G. Cortisontherapie in der Rheumatologie. Stuttgart: Thieme Verlag; 2016. Im Internet: http://www.medizin.de/shop/Cortisontherapie-in-der-Rheumatologie/Kaiser-H-Kley-HK-Key%DFer-G/ISBN-9783131506313.html; Stand: 10.03.2016
31. krankenkassen.de. Zahl der Arztbesuche und häufigste Krankheiten in Deutschland. Im Internet: https://www.krankenkassen.de/gesundheit/gesundheit-aktuell/arztbesuche-krankheiten/; Stand: 13.03.2016
32. Krogh TP, Bartels EM, Ellingsen T et al. Comparative effectiveness of injection therapies in lateral epicondylitis: a systematic review and network meta-analysis of randomized controlled trials. Am J Sports Med 2013; 41(6): 1435–46
33. Kuijpers T, van Middelkoop M, Rubinstein SM et al. A systematic review on the effectiveness of pharmacological interventions for chronic non-specific low-back pain. Eur Spine J. 2011; 20(1): 40–50
34. Kumar N. WHO Normative Guidelines on Pain Management; 2007. Im Internet: http://www.who.int/entity/medicines/areas/quality_safety/delphi_study_pain_guidelines.pdf; Stand: 08.03.2016
35. Lam JR, Schneider JL, Zhao W et al. Proton pump inhibitor and histamine 2 receptor antagonist use and vitamin B12 deficiency. JAMA 2013; 11; 310(22): 2435–42
36. Mansi I, Frei CR, Pugh MJ et al. Statins and Musculoskeletal Conditions, Arthropathies, and Injuries. JAMA Intern Med 2013; 22; 173(14): 1318–26
37. Marshall S, Tardif G, Ashworth N. Local corticosteroid injection for carpal tunnel syndrome. Cochrane Database Syst Rev 2007; (2): CD001554.
38. Schipf S, Alte D, Völzke H et al. Prävalenz des Metabolischen Syndroms in Deutschland: Ergebnisse der Study of Health in Pomerania (SHIP). Diabetol Stoffwechs 2010; 24; 5(03): 161–8
39. SCHMERZKLINIK KIEL. Kopfschmerzmittelgebrauch in Deutschland [Internet]. Im Internet: http://www.schmerzklinik.de/2013/02/16/lebensmittel-migraene-und-kopfschmerzmittel/; Stand: 08.03.2016
40. Seeliger S, Niehues T, Harms E et al. Methotrexat in der Behandlung der juvenilen idiopathischen Arthritis. Monatsschr Kinderheilkd 2014; 13; 150(4): 452–9
41. Singh JA, Well GA, Christensen R et al. Adverse effects of biologics: a network meta-analysis and Cochrane overview 2011. Im Internet: http://www.ncbi.nlm.nih.gov/pubmed/21328309; Stand: 23.02.2016
42. Techniker Krankenkasse: Schilddrüsenhormone: Verordnungen steigen deutlich (2015). Im Internet: https://www.deutsche-apotheker-zeitung.de/news/artikel/2015/09/22/schilddrusenhormone-verordnungen-steigen-deutlich; Stand: 10.03.2016
43. Trelle S, Reichenbach S, Wandel S et al. Cardiovascular safety of non-steroidal anti-inflammatory drugs: network meta-analysis. BMJ 2011; 11; 342. Im Internet: http://www.bmj.com/content/342/bmj.c7086.abstract
44. Wissenschaftliches Institut der AOK (WIdO). Arzneimitteltherapie im Alter (2012). Im Internet: http://www.wido.de/aktuelles/archiv/meldung-archiv/artikel/arzneimitteltherapie-im-alter.html; Stand: 15.02.2016
45. Wolff et al. 2011. Schmerzkarrieren und Schmerzidentitäten – Die Formierung von Patienten mit … . Im Internet: https://books.google.de/books?id=3ou-BAAAQBAJ&pg=PA1&lpg=PA1&dq=wolff+et+al+schmerz&source=bl&ots=jUXk4qZ9F-&sig=mTB9z3XqnMXDawhnPFxQwb8lc_Y&hl=de&sa=X&ved=0ahUKEwjlk5G7mffLAhUC3SwKHXyABZUQ6AEIITAA#v=onepage&q=wolff%20et%20al%20schmerz&f=false; Stand: 05.04.2016

Medikamentöse Schmerztherapie

Schmerz ist oft das Symptom, das Patienten am meisten stört. Eine gründliche Schmerz-Anamnese, unterstützt durch entsprechende Fragebögen, ist Grundlage für eine gezielte Therapie. Das WHO-Stufenschema bietet Ärzten dabei eine Richtlinie, welches Medikament, zu welchem Zeitpunkt und in welcher Kombination verordnet werden sollte. Manuelle Therapie fungiert in diesem Schema als sogenannte adjuvante Therapie. Sich während der Kommunikation mit den Patienten eines möglichen Nozebo- oder Plazeboeffektes bewusst zu sein, ist für Ärzte und Therapeuten gleichermaßen wichtig.

Von der Natur ist Schmerz als Hinweis auf einen drohenden Schaden des Gewebes durch mechanische, thermische, ischämische oder toxische Reize vorgesehen und fungiert so als Notsignal (▶ **Abb. 1**). Ob und wie stark Menschen Schmerzen empfinden, hängt aber von vielen Faktoren ab. Spezifische Nervenbahnen leiten bei Erregung der Nozizeptoren die Impulse weiter an den Thalamus (▶ **Abb. 2**). Auf diesem Weg gibt es viele Umschaltstellen, die sowohl über körpereigene hemmende Bahnen als auch über Medikamente angesteuert werden können, um Schmerzen zu beeinflussen (▶ **Abb. 3** und **Abb. 4**).

Sind die Informationen am Thalamus angekommen, wird dort über die Weiterleitung im zentralen Nervensystem (ZNS) zum sensorischen Kortex entschieden. Nur Informationen, die zum sensorischen Kortex weitergeleitet werden, erreichen unser Bewusstsein und werden als Schmerz wahrgenommen [18]. Dadurch existiert eine Art Kontrollzentrum, das die Schmerzwahrnehmung blockieren kann, wenn andere Funktionen Priorität haben. Zum Beispiel kann es für das Überleben des Individuums wichtiger sein, zunächst noch aus dem brennenden Haus zu rennen, bevor es die Schmerzen des gebrochenen Beines wahrnimmt. Menschen, die durch genetische Veränderungen oder bei psychischen Erkrankungen, wie zum Beispiel dem Borderline-Syndrom [2], an einer reduzierten oder nicht vor-

SCHMERZ-DEFINITION DER IASP

Die International Association for the Study of Pain (IASP) definiert Schmerz folgendermaßen:

„Schmerz ist ein unangenehmes Sinnes- oder Gefühlserlebnis, das mit tatsächlicher oder drohender Gewebeschädigung einhergeht oder von betroffenen Personen so beschrieben wird, als wäre eine solche Gewebeschädigung die Ursache" [11].

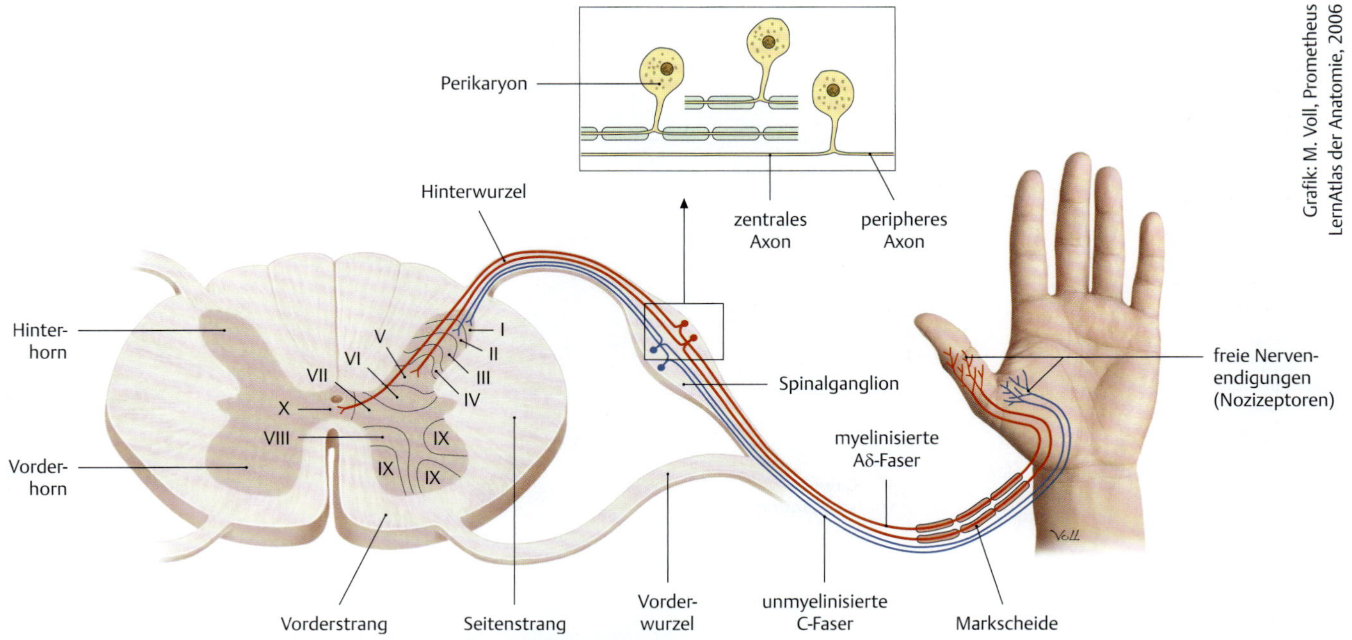

Abb. 1 Periphere somatische Schmerzleitung (nach Lorke).

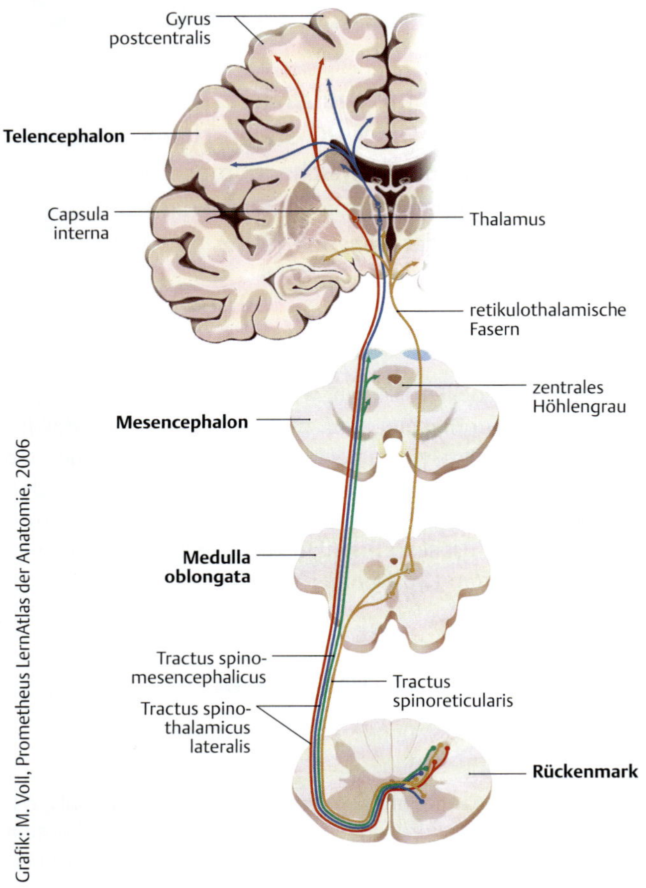

Abb. 2 Aufsteigende Schmerzbahnen aus Rumpf und Extremitäten.

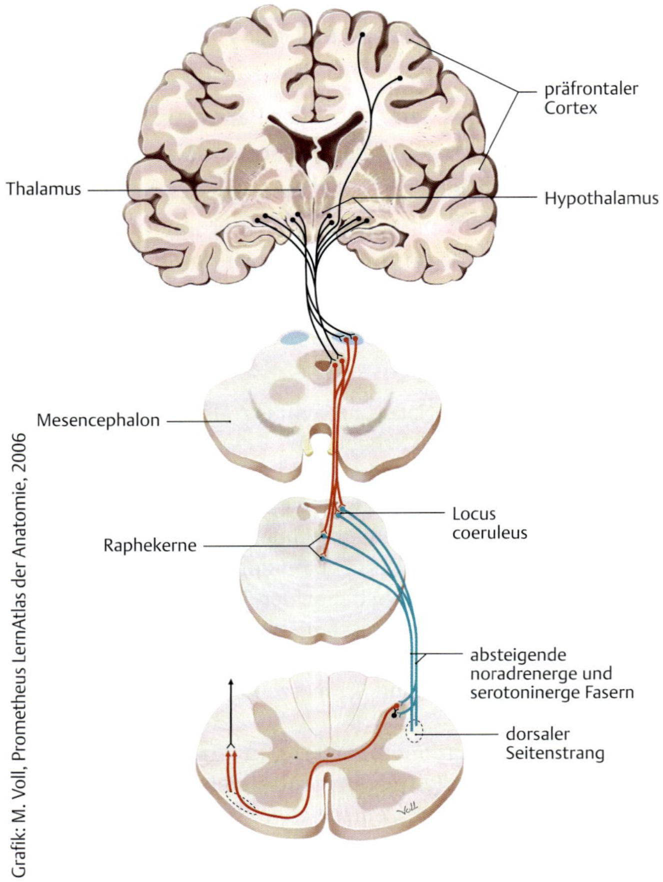

Abb. 4 Bahnen des zentralen absteigenden schmerzhemmenden Systems (nach Lorke).

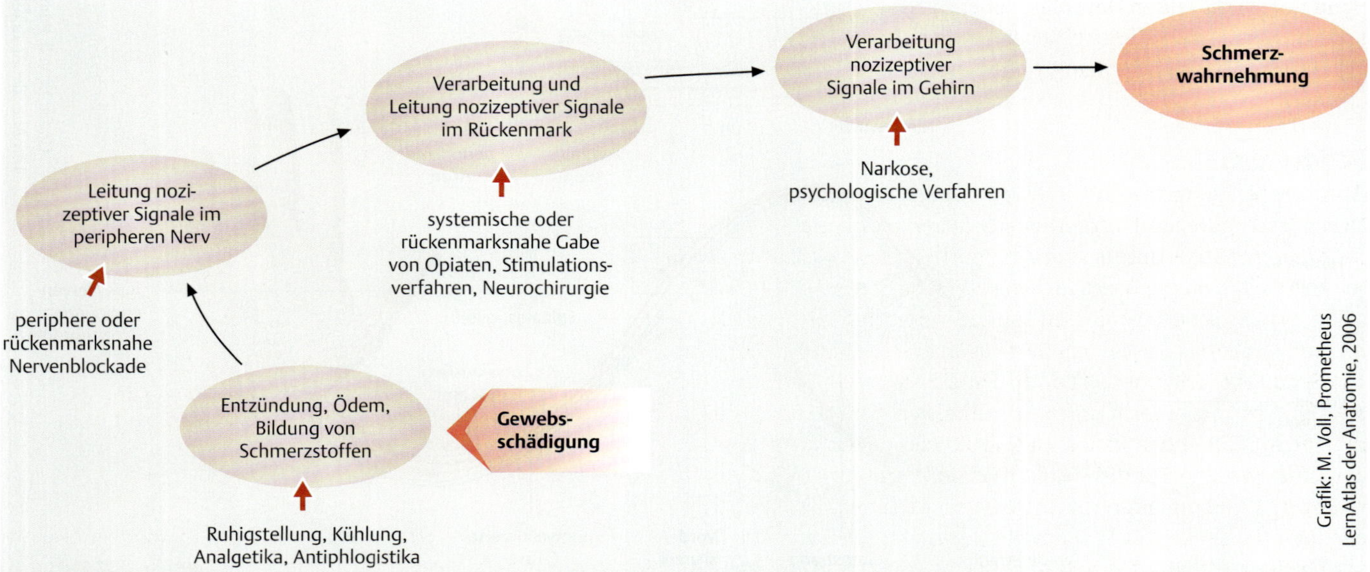

Abb. 3 Schmerzwahrnehmung und ihre therapeutische Beeinflussung.

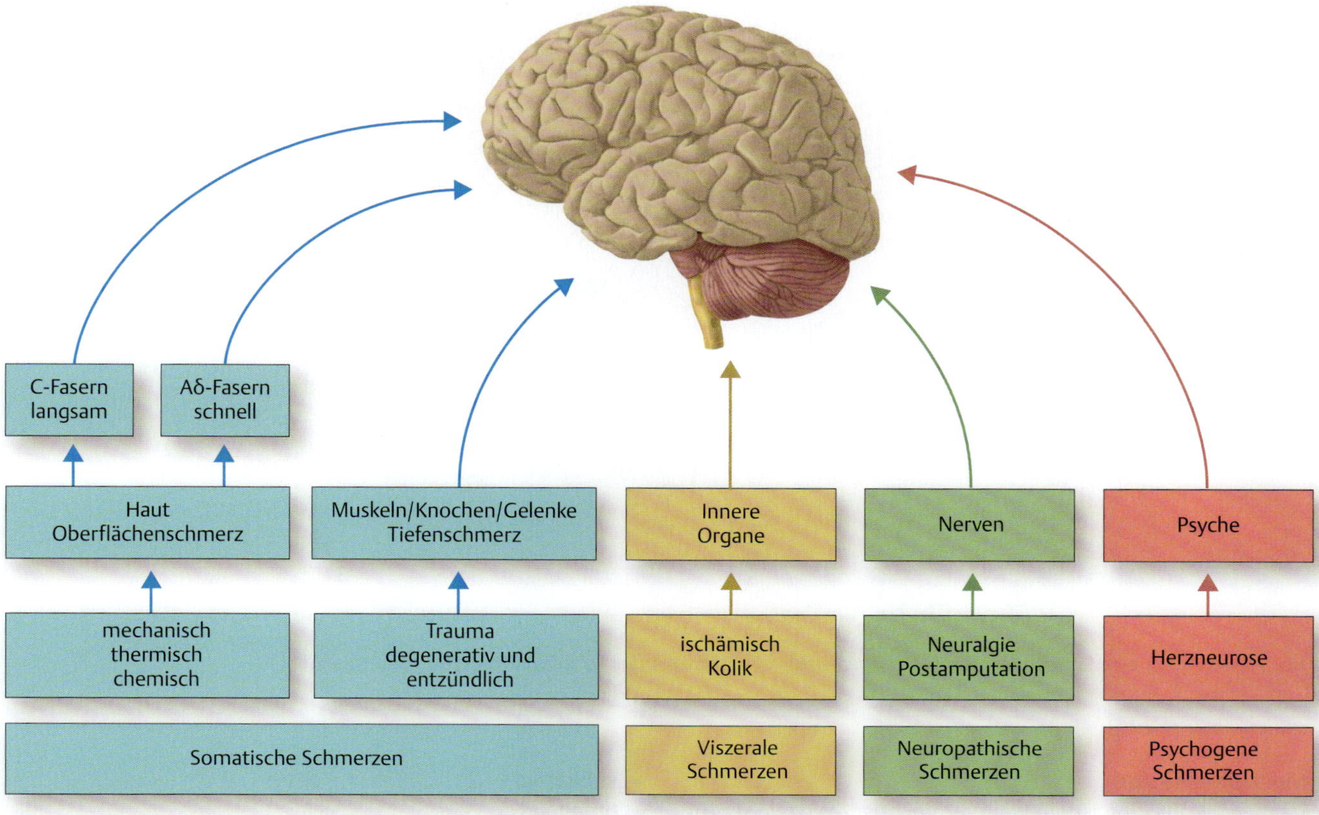

D. Laube adaptiert von Vaupel et al. 2007 [15], Umsetzung: A. Cornford

Abb. 5 Schmerzlokalisation als Wegweiser für die Diagnostik.

handenen Schmerzwahrnehmung leiden, können sich multiple Verletzungen bis hin zu massiven Verstümmelungen zuziehen. Sie spüren beispielsweise nicht, wann es sinnvoll wäre, die Hand von einer heißen Herdplatte oder den Fuß von einer Glasscherbe wegzuziehen. Auch begeben sie sich bei einem Herzinfarkt nicht ins Krankenhaus, da bei ihnen kein Vernichtungsschmerz einsetzt [7].

Schmerzdiagnostik

Anamnese/Fragebögen

Durch eine gute und gründliche Schmerz-Anamnese könnten viele unnötige Untersuchungen entfallen und dem Patienten schneller geholfen werden. Sie ist die Grundlage für eine gezielte, erfolgreiche Therapie. In spezialisierten Schmerzzentren müssen Patienten lange Anamnesebögen ausfüllen, die sehr genau Schmerzart, Schmerzort und Schmerzverlauf abfragen. Diese Bögen können allerdings nur zu einem guten Ergebnis führen, wenn sie von den Patienten selbstständig und aufmerksam ausgefüllt werden. Für die physiotherapeutische Praxis sind diese Bögen oft zu umfangreich. Die Deutsche Schmerzgesellschaft e. V. stellt kostenlose PDF-Druckvorlagen auf ihrer Internetseite zur Verfügung, die sich gut in die Eingangsanamnese einbinden lassen [6]. Die Beschreibung der Schmerzen kann verschiedene Aspekte aufweisen: die affektiven (ein Gefühl ausdrückend wie quälend oder heftig) und sensorischen Aspekte (die Sinnesqualität betreffend wie brennend oder bohrend). Ein Fragebogen, mit dem sich diese Aspekte gut erfassen lassen, ist der McGill Fragebogen [12, 14].

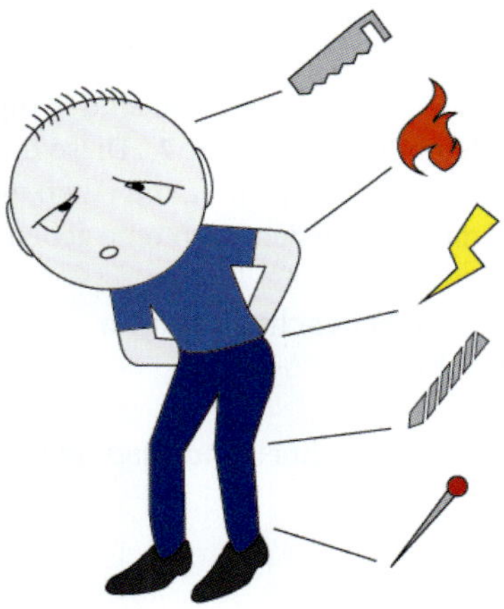

Grafik: P. Erhard

Abb. 6 Schmerz wird in sehr unterschiedlichen Qualitäten wahrgenommen. Die verschiedenen Schmerzbeschreibungen, wie zum Beispiel brennend, stechend oder einschießend, geben einen Hinweis auf die Schmerzursache.

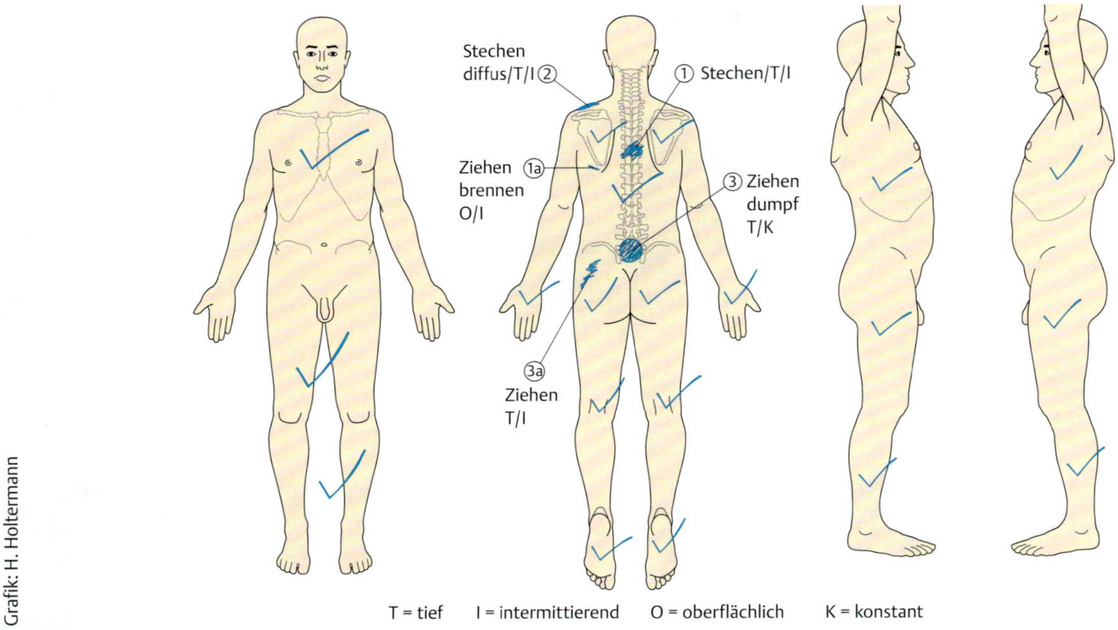

Abb. 7 Beispiel für eine Symptomzeichnung/Körpertabelle zur Erfassung der Symptomlokalisation und -qualität [13].

Schmerzlokalisation

Die Schmerzlokalisation ist ein weiterer wichtiger Wegweiser für die Diagnostik und eine darauf beruhende Therapie. Sie lässt sich in vier Gruppen unterscheiden:

- Somatischer Schmerz
- Viszeraler Schmerz
- Neuropathischer Schmerz
- Psychogener Schmerz

Zur Erfassung der Schmerzlokalisation sind Symptomzeichnungen/Körpertabellen hilfreich (► **Abb. 7**). Diese dienen zusätzlich zur Beurteilung der Schmerzqualität, die einen weiteren wichtigen Hinweis auf die Ursache der Symptome geben kann.

Beispiele für Schmerzbeschreibungen und deren Ursachen

Somatische Schmerzen

- Oberflächenschmerz: (schnell und langsam leitende Fasern)
  - stechend
  - schneidend
  - heftig
- Tiefenschmerz
  - dumpf
  - pulsierend
  - pochend
  - lähmend

Viszerale Schmerzen:

- dumpf
- diffus
- schwer zu lokalisieren
- kolikartig
- brennend
- bedrohlich

Neuropathische Schmerzen

- brennende Spontanschmerzen
- anfallsartig einschießende Schmerzattacken
- Kribbeln
- „Ameisenlaufen"
- Stechen, Elektrisieren
- pelziges Gefühl
- taubes Gefühl
- unangenehmer Druck

Psychogener Schmerz:

- erdrückend
- quälend
- unbeeinflussbar
- launisch

Schmerzstärke

Zusätzlich von Bedeutung ist die Erfassung der Schmerzstärke. Sie dient zur zusätzlichen Beurteilung der aktuellen Beschwerden und zur Einschätzung des Behandlungserfolges. Hierzu stehen folgende Selbsteinschätzungsskalen zur Verfügung (► **Abb. 8**):

- Numerische Analogskala (NRS)
- Visuelle Analogskala (VAS)
- Verbale Ratingskala (VRS)
- Smiley-Analogskala (SAS), die vielen Patienten am leichtesten fällt

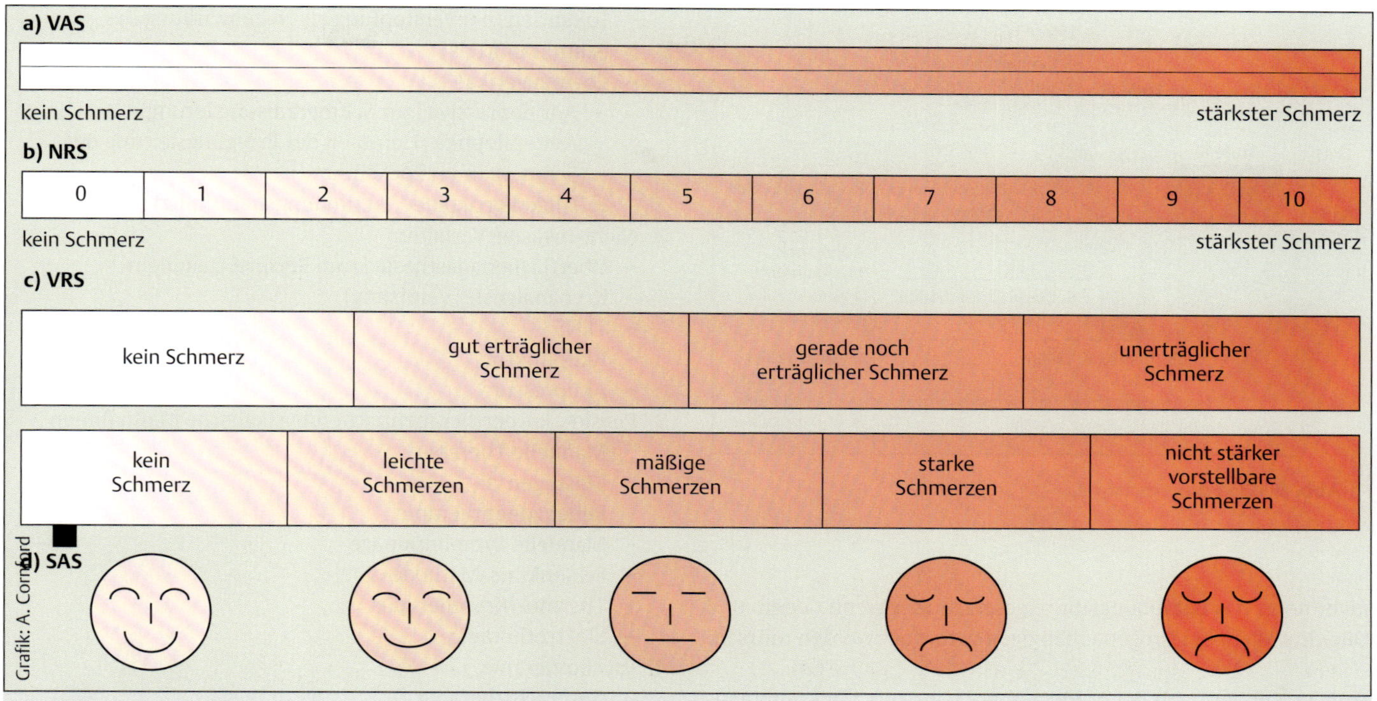

Abb. 8 Verschiedene Selbstratingskalen zur Erfassung der Schmerzstärke.

Schmerztherapie

Angriffspunkte der Medikamente in die Schmerzverarbeitung

Lokal am Entstehungsort:

- Hemmen der Entzündung durch steroidale Antirheumatika (Glukokortikoide) oder nichtsteroidale Antirheumatika
- Beseitigung der schmerzhaften Kontraktion der glatten Muskulatur durch Spasmolytika
- Verringerung der Ischämie-Schmerzen durch Erweiterung der arteriellen Gefäße mit Vasodilatatoren wie Nitrat
- Betäuben der Schmerzrezeptoren am Entstehungsort mit Lokalanästhetika bei der Infiltrationsanästhesie (zum Beispiel Lidocain)

An den weiterleitenden Nervenbahnen:

- Betäuben der peripheren Nerven durch Leitungsanästhesie (zum Beispiel Lidocain)
- Betäuben der zentralen Nervenbahnen auf Rückenmarksebene durch Rückenmarksanästhesie

Im Gehirn

- Hemmung der Weiterleitung der Schmerzimpulse im Thalamus durch Opiatanalgetika
- Beeinflussung der Schmerzverarbeitung an den NMDA-Rezeptoren bei der dissoziativen Analgesie mit Psychopharmaka zur Distanzierung von den Schmerzen; NMDA-Rezeptoren gehören zu den ionotropen Glutamatrezeptoren und werden durch die Bindung des für sie spezifischen Agonisten N-Methyl-D-Aspartat (NMDA) aktiviert.

WHO-Stufenschema

Die Weltgesundheitsorganisation (World Health Organization – WHO) spricht in Bezug auf die medikamentöse Schmerztherapie von einem Stufenschema [17] (► **Abb. 9**), um zu veranschaulichen, dass auf der untersten Stufe mit der Therapie begonnen wird und erst die nächste Stufe beschritten wird, wenn die erste nicht ausreicht, um die Schmerzen zu reduzieren. Die unteren Stufen werden weiterhin als Grundlage zur Kombination mit den Medikamenten der höheren Stufen verwendet. Kombinationen mit Medikamenten der gleichen Stufe werden nicht als therapiefördernd angesehen. Dieses Schema wurde für eine Schmerztherapie bei Krebspatienten entwickelt, wird aber heutzutage bei vielen anderen Schmerzursachen ebenfalls angewendet, zum Beispiel bei neuropathischen oder postoperativen Schmerzen.

Stufe I. Auf der ersten Stufe kommen die Nicht-Opioid-Analgetika zum Einsatz. Welche Nicht-Opioid-Analgetika verwendet werden, hängt von der Stärke der Schmerzen, der Lokalisation und den Ursachen ab und ob sie gleichzeitig entzündungshemmend wirken sollen. Ebenso müssen besonders bei älteren Patienten die Wechselwirkungen mit anderen eingenommenen Medikamenten und die Nieren- und Leberfunktionen berücksichtigt werden, wodurch Anpassungen bei der Dosierung notwendig werden können.

Stufe II. Reichen die Medikamente der ersten Stufe nicht für eine Schmerzbeherrschung aus, kommen Medikamente der zweiten Stufe hinzu. Bei diesen handelt es sich um schwache, niedrigpotente Opioid-Analgetika. Die meisten dieser Medikamente fallen

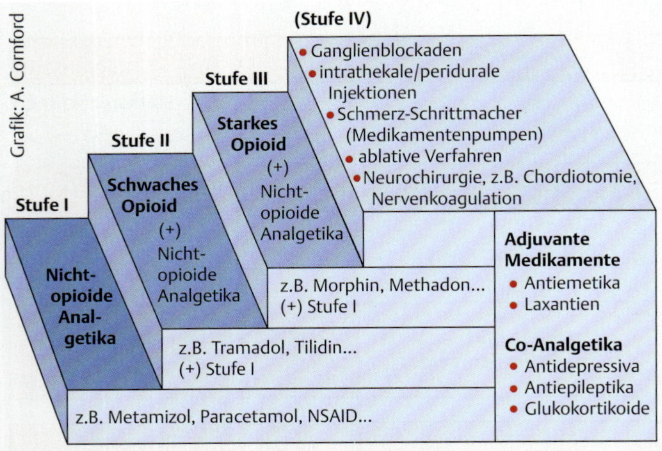

Abb. 9 WHO-Stufenschema.

nicht unter das Betäubungsmittelgesetz, außer wenn Codein und Dihydrocodein bei Drogenabhängigen verordnet werden müssen.

Stufe III. Bei Versagen der Medikamente von Stufe I in Kombination mit Stufe II wird die Kombination mit einem stark wirksamen Opioid verordnet. In Deutschland unterliegen diese Opioide generell dem Betäubungsmittelgesetz und bedürfen besonderer Verordnungen. Wenn Opioide allein zur Schmerztherapie angewendet werden, haben Untersuchungen gezeigt, dass es – anders als von vielen Patienten befürchtet – nur selten zu einer Abhängigkeit kommt. Die Medikamente werden häufig als Retard-Präparate verordnet. Dies gewährleistet einen gleichmäßigen Dosisspiegel über den Tag und führt seltener zu einer Abhängigkeit. Bei Schluckbeschwerden können die Medikamente auch in Tropfenform zugeführt werden. Opioidpflaster kommen bei anhaltendem Erbrechen zum Einsatz. Wie auch bei den Stufen I und II müssen die Patienten über die Wechselwirkungen mit anderen Medikamenten oder auch Alkohol aufgeklärt werden. So kann es durch die Wechselwirkungen zu lebensgefährlichen Atemdepressionen oder Krampfanfällen kommen. Das Bedienen von Maschinen oder Fahrzeugen kann für die Zeit der Einnahme mit Risiken verbunden sein.

Stufe IV. Bei dieser Stufe handelt es sich um weiterführende invasive Behandlungen, zum Beispiel Ganglienblockaden, intrathekale/peridurale Injektionen, Schmerz-Schrittmacher (Medikamentenpumpen), ablative Verfahren (Durchtrennung oder Verödung von Nerven durch Medikamente oder Strahlen). Neurochirurgie wäre die Ultima Ratio, zum Beispiel Chordotomie (Durchtrennung des Tractus spinothalamicus) oder Nervenkoagulation (zum Beispiel des Ganglion Gasseri bei Trigeminusneuralgie).

Adjuvante Therapie. Zusätzlich kommen adjuvante Therapien zum Einsatz, die den Schmerzmitteln zur Seite gestellt werden.

1. Adjuvante Medikamente
   - Antiemetika (bei Erbrechen als Nebenwirkung des Schmerzmittels)
   - Laxantien (bei Verstopfung als Nebenwirkung des Schmerzmittels)
   - Co-Analgetika:
     - Antidepressiva (zur Schmerzdistanzierung)
     - Antiepileptika (Hemmen der Erregungsleitung der Schmerzen im Rückenmark)
     - Glukokortikoide (Entzündungshemmung)
2. Nicht-invasive Verfahren
   - Oberflächenanästhesie (zum Beispiel Quaddeln)
   - Kryoanalgesie (Vereisung)
   - TENS
   - Akupunktur
   - Akupressur
3. Physio-, körpertherapeutische/physikalische Maßnahmen
   - Manuelle Therapie
   - Massagen
   - Reflexzonentherapie
   - Manuelle Lymphdrainage
   - Feldenkrais-Methode
   - Thermo-/Kryotherapie
   - Elektrotherapie
4. Psychotherapie
   - Gesprächstherapie
   - Kognitive Verhaltenstherapie
   - Hypnose
   - Neurofeedback

Generell kann jedes wirksame Medikament auch zu einer unerwünschten Nebenwirkung führen und oft bestehen Kontraindikationen aufgrund von Vor- oder Begleiterkrankungen sowie während der Schwangerschaft und Stillzeit. Tabelle 1 zeigt Medikamente, die oft von Patienten, die in physiotherapeutischer Behandlung sind, genommen werden, im Zusammenhang mit ihren Wirkungen, Nebenwirkungen und Kontraindikationen (► **Tab. 1**).

Der Nozebo-Effekt

Eine negative Einstellung zu einem bestimmten Medikament oder einer Behandlungsmethode kann selbst hochwirksame Medikamente unwirksam machen.

fMRT-Studien zeigen, dass dieser Effekt durch Regionen des Gehirns verursacht wird, die unter anderem mit Angst oder anderen negativen Gefühlen in Zusammenhang gebracht werden [3]. Die Aktivierung dieser Gehirnareale führt dazu, dass sogar Medikamente, die nachweisbar stark wirksame Schmerzmittel sind, nicht mehr schmerzlindernd, sondern manchmal sogar schmerzverstärkend wirken können. Auch langjährige negative Erfahrungen mit wechselnden Schmerzmitteln bei Patienten mit chronischen Schmerzen können einen Nozebo-Effekt provozieren. Ärzte und Therapeuten können den Nozebo-Effekt (wie auch den Plazebo-Effekt) durch die Art der vermittelten Information über die Wirksamkeit des Medikamentes oder der Behandlungsmethode beeinflussen [4]. Es ist also wichtig, die Erwartungshaltung des Patienten in Bezug auf das Medikament oder die Behandlungsmethode gezielt positiv zu beeinflussen [10].

Eine besondere Rolle spielen hier die Physiotherapeuten, da sie oft einen zeitlich viel intensiveren und persönlicheren Kontakt zu den Patienten aufbauen können als die behandelnden Ärzte. Besonders bei langjährigen Patienten kommen Fragen nach Medikamenten, ob nun ärztlich verordnet oder selbstständig gekauft, sowie nach deren Nebenwirkungen häufig im physiotherapeutischen Setting vor. Auch wenn Physiotherapeuten keine Medikamentenberatung oder -empfehlung abgeben dürfen, ist den Patienten die Einstellung der Physiotherapeuten zu diesen Medikamenten aufgrund des bestehenden Vertrauensverhältnisses besonders wichtig. Physiotherapeuten sollten sich also mit Bedacht und Fachwissen äußern, denn diese Äußerungen über ihre persönlichen Erfahrungen können auch negative Auswirkungen auf die Wirksamkeit der Arzneimittel des Patienten haben.

:: Unbedachte kritische Äußerungen von Physiotherapeuten oder Ärzten vor dem Patienten bezüglich der Einnahme von Medikamenten können negative Auswirkungen auf die Wirksamkeit der Arzneimittel des Patienten haben.

Der Plazebo-Effekt

In vielen Studien wurde der Plazebo-Effekt immer wieder belegt [5, 8, 9]. Auch hierbei spielt die Erwartungshaltung des Patienten bezüglich des heilenden Effektes der Medikamente oder der Behandlungsmethode eine große Rolle. Die besten Ergebnisse ließen sich erzielen, wenn Patienten am Anfang der Studie ein stark schmerzstillendes Medikament erhielten, das im zweiten Teil der Studie dann durch ein optisch identisches Plazebo ersetzt wurde [16]. Der Plazebo-Effekt funktioniert sogar so gut, dass Schmerzforscher, die an neuen, wirksameren Schmerzmitteln arbeiten, mit dem Problem konfrontiert sind, dass diese in den Studien kaum oder gar nicht besser abschneiden als die Kontrollgruppe mit Plazebos. Können Plazebos also medizinisch eingesetzt werden? Dies wird immer wieder diskutiert, ist jedoch nicht unproblematisch: Die berichteten Plazebo-Effekte stammen aus Studien, in denen der Proband davon ausgeht, zumindest mit einer gewissen Wahrscheinlichkeit ein tatsächlich wirksames Medikament zu erhalten. Die besten Ergebnisse findet man bei den Studien mit einem Doppeltblind-Design, bei denen auch der verabreichende Arzt nicht weiß, ob der Patient ein Plazebo oder den Wirkstoff erhält. In der Praxis würde der Arzt jedoch wissen, wenn er seinem

Tab. 1 Beispiele für Medikamente mit ihren Wirkungen, Nebenwirkungen und Kontraindikationen.

Medikamente	Wirkungen	Nebenwirkungen	Kontraindikationen
NSAR (ASS, Ibuprofen, Diclofenac)	schmerzstillend, fiebersenkend	Gastritis, Magen-Darm Geschwüre, Nierenschäden, asthmaauslösend	ältere Patienten mit Magen-Darm Beschwerden
Coxibe (Celecoxib)	schmerzstillend, fiebersenkend	steigern Herzinfarktrisiko	Herz-Kreislauferkrankungen
Anilinderivate (Paracetamol)	schwach schmerzstillend, fiebersenkend	Leberschäden, Nierenschäden	Leber- oder Nierenerkrankungen
Pyrazolderivate (Metamizol)	stark schmerzstillend, fiebersenkend, spasmolytisch	Agranulozytose (vollständiger bzw. nahezu vollständiger Mangel an Granulozyten im Blut)	Schwangerschaft und Stillzeit
Opiate (Morphin)	schmerzstillend, antitussiv (hustenstillend)	Verstopfung, Halluzinationen, Blutdruckabfall	obstruktive Lungenerkrankungen, paralytischer Ileus, Myasthenia gravis, Leber- oder Nierenerkrankungen
Trizyklische Antidepressiva (Amitriptylin)	depressionslösend, stimmungsaufhellend, schmerzlindernd	Gewichtszunahme, Verstopfung, Herz-Kreislauf-Probleme	Glaukom, Zustand nach Herzinfarkt, schwere Leber- oder Nierenerkrankungen
Neuroleptika (Haloperidol)	antipsychotisch, verstärken die Wirkung der Opioide, antiemetisch (unterdrücken Übelkeit/Brechreiz)	Bewegungsstörungen, trockener Mund, Verstopfung, Herzrhythmusstörungen	Herzerkrankungen
Antiepileptika (Gabapentin)	unterbrechen die Schmerzweiterleitung	Müdigkeit, Schwindel, Doppelbilder, Gewichtszunahme	schwere Leber- oder Nierenerkrankungen
Kortikosteroide	entzündungshemmend, reduzieren Schwellungen	Magengeschwüre	Magen-Darm Erkrankungen
Bisphosphonate	hemmen Osteoklasten, verringern Knochenschmerzen	vereinzelt Knochennekrosen	Schwangerschaft und Stillzeit
Flupirtin	schmerzstillend, muskelrelaxierend	Müdigkeit, trockener Mund, Konzentrationsstörung	Lebererkrankungen

Patient ein Plazebo-Präparat verschreibt. Somit wäre ein Teil des Effektes schon verloren. Die Wirksamkeit würde weiter sinken, wenn der Patient aus ethischen Gründen darüber aufgeklärt werden müsste, dass es sich um ein Plazebo-Präparat handelt.

FAZIT

Bei den vielen verfügbaren Medikamenten und Behandlungsmethoden, ist es nicht immer leicht, den effektivsten Behandlungsplan zu erstellen. Wichtige Grundlagen für die Entscheidungsfindung bieten Behandlungsleitlinien für die verschiedenen Erkrankungen [1] und das WHO-Stufenschema. Eine kompetente und fachübergreifende Diagnostik spart Zeit und Geld und bildet eine entscheidende Grundlage für die erfolgreiche Therapie.

Danksagung
Herzlichen Dank an Kerstin Lüdtke für ihre Unterstützung beim Verfassen des Artikels.

AUTORIN

Daniela Laube

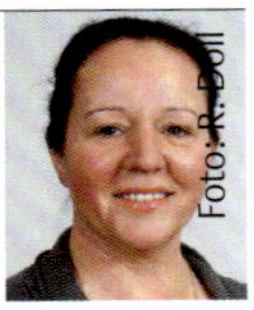

BIBLIOGRAFIE

DOI 10.1055/s-0042-112275
manuelletherapie 2016; 20: 164–171

Stuttgart · New York · ISSN 1433-2671

Literatur

1. AWMF Arbeitsgemeinschaft der Wissenschaftlichen Medizinischen Fachgesellschaften e. V. Im Internet: http://www.awmf.org/die-awmf.html Stand: 03.06.2016
2. Bekrater-Bodmann R, Chung BY, Richter I et al. Deficits in pain perception in borderline personality disorder: results from the thermal grill illusion. Pain 2015; 156: 2084–2092
3. Benedetti F, Lanotte M, Lopiano L et al. When words are painful: unraveling the mechanisms of the nocebo effect. Neuroscience 2007a; 147: 260–71
4. Benedetti F, Lanotte M, Lopiano L et al. When words are painful: unraveling the mechanisms of the nocebo effect. Neuroscience 2007b; 147: 260–71
5. Craggs JG, Price DD, Perlstein WM et al. The dynamic mechanisms of placebo induced analgesia: Evidence of sustained and transient regional involvement. Pain 2008; 139: 660–9
6. Deutsche Schmerzgesellschaft e. V. Im Internet: http://www.dgss.org/schmerzfragebogen/ Stand: 03.06.2016
7. Diatchenko L, Nackley AG, Tchivileva IE et al. Genetic architecture of human pain perception. Trends in genetics: TIG 2007; 23: 605–613
8. Eippert F, Bingel U, Schoell ED et al. Activation of the opioidergic descending pain control system underlies placebo analgesia. Neuron 2009; 63: 533–43
9. Ernst E, Resch KL. Concept of true and perceived placebo effects. BMJ 1995; 311: 551–3
10. Faasse K, Petrie KJ. The nocebo effect: patient expectations and medication side effects. Postgrad Med J 2013; 89: 540–6
11. IASP International Association for the Study of Pain. Im Internet: http://www.iasp-pain.org/Taxonomy Stand: 03.06.2016
12. Kiss I, Muller H, Abel M. The McGill Pain Questionnaire--German version. A study on cancer pain. Pain 1987; 29: 195–207
13. Lüdtke K, Hrsg. Screening in der Physiotherapie: Das Flaggen-System – Warnsignale erkennen. 1. Aufl. Stuttgart: Thieme; 2015
14. Tal A. Schmerzen evaluieren. physiopraxis 2012; 6: 38–39
15. Vaupel P, Schaible HG, Mutschler E. Anatomie, Physiologie, Pathophysiologie des Menschen. 6. Aufl. Stuttgart: Wissenschaftliche Verlagsgesellschaft; 2007
16. Wiech K, Ploner M, Tracey I. Neurocognitive aspects of pain perception. Trends in Cognitive Sciences 2008;12: 306–313
17. World Health Organization. Im Internet: http://www.who.int/cancer/palliative/painladder/en/ Stand: 03.06.2016
18. Xu MY, Sun MZ, Yang LZ et al. Simultaneous electric activities of pain-excitation and pain-inhibition neurons in nucleus parafascicularis of thalamus in rats during acute morphine tolerance. Zhongguo Yao Li Xue Bao = Acta Pharmacologica Sinica 1990; 11: 200–203

Nebenwirkungen von Medikamenten an Muskel, Gelenk und Nerv – Drei Fallberichte

Schwäche in den Oberschenkeln, Hüftschmerzen, Sensibilitätsstörungen. Drei Fallbeispiele zeigen die Komplexität der Nebenwirkungsproblematik neuromuskuloskeletaler Beschwerden. Erst der Weg über mehrere Arbeitshypothesen bringt die wahre Ursache der Beschwerden zum Vorschein – ein Medikament. Vor allem wenn der Behandlungsverlauf nicht einem erwarteten Muster entspricht, sollten Manualtherapeuten sich die Arzneimittel der Patienten genauer ansehen.

Manualtherapeuten sind spezialisiert auf neuromuskuloskeletale Befunderhebungen und Behandlungen. Die Kenntnis der Medikation des Patienten ist dabei unabdingbar für das Clinical Reasoning unter Einbezug der ICF-Kontextfaktoren. Der ärztliche Unterricht, der in der Weiterbildung Manuelle Therapie vorgeschrieben ist, zielt auch auf den Erwerb von Kenntnissen über Medikamente und ihrer Relevanz im manualtherapeutischen Setting [9]. Der Therapeut wird bei der Erhebung der Medikamentenanamnese mit Arzneimitteln konfrontiert, die für das neuromuskuloskeletale Problem des Patienten vom Arzt verordnet, vom Patienten selbst gekauft oder aus dem von allen Familienmitgliedern gespeisten häuslichen Bestand genommen wurden. Er sollte die Medikamente des Patienten auch als Ursache für dessen aktuelles neuromuskuloskeletales Problem in Erwägung ziehen, insbesondere dann, wenn das Problem nicht einem erwarteten Muster entspricht oder einen protrahierten Verlauf zeigt. Informationen zu Nebenwirkungen stehen in der Gebrauchsinformation (= Beipackzettel) oder in der im Internet zu findenden wissenschaftlichen Fachinformation. Nebenwirkungen und deren Häufigkeit sind seit 1995 auch in der Nebenwirkungsdatenbank des Bundesinstitutes für Arzneimittel und Medizinprodukte (BfArM) [4] und seit 2007 in der Datenbank „sanego“ [13] zu finden. Die Relevanz neuromuskuloskeletaler Nebenwirkungen zeigt sich allein schon am Beispiel der zur Cholesterinsenkung eingesetzten Statine (► **Tab. 1**). Fast fünf Millionen Menschen werden in Deutschland damit behandelt. Fünf bis zehn Prozent dieser Patienten bekommen Muskelbeschwerden [12].

Ergibt sich aus der Vorgeschichte oder aus dem Behandlungsverlauf der Verdacht auf medikamentenbedingte Beschwerden des Bewegungsapparates, informiert der Therapeut idealerweise den Arzt, mit dem er entsprechend der Heilmittelrichtlinie eng zusammenarbeitet [8].

Drei Fallbeispiele zeigen die Komplexität der Nebenwirkungsproblematik neuromuskuloskeletaler Beschwerden, die erst über mehrere Änderungen der Arbeitshypothesen auf ein Medikament zurückgeführt werden konnten.

Fall 1: Myalgien

Die 80-jährige Frau K. klagt über Schwäche und Schmerzen in beiden Oberschenkeln. Sie bezeichnet die Beschwerden als Muskelkatergefühl oder auch Ermüdungsschmerz, der besonders beim Bergaufgehen oder Treppensteigen auftritt und ihre Gehstrecke einschränkt (► **Abb. 1**). In ihrer Wohnsiedlung gibt es nur noch ein Ladengeschäft, das sie selbstständig erreichen kann, eine kleine Metzgerei. Diese ist einhundert Meter von ihrem Wohnhaus entfernt. Wenn sie ihre Schmerzen hat, kann sie die teilweise ansteigende Strecke nicht

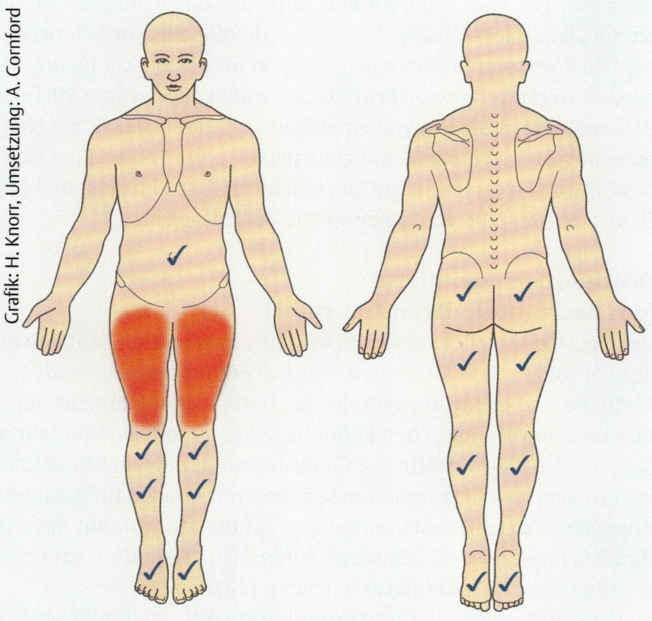

Abb. 1 Bodychart Frau K.

mehr bewältigen. Das Problem wird noch dadurch verschärft, dass neben der Metzgerei die von ihr gern aufgesuchte Friseurin arbeitet.

Erste Arbeitshypothese (des Hausarztes)

Frau K. hat eine koronare Herzkrankheit. Vor sechs Jahren erhielt sie einen aortokoronaren Venenbypass und eine künstliche Aortenklappe aufgrund einer Aortenstenose. Ihre kardiovaskulären Risikofaktoren sind Hypercholesterinämie und arterieller Hypertonus. Wenn die Herzkranzgefäße arteriosklerotisch verengt sind, könnten auch die Becken-Bein-Arterien betroffen sein. Leidet Frau K. an einer peripheren arteriellen Verschlusskrankheit mit einer dafür typischen Claudicatio intermittens? Zwingt sie also ein Ischämieschmerz der Oberschenkelmuskulatur zum Anhalten? Diese Fragestellung wird von ihrem Kardiologen bearbeitet, den sie jährlich zur echokardiographischen Kontrolle ihres biologischen Aortenklappenersatzes kontaktiert. Im Belastungs-EKG erreicht sie maximal 50 Watt, der Abbruch erfolgt wegen Beinschmerzen. Da jedoch der Knöchel-Arm-Index, der Quotient aus dem systolischen Blutdruck von Unterschenkel und Oberarm, mit 1,1 in der Norm ist, liegt kein Hinweis für eine periphere arterielle Verschlusskrankheit als Ursache für die Oberschenkelbeschwerden vor.

Zweite Arbeitshypothese (des Neurologen)

Frau K. wird nun zum Neurologen überwiesen. Dessen klinischer Untersuchungsbefund ist unauffällig, insbesondere liegen keine Paresen vor. Das EMG zeigt keine myopathischen Potentiale, auch liegt keine für viele Muskelerkrankungen typische Kreatinkinase-Erhöhung vor. Aus früherer Bildgebung war bekannt, dass Frau K. degenerative Veränderungen der Wirbelsäule aufweist. So litt sie auch immer wieder unter Lumbalgien und zervikogenen Kopfschmerzen. Engen zum Beispiel spondylotische Randzacken oder spondylarthrotische Auftreibungen den lumbalen Spinalkanal oder die Intervertebralforamina ein? Hat Frau K. die für eine lumbale Spinalkanalstenose typische Claudicatio spinalis? Sind also radikulopathische Schmerzen der L3/L4-versorgten Oberschenkelregion für die Einschränkung ihrer Gehstrecke verantwortlich? Das daraufhin angefertigte MRT der LWS zeigt einen normal weiten Spinalkanal und nur diskrete Foramenеinengungen ohne Bedrängung nervaler Strukturen. Eine Claudicatio spinalis ist damit unwahrscheinlich. Das klinische Bild mit Schmerzen beim Bergaufgehen spricht auch dagegen.

Dritte Arbeitshypothese (des neuromuskulären Zentrums)

Der Neurologe stellt Frau K. nun im neuromuskulären Zentrum einer neurologischen Klinik in der 25 km entfernten Großstadt vor. Klinische und elektromyographische Untersuchung ergeben auch hier keinen pathologischen Befund. Frau K. nimmt seit vier Jahren täglich 20 mg Simvastatin zur Cholesterinsenkung ein. Diese Cholesterinsynthese-Enzymhemmer haben mit einer Häufigkeit von über zehn Prozent Nebenwirkungen auf die Muskulatur, die sich durch Schmerzen und Schwäche äußern [6]. Besonders häufig ist die Oberschenkelmuskulatur betroffen [12].

Hat Frau K. solche Statin-assoziierten Muskelsymptome (SAMS)? Das neuromuskuläre Zentrum empfiehlt einen Auslassversuch des Statins. Bevor der Hausarzt sich zu einem solch einfachen Vorgehen entschließen kann, lässt er zuerst eine MR-Angiographie der Aorta abdominalis und Becken-Bein-Arterien anfertigen, die jedoch keinen Nachweis auf signifikante Gefäßstenosen zeigt. Eine Woche nach Absetzen des Simvastatins ist Frau K. beschwerdefrei, ohne Oberschenkelschmerzen, und wieder fähig, ihre alltagsrelevanten Gehstrecken zu bewältigen.

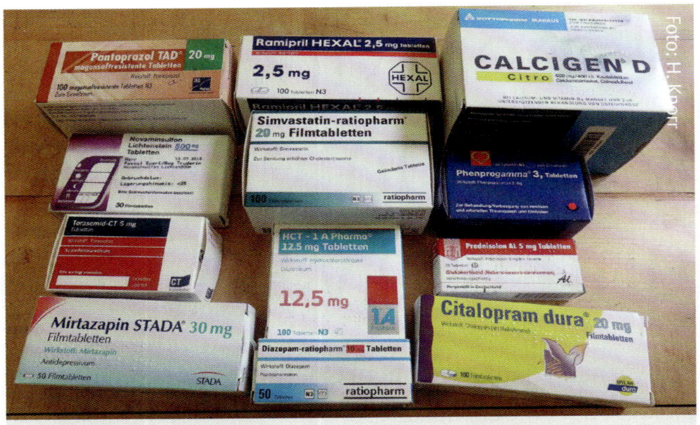

Abb. 2 Medikamente von Frau K., die sie täglich einnimmt. Außer Simvastatin können acht weitere Medikamente von Frau K. muskuläre Nebenwirkungen verursachen (► **Tab. 2** siehe Zusatzmaterial online).

Fazit von Fall 1 – Myalgien durch Cholesterinsenker Simvastatin

Simvastatin ist das Medikament mit der höchsten Prävalenz von muskulären Nebenwirkungen nicht nur unter den Statinen, sondern unter allen gängigen Medikamenten. In der Nebenwirkungsdatenbank des BfArM werden Myalgie 511-mal, Myopathie/Myositis 125-mal, Rhabdomyolyse 330-mal und Muskelschwäche 79-mal, in der Nebenwirkungsdatenbank von sanego werden Muskelschmerzen 152-mal und Muskelschwäche 9-mal genannt. Diese Werte liegen zehn bis 50-mal höher als bei der ebenfalls als häufig eingestuften Kortison-Myopathie. Trotzdem wurde von ärztlicher Seite erst nach zwei Jahren ein Auslassversuch unternommen. Grund dafür könnte sein, dass das Markerenzym für Muskelerkrankungen, die Kreatinkinase (CK), in der Norm war.

Simvastatin kann Statin-assoziierte Muskelsymptome in drei Schweregraden verursachen [6]:

1. Myalgie: Schwäche und Schmerzen ohne CK-Erhöhung
2. Myopathie: Schwäche und Schmerzen mit CK-Erhöhung
3. Rhabdomyolyse: Schwäche und Schmerzen mit Muskelschaden und CK-Erhöhung über das Zehnfache der oberen Norm

Frau K. hatte den niedrigsten Schweregrad. Nach vier Wochen wurde das mit weniger Nebenwirkungen behaftete Pravastatin in geringerer Dosis angesetzt. Muskelsymptome traten nicht wieder auf.

Fall 2: Arthritis

Der 60-jährige Herr K. wird von seiner Zahnärztin zum Kieferchirurgen überwiesen, der eine chirurgische Wurzelspitzenresektion am ersten oberen Backenzahn links durchführen soll. Der Wurzelkanal war schon vor sechs Jahren wegen rezidivierender

Tab. 1 Häufigkeit von Statin-Verordnungen in Deutschland, Schwabe und Paffrath 2015 [14].

Verordnungen von Statinen 2014	Verordnete Tagesdosen (DDD) in Mio.	Verordnungsanteil an Statinen
Simvastatin	1353	75 %
Atorvastatin	324	18 %
Pravastatin	76	4 %
Fluvastatin	45	2,5 %

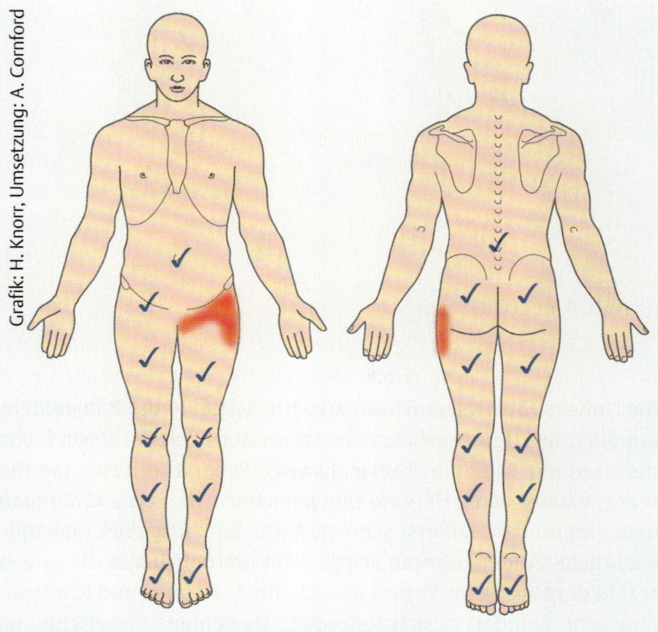

Abb. 3 Bodychart Herr K.

Zahnschmerzen bei Parodontose von der Zahnärztin nach mechanischer Zerstörung und Entfernung des Zahnmarks und damit des Zahnnervs mit einer Füllung langstreckig verschlossen worden. Nun hat sich oberhalb des Zahnes ein eitriger Herd um die Wurzelspitze gebildet. Zur Prophylaxe der intraoperativen Infektionsausdehnung und hämatogenen Streuung wird schon vor der Behandlung mit der Antibiose begonnen. Herr K. erhält Clindamycin, ein Lincosamid, 3-mal 600 mg täglich für sieben Tage, erstmalig morgens vor dem Eingriff. Während der Operation stellt sich heraus, dass aufgrund der Ausdehnung des entzündlichen Areals der Zahn gezogen werden muss. Bei der Zahnextraktion entsteht ein kleines Loch zur benachbarten Kieferhöhle. Diese enthält polypenartige mukoide Vegetationen, die in der präoperativen Bildgebung deutlich sichtbar sind. Der Kieferchirurg entfernt dieses Gewächs durch die kleine Öffnung gleich mit. Schon zehn Jahre zuvor sind bei Herrn K. über einen transnasalen Zugang vom HNO-Arzt Polypen aus derselben Kieferhöhle extrahiert worden, die immer wieder Infekte der oberen Luftwege verursacht hatten.

Herr K. ist von dem unerwartet großen Eingriff, der unter lokaler Betäubung erfolgt, erschöpft. Am Wochenende, das auf den OP-Tag folgt, kann er sich ausruhen. Danach nimmt er seine Arbeit als praktischer Arzt wieder auf. In der Nacht des dritten postoperativen Tages wacht er um drei Uhr morgens mit dumpfen linksseitigen Hüftschmerzen (NRS 8/10) auf (▶ **Abb. 3**). Nur mit einer Entlastungslagerung in leichter Hüftflexion kann er nach einer Stunde wieder einschlafen. Tagsüber ist der Schmerz zwar fast weg (NRS 2/10), Herr K. weist jedoch ein leicht hinkendes Gangbild auf. Eine Morgensteifigkeit besteht nicht.

Erste Arbeitshypothese

Da er ja am Wochenende ausgeruht hat, fällt Überlastung als mögliche Schmerzursache für ihn aus. Er hatte in letzter Zeit immer mal wieder Hüftschmerzen rechts (bei geringer Koxarthrose) oder Knieschmerzen links (bei ausgeprägter Gonarthrose) nach dem Joggen, das er zweimal wöchentlich ausübt. Eine aktivierte Koxarthrose links als Ursache seiner Beschwerden kommt daher für ihn nicht in Frage, da er noch nie in der linken Hüfte Beschwerden hatte. In der nächsten Nacht wacht er mit denselben Schmerzen, wieder um drei Uhr, auf.

Zweite Arbeitshypothese

Bewegungseinschränkung des linken Hüftgelenks (Innenrotation, Extension, Abduktion) und Leistendruckschmerz weisen auf eine Arthritis hin. Herr K. hat seit 35 Jahren eine schwach ausgeprägte Psoriasis. Nur einmal, vor drei Jahren, kam es zu einer Arthritis des distalen Interphalangealgelenkes des linken Mittelfingers. Diese deutete er damals als Psoriasis-Arthritis und verzichtete auf weitere Diagnostik. Unter 2-mal 50 mg Diclofenac war er damals nach drei Tagen wieder beschwerdefrei. Sollten seine jetzigen Koxalgien auch von der Psoriasis kommen? Er erkundigt sich im Internet und googelt noch in der Nacht. Seine Recherche ergibt: Koxarthritis wäre für Psoriasis eher ungewöhnlich [11].

Dritte Arbeitshypothese

Beim Grübeln über die Ursache seiner Beschwerden fällt sein Blick auf die Clindamycin-Tablettenschachtel, die auf dem Tisch liegt. Könnten seine Hüftschmerzen vom Antibiotikum verursacht sein? Im Beipackzettel steht als „sehr seltene" (< 1/10000) Nebenwirkung „Polyarthritis". Andere Medikamente nimmt er nicht. Am nächsten Tag geht er zu einem befreundeten Orthopäden. Das Hüft-Ultraschallbild zeigt einen Erguss, die Entzündungswerte sind gering erhöht: C-reaktives Protein 8 mg/l (Norm < 5 mg/l), BSG 27 mm (Norm < 20 mm), Harnsäure normal und Rheumafaktor negativ.

Die Diagnose ist also eine Clindamycin-bedingte Koxarthritis links. Clindamycin wird abgesetzt, dafür eine Kombination aus dem β-Lactam-Antibiotikum Amoxicillin, einem Aminopenicillin, und Clavulansäure, einem ß-Lactamasehemmer, verordnet. Erneut wacht Herr K. nachts um drei Uhr wieder auf, dieses Mal hat er jedoch nur ein dumpfes Druckgefühl in der linken Hüfte

(NRS 1/10) ohne Bewegungseinschränkung. Er schläft weiter und ist ohne weitere Maßnahmen in der Folgezeit beschwerdefrei.

Fazit von Fall 2 – Arthritis unter zahnärztlicher Antibiose mit Clindamycin

Eine Monarthritis ist eine sehr seltene Nebenwirkung von Clindamycin [1]. In der Nebenwirkungsdatenbank des BfArM werden Arthralgie 9-mal, Arthritis 11-mal (Monarthritis einmal) und Gelenkerguss/-schwellung 12-mal, in der Nebenwirkungsdatenbank von sanego werden Gelenkschmerzen 10-mal und Gelenkentzündung einmal genannt. Auch was selten ist, muss in Betracht gezogen werden. Zumal Clindamycin das von Zahnärzten in Deutschland mit Abstand am häufigsten verordnete Antibiotikum ist [10]. Dabei gilt es wegen seinem ungünstigen Nebenwirkungsprofil in allen Leitlinien hinter Amoxicillin nur als Reserveantibiotikum [2].

Fall 3: Polyneuropathie

Der 68-jährige Herr S. hat seit über zehn Jahren einen Tremor der Hände. Das Zittern ist teilweise so stark, dass er keinen handgeschriebenen Brief mehr verfassen kann. Die Tremorfrequenz beträgt circa 6 Hz. Der Tremor tritt nur bei einhändigen Aktionen auf. Als passionierter Golfspieler ist er froh, dass sein beidhändig ausgeübter Golfsport damit nicht beeinträchtigt wird.

Erste Arbeitshypothese

Als Professor der Medizin war er viele Jahre in einem physiologischen Institut tätig. So kennt er sich gut mit dem sympathischen Nervensystem aus und weiß, dass manche Tremorarten gut durch β-Blocker beeinflussbar sind. Mit einem solchen Sympathikus-Antagonisten, mit Propranolol, konnte er seinen Tremor deutlich bessern. Da er bei sich keine Tremor verursachende neurologische Erkrankung erkennen konnte, ging er von einem essenziellen Tremor aus. Der essenzielle Tremor ist eine Form des Tremors, die ohne erkennbare neurologische Grunderkrankung auftritt. In letzter Zeit bemerkt Herr S. zusätzlich, dass er in der Straßenbahn während der Fahrt nicht mehr sicher gehen kann. Auch beim schnelleren Gehen fühlt er sich nicht mehr sicher und hat daher Mühe, die Straßenbahn an der Haltestelle rechtzeitig zu verlassen. Außerdem stolpert er häufiger. Bekannte sprechen ihn auf sein wackeliges Gangbild an.

Zweite Arbeitshypothese

Er sucht nun eine Neurologin auf. Aufgrund der koordinativen Gehstörung, des Tremors und des beim Gehen etwas nach vorn gebeugten Oberkörpers vermutet sie ein Parkinson-Syndrom. Sie veranlasst eine Single-Photon-Emissionscomputertomographie (SPECT) der Basalganglien. Eine pathologische Dopaminspeicherung bestätigt ihre Vermutung. Eineinhalb Jahre lang bekommt Herr S. dopaminhaltige Medikamente und verschiedene Dopaminagonisten. Seine Symptome bessern sich nicht. Im Gegenteil: Neue Symptome kommen hinzu. Herr S. bemerkt nun zusätzlich eine zunehmende Sensibilitätsstörung in beiden Fußsohlen, die schließlich strumpfförmig bis zu den Knien reicht (▶ **Abb. 4**). Er spürt Berührungen abgeschwächt, Kältereize sind schmerzhaft.

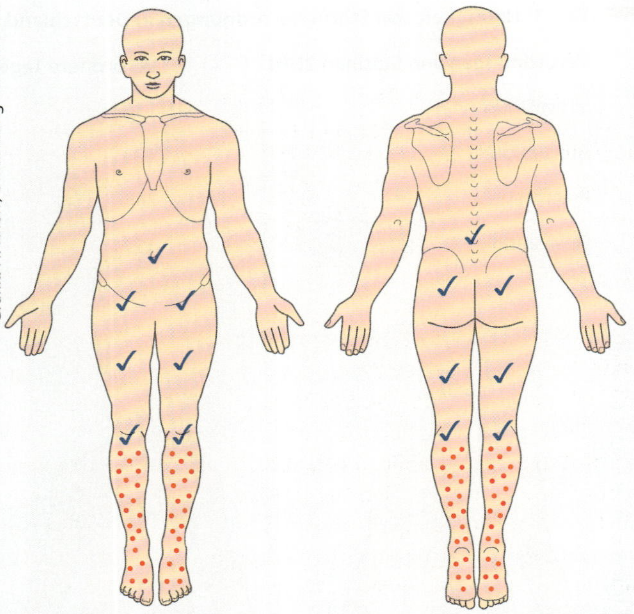
Grafik: H. Knorr, Umsetzung: A. Cornford

Abb. 4 Bodychart Herr S.

Als Universitätsprofessor war sein Spezialgebiet die Balneologie. Ein wichtiger Teil seines Lebens ist immer noch der Besuch von Kurorten mit Baden im Thermalwasser. Schon thermisch indifferentes Wasser von 34 °C wird nun jedoch von ihm als schmerzhaft heiß empfunden. Äußerst schmerzhafte, blitzartig einschießende nächtliche Wadenkrämpfe bringen ihn um den Schlaf. Da er vier Mal in der Woche ins Fitnessstudio zum Ausdauer- und Krafttraining geht, wundert er sich außerdem über einen Muskelschwund an den Beinen.

Dritte Arbeitshypothese

Da kommt ihm der Zufall zu Hilfe. Schon seit seiner Assistenzarzt-Zeit litt er an Vorhofflimmern. Er hatte damals verschiedene Medikamente ausprobiert. Nur eines, das Antiarrhythmikum Flecainid, hat ihm geholfen. Hatte er Flecainid einmal probehalber weggelassen, hatte er prompt wieder Vorhofflimmern. Schon eine Reduktion seiner üblichen Tagesdosis von 3-mal 100 mg auf 2-mal 100 mg bewirkte Vorhofflimmern. Bei einer kardiologischen Routinekontrolle fällt nun im EKG ein bisher nicht bekannter kompletter Rechtsschenkelblock auf. Da der Kardiologe eine Herzerkrankung als Ursache der Reizleitungsstörung ausgeschlossen hat, gerät sein langjähriges Medikament Flecainid in Verdacht. Der Kardiologe rät zum Absetzen, zumal Flecainid schon seit über 20 Jahren wegen kardialer Todesfälle und schwerer Schädigungen anderer Organe nur noch als Reserve-Antiarrhythmikum gilt [3]. Auch weist er ihn auf die nervenschädigende Wirkung des Medikaments hin.

Hat Herr S. eine Polyneuropathie durch jahrzehntelange Einnahme von Flecainid in maximaler Tagesdosis entwickelt?

Herr S. lässt eine Katheterablation durchführen, bei der durch Hochfrequenzstrom Herzmuskelgewebe im linken Vorhof verödet wird, das für das Vorhofflimmern verantwortlich ist. Der Eingriff ist erfolgreich, Herr S. kann das Flecainid absetzen. Innerhalb eines Jahres bessern sich Tremor und die schmerzhaften Krämpfe, nicht jedoch die Sensibilitätsstörungen. Der deshalb aufgesuchte Chefarzt einer neurologischen Klinik bestätigt die Diagnose Polyneuropathie klinisch (Fehlen des Achillessehnenreflexes, Hypästhesie in der Sensibilitätsprüfung, Minderung der Tiefensensibilität) und elektroneurographisch (Minderung der Nervenleitgeschwindigkeit). Über die weitere Prognose macht er keine Aussage.

Fazit von Fall 3 – Polyneuropathie nach langjähriger medikamentöser Herzfrequenzregulierung mit Flecainid

Ein seit Jahrzehnten benutztes Medikament führte bei Herrn S. zur Schädigung peripherer Nerven. Die Neuropathie ist als Nebenwirkung bei Flecainid verzeichnet. In der Nebenwirkungsdatenbank des BfArM werden Neuropathie 3-mal, Hypo-/Parästhesie 8-mal und Dyskinesie/Ataxie 4-mal, in der von sanego Taubheitsgefühl und Kraftlosigkeit je einmal genannt. Trotzdem hat es seit Beginn der neurologischen Symptome wie Geh- und Sensibilitätsstörungen drei Jahre gedauert, bis das Medikament abgesetzt wurde. In den drei Jahren danach waren die Beschwerden nur teilweise reversibel.

Wenn nicht mal der sehr belesene, betroffene Medizinprofessor die Möglichkeit einer unerwünschten Arzneimittelwirkung als Auslöser seiner Symptomatik in Betracht zieht, wie sollen dann Physiotherapeuten, die er wegen seiner Beschwerden vielleicht kontaktiert, zu dieser Hypothese gelangen? ***Es wäre eigentlich ganz einfach:*** Medikamente erfragen (Flecainid war sein einziges Dauermedikament), den Beipackzettel des Medikaments Flecainid lesen, unter Nebenwirkungen die Symptome des Patienten finden: „Prickeln der Haut, Koordinationsprobleme, Schwierigkeiten bei Bewegungen, vermindertes Berührungsgefühl, Zittern, nervöse Störungen in Armen und Beinen, Krämpfe“ und den behandelten Arzt kontaktieren, um mit ihm Rücksprache zu halten. In der wissenschaftlichen Fachinformation von Flecainid finden sich im Nebenwirkungsteil die entsprechenden medizinischen Begriffe: „Erkrankungen des Nervensystems: Parästhesien, Ataxie, Hypästhesien, Tremor, periphere Neuropathie, Krämpfe, Dyskinesie“.

Diskussion

Nebenwirkungen sind definiert als „schädliche und unbeabsichtigte Reaktionen auf ein Arzneimittel“ [5]. Solche „unerwünschte Arzneimittelwirkungen (UAW)“ [4] treten in unterschiedlicher Häufigkeit auf.

Die Häufigkeit der unerwünschten Arzneimittelwirkungen ist unter anderem abhängig von:

- Pharmakodynamik und -kinetik,
- Dosierung,
- therapeutischer Breite (Dosisabstand zwischen Wirkung und Nebenwirkung),
- Arzneimittelinteraktionen des Medikaments und
- Patientenparametern wie:
  - Compliance (Einnahme des Medikaments wie vorgeschrieben?),
  - Funktion der Medikamenten-eliminierenden Organe (Leberinsuffizienz? Niereninsuffizienz?),
  - genetischer Ausstattung (Aktivität abbauender Enzyme? Anzahl wirkungsauslösender Rezeptoren? Aktivität ausscheidender Membrantransportsysteme?) oder
  - Reaktion des Immunsystems (Allergie? Auslösung von Autoimmunreaktionen?).

:: Bei unklaren Symptomen des neuromuskuloskeletalen Systems sollte immer auch frühzeitig an eine unerwünschte Arzneimittelwirkung gedacht werden.

Das Thema Nebenwirkungen wird, wie in den Fällen dargestellt, noch komplexer dadurch, dass Medikamente häufig verabreicht werden, obwohl sie wegen Häufigkeit oder Schwere der Nebenwirkungen nur als Reservemittel vorgesehen sind. Die Nebenwirkungssymptome sind oft auch typische Zeichen von Krankheiten, die Therapeuten und Ärzte als klinische Muster abgespeichert haben. Es kann dadurch zu protrahierten Verläufen über mehrere Jahre kommen wie in Fall 1 und 3.

Tabelle 2 soll das Clinical Reasoning unterstützen (siehe Zusatzmaterial online). Sie enthält zum einen die am häufigsten verordneten und gekauften Medikamente, die neuromuskuloskeletale Nebenwirkungen verursachen. Zum anderen sind in der Tabelle Medikamente gelistet, die in der medizinischen Fachliteratur mit typischen neuromuskuloskeletalen Nebenwirkungen beschrieben sind. Es ist dabei zu beachten, dass in der medizinischen Fachliteratur oft eine deutlich höhere Häufigkeit der Nebenwirkungen angegeben wird als in den wissenschaftlichen Fachinformationen der Pharma-Industrie. Die angegebenen Häufigkeiten der Nebenwirkungen sind wie folgt definiert (siehe Zusatzmaterial online):

- sh = sehr häufig = ≥ 1 Behandelter von 10 = ≥ 10 %
- h = häufig = 1 bis 10 Behandelte von 100 = ≥ 1 % bis < 10 %
- g = gelegentlich = 1 bis 10 Behandelte von 1000 = ≥ 0,1 % bis < 1 %
- s = selten = 1 bis 10 Behandelte von 10000 = ≥0,01 % bis < 0,1 %
- ss = sehr selten = weniger als 1 Behandelter von 10000 = < 0,01 %
- nb = nicht bekannt = Häufigkeit auf Grundlage der verfügbaren Daten nicht abschätzbar

Tab. 2 Nebenwirkungen von Medikamenten auf den Bewegungsapparat, entnommen den wissenschaftlichen Fachinformationen des Fachinfo-Service® der Roten Liste® Service GmbH [7].

Medikament	Wirkstoffklasse	Muskel	Gelenk	Nerv	Knochen	andere
Acetylsalicyl-säure	Thrombozytenaggregations-hemmer Analgetikum					Hyperurikämie (nb)/ Gicht
Adalimumab	monoklonaler Antikörper	Myalgie (sh) Muskelkrämpfe (h) Rhabdomyolyse (g)	Arthralgie (sh)	Parästhesie (h) Nervenwurzelkompression (h) Neuropathie (g)		
Alendronsäure	Bisphosphonat	Myalgie (sh)	Arthralgie (sh) Gelenkschwellung (h)		Knochenschmerzen (sh) Kieferosteonekrose (s)	
Allopurinol	Gichtmittel	Myalgie (nb)	Arthralgie (nb)	Neuropathie (nb)		Gichtanfall (nb)
Amiodaron	Antiarrhythmikum	Myopathie (g) Muskelschwäche (h)		Neuropathie (g)		
Amitriptylin	Antidepressivum			Polyneuropathie (ss)	Osteoporose (nb)	
Amlodipin	Antihypertonikum	Myalgie (g)	Arthralgie (g)	Parästhesie (g) Neuropathie (ss)		Rückenschmerzen (g) Thoraxschmerz (g)
Amphotericin B	Antimykotikum	Myalgie (nb) Myopathie (durch Hypokaliämie)	Arthralgie (nb)	Neuropathie (nb)		
Atorvastatin	Cholesterinsenker	Myalgie (h) Myopathie (s) Rhabdomyolyse (s)	Arthralgie (h)			Rückenschmerzen (h) Thoraxschmerz (g) Tendopathie (s)
Azithromycin	Antibiotikum	Myalgie (g)	Arthralgie (nb)	Parästhesie (g)		Rückenschmerzen (g)
Bezafibrat	Triglycerid- und Cholesterin-senker	Myalgie (g) Rhabdomyolyse (ss)				
Bisacodyl	Laxans	Myopathie (durch Hypokaliämie)				
Bisoprolol	Antihypertonikum	Muskelschwäche (g)	Arthropathie (g)			
Candesartan	Antihypertonikum	Myalgie (ss)	Arthralgie (ss)			Rückenschmerzen (ss)
Carbamazepin	Antiepileptikum	Myalgie (ss)	Arthralgie (ss)	Polyneuropathie (s)	Osteoporose (nb)	
Carbimazol	Thyreostatikum	Myalgie (ss)	Arthralgie (ss)	Polyneuropathie (ss)		
Chloroquin	Malariamittel	Myopathie (s)		Polyneuropathie (s)		
Ciclosporin	Immunsuppressivum	Myalgie (h) Myopathie (s)		Parästhesie (h) Polyneuropathie (s)		Hyperurikämie (h)/ Gicht

Tab. 2 Fortsetzung

Medikament	Wirkstoffklasse	Muskel	Gelenk	Nerv	Knochen	andere
Ciprofloxacin	Antibiotikum	Myalgie (s)	Arthritis (s) Arthralgie (g)	Parästhesie (s) Polyneuropathie (nb)		Sehnenruptur (ss) Rückenschmerzen (g) Thoraxschmerz (g)
Cisplatin	Zytostatikum	Myalgie (nb)		Polyneuropathie (s)		Hyperurikämie (sh)/ Gicht
Citalopram	Antidepressivum	Myalgie (h)	Arthralgie (h)	Parästhesie (h)		
Clindamycin	Antibiotikum		Polyarthritis (ss)			
Colchicin	Gichtmittel	Myopathie (s)		Neuropathie (s)		
Cotrimoxazol	Antibiotikum	Myalgie (ss)	Arthralgie (h)	Neuropathie (ss)		
Denosumab	monoklonaler Antikörper	Myalgie (sh)	Arthralgie (sh)	Ischiassyndrom (h)	Kieferosteonekrose (s)	
Dexamethason	Glucocorticoid	Myopathie Muskelatrophie			Osteoporose Knochennekrose	Sehnenruptur
Duloxetin	Antidepressivum	Myalgie (h)		Parästhesie (h)		
Ezetimib	Cholesterinsenker	Myalgie (h) Myopathie (g) Rhabdomyolyse (nb)	Arthralgie (g)			Nackenschmerzen (g) Tendopathie (nb)
Fentanyl	Opioid-Analgetikum	Muskelkrämpfe (h)		Parästhesie (h)		
Flecainid	Antiarrhythmikum			Parästhesie (s) Neuropathie (s)		
Gabapentin	Antiepileptikum	Myalgie (h) Rhabdomyolyse (nb)	Arthralgie (h)	Parästhesie (h)		Rückenschmerzen (h)
Heparin	Antikoagulanz				Osteoporose (nb)	
Humaninsulin	Antidiabetikum			Neuropathie (g)		
Hydrochlorothia-zid (HCT)	Diuretikum	Myopathie (durch Hypokaliämie)		Parästhesie (s)		Hyperurikämie (h)/ Gicht
Influenza-Impf-stoff	Impfstoff	Myalgie (h)	Arthralgie (h)	Neuropathie (nb)		
Insulin glargin	Antidiabetikum	Myalgie (ss)				
Interferon	Immuntherapeutikum	Myalgie (sh) Rhabdomyolyse (ss)	Arthralgie (sh) Arthritis (h)	Neuropathie (g) Parästhesie (sh)		Rückenschmerzen (sh)
Isoniazid	Tuberkulostatikum	Muskelzittern (h) Rhabdomyolyse (nb)	Arthralgie (nb)	Polyneuropathie (h)		

Tab. 2 Fortsetzung

Medikament	Wirkstoffklasse	Muskel	Gelenk	Nerv	Knochen	andere
Isotretinoin	Aknemittel	Myalgie (sh) Rhabdomyolyse (ss)	Arthralgie (sh) Arthritis (ss)			Hyperurikämie (ss)/ Gicht Rückenschmerzen (sh) Tendinitis (ss)
Levodopa	Antiparkinsonmittel	Muskelkrämpfe (h)		Parästhesie (h)		
Lithium	Antidepressivum	Myalgie (nb) Muskelschwäche (nb)	Arthralgie (nb)	Polyneuropathie (nb)		
Macrogol	Laxans	Myopathie (durch Hypokaliämie)				
Metoprolol	Antihypertonikum	Muskelschwäche (ss)	Arthralgie (ss)	Parästhesie (g)		
Metronidazol	Antibiotikum			Neuropathie (g)		
Mirtazapin	Antidepressivum	Myalgie (h) Rhabdomyolyse (nb)	Arthralgie (h)	Parästhesie (g)		Rückenschmerzen (h)
Nitrofurantoin	Antibiotikum			Polyneuropathie (ss)		
Olanzapin	Neuroleptikum	Rhabdomyolyse (s)	Arthralgie (h)			
Omeprazol	Protonenpumpen-hemmer	Myalgie (s)	Arthralgie (s)	Parästhesie (g)	Fraktur (g)	
Oxycodon	Opioid-Analgetikum	Myalgie (g) Muskelkrämpfe (g)		Parästhesie (g)		
Pantoprazol	Protonenpumpen-hemmer	Myalgie (s)	Arthralgie (s)	Parästhesie (nb)	Fraktur (g)	
Phenprocoumon	Antikoagulanz	Muskelblutung (g)	Gelenkblutung (g)		Osteoporose (nb)	
Phenytoin	Antiepileptikum	Myopathie (ss)		Polyneuropathie (nb)	Osteoporose (nb)	
Pioglitazon	Antidiabetikum			Hypästhesie (h)	Osteoporose (h)	
Pneumokokken-Impfstoff	Impfstoff	Myalgie (nb)	Arthralgie (nb) Arthritis (nb)	Neuropathie (snb)		
Pravastatin	Cholesterinsenker	Myopathie (ss) Rhabdomyolyse (ss)		Polyneuropathie (ss)		Tendopathie (nb)
Prednisolon	Glucocorticoid	Myopathie Muskelatrophie			Osteoporose Knochennekrose	Sehnenruptur
Pregabalin	Antiepileptikum	Myalgie (g) Rhabdomyolyse (s)	Arthralgie (h) Gelenkschwellung (g)	Parästhesie (h)		Rückenschmerzen (h) Nackenschmerzen (g)
Ramipril	Antihypertonikum	Myalgie (h)	Arthralgie (g)	Parästhesie (g)		
Risperidon	Neuroleptikum	Myalgie (h) Rhabdomyolyse (s)	Arthralgie (h)	Parästhesie (g)		Rückenschmerzen (h) Nackenschmerzen (g)

Tab. 2 Fortsetzung

Medikament	Wirkstoffklasse	Muskel	Gelenk	Nerv	Knochen	andere
Salbutamol	Bronchospasmolytikum	Muskelkrämpfe (h) Myalgie (g)				
Simvastatin	Cholesterinsenker	Myalgie (s) Myopathie (s) Rhabdomyolyse (s)		Neuropathie (s)		Tendopathie (nb)
Sitagliptin	Antidiabetikum	Myalgie (nb)	Arthralgie (nb) Arthropathie (nb)			Rückenschmerzen (nb)
Streptokinase	Fibrinolytikum	Myalgie (h)		Polyneuropathie (ss)		Rückenschmerzen (h)
Sumatriptan	Migränemittel	Myalgie (h)	Arthralgie (nb)	Parästhesie (h)		Nackensteife (nb)
Tacrolimus	Immunsuppressivum	Muskelkrämpfe (h)	Arthralgie (h)	Neuropathie (h)		Rückenschmerzen (h)
Tetanusimpfstoff	Impfstoff	Myalgie (sh)	Arthralgie (h)	Neuropathie (ss)		
Topiramat	Antiepileptikum	Myalgie (h)	Arthralgie (h) Gelenkschwellung (g)	Parästhesie (sh) Neuropathie (g)		Thoraxschmerz (h)
Torasemid	Diuretikum	Myopathie (durch Hypokaliämie)		Parästhesie (g)		Hyperurikämie (h)/ Gicht
Vincristin	Zytostatikum	Myopathie (nb)		Polyneuropathie (h)		Hyperurikämie (g)/ Gicht
Zidovudin	Virostatikum	Myalgie (h) Myopathie (g)		Parästhesie (s)		

FAZIT

Viele neuromuskuloskeletale Probleme können auch von einem Medikament verursacht werden. Physiotherapeuten sollten sich immer über die Medikation des Patienten informieren. Es ist sinnvoll, sich schon bei der Erhebung der Vorgeschichte die möglichen neuromuskuloskeletalen Nebenwirkungen der Medikamente des Patienten aus dem Beipackzettel zu notieren. Bei protrahiertem Therapieverlauf und bei Nicht-Übereinstimmung mit typischen problemrelevanten klinischen Mustern arbeiten Therapeuten mit dem zuständigen Arzt zusammen, indem sie ihn über den Therapieverlauf informieren und mit ihm kooperierend die Möglichkeit der Medikamentennebenwirkung als Problemursache überprüfen. Auslassversuche und Absetzung von Medikamenten sollen immer über den Arzt erfolgen. Nach Absetzen des Medikaments führt der Therapeut ein Re-Assessment durch, dessen Ergebnis zur Entscheidung der Fortsetzung oder Änderung der Medikation beiträgt. In allen Fragen der Medikation ist eine gute Zusammenarbeit mit dem Arzt wichtig.

AUTOR

Hansjörg Knorr

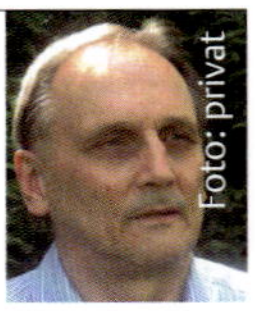

BIBLIOGRAFIE

DOI 10.1055/s-0042-112278
manuelletherapie 2016; 20: 172–177

Stuttgart · New York · ISSN 1433-2671

Literaturverzeichnis

1. *Alikani A, Salehifar E. An unreported Clindamycin adverse reaction: wrist monoarthritis. Iran J Pharm Res 2012; 11: 959–962*
2. *Arbeitsgemeinschaft der Wissenschaftlichen Medizinischen Fachgesellschaften. Leitlinien der Deutschen Gesellschaft für Mund-Kiefer-Gesichtschirurgie, Odontogene Infektionen und Abszesse (14.10.2010). Im Internet: www.awmf.org/uploads/tx_szleitlinien/007-006_S2_Odontogene_Infektionen_und_Abszesse_02-2008_02-2011_01.pdf; Stand: 25.03.2016*
3. *arznei-telegramm 7/1991. Flecainid (Tambocor®): Störeffekte an Lungen, Augen und anderen Organen. A-t 1991; Nr. 7: 63–64*
4. *Bundesinstitut für Arzneimittel und Medizinprodukte. Recherche in der Nebenwirkungsdatenbank des Bundesinstituts für Arzneimittel und Medizinprodukte. Im Internet: nebenwirkung.bfarm.de/apex/f?p=100:1:0; Stand: 25.3.2016*
5. *Bundeministerium der Justiz und für Verbraucherschutz. Gesetz über den Verkehr mit Arzneimitteln (Arzneimittelgesetz – AMG). Im Internet: www.gesetze-im-internet.de/amg_1976/__4.html; Stand: 25.03.2016*
6. *Degen H, Steinmetz A. Statintherapie-Grenzen und Alternativen. Der Allgemeinarzt 2014; 36: 48–52. Im Internet: www.allgemeinarzt-online.de/a/1674968; Stand: 25.3.2016*
7. *Fachinfo-Service®. Im Internet: http://www.fachinfo.de. Stand: 15.06.2016*
8. *Gemeinsamer Bundesausschuss. Richtlinie des Gemeinsamen Bundesausschusses über die Verordnung von Heilmitteln in der vertragsärztlichen Versorgung (Heilmittel- Richtlinie/HeilM-RL) in der Fassung vom 20. Januar 2011/19. Mai 2011. Im Internet: https://www.g-ba.de/downloads/62-492-532/HeilM-RL_2011-05-19_bf.pdf; Stand: 25.03.2016*
9. *GKV Spitzenverband. Gemeinsame Rahmenempfehlungen gemäß § 125 Abs. 1 SGB V über die einheitliche Versorgung mit Heilmitteln zwischen den Spitzenverbänden der Krankenkassen und den maßgeblichen Spitzenorganisationen der Heilmittelerbringer auf Bundesebene in der Fassung vom 25. September 2006 , Anlage 3: Anforderungen an die Abgabe und Abrechnung von besonderen Maßnahmen in der Physiotherapie. Im Internet: www.gkv-spitzenverband.de/krankenversicherung/ambulante_leistungen/heilmittel/vereinbarungen_mit_heilmittelerbringern/vereinbarungen_mit_heilmittelerbringern.jsp; Stand: 25.03.2016*
10. *Halling F. Zahnärztliche Antibiotika- und Analgetikaverordnungen. In: Glaeske G, Schicktanz C. Barmer GEK Arzneimittelreport 2012. Siegburg: Asgard, 2012*
11. *Langer HE. Psoriasisarthritis. (15.11.2004, letzte Änderung 17.05.2015). Im Internet: www.rheuma-online.de/a-z/p/psoriasisarthritis/; Stand: 25.03.2016*
12. *Laufs U, Scharnagl H, Halle M et al. Behandlungsoptionen bei Statin-assoziierten Muskelbeschwerden. Dtsch Ärztebl 2015; 112: 748–755*
13. *sanego u.g. (haftungsbeschränkt). Im Internet: www.sanego.de/Wirkstoffe/; Stand: 25.03.2016*
14. *Schwabe U, Paffrath D (Hrsg). Arzneiverordnungs-Report 2015. Berlin, Heidelberg: Springer, 2015*